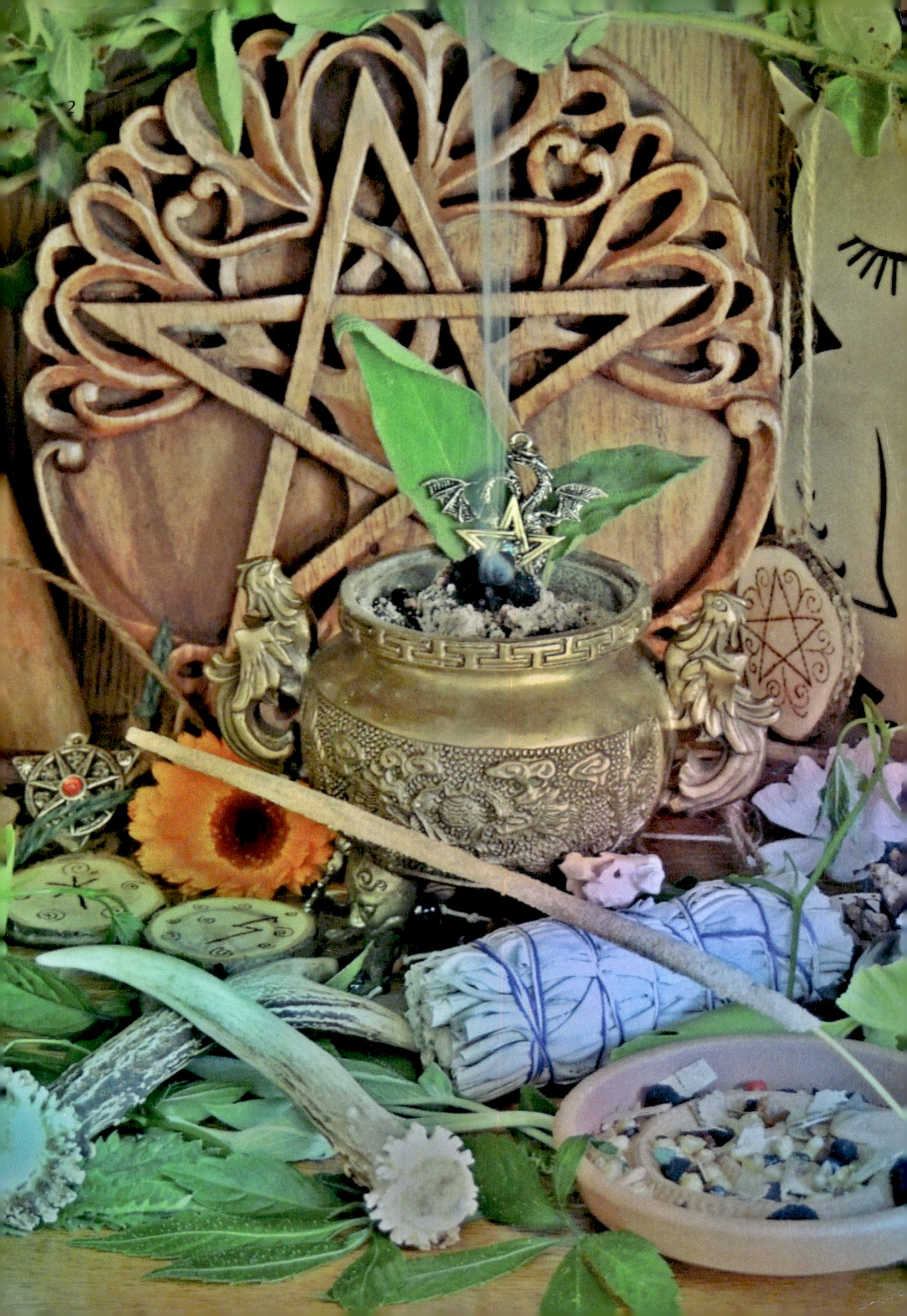

Die Informationen und Ratschläge in diesem Buch sind vom Autor nach bestem Wissen und Gewissen sorgfältig erwogen und geprüft, doch der Autor übernimmt keinerlei Garantie. Der Autor übernimmt keinerlei Haftung für etwaige Personen-, Sach- und Vermögensschäden, die sich aus Gebrauch oder Missbrauch der in diesem Buch aufgeführten Ratschläge ergeben.

3. Auflage 2015

Covergestaltung: Haideé Zindler

Druck: PRESSEL Druck
Remshalden

Lektorat:L I T T E R A
Dr. Gotlind Blechschmidt, Augsburg
gblech@augustakom.net

Haideé Zindler
E-Mail: ayonswelt@freenet.de
Internet: www.ayons-welt.de

ISBN 978-3-00-034723-8

INHALTSVERZEICHNIS

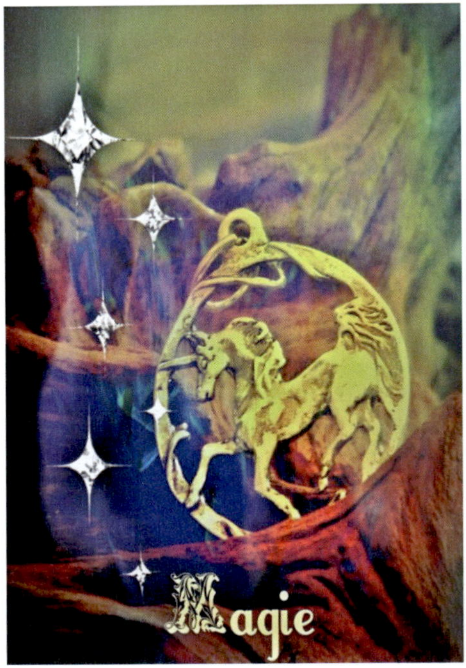
Magie

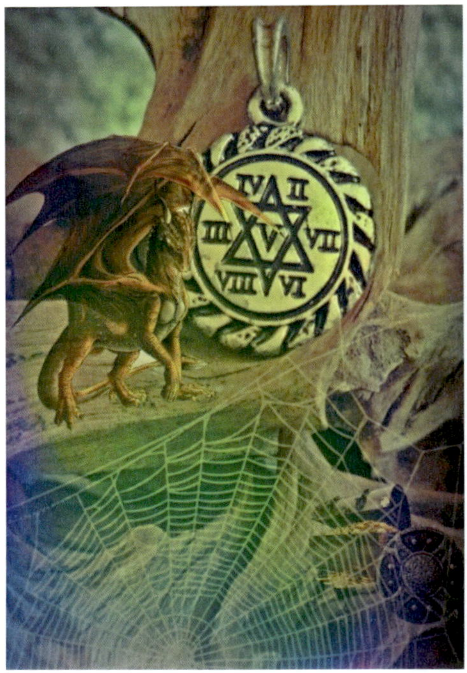

Die Magie des Räucherns

Nur durch den Geist kannst du in Kontakt mit den Lebenskräften von Felsen, Steinen, Pflanzen und Tieren treten, die deine Verbündeten sein werden. Mit den Vorfahren und erleuchteten Seelen und höheren kosmischen Wesen, die deine Helfer sind, wird dein Geist klar und frei werden. Denn dein Geist ist das Sein. Alles, was in dir ist, kann mit dem kommunizieren, was in allem anderen ist. Deine individuelle Kraft kann über alles hinausreichen, sogar bis zu weit entfernten Sternen, aber dazu musst du erst in dein Inneres eintauchen. Denn im Inneren deines eigenen Energiesystems ist das Zentrum deines Wissens und Seins, hier bist du sowohl mit dem Sichtbaren wie mit dem Unsichtbaren verbunden. Und deswegen musst du in dein Innerstes reisen, um zum Inneren dessen zu gelangen, was außen ist. **Häuptling Silver Bear**

EINLEITUNG

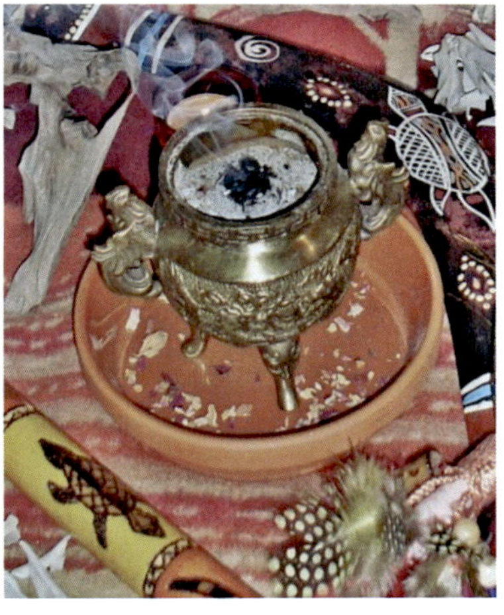

Vor vielen, vielen Tausenden von Jahren entdeckte der Mensch, wie er das Feuer benutzen konnte. Seit jeher nutzte er es nicht nur, um sich zu wärmen, um Licht zu haben oder sich seine Speisen zuzubereiten. Er bekam auch ein Gespür dafür, welche verschiedenen Reaktionen die unterschiedlichsten Materialien in ihnen auslösten. Sie sammelten Holz, nahmen es von verschiedenartigen Bäumen, griffen zu Wurzeln und rochen, dass jedes Holz im Feuer einen anderen Duft abgab. Auch getrocknetes Laub, Kräuter und Blüten mischten sie mit unter. Harz, was am Holz noch festklebte, brannte nicht nur gut, es wurde etwas ganz Heiliges. Auch gaben die Feuer jeweils andere Farben von Rauch in den Himmel ab. Es begann eine Zeit, in der die Menschen anfingen, beim Auflegen dieser brennbaren Materialien eine andere Atmosphäre zu spüren und sie bemerkten eine unglaubliche Anziehungskraft. Es erwuchsen Rituale, zu denen nur besondere Pflanzen genommen wurden. Sie hatten entweder einen besonderen Geruch, einen selten farbigen Rauch oder sie veränderten den momentanen Augenblick zu etwas Besonderem. Gebete wurden gesprochen wie auch heilige Formeln, Götter wurden um Beistand gebeten und es begann

die Ära von der Magie des Räucherns.

WICHTIGE UTENSILIEN

Räuchergefäß

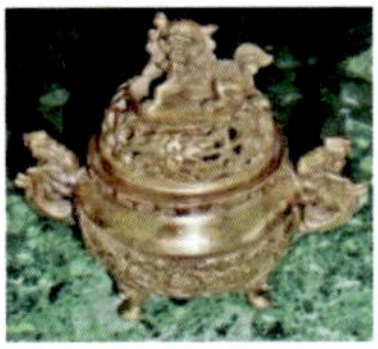

Ein Räuchergefäß ist für das Räuchern mit einer schnell entzündbaren Kohle gedacht. Dieses wird vorher mit Sand befüllt. Zur Räucherschale besteht hier der Unterschied, dass das Gefäß einen Deckel hat. Wenn Sie Ihre Räucherware verbrennen und dann den Deckel auf setzen, so verströmt der Rauch durch die offen gelassenen Löcher. Es gibt auch Gefäße mit einem Henkel, sodass Sie dieses Gefäß frei umhertragen können. Trotzdem Vorsicht! Die Gefäße neigen durch die Kohle dazu sehr heiß zu werden.

Räucherschale

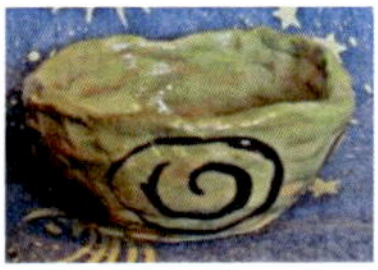

Die Räucherschale ist gedacht für ein Räuchern mit der schnell entzündbaren Kohle. Füllen Sie sie mindestens zur Hälfte mit feinem Kies, Feuer- oder Meeressand.

Räuchermuschel

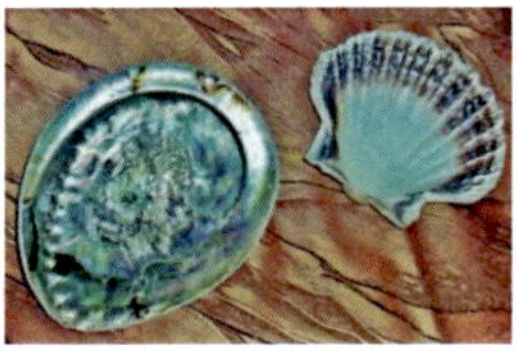

Die Räuchermuschel wurde sehr oft bei den Naturvölkern benutzt. Sie verbindet sehr schön alle Elemente miteinander, da die Muschel aus dem Meer kommt und so das Element Wasser symbolisiert. Mit etwas Meeressand (Erde), der glühenden Kohle (Feuer), dem Rauch (Luft) und den Räucherzutaten (Pflanzengeist) haben Sie alles wunderbar beisammen.

Räucherzange

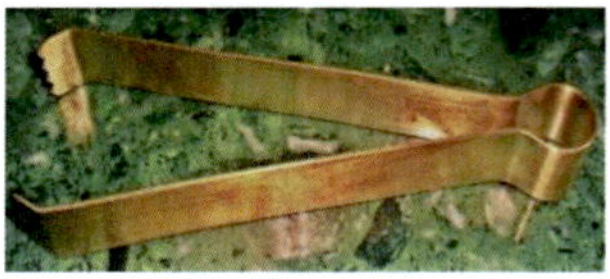

Eine Räucherzange besteht entweder aus Holz, aus Kupfer oder aus Messing. Sie dient dazu, die Räucherkohle (welche die Hände schwärzt) zu bewegen oder auch das Räuchersieb anzufassen bzw. die Materialien hin und her zu schieben.

Räucherlöffel

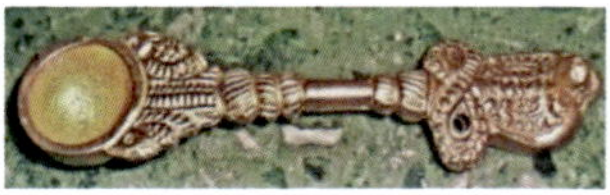

Dies sind meist kunstvoll verzierte Objekte, ähnlich wie kleine Löffel, mit denen Sie die Räucherware benutzen.

Räuchersand

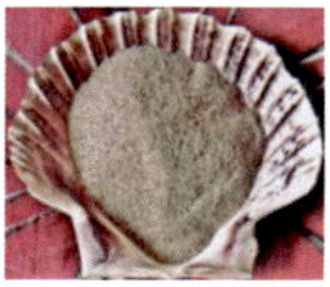

Nehmen Sie zum Räuchern mit Kohle feinen Sand. Dies kann gekaufter Feuersand sein oder Meeressand.

Räuchersieb

Das Räuchersieb ist ein feines metallenes Objekt, das es meist passend zu den Räucherstövchen gibt.

Räucherstövchen

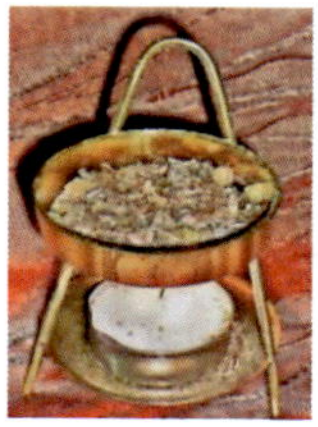

Wenn Sie mit einem Räucherstövchen arbeiten, so befindet sich ein Metallsieb über dem Teelicht. Zünden Sie das Licht an und legen Sie etwas von der Räucherware auf das Sieb. Nach und nach verbrennen die Materialien und geben einen Duft ab. Dies geschieht ähnlich wie bei einer Aromalampe. Nach dem Räuchern reinigen Sie das abgekühlte Sieb mit einer kleinen Metallbürste.

Räucherstäbchenhalter

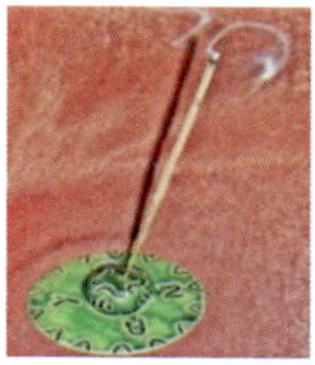

Es gibt viele verschiedene Arten von Räucherstäbchenhaltern, von einfachen Produkten bis zu hochwertigen Kunstschätzen. Nehmen Sie einfach, wonach Ihr Herz begehrt.

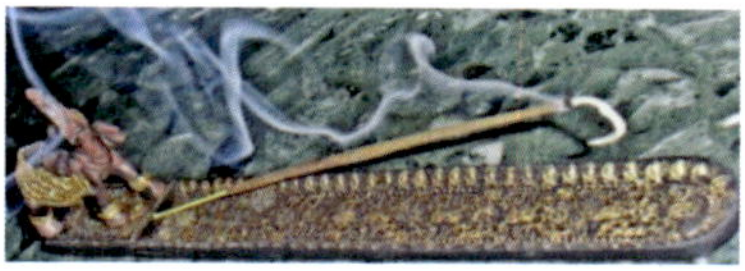

Räucherkegel

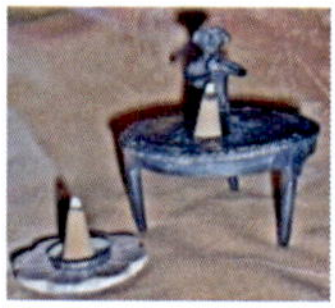

Die Räucherkegel werden auch Räucherkerzen genannt. Sie setzen sich aus verschiedenen Zutaten zusammen, wie Harz, Holzkohle und sehr fein gemahlenem Holz. Es werden ihnen auch verschiedene Düfte beigegeben. Alles zusammen ergibt dies einen feuchten Teig, der zu vielen Kegeln geformt wird. Wenn diese getrocknet sind, lassen sie sich anzünden, wobei sich ein duftender Rauch entwickelt. Die Räucherkegel brennen langsam ab.

Räucherschnüre

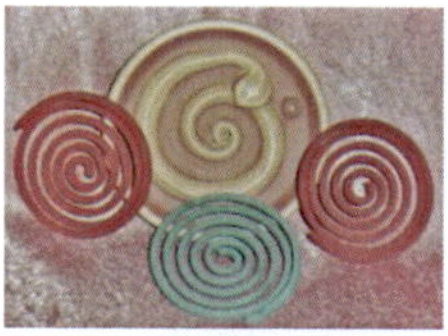

Räucherschnüre sind nicht so sehr bekannt wie die Kegel oder Stäbchen. Sie werden meist aus Kräutern, Seidelbast oder Reispapier hergestellt. Die Schnüre entzündet man auf der einen Seite und lässt sie langsam abbrennen.

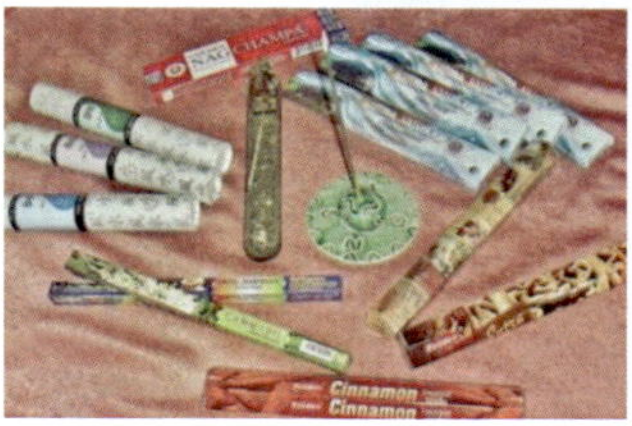

Räucherstäbchen

Räucherstäbchen sind Räucherware in Stäbchenform. Sie sind in aller Welt sehr beliebt. In einigen Ländern werden auch sie noch mit der Hand gefertigt. Dort wird die gemischte Räucherware auf Stäbchen gerollt. Oftmals lassen sich damit einige Duftkomponenten besser filtern. Da der Bedarf an Räucherstäbchen sehr hoch ist, werden sie auch maschinell hergestellt. Wer aber mal ein Original handgemachtes Räucherstäbchen benutzt, wird klar den Unterschied erkennen. Der Duft ist noch wesentlich aromatischer und länger anhaltend.

Räucherbürste

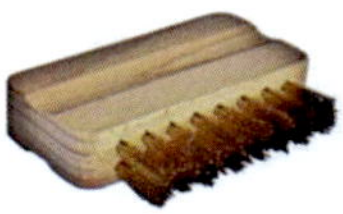

Dabei handelt es sich um eine kleine Bürste mit Metallborsten zum Ausbürsten der Rückstände auf dem Sieb. Sehr stark verklebtes Harz bekommen Sie nur weg, wenn Sie es abbrennen.

Räucherkohle

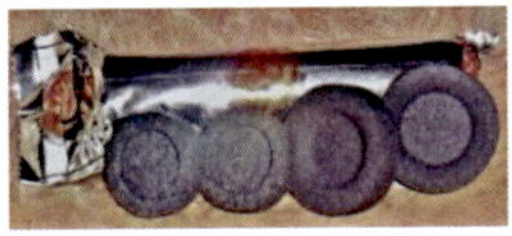

Die Räucherkohle gibt es in verschiedenen Größen. Meistens ist sie zu zehn Stück mit drei bis vier Zentimeter Größe verpackt. Die Kohlestücke sehen aus wie große schwarze Tabletten.

Mörser

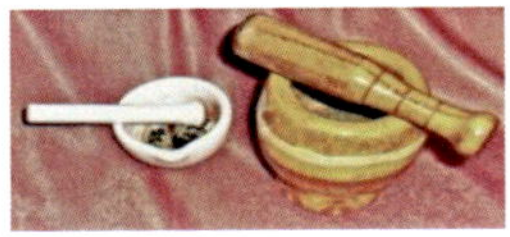

Mörser und Stößel werden aus verschiedenen Materialien angeboten. So erhalten Sie diese aus Holz, Granit, Speckstein, Porzellan oder Marmor (um nur einige zu nennen). Sie dienen dazu, Pflanzenteile zu zerkleinern und zu einer pulvrigen Substanz werden zu lassen.

Feder

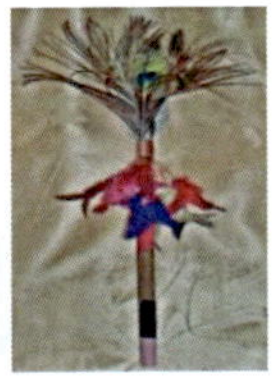

Die Feder dient zum Verteilen des Rauches in die Umgebung oder dient als Hilfsmittel, um Menschen oder Gegenstände abzuräuchern.

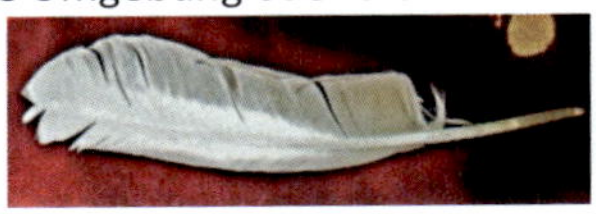

Räucherware

Die Räucherware besteht aus den wundervollen Pflanzen, aus Blüten, Blättern, Kraut, Rinden, Wurzeln, Harzen oder Samen. Sie befinden sich fast alle in einem getrockneten Zustand.

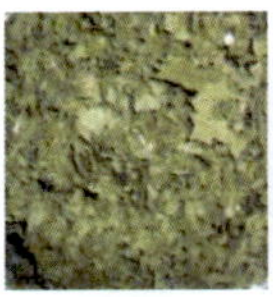
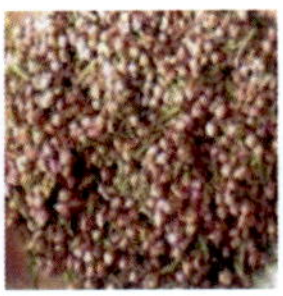
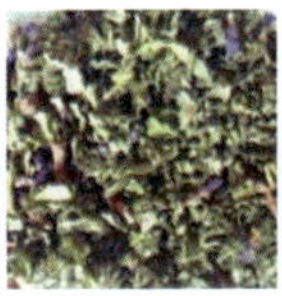
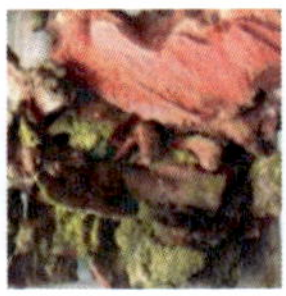
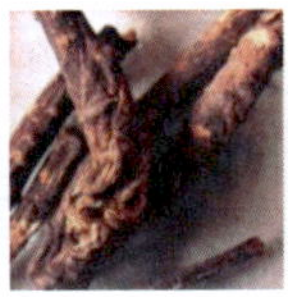
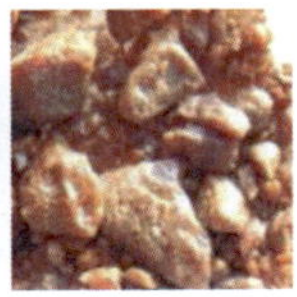

WIE WIRD GERÄUCHERT ?

Zum Räuchern suchen Sie sich einen ruhigen Moment. Schauen Sie sich vor der Räucherung nach allen eventuell störenden Einflüssen um und beseitigen Sie diese. Bereiten Sie alles für die Räucherung vor, indem Sie eine feuerfeste Unterlage vor sich legen. Zünden Sie eine Kerze an und legen Sie harmonische Musik auf, die leise im Hintergrund spielt. Der Räucherbereich kann durch zusätzliche Edelsteine, Blütenblätter, Statuen und kleine Reliquien ergänzt werden. Suchen Sie sich die Räucherstoffe zusammen, die Sie benötigen. Wenn Sie mit Räucherkohle räuchern möchten, so sollten Sie diese jetzt mit der Räucherzange nehmen und über der Kerze anzünden. Vorsicht, es können kleine Funken sprühen, die aber nicht sonderlich gefährlich sind. Die Kohle entzündet sich nun. Legen Sie sie auf den Meeressand. Sie braucht nun eine Weile, um richtig durchzuglühen. Unterdessen können Sie Ihre Räucherzutaten im Mörser zerkleinern. Das Harz sollte nicht in der Ursprungsform bleiben. Wenn Sie es so belassen, werden die Zutaten auf der Kohle unterschiedlich schnell verbrennen. Etwas kleiner zerrieben, verbrennen sie gleichmäßiger. Auch Rinde oder Wurzeln zerkleinern Sie bitte. Während Sie dies tun, können Sie sich mental bereits auf die Räucherung vorbereiten.

Seien Sie in Gedanken bei dem Thema, weshalb Sie die Räucherung begehen wollen. Haben Sie dies alles gemacht, mischen Sie die Zutaten. Des Weiteren wäre es nun auch möglich, zu Ihrem erwählten Thema eine oder zwei besondere Karten zu wählen. Das können Engelkarten sein, Krafttierkarten, Energiekarten oder ein anderes Deck Ihrer Wahl. Die Kohle nimmt nun eine weiße Farbe an – ein Zeichen dafür, dass sie gut durchgeglüht ist und Sie mit der Räucherung beginnen können. Legen Sie etwas Räucherware mit dem Löffel auf die Kohle. Es wird sofort anfangen zu räuchern. Die Menge, die sie benötigen, hängt von der Größe des Raumes ab oder von der Stärke der jeweiligen Duftkomponente. Dies ist ein günstiger Zeitpunkt, ein Gebet zu sprechen und das zu tun, weshalb Sie die Räucherung vorgenommen haben. Bitte bedenken Sie bei allem, dass Sie eine Räucherung ausschließlich für einen guten Zweck einsetzen. Am Ende der Zeremonie danken Sie den Pflanzen und lüften Sie gründlich. Bei starker Rauchentwicklung, die bei einigen Zutaten extrem sein kann, öffnen Sie bitte schon während des Räucherns das Fenster. Somit haben die Wünsche und auch alle negativen Energien eine Chance hinausgelassen zu werden. Die Kohle bleibt mit den verbrannten Zutaten so lange in diesem Gefäß, bis es endgültig abgekühlt ist. Bitte nicht vorher im Mülleimer entsorgen!

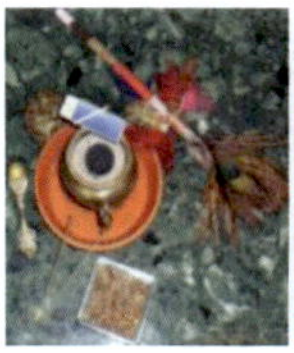
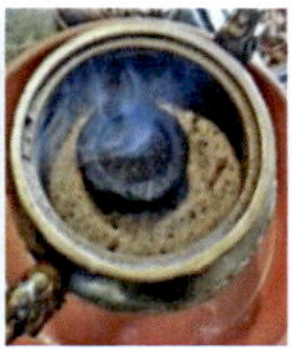
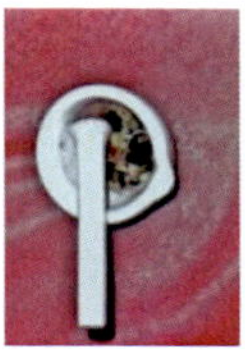
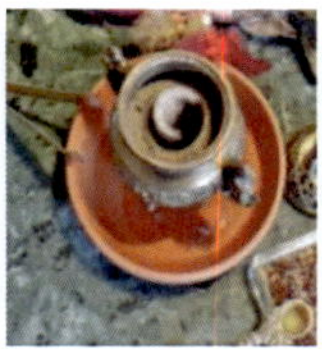
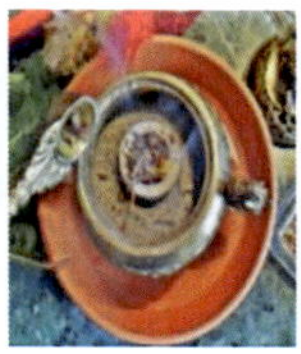
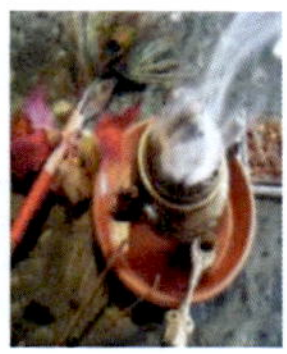

Bitte beachten Sie bei jeder Räucherung auf folgende Dinge:

1. Aus einer Räucherung kann ein Feuer entstehen! Seien Sie daher wachsam und lassen Sie eine so heiße Quelle nicht unbeaufsichtigt!
2. Nicht alle Zutaten dürfen Sie einatmen! Nicht alle Zutaten werden vertragen! Manche Pflanzen dürfen nur im Freien verräuchert werden!
3. Kleine Kinder und besonders Säuglinge haben bei Räucherungen nichts zu suchen! Es besteht ebenso die Gefahr der inneren Einnahme von Pflanzenteilen, die zur Vergiftung führen können!
4. Auch Haustiere können sehr empfindlich auf Räucherungen reagieren!

WARUM WIRD GERÄUCHERT?

In uralten Zeiten schon wussten die Menschen, dass alles ineinander verflochten ist. So waren schon die Weisesten der Weisen darauf bedacht, alles in Harmonie zu bringen und den Einklang der Natur zu wahren. Unsere Urahnen wussten um die Wirksamkeit der Natur auf unser Dasein. In heiligen Ritualen harmonisierten sie die Luft um sich herum. Energie entstand zur atmosphärischen Reinigung. Sie wussten um den Gebrauch heiliger Pflanzen zur Heilung von Krankheiten. Dämonen wurden verbannt oder Opferungen den Göttern übergeben. Der heilige Rauch war immer etwas Besonderes. Später nutzte es auch das gemeine Volk, um üble Krankheiten wie die Pest zu dämmen oder um feine, edle Gerüche in ihre Stuben zu bekommen. Lange Zeit später wurden Rauch und Räuchern verbannt, weil Hexen getötet wurden, damit diese ihr kostbares Wissen nicht weitergeben konnten. Die

Obersten wollten den heiligen Rauch für sich. Es bedeutete eine Machtposition, über all diese Dinge zu herrschen. Doch nun, jetzt ist diese Zeit vorbei. Das Zeitalter, in dem Menschen wieder erkennen, was Werte sind und dass heilige Rituale so wertvoll sind, diese Zeit ist gekommen. Damit auch das Wissen, dass die Pflanzen-, Naturgeister und Götter unser Leben bereichern. Das Gespür, dass Energien wandelbar sind. Räucherungen bringen wieder Rituale in unser Leben zurück. Wir lernen den Umgang mit den Pflanzen und die Bedeutung ihrer Wesenheit. Allmählich kehren wir zurück zur Natur und werden reich an Wissen, um eine ganz besondere Magie.

DIE RÄUCHERPFLANZEN VON A - Z

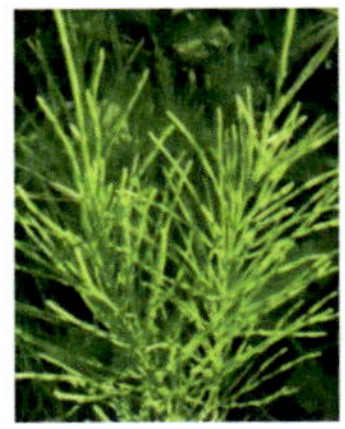

1. Ackerschachtelhalm

Botanischer Name: Equisetum arvense

Anderer Name: Fegekraut, Fuchsschweif, Katzenwedel, Kuhtod, Pfannebutzer, Pferdeschwanz, Schafschwanz, Schafheu, Scheuerkraut, Zinnkraut

Vorkommen: Europa – Deutschland; Nordasien; Nordafrika; Nordamerika

Aussehen: Der Ackerschachtelhalm wird bis zu fünfzig Zentimeter groß und treibt seine weitverzweigten Wurzeln tief in die Erdboden. Die Pflanze hat keine Blüte. Ihre Vermehrung geschieht über Sporen. Am Anfang sieht die Pflanze hellbraun bis rötlich aus.

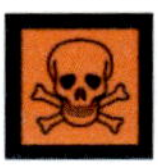

Das sind die Sporentriebe, die später kleinen grünen Nadelbäume ähneln. Achten Sie beim sammeln immer auf Pflanzen, die keine braunen Stellen haben. Braune Stellen deuten darauf hin, dass diese Pflanze bereits leicht giftig ist.

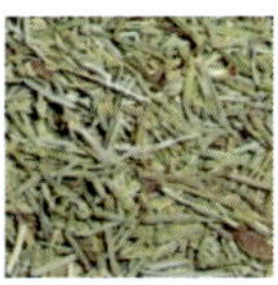

Familie: Schachtelhalmgewächse, Equisetaceae

Verwendete Teile: Kraut

Aroma: Der Ackerschachtelhalm hat kaum Eigenduft. Er verhält sich im Aroma ziemlich neutral.

Magische Räucherung: Ackerschachtelhalm hilft uns unsere Lasten abzulegen und Blockaden zu lösen. Blockaden im Geist und Körper machen uns krank. Mit dem gewonnenen klaren Kopf können wir wieder erkennen, wie wichtig der jetzige Augenblick für uns ist. Wir sehen, dass wir in Leichtigkeit leben sollten, mit viel Lachen, Tanz und Musik. Der Ackerschachtelhalm zeigt Ihnen seine Beständigkeit auf den Feldern. Er lässt sich nicht klein bekommen. Brauchen Sie diese Eigenschaft bei sich, so benutzen Sie ihn mit in Ihrer Räucherung.

Mischung: Alraune, Bernstein, Birke, Burgunderharz, Holunder, Hopfen, Klette, Wacholder, Walnuss, Wegwarte

Planet: Saturn
Götter: nicht bekannt
Chakra: Halschakra
Erzengel: Raphael

Element: Erde
Sternzeichen: Steinbock
Elementarwesen: Erddrache, Reptilien, Schlangen
Benutzung als Tee: ja

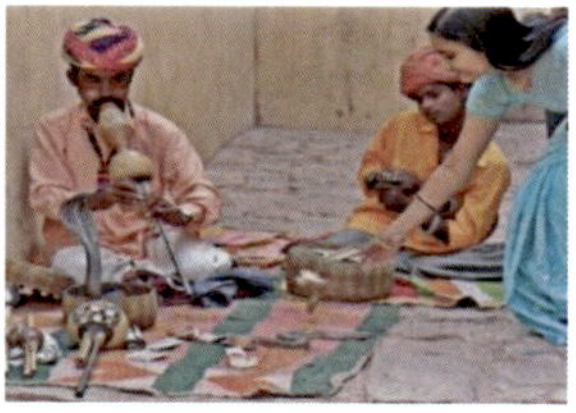

Schlangenbeschwörer

Wissenswertes über die Pflanze: Der Ackerschachtelhalm ist ein sehr altes Gewächs auf Erden. Vor vielen Millionen Jahren war er sogar einige Meter groß. Er wucherte zusammen mit Moosen und Farnen. Alle hatten keine Blüten und vermehrten sich ausschließlich durch Sporen. Der Ackerschachtelhalm wurde bereits im Altertum als Heilmittel verwendet. Er wurde sehr geachtet, da er blutstillende Eigenschaften besaß. Berühmte Heilkundige wie Dioskurides, Kneipp und Plinius schätzten diese Eigenschaft besonders und es wurde sogar behauptet, es reiche aus, diese Pflanze in den Händen zu halten, um eine blutstillende Wirkung zu erzielen. Die Indianer machten aus den Halmen kleine Pfeifchen. Mit diesen lockten sie die Schlangen an. Des Weiteren wurden Mischungen aus dem Kraut hergestellt und man bewahrte sie, abgefüllt in kleine Säckchen, im Schlafzimmer auf. Man hoffte sich damit die Fruchtbarkeit zu bewahren. Später benutzte man den Ackerschachtelhalm als Reinigungsmittel für Gegenstände aus Zinn.

2. Adlerholz - Aloeholz

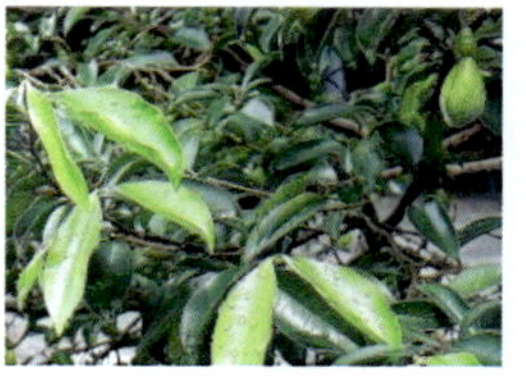

Botanischer Name: Aquilaria agallocha

Anderer Name: Adarholz, Ahloth, Agarholz, Agallocheholz, Jin koh, Oudh, Paradiesholz, Rosenholz, Shu
Hsiang, Ud, Xyloaloe

Vorkommen: Asien – Indien, Thailand, Laos, Vietnam, Indonesien, Kambodscha

Aussehen: Der immergrüne Laubbaum kann eine Höhe von bis zu vierzig Metern erreichen. Die fantastische Höhe bringt einen Stammdurchmesser von bis zu 2,50 Metern mit. Erst nach sieben bis neun Jahren werden erste Blüten und Früchte gebildet, die etwas holzige Kapselfrüchte sind. Die Laubblätter sind bis zu elf Zentimeter lang mit glattem Rand. Die Blüten haben eine gelb-grünliche Farbe.

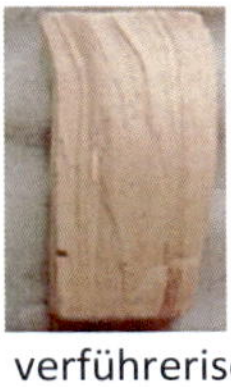

Familie: Seidelbastgewächse, Thymelaeaceae

Verwendete Teile: Holz

Aroma: Das Adlerholz hat einen sehr feinen, balsamischen und verführerischen Duft, der etwas erdig, holzig und ein bisschen nach Zitrone riecht.

Magische Räucherung: Durch die Einmaligkeit des Aromas öffnet der Rauch unser Kronenchakra. Er begleitet uns bei den höchsten spirituellen Entwicklungen und wird mit dem Leben und Tod verbunden. So benutzt man Adlerholz zu Einweihungen, zu Initiationen und Ritualen. Der beruhigende Duft wirkt ausgleichend und ist daher für Meditationen sehr gut geeignet. Sie erkennen Ihren Ursprung, fühlen Ihre Wurzeln im Dasein. Räuchern Sie mit Adlerholz, um in Kontakt mit der Anderswelt zu kommen. Kommunizieren Sie mit Engeln oder den Baumgeistern! Der Rauch hilft Ihnen, den Geist in eine höhere Ebene zu versetzen. Sie können sich auch vor wichtigen Ritualen damit abräuchern, somit gleichen Sie Ihre Aura aus und harmonisieren gleichzeitig die Atmosphäre. Sollten Sie starke Stimmungstiefs haben, so hilft Ihnen das Adlerholz sich zu entspannen, Ihre Ängste zu verlieren und wieder das Licht zu erkennen. Ungleichgewichte im derzeitigen Dasein werden mithilfe des Rauches ausgeglichen. Sie fördern gleichzeitig – sollten Sie das Räuchern am Abend durchführen – Ihren Schlaf. In Liebesangelegenheiten zählt Adlerholz zu den Favoriten. Benutzen Sie den Duft als Parfüm, ob an Ihrer Haut oder an der Kleidung. Sie erhellen nicht nur Ihr eigenes Herz, sondern auch das Ihres Partners.

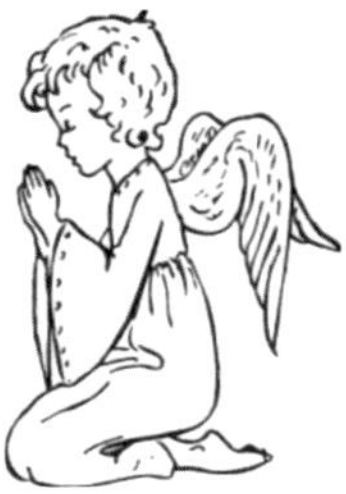

Mischung: Amber, Gewürznelke, Hanf, Iris, Jasmin, Mohn, Moschus, Rose, Styrax, Weihrauch

Planet: Sonne
Götter: nicht bekannt
Chakra: Kronenchakra
Erzengel: Metatron

Element: Wasser
Sternzeichen: Schütze
Elementarwesen: Baumgeister
Benutzung als Tee: ja

Wissenswertes über die Pflanze: Erst wenn dieser Baum von einer bestimmten Sorte Pilz befallen ist, regt er die Harzproduktion an. Durch das Harz bekommt der Baum diesen wundervollen Duftstoff. Das ganze Holz riecht dann fantastisch. Je mehr Harz der Baum produziert, desto aromatischer wird sein Holz, und erst dann wird es auch zum Räuchern verwendet. Sehr harzreiches Holz ist schwer und sinkt im Wasser. Durch dieses langjährige natürliche Verfahren ist das Adlerholz sehr teuer. Viele versuchen diese Einmaligkeit zu verfälschen, um so einen hohen Preis zu erzielen. In den Mythen wurde schon berichtet, dass Adlerholz als Räucherpflanze eine sehr hohe Stellung einnimmt. Die Frauen schabten sich kleine Splitter vom Holz, räucherten diese und ließen den Rauch an ihren ganzen Körper kommen. Es wirkte wie Parfüm! Auch die Kleidung wurde durch den Rauch geschwenkt. Der betörende Duft zog Liebhaber an und verführte sie. Und was im Leben am höchsten Duft nicht fehlen durfte, musste auch in den Tod mitgenommen werden. Dort, wo man es sich leisten konnte, wurden Mumien damit balsamiert. Die Schamanen verwendeten das Holz eher zu ihrer geistigen Entwicklung und zu besonderen spirituellen Ritualen. Sie sahen das Höchste in ihm und sie kamen am höchsten mit ihm. Oftmals wurden gerade die Todesmeditationen mit dem Duft geführt. Sie gerieten auch in Trance, wobei sie eine außerordentlich hohe Wahrnehmungsfähigkeit erreichten. Das Holz des Baumes kostet noch heute ein Vermögen; der Adlerholzbaum ist aber gerade auch deshalb so gut wie ausgerottet worden. Es werden sechs Holzqualitäten unterschieden, wobei Kyara die wertvollste ist. Dieser Duft ist leichtfüßig, elegant und anmutig. Rakoku folgt mit einem Duft ähnlich dem Sandelholz. Er steht für den stattlichen, starken Krieger. Manaka ist der eher verführerische Duft. Manaban ist etwas süßlich. Sumotara beginnt und endet mit dem zitronenähnlichen Aroma. Sasora ist kühl im Duft und hat anfänglich das gleiche Aroma wie das teure Kyara. Es verflüchtigt sich aber ziemlich schnell und ein lauer, leichter Duft bleibt zurück. Er wird einem Mönch zugeordnet.

3. Ahorn

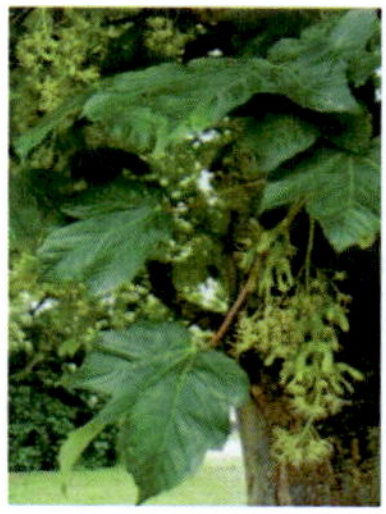

Botanischer Name: Acer spp.

Anderer Name: Äsche, Bergahorn, Burgenahorn, Fächerahorn, Feldahorn, Fladerbaum, Leinbaum, Spitzahorn, Schneeballahorn, Weißarle

Vorkommen: Europa – Deutschland; Asien; Amerika

Aussehen: Der Ahornbaum kann eine Wuchshöhe von bis zu 25 Metern erreichen. Der Baum hat eine besondere Art von Blättern, die wie eine weit gespreizte Hand aussehen. Ihre herbstliche Rotfärbung beeindruckt immer wieder. Seine Früchte bestehen aus zwei langen Flügeln. Dieser Baum wirft erst sehr spät im Herbst seine Blätter ab.

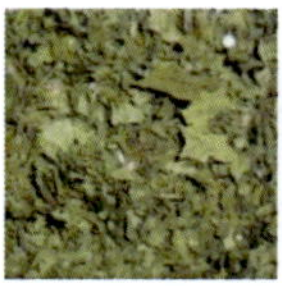

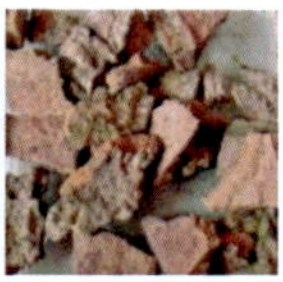

Familie: Seifenbaumgewächse, Sapindaceae

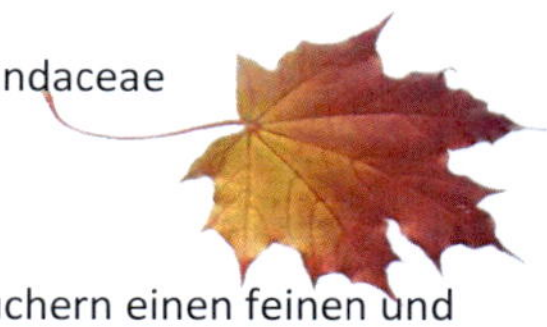

Verwendete Teile: Blätter, Rinde

Aroma: Der Ahorn gibt beim Verräuchern einen feinen und lieblichen Holzgeruch wieder. Die Blätter allerdings sind eher etwas unangenehm, sehr herb-krautig.

Magische Räucherung: Gestresste Personen werden den Ahorn lieben. Er vermittelt in der Räucherung Ruhe, besänftigt und sorgt für Ausgeglichenheit. Innerlich aufgewühlten Menschen nimmt er die Hast und Eile. Er kühlt das Temperament. Durch die Beruhigung erhöhen Sie wieder Ihre Durchsetzungskraft im alltäglichen Leben. Der Ahorn gibt Ihnen Kraft zum Denken und Sie werden Dinge erkennen, die Sie vorher übersahen. Ihr wacher Verstand und die Klarheit Ihrer Gedankengänge fördern alle vorhandenen Lernaufgaben, die Sie bewältigen müssen. Sei es im Beruf, in der Schule oder im Studium. Der Ahorn steht für Gelassenheit, für Harmonie und innere Zufriedenheit. Er kann betrübten Menschen helfen, etwas Licht in ihr Herz zu bringen. Er bringt die Hoffnung zurück und mir ihr auch wieder Träume.

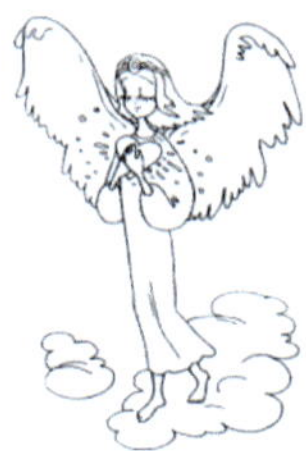

Mischung: Apfel, Dammar, Flieder, Hasel, Muskat, Opoponax, Petersilie, Pfingstrose, Tonkabohne, Zitronengras

Planet: Venus
Element: Luft
Götter: Ares/Mars, Hathor
Sternzeichen: Stier
Chakra: Herzchakra
Elementarwesen: Simurgh
Erzengel: Raphael
Benutzung als Tee: nein, höchstens als Ahornsirup zum Tee

Wissenswertes über die Pflanze: Über den Ahorn wird viel berichtet. Einst taten unsere Urahnen aus Ahornholz geschnitzte Zapfen in die Astlöcher von Türen oder Schwellen. Es musste genau dieser Baum sein, denn dadurch versuchten sie zu verhindern, dass Dämonen und Hexen ihr Haus betraten. Er wurde später zum Zauberbaum ernannt. In den alten Traditionen erhoben sie ihre Kinder durch die Äste des Ahorns, somit wurde ihnen ein langes Leben beschert. Ahornbäume wurden des Öfteren schon zum „Baum des Jahres" benannt. In der Musikindustrie fertigten sie Instrumente aus dem Ahornholz, Gitarren und Geigen. Der Baum, der bis zu 500 Jahre alt werden kann, liefert auch Holz für Möbel und Parkettfußböden. Bei den Kelten gehörte der Ahorn zum Baumkreis. Für sie symbolisierte das Holz eine innere Reinheit. In der Mythologie liest man, dass das Trojanische Pferd aus Ahornholz gezimmert wurde. Daher bekam der Ahorn auch die Kraft des Gottes Ares zugesprochen. Auch die Flöte von Pan wurde aus diesem Holz geschnitzt. Und da eine magische Kraft der Flöte des Pans zugesprochen wurde fertigte man auch aus diesem Glauben heraus Zauberstäbe aus Ahorn! Im 16. Jahrhundert befanden die Menschen den Ahorn als nicht ernsthaft genug, um ihn für wichtig zu erklären. So fielen auch keine weisen Sprüche. Eher sahen sie in ihm etwas Lustiges und Mildes und somit gehörte er fortan, zusammen mit Birke, Lärche und Eberesche, zu den „heiteren Bäumen" unserer Breitengrade.

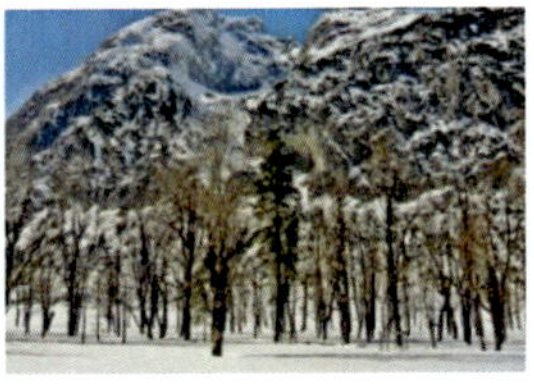

Ahornboden im Tirol

4. Akazie - Gummi arabicum

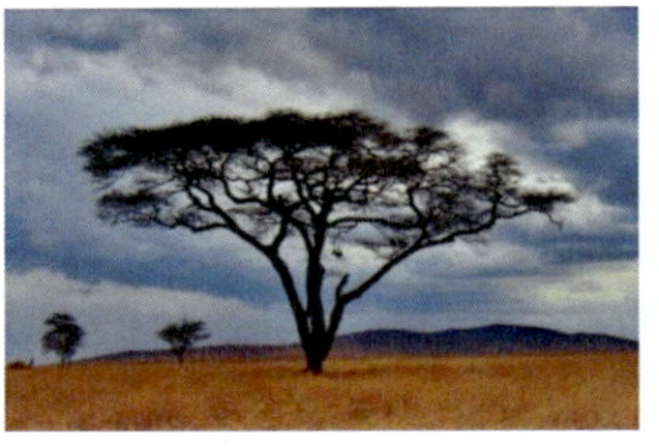

Botanischer Name: Acacia senegal

Anderer Name: Ägyptischer Dorn, Arabischer Gummibaum, Gummiakazie, Gummiarabicumbaum, Dornenbaum, Kängerudorn, Tragant (Harz)

Vorkommen: Afrika – Ägypten, Sudan; Nordaustralien; Asien – Indien; Iran, Syrien, Türkei

Aussehen: Die Akazie kann eine Wuchshöhe von bis zehn Metern erreichen. Die in Afrika stehenden Bäume haben oftmals sehr lange Dornen und werfen in der Trockenheit ihre langen gefiederten Blätter ab. Alle Baumarten unterscheiden sich etwas auf den unterschiedlichen Kontinenten. Die Blüten sind weiß bis kräftig gelb. Ihr starker Duft zieht die Bienen an. Die Früchte sehen aus wie lange Bohnen, die mal rund, mal abgeflacht sind. Die Besonderheit der australischen Akazien ist, dass die Samen sehr lange überlebensfähig sind, da sie zum Keimen Feuer benötigen.

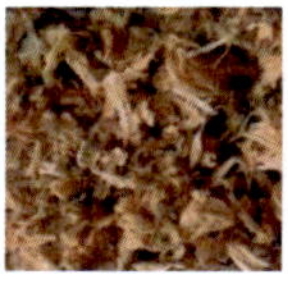

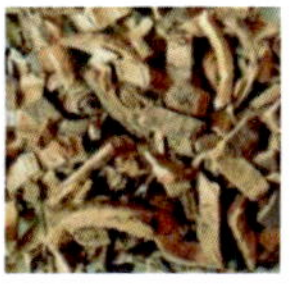

Familie: Mimosengewächse, Mimosoideae

Verwendete Teile: Blüte, Harz, Holz, Rinde, Wurzel, Zweige

Aroma: Das Harz hat einen sehr zart-milden und unaufdringlichen Duft mit blumig-holzigem Aroma. Die Blüten duften sehr lieblich und geben ein an frischen Pilzen erinnerndes Aroma ab. Das Holz riecht sehr herb aromatisch, beinahe etwas unangenehm.

Magische Räucherung: Das leicht ätherische Harz klärt die Atmosphäre und lässt Sie feinfühlig werden. Die Reinigung bewirkt, dass auch die negativen Mächte nicht mehr an Sie herankommen. So können Sie sich vor äußeren Einflüssen schützen. Vor Ritualen räuchern Sie sich mit der Akazie ab, das reinigt die Aura. Alle Bestandteile der Akazie fördern die Intuition, Feinfühligkeit, Hellsichtigkeit und damit Visionen. Sie stärken Ihre Sensibilität und können sich besser in die Geschehnisse einfühlen. Ihr Inneres Auge erkennt Bilder, die für Sie sehr wichtig sind. Dies hilft Ihnen ebenfalls beim Orakeln.

Mischung: Benzoe, Habichtskraut, Hamamelis, Myrrhe, Narde, Kalmus, Salbei, Thuja, Wacholder, Zeder

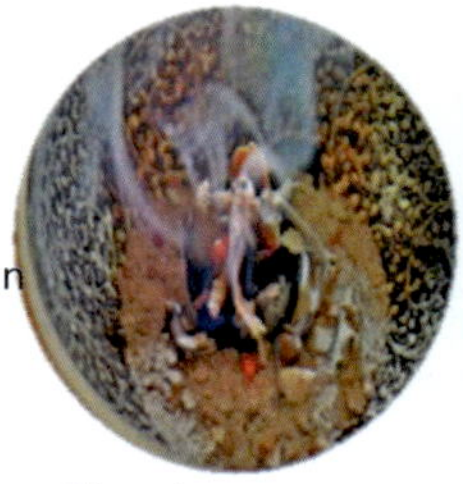

Planet: Sonne
Götter: Artemis/Diana, Astarte/Ishtar, Osiris, Ra
Chakra: Kronenchakra
Erzengel: Gabriel

Element: Luft
Sternzeichen: Wassermann
Elementarwesen: Simurgh
Benutzung als Tee: ja

Wissenswertes über die Pflanze: Die Akazie war ein heiliger Baum der Ägypter. Vor etwa fünftausend Jahren benutzten die Ägypter bereits das Gummi arabicum. Damals hatte es den Namen Kami. Sie balsamierten ihre Mumien damit ein. Zu Ehren des Sonnengottes Ra verbrannten sie Akazienblüten. Sogar der König Horos galt als göttliche Abstammung, da er aus einer Akazie hervorgekommen war. Sachmet, die ägyptische Königin in Löwengestalt, war die Herrin über die Akazien. Später war Gummi arabicum dort sogar als Kaugummi sehr begehrt. In Indien benutzen sie das Harz beim Tempelbau. Zudem wurde es in das heilige Feuer getan, um es weiter zu nähren. Auch die Toten verbrannten sie mithilfe der Akazie. Die Akazie war auch ein religiöser Bestandteil der christlichen Geschichte, so soll angeblich die Krone von Jesus dem Christus aus Akaziendornen bestanden haben. In vielen Kulturen aber wurde die Akazie insgesamt als Zauberbaum gesehen, der gegen Dämonen und bösen Geistern schützte. Daher wurden auch extra Akazientruhen erbaut, in denen rituelle Gegenstände sicher aufbewahrt werden konnten. Es wurden sogar Akazienzweige mit Blättern zur Herstellung des Weihwassers genommen. Mit getrockneten Zweigen weihte man Tempelanlagen, rituelle Gegenstände oder auch magische Kreise.

5. Alant

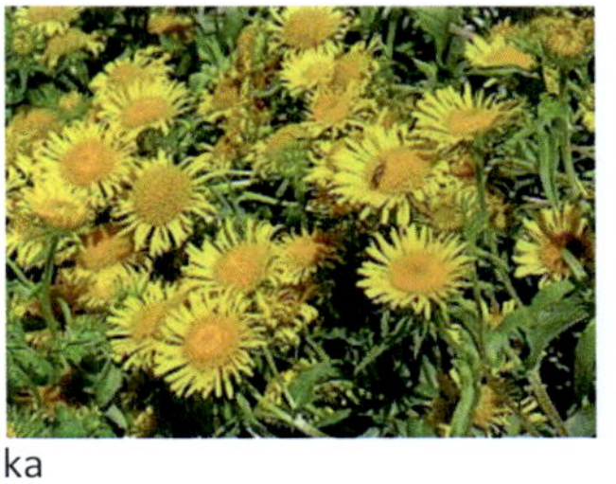

Botanischer Name: Inula helenicum

Anderer Name: Brustalant, Darmwurz, Donnerkraut, Edelherzwurzel, Edelwurz, Elfenampfer, Fadenwurzel, Gottesauge, Odinskopf, Schlangenwurzel, Weihrauchwurz

Vorkommen: Vorderasien; Europa – Deutschland; Nordamerika

Aussehen: Die Alantpflanze kann bis zu zwei Meter groß werden. Nach drei Jahren blüht der Alant das erste Mal. Es bildet sich in der Mitte ein Stängel empor, aus denen große gelbe Blüten entspringen. Die Wurzel des Alants gräbt man im frühen Herbst aus und trocknet sie.

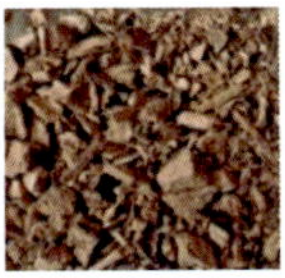

Familie: Korbblütler, Asteraceae

Verwendete Teile: Wurzel

Aroma: Die Alantwurzel gibt ein feines, angenehm frisches Aroma wieder. Es duftet nach Holz und Weihrauch.

Magische Räucherung: Die Alantwurzel wird am meisten in der dunklen Jahreszeit geräuchert. Sie soll die jahresbedingten depressiven Stimmungen verjagen. Der Rauch bringt Licht in diese dunkle Zeit und die Freude am Leben steigt. Räuchern Sie mit den Wurzeln, wenn Sie Ihre Hellsichtigkeit oder Hellfühligkeit stärken wollen. Die Wurzel hilft beim Orakeln. Auch Opferräucherungen sind mit der Wurzel möglich. Bedanken Sie sich mal wieder für die lieben Dinge, die Ihnen widerfahren sind. Reinigen Sie Ihre Räume mit dem Alant. Sie werden eine bemerkenswerte Änderung der Atmosphäre erkennen. In diesen Räumen können Sie dann leichter arbeiten, denn es hilft Ihnen einen klaren Verstand zu wahren und ruhig zu bleiben. In Naturräucherungen verstärkt der Alant die Rufe nach den Elfen und Feen. So können Sie leichter mit den Naturwesen kommunizieren. Mit der Wurzel können Sie Ihre Amulette, Talismane, Edelsteine oder andere rituelle Gegenstände wieder energetisch aufladen. Alant vertreibt Dämonen, welche im Schlaf unsere Träume beherrschen.

Mischung: Benzoe, Dammar, Diptam, Hamamelis, Himbeere, Johanniskraut, Sandarak, Salbei, Weihrauch, Wegwarte

Planet: Merkur
Götter: Daira, Helene, Odin/Wotan
Chakra: Solarplexus
Erzengel: Uriel

Element: Luft
Sternzeichen: Zwilling
Elementarwesen: Feen
Benutzung als Tee: ja (aber nicht überdosieren!)

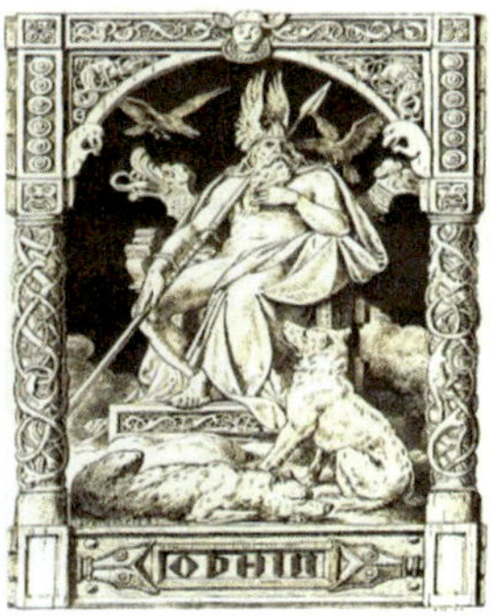

Wissenswertes über die Pflanze: In frühen Zeiten wurde der Alant verwendet, um angehexte Leiden zu kurieren. Auch Besessenheit oder der Hexenschuss zählten dazu. Die Wurzel wurde zum Schutz vor Hexen und Dämonen bei sich getragen. Als Heilmittel sah man den Alant schon im Mittelalter an. Die Blätter wurden geraucht, um sich vor der Pest zu schützen. Selbst Heilweine wurden aus dem Kraut hergestellt, die sich

Odin, seine zwei Raben (Huginn und Muninn) und sein zwei Wolf (Geri und Freki). Ansehen vom Buch "Walhall" durch Felix und Therese Dahn (1888)

positiv auf die Atemwege auswirkten. Der lateinische Name „helenicum" rührt von der wunderschönen Helena von Troja her, Tochter des Zeus. Sie trug eine Pflanze in der Hand, als sie nach Troja entführt wurde. Der Strauch wuchs dort zum ersten Mal, als Helenas Tränen den Boden berührten. Als Paris die Helena einst in ihrem Kräutergarten traf, während sie gerade den Alant pflückte, war es der Duft des Alants, der seine Sinne verwirrte. Fortan sahen die Griechen im Alant herabfallende Tränen der schönen Helena. Bei den nordischen Völkern benannte man das wundertätige Kraut nach dem höchsten Göttervater, Odin. So entstanden Namen wie Odinskopf oder Odinsauge. Nur starke oder besondere Pflanzen wurden den Göttern geweiht. Dem Alant sprach man auch die Eigenschaft zu, das er vor Gewitter, besonders vor dem Donner schützen könne. Auch bei Schlangenbissen wurde er als ein gut helfendes Mittel eingesetzt. Der Alant spiegelt die Sonne wider und gibt es als Eigenschaft auch wieder frei, wenn er verräuchert wird. Mancherorts wurde er mit heiligen Zaubersprüchen ausgegraben, um ja nicht die wundervollen Eigenschaft zu zerstören. Die Energie hilft, mit dem inneren Kind zu kommunizieren und sein wahres Ich zu finden.

6. Aloe

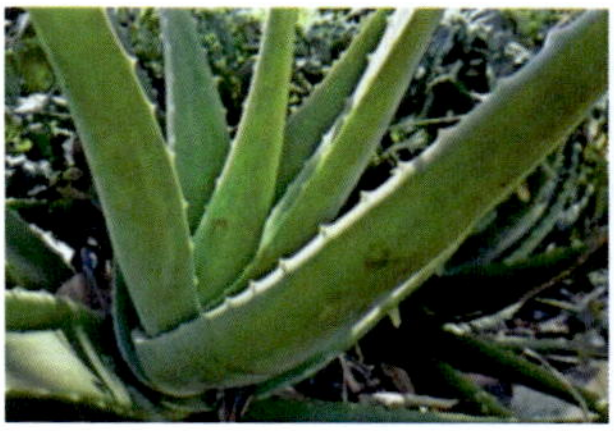

Botanischer Name: Aloe vera, Aloe carpensis

Anderer Name: Bitteraloe, Barbadosaloe, Curacaoaloe, Echte Aloe, Kap Aloe, Stachelblatt, Wüstenlilie, Wunderpflanze, Wundkaktus, Zanzibaraloe

Vorkommen: Südamerika; Südafrika; als Topfpflanze hier in Deutschland

Aussehen: Die Aloepflanze ist eine sehr empfindliche Sukkulente, die bis zu sechzig Zentimeter hoch wird. Ihre fleischigen Blätter stehen dicht beieinander. Der Rand der Blätter weist kleine Stacheln auf. Die Blüten sind gelb. Es gibt über 300 Arten!

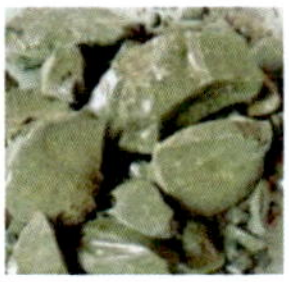

Familie: Grasbaumgewächse, Xanthorrhoeaceae

Verwendete Teile: Gummiharz, Saftpulver

Aroma: Das Aroma der Aloe ist gerade zum Anfang sehr beißend und schwer. Später erreicht uns ein Duft, der etwas bitter bis süß ist und uns ätherisch wärmt.

Magische Räucherung: Die Aloe dient Ihnen zum Schutz vor dunklen Mächten. Der Rauch wirkt auf Sie entspannend, sodass Sie ruhig werden und zu sich selbst finden. Lassen Sie sich einlullen vom warmen Rauch. Genießen Sie die Zeit der Entspannung, denn Sie sind gleichzeitig geschützt. Lenken Sie mit einer Räucherung die Aufmerksamkeit der Götter auf sich. So gelangen Sie zu Glück und Erfolg. Ist eine Ihnen nahestehende Person verstorben, so helfen Sie der Seele auf den lichten Pfad zu gelangen. Nicht immer klappt das auf Anhieb. Die Aloe kann Ihnen dabei aber behilflich sein und die Seele des Verstorbenen beruhigen.

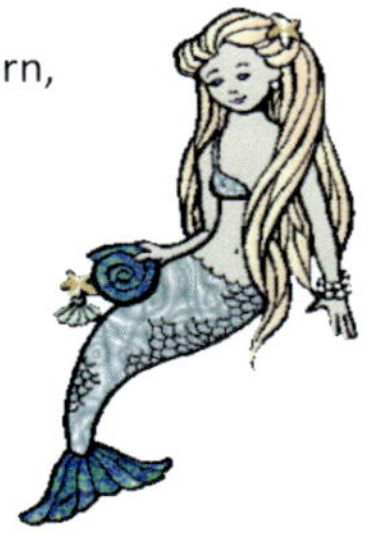

Mischung: Beifuß, Eberesche, Galgant, Hanf, Mohn, Myrrhe, Quassia, Sanddorn, Weide, Weihrauch

Planet: Mond
Element: Wasser
Götter: Aphrodite/Venus, Ares/Mars, Europa, Isis, Osiris, Zeus/Jupiter
Sternzeichen: Krebs
Chakra: Wurzelchakra
Elementarwesen: Undinen
Erzengel: Michael
Benutzung als Tee: ja

Wissenswertes über die Pflanze: Die Aloe hatte in einigen Ländern besondere Namen. So nannten die Inder die Aloe Ghrtakumari oder Gheekvar, die Pakistaner nannten sie Quargandal, die Araber Saber, die Südamerikaner Sabila, die Indonesier Buaya Lidah, die Mexikaner Sabia (weise, wissende Schamanin) und im Himalajagebiet wurde sie Kumari, die lebende Göttin, genannt. Alles Namen, die darauf hinweisen, dass schon in sehr frühen Zeiten die Aloe zu den bekanntesten Heilpflanzen gehörte. Hier bei uns wird sie die „Pflanze der hundert Wunder" genannt. Die Ägypter verwendeten Aloe in ihren Salben, mit denen sie die Toten einbalsamierten. Bei den Bestattungen gaben sie Aloe und Myrrhe als Grabbeigabe hinzu. Es ist also eine Heilpflanze, die die Menschen auf der ganzen Erde schon seit über Tausenden von Jahren faszinierte. Die positiven Wirkungen wurden in vielen Bereichen der Medizin beschrieben. So ist es kein Wunder, dass sie auch als Glücksbringer oder Beschützer diente, wenn man sie bei sich oder im Haus hatte. Sie wurde über Türen gehangen, es wurden Kränze erstellt oder die Zimmer damit geschmückt. Sie diente als Schutz. Wurde aber auch genommen, um das Glück anzuziehen. Die Pflanze symbolisiert die Geduld. Deswegen wurde sie bei Totenritualen hinzugezogen. Die Geduld stand hier für die Wartezeit, die jede Seele überwinden musste, die es zwischen dem Tod und der Auferstehung gab. Diese Zeit sollte die Seele mithilfe der Aloe in Ruhe und Frieden verbringen.

7. Alraune

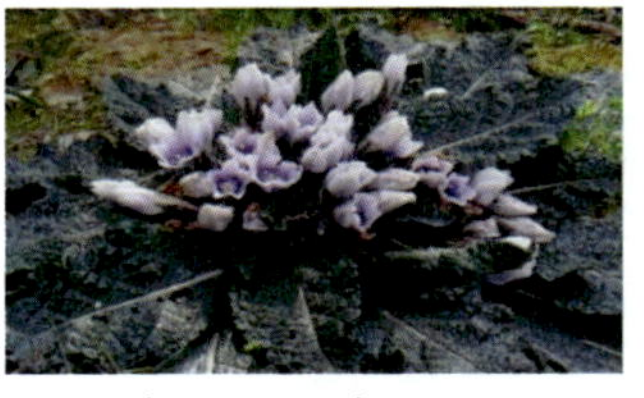

Botanischer Name: Mandragora officinarum

Anderer Name: Alraunmännchen, Drachenpuppe, Erdmännchen, Galgenmännchen, Hoden des Dämon, Henkerswurzel, Meister des Lebensatems, Satansapfel, Teufelskerze, Zauberwurzel

Vorkommen: Asien; Afrika; Europa – Kreta, Sizilien, Zypern, Mittelmeerraum

Aussehen: Die Alraune ist eine eher niedrige Pflanze. Sie hat kurz gestielte Blätter, die etwas länglich-eiförmig sind. Die Herbstalraune hat lilafarbene Blüten. Daraus entstehen kugelige runde Beeren. Die Wurzeln können eine Länge von bis zu sechzig Zentimeter erreichen. Sie sind sehr dickfleischig und verformt. So eine Wurzel kann über mehrere Kilogramm wiegen. Wenn die Wurzel sich mehrmals spaltet, erhält sie die Form eines kleinen Männchens. Die Alraune ist stark giftig und führt zu gefährlichen Rauschzuständen, die am Ende tödlich sind.

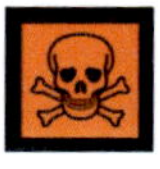

Familie: Nachtschattengewächse, Solanaceae

Verwendete Teile: Wurzel, Blätter

Aroma: Der Duft der Alraune ist ein wenig unangenehm modrig, so wie nach angebranntem Essen.
Vorsicht, der Duft kann einschläfernd wirken! Kinder, Schwangere und Tiere sollten auf keinen Fall bei solch einer Räucherung dabei sein!

Magische Räucherung: Die Blätter wirken beim Verbrennen stark enthemmend. Deshalb wurden sie oft zu erotischen Erregungen geräuchert, dass dazu die Fruchtbarkeit steigerte. Die Pflanze wurde zur Austreibung von Dämonen angewandt, ganz besonders beim Exorzismus. Die Wurzel sollte das Gift, den Dämon aus dem Fleisch herausholen. Oftmals verfielen die Menschen dabei in Raserei, bekamen die Tanzwut, bis sogar Delirien ausgelöst wurden. Später führte das oftmals zur Atemlähmung und somit zum Tod. Ich empfehle die Anwendung der Pflanze nur sehr erfahrenen und fachlich kompetenten Menschen. Denn fachgerecht angewendet kann das Räucherwerk astrale Energien verdichten. Die Kundalini kann dadurch erweckt werden. Und die Verbindung zu der Astralwelt, zu den Elementargeistern wird geöffnet. Die wissende Alraune kann Ihnen die Türen für eine wahrhaftig einmalige Erfahrung öffnen, sie kann Sie aber auch zum sicheren Tod führen!

Mischung: Beifuß, Betelnuss, Buche, Holunder, Mastix, Minze, Nelke, Quecke, Weihrauch, Zeder

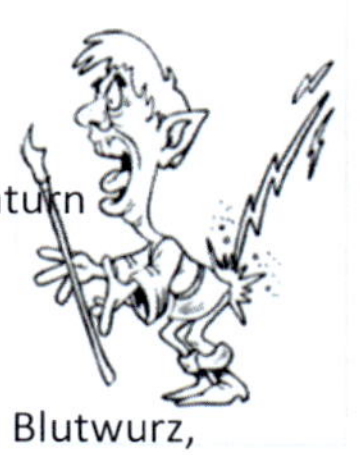

Planet: Saturn
Element: Erde
Götter: Aphrodite/Venus, Artemis/Diana, Circe, Hathor, Hel, Hekate, Kronos/Saturn
Sternzeichen: Steinbock
Chakra: Wurzelchakra
Elementarwesen: Gnome
Erzengel: Michael
Ersatzstoffe: giftige: Zaunrübe
ungiftige: Allermannsharnisch, Blutwurz, Ginseng, Pfingstrose, Wegerich

Benutzung als Tee: Ja, aber Vorsicht, nur mit fachlicher Kompetenz anzuwenden, ansonsten ist sie absolut nicht zu empfehlen! Als Urtinktur ist die Mandragora in der Apotheke erhältlich.

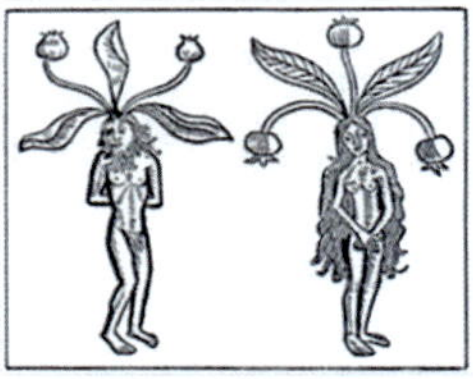

Eine männliche und eine weibliche Alraune. Holzschnitt aus dem Hortus sanitatis des Johannes de Cuba

Wissenswertes über die Pflanze: Die Alraune ist ein bedeutender Talismane, sie ist die Königin der gesamten Zauberpflanzen. Aus ihr wurden Puppen hergestellt und Zauberringe, die gegen böse Hexerei schützen sollten. Daher wurde sie mit allerlei verschiedenen Ritualen ausgegraben. Die Wurzel wurde oft mit ähnlich aussehenden Wurzeln vertauscht und für viel Geld verkauft. Manchmal bot man die Zwiebel des Allermannsharnisch (Allium victorialis) oder die Zaunrübe auf den Märkten als Ersatz an. Sie wurden zur Alraune der armen Leute. Die berühmteste Zauberpflanze half beim Wahrsagen und beim

Liebeszauber. Daher wurde die Pflanze auch der Aphrodite geweiht. Sie ist ein Ursymbol der Verführungskunst und beherrschte den Fruchtbarkeitszauber. Durch ihr wurden unfruchtbare Frauen wieder fruchtbar gemacht. In Ägypten gab man Teile der sogenannten Liebesäpfelchen mit in das Grab des großen Tutenchamun. Die griechische Zauberin Kirke verwendete die Liebestränke, um sich die Männer willig zu machen. So erhielt die Alraune auch den Beinamen Kirkeia. Die Alraune wurde schon in der Antike als Schmerz- und auch als Schlaf- und Betäubungsmittel eingesetzt. Für die Aktivierung der Wurzel gab es allerlei

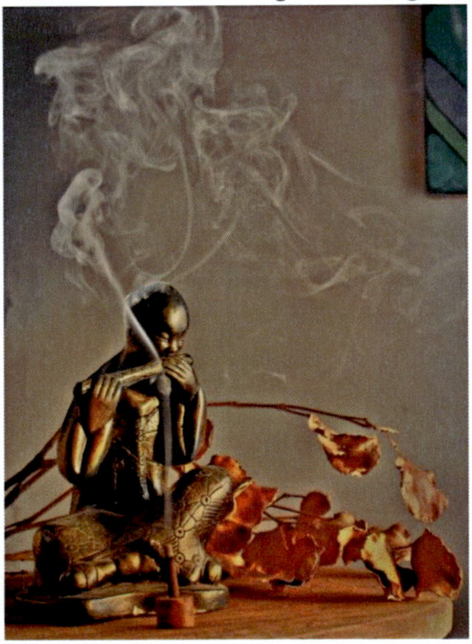

Gebräuche. So wurde sie drei Tage lang ungestört liegen gelassen, dann mit lauwarmem Wasser übergossen. Dort ruhte sie über Nacht. Danach konnte die Wurzel frei verwendet werden. Das Wasser aber goss man nicht eben so weg. Nein, selbst dies wurde genutzt, um das Haus zu putzen, damit dieses unter den Schutz der Alraune kam. Anderenorts musste man bis zum 23. Juni warten. In der Nacht zum 24., also dem Johannitag, sollte man im Beisein eines schwarzen Hundes die Wurzel ausgraben. Das Herausziehen aber sollte der Hund erledigen. Denn der Schrei der Alraune könnte einen zum Wahnsinn treiben ... Diese Geschichte entstand, als man einmal einen Dieb erhängte und dessen Urin oder Sperma auf die Erde tröpfelte. Daraus wuchs dann nämlich die Alraune empor. So hielt man sich selber die Ohren zu oder verschloss sie mit Wachs oder Baumwolle und der Hund übernahm die Arbeit. Allerdings starb der Hund bei diesen Aktionen. Daheim bekleideten sie diese menschenähnliche Wurzel und gaben ihr einen Namen. Der so gehaltene Hausgeist wurde sogar in Wein gebadet. Als in der damaligen Zeit Hexen verbrannt wurden, weil man Angst vor ihrem Wissen um die Kräuter und Pflanzen hatte, versuchten diese vor ihrem Feuertod Wein aus der Alraune zu trinken. Dieser Wein nahm ihnen die Höllenqualen. Leider konnte es nicht allen Hexen gelingen, der Qual so zu entkommen. Die Alraune war auch ein Bestandteil der sogenannten Hexensalben oder Flugsalben. In den Mythen wurde geschrieben, dass der Titansohn versuchte Zeus zu betrügen. Zur Strafe ließ er ihn an einen Felsen am Berg Kasbek im Kaukasus schmieden. Jeden Tag flog ein Adler zu ihm und fraß ihm die Leber aus dem Leib. Er konnte nicht sterben, da die Leber immer wieder nachwuchs. Die Tropfen Blut, der Lebenssaft, der aus diesem Akt auf die Erde fiel, ließ die Mandragora entstehen. Hildegard von Bingen beschrieb einst über Depressionen und dass der Betroffene eine Alraunwurzel so lange mit zu sich ins Bett nehmen solle, bis diese vom eigenen Schweiß und Körperwärme warm geworden war. Anschließend sollte er laut sagen: „Gott, der du den Menschen aus Erde ohne Schmerzen geschaffen, jetzt lege ich dies in diese Erde, die niemals gesündigt, neben mich, damit auch mein irdischer Leib den Frieden fühle, wie du ihn geschaffen.“ Wer die Alraune nicht kannte, dem empfahl sie Buchentriebe zu verwenden. Die Mandragora ist eine der zwölf magischen Pflanzen der Rosenkreuzer.

Johann Wolfgang von Goethe (1749-1832), Faust:

Da stehen sie umher und staunen,
vertrauen nicht dem hohen Fund;
der eine faselt von Alraunen,
der andre von dem schwarzen Hund

Heinrich Heine (1797-1856):

Die klügsten Waldgeister sind die Alräunchen, langbärtige Männchen mit kurzen Beinen, Ein fingerlanges Greisengeschlecht. Woher sie stammen, man weiß es nicht recht.

8. Amber

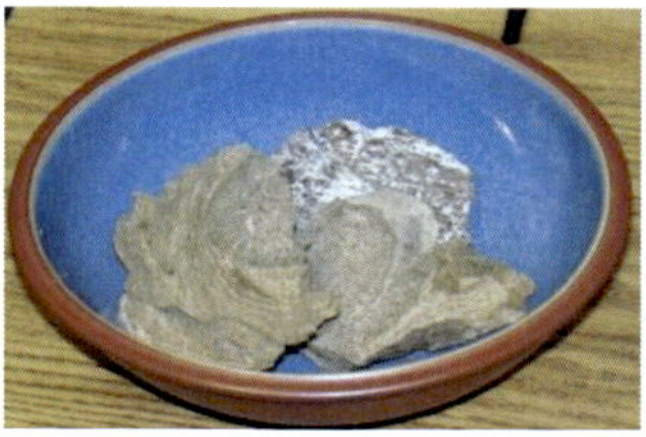

Botanischer Name: ---

Anderer Name: Ambra, Ambergries

Vorkommen: im Meer

Aussehen: Amber ist eine fettige Darmausscheidung des Pottwals. Wie die Entstehung nun genau vor sich geht, da besteht noch etwas Unklarheit. Aber soweit weiß man, bei der Nahrungsaufnahme werden unverdauliche Teile zu sich genommen, wie Schnäbel oder Hornkiefer von Tintenfischen und Kraken. Diese werden im Amber eingebettet. Möglicherweise kann es an einer Stoffwechselerkrankung des Pottwals liegen, wenn er dieses Amber bildet. Meist treibt es als graue Masse im Indischen Ozean. Unterschieden werden jedoch die Farben Hellgelb und Grau.

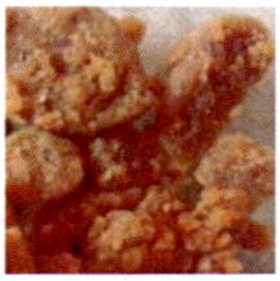

Familie: ---

Verwendete Teile: die fettige Darmausscheidung des Pottwals

Aroma: Das Aroma des Ambers ist sehr warm und animalisch. Der Duft durchdringt uns mit seiner erdigen und etwas holzigen Note. Man möge meinen, etwas Tabak sei dabei.

Magische Räucherung: Die im Rohzustand faulende und stinkende Masse ergibt später ein hervorragendes Aphrodisiakum, das anziehend wirkt wie eine starke erotische Kraft. Daher wird sie zu Liebesräucherungen eingesetzt. Das sexuelle Verlangen wird erweckt. Amber vereinigt die Seelen und bringt auch Ihre gereinigte Seele wieder mit Gott zusammen. Die Räucherung mit Amber steigert Ihre Energie. Der Kämpferwille bricht hervor, das Herz stärkt sich und der Wille zum Überleben ist so stark wie kaum zuvor.

Mischung: Adlerholz, Bernstein, Copal, Iris, Meersalz, Moschus, Sandelholz, Styrax, Weihrauch, Zeder

Planet: Neptun

Element: Erde

Götter: nicht bekannt
Chakra: Solarplexus
Erzengel: Chamuel
Sternzeichen: Skorpion
Elementarwesen: Sturmgeister
Benutzung als Tee: nein

Wissenswertes über die Pflanze: Schon in früheren Jahrhunderten wurde über die Entstehung des Ambers spekuliert. Die frische Masse ist noch weich und riecht sehr abstoßend. Durch den immerwährenden Kontakt mit der Luft, mit dem Licht und dem Meereswasser erhält sie ihre feste Konsistenz. Erst dann bekommt der Amber auch seinen verführerischen Duft, der in der Parfümindustrie sehr begehrt ist und als teurer Rohstoff gehandelt wird. Später wurde der Stoff aber immer mehr synthetisiert. Natürlich auch deswegen, um die Pottwale zu schützen. Denn so ein Amberfund im Meer kann schon zehn bis 100 Kilogramm schwer sein und ein kleines Vermögen darstellen. In der Lyrik wurde Amber auch häufig verwendet, wie hier: „Meine Freundin, wie duftet dein Leib besser als Narde und Ambra." Dies stammt aus dem Hohelied Salomons.

9. Andorn

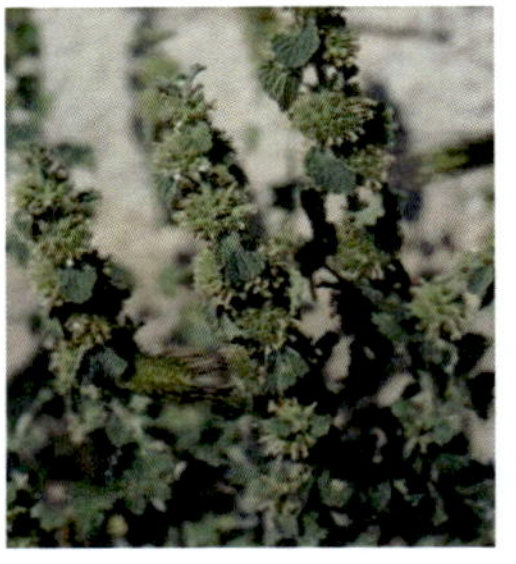

Botanischer Name: Marrubium vulgare

Anderer Name: Antonitee, Apfelkraut, Berghopfen, Dorant, Gotteshilfe, Gottvergess, Helftkraut, Mariennessel, Mutterkraut, Weißleuchtkraut

Vorkommen: Süd- und Mitteleuropa – Marokko, Griechenland

Aussehen: Der gewöhnliche Andorn kann eine Wuchshöhe von bis zu achtzig Zentimetern erreichen. Auffällig sind seine vierkantigen Stängel, diese und die Blätter sind behaart. Der Andorn hat kleine weiße Lippenblüten.

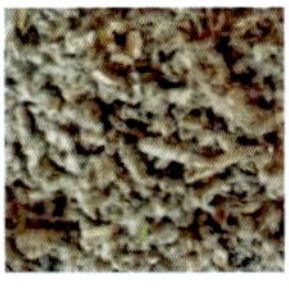

Familie: Lippenblütler, Lamiaceae

Verwendete Teile: Blüten, Kraut

Aroma: Ein sehr balsamischer Duft, der dem Wermutduft gleichkommt.

Magische Räucherung: Die Räucherung mit Andorn hilft Ihnen sich zu entspannen, damit die Konzentration wieder wachsen kann. Mit seinem Rauch klärt er den Geist und erweckt ihn zu neuen Kräften. Räuchern Sie mit Andorn, wenn auch die Seele eine Reinigung benötigt. Durch die Reinigung können Sie leichter den Kontakt zur Anderswelt erreichen. Im Sommer bei den Naturritualen hilft er Ihnen mit den Elementarwesen zu kommunizieren. Auch wenn er den Feen zugeordnet ist, so hilft er Ihnen auch mit den Elfen oder Gnomen zu kommunizieren. Wichtig ist sein Schutz vor magischen Angriffen. Er schirmt uns vor allerlei Zauber ab. Auch Amulette werden des Öfteren angegriffen. Sie können die Amulette mit einer Beräucherung schützen oder reinigen, wenn eine Person sie berührt hat. Verwenden Sie Andorn bei der Sommersonnenwende. Dort schützt er und

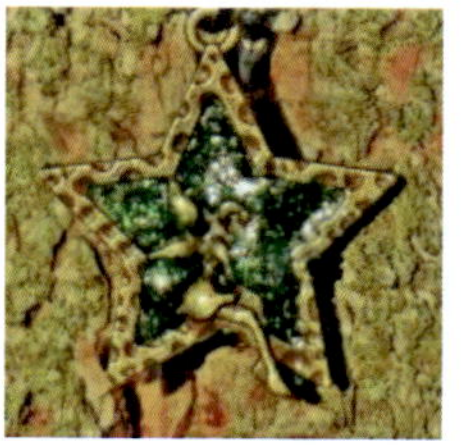

bringt Ihnen Sympathien ein. Beim Austreiben von bösen Geistern und Dämonen wird er geräuchert und verstreut.

Mischung: Beifuß, Copal, Damiana, Dammar, Eisenkraut, Hamamelis, Rainfarn, Rosskastanie, Salbei, Wermut

Planet: Merkur
Götter: Donar, Horus
Chakra: Kronenchakra
Erzengel: Gabriel

Element: Erde
Sternzeichen: Zwilling
Elementarwesen: Feen
Benutzung als Tee: ja

Wissenswertes über die Pflanze: Der Andorn wurde in Ägypten von den Pharaonen sehr geschätzt. Die Pflanze war eine Art Weihrauchopfer für den Gott Horus. Es ging dort die Sage um, dass Horus den Samen der Pflanze den Menschen einst gebracht habe. So erhielt der Andorn den Beinamen „Same des Horus" und die Menschen gaben dem Gott Horus gerne davon ein Opfer zurück. Die Indianer benutzten schon sehr früh die gesamte Pflanze. Die Navajo nahmen den Andorn, um werdenden Müttern die Geburt zu erleichtern. Sie kochten aus der Wurzel einen Sud. Die Blätter wurden getrocknet und dienten später als Dochte für die Öllampen. Und weil die Pflanze bei so einem mächtigen Ereignis half, wurde sie auch als Ritualpflanze sehr geschätzt und verehrt. Die Menschen fanden des Weiteren heraus, dass ein Andorngetränk half sich zu entspannen, den Geist weit öffnete, die mentalen Fähigkeiten steigerte und somit eine höhere Ebene erreicht wurde. Die spirituelle Entwicklung nahm seinen Lauf. Auch in Europa wurde der Andorn mit allerlei in Verbindung gebracht. So überlieferte man in einer Sage, dass der Gott Donar einen Handel mit einem Menschen eingegangen sei. Der hielt den Handel aber nicht ein und dies erzürnte Donar gewaltig, sodass dieser einen Blitz auf ihn losließ. Der Blitz verfehlte ihn zwar, aber seit diesem Ereignis wuchs dort zum ersten Mal der Andorn. Der Andorn trug seit jeher die Kraft des Blitzes in sich. Weitere Erzählungen ergaben, dass, wenn man diese Kraft freisetzen will, die Samen der Pflanze zerstoßen müsse und diese in einem weißen Beutel um den Hals gehängt tragen solle. Diese Blitzkraft wurde später in der Magie immer wieder verwendet. Des Andorns herrliche kleine Blüten zogen die Elementarwesen an, wie Elfen, Feen und sogar Zwerge. Diese Verbindung half jenen Menschen, die ratsuchend nach ihnen Ausschau hielten. So kam auch das Rezept zustande, dass Andorn mit Eschenblättern vermischt in einem Topf mit Wasser heilende Vibrationen abgäbe. Daher stellte man die Mischung besonders in Krankenzimmern auf. Diese Wirkung brachte die Menschen auch dazu, ihr Haus und Heim damit zu segnen.

10. Angelikawurzel - Engelwurz

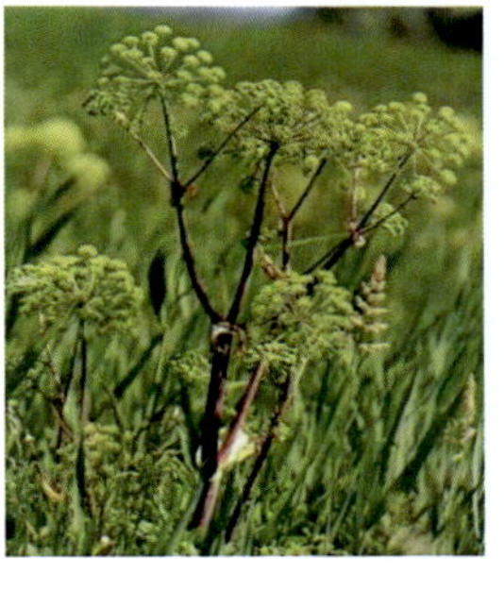

Botanischer Name: Angelica archangelica

Anderer Name: Angelik, Angolkenwurzel, Bärenwurzel, Geistwurzel, Giftwurz, Glückenwurzel, Heiliggeistwurz, Luftwurzel, Pflanze des Nordens, Zahnwurz

Vorkommen: Nordamerika – USA; Nordosteuropa – Sibirien, Island, Skandinavien, Deutschland

Aussehen: Die Angelikapflanze kann beim Blühen eine Wuchshöhe bis zu 2,50 Metern erreichen. Ihre Blätter sind tief eingeschnitten. Die sehr kleinen, hellgrünen Blüten erscheinen an Dolden im zweiten Jahr.
Eine Verwechslungsgefahr besteht hier mit dem Wasserschierling (Cicuta virosa), der sehr giftig ist! Vorsicht beim Selbersammeln!

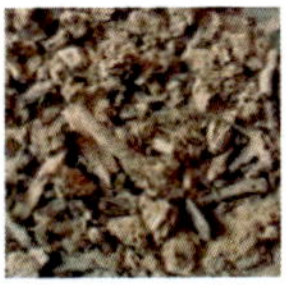

Familie: Doldenblütler, Apiaceae

Verwendete Teile: Blüten, Samen, Wurzel

Aroma: Die Angelika hat eher eine strenge, scharfe Grundnote, die sehr schwer und herb ist.

Magische Räucherung: Die Angelika ist eine hervorragende Schutzpflanze. Sie wehrt beim Räuchern allerlei schwarze Magie ab, wie auch Dämonen, Geister und böse gewordene Elementarwesen. Sie hat eine unwahrscheinliche und nicht zu unterschätzende starke Kraft, zählt zu den Lichtbringern, die die Finsternis vertreiben können, oder auch Ängste, Depressionen und Einsamkeitsgefühle. Sie vertreibt die Albträume und bietet gleichzeitig Schutz in der dunklen Nacht. So kann Ihre Seele beruhigt in die Dunkelheit hineinwandeln. Sie behütet uns in vielen Lebenslagen. Räuchern Sie sie, wenn Ihr Herz einen Sonnenstrahl braucht oder es gewärmt werden muss. Bei all ihrer Kraft ist sie eine hervorragende Pflanze, um die Verstorbenen ins Reich der Ahnen zu begleiten. Das können auch Seelen sein, die schon länger verweilen und nur darauf gewartet haben, dass jemand sie ins Licht führt. Ihre unbändige Engelskraft hilft beim Kommunizieren und Begleiten. Auch bei reinen Engelsritualen steht Ihnen die Angelika gerne bei, denn sie stärkt Ihre spirituellen Kräfte und kann sogar behilflich sein Visionen zu erzeugen. Den Bär, als Krafttier, rufen Sie mit hinzu. Für eine Gartenräucherung oder als Sonnenritual ist sie sehr gut geeignet. Ihr Duft bringt neue Inspirationen, neue Gedanken und zeigt Lösungswege auf.

Mischung: Akazie, Baldrian, Damiana, Erdrauch, Ginseng, Lavendel, Mastix, Myrrhe, Salbei, Weihrauch

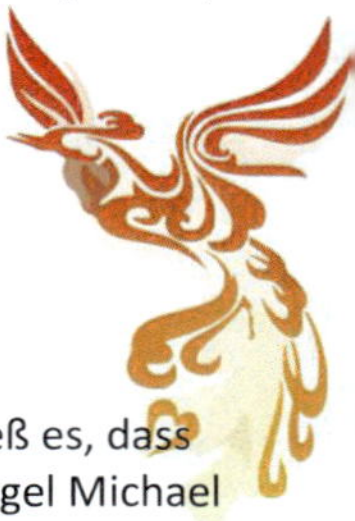

Planet: Sonne
Götter: Aphrodite/Venus
Chakra: Herzchakra
Erzengel: Michael

Element: Feuer
Sternzeichen: Löwe
Elementarwesen: Phönix
Benutzung als Tee: ja

Wissenswertes über die Pflanze: In einer alten Legende aus dem Mittelalter hieß es, dass einem Mönch in der Nacht ein seltsamer Traum gebracht worden sei. Der Erzengel Michael erschien ihm, zeigte ihm die Pflanze Angelika und dass er mit ihr gegen die Pest kämpfen solle. Der Mönch erinnerte sich so klar daran, dass er dieses sofort umsetzte. Er hatte Erfolg und seit jeher nannte man nun die Angelika auch Engelwurz. Wer gegen die Pest siegen kann, der hat auch Kräfte, um gegen allerlei Dämonen und bösen Zauber anzukämpfen! So wurde sie in magischen Ritualen benutzt, um Flüche zu bannen und Verhexungen rückgängig zu machen. Bei so vielen magischen und heilenden Kräften wurde die Pflanze bald ausgerottet. Denn sie sollte nun auch als Gegenmittel gegen Tollkirschen- und Alkoholvergiftungen und Süchten wie dem Rauchen helfen. Selbst den jungen Menschen wurde sie verabreicht, damit sie ihren so wilden Gelüsten Einhalt gebot. Manche trugen aber gerade deswegen die Angelika als Amulett bei sich, da sie hofften nun von jedem geliebt zu werden, so wie die Menschen die Pflanze liebten und auch achteten. Die Angelika wurde auch bei den Indianern verwendet. Sie trugen sie nicht nur als Amulett bei sich, sondern sie verrauchten sie mit in ihrem Tabak. Das wiederum sollte Visionen hervorrufen.

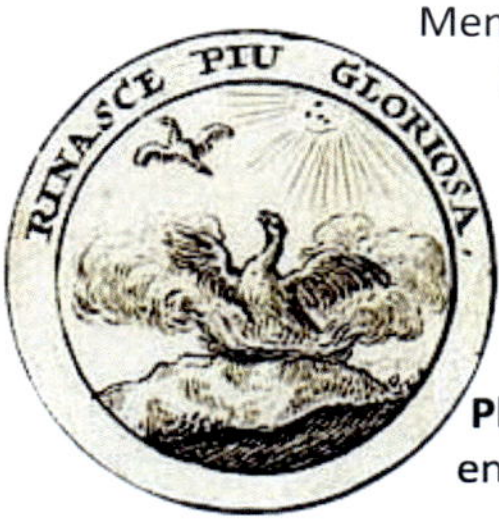

Phönix, Rinasce piu gloriosa („Er entsteht neu, in größerem Glanz")

II. Anis - Sternanis

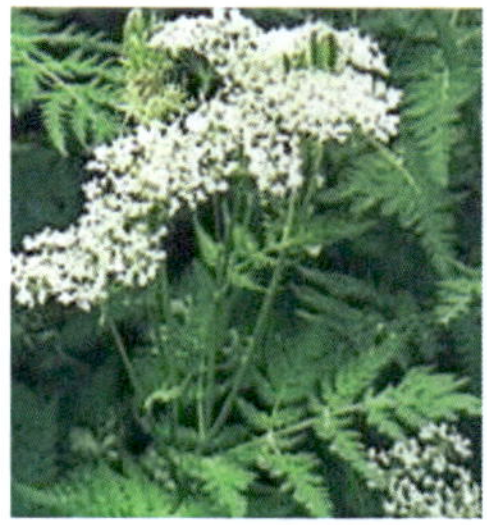

Botanischer Name: Anis – Pimpinella anisum, Sternanis – Illicium verum

Anderer Name: Andreaskraut, Anneys, Anais, Badian, Enes, Einis, Jenes, Römischer Fenchel, Süßer Brotsamen, Süßer Kümmel

Vorkommen: Südeuropa – Türkei; Asien – China, Indien, Japan; Mittel- und Südamerika

Aussehen: Der Anis erreicht eine Wuchshöhe von bis zu fünfzig Zentimetern. Die einjährige Pflanze hat dreilappige Blätter, die nach oben etwas gefiedert sind. Die Blüten des Anis sind weiß und sitzen in Dolden. Die kleinen Samen sind eiförmig. Hier besteht die Verwechslungsgefahr mit dem giftigen Schierling. Unterscheiden lässt er sich gut, wenn Sie an der Pflanze riechen. Der Anis verrät sich durch seinen eigenen ungewöhnlichen Duft. Der Sternanis, ein Baum, kann bis zu zwanzig Meter groß werden. Seine immergrünen Blätter sind eiförmig und sitzen an der Spitze der Zweige. Die Blüten haben eine gelbliche Farbe und viele Blütenblätter. Die Frucht ist eher sternenförmig mit glänzenden Samen.

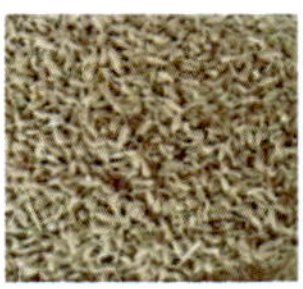

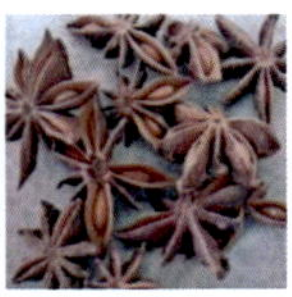

Familie: Doldenblütler, Apiaceae

Verwendete Teile: Blüte, Samen

Aroma: Der Anisduft erinnert an Weihnachten. Er hat ein fein würziges Aroma, das auch etwas nach Lakritze duftet.

Magische Räucherung: Der Anis löst lang angestaute Ängste in Ihnen. Lang versteckte, unbewältigte Gefühle werden verarbeitet. Der Anis hilft bei der Bewältigung, in dem er Trost und Linderung der seelischen Schmerzen vermittelt. So hilft er Ihnen auch bei schweren Denkarbeiten. Er entlastet den Kopf, klärt ihn, hilft bei Kopfschmerzen. So erhalten Sie neue Kräfte, um gestärkt Ihrer Arbeit weiter nachzugehen. Der Anis unterstützt Sie auch bei Ihren magischen Tätigkeiten, wenn Sie Geister oder Krafttiere rufen möchten, die Ihnen behilflich sein sollen. Er verstärkt Ihre übersinnlichen Fähigkeiten, hilft bei Astralreisen und weckt feinstoffliche Energien. Bei Meditationen können Sie gut den Anis verwenden, er beruhigt und nimmt negative Schwingungen in sich auf. All das kann auch helfen, wenn Ihre Träume negativ beeinflusst werden. Er vertreibt die furchteinflößenden Träume und lässt Sie ausgeruht aufwachen. Anis unterstützt auch die Liebe, so ist sie ein wesentlicher Bestandteil in Liebesräucherungen. Er soll helfen eine Romanze zu finden. Ein Tipp noch am Ende, wenn Sie Angst vor Prüfungen haben, räuchern Sie vorher mit Anis!

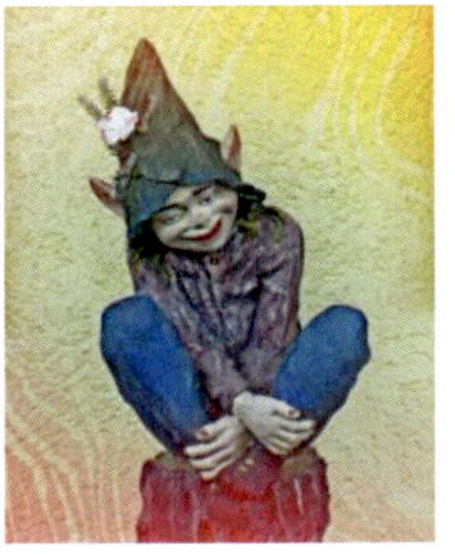

Mischung: Benzoe, Gewürznelke, Kardamon, Koriander, Löwenzahn, Perubalsam, Sandelholz, Walnuss, Weihrauch, Zimt

Planet: Mond
Götter: Apollo, Hermes/Merkur
Chakra: Kronenchakra
Erzengel: Uriel
Element: Luft
Sternzeichen: Zwilling
Elementarwesen: Elfen
Benutzung als Tee: ja

Wissenswertes über die Pflanze: Der Anis ist als Heilpflanze, Gewürz und magische Zutat schon sehr lange bekannt. Die Griechen schätzten ihn beim Abheilen vom Husten, aber vor allem auch als Gegenmittel bei Schlangen- und Skorpionbissen. Mit Anis wurde ein Theriak hergestellt. Das war ein Universalheilmittel im Mittelalter, das gegen viele Krankheiten und Gifte helfen sollte. Natürlich kamen außer Anis auch noch andere Kräuter hinzu. Anis war bei Magiern sehr begehrt, so benutzten sie ihn, um die Magie des Altars zu steigern. Dies konnte aber nur funktionieren, wenn der Anis in alle vier Himmelsrichtungen verstreut wurde. Es verstärkte auch die Zaubersprüche. Denn oftmals ist die Art und Weise, wie ein Zauberspruch gesagt und mit welchen Mitteln er unterstützt wird, ausschlaggebend für den Erfolg. Sie nahmen auch Lorbeerblätter und Anissamen, taten sie zusammen in ein Reinigungsbad und hielten sich damit bei magischen Arbeiten die bösen Geister fern. Des Weiteren wurde der Anissamen um den magischen Kreis platziert, mit gleicher Wirkung, und auch als Zutat in den Kräuterpendeln verwendet. Die Schamanen benutzten Anis auf ihren schamanischen Reisen in die Astralwelt, um sich dort mit Geistern und Krafttieren zu treffen und wichtige Informationen einzuholen. Anis leistet beim Träumen viel. In kleine Säckchen gefüllte Samen brachten dem Schläfer, über dessen Kopf gehängt, nur gute Träume. In Afrika wurde er unter das Kopfkissen getan, damit der Schlafende von jemandem träumen konnte, der sehr weit weg war.

12. Apfel

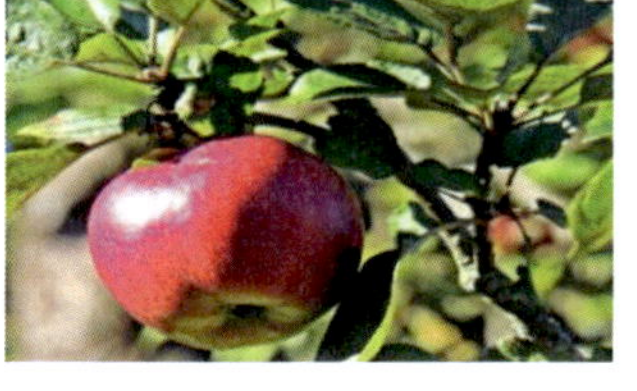

Botanischer Name: Malus domestica

Anderer Name: Affalter, Appel, Baum des Lebens, Eppel, Hagapfel, Höltje, Holzapfel, Öpfelbaum, Sürkel, Wildapfel

Vorkommen: weltweit

Aussehen: Der Apfelbaum kann eine Höhe von bis zu fünfzehn Metern erreichen. Im Durchschnitt wird er hier aber nur sechs bis acht Meter groß. Seine Blätter sind an den länglichen Stielen etwa sieben Zentimeter lang. Die graubraune Rinde ist schuppig. Die Blüten sind zu etwa je drei bis acht Doldentrauben vereint und erscheinen uns in der Farbe Weiß, Rosa bis Rosarot. Die Früchte sind uns wohl allen bekannt.

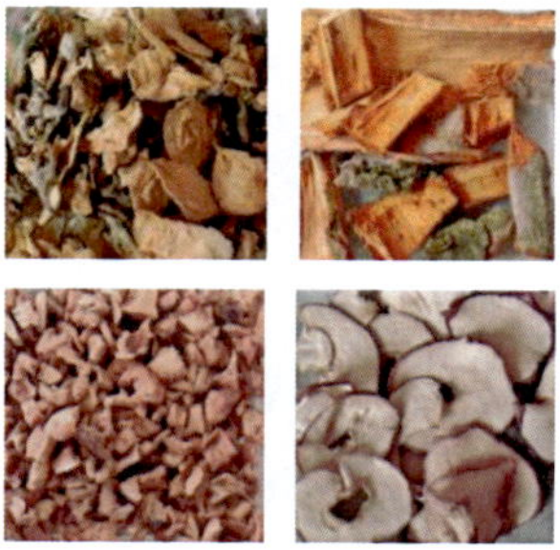

Familie: Rosengewächse, Rosaceae

Verwendete Teile: Blüte, Frucht, Rinde

Aroma: Der Duft der getrockneten Fruchtstücke ist ähnlich dem eines Bratapfels. Die Blüten sind sehr neutral im Aroma. Das Holz bringt einen ganz natürlichen Holzgeruch hervor.

Magische Räucherung: Die Apfelräucherung zieht Elementarwesen an, wie Undinen, Elfen und Feen. Der Apfel erleichtert uns den Kontakt mit der Anderswelt und sollte in Naturräucherungen nicht fehlen. Ätherisch reinigt er Körper, Geist und Seele. Erkennen Sie mit dem Apfel die Reinheit und finden Sie Klarheit über die Dinge, die Sie zweifeln lassen. Haben Sie erst einmal gefunden, wonach Sie suchten, so bringt Ihnen die Räucherung die nötige Zuversicht, um den Weg weiterzugehen. Schreiten Sie mit Leichtigkeit durch das Leben, lernen Sie die Leichtigkeit zu erkennen. Der Apfel hilft die Dunkelheit wegzuschieben, die Verzweiflung zu lösen und mit neuem Mut sich voranzuschreiten. In Liebesräucherungen sollte der Apfel nicht fehlen. Er ist eine Zutat, die ein wärmendes Gefühl bringt.

Mischung: Dost/Oregano, Flieder, Kornblume, Majoran, Mariendistel, Mastix, Thymian, Veilchen, Weihrauch, Ysop

Planet: Venus
Element: Wasser
Götter: Aphrodite/Venus, Apollo, Artemis/Diana, Astarte/Ishtar, Athene, Ceres/Demeter, Christus, Dionysos, Hathor, Hera/Juno, Herkules, Iduna, König Arthur, Olwen, Persephone, Silvanus, Zeus/Jupiter
Sternzeichen: Waage
Chakra: Herzchakra
Elementarwesen: Undine
Erzengel: Metatron
Benutzung als Tee: ja

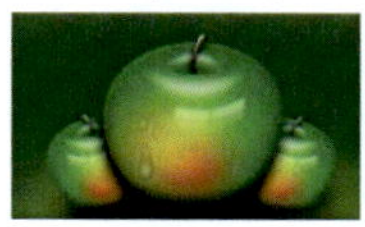

Wissenswertes über die Pflanze: Wenn schon die Götter vom Apfelbaum aßen, dann konnte er doch für die normal Sterblichen nur Gutes bedeuten. Schließlich steht der Apfel für die Liebe, das Leben, Fruchtbarkeit, für ewige Jugend und die Vollkommenheit der Erde. Trotz so viel Positivem symbolisierte man den Apfel auch mit der Vergänglichkeit, mit Sünde und Tod. Die Kelten feierten auf der heiligen Insel Avalon Samhain. Dort war der Apfel ein Bestandteil des höchsten Festes der Kelten. Diese Frucht symbolisierte für sie den Tod und die Wiedergeburt. So gab Morgaine, die Herrin des Lichts, den Helden ihres Volkes, darunter auch keltischen Königen, einen Apfelzweig in der Stunde ihres Todes. Er sollte ihnen als Wegweiser dienen zum Land der ewigen Jugend. Ein Zweig mit Knospen oder Blüten oder mehreren Früchten galt als ein magischer Gegenstand. Mit ihm bekamen sie den Zugang zur Welt der Götter und zur Unterwelt. Da hier in Avalon die Äpfel der Unsterblichkeit wuchsen, wurde diese Insel auch Apfelinsel genannt. Kein Wunder auch, dass Martin Luther sogar einst sagte: „Wenn morgen die Welt unterginge, würde ich heute noch ein Apfelbäumchen pflanzen." Der Apfel, der auch als Symbol der Erdkugel steht, bringt Hoffnung und Zuversicht. Als Machtzeichen wurde er von Königen getragen. In Griechenland, als die ersten Olympiaden im Jahre 776 vor Christi abgehalten wurden, überreichte man dem Sieger für seine enormen Leistungen einen Apfel. Wie schön wäre es, könnte man diesen Brauch heute fortsetzen. Schluss mit Doping und der Jagd nach dem Geld. In der Mythologie strahlte der Apfel eine starke Symbolkraft aus. Der Fruchtbarkeitsgott Dionysos war der Schöpfer des Apfelbaums. Er widmete ihn der Göttin Aphrodite, sie stand als Sinnbild für Schönheit und Liebe. Die Göttin Eris benutzte die Frucht, um Streit zu säen. So wurde der Apfel zum Zankapfel. Aber schließlich war sie als einzige olympische Göttin nicht zur Hochzeit eingeladen worden. So warf sie aus Rache einen Apfel, mit der Inschrift „der Schönsten", unter die Göttinnen. Streit entfachte und der trojanische Königssohn Paris sollte nun eine Entscheidung treffen. Der Arme wählte Aphrodite und nicht seine Geliebte Hera. Daraus entwickelte sich ein gewaltiger Krieg und Hera stellte sich aus Trotz gegen ihn. Die Göttin Idun, Göttin der Jugend und Erneuerung, war die Hüterin des Lebensapfels. Wer von dieser Frucht genoss, der wurde verjüngt und behielt doch seine Weisheit. Die Erdenmutter Gaja gab der Göttin Hera als Hochzeitsgeschenk einen Apfelbaum, als sie sich mit dem allmächtigen Zeus vermählte. Seine goldenen Früchte verliehen beim Genuss Unsterblichkeit. Die goldenen Äpfel der Hesperiden (Nymphen) sollten ebenfalls ewiges Leben schenken. Herakles raubte diese und Athene war so nett sie zurückzubringen. Der bekannteste Mythos fand schon gleich im Paradies statt. Adam und Eva hatten es nicht leicht. Was nützte ein Paradies, wenn einem die Erkenntnis fehlte? So wurden sie vertrieben, nur weil sie von dem Apfelbaum aßen. Dank ihnen wissen wir aber nun, dass die Erkenntnis der Dinge von so großer Bedeutung ist. Damals wurde für jeden geborenen Knaben ein Baum gepflanzt. Dieser galt als Lebensbaum und war entweder ein Apfel- oder ein Eichenbaum. Die Zigeuner trennen noch heute den Apfel waagerecht, weil einst eine Botschaft der Magie besagte, wenn man den Apfel waagerecht teile, würde die Anordnung der Kerne

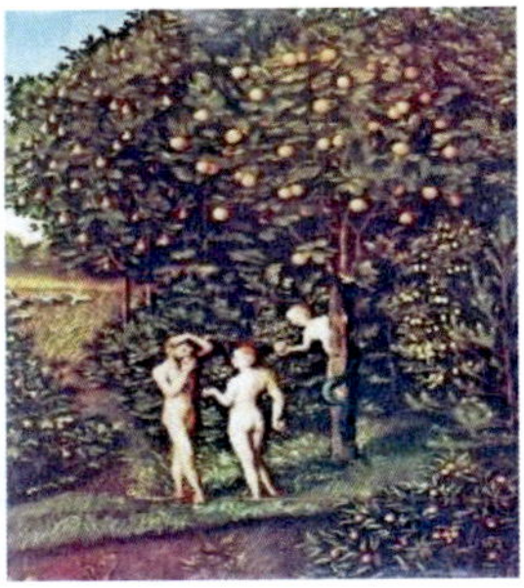

Adam & Eva im Sündenfall
Lucas Cranach
(1475-1553)

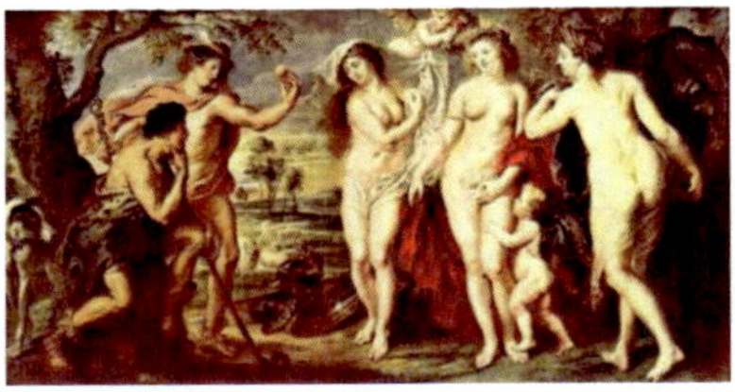

Zankapfel, Urteil des Paris,
Peter Paul Rubens
(1577-1640)

Salomon:
Der Apfelbaum als Liebespflanze:
Wie ein Apfelbaum unter den wilden Bäumen, so ist mein Freund unter den Jünglingen. Seine Frucht ist meiner Kehle Süße. Er labet mich mit Äpfeln, denn ich bin krank vor Liebe.

vieles offenbaren. So wurde aus ihnen viel interpretiert, abgelesen und vorhergesagt. Dies galt als Botschaft.

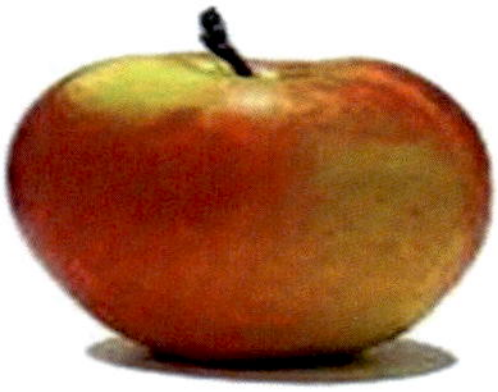

Salomon, Hohelied um 1000 v. Chr.:

Wie ein Apfelbaum unter den Bäumen des Waldes,
so ist mein Liebster unter allen andren Männern!
In seinem Schatten möchte ich ausruhn
und seine Früchte genießen.

13. Aprikose

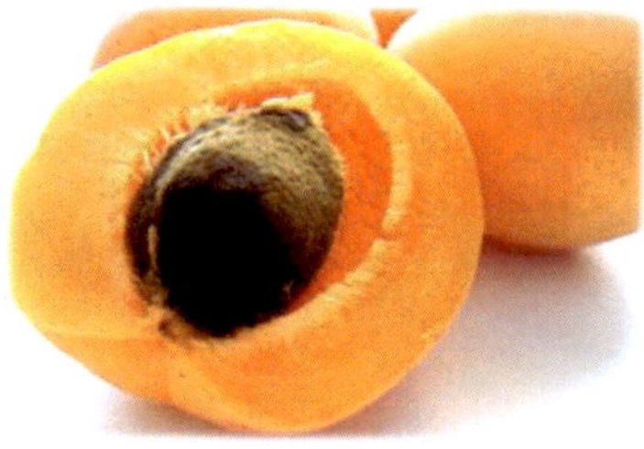

Botanischer Name: Prunus armeniaca

Anderer Name: Apricot, Marette, Marille, Morelle

Vorkommen: Asien – China, Armenien, Türkei, Afghanistan, Japan, Iran; Südeuropa – Ungarn

Aussehen: Der Aprikosenbaum ist ein kleiner bis mittelgroßer Baum, der eine Höhe von bis zu zehn Metern erreichen kann. Seine Blätter sind rundlich bis eiförmig und zugespitzt. Die Rinde ist dunkel, fuchsrot; seine Blüten weißlich bis rosarot. Die rundlichen Früchte sind

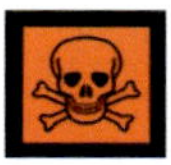

gelb bis orange und haben ab und an rote Stellen. In diesem Fruchtfleisch sitzt der Kern/Samen. Auch wenn die Frucht essbar ist, so ist der Kern jedoch hochgiftig!

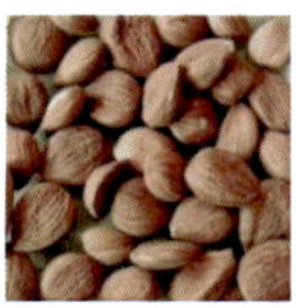

Familie: Rosengewächse, Rosaceae

Verwendete Teile: Samen (Kerne)

Aroma: Beim Verbrennen der Aprikosenkerne entsteht ein herber Duft mit etwas holzigem und fruchtigem Aroma.

Magische Räucherung: Der Aprikosenkern sollte nicht pur verbrannt werden. Er erzeugt einen starken Rauch. Verräuchern Sie die Kerne am besten draußen im Freien. In Naturritualen kommt Ihnen seine Hilfe zugute. Er zieht Elementarwesen an und verscheucht gleichzeitig Insekten und Ungeziefer. So können Sie die lichtvollen Wesen um etwas bitten oder Fragen an sie stellen. Ihr Ritual wird dadurch gestärkt.

Mischung: Beifuß, Heidekraut, Ingwer, Mandelbaum, Minze, Patchouli, Opoponax, Orange, Weihrauch, Zeder

Planet: Venus

Element: Wasser

Götter: Aphrodite/Venus
Chakra: Herzchakra
Erzengel: Metatron

Sternzeichen: Krebs
Elementarwesen: Feen
Benutzung als Tee: nein

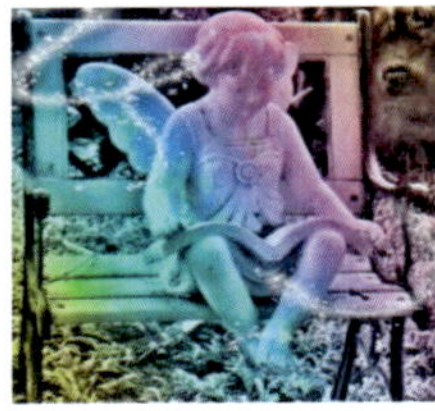

Wissenswertes über die Pflanze: Die Götter nannten den Aprikosenbaum auch Baum der Gesundheit. Er kann bis zu neunzig Jahre alt werden. Der Saft der Aprikose wurde der Liebe zugesprochen. Die Aprikose soll eine aphrodisierende Wirkung haben und wurde daher bei vielen Liebeszaubern eingesetzt. Ihre Blätter und Blüten gab man in magische kleine Säckchen. Diese wurde ebenfalls zu Liebeszaubern verwendet.

14. Arnika

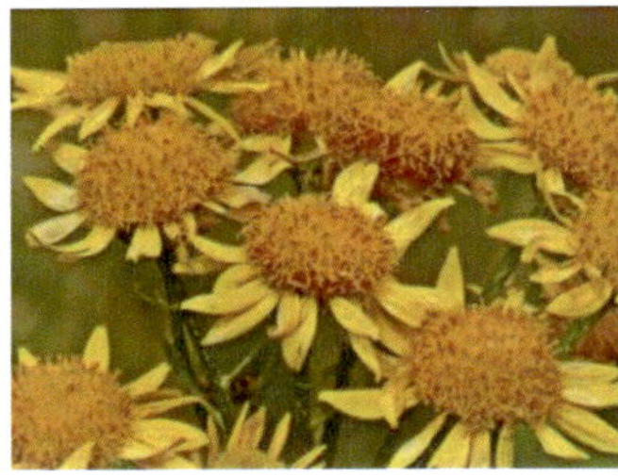

Botanischer Name: Arnika montana

Anderer Name: Altvaterkraut, Bergwurz, Engelblume, Feuerblume, Johannisblume, Kraftrose, Magdalenakraut, Mönchskraut, Tabakblume, Wolfsauge

Vorkommen: Europa – Italien, Spanien, Schweiz, Jugoslawien; Nordamerika – USA

Aussehen: Arnika ist eine mehrjährige krautige Pflanze, die eine Wuchshöhe von bis zu sechzig Zentimetern erreichen kann. An einem drüsenhaarigen Stängel wachsen eiförmige

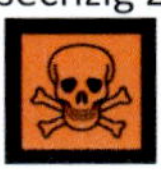

Blätter, die ebenfalls behaart sind. An den Spitzen der Stängel entspringen die Korbblüten, die eine gelbe leuchtende Farbe haben. Arnika steht unter Naturschutz.
Die Pflanze ist innerlich angewendet giftig!

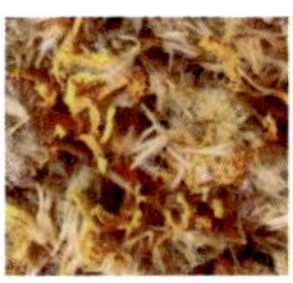

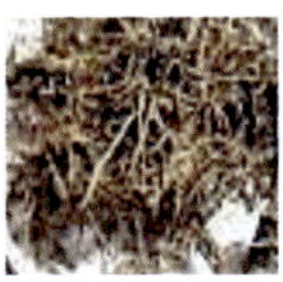

Familie: Korbblütler, Asteraceae

Verwendete Teile: Blüte, Wurzel

Aroma: Die Arnika duftet zart-würzig, jedoch in sehr eigener Duftkomponente.

Magische Räucherung: Arnika ist ein Lichtbringer. Sie ist Sinnbild der Sonne und trägt uns daher aus unserem dunklen Dasein hinaus. An düsteren Tagen, an denen uns noch düstere Gedanken beherrschen, schafft es die Arnika ein Licht in unser Herz zu senden, uns zu erwärmen, sodass wir dies wie eine ätherische Umarmung spüren. Mit diesem Licht bekommen Sie wieder Mut, schöpfen Kraft und können mit positiver Energie Ihren Weg fortsetzen. Schamanen benutzen die Arnika, um mit dem Krafttier Wolf in Verbindung zu treten.

Mischung: Alant, Burgunderharz, Guggul, Eisenkraut, Minze, Labdanum, Wacholder, Weihrauch, Wermut, Zimt

Planet: Sonne
Götter: Brigidh, Cerridwen, Sol, Thor
Chakra: Solarplexus
Erzengel: Jophiel

Element: Feuer
Sternzeichen: Löwe
Elementarwesen: Phönix
Benutzung als Tee: ja, aber nur zur äußerlichen Anwendung!

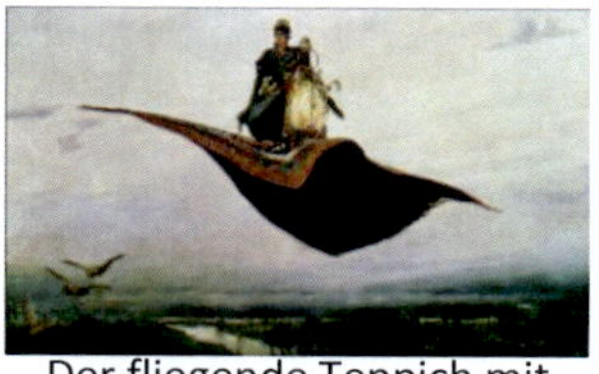

Der fliegende Teppich mit dem Feuervogel
Wiktor Michailowitsch Wasnezow (1880)

Wissenswertes über die Pflanze: Einst sammelten die Menschen die Arnika, um sie in der Sommersonnenwende als Kultpflanze zu gebrauchen. Sie wurde unter den Dächern aufgehängt oder in die Stube gestellt. Dies schützte vor Blitzschlag und Hagel. Am Johannitag steckten die Bauern rund um ihren Acker Arnika. Der Glaube besagte, dass der Kornwolf darin gefangen und somit eine gute Ernte entstehen werde. Wenn das Getreide später reif war und es abgemäht wurde, verließ der Kornwolf das Feld. Die vielen Synonyme weisen schon in den Beinamen der Arnika darauf hin, dass das wilde Wesen des Wolfes in ihr steckt. Der Grund waren ihre Blüten, denn diese spiegelten die Augen des Wolfes in der Sonne wider. Die Blüten sollen sogar so eine starke leuchtende Kraft besitzen, dass man sie selbst in der Dunkelheit noch ohne Licht fotografieren könne. Hoch im Norden benutzte man Arnika zum Würzen von Bier und Honigwein. Auch trocknete man die Pflanze und verwendete sie zudem als Rauchtabak oder Schnupftabak. Manchmal wurden auch andere Kräuter wie von Königskerzenblüten oder Huflattich mit zum Kräutertabak getan. Im Jahr 1986 wurde sie zur Blume des Jahres gekürt und 2001 schaffte sie es zur Arzneipflanze des Jahres. Arnika ist eine der zwölf Pflanzen der Rosenkreuzer.

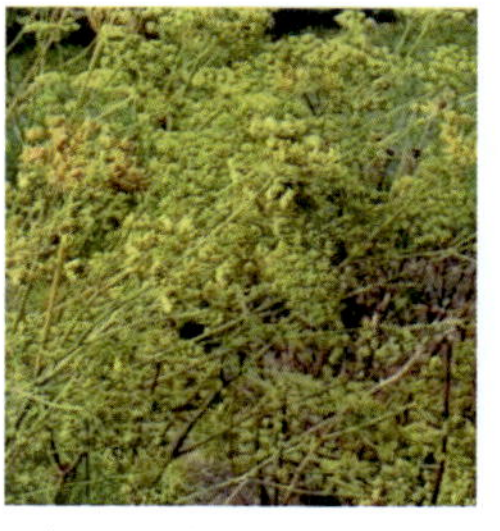

15. Asant - Teufelsdreck

Botanischer Name: Ferula asa foetida

Anderer Name: Anjadana, Asafoetida, Hing, Teufelsdreck, Stinkasant, Stinkharz, Stinkendes Steckenkraut

Vorkommen: Asien – Afghanistan, Indien, Iran, Kaschmir, Türkei, Westtibet, Irak

Aussehen: Der Asant ist eine mehrjährige Pflanze und kann eine Wuchshöhe von bis zu vier Metern erreichen. Die Pflanze bildet eine Art Rosette mit großen, gestielten und gefiederten Blättern. Die Blüten sind gelb. Blätter, Stängel und die Wurzel enthalten einen milchigen Saft.

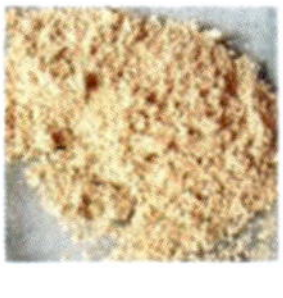

Familie: Doldenblütler, Apiaceae

Verwendete Teile: Harz, Gummiharz der Wurzel

Aroma: Der Asant hat einen sehr heftigen und unerträglichen Geruch. Der starke Knoblauchduft wirkt sehr abstoßend.

Magische Räucherung: Räuchern Sie den Asant, wenn Sie bemerken, dass sich negative Energien aufgetan haben. Dieser abstoßende Geruch verjagt Geister, Dämonen und man sagt sogar den Teufel persönlich. Es ist ein ideales Mittel, um gerade alte, verlassene Gebäude oder auch Dachböden damit auszuräuchern. Dort setzten sich meist alte Energien ab, die niemand mehr haben möchte. Der heftige Geruch jagt sogar noch alte vergessene Wesen hervor. So können Sie ihn bei allen Austreibungs- oder Schutzmischungen mit verwenden. Aber Vorsicht, nehmen Sie lieber kleinere Mengen! Bei so starker Kraft in der Vertreibung schafft er es sogar, auch noch Angst und Panik in uns zu lösen. Gerade das sind unliebsame Zustände. Meist verkrampfen sich dabei auch noch die Atemwege. Der Asant wirkt gerade darauf aber entkrampfend, er beruhigt bei Asthma und Bronchitis und nimmt uns die Nervosität bzw. die innere Erregung.

Mischung: Baldrian, Bernstein, Eiche, Kalmus, Kampfer, Lärche, Myrrhe, Vetiver, Weihrauch, Zypresse

Planet: Saturn
Götter: Cernunnos, Pan, Priapus
Chakra: Herzchakra
Erzengel: Uriel

Element: Feuer
Sternzeichen: Löwe
Elementarwesen: Pan
Benutzung als Tee: nein

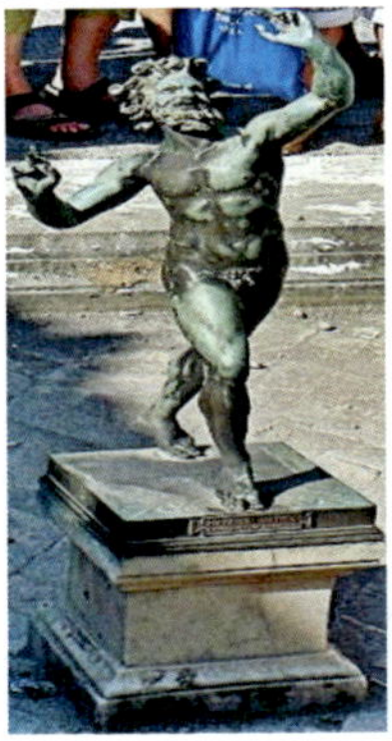

Faun-Skulptur aus dem Haus des Fauns in Pompeji

Wissenswertes über die Pflanze: Die Gewinnung des Harzes erfolgt, indem man Scheiben vom Wurzelkopf abschneidet. Aus dieser Schnittwunde tritt der Saft aus, der nach und nach verhärtet. Am Ende dieses Prozesses entsteht ein Harz, das man etwa nach einem Monat abkratzen kann. Da selbst Mäuse den Geruch der Pflanze meiden, verwundert es kaum, dass dieser unbändige Gestank auch Dämonen abhalten kann. Diese Art Riesenfenchel ist entfernt verwandt mit dem Galbanum. Seine unbändige Kraft negative Energien umzuwandeln nutzten schon sehr frühzeitig die Magier bei Teufelsaustreibungen. Die angeblich Besessenen wurden mit dem Rauch abgeräuchert. Selbst der Magier atmete tief von diesem Rauch ein, damit er ihn bei seiner Arbeit schützte. Diese frühzeitige Erkenntnis um den Asant und dessen Kräfte reicht vom Mittelalter bis heute. Ob in Tibet oder den Schamanen, weltweit wird er noch heute gebraucht, um zu reinigen, Dämonen zu vertreiben und ihn als Amulett schützend bei sich zu tragen. Der Asant war auch Bestandteil der Flug- und Hexensalben.

16. Bärentraube

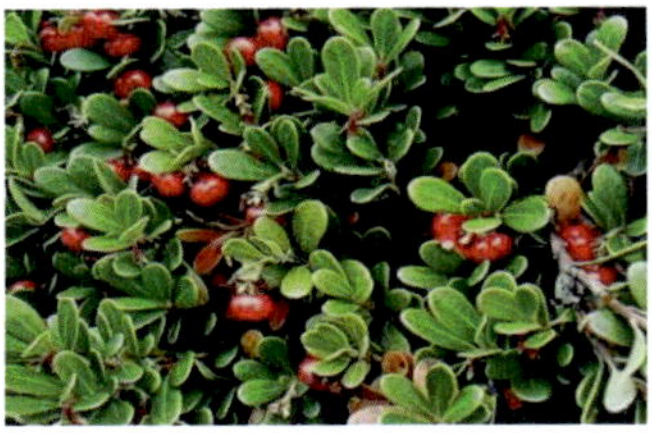

Botanischer Name: Arctostaphylos uva-ursi

Anderer Name: Bärenbeere, Granten, Harnkraut, Kinnick Kinnick, Mehlbeere, Moosbeere, Sandbeere, Steinbeere, Wilder Buchs, Wolfsbeere

Vorkommen: Europa – Deutschland, England; Nordasien; Nordamerika – Alaska, Kanada, USA; Mittelamerika – Mexiko

Aussehen: Die Bärentraube ist ein immergrüner Strauch. Sie hat dunkelgrüne, ledrige Blätter. Als Strauch wächst sie jedoch am Boden entlang. Die Blüten sind weiß bis rosafarben. Aus ihnen entstehen rote, erbsengroße Beeren. Die Bärentraube sieht der Preiselbeere sehr ähnlich und steht unter Naturschutz.

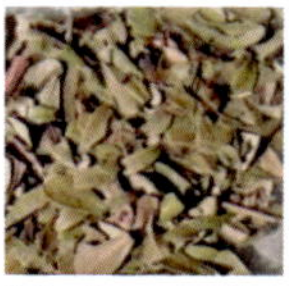

Familie: Heidekrautgewächs, Ericaceae

Verwendete Teile: Beeren, Blätter

Aroma: Die Bärentraube hat einen fein aromatischen Duft und riecht nach frischem grünen Kraut.

Magische Räucherung: Räuchern Sie mit der Bärentraube, wenn Sie erkrankten Menschen und Tieren helfen möchten. Sie vertreibt die Krankheitsgeister aus den Räumen. Für Tiere ist sie besonders geeignet, da sie hilft sie zu beschützen. Sie hilft auch Ihre medialen Fähigkeiten zu verstärken. So gibt es manchmal Blockaden, die uns darin hindern Dinge zu sehen, die sonst kein Problem bedeuten. Die Bärentraube hat die Kraft, uns die Sicht klarer zu machen. Ihre Kraft, den Schleier von Problemen wegzuschieben, ist enorm. Wenn Sie eine aphrodisierende Räucherung einmal ausprobieren wollen, so sollten Sie an die Bärentraube denken. Sie ist sehr geeignet für Partnerschaftsräucherungen, denn sie wird als einzige Zutat auf die Räucherkohle gelegt. Mit dem entstehenden Rauch räuchern Sie sich gegenseitig am ganzen Körper ab, auch an den Genitalien.

Mischung: Akazie, Costus, Eukalyptus, Gingko, Hamamelis, Minze, Salbei, Tolubalsam, Weihrauch, Zeder

Planet: Merkur
Götter: Cernunnos
Chakra: Kronenchakra
Erzengel: Raphael

Element: Erde
Sternzeichen: Jungfrau
Elementarwesen: Faun
Benutzung als Tee: ja

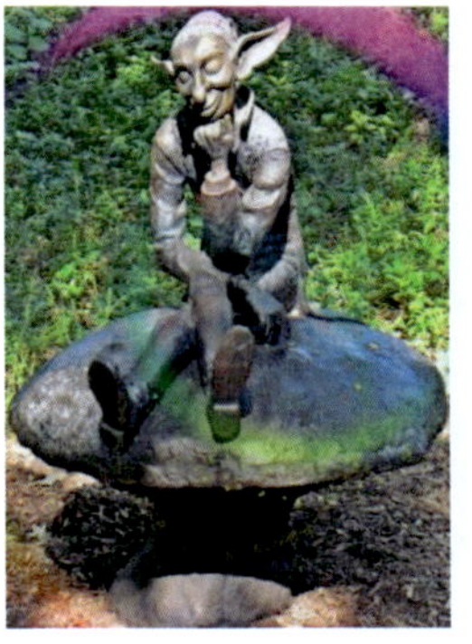

Wissenswertes über die Pflanze: Bei den Schamanen wird die Bärentraube Kinnick Kinnick genannt. Sie verarbeiten die getrockneten Beeren zu wunderschönen Halsketten und Rasseln. Die Blätter wurden bei rituellen Stammeszeremonien geraucht. Dazu taten sie sie in eine Tabakmischung hinzu, wo unter anderem auch Kräuter wie Steppenraute, Wacholder, Birke, Styrax und noch mehr vorhanden waren. Dieses Verrauchen des Tabaks nahmen sie bei schamanischen Reisen vor. Sie tanzten viel und verfielen dabei in Trance oder auch in Ekstase. Dann vertrieben sie die Krankheitsgeister. Die Blätter der Bärentraube haben einen hohen Anteil an Gerbstoff. Daher wurden sie auch zum Gerben von Leder und Färben der Wolle benutzt.

17. Bärenwurzel - Osha Root

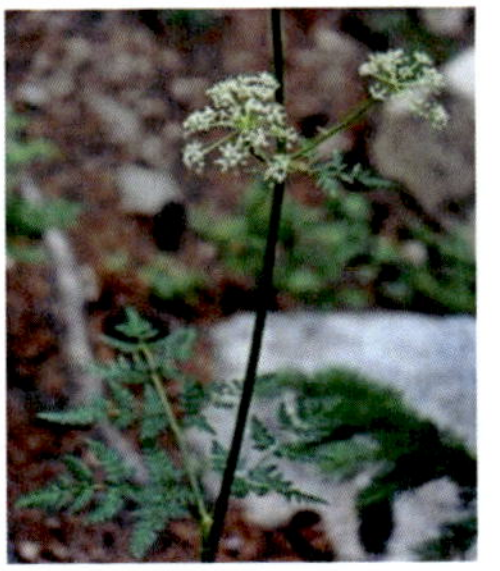

Botanischer Name: Ligusticum porteri

Anderer Name: Bärenmedizin, Colorado Hustenwurzel, Indianische Petersilie, Porter´s Liebstöckel, Rehauge

Vorkommen: Amerika – USA, Mexiko

Aussehen: Die Wurzel der Bärenwurzel ragt über die Erde hinaus. Sie hat eine dunkelbraune Farbe und ist haarig. Manchmal sehen die Wurzeln aus wie riesige Klumpen, die sich knäuelförmig über der Erde ausbreiten. Die Blätter der Pflanze sind sehr groß. Ihr Stängel ähnelt der von der Petersilie. Am Ende der Stängel bilden sich viele kleine, weiße bis gelbliche Blüten. Erkennen kann man die Pflanze gut an dem Geruch der Wurzel, die nach Sellerie duftet. Trotz allem gibt es auch hier eine Pflanze, die ihr sehr ähnlich ist und mit der Verwechslungsgefahr besteht.

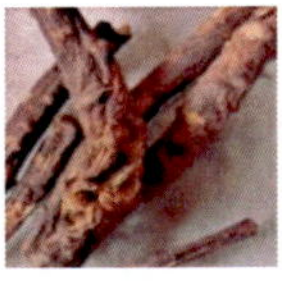

Familie: Doldenblütler, Apiaceae

Verwendete Teile: Wurzel

Aroma: Die Bärenwurzel hat einen unglaublichen Geruch, der dem Liebstöckel oder dem Sellerie sehr ähnelt. Der Rauch tritt wärmend und leicht würzig uns entgegen.

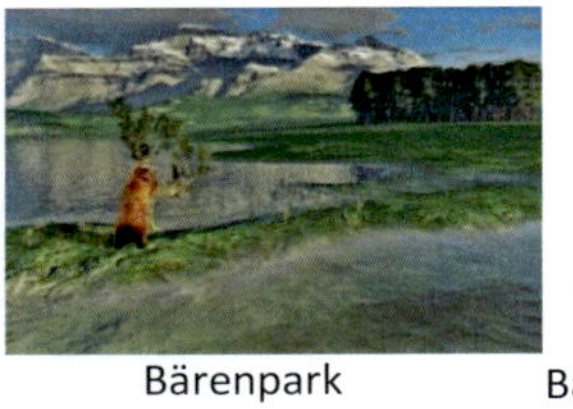

Bärenpark

Magische Räucherung: Räuchern Sie mit der Wurzel, um Klarheit in Dingen zu erhalten, die bisher sehr verschwommen erscheinen. Dies erleichtert Ihnen die Entscheidung und hilft auch, wieder klar durchatmen zu können. Die Ängstlichkeit geht einen Schritt zurück und der Mut tritt nach vorne, um lang gehegte Planungen nun umzusetzen. Lassen Sie mit der Bärenwurzel den Schleier der Magie zur Seite schieben und erkennen Sie an, dass es eine bewusste und eine unbewusste Welt gibt. Sehen Sie die Magie der Wurzel, die tatenkräftig ihre Heilung zu uns bringt.

Mischung: Betelnuss, Condurango, Eibe, Farn, Lärche, Lapacho, Mohn, Salbei, Ulme, Weihrauch

Planet: Saturn
Götter: nicht bekannt
Chakra: Sakralchakra
Erzengel: Metatron

Element: Erde
Sternzeichen: Steinbock
Elementarwesen: Gnome
Benutzung als Tee: ja

Wissenswertes über die Pflanze: Die Bärenwurzel ist eine Indianerpflanze und wurde von ihnen häufig in Medizinbeuteln getragen. Dabei sollte sie dem Besitzer besonderen Schutz vor Klapperschlangen und bösen Verwünschungen geben. Die Indianer verehren die Pflanze sehr, denn sie bringt ihnen Heilung und innere Sicherheit.

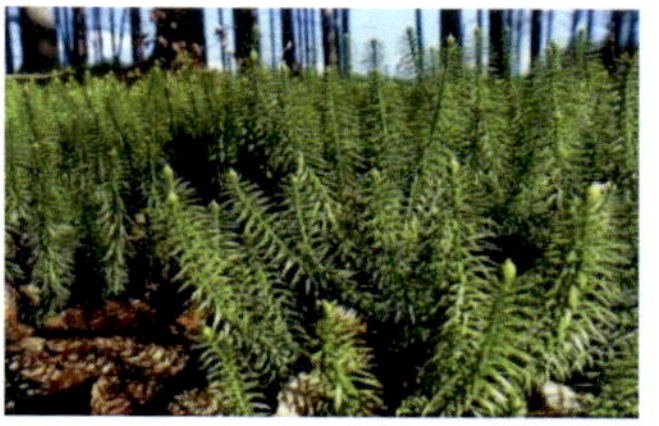

18. Bärlapp

Botanischer Name: Lycopodium clavatum

Anderer Name: Blitzpulver, Druidenkraut, Erdschwefel, Gichtmoss, Hexenmehl, Kampfkraut, Moosfarn, Schlangenmoos, Teufelsklauen, Wolfsranke, Zigeunerkraut

Vorkommen: weltweit

Aussehen: Der Bärlapp besitzt einen bis zu vier Meter langen, am Boden kriechenden Stängel. Die nadeligen Blätter stehen dicht und fühlen sich durch die vielen kleinen Härchen pelzig an. Am Ende der Pflanze befinden sich aufrechte Äste, die Ähren, mit den Sporenbehältern. Beim Selbersammeln des Bärlapps sollte dringend daran gedacht werden, dass er sehr leicht mit giftigen Bärlappsorten verwechselt werden kann.

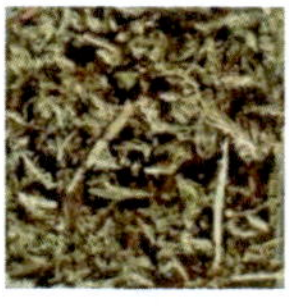

Familie: Bärlappgewächse, Lycopodiaceae

Verwendete Teile: Kraut

Aroma: Der Bärlapp gibt einen sehr warmen, fast einlullenden Duft wieder beim Verräuchern.

Magische Räucherung: Der Bärlapp ist auch als Hexenmehl bekannt. Ein nicht zu unrechter Name, wenn man bedenkt, was Hexen alle damit anstellten. Räuchern Sie mit Bärlapp, wenn Sie den Segen und die Macht der Götter in einem Ritual benötigen. Er verleiht Schutz und hilft Ihnen beim Kontakt mit der Anderswelt. Gerade, wenn Sie den Weg zu den Geistern auf sich nehmen, stimmt er diese milde und ebnet so den ruhigen Kontakt zu ihnen.

Mischung: Bilsenkraut, Buchsbaum, Copal, Eisenkraut, Majoran, Mohn, Salbei, Stechapfel, Weinraute, Weihrauch

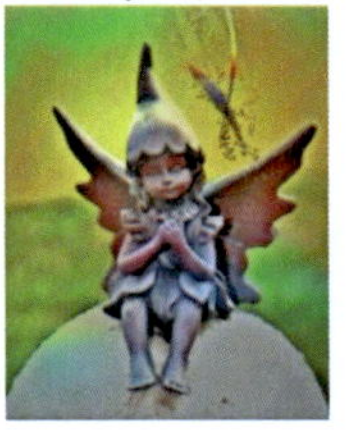

Planet: Saturn
Götter: Thor
Chakra: Herzchakra
Erzengel: Gabriel

Element: Wasser
Sternzeichen: Jungfrau
Elementarwesen: Faun/Pan
Benutzung als Tee: ja

Wissenswertes über die Pflanze: Der Bärlapp ist eine uralte keltische und germanische Zauberpflanze. Er diente in jenen Zeiten als Schutzamulett. Seine magische Kraft bestand darin, dass er bei Zeremonien und Stammesfesten verräuchert wurde und die Druiden die Sporen ins Feuer warfen. Diese erzeugten daraufhin Stichflammen und helle Blitze. Wie von Geisterhand, so könnte man denken. Das erzeugte natürlich Ehrfurcht und es war schon dem gemeinen Volk klar, dass es nur eine Zauberpflanze sein könne und ein besonderer Mensch, der die Fähigkeiten besaß, so etwas darzubringen. Klar, dies war den Christen mehr als unheimlich und so wurde es gleich darauf zum Hexenmehl umgetauft. Die Indianer verwendeten den Bärlapp zur Reinigung ihrer Wunden. Sie legten es auf Schnittverletzungen, auf Verbrennungen oder Schürfwunden. Dort, wo die Verletzung Blut zeigte, wurde der Bärlapp hinaufgetan.

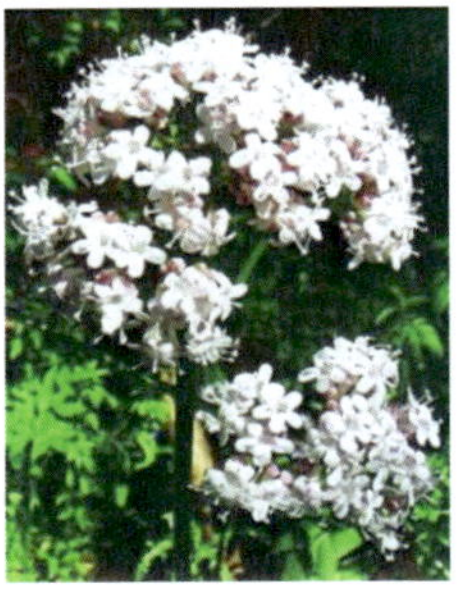

19. Baldrian

Botanischer Name: Valeriana officinale

Anderer Name: Augenwurzel, Balderjan, Dreifuß, Elfenkraut, Hexenkraut, Katzenkraut, Marienkraut, Mondwurz, Stinkwurz, Waldspeik

Vorkommen: Europa – Deutschland; Asien; Nordamerika

Aussehen: Der Baldrian kann eine Wuchshöhe von bis zu 1,50 Metern erreichen. Die mehrjährige Staude hat gefiederte Blätter, aus denen im zeitigen Frühjahr ein kräftiger Stängel emporschießt. Später trägt dieser Stängel wunderschöne rosafarbene Blüten.

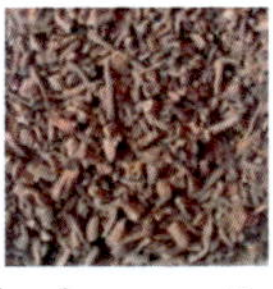

Familie: Baldriangewächse, Valerianaceae

Verwendete Teile: Blüte, Wurzel

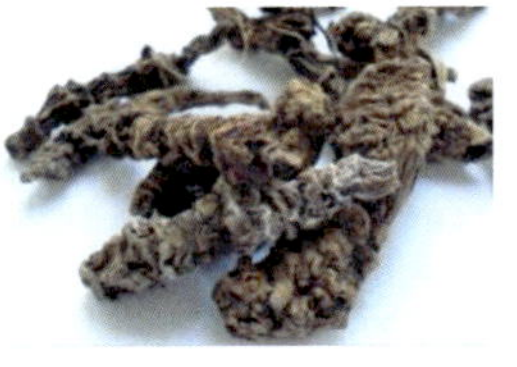

Aroma: Die Wurzel des Baldrians riecht sehr herb aromatisch. Der Duft wirkt manchmal leicht bitter und erdig. Die Blüten geben einen zarten, fein-blumigen Duft ab.

Magische Räucherung: Bei der Dosierung mit Baldrianwurzel sollten Sie vorsichtig sein. Viel ist hier nicht gerade besser. Es kann anfangen zu stinken. Der Baldrian hilft, wie der Asant, zur Vertreibung unangenehmer ätherischer Mitbewohner mit. Er verjagt die negative Energie und sorgt dafür, dass die Dämonen das Weite suchen. Benutzen Sie die Pflanze bei magischen und religiösen Zeremonien. Er hilft Ihnen, Ihr inneres Ich zu finden und das Kraftzentrum in Ihnen zu stärken. Durch seine Ruhe, die er fördert, trägt er dazu bei, dass Sie wieder angenehmer schlafen können. Die Blüten kitzeln sogar schöne Träume aus Ihnen heraus. Insgesamt fördert er eine beruhigende Atmosphäre, in der sich wieder Mut entwickeln kann, um den Alltag zu bewältigen oder neu geplante Projekte zu verwirklichen. Baldrian können Sie auch vor Prüfungen anwenden. Er nimmt Ihnen Angst und Unruhe und fördert gleichzeitig die Konzentration. Im Freien verräuchert hilft er Ihnen, die Elementarwesen besser wahrzunehmen und in das Reich der Anderswelt einzutreten.

Mischung: Anis, Asant, Jambul, Johanniskraut, Kalmus, Lavendel, Lorbeer, Patchouli, Rosmarin, Weihrauch

Planet: Mond
Element: Wasser
Götter: Aphrodite/Venus, Aradia, Ares/Mars, Baldur, Cerridwen, Freya, Hera/Juno, Hertha, Wieland
Sternzeichen: Wassermann
Chakra: Stirnchakra
Elementarwesen: Elfen
Erzengel: Zadkiel
Benutzung als Tee: ja

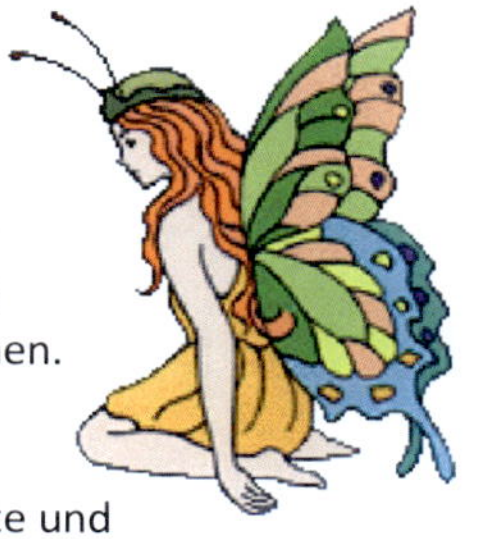

Wissenswertes über die Pflanze: Der Baldrian wurde bereits im Mittelalter für Zaubereien genutzt und als Talisman bei sich getragen. Er sollte als Allheilmittel gegen die Pest helfen. Baldrian ist ein geweihtes Kraut, das auf vielerlei Art und Weise als Gegenzauber vor den bösen Mächten schützen sollte. Ob verräuchert, als Talisman getragen oder in Bündel aufgehängt, er half und schützte die Menschen. Er wurde ebenfalls ein wichtiger Bestandteil der Theriak, das als Allheilmittel gegen Seuchen und Vergiftungen wirken sollte. Der Lichtgott Baldur verlieh dem Baldrian seinen Namen. Er stand für Güte und die Reinheit. Die Göttin Hertha sah in ihm seine besänftigenden Kräfte und benutzte den Baldrian bei ihren Ausritten in den Wald, um dort sogar die wildesten Tiere zähmen zu können. Baldrian wurde auch Elfenkraut genannt. In Schweden wollte man sich vor dem Neid der Elfen schützen, besonders wenn man gerade frisch verheiratet war.

20. Basilikum

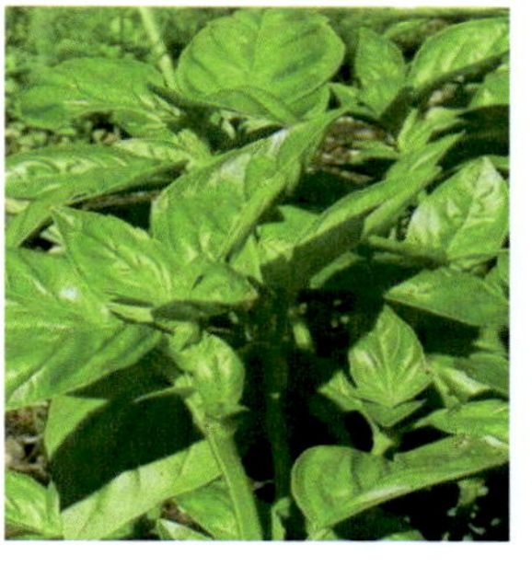

Botanischer Name: Ocimum basilicum

Anderer Name: Alabahaca, Basilge, Basilienkraut, Bienenweide, Hexenkraut, Josefskräutlein, Königsbalsam, Krampfkräutel, Nelkenbasilie, Pfefferkraut

Vorkommen: weltweit

Aussehen: Das einjährige Basilikum kann eine Wuchshöhe von bis zu fünfzig Zentimetern erreichen. Seine Blätter sind spitz und oval und glänzen grünlich. An einem verlängerten Stängel treten die weißen, gelblichen oder auch rötlichen Blüten in Erscheinung. Das Basilikum verträgt keine Kälte.

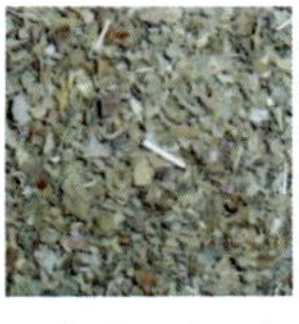

Familie: Lippenblütler, Lamiaceae

Verwendete Teile: Kraut

Aroma: Basilikum entwickelt ein intensives, wohltuendes Aroma, wobei es beim Verräuchern schon etwas nach Melisse duften kann.

Magische Räucherung: Basilikum gehört zu den Räuchermitteln für die Liebe. Es soll sogar Liebhaber anziehen. In seiner Räucherung überbringt es uns die Energie der Liebe. Fühlen Sie, wie sich Ihr Herz öffnet und Sie sich der Liebe hingeben können. Der Duft des

Basilikums erzeugt Sympathie zwischen den Menschen und wird daher auch sehr oft bei Spannungen zwischen ihnen benutzt. Wenn Sie mal den Mut verloren haben, um Ihren Weg weiter fortzusetzen, oder Sie erschrocken sind, weil plötzliche Ihre spirituelle Entwicklung große Sprünge macht, so ist es das Basilikum, das Ihnen wieder die seelische Kraft und das Gleichgewicht bringt, damit Sie die Veränderungen hinnehmen können und weiter auf Ihrem Pfad wandern. Des Weiteren dient es zur Reinigung Ihrer Aura. Das ist gut, es kräftigt dadurch nicht nur Ihr Immunsystem, sondern Sie können vielerlei Dingen viel offener entgegentreten. Zum Beispiel, wenn Sie zu Orakelstätten oder Hügelgräbern gehen. Durch die Reinigung der feinstofflichen Kanäle sind Sie offener für mediale Fähigkeiten. Das Basilikum baut Sie positiv auf. Es sorgt für Entspannung, vertreibt schlechte Laune und lässt Ihre Stimmung steigen. Ebenfalls dient es als Mittel zur Abwehr gegen negative Energien, bösen Geister und angehexte Flüche. Es verleiht Ihnen den göttlichen Schutz.

Mischung: Dost, Elemi, Liebstöckel, Majoran, Minze, Salbei, Süßgras, Thymian, Weihrauch, Ysop

Planet: Merkur
Götter: Erzulie, Krishna, Shiva, Vishnu
Chakra: Stirnchakra
Erzengel: Zadkiel

Element: Feuer
Sternzeichen: Skorpion
Elementarwesen: Drachen, Basilisk
Benutzung als Tee: ja

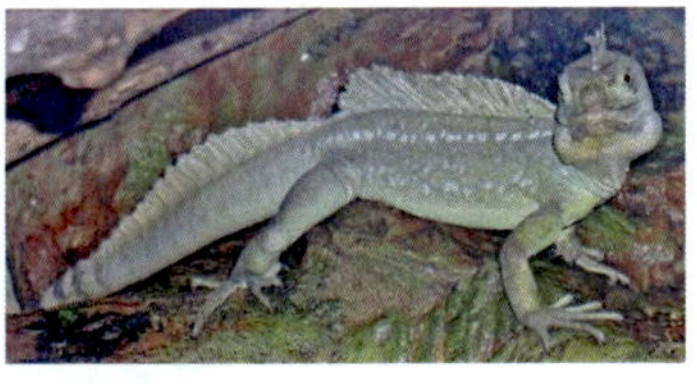

Echter Stirnlappenbasilisk

Wissenswertes über die Pflanze: In vielen Kirchen wird auch heute noch Basilikum verwendet, um Weihwasser zuzubereiten. In Ägypten fand man Basilikum in einigen Pyramiden als Grabbeilage, zu Kränzen gebunden. Auf der königlichen Heilpflanze kauten die Griechen und Römer herum. Das dort heimische Gewächs spielte in Liebeszaubern eine große Rolle. Viele kauten es jedoch zur Beruhigung. es sollte aber auch Heilwirkung zeigen bei Schlangenbissen, da es das Gift neutralisieren könne. Zudem wurde es bei Malaria eingesetzt, um gegen das Fieber zu kämpfen. Dazu presste man frischen Saft aus der Pflanze. Auf den Boden verstreuten die Menschen Blätter, damit nichts Böses entstehen konnte. So wurde auch das Haus gereinigt, indem man etwas Basilikum ins Reinigungswasser tat. Rituelle Reinigungen gab es mit dem Basilikum auch. So wurde er als Badezusatz verwendet, um rein zu sein für die göttliche Zeremonie. Auch Opfer konnten mit der Pflanze gebracht werden, meist wurde es verbrannt oder man trug es als Schmuck. Die Hexen tranken den Basilikumsaft angeblich vor ihren „Flügen". Sie aßen auch jeden Tag ein Blatt vom Basilikum, um Unglück vorzubeugen. Basilikum wird mit dem Basilisk assoziiert und auch heute noch mit den Wesen der Drachen oder aber auch Salamander in Verbindung gebracht. Der Basilisk besaß zwei todbringende Waffen. Die mythologische Kreatur hatte Augen, aus denen förmlich das Böse sprühte und ihr Atem war einfach nur widerlich grausam. Dennoch ist es gerade der Basilisk, über den auch heute noch Meditationen stattfinden, weil man durch ihn den Kontakt zu Drachen und anderen Astralwesen bekommt.

21. Beifuß

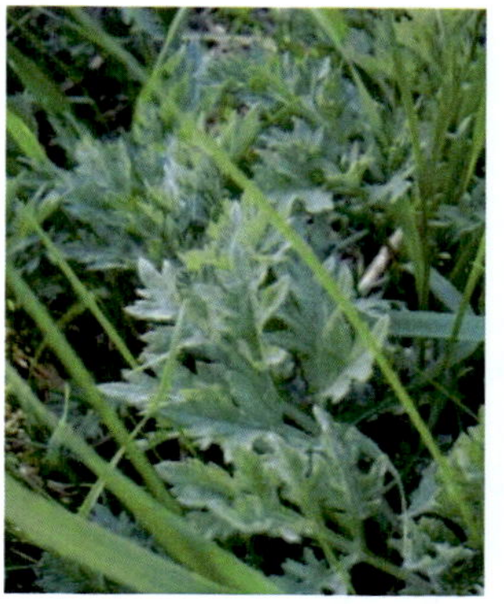

Botanischer Name: Artemisia vulgaris

Anderer Name: Beinweichkraut, Besenkraut, Donnerkraut, Fliegenkraut, Gänsekraut, Machtwurz, Präriebeifuß, Sonnwendgürtel, Venuskraut, Wilder Wermut

Vorkommen: Europa – Deutschland; Asien; Nordamerika

Aussehen: Der Beifuß kann eine Wuchshöhe von bis zu zwei Metern erreichen. Sein harter Stängel hat viele Seitenausläufer. Die fiederartigen Blätter sind dunkelgrün gefärbt. Auf der Oberseite sind diese Blätter kahl und unten weißlich filzig. Die kleinen Blüten sind gelb bis graugelb.

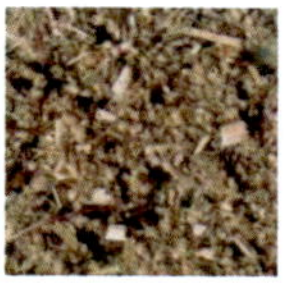

Familie: Korbblütler, Asteraceae

Verwendete Teile: Kraut

Aroma: Der Beifuß hat ein sehr intensiv krautiges Aroma, der stark erwärmend wirkt.

Magische Räucherung: Es heißt, wenn man den Beifuß verbrennt, dann alle Krankheiten mit ihm. So verbrennen Sie ihn nicht nur, um Krankheiten dem Feuer zu übergeben, sondern lassen Sie mit ihm auch all die alten Dinge los, die noch an Ihnen haften. Oftmals sammelt man unbewusst einen riesigen Berg Ballast und wundert sich dann, wenn es einfach nicht mehr vorwärts gehen will. Lassen Sie all die Sachen mit dem Beifuß gehen, die Sie hindern wieder glücklich zu sein. Ob es alter Schmerz ist, ob Liebeskummer oder Einsamkeit, hier finden Sie die Möglichkeit aktiv etwas zu tun. Durch das Loslassen aktivieren Sie Ihre Selbstheilung. Sie finden Ihr so wunderbares Ich wieder. Die Pflanze ist gut für Ihre Seele und durch sie werden Sie bereit über die Klarheit Ihres spirituellen Weges. Beifuß ist eine starke Pflanze für Großreinigungen im Haus, im Hof, in den Ställen, auch Büros, eigentlich überall. Er reinigt die Atmosphäre, vertreibt die dunklen Mächte und bringt Licht. Seine starke Reinigung zeigt er auch in Schwitzhüttenzeremonien. Die Pflanze können Sie auch verräuchern, wenn Sie Seelen ins Licht begleiten möchten. Ihr Schutz vertreibt die bösen Mächte und die unangenehmen Geister, die sich oft einfinden, wenn ein starkes Licht erscheint. Ja, sogar der Teufel soll den Beifuß meiden. Beten Sie mit dem aufsteigenden Rauch des Beifußes! Er öffnet Ihre spirituellen Kräfte und fördert Ihre Sensibilität, um Außergewöhnliches zu erreichen. Mit dem Beifuß können Sie all ihre rituellen Gegenstände abräuchern und segnen. Ob Edelsteine, Kristallkugeln, Götterfiguren oder andere heilige Gegenstände.

Mischung: Basilikum, Bilsenkraut, Costus, Mastix, Narde, Pinie, Sandelholz, Weihrauch, Wermut, Zeder

Planet: Venus
Element: Wasser
Götter: Artemis/Diana, Brigit, Frigga, Isis, Thor/Donar
Sternzeichen: Waage
Chakra: Sakralchakra
Elementarwesen: Feen
Erzengel: Michael
Benutzung als Tee: ja

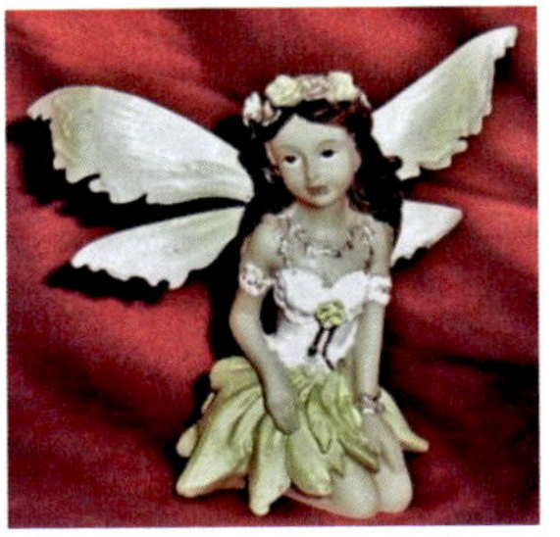

Wissenswertes über die Pflanze: Der Beifuß ist ein starkes Frauenkraut. Er wirkt psychisch direkt auf das Sakralchakra und bewirkt eine Erwärmung in diesem Bereich des Beckens. Es sollen magische Kräfte damit verbunden sein. Frauen regulierten damit die Geburten, stärkten die Fruchtbarkeit und verminderten den Wehenschmerz. In der Antike benutzten sie bereits das Kraut zur Regulierung der Menstruation. Dieses mächtige Räucherkraut ist eine starke Ritualpflanze. Schon vor 70.000 Jahren gaben die Menschen den Beifuß als Grabbeigabe ihren Toten mit. Im Mittelalter, als viele Verbrennungen auf dem Scheiterhaufen stattfanden, gaben sie Beifußbüschel hinzu. Die auch heute noch wichtige Pflanze ist ein Bestandteil in den Jahresfesten wie der Sommer- und Wintersonnenwende. Auch die Indianer verehrten den Steppenbeifuß. Er stand als ein Symbol für die Natur an sich. Dieser Beifuß verbindet die Mutter Erde mit dem Großen Geist, dem Wakantanka, der in allen Geschöpfen hier auf Erden ist. Die Kelten erkannten ebenso die Macht der Pflanze und weihten sie ihrer Göttin Brigit. Den Beifuß nannten sie Machtwurz. In Rom legten die Menschen einst Beifuß in ihre Römerlatschen und schützten so ihre Füße vor Ermüdung. Später erhielt sie daher den Beinamen „Kraftpflanze der Wanderer". Der Baldrian war der Göttin Artemis geweiht. Sie war die Schutzherrin der Heilkräuterkundigen, der wilden Tiere, der Wildnis, aber auch eine Schutzgöttin der Geburt. Einst entzündeten die Hebammen Beifußzigarren und setzten sie an einen ganz bestimmten Punkt am Fuß der Schwangeren an. Das brachte angeblich die Babys in die richtige Geburtslage. Der Donnergott Thor besaß einen aus Beifußruten geflochtenen Zaubergürtel, den die Zwerge für ihn, zur Sommersonnenwende, angefertigt hatten. Dieser Gürtel hatte die Macht seine Kraft zu verdoppeln. Beifuß wurde aber auch zum Träumen verwendet. Aus ihm wurde im getrockneten Zustand ein Kissen gefertigt, nicht größer als ein Handballen, und vor allem aus violettem Samt. Dieses Kissen legte man unter das eigentliche Kopfkissen und schlief darauf. In diesen Nächten verstärkten sich die Träume und einige ließen sogar Hellsichtigkeit zu.

Aus einem angelsächsischen Zaubersegen:

„Erinnere dich, Beifuß, was du verkündest,
was du anordnest in feierlicher Kundgebung.
Und heißest du, das ältere der Kräuter;
Du hast Macht gegen 3 und gegen 30,
Du hast Macht gegen Gift und Ansteckung,
Du hast Macht gegen das Übel,
das über das Land dahin fährt."

Die Beifußarten Artemisia ludoviciana und Artemisia mexicana gehören zu den Pflanzen der Indianer Nordamerikas. Dort wird die Pflanze Sage, White Sage, Präriebeifuß oder auch Indianersalbei genannt. Es ist ihre stärkste Reinigungspflanze. Sie weihten ihn ihrem

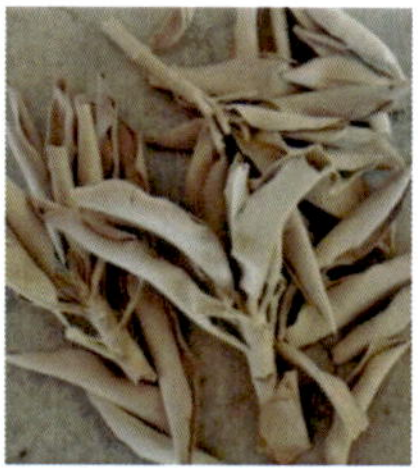

aztekischen Regengott Tlaloc. Tlaloc ist einer der bedeutendsten Götter der Azteken gewesen, dem besonders kleine Kinder als Opfer dargebracht wurden. Er regierte über das Wetter, von dem die Menschen nun mal abhängig sind. Die Sage-Pflanze gehörte bei jedem Ritual dazu. Sie wird sogar von den Indianern verraucht. Dabei hat sie eine leicht euphorische Wirkung und riecht fantastisch. Ihre starke spirituelle Reinigung vertreibt negative Energien und vor allem auch Krankheitsgeister. In Schwitzhütten war die Sage ein enorm wichtiger Bestandteil.

22. Beinwell

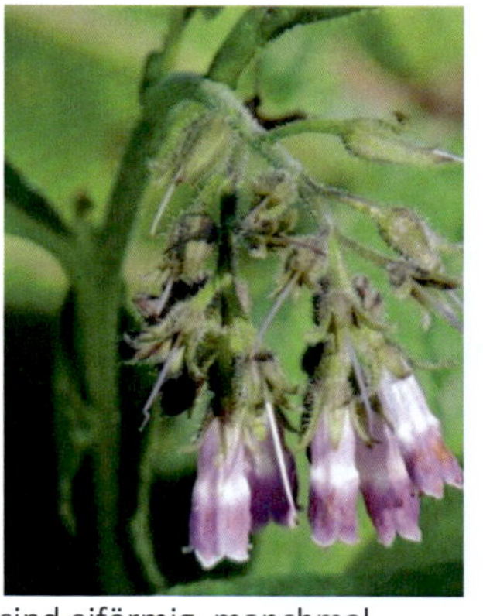

Botanischer Name: Symphytum officinale

Anderer Name: Beinbrechwurz, Bienenkraut, Hasenbrot; Himmelsbrot, Knochenwohl, Schadheilwurzel, Schwarzwurz, Soldatenwurz, Wundallheil, Zuckerhaferl

Vorkommen: Europa – Deutschland; Nordamerika – USA, Kanada; Asien, Kaukasus

Aussehen: Beinwell ist ein mehrjähriges Kraut, das eine Wuchshöhe von bis zu einem Meter haben kann. Die senkrechten Stängel besitzen eine steife Behaarung. Die Blätter sind eiförmig, manchmal auch lanzenähnlich. Die Blüten habe eine violette oder aber auch eine weiß-gelbe Farbe und hängen meist in Trauben.

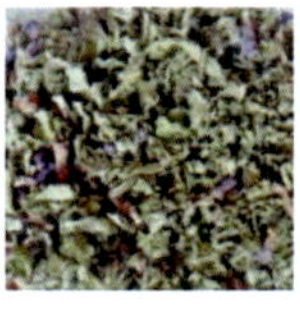

Familie: Raublattgewächse, Boraginaceae

Verwendete Teile: Blüten, Kraut

Aroma: Beinwell gibt beim Verräuchern einen leicht animalischen Duft wieder mit einem warmen, krautigen Aroma.

Magische Räucherung: Die Beinwellpflanze können Sie zusammen mit dem Beifuß verräuchern. Dadurch unterstützen Sie den Auflösungsprozess fest sitzender Blockaden. Diese können auch bereits aus einem anderen Leben bestehen. Zeit, sie zu lösen, sie zu transformieren und somit Ihr Karma zum Positiven zu wenden. Beinwell ist auch wie ein Pflaster auf Ihre seelischen Wunden. Ich empfehle die Pflanze sehr bei Erdungsritualen. Zu oft triften wir manchmal ab und vergessen das Leben an sich hier unten. Der Beinwell hilft uns wieder mit den Füßen auf der Erde zu landen und zu erkennen, was hier unten unser Weg ist.

Mischung: Ackerschachtelhalm, Damiana, Erdrauch, Mastix, Minze, Mohn, Myrrhe, Sanddorn, Styrax, Weihrauch

Planet: Saturn
Götter: Hera/Juno, Hekate
Chakra: Stirnchakra
Erzengel: Zadkiel

Element: Erde
Sternzeichen: Steinbock
Elementarwesen: Gnome
Benutzung als Tee: ja

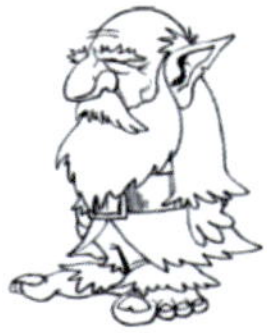

Wissenswertes über die Pflanze: Viele berühmte Heilkundige lobten schon den Beinwell als Heilpflanze. Daher benutzten sie ihn auch beim Ausräuchern der Krankenzimmer, wenn diese durch die Pest oder die Lepra verseucht waren. Beinwellblätter wurden unter das Kopfkissen gelegt. Wanzen und andere Ungeziefer wurden so problemlos gefangen und entsorgt. In einigen Teilen der Erde wurde der Beinwell als Tabakersatz geraucht.

23. Benzoe

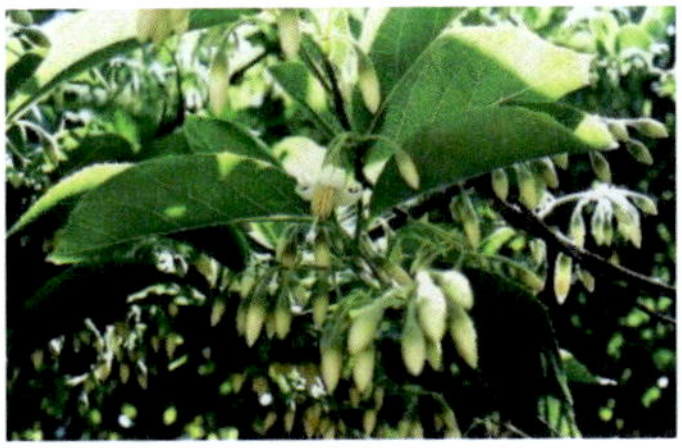

Botanischer Name: *Benzoe Sumatra:* Styrax benzoin, *Benzoe Siam:* Styrax tonkinensis

Anderer Name: Javanischer Weihrauch, Süßer Asant (Siam), Sumatra-Benzoe, Storax-Benzoebaum, Wohlriechender Asant

Vorkommen: (Südost-)Asien – Sumatra, Java, West-Kalimantan, Malaysia, Thailand, Indien, China, Laos, Vietnam, Kambodscha, Malaiische Halbinseln

Aussehen: Es gibt weit über 100 verschiedene Storaxbäume. Baum oder Sträucher können laubabwerfend sein, aber auch immergrün. Die Wuchshöhe kann bis zu sechs Meter erreichen. Die Blätter glänzen silber-bräunlich und sind mit Haaren besetzt. Die Blüten sind kleine weißliche Glocken.

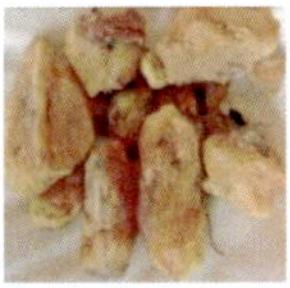

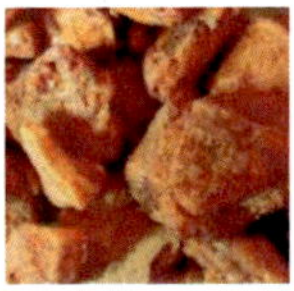

Familie: Storaxbaumgewächse**,** Styracaceae

Verwendete Teile: Harz, sogenannte Mandeln

Aroma: *Sumatra:* Das Sumatraharz hat eine graubraune Farbe, einen sehr milden Rauch und duftet herb-süß balsamisch. Das Aroma ist schärfer und herber als beim Siam.
Siam: Das Siamharz hat eine gelblichere Farbe und ist im Geruch sehr edel und süß. Die Qualität vom Siam ist besser und dadurch das stärkere Harz.

Magische Räucherung: Benzoe Sumatra bringt eine leicht aphrodisierende Wirkung in den Raum hinein. Er beruhigt Körper, Geist und Seele und wirkt wie eine warme, kuschelige Decke. Er schützt Sie vor den Geschehnissen, die draußen auf Sie warten. Als ob der Rauch einlullend wirkt und Sie somit Zeit gewinnen, um sich zu stärken. Für Reinigungsrituale sind die Mandeln vom Sumatra erfolgreicher. Wenn Sie sich Tarotkarten oder auch Engelskarten legen, so hilft Ihnen Benzoe Sumatra die Legung klar zu verstehen
Siam: Benzoe Siam ist ideal für Ihre Liebesräucherung. Das Aroma wirkt anziehend und hinterlässt ein wundervolles Gefühl der Geborgenheit und des Trostes. Sein Duft weckt das

Urvertrauen tief in uns. Wir können uns fallen lassen, uns geborgen fühlen und auf neue Dinge offen zugehen. So bringt er Ihnen den nötigen Mut einen Neubeginn zu starten. Er bündelt Ihre Konzentration und richtet alles auf den einen wichtigen Punkt. Als Lichtbringer vertreibt er Ihre Traurigkeit oder seelische Verletzungen. Verstärken Sie Ihre magischen Kräfte mit dem Siam, es hilft Ihnen den Kontakt zu den Verstorbenen aufzunehmen. Einige Seelen brauchen dringend unsere Hilfe, da sie den Weg durch vielerlei Umstände ins Licht nicht finden konnten. Wenn Sie Zugang zu solchen verirrten Wesen bekommen, dann helfen Sie ihnen, damit die Seelen ins Himmelreich aufsteigen können.

Mischung: Adlerholz, Anis, Mönchspfeffer, Copaivabalsam, Jasmin, Myrrhe, Rose, Sandelholz, Tolubalsam, Weihrauch

Planet: Sonne
Götter: Aphrodite/Venus
Chakra: Kronenchakra
Erzengel: Jophiel

Element: Luft
Sternzeichen: Stier
Elementarwesen: Elfen
Benutzung als Tee: nicht bekannt

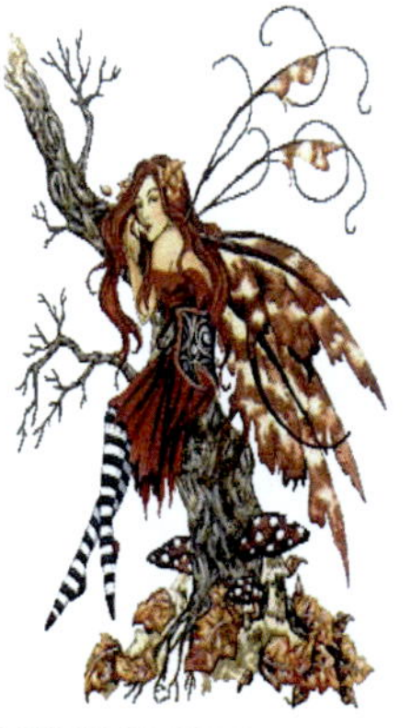

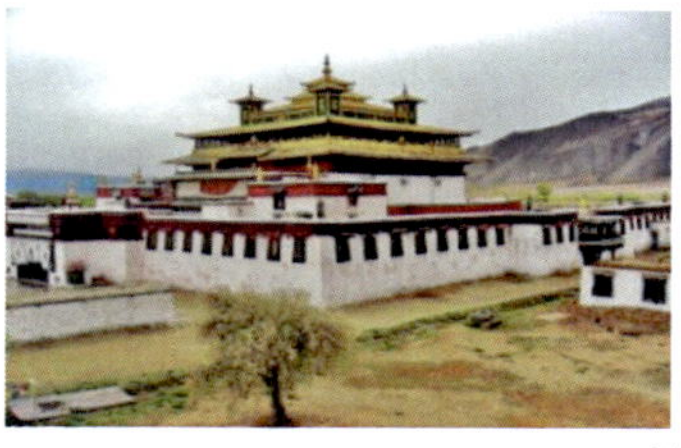

Buddistische Tempelanlage in Tibet

Wissenswertes über die Pflanze: In Indien wird der Benzoe als Tempelweihrauch genommen und Bilder und Statuen der Götter Shiva, Vishnu und Brahma eingeräuchert. Sie symbolisieren die Dreifaltigkeit. In den hiesigen Kirchen, aber auch in Russland, wird Benzoe oft als Hauptbestandteil der Weihrauchräucherung genommen. Eigentlich hätte man hier das Olibanum als den genannten Weihrauch erwarten dürfen. Benzoe mag vielleicht etwas lieblicher duften, weil es auch zur Parfümherstellung benutzt wird. Aber schließlich wurde der Benzoe auch schon in Altbabylonien als „Javanischer Weihrauch" beschrieben. Die Schatzkammern hüteten die kostbaren Mandeln, denn die Bäume waren sehr weit entfernt. In Ägypten benutzen Sie den Benzoe, neben der Räucherung, um Salben herzustellen.

24. Bernstein

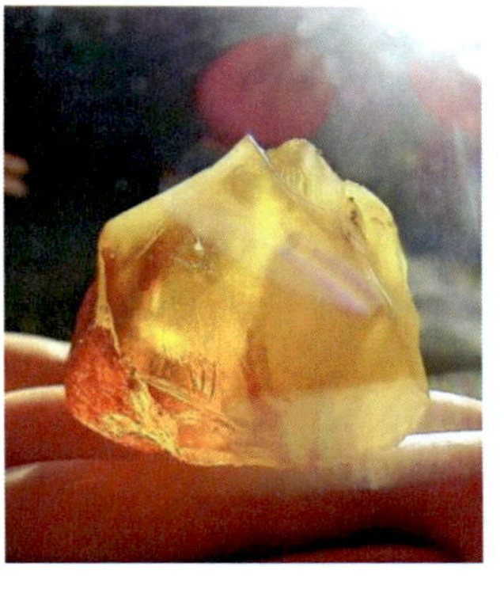

Botanischer Name: Pinus succinifera, Copalit, Amber, Succinit

Anderer Name: Amberstein, Brennstein, Sonnenstein, Kindergold

Vorkommen: weltweit

Aussehen: Bernstein ist das fossile Harz verschiedener Nadelbäume. Daher fallen seine Farbe und sein Aroma auch unterschiedlich aus. Im Salzwasser schwimmt er oben und lässt sich durch Reibung elektrisch aufladen. Der Bernstein ist brennbar.

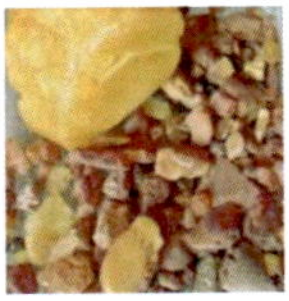

Familie: keine

Verwendete Teile: Harz

Aroma: Bernstein gibt ein sehr fein ätherisches Aroma wieder, das harzig duftet.

Magische Räucherung: Die befreiende Wirkung von Bernstein schlägt sich besonders auf unser Herz nieder. Das Harz führt Sie in Ihr Zentrum, in Ihre Mitte und lässt Sie die Ruhe und Harmonie in vollen Zügen genießen. Alle Ängstlichkeiten entweichen und Sie können Ihren Körper und Geist mal so richtig auftanken. Die Seele findet Kraft und Mut für die weiteren Wege. Manchmal quälen wir uns durch den Tag, sind erschöpft und haben dazu schlecht geschlafen – dann bringt Ihnen eine Bernsteinräucherung die nötige Kraft sich gegen die Erschöpfung zu wehren. Besonders schützt er Sie vor den negativen Energien anderer Menschen. Das Harz ist ein wahrer Lichtbringer, der die Sonne in unser Herz zaubert. Positive Energie fließen auch, wenn Sie mit Bernstein Ihre Wohnräume oder auch, wenn möglich, Ihren Arbeitsplatz ausräuchern. Edelsteine, Amulette, Talismane können Sie mit dem Bernstein weihen und segnen. Bei Reinkarnationen ist er uns behilflich, Themen alter Inkarnationen aufzuarbeiten. Er lässt Sie alte Verhaltensmuster erkennen und hilft Ihnen sie loszulassen. Bernstein verbindet Sie mit den Göttern der Sonne. Die geschaffene Atmosphäre gibt Ihnen Kraft für einen Neubeginn oder eine Erneuerung. Die geistige Erwärmung, die er zu Ihnen bringt, ist ein wesentlicher Bestandteil für Heilräucherungen.

Mischung: Burgunderharz, Damiana, Kalmus, Mekkabalsam, Salbei, Styrax, Tanne, Tonkabohne, Weihrauch, Zimt

Planet: Sonne
Götter: Sol/Helios
Chakra: Solarplexus
Erzengel: Michael

Element: Feuer
Sternzeichen: Löwe
Elementarwesen: Phönix
Benutzung als Tee: nein

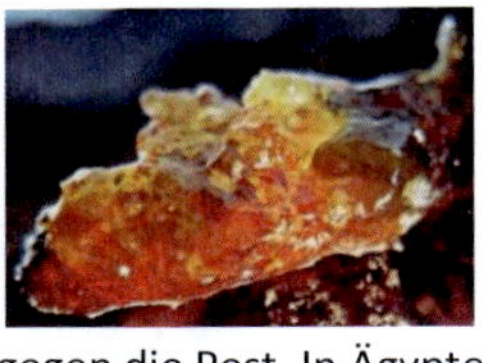

Wissenswertes über die Pflanze: Der Bernstein, auch Sonnenstein genannt, verband die Menschen seit jeher mit den Göttern. Daher wurde er oft genutzt in Tempelanlagen. Durch seine Farbe bekam er auch den Namen: „Die Tränen der Sonnentöchter". Als Schmuckstein geliebt und als Schutzstein begehrt, verräucherte man im Mittelalter den Bernstein auch gegen die Pest. In Ägypten, aber auch in Griechenland wurde das begehrte Harz gegen Geistes- und viele andere körperlichen Beschwerden eingesetzt. Gerade die Verbindung zur Sonne gab ihm diese enorme Kraft. Dieses „Gold des Nordens" ist das älteste Harz auf der Welt. Durch seine vielen Millionen Jahre lange Lagerung besitzt er eine hohe

Brenndauer. Der römische Gelehrte Plinius benannte den Bernstein als ein Mittel gegen Zauber.

25. Betelnuss

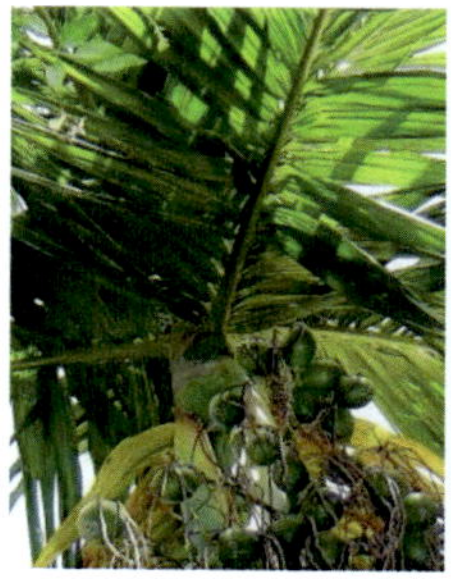

Botanischer Name: Areca catechu

Anderer Name: Arekanuss, Arekapalme, Betel, Betelpalme, Catechu-Palme, Pinang, Supari

Vorkommen: Asien – Thailand, Indonesien, Philippinen, Indien, Pakistan; Süd- und Mittelamerika – Belize, Brasilien, Hawaii, Florida

Aussehen: Die Betelpalme kann eine Wuchshöhe von bis zu fünfundzwanzig Metern erreichen. Ihre Palmwedel werden bis zu drei Meter lang. Die Blüten der Palme sehen hellgelb aus. Die Frucht wird etwa hühnereigroß und ähnelt der Kokosnuss. Der Samen in

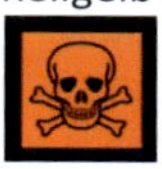

der Frucht ist die Betelnuss. Die Betelnuss kann in zu hohen Mengen eingenommen giftig wirken! Fünf bis acht Gramm gepulverte Betelnuss können bereits tödlich sein. Schon ein bis zwei Gramm sind deutlich zu spüren.

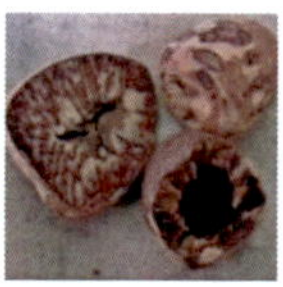

Familie: Palmengewächse, Arecaceae

Verwendete Teile: Samenfrucht, die Betelnuss muss zerrieben werden

Aroma: Das Aroma der verbrennenden Betelnuss ist sehr unangenehm.

Magische Räucherung: Die Betelnuss können Sie bei Austreibungsritualen verwenden. Die etwas berauschende Nuss wird auch gerne in Ritualen benutzt, wo viel getanzt wird. Viele sagen ihr nach, sie könne den Teufel vertreiben, oder zumindest sehr starke negative Energien. Bei Traumräucherungen können Sie eventuell etwas über Ihre Zukunft erfahren. Dies aber nur, wenn Sie dafür bereit sind und das Universum sich ebenfalls dafür entscheidet. Ebenfalls wirkt sich der Rauch positiv auf Ihre Intuition aus.

Mischung: Ackerschachtelhalm, Benzoe, Damiana, Eichenmoos, Holunder, Mohn, Sandelholz, Salbei, Ulme, Weihrauch

Planet: Saturn
Götter: Ganesha
Chakra: Wurzelchakra
Erzengel: Raphael

Element: Erde
Sternzeichen: Steinbock
Elementarwesen: Gnome
Benutzung als Tee: ja

Wissenswertes über die Pflanze: Die Betelnuss wird sehr geschätzt, denn sie gehört zu den psychoaktiven Pflanzen. Sie wurde gerade in Asien als hochgeschätztes Genussmittel eingenommen. Ihre euphorische Wirkung kann aber auch bei übermäßigem Genuss zu Rauschzuständen, Schwindel und Erbrechen führen. Die dortigen Bewohner vermischten die Betelnuss mit anderen Kräutern, kauten diese Masse oder brühten einen Tee auf. Die Frauen in Asien verwendeten die Nuss auch zum Färben ihrer Lippen. In Indien wird die Göttin Bhagawati verehrt, um der Betelnuss Respekt zu zollen. Die Palme ist ein Symbol der

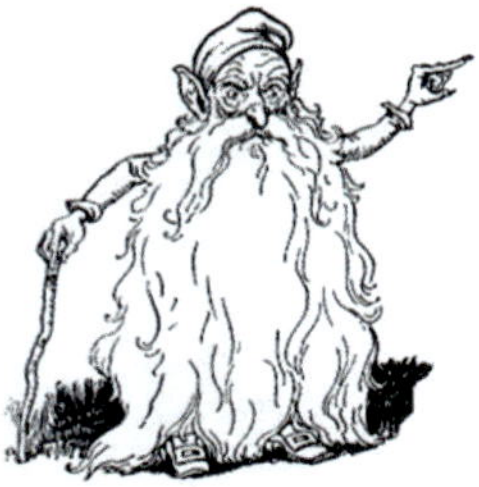

Göttin Ganesha. Daher wird sogar beim Pflanzen neuer Palmen Milch und gekochter Reis geopfert. Die hellgelben Blüten wurden bei Zeremonien geopfert. In Melanesien gibt es ein Brauchtum. Dort wird die Nuss mit magischen Worten besprochen. Diese Kraft der Wörter trägt die Nuss dann in sich und wird später auf ein wichtiges Ziel, den Liebeszauber, gelenkt. Das Pulver der Betelnuss wird in Europa wie Kaffee gekocht. Auch mischte es man mit anderen Kräutern und rauchte dies als Zigarette. In der ganzen Welt wird die Betelnuss mittlerweile verwendet. Die Zahl der sogenannten Betelkauer wird über 100 Millionen geschätzt. Zum Betelkauen braucht man ein Blatt, wie auch einen Kaugummi. Traditionell aber wird die Betelnuss mit abgelöschtem Kalk vermischt und in ein Palmenblatt eingewickelt. Aber in einigen Gegenden röstet oder kocht man die Samen auch. Danach werden diese mit einer Kalkpaste und Gewürzen, wie Zimt oder auch Limonenstücken, gemischt. Das Ganze wird dann wiederum in ein Betelblatt gewickelt. Es färbt beim regelmäßigen Gebrauch die Zähne rot bis schwarz und stärkt dabei tatsächlich die Zähne und das Zahnfleisch. Der Speichelfluss wird sehr stark angeregt. Im Körper ist es das reine Gift für Würmer in den Eingeweiden. So wurde es ebenfalls zur Behandlung von Malaria und Ruhr eingesetzt.

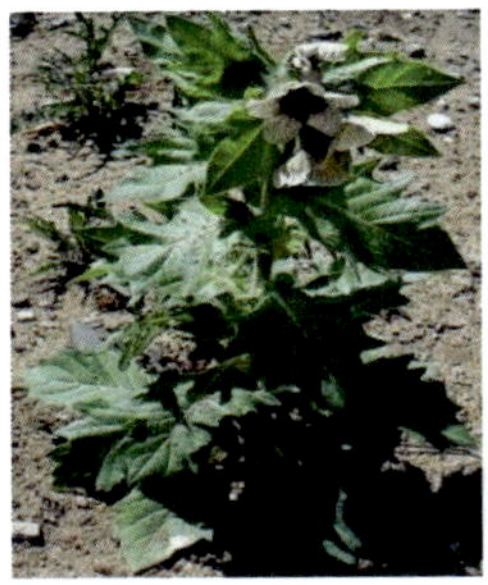

26. Bilsenkraut

Botanischer Name: Hyoscyamus niger

Anderer Name: Apollonienkraut, Die Unbezwingliche, Drachenkraut, Götterbohne, Jupiterbohne, Kraut des Rasewurzel, Prophetenkraut, Schweinebohne, stinkender Nachtschatten, Totenblumentraut

Vorkommen: Europa – Griechenland, Mittelmeerraum; Westasien, Nordasien; Nordafrika

Aussehen: Das Bilsenkraut erreicht eine Wuchshöhe von bis zu achtzig Zentimetern. Der aufrechte Stängel ist geblättert und leicht klebrig. Die langstieligen Blätter sind spitz zulaufend und gezähnt. Die gesamte Pflanze ist behaart. Die Blüten sind gelblich mit

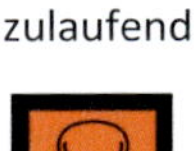

violetten Adern. Die bis zu 200 Samen sind von einer Kapsel umschlossen. Eine Pflanze kann bis zu fünfzig Kapseln entwickeln. Das Bilsenkraut ist sehr giftig, besonders die Wurzeln und die Samen!

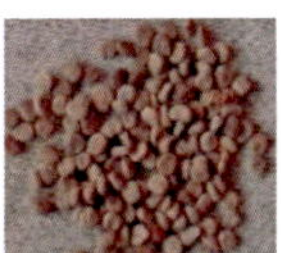

Familie: Nachtschattengewächse, Solanaceae

Verwendete Teile: Blüten, Kraut, Samen

Aroma: Der Duft des Bilsenkrauts gleicht dem Aroma einer Laubverbrennung.

Magische Räucherung: Mit dem Bilsenkraut lässt sich besonders orakeln. Beim Verbrennen fördern die Dämpfe Ihre Hellsichtigkeit. Auch Astralreisen sind mit diesem Kraut günstig. Bei Krafttierreisen können Sie sich leichter in die Anderswelt tragen lassen. Mit dem Bilsenkraut lassen sich starke Dämonen und Geister hervorrufen. Hier möchte ich aber gleichzeitig warnen, den Rauch zu tief zu inhalieren. Schon allein beim Einatmen können sich halluzinogene Wirkungen zeigen. Auf keinen Fall sollten Schwangere, Kinder oder Tiere beim Räuchern dabei sein. Lassen Sie beim Räuchern das Fenster geöffnet.

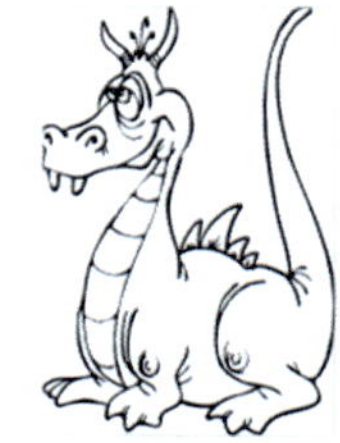

Mischung: Copal, Eiche, Farn, Koriander, Lorbeer, Mohn, Petersilie, Sandelholz, Walnuss, Weihrauch

Planet: Saturn
Element: Feuer
Götter: Apollo, Baldur, Baal, Belenus, Cerridwen, Hekate, Kirke, Odin/Wodan, Pythia (Priesterin des Apollo)
Sternzeichen: Widder
Chakra: Stirnchakra
Elementarwesen: Drache
Krafttier: Eule
Erzengel: Michael
Ersatzstoffe: Farn
Benutzung als Tee: Nein, niemals als Tee trinken! Oral eingenommen ist die Pflanze hochgradig giftig!

Wissenswertes über die Pflanze: Das Bilsenkraut war seit jeher eine ganz besondere Rausch- und Zauberpflanze. Im Mittelalter wurde es daher als ein wichtiges Mittel zur Herstellung der Hexensalben gesehen. Als Nachtschattengewächs, verwandt mit dem Stechapfel und der Tollkirsche, wurde es zu besonderen magischen Zwecken verwendet. Ihre Giftigkeit hatte halluzigene Effekte. In den Badestuben des 15. Jahrhunderts wurde das Kraut auf den Öfen verbrannt. Der Rauch narkotisierte und wurde als erfolgreiches Mittel gegen Mäuse eingesetzt. Dies findet man sogar in den Werken von Shakespeare und Julius Wolf (1876) wieder. In „Hamlet" und im „Rattenfänger von Hameln" wird darüber berichtet. Die Schamanen in Amerika benutzen das Bilsenkraut mit der Alraune zusammen. Oft wurde das gleiche Ritual, was bei der Alraune vorgeschrieben war, auch beim Bilsenkraut vollzogen. Es reichten schon zwei Blätter, um die Seele auf die Reise in das Schattenreich zu senden. Die Menschen berichteten danach von unglaublichen Bildern. Dieses bewusstseinserweiternde Gewächs brachte Visionen von unendlich langen Tunneln, Naturgeister traf man, man flog, man schwebte und man fiel sehr tief. Götter und Geister begleiteten die Reise. Die Schamanen, die Heiler bekamen Einblicke in eine völlig andere Welt und hatten dabei oft Nahtoderfahrungen zu durchleben. Es offenbarte sich der Geist der Pflanze, die sogenannte Bilsenfee oder der grüne Billermann. Durch sie konnten sie den Kontakt zur Anderswelt herstellen. Wer im Bereich der Christen sein Dasein hatte und von dieser Pflanze kostete, sah den gehörnten und bocksbeinigen Teufel. Das Volk in Europa hatte sogar eine Rezeptur zur Herstellung einer Salbe mit Bilsenkraut. Diese sollte gegen Elfen und gegen nächtliche Besucher wirken. So versuchten sie die Frauen davon abzubringen „fleischlichen Verkehr" zu haben. Zahlreiche Literaturbeiträge über das Bilsenkraut

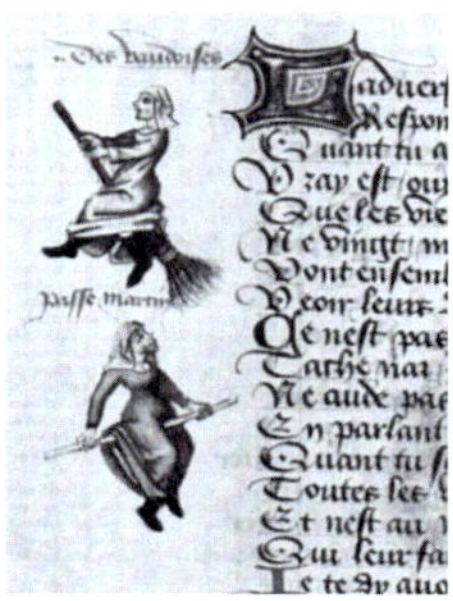

Hexen,
Martin Le France
(1410-1461)

belegen, dass sie schon immer eine sehr gefährliche Pflanze war. Häufig wurden Pflanzenteile mit anderen Gemüseteilen verwechselt. So fanden auch Massenvergiftungen statt. Selbstmorde und Morde wurden durch das Bilsenkraut verübt. Im Jahr 1538 war sie sogar ein Bestandteil der Hexenprozesse. Mit Absicht bekamen die Beschuldigten Teile von der Pflanze verabreicht. So erhoffte man, aus ihnen unter den Rauschzuständen Geständnisse herauszubekommen. Was auch tatsächlich teilweise gelang. Eine Hexe berichtete, sie hätte den Samen der Pflanze vor ihrer Tür verstreut. So brachte sie ihre Kunden dazu, Ware zu kaufen, die sie gar nicht wollten. Göttervater Zeus verpflanzte einst das Bilsenkraut auf die Erde. Er versprach, den Kontakt zu den Göttern zu erhalten. Die Zauberin Kirke verwendete das Bilsenkraut als sogenannte Saubohne. Der griechische Held Odysseus strandete mit seinen Männern auf einer Insel. Kirke gefiel das nicht und wollte alle mit dem Bilsenkraut in Schweine verwandeln. Odysseus hatte Glück, denn er hatte vor der Reise eine Pflanze „Moly" bekommen, die ihn gegen den Zauber immun gemacht hatte. So blieb Odysseus ein Jahr bei der Zauberin und ließ sich verwöhnen, bevor er wieder in Richtung Heimat fuhr, zu seiner Frau und seinem Sohn. Trotz der Immunität hatte er durch das Bilsenkraut jegliche Erinnerungen an seine Heimat vergessen. Der Gott Jupiter veranstaltete am liebsten Trinkgelage, zu dem es Bockbier gab. Dem Bier wurde Bilsenkraut hinzugesetzt. Diesen Brauch gab es später auch an den Johannitagen. Das Gemisch brachte die Bevölkerung dazu, mit den Zwergen, den Feen und Elfen, aber auch den Göttern und anderen Wesenheiten zu feiern. Bis 1516 das Reinheitsgebot für Bier eingeführt wurde, war dieser Brauch zugegen. In Delphi, wo die berühmten Orakel vollzogen wurden, benutzten sie das Bilsenkraut zur Hilfe von Invokationen und hellsichtigen Visionen. Auch wurden mit dem Rauch oder mit den Samen die Geister beschworen oder sogenannte Totenbeschwörungen abgehalten. In Afrika und auch in Teilen Arabiens ist das Weiße Bilsenkraut bekannt. Hier wird es ebenfalls als Rauschmittel genutzt. Die Blüten des schwarzen Bilsenkrautes wurden einst verschieden gedeutet. Die Hexen nannten es Belinuntia und weihten es dem keltischen Sonnengott Belenus. Aber wer die Blüte genau betrachtet und die violett-schwarzen Adern in den hellgelben Blüten entdeckt, dazu den modrigen Geruch der Pflanze in sich aufnimmt, wird sie wohl kaum als Sonnenpflanze sehen. Eher erinnern die Blüten an böse Augen. Daher wurde sie auch mit der Eule verglichen. Beide stehen in Verbindung mit der Unterwelt, beide symbolisieren den Tod und die Wiedergeburt. Diese zu überwinden bedeutet Initiation. Bilsenkraut als Bestandteil der Hexensalben ist wohlbekannt. Aber wie funktionierte dies? Die Besenstiele wurden mit einer zubereiteten Salbe eingerieben. Männer und Frauen rieben sich damit ein und setzten sich nackt auf die Besen. Die Salbe kam so mit den Körperöffnungen in Berührung, was gewaltige Wirkungen erzeugte. Die Freude währte allerdings nicht allzu lange, denn meist hatten sie kaum eine Chance in dieser Zeit der Inquisition zu entkommen. Geräuchert wurde das Bilsenkraut auf der ganzen Welt. Es war früher auch eine sehr beliebte Grabbeigabe.

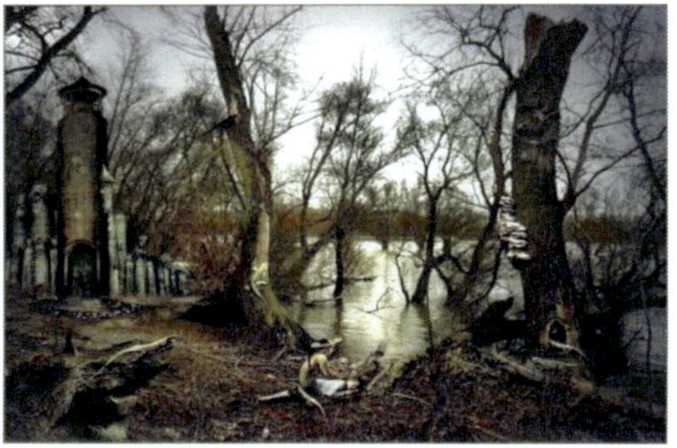

27. Birke

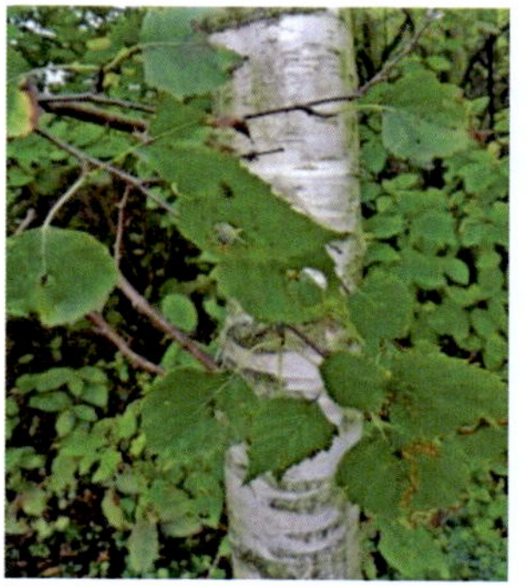

Botanischer Name: Betula alba, Betula pendula

Anderer Name: Besenbaum, Frühlingsbaum, Haarbirke, Harzbirke, Hexenbesen, Maibaum, Rauhbirke, Warzenbirke, Weißbirke, Zuckerbirke

Vorkommen: Europa – Deutschland; Nordamerika – USA; Asien – China, Japan

Aussehen: Die Birke kann eine Wuchshöhe von bis zu dreißig Metern erreichen. Die weiß gemusterte Rinde schält sich im zunehmenden Alter ab. Die gezähnten, dreieckigen Blätter hängen an einem mittellangen Stiel. In den ersten Lebensjahren ist die Birke noch klebrig durch die vorhandenen Drüsen. Die Blüten sind frei hängend und nennt man Kätzchen.

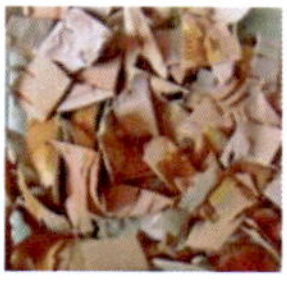

Familie: Birkengewächse, Betulaceae

Verwendete Teile: Holz//Rinde

Aroma: Die Rinde der Birke gibt einen sehr zarten, fein süßlichen und sehr angenehmen Duft ab.

Magische Räucherung: Die Birke weckt bei der Räucherung Ihre Lebensgeister. Sie vertreibt die seelischen Gifte, alte Kränkungen und Schuldgefühle. Ihre beruhigende Wirkung auf die Nerven lässt Sie entspannen. Ihre Stimmung hebt sich und Sie stehen dem Leben wieder frisch gegenüber. Die Birke erweckt auch die Kreativität in Ihnen, ist somit günstig für alle schöpferischen Handlungen. Die Pflanze lässt Sie auch in ruhigen Stunden in die Traumwelt entgleiten. Der Geist baumelt vor sich hin und träumt im wachen Zustand.

Mischung: Bärentraube, Bilsenkraut, Damiana, Muira Puama, Minze, Sumpfporst, Salbei, Weihrauch, Ysop, Zimt

Planet: Jupiter
Götter: Aino, Artemis/Diana; Freya; Frigga, Thor
Chakra: Sakralchakra
Erzengel: Jophiel

Element: Wasser
Sternzeichen: Schütze
Elementarwesen: Baumgeister
Benutzung als Tee: ja

Wissenswertes über die Pflanze: Die Birke ist ein Baum des Frühlings und der Liebe. Manchmal wird sie „Frau des Waldes“ genannt und geehrt, daher wurde sie vor allem zu den Fruchtbarkeitsfesten im Frühling gebraucht. Sie symbolisiert die jungfräuliche Göttin. Es wird vermutet, dass die weiße Rinde bei der jungen Birke dies begründete. Sie ist ganz einfach ein Symbol des Lebens. Denn im Mittelpunkt dieser Feste stand die Vereinigung zwischen Himmel und Erde. Erst wenn sich beide zusammentaten, konnte ein Neuanfang entstehen. Die wilde Walpurgisnacht entwuchs aus solchen Festen. Mit ihr verjagte man die bösen Hexen und unangenehme Geistwesen. Auch selbst gefertigte Amulette halfen gegen den bösen Blick und gegen Schadenszauber. Bei den Indianern benutzte man die Birke bei besonderen Ritualen, die in die Anderswelt führen sollten. In ihrer heiligen Tabakmischung befanden sich auch Teile der Birke, die doch etwas psychedelisch beim Rauchen wirkt. Aus den Birkenzweigen fertigten sich die Hexen ihren Besen an, mit denen sie nicht nur fliegen, sondern auch wahrsagen konnten. In Skandinavien galt die Birke als magischer Baum der Schamanen, in Sibirien wurde sie sogar zum Weltenbaum der Schamanen. Man nahm an, dass die Birke die Achse des Universums sei. Eines der heiligen Zeremonien, die die Schamanen durchführten, war das Fest der Besen. Da wurde der Birkenbesen dazu benutzt, um den Geist des Waldes anzurufen. Die tatarischen Schamanen mussten während ihrer Initiation in die Krone einer ausgewachsenen Birke hinaufklettern. Der Schamane musste neun Kerben in den Stamm ritzen, die als Symbol der neun Sphären gesehen wurden. Hatte der angehende Schamane dieses erreicht, wurde er offiziell zum Schamanen eingeweiht und durfte ab sofort mit den Übersinnlichen in Kontakt treten. In der heutigen Zeit wurde der Zusammenhang vom Schamanismus und der Birke mit anderen Kennzeichen nachgewiesen: Die Birke geht nämlich ein Zusammenleben mit dem Fliegenpilz ein. Der wiederum ist als halluzigene Droge wohlbekannt. Fliegenpilze und Birken stehen immer sehr dicht beieinander. So wurde die Birke mit dem Gleichem assoziiert. Die Schamanen tanzten um die Birke, sie beschworen sie und führten Riten durch. Sie ließen sogar ihre Trommeln aus dem Holz der Birke schnitzen. Dieser besondere Klang drang in die Welt der Geister und in die Seelen der Menschen ein. Die Kelten benutzten Birkenzweige und weihten mit ihnen und dem morgendlichen Tau ihre Schüler ein. Die Birke inspirierte auch Dichter und Denker. So soll sie ihnen alles Geheimnisvolle und Neue zugeflüstert haben. Die Birke steht aber auch für das Gemeinschaftsleben und für einen bestimmten Abschnitt im Leben, nämlich die Jugend. Wobei die Hasel die Zeugung und Kindheit bedeutet und die Erle das Alter. Die Birke wurde der finnischen Göttin Aino geweiht. Es war einst ein Held, der um die Hand der Göttin angehalten hat. Er hieß Wainamoinen. Dieser Held kämpfte mit dem Bruder von Aino, dem Youkahainen. Die Göttin Aino flüchtete dabei auf einen Stein. Durch den Kampf wurde ein heftiger Sturm entfacht. Der Stein, worauf Aino saß, bebte so sehr, dass sie ins Meer fiel. Aino wandelte sich, während sie starb. Aus ihrer Haut wurde Fisch, ihr Blut wurde zu Wasser, ihr Haar zu Seegras und aus ihren Rippen spross die Weide. Die Trauer war groß, besonders unter den Tieren. Die Kuckucke flogen in den Birkenwald, blieben dort und sangen für immer das schmerzerfüllte Lied von der Liebe und der Trauer. Die Birke ist seitdem der heilige Baum der Göttin Aino. Die germanische Göttin Freya stellte die Birke auch unter ihren Schutz. Und der Gott Thor schützte die Birke. Erst wenn Thor eine Birke geküsst hatte, war sie freigegeben, um den Menschen nützlich zu sein. Dies geschah durch einen Blitz. So gab Thor den Menschen ein Zeichen, das der darin wohnende Baumgeist von ihm geholt wurde. Wehe dem, der die Rinde einer noch lebenden Birke nahm. Der Zorn von Thor war ihm gewiss.

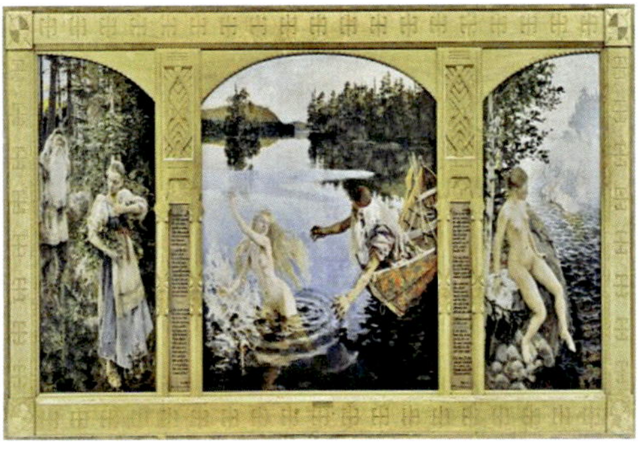

Aino, Akseli Gallen Kallela (1865-1931)

28. Boldo

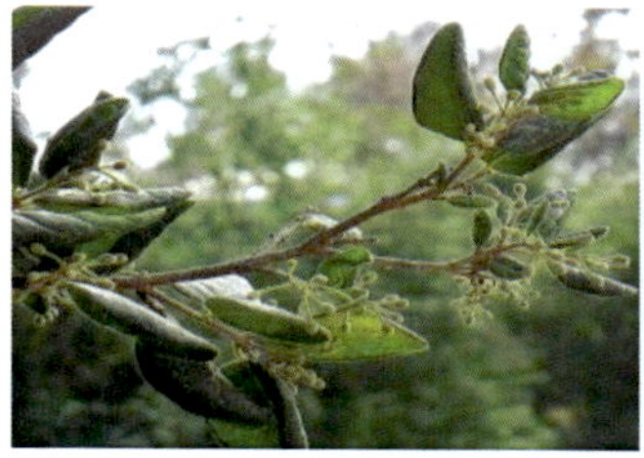

Botanischer Name: Peumus boldus

Anderer Name: Baldina, Boldi, Boldina, Boldobaum, Boldu, Boldus, Monimia

Vorkommen: Südamerika – Chile, Peru, Brasilien; Nordafrika

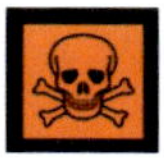

Aussehen: Der Boldo wächst als Baum oder Strauch und kann eine Wuchshöhe von bis zu acht Metern erreichen. Seine lederartigen, dunkelgrünen Blätter sind oval. Die weiß-gelblichen Blüten sind in Trauben angeordnet. Die Früchte sind eher klein. In großen Mengen können die Boldoblätter giftig wirken!

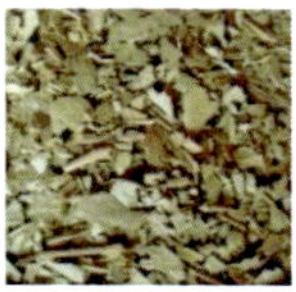

Familie: Monimiengewächse**,** Monimiaceae

Verwendete Teile: Blätter

Aroma: Die Boldoblätter geben einen sehr krautigen, harzigen Duft, der etwas nach Zitrone bis Kampfer duftet. Sein Rauch ist weiß.

Magische Räucherung: Boldoblätter räuchern Sie am besten zur Reinigung. Er wirkt in Ihrem Umfeld klärend. Sein feiner weißer Rauch lässt Ihre Seele zur Ruhe kommen und vertreibt den Stress. So erhellt er Ihr Gemüt, die Psyche kann wieder Kraft tanken und Sie sind vor negativen Energien bewahrt, die Ihnen sonst wieder gleich entgegentreten würden. Seine beruhigende Wirkung kann sich auch sehr positiv auf Ihren Schlaf auswirken. Dieser kann intensiver werden. Auch können sich Träume einstellen, die lange nicht da waren. Hier empfehle ich noch einmal, dass schwangere Frauen und Kinder keiner intensiven Räucherung ausgesetzt werden sollten.
Mischung: Benzoe, Copal, Damiana, Eisenkraut, Elemi, Kiefer, Lorbeer, Melisse, Vetiver, Weihrauch, Zeder

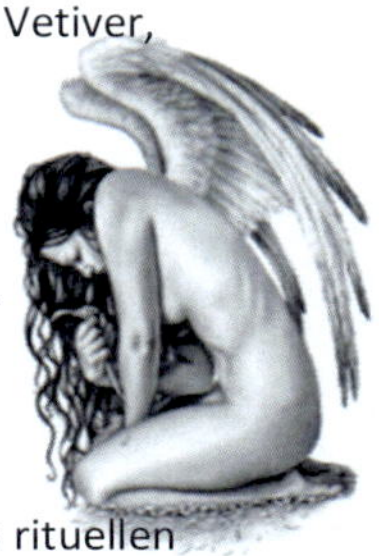

Planet: Mond
Götter: nicht bekannt
Chakra: Kronenchakra
Erzengel: Gabriel
Element: Feuer
Sternzeichen: Schütze
Elementarwesen: Baumgeister
Benutzung als Tee: ja, aber Vorsicht, er kann bei Überdosierung giftig wirken

Wissenswertes über die Pflanze: Der Boldo ist schon mindestens 1300 Jahre im rituellen Gebrauch. Die Schamanen benutzen die Boldoblätter für Reinigungsrituale, in denen Geistesstörungen verjagt werden sollte. Diese Wirkung erkannten sie, als kranke Schafe unter Boldobäumen weideten, deren Blätter fraßen und wieder gesundeten. Seine Eigenschaft, Eingeweidewürmer zu vertreiben, nutzten auch sehr früh schon die Chilenen. Sie pulverisierten Boldo und genossen ihn als Schnupftabak.

29. Brennnessel

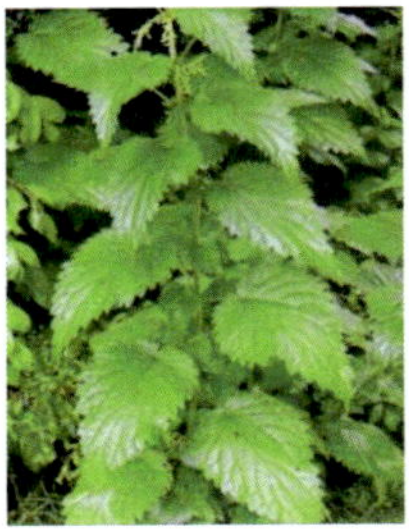

Botanischer Name: Urtica dioica

Anderer Name: Donnernessel, Dudelkolbe, Feuerkraut, Gichtrute, Hanfnessel, Saunessel, Scharfnessel, Tausendnessel, Teufelskraut, Zingel

Vorkommen: Europa – Deutschland; weltweit, außer in den Tropen

Aussehen: Die meist in Gruppen wachsende Brennnessel kann eine Wuchshöhe von bis zu 1,50 Metern erreichen. Sie hat aufrecht stehende Stängel und kriechende Wurzeln. Die gezähnten Blätter sind mit Brennhaaren bedeckt. Die Blüten sind eher unscheinbar, meist gelb-grün, aber auch andersfarbig. Charakteristisch ist jedoch das unangenehme Brennen auf der Haut, wenn man mit ihr in Berührung kommt.

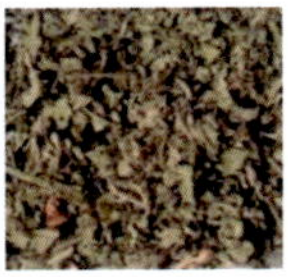

Familie: Brennnesselgewächse, Urticaceae

Verwendete Teile: Kraut

Aroma: Die Brennnessel gibt einen sehr angenehmen Duft nach frischem Kraut wieder.

Magische Räucherung: Nicht nur, dass die Brennnessel innerlich eingenommen alle Giftstoffe und Schlacken ausspült, sie hat auch die Eigenschaft beim Verbrennen Gefahr abzuwehren. So beschützt sie Sie vor allem gegen teuflische Machenschaften, indem sie das Gute mit dem Bösen zusammenbringt und somit auflöst. Die Brennnessel an sich vereinigt den Hass und die Vergötterung. In Liebesangelegenheiten benutzen Sie die Pflanze als eine Art natürliches Aphrodisiakum. Die Brennnessel heizt sie ein.

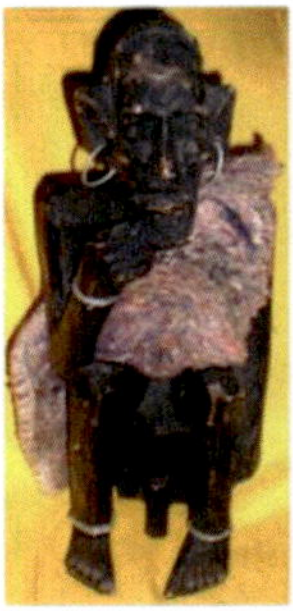

Mischung: Bärentraube, Copal, Frauenmantel, Löwenzahn, Melisse, Minze, Schafgarbe, Thymian, Weihrauch, Wegwarte

Planet: Mars
Götter: Thor
Chakra: Kronenchakra
Erzengel: Gabriel

Element: Feuer
Sternzeichen: Schütze
Elementarwesen: Salamander
Benutzung als Tee: ja

Wissenswertes über die Pflanze: Wenn jemand im Mittelalter mit Fieber erkrankte, so brachten sie die betreffende Person, entweder vor Sonnenaufgang oder nach Sonnenuntergang, zu einer Brennnessel. Folgende magische Worte wurden gesprochen: „Guten Morgen, guten Abend, liebe Alte, ich bringe dir das Heiße und das Kalte, mir soll´s genommen, du sollst es bekommen." Das Brennen der Nesseln wurde schon sehr frühzeitig mit Feuer und somit mit Fieber in Verbindung gebracht. In der Liebe wurde die Nessel sehr hochgeschätzt. Müden Liebhabern riet man, sich mit den Nesseln schlagen zu lassen, die daraufhin die Liebesglut wieder entfachten. Als Symbol stand die Nessel für die hoffnungslose Liebe oder ein schmerzliches Liebesbrennen.

Auch da half das Peitschen an den betroffenen Stellen. Die Brennnessel erzeugte dadurch ein stundenlanges Wärmegefühl und förderte die Durchblutung. Sogar eine Priesterin des Fruchtbarkeitskultes gab so den Männern ihre Kraft wieder. Hexen wurden erkannt, wenn sie an ihrem Besenstiel gebundene Brennnesseln hatten. Daher wurde die Pflanze auch sehr geachtet, denn wenn eine Pflanze so brannte, musste ein außergewöhnlicher Geist innewohnen. Viele meinten auch, wenn sie einen Hexenmeister mit der Nessel schlagen würden, er seine Hexenkräfte verlieren würde. Oder wenn man eine Ritualpuppe mit Brennnesseln ausstopfen würde, sie einen Fluch brechen könnten und dieser zum Urheber zurückgesendet würde. Die Brennnessel wurde auch als Amulett bei sich getragen und fehlte auch nicht in manchen Segnungsritualen. Schwerter wurden nicht einfach nur durchs Wasser gezogen, nein, es musste Brennnesselwasser sein. Häuser und Ställe wurden mit dem Kraut ausgeräuchert. Insgesamt schützte sie so vor allen bösen Dämonen.

30. Buche

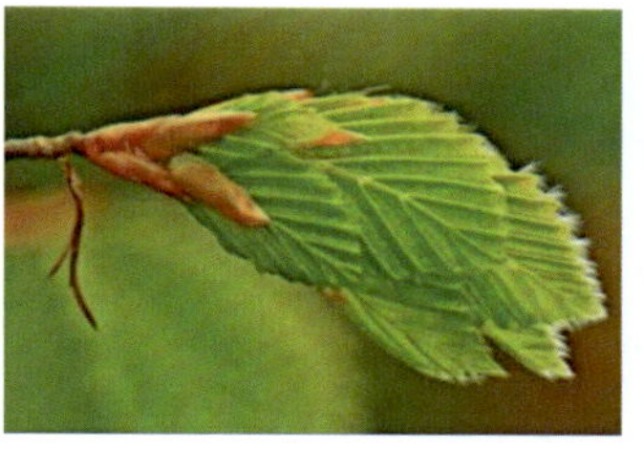

Botanischer Name: Fagus sylvatica

Anderer Name: Bok, Boke, Haya, Hetze, Rothbuche

Vorkommen: Europa – Deutschland; Nordamerika; Asien

Aussehen: Die Buche kann eine Wuchshöhe von bis zu dreißig Metern erreichen. Sie hat eine silbrig erscheinende glatte Rinde. Die mittelgroßen Blätter sind eiförmig. Die weiblichen Blüten sind gelblich und die männlichen sehen eher wie verknäulte Kätzchen aus. Die Bucheckern sind wie kleine Nussfrüchte.

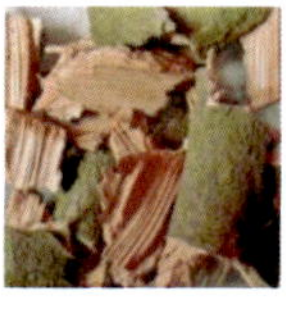

Familie: Buchengewächse, Fagaceae

Verwendete Teile: Holz, Rinde

Aroma: Beim Verbrennen von Buchenholz denkt man an ein gemütliches Lagerfeuer, dass warm und angenehm ist.

Magische Räucherung: Räuchern Sie mit der Buche, wenn Sie sich direkt mit dem Universum verbinden möchten. Der Rauch der Buche lässt Sie vernünftig werden und klare Urteile fällen. Mit Weisheit und einer überaus klaren Sicht hilft er ihnen, Unsicherheiten zu überwinden und Verantwortung zu tragen. So steht er Ihnen bei Neuordnungen bei, aber auch bei Prüfungen und Hausaufgaben. Er stärkt Sie bei allem, was mit dem Schreiben zu tun hat. Für Schriftsteller eine ideale Räucherung. Für das Heranrufen der Zwerge und Gnome ist Buche überaus gut geeignet.

Mischung: Ackerschachtelhalm, Ahorn, Buchsbaum, Esche, Habichtskraut, Mädesüß, Mohn, Opoponax, Weihrauch, Weinraute

Planet: Saturn

Element: Luft

Götter: Artemis/Diana, Freya, Nornen, Odin/Wodan, Thor, Zeus/Jupiter
Sternzeichen: Wassermann
Chakra: Herzchakra
Erzengel: Raphael
Elementarwesen: Baumgeister
Benutzung als Tee: ja

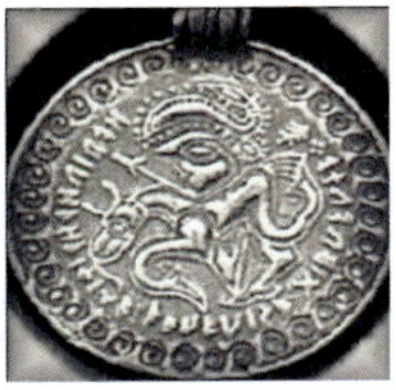

Brakteat mit Runeninschrift. Dargestellt ist Odin als göttlicher Heiler, Maksim

Wissenswertes über die Pflanze: Die Seher und Weisen vernahmen im Rauschen des Buchenwaldes das Raunen des Großen Geistes. Was der Große Geist ihnen offenbarte, ritzten sie in Buchenstäben als Runen ein. Daher stammt auch das heutige Wort Buchstabe. Die Buchen als Verkünder des göttlichen Willens, die ein tiefes Wissen um die Vergangenheit, Gegenwart und Zukunft besitzen. Daher besteht auch heute noch das geschriebene Wort in Büchern, der transformierte Buche. Die Buche wurde besonders als mütterliches Wesen empfunden. Er ist ein nährender Baum, der auch oft als Orakel diente. Verliebte ritzen noch heute als Ausdruck ihrer Liebe und ihrer Gefühle Herzen und Buchstaben in die Buchenrinde hinein. Dem Baum tut dies nicht sonderlich gut. Leider geschieht dies oft, ohne an den Baum und dessen Verletzung zu denken. Besser ist es da, ein altes Stück Buchenholz zu haben, dort seine Wünsche hineinzuschnitzen und es dann tief in die Erde zu vergraben. Zu Samhain wurden schwarzmehlige Seelenbrote gebacken. Diese wurden Bücheln genannt, da sie Bucheckern enthielten. Sie galten als Speise für die Verstorbenen. Die Kelten stellten aus Buche ihre Seife her. Gallier opferten aus Buchenholz gefertigte Kinderpuppen. Dies sollte ihre Kinder vor den Übersinnlichen beschützen.

Der römische „Völkerkundler" Tacitus, stetig über die Barbaren berichtend, schrieb über das Orakeln mit Buchenstäben: „Auf Vorzeichen und Loswerfen achten sie wie nur irgendein Volk. Das übliche Loswerfen ist einfach, einen Zweig, den sie von dem fruchtbringenden Baum abgeschnitten haben, zerteilen sie in Stäblein, diese unterscheiden sie durch gewisse Zeichen und streuen sie, aufs Geratewohl und wie der Zufall es will, über eine weiße Decke. Dann betet der Priester, wenn öffentlich, der Familienvater, wenn von einzelnen um Rat gefragt wird, zu den Göttern, indem er zum Himmel aufblickt und drei Stäbe nacheinander aufhebt. Diese deutet er dann nach dem Zeichen, das vorher auf jedes eingeritzt war ..."

31. Buchsbaum

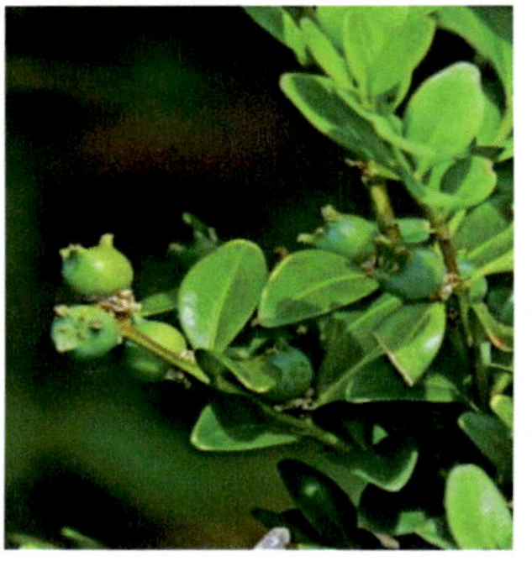

Botanischer Name: Buxus sempervirens

Anderer Name: Beetzaun, Buchs, Grabkraut, Palm

Vorkommen: Europa – Deutschland; Westafrika; Westasien

Aussehen: Der Buchsbaum kann eine Wuchshöhe bis zu acht Meter erreichen. Seine kleinen ovalen Blätter und sein langsamer Wuchs lassen ihn gut in Form zu schneiden.

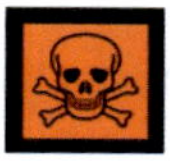

Manchmal wirken die Blätter wie leicht lackiert. Diese Pflanze ist ganzjährig grün und bekommt gelbliche, filigrane Blüten. Die Früchte sind kapselartig mit drei kleinen Hörnern. Alle Teile an diesem Baum sind sehr giftig!

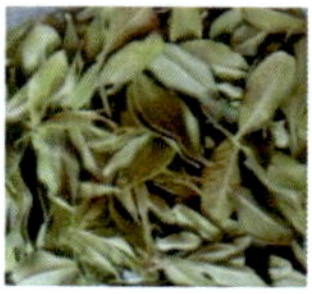

Familie: Buchsbaumgewächse, Buxaceae

Verwendete Teile: Blätter, Holz

Aroma: Das Aroma vom Buchsbaum ist mild und fein. Sein Rauch riecht nach feuchter Erde.

Magische Räucherung: Mit dem Buchsbaum sammeln Sie die abwehrenden Kräfte, die Sie gegen die Dämonen benötigen. Er gibt Sicherheit und Geborgenheit im Alltag und hilft Ihnen den Kopf klar zu halten. Mit klaren, wachen Augen können Sie die wichtigen Dinge gut bewältigen. Er ist besonders geeignet, um Elementarmagie und Tiermagie auszuführen. Dabei wirken die Blätter beschützend auf die Tiere. Im Buchsbaum ist der Sitz der Vegetationsgeister.

Mischung: Boldo, Eibe, Fichte, Minze, Mistel, Myrrhe, Salbei, Tanne, Wacholder, Weihrauch

Planet: Saturn
Götter: Ceres/Demeter, Cybele, Hades/Pluto
Chakra: Sakralchakra
Element: Erde
Sternzeichen: Steinbock
Elementarwesen: Gnome
Erzengel: Jophiel **Benutzung als Tee:** nicht zu empfehlen, da die Pflanze tödlich giftig ist

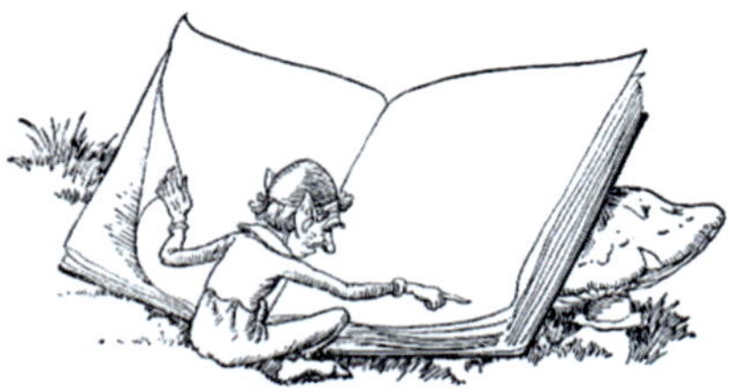

Wissenswertes über die Pflanze: Zu frühen Zeiten wurde der Buchsbaum als Heilmittel bei Malaria und Syphilis eingesetzt. Trotz seiner hohen Giftigkeit hatte er eine enorme starke Wirkung auf die Erkrankung ausgeübt. Der Buchsbaum ist ein Merkmal zur Wintersonnenwende. So wurde er zur Räucherung hinzugemischt oder zu Kränzen gebunden, welche auf dem Kopf getragen wurden. Der Buchsbaum steht für das Symbol des Lebens. Sein Schutz vor Dämonen ist weit bekannt. Daher wurde er vor Eingangstüren gepflanzt und auch als heckenartige Umrandung bei Gräbern. Dort sollte er als Bannzauber dienen, der die unruhigen Geister fernhielt. In einem alten Aberglauben heißt es, dass Hexen bei dem Anblick eines Buchsbaums in einen Zählzwang geraten. Dies gleiche Motiv stellt sich ebenfalls bei der Birke sowie bei weiteren immergrünen Gewächsen. Die Hexe, als Großmutter des Winters, verkörpert seit jeher den Tod. So hoffte man, wenn die Hexe nicht aufhören könnte zu zählen und die Blätter kein Ende nähmen, dass sie keinen Unfug anrichten könnte.

32. Colanuss

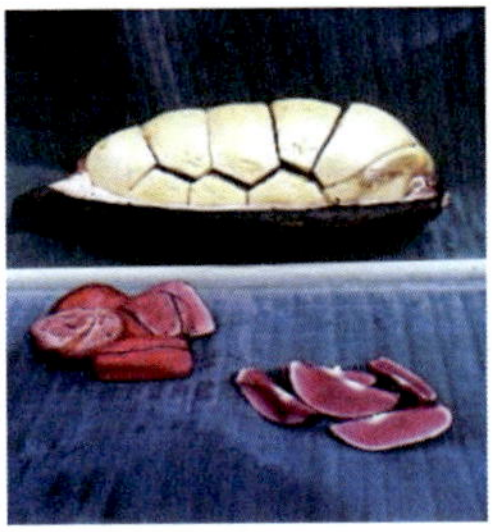

Botanischer Name: Cola Vera, Cola nitida

Anderer Name: Kolabaum

Vorkommen: Afrika – Nigeria; Südamerika – Brasilien; Asien – Indien; Tropengebiete

Aussehen: Der Colabaum kann eine Wuchshöhe von bis zu zwanzig Metern erreichen. Dieser immergrüne Baum hat hellgrüne Blätter an langen Stielen. Das ganze Jahr über trägt dieser Baum kleine, weißlich-gelbe Blüten. Die Frucht besteht aus fünf Kapseln, die zehn Samen (Colanüsse) enthalten.

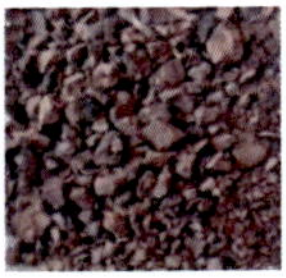

Familie: Malvengewächse, Malvaceae

Verwendete Teile: Frucht/Nuss

Aroma: Der doch etwas beißende Rauch der Colanuss riecht etwas ölig.

Magische Räucherung: Verräuchern Sie die Colanuss besonders in der dunklen Jahreszeit. Sie wirkt wie ein Lichtbringer und erwärmt Ihr Herz und Ihre Seele. Ihre stimmungsaufhellende Wirkung gibt sie Ihnen auch über den ätherischen Weg wieder. Gerne wird daher die Colanuss bei Ritualen, insbesondere bei Liebesritualen eingesetzt. Kleine Ängstlichkeiten werden sogleich verschwinden und die Neugierde und die Lust auf Empfindungen werden gestärkt.

Mischung: Beifuß, Bilsenkraut, Copal, Damiana, Guajak, Myrrhe, Süßgras, Vetiver, Weihrauch, Zeder

Planet: Mond
Götter: nicht bekannt
Chakra: Wurzelchakra
Element: Wasser
Sternzeichen: Krebs
Elementarwesen: Drache
Erzengel: Uriel
Benutzung als Tee: das Pulver der Nuss kann in den Tee getan werden

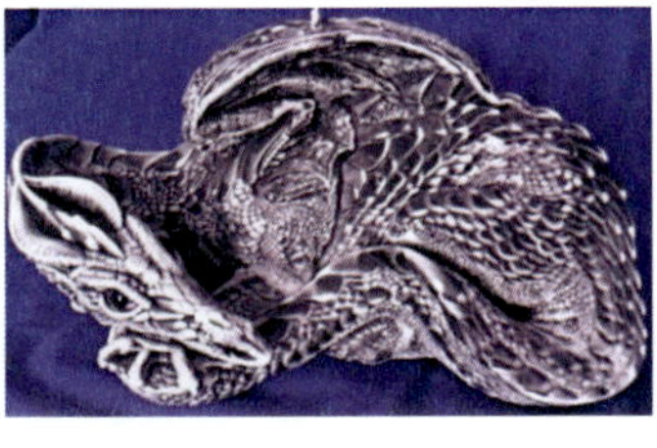

Wissenswertes über die Pflanze: Die Colanuss ist seit sehr langer Zeit eines der wichtigsten Zauber- und Genussmittel Afrikas. In einer Sage steht geschrieben, dass der Colabaum ursprünglich nur im Himmel wuchs. Eines Tages aber stieg der Schöpfergott hinab, um die Schönheit des Baumes zu bewundern. Dabei brachte er einige Colanüsse mit hinab auf die Erde. Die Nüsse bekamen einen so hohen Wert, dass sie sogar als Währung benutzt wurden. Sie symbolisieren auch Gastfreundschaft und Offenherzigkeit. Daher verschenkte man sie als Willkommensgruß an Gäste. Das gemeinsame Genießen dieser Frucht hatte den gleichen Stellenwert wie einst die

Friedenspfeife der Indianer. In einigen Gegenden Afrikas wurde die Colanuss als Orakel verwendet. Dabei durfte nur der Stammeskönig die Nüsse werfen. Die wertvollen Colanüsse wurden auch als Opfergabe für die Geister und Ahnen gegeben. Die Colanuss ist ein stark anregendes Mittel und wirkt ähnlich wie Kaffee stimulierend. Gerne wurde die Nuss auch zum Abnehmen verwendet. Sie übt eine psychoaktive Wirkung in uns aus. Die Ausdauer nimmt zu und der Hunger ab. Das gibt sogar mehr Konzentrationsvermögen und ein klares Denken. Die Stimmung ist sehr leicht, man ist etwas „high“. Daher wurde es gerne beim Arbeiten, Sport, Tanzen oder Sex eingenommen.

33. Condurango

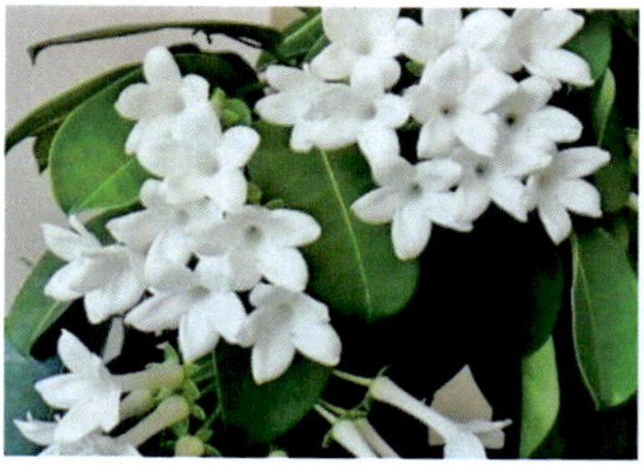

Botanischer Name: Marsdenia condurango

Anderer Name: Adler Reben, Bejuco de Sapo, Condurango Blanco, Geierpflanze, Kondorlinane, Magenwohl

Vorkommen: Südamerika – Peru, Ecuador, Kolumbien

Aussehen: Die Condurangopflanze ist eine zu den Lianen zählender, sehr behaarter Kletterstrauch. Seine Blätter sind derb und eiförmig, die Blüten weißlich und zu Dolden vereinigt. Der Stamm kann eine Dicke bis zu zehn Zentimetern erreichen.

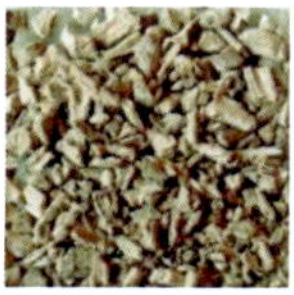

Familie: Seidenpflanzengewächse, Asclepidaceae

Verwendete Teile: Rinde, Wurzel

Aroma: Die Condurango verbreitet beim Räuchern einen sehr gewöhnungsbedürftigen scharfen Geruch, beinahe etwas stinkig.

Magische Räucherung: Räuchern Sie mit der Condurango, wenn Sie sich auf den Weg in die Anderswelt begeben wollen. Sei es, um Ihr Krafttier zu finden, oder um Elementarwesen zu treffen oder die Kommunikation mit den Ahnen aufzunehmen. Condurango fördert Ihre Hellsichtigkeit, macht Sie im Geist offen für die Sicht in die Anderswelt. Ihr reinigender und klärender Rauch vertreibt die negativen Energien in Ihrer Umgebung. Dadurch stärkt sie Sie und bereitet die Reise vor, damit auch Ihre tiefsten Fragen eine Beantwortung erhalten.

Mischung: Andorn, Bärentraube, Bärenwurz, Boldo, Kamille, Kampfer, Minze, Nieswurz, Salbei, Weihrauch

Planet: Mond
Götter: nicht bekannt
Chakra: Kronenchakra
Erzengel: Chamuel

Element: Erde
Sternzeichen: Jungfrau
Elementarwesen: Faun/Pan
Benutzung als Tee: ja

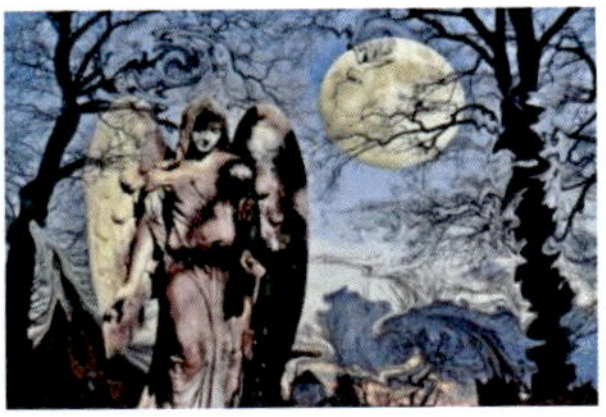

Wissenswertes über die Pflanze: Die Schamanen wussten um die Heilkraft und die magische Wirkung dieser besonderen Liane Bescheid. In Stammesritualen verräucherten sie die Rinde mit noch anderen Substanzen und traten so in Kontakt mit ihren Ahnen. Oder sie brauchten Klarheit über ihre Fragen, wenn zum Beispiel ein Stammesmitglied schwer erkrankt war. So baten sie des Weiteren um den Schutz der Götter, damit er ihren Stamm beschützte. Die Condurangorinde ist eine bekannte Heilpflanze, welche gegen Krebs, Syphilis oder auch Schlangenbissen wirksam hilft. Ihre appetitanregende Wirkung hilft besonders bei Beschwerden durch Magenkrebs. Condurango wurde abgeleitet von dem Wort Quichua angu, was Schlingpflanze bedeutet. Ihre Heilwirkungen waren schon im 18. Jahrhundert bekannt.

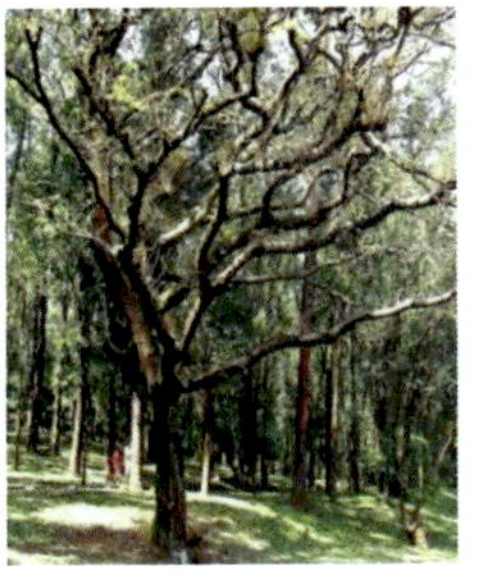

34. Copaivabalsam

Botanischer Name: Copaifera reticulata, Copaivae balsamum

Anderer Name: Balsam of Copaiba, Balsamo copaive, Baume de Copahu, Copaia, Cupayba, Kopaiabaum

Vorkommen: Südamerika – Venezuela, Brasilien, Kolumbien; Afrika

Aussehen: Der Kopaiabaum ist dornlos und kann eine Wuchshöhe von bis zu zwanzig Metern erreichen. Die Blätter sind paarig gefiedert. Im durchfallenden Licht erscheinen sie wie punktiert. Die Blüten bilden rispige oder ährenartige Blütenstände. Das Harz des Kopaivabaums gewinnt man durch das Anbohren der Stämme. Je nach Alter sieht diese Flüssigkeit hellgelb bis gelb-bräunlich aus und macht den Eindruck eines Sirups.

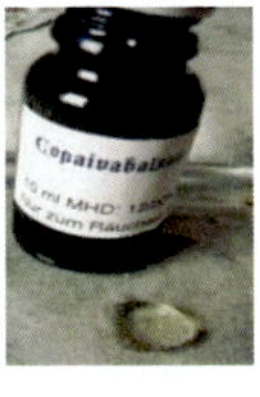

Familie: Schmetterlingsgewächse, Caesalpiniaseae

Verwendete Teile: Harz

Aroma: Das Aroma ist einmalig harzig, frisch balsamisch mit viel Vanilleduft und etwas Holzgeruch.

Magische Räucherung: Um die Balance im Körper zu aktivieren, räuchern Sie mit Copaivabalsam. Er umschmeichelt Ihre Seele, lullt Sie förmlich ein. Die Atmosphäre ist eine Art von Zufriedenheit, Sicherheit und Wärme. Der Duft tröstet Ihre Seele und Herz. Dieser ätherische Schutz gibt Ihnen wieder neue Sicherheit. Das Harz ist ideal für sehr stressgeplagte Menschen. Wenn Sie öfters unter Ängsten oder Unsicherheiten leiden, so kann ich das Copaivabalsam nur empfehlen regelmäßig zu räuchern. Der Balsam dringt ganz tief in uns hinein, lässt uns die Ängste anschauen, ohne dass wir gleich in Panik geraten. Er erinnert uns an unser Urvertrauen. Er zeigt Ihnen das Gefühl, was Vertrauen für sich selbst und an das Universum bedeutet. Ein Punkt, den wir manchmal schon sehr frühzeitig in der Kindheit verloren haben. Gehen Sie tief in sich hinein und finden Sie dieses Vertrauen ins Leben wieder. Beziehenen Sie den Copaivabalsam mit in Ihre Liebesrituale hinein. Bei Heilungszeremonien können die Selbstheilungskräfte aktiviert werden, da der Balsam in die Ursubstanz des Menschen hineinströmt. Er neutralisiert die krankmachenden Energien. Wenn Sie künstlerisch tätig sind, räuchern Sie mit Copaivabalsam, der Rauch beflügelt Ihre Fantasie und wunderschöne Dinge können entstehen. Ihre Kreativität wird weit geöffnet.

Mischung: Benzoe, Jasmin, Lavendel, Mastix, Rose, Sandelholz, Veilchen, Weihrauch, Ysop, Zimt

Planet: Jupiter
Götter: nicht bekannt
Chakra: Kronenchakra
Erzengel: Uriel

Element: Erde
Sternzeichen: Schütze
Elementarwesen: Elfen
Benutzung als Tee: nicht bekannt

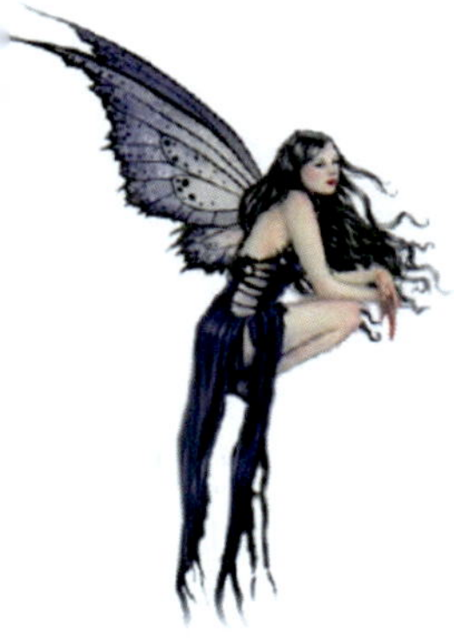

Wissenswertes über die Pflanze: Copaivabalsam wurde zum ersten Mal in einem Manuskript eines Mönches aus Brasilien erwähnt. Dieser lebte von 1570 bis 1600. Er beschreibt in diesem Manuskript einen großen Baum, der Cupayba genannt wurde. Wenn man in diesen Baum tief in die Rinde schnitzte, so floss viel klares Öl heraus. Dieses wurde als Medizin hochgeschätzt. Die Indianer wendeten es an, um gefährliche Infektionen zu vermeiden, unter anderem auch Starrkrampf. Ihren Neugeborenen vernarbten sie mit Copaivabalsam den Bauchnabel. Noch im 17. Jahrhundert, als Europäer nach Brasilien kamen, entdeckten sie diesen wunderbaren Baum mit dem so reichlich fließenden Harz. Dieses wurde dann auch nach Europa eingeführt. Heute benutzt man den Balsam auch zur Herstellung von Pauspapier. In der Lack- und Porzellanmalerei wird er zu Künstlerfarben verwendet und auch die Parfümerie schätzt diesen Balsam sehr als Fixateur.

35. Copal

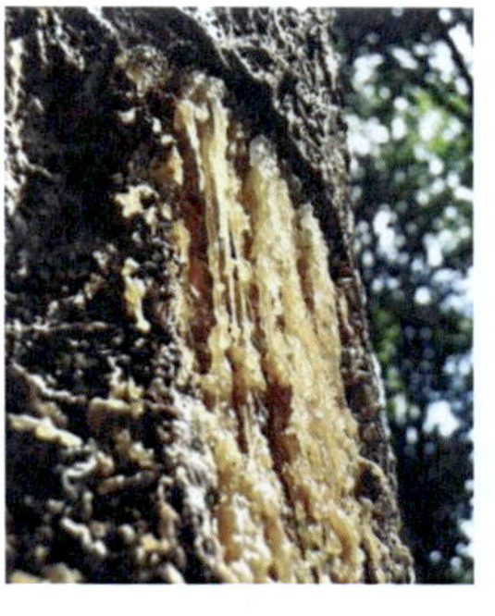

Botanischer Name: Protium Copal – Bursera odorata

Anderer Name: Animé, Aztekencopal, Copalli, Copal Kauri, Copal Kongo, Copal Manila, Copal Peru, Gehirn des Himmels, Kopal, Maya Copal

Vorkommen: Südamerika – Brasilien; Mittelamerika – Yukatan, Mexiko, Guatemala; Afrika – Kongo

Aussehen: Der Copal ist ein Sammelbegriff für Baumharze. Es gibt über dreitausend verschiedene Copalharze. Dieser Copal ist aber ein natürliches, fast fossilisiertes Harz. Er wird nicht frisch gewonnen und hat somit einen wesentlich größeren Härtegrad, zwischen dem des Frischharzes und des Bernsteins. Hier unterscheiden sich besonders die Schmelzpunkte. Die Gewinnung der Copale erfolgt aus Laub- wie auch aus Nadelbäumen. Daher gibt es auch verschiedene Farben des Copals auf dem Markt. Im Groben wird hier unterschieden zwischen dem Schwarzen Copal, der auch Aztekencopal genannt wird, und dem Manila Copal in der Farbe Gold, Gelb bis Bernstein. Des Weiteren gibt es den hellen, gelb-weißlichen, fast transparenten Copal.

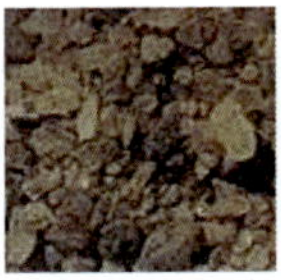
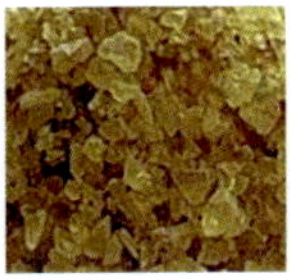
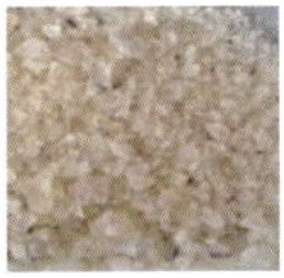

Familie: Schmetterlingsgewächse, Fabaceae

Verwendete Teile: Harz

Aroma: Der Schwarze Copal verströmt einen schwer würzigen Duft, der mich nach Pinie erinnert. Dies hat irgendwie etwa sehr Mystisches an sich. Der Manila Copal ist eher leichter, milder und etwas süßlich. Beim hellen Copal rieche ich den weihrauchähnlichen Duft wieder. Das Aroma ist sehr klar, etwas fruchtig. Alle sind warm-harzig im Aroma.

Magische Räucherung: Der Copal lässt sich gut in vielen Räuchermischungen mit einbringen. Durch seine Vielfalt an Farben und Gerüchen ist er auch den jeweiligen Themen zuzuordnen. Insgesamt kann ich hier aber sagen, dass sich alle Copale sehr gut eignen zur Reinigung von Räumen und magischen Gegenständen, wie der Kristallkugel und von Edelsteinen. Sie werden verbrannt, um den Hexenzauber aufzulösen und um negative Schwingungen zu verjagen, die in Form von Neid, Habgier und auch Rachesucht daherkommen. Des Weiteren auch Krankheiten, die aus Angst, Furcht und Kummer entstehen. Ihre ätherische Kraft liegt in der Auflösung der spannenden Energie. Copal bringt Ihnen die Harmonie zurück, bricht Licht in Ihr Herz und lässt es erblühen wie eine Lotusblume. Dieser lichtvolle sonnige Rauch erweckt Ihre Lebensgeister, holt Sie aus tiefen Lebenskrisen wieder hervor. Er wirkt sehr magisch bei Gebeten aller Art und kommt dem Weihrauch sehr nahe. Segnen Sie daher mit dem Copal. Danken Sie für alles Bekommene in Ihrem Leben. Danken Sie dem Universum für Ihr Sein. Danken Sie für die wunderbare Magie des Räucherns, was uns immer wieder einmal ein wenig an unser wirkliches „Zuhause" erinnert.
Schwarzer Copal: Diese Sorte nehme ich eher zu mystischen Räucherungen. Er geht sehr tief in die Seele hinein. Er hilft Ihnen, wenn Sie sich an einem sehr tiefen Punkt im Leben befinden, dies kann auch eine schwere Erkrankung bedeuten. Er wirkt wie Balsam im tiefsten Unterbewusstsein und lässt uns das Wahre und den richtigen Weg erkennen. Er wirkt unterstützend bei Transformationsprozessen.
Gelber Copal: Ein klarer Fall für Sonnenräucherungen. Er bringt viel Wärme und Licht in Ihr Herz, lässt es erblühen, gedeihen und wachsen. Bei leichter Niedergeschlagenheit genau das Richtige. Er eignet sich zu Einweihungsritualen, zur Segnung und für den Dank.
Weißer Copal: Dieses Harz ist eher für die fein-ätherische Ebene zuständig. Sein Rauch ist geeignet für Schutzrituale oder Opferräucherungen. In Reinigungszeremonien bringt er Klarheit und Verstehen. So wird auch die Hellsichtigkeit gefördert.

Mischung: oftmals alleine, ansonsten mit allen Räuchermitteln möglich

Planet: Sonne **Element:** Feuer
Götter: Maya-Götter, Itzamnaaj, Quetzalcoatl, Tlazoltéotl **Sternzeichen:** Schütze
Chakra: Kronenchakra **Elementarwesen:** Drache
Erzengel: Chamuel **Benutzung als Tee:** Das Harz an sich nicht. Da es so viele Arten von sehr vielen Bäumen gibt, ist hierzu eine genaue Aussage einfach nicht möglich.

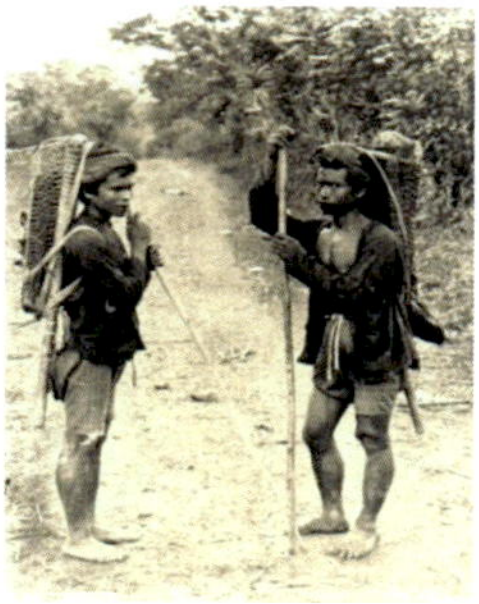

Copalsammler auf der Insel Sulawesi (früher Celebes), Indonesien; erste Hälfte des 20. Jahrhunderts, unbekannt, Tropenmuseum

Wissenswertes über die Pflanze: Warum die Mayas den Copal als „Gehirn des Himmels" bezeichneten, wird uns nach einer intensiven Räucherung und Beschäftigung mit dem Copal bewusst. Er war eines ihrer wichtigsten Räuchermittel für alle religiösen, magischen und medizinischen Rituale. Der Schwarze Copal wurde als Nahrung für die Reise ins Jenseits gesehen. So gaben sie ihn in das Grab der Toten hinzu, bzw. verbrannten ihn zusammen mit den Toten. Dieser Copal schützte die Azteken und Mayas vor allerlei Hexerei, schwarzer Magie und auch dem bösem Blick. Ein kleines Copalstück wurde auch als Herz für eine Ritualpuppe verwendet. In den Kopalbäumen sahen sie die Geister sitzen, die alles Böse abzuwehren vermochten. Die Huicholindianer trugen eine ganz enorme mexikanische Kultur in sich. Sie gebrauchten den Copal mit in ihrem Peyotekult (Peyote – Kaktus). Dieser war von enormer Bedeutung und Wichtigkeit. Sie sahen immer noch in allen Materialien, wie zum Beispiel im Mais, im Peyote, im Copal, in den tierischen Lebewesen und Elementen uralte Geistwesen. Diese Geister materialisierten sich später. Der Geist aber steckte noch immer in jedem einzelnen materialisierten Stück. Der Copal befreundete sich mit dem Feuer und beide beschlossen zusammenzubleiben. Sie wurden wirklich unzertrennlich und der Copal so zum Parfüm des Feuers. Eine wahre Liebesromanze und mit dem Glauben der Geister in jedem Stein, in jedem Ding, wurde für die Huicholindianer alles lebendig.

36. Costus

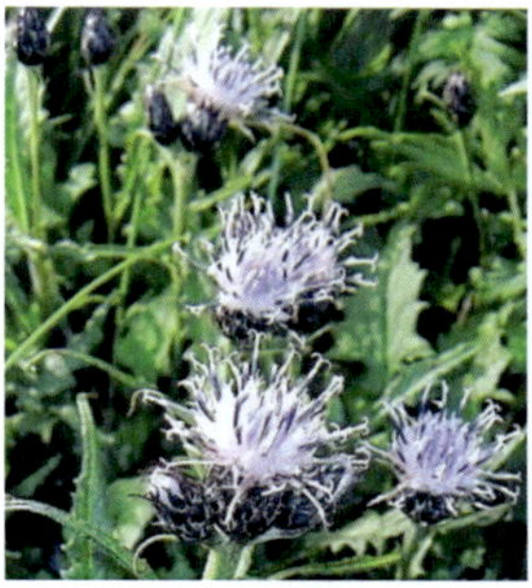

Botanischer Name: Saussurea lappa

Anderer Name: Pushkara. Putchuk, Königswurz, Kostwurz, Kushtha, Kust, Mu Xiang, Patchak, Quang Mu Xiang

Vorkommen: Himalayaregion – Indien, Pakistan, Kaschmir

Aussehen: Costus wächst in einer Höhe von viertausend Metern und kann eine Wuchshöhe von bis zu drei Metern erreichen. Die grundständigen Blätter sind eher sehr klein, wobei der Blattrand gezähnt ist. Die Blüten haben eine dunkel- lila Farbe und ähneln der Distelblüte.

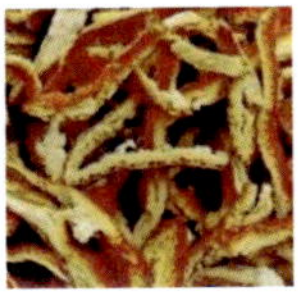

Familie: Korbblütler, Asteraceae

Verwendete Teile: Wurzel

Aroma: Die Costuswurzel riecht sehr erdig, holzig, animalisch mit einem veilchenartigen Aroma.

Magische Räucherung: Nehmen Sie die Costuswurzel als Zutat für schöne, sinnliche und erotische Liebesräucherungen. Ihr Aroma lässt Sie garantiert entspannen. Jeglicher Stress fällt ab, jede Belastung verringert sich und Sie werden frei und offen für die schönen Dinge im Leben. Ihre Hilfe vor allem auch bei psychischer Belastung lässt uns kräftigen. Sie werden zu sich selber finden, Ihre eigene Kraft entdecken und Vertrauen zu sich selbst wiedergewinnen. In der freien Natur hilft Ihnen Costus die Insekten abzuwehren.

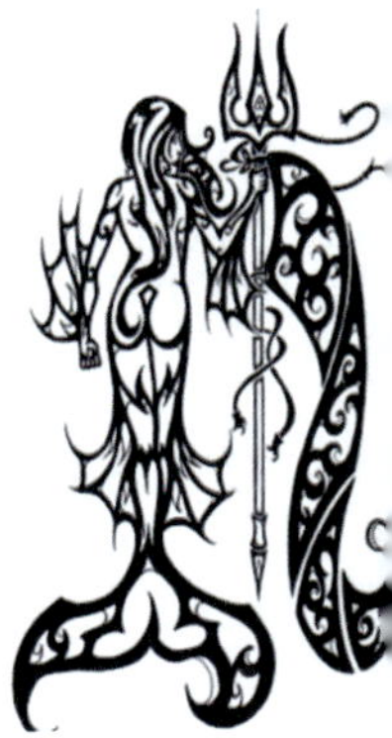

Mischung: Adlerholz, Anis, Moschus, Narde, Rhododendron, Rose, Sandelholz, Veilchen, Weihrauch, Zimt

Planet: Mars
Götter: nicht bekannt
Chakra: Wurzelchakra
Erzengel: Michael

Element: Wasser
Sternzeichen: Widder
Elementarwesen: Undine
Benutzung als Tee: ja

Wissenswertes über die Pflanze: Die Costuspflanze gehört bereits in einigen Gebieten zu den bedrohten Arten, da die wilden Aufsammlungen sie sehr dezimiert haben. Die heilende Wirkung ist seit Urzeiten in vielen Ländern bekannt. Ja sogar schon im Mittelalter. In China beispielsweise wurde die Pflanze in Wein aufgelöst und bei Herzschmerzen genommen. Die Chinesen stellten auch daraus Salböle her. Im Sanskrit wird Costus auch Pushkara genannt. Die Wurzel wurde vermehrt in Liebesräucherungen wegen des sinnlich- erotischen Geruchs eingesetzt. In Räucherstäbchen verarbeitet, war sie dann bald in ganz Asien daheim und fand auch den Weg nach Europa.

37. Damiana

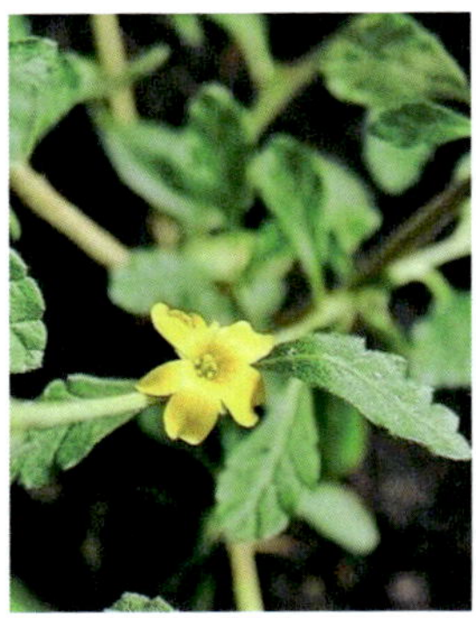

Botanischer Name: Turnera diffusa

Anderer Name: Asthmabesen, Damiane, Kleine Hirtin, Kleiner Oregano, Kraut des Hirschs, Oreganillo

Vorkommen: Mittelamerika – Mexiko; Südamerika

Aussehen: Damiana ist als kleiner Strauch in Mittelamerika beheimatet und kann eine Wuchshöhe von bis zu zwei Metern erreichen. Die glänzenden, länglichen Blätter haben einen gewellten Rand. Sie sind wie Finger an einer Hand angeordnet. Die wunderschönen gelblichen Blüten haben fünf abgerundete Blütenblätter.

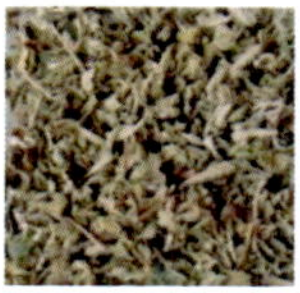

Familie: Turneragewächse, Turneraceae

Verwendete Teile: Blätter

Aroma: Dieses fantastische Kraut riecht sehr angenehm süßlich, etwas krautig und ziemlich betörend.

Magische Räucherung: Damiana ist eine Pflanze, die Sie unbedingt einmal zu einer Liebesräucherung ausprobieren sollten. Das Kraut wirkt erotisierend, dabei beruhigt es Sie innerlich und Sie können entspannen und jegliche Nervosität ziehen lassen. Der Duft wühlt Ihre liebevollen Gefühle auf und lässt den Strahl der Sinnlichkeit in Ihr Herz. Auch sehr zu empfehlen, wenn das erste Date ansteht. Das Verbrennen dieses Krautes kann aber auch Visionen bei Ihnen hervorrufen. Es gibt einem das Gefühl ein Teil der großen Schöpfung zu sein.

Mischung: Adlerholz, Copal, Jasmin, Mohn, Moschus, Muskat, Rose, Sandelholz, Styrax, Weihrauch

Planet: Venus
Götter: Erzulie
Chakra: Solarplexus
Erzengel: Uriel

Element: Feuer
Sternzeichen: Fische
Elementarwesen: Drache
Benutzung als Tee: ja

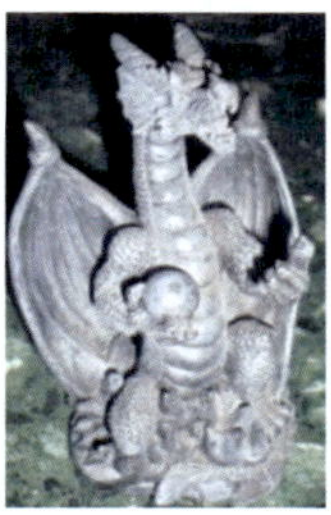

Wissenswertes über die Pflanze: Die Damianapflanze ist ein vielverwendbares Kraut. Sie wird als Tee getrunken, zu Likör verarbeitet, in Zigaretten verraucht und in Ritualen verräuchert. Besonders begehrt war die Pflanze zunächst bei den Frauen in Mexiko. Vor ihren sexuellen Praktiken nahmen sie Damiana entweder als Tee oder Likör zu sich. So wurde es zu einem traditionellen Aphrodisiakum. Manche sprachen der Pflanze magische Eigenschaften zu. Die Männer erfreute es, wenn die Frauen Lust auf die Lust hatten und entspannt mit viel erotischer Ausstrahlung dem Liebesakt nachgingen. Als Heilpflanze wurde sie gegen Abgeschlagenheit und besonders auch bei Asthma eingesetzt. Die Mayas nannten die Pflanze „misik kok“, was so viel wie Asthmabesen bedeutet, da sie die Lunge wie ein durchfegender Besen reinigte und vielen, die an Asthma litten, Erleichterung schaffte. Seinen jetzigen Namen bekam die Damiana von einem Missionar mit Namen Juan Mariá de Salvatierra, der im 17. Jahrhundert lebte. Er erinnerte sich an eine wundervolle Legende, die des heiligen Damian und seines Zwillingsbruders Kosmas. Die beiden Ärzte behandelten unentgeltlich ihre Patienten und verkündeten den christlichen Glauben. Da dies einigen sogar missfiel, wurden sie verfolgt und getötet, später aber von der Kirche zu christlichen Heiligen und Märtyrern ernannt. So wurden sie die Schutzheilige der Ärzte und Apotheker. Der Name hat sich überall in der Welt durchsetzen können.

38. Dammar

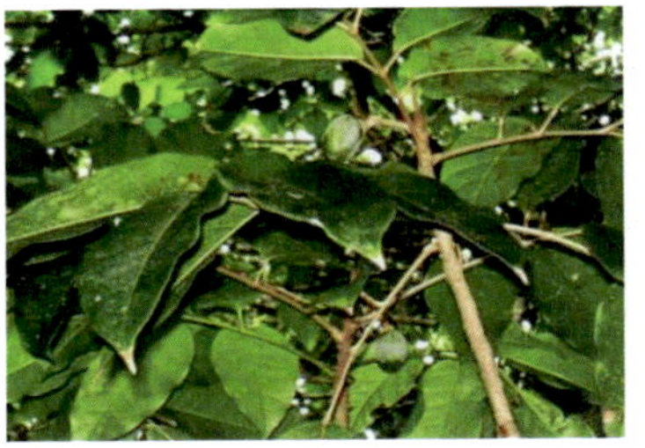

Botanischer Name: Canarium strictum

Anderer Name: Dhup, Kala-damar, Katzenauge, Mandadhupa, Raladhupa, Steinharz, Thelli, Weißer Mahagoni

Vorkommen: (Südost-)Asien – Indien, Sumatra, Insel Borneo

Aussehen: Der Dammarbaum wächst in großen tropischen Waldbeständen Südostasiens. Diese immergrünen Wälder gedeihen in einer Höhenlage bis zu 1400 Metern. Der Baum kann eine Wuchshöhe von bis vierzig Metern erreichen. Die Rinde ist etwas spröde. Die Blätter sind unpaarig und können sehr lang werden. Das Laub hat eine rote Farbe und ist filzig behaart. Die Blüten sind weiß-gelblich. Wird die Rinde angeschnitten, läuft ein schwarzer gummiartiger Saft heraus. Das Harz ist später glitzernd braun und hart. Es gibt aber auch Sorten, bei denen das Harz hellgelblich ist, fast transparent.

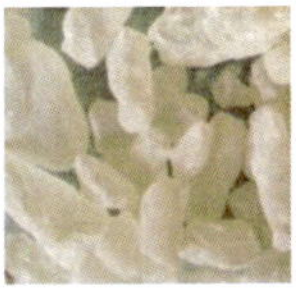

Familie: Zweiflügelfruchtgewächse, Dipterocarpaceae

Verwendete Teile: Harz

Aroma: Der Dammar hat einen einzigartigen frischen Duft, der etwas nach Zitrone riecht. Sein Rauch ist fein ätherisch.

Magische Räucherung: Das Dammarharz ist ein wahrer Lichtbringer. In der dunklen Jahreszeit denken wir oft an unsere lieben Verstorbenen. Es ist gut an sie zu denken, sie einmal wieder zu spüren und im inneren Auge vor sich zu sehen. Dammar hilft bei Kontakten mit ihnen. Manchmal ist der Tag aber auch so einfach düster, die Stimmung ist melancholisch und Traurigkeit steht ins Gesicht geschrieben. Es gibt Hilfe! Eine Räucherung mit Dammar vertreibt Ihre Schwermut und befreit Sie von negativen Gedanken, die Sie beherrschen. Seine entspannende Wirkung bringt Ruhe und Gelassenheit und Sie können wieder mit Volldampf den weiteren Weg gehen. Es legt sich eine Art Zufriedenheit nieder und mit ihr erscheint auch die Harmonie. Fühlen Sie, wie gut das tut, sein Selbstbewusstsein wieder im oberen Bereich zu haben. Die beruhigende Wirkung lässt sich auch beim Meditieren einsetzen und hilft Ihnen, sogar mit den Lichtwesen in Verbindung zu kommen. Engel begleiten uns, aber manchmal können wir diese nicht mehr erkennen. Dammar kann dies ändern und Sie spirituell öffnen. Dann sind auch Visionsreisen möglich. Bei Orakeln fördert er die Hellsichtigkeit. Probieren Sie es aus!

Mischung: Angelikawurzel, Iris, Lavendel, Muskat, Myrte, Patchouli, Rosmarin, Süßgras, Ysop, Weihrauch

Planet: Jupiter
Götter: nicht bekannt
Chakra: Solarplexus

Element: Luft
Sternzeichen: Zwilling
Elementarwesen: Simurgh

Erzengel: Metatron

Benutzung als Tee: ja

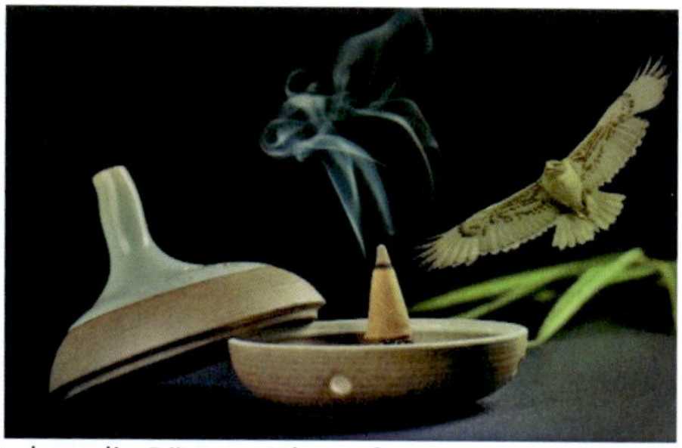

Wissenswertes über die Pflanze: Das Dammarharz bedeutet auf Deutsch Katzenaugenharz und auf Malaiisch Licht. In Indien gibt es von diesem Baum ganze Wälder, trotzdem ist die braune Variante des Dammars eher selten. Das helle Dammarharz splittert leicht. Oft wurden aus dem Harz Fackeln hergestellt. Diese waren besonders geeignet, da sie nicht tropften. Das Dammar gewinnt man, indem die Bäume sehr tief eingeschnitten werden. Das Harz sammelt sich dort und wird dann eingesammelt. Meist finden wir kleinere Stücke, im Kauf angeboten, die etwas birnenförmig aussehen. Dammar ist für die Lackindustrie mittlerweile unentbehrlich geworden.

39. Diptam

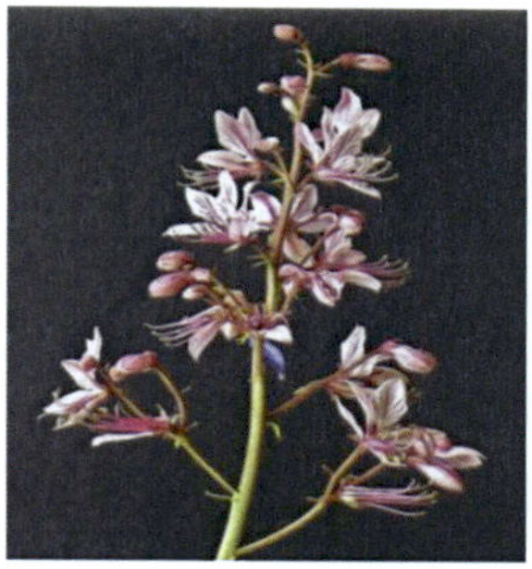

Botanischer Name: Dictamnus albus

Anderer Name: Aschwurz, Brennender Busch, Brennkraut, Deiwelswurz, Diktam, Kretischer Busch, Feuerpflanze, Flammender Busch, Pfefferkraut, Spechtwurzel

Vorkommen: Europa – Italien, Spanien; Asien

Aussehen: Der Diptam kann eine Wuchshöhe von bis zu 1,20 Metern erreichen. Die Blätter sind zuerst rötlich, später grün und mit einem pelzigen Flaum überzogen. Seine Blüten sind rosa bis violett. Es gibt auch Pflanzen mit weißen Blüten, diese jedoch sind sehr selten. Diptam steht unter Naturschutz. Der Diptam ist giftig!

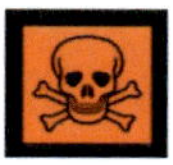

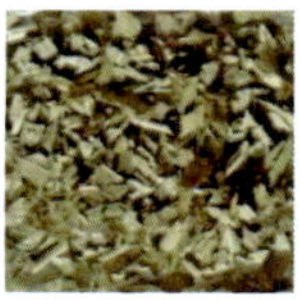

Familie: Rautengewächse, Rutaceae

Verwendete Teile: Kraut, Wurzel

Aroma: Der Diptam ist kräftig krautig im Duft mit einem leicht entfernten zitronig-zimtigen Aroma.

Magische Räucherung: Der Diptam zeigt Ihnen klar den Weg nach „oben“. Er hilft Ihnen bei Astralreisen. Mit ihm können Sie die Kontakte zu Engeln, Göttern oder anderen Wesen knüpfen. Seine beruhigende Eigenschaft lässt uns tief in die Meditation gehen, so bereitet er die Grundlage für das Reisen vor. Die letzten kleinen Ängstlichkeiten verfliegen, der Puls wird viel, viel ruhiger und nach der völligen Entspannung machen Sie sich auf den Weg zu den Wesenheiten. Dabei denken Sie bitte auch an Ihre Wünsche, denn der Diptam verstärkt auch den Wunschzauber. Ihn auf der Reise mit einzubringen, wäre sehr günstig, denn oftmals sind es dann gerade die Götter, die ihren Segen zu einer Sache geben.

Mischung: Boldo, Copal, Eisenkraut, Galanga, Orangenblüte, Petersilie, Sandarak, Tolubalsam, Weihrauch, Yerba Santa

Planet: Merkur
Element: Wasser
Götter: Aphrodite/Venus, Artemis/Diana, Eileithyia
Sternzeichen: Fisch
Chakra: Kronenchakra
Elementarwesen: Feen
Erzengel: Zadkiel
Benutzung als Tee: ja

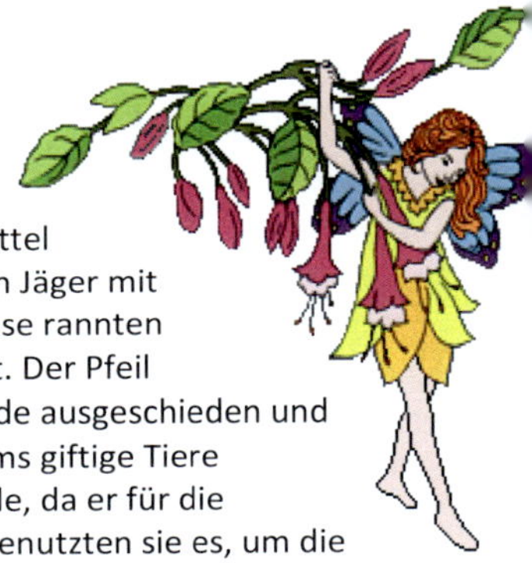

Wissenswertes über die Pflanze: Der Diptam gehört zu den Mysterienpflanzen des Altertums. So war auch schon sehr früh seine Eigenschaft zur (Wund-)Heilung bekannt. Die Göttin Aphrodite heilte mit dem Diptam den Helden Aeneas. Schon sehr früh wurde er bei den Menschen auch als Magenmittel eingesetzt. In einer keltischen Sage wurde geschrieben, dass ein Jäger mit einem Pfeil auf wilde Ziegen schoss. Er traf die Ziegen, doch diese rannten sofort zu der Stelle, wo der Diptam wuchs und fraßen das Kraut. Der Pfeil rutschte sogleich aus der Ziege heraus, das Gift des Pfeiles wurde ausgeschieden und die Wunde verheilte. So sah man auch, dass der Saft des Diptams giftige Tiere verscheuchte. In der Liebe spielte der Diptam insofern eine Rolle, da er für die Frauen ein menstruationsförderndes Mittel war. Desgleichen benutzten sie es, um die Geburt voranzutreiben. Daher war er auch den Göttinnen Artemis und Eileithyia geweiht. Etwas Seltsames aber hatte die Pflanze noch ans Licht gebracht: An sehr heißen Tagen, wenn die Pflanze sehr viel ätherisches Öl erzeugte, beobachtete man, dass dieses sich selbst entzündete. Es war eine Art Brennglaswirkung, die das Entzünden verursachte. Wenn es in der Dämmerung noch ganz heiß war und windstill dazu, so konnte man an der Pflanze kleine blaue Flammen sehen. Möglich, dass genau diese Flammen den „Brennenden Busch“ aus der Bibel darstellten.

40. Dost - Oregano

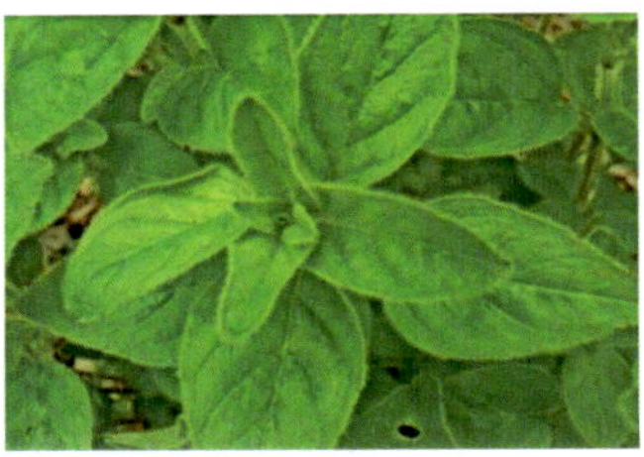

Botanischer Name: Origanum vulgare

Anderer Name: Origanum vulgare

Vorkommen: Europa – Deutschland; weltweit

Aussehen: Der Dost kann eine Wuchshöhe von bis zu siebzig Zentimetern erreichen. Aus der ein wenig holzigen Wurzel treibt ein aufrechter, vierkantiger und mehrfach verzweigter Stängel. Die Überläufe der Stängel sind leicht rötlich und behaart. Die Blütenfarbe ist Rosa bis Weinrot.

Familie: Lippenblütler, Lamiaceae

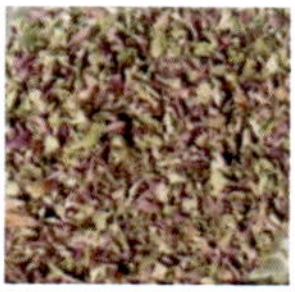

Verwendete Teile: Kraut

Aroma: Der Dost hat einen sehr herb-aromatischen und krautigen Duft.

Magische Räucherung: Gerne wird der Dost in Naturräucherungen verwendet. Im Garten verbrannt, soll der Rauch im Freien Wesenserscheinungen produzieren. Das können Naturwesen sein, aber auch Geistererscheinungen. Seine Kraft reicht aus, um die negativen Wesen fernzuhalten. Seine reinigende Wirkung auf feine Schwingungen lässt ihn auch zu Bannzaubern verwenden. Oftmals sind es die Nachbarn, die einem wieder alles neiden, weil sie täglich damit konfrontiert werden. Auch wenn Sie keinen Grund haben, die Schwingung kommt bei Ihnen an. So können Sie dem gut entgegenwirken, wenn Sie mit Dost räuchern. Senden Sie einfach die Gedanken und Gefühle der anderen Menschen zurück. So können diese nicht mehr erdrückend auf Sie einwirken.

Mischung: Andorn, Eukalyptus, Flieder, Jambul, Meersalz, Mönchspfeffer, Steinklee, Tabak, Waldmeister, Weihrauch

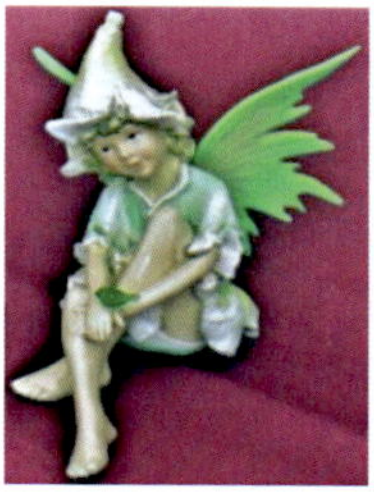

Planet: Merkur
Götter: nicht bekannt
Chakra: Halschakra
Erzengel: Metatron

Element: Luft
Sternzeichen: Zwilling
Elementarwesen: Elfen
Benutzung als Tee: ja

Wissenswertes über die Pflanze: Im Mittelalter benutzten die Menschen den Dost, um vor allem Kinder und Wöchnerinnen vor Unholden wie Kobolden und Hexen zu schützen. Kindern, die nicht reden wollten, gab man einen Löffel voll Dostwasser. So wurden die plagenden Dämonen aus ihnen genommen und sie fanden zurück zur Sprache. Der Dost war eine wundervolle Abwehrpflanze, die es sogar mit dem Teufel aufnehmen konnte. Frauen, die als Hexen angesehen wurden, hielten sie das Kraut einfach unter die Nase. Sie glaubten zumindest so den Teufel aus ihnen verjagen zu können. Angehexter Zauber sowie verlorener Lebensmut sollten verwandelt werden in Fröhlichkeit.

41. Drachenblut

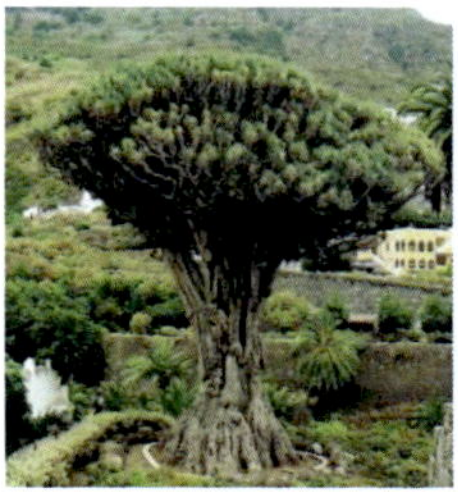

Botanischer Name: Dracaena draco, Daemenorops draco

Anderer Name: Blutharz, Indischer Zinnober, Palmdrachenblut, Rotanpalme, Rotangharz, Teufelsblut

Vorkommen: Australien; Asien – Indien, Nepal, Borneo; Afrika; Amerika; kanarische Inseln

Aussehen: Drachenblut wird aus dem Harz des Drachenblutbaums, aber auch aus der Rotanpalme gewonnen. Die Rotanpalme ist eine bis zu 100 Meter lange lianenartige Palme. Das Harz bildet sich während der Fruchtreife in den Fruchtständen zwischen den Früchten.

Die Drachenbäume bilden sehr dicke Stämme, die einen Umfang bis zu zehn Metern erreichen können. Manche Bäume geben das Harz von alleine ab, andere wiederum werden angeritzt, damit sie es absondern. Das Harz ist tiefrot und wird meist in Pulverform gehandelt. Es gibt aber auch kleine Stücke oder Kugeln. Das feste Drachenblut neigt eher dazu braun auszusehen, wird oft aber mit rotem Pulver überstäubt. Insgesamt ist Drachenblut ein Harz, das aus verschiedenen Bäumen gewonnen wird.

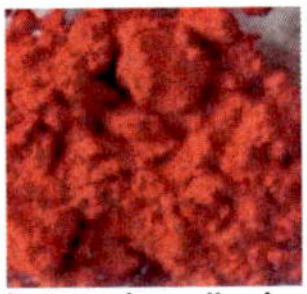

Familie: Palmengewächse, Palmaeceae

Verwendete Teile: Harz

Aroma: Das Drachenblut hat einen umwerfenden Geruch, der sehr intensiv würzig duftet, etwas süßlich sogar, und einen dunklen Rauch verbreitet.

Magische Räucherung: Durch seine wunderschöne dunkelrote Farbe ist das Harz sehr anziehend. Und nicht nur das, es ist und wird sicherlich auch eines Ihrer wichtigsten Räucherzutaten. Drachenblut liebt es förmlich, negative Energien zu neutralisieren. Es schützt so vor jeglichem bösen, schwarzen Zauber, vertreibt unangenehme Geister und auch Neid. Habgier oder Missgunst werden aufgelöst. Sein Rauch fegt durch die Räume und reinigt alles. Kurzum, es ist Ihr neuer Hightechbesen zur atmosphärischen Reinigung, stärkt Ihren Willen, verteilt Mut und hilft Ihnen die Dinge anzufangen, bei denen Sie lange unentschlossen waren. Das Drachenblut macht sich sehr gut in Erdritualen oder in Ritualen, bei denen es um Ihre Erdung geht. In der Drachenmagie steht es natürlich an erster Stelle. Und wer die Existenz von Drachen anzweifelt, der solle dies doch einmal versuchen und mit ihnen kommunizieren.

Persönliches: Eines Tages kam mein Sohn zu mir und fragte mich, ob er denn für sich eine Räucherung machen dürfe. „Klar", meinte ich, „da drüben steht meine Kiste, nehme dir, was du benötigst, du kennst dich ja aus." So nahm er die riesengroße Kiste und suchte sich alles Notwendige heraus. Beim Öffnen der Truhe kam uns schon ein wundervoller Duft entgegen. Er nahm nun alle Utensilien mit sich und ging in sein Zimmer. Später war ich dann doch neugierig und wollte wissen, was er sich herausgesucht hatte und sich zusammenmischte. Natürlich war Drachenblut darunter, eines seiner Lieblingsharze. Aber auch alle anderen Zutaten passten perfekt. Er hatte dies aus reinem Instinkt genommen. Alle waren starke Reinigungspflanzen. Nach zwei Stunden war nicht nur die Luft in seinem Zimmer total verändert. Die Atmosphäre war durchgefegt. Und sage und schreibe, sein Zimmer war ebenfalls blitzblank und er hatte ein wunderschönes Grinsen im Gesicht!

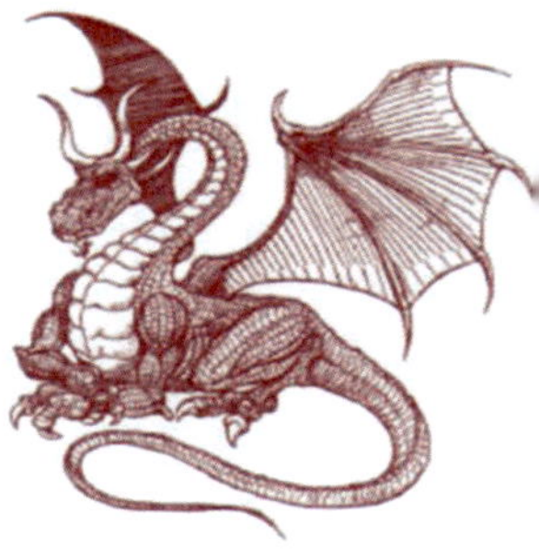

Mischung: Angelika, Beifuß, Gewürznelke, Heidekraut, Mistel, Mohn, Patchouli, Rhododendron, Sandelholz, Weihrauch

Planet: Mars
Götter: nicht bekannt
Chakra: Wurzelchakra
Erzengel: Michael

Element: Feuer
Sternzeichen: Skorpion
Elementarwesen: Drache
Benutzung als Tee: ja möglich, als Tropfen im Tee

Wissenswertes über die Pflanze: Drachenblut ist ein magisches Harz und wurde schon sehr früh in Ritualen verwendet. Einst legte der Mann sich ein Stück Harz unter das Kopfkissen oder Bett, er hoffte sich so vor Impotenz schützen zu können. Wegen der verschiedenen Baumarten gab es auch jeweils eine andere Art der Harzgewinnung. Heute wird das Harz auch gerne noch in Lacken verwendet.

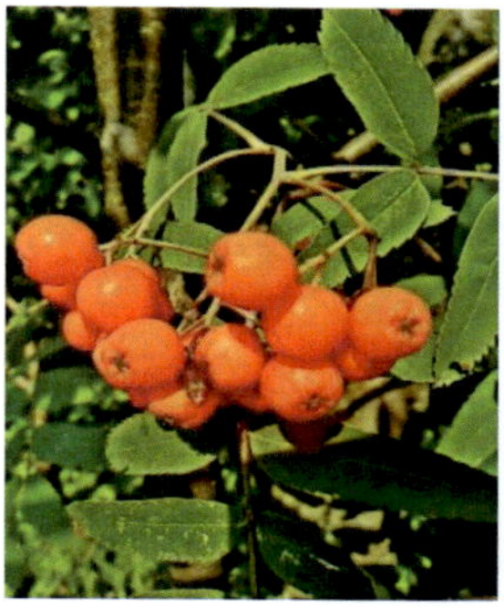

42. Eberesche - Vogelbeere

Botanischer Name: Sorbus aucuparia

Anderer Name: Amselbeere, Aschekirsche, Drachenbaum, Drosselbeere, Judenkirsche, Kronawetterbeere, Moosbeere, Quitschenbaum, Stinkholz, Wilde Esche

Vorkommen: Europa – Deutschland; Asien – Russland

Aussehen: Die zierliche Eberesche kann eine Wuchshöhe von bis zu fünfzehn Metern erreichen. Die Blätter bestehen aus gezähnten Fiederblättchen. Die weißen Blüten duften eher unangenehm. Als Frucht entwickelt sich eine korallenrote kleine, etwa erbsengroße Beere.

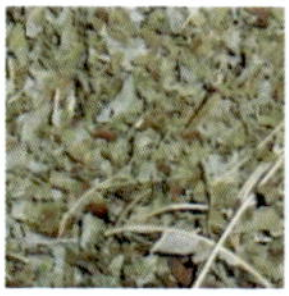

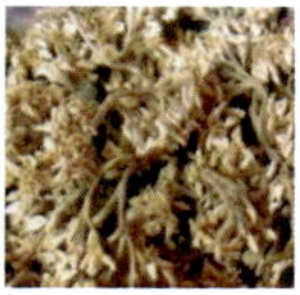

Familie: Rosengewächse, Rosaceae

Verwendete Teile: Blätter, Blüten, Beeren

Aroma: Die Eberesche verströmt einen herb-krautigen Duft und nicht wie erwartet einen fruchtigen.

Magische Räucherung: Der Rauch der Eberesche steigert Ihre übersinnlichen Fähigkeiten. Probieren Sie die Beere dazu gerne mal beim Orakeln aus. Dabei ist es egal, was Sie zur Unterstützung verwenden, ob Karten, Edelsteine, Runen oder auch Knochen. Die Eingebung wird kommen und Sie werden mit Informationen aus der Anderswelt versorgt werden. Diese wiederum werden Ihnen Einblicke in die Zukunft geben und Sie können sich in der Gegenwart besser zurechtfinden. Die Eberesche können Sie zudem auch sehr gut zu Zeremonien verwenden, die mit dem Tod zu tun haben. Der Rauch ist Ihnen dabei behilflich, mit den Verstorbenen zu kommunizieren. Die Eberesche lässt sich rituell auch sehr gut zum Herbeirufen der Götter verwenden, die Ihnen Führung, Schutz und Hilfe geben. Auch lassen sich mit der Räucherung die Ahnen und astralen Führer und Lehrer herbeirufen. In Bannungsritualen können Sie mit den Beeren die Dinge aus Ihrem Leben verbannen, die Sie nicht mehr haben möchten.

Mischung: Boldo, Flieder, Ginseng, Kornblume, Lapacho, Mariendistel, Mohn, Pfingstrose, Weihrauch, Zistrose

Planet: Jupiter

Element: Feuer

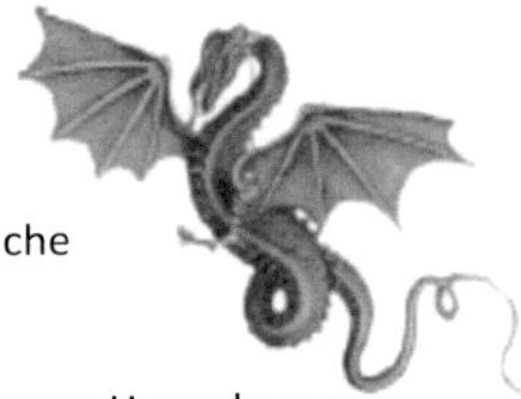

Götter: Brigidh, Brigantia (Schutzgöttin des Landes Britannien), Thor
Sternzeichen: Schütze
Chakra: Wurzelchakra
Erzengel: Gabriel
Elementarwesen: Drache
Benutzung als Tee: ja

Wissenswertes über die Pflanze: In England wird die Eberesche auch gerne Hexenbaum genannt. Bei den Kelten war sie ein heiliger Baum. Die Druiden schrieben ihr mächtige Kräfte zu – besonders, wenn ein solcher Baum in der Nähe von Steinkreisen wuchs. Versuchte jemand eine Eberesche zu verpflanzen, wurde er hart bestraft. Und selbst der Geist der Eberesche wehrte sich mit enormer Macht dagegen. Die Ausstrahlung des Baumes galt als belebend und Ruhe bringend. So pflanzten die Kelten neue Bäume an ihren Wohn-, Kultur- und Opferstätten. Bei den Briten galt er ebenfalls als ein magischer Baum. Im Baumalphabet. wurde er dem Buchstaben L oder LUIS zugeordnet. Die Griechen durften nur von den magischen Früchten des Baumes essen, wenn sie gleichzeitig ihren Ahnen tiefsten Respekt zollten. Bei den Germanen war der Baum dem Gewittergott Thor geweiht. Dadurch symbolisierte der Baum auch die Urgewalt der Natur. In einer Legende steht geschrieben, dass der Gott Thor einst in einen reißenden Fluss gefallen war. Eine Eberesche bemerkte dieses und streckte ihm ihre Zweige entgegen. So konnte Thor sich mithilfe der Eberesche retten. Die beiden waren seitdem sehr verbunden und nur das Lieblingstier von Thor, die Ziege, durfte von dem Laub der Eberesche fressen. In einer anderen Legende wurde von der irischen Heldin Deirdre berichtet. Sie sah einen Raben, der vom Blut trank, das den weißen Frühlingsschnee unter der Eberesche rot färbte. In ihrem inneren Auge erblickte sie den Mann ihrer Träume und Sehnsüchte. Er hieß Nooise. Einige Zeit später wurden sie Mann und Frau und ihre Liebe währte bis über den Tod hinaus. Der König Conchobar begehrte Deirdre nämlich und nahm sie gefangen. Deirdres Herz aber schlug nur für Nooise und so würdigte sie den König keines Blickes. Vor Zorn ließ er Nooise ermorden. Kurze Zeit später schlug Deirdre ihren Kopf unter einer Eberesche so hart auf, dass sie noch am gleichen Tag verstarb wie ihr Mann und sie so wieder beisammen waren. Über 200 Jahre lang wurde die Eberesche in Europa für einen magischen Zweck verwendet. So wurden zwei dünne Zweige mit einem roten Faden zusammengebunden, dass es ein Kreuz ergab. Dieses Schutzamulett trugen die Bauern in ihren Taschen und die Highlander nähten es ins Futter ihrer Kleidung. In der Magie wurde die Eberesche auch Drachenbaum genannt. Ihre Zweige sind so eigenartig, dass man ihr die Macht zusprach, vor Drachen und anderen Ungeheuern schützen zu können. Zweige dieses Baumes wurden auch oft als Wünschelruten oder Zauberstäbe eingesetzt. Die Beeren der Eberesche galten als Speise der Götter, sie sind sehr reich an Vitamin C. Die Eberesche ist das Symbol für das Widererwachen der Natur, der Erweckung und auch der Lebenskraft. Nach der harten langen Winterzeit ist die Eberesche der erste Baum, der sich im Frühling wieder belaubt. Auf Friedhöfen, als Grabpflanze, sorgt sie dafür, dass der Geist der Verstorbenen nicht mehr umherirren kann.

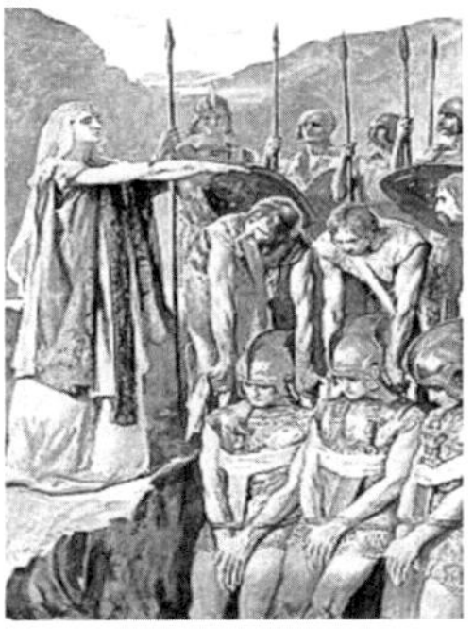

Deirdres Menschenopfer am Grabe Nooises, J.H.F.Bacon (1865-1914)

43. Eibe

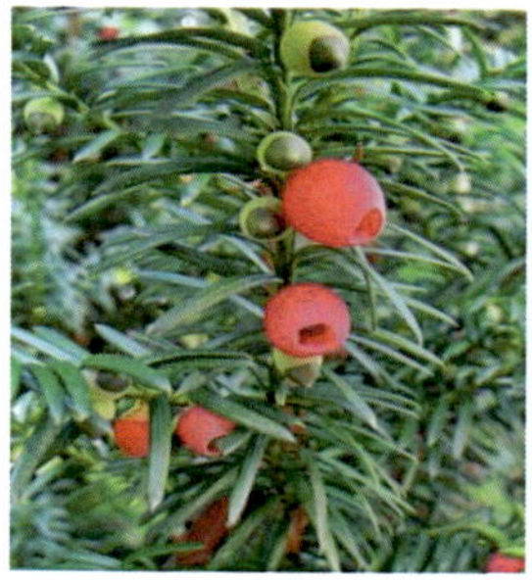

Botanischer Name: Taxus baccata

Anderer Name: Bogenbaum, Eife, Ibenbaum, Kandelbaum, Rotalber, Tasso, Taxus, Totenbaum, Yali, Ypenbaum

Vorkommen: Europa – Deutschland; Asien; Nordafrika

Aussehen: Der immergrüne Baum kann eine Wuchshöhe von bis zu achtzehn Metern erreichen. Seine Rinde ist dünn gefurcht und hat eine braungraue Farbe. Die nadelförmigen Blätter sind dunkelgrün und zugespitzt. Die Blüten sitzen an den Zweigspitzen und an den

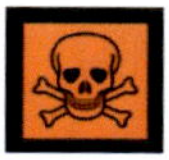

Zweigbasen. Sie sind eher unscheinbar blass-gelblich bis hellbraun. Die Früchte jedoch sind leuchtend rot mit zwei schwarzen Samen. Die gesamte Pflanze ist sehr stark giftig für Mensch als auch für Tier.

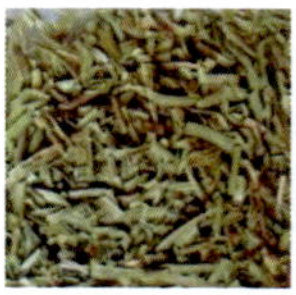

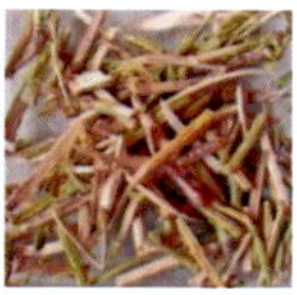

Familie: Eibengewächse, Taxaceae

Verwendete Teile: Holz, Nadeln, Rinde

Aroma: Die Eibe hat einen sehr warmen Duft, der sehr an ein gemütliches Kaminfeuer erinnert.

Magische Räucherung: Die Eibe hat eine tiefe Verbundenheit mit dem Tod. Daher verwenden Sie die Teile auch zu Räucherritualen, die die Ahnen rufen sollen oder in denen Sie Astralreisen vornehmen möchten. Die Eibe stellt eine wunderbare Verbindung zwischen den Welten her. Die Unendlichkeit wie auch die Ewigkeit bekommen mit dem Rauch eine besondere Bedeutung. So wird Ihnen der Wandel der Geschehnisse sehr bewusst werden. Alles lebt, alles existiert, alles hat einen Geist und Sie erkennen ab und an die große Illusion hier auf Erden. So können Sie gerne auch auf dem Friedhof etwas von der Eibe verbrennen lassen, denn die Grabstätten sind Zeugnisse der Vergangenheit und gleichzeitig der Zukunft. Da kommen natürlich die großen Fragen auf uns zu. Wer bin ich und was ist mein Ziel hier unten? Oder, warum bin ich hier auf Erden und warum passieren in meinem Leben Dinge, die ich nicht beeinflussen kann? Fragen über Fragen, über die Herkunft, das Sein und das Werden. Das ist gut. Stellen Sie die Fragen, schauen Sie auf Ihre tiefsten Gefühle und Regungen und lernen Sie, sich und dem Universum zu vertrauen. Lassen Sie eventuell tief sitzende alte Erinnerungen wieder ans Tageslicht kommen. Schauen Sie sie nochmals an und dann bearbeiten Sie diese. Das kann geschehen, indem Sie loslassen, verzeihen, sich oder einem anderen. Und lernen Sie dabei auch zu danken, denn jedes Geschehen hat seinen Grund und hilft Ihrer spirituellen Entwicklung.
Beim Räuchern sollten Sie sehr vorsichtig mit der Eibe sein, denn sie ist giftig. Bitte dosieren Sie die Zutaten daher sehr vorsichtig, öffnen Sie Fenster, lüften Sie gut. Schwangere, Kinder und Tiere sollten nicht bei der Eibenräucherung dabei sein.

Mischung: Alraune, Buchsbaum, Farn, Holunder, Quebracho, Sellerie, Ulme, Weihrauch, Wermut, Zeder

Planet: Saturn **Element:** Wasser
Götter: Apollo, Artemis/Diana, Ivavos, Ullr, Hekate, Tod, Unterwelt
Sternzeichen: Skorpion
Chakra: Wurzelchakra **Elementarwesen:** Pan
Erzengel: Uriel **Benutzung als Tee:** nein

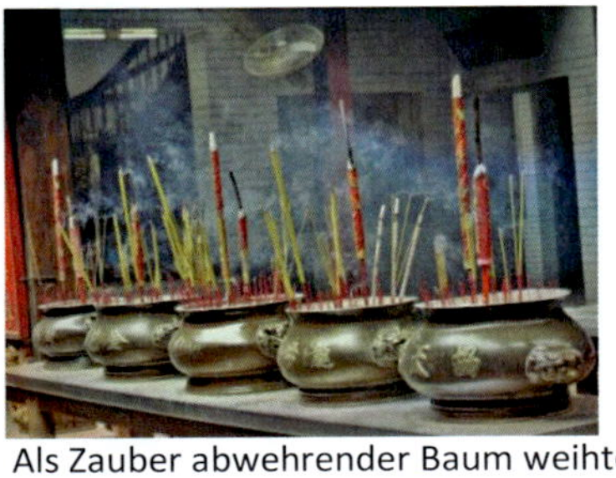

Wissenswertes über die Pflanze: Die Eibe ist das Symbol der Unsterblichkeit. Der Tod als Übergang zum neuen Leben und das Leben, das wieder zum Tod führt. Daher ist die Eibe ein Gewächs, das die Menschen gerne auf Friedhöfen gepflanzt haben. Sie schützten so vor bösen Geistern und gleichzeitig ebneten sie den Weg der Verstorbenen in die Anderswelt. In Skandinavien wohnte der Gott der toten Jahreszeit, genannt Ullr, in einem Eibenwald. Als Zauber abwehrender Baum weihten die Kelten ihn der Totengöttin. Durch ihren sehr dunklen, düsteren Aspekt steht die Eibe für den Tod der Sonne. So wurde auch der Tag vor der Wintersonnenwende, der letzte kurze Tag, dem Baum geweiht. Der Tag bedeutet das Ende des Zeitenkreislaufs. Mit der Wiedergeburt des Sonnenkindes fängt der Zeitenkreislauf sich wieder an zu drehen. Die Eibe symbolisiert den Baum, der an der Pforte des Überganges zur Ewigkeit steht. Aus diesem heiligen Baum schnitzten die Druiden Zauberstäbe und andere magische Dinge, zusammen mit der Eberesche und der Hasel. Geschnitten werden durfte dieses Holz und die Zweige nur zu Neumond oder bei Mondfinsternissen. Die Rituale waren sehr aufwendig. Fand allerdings einmal eine Sonnenfinsternis statt, so waren die dann geschnittenen Äste fast ganz unüberwindbar an magischer Zauberkraft. Da die Kelten in der Eibe einen Anteil an der Ewigkeit sahen, war es auch für sie das langlebigste Geschöpf auf Erden. Sie wussten nur zu gut, dass genau vor diesem Baum niemand bestehen konnte, der Lug und Betrug demonstrierte. Egal wie hochgradig der Zauber sein mochte, den jemand hervorrief, vor der Eibe konnte kein Zauber bestehen. In der Jagd benutzten die Kelten das Gift der Eibe, um Wild zu erlegen. Des Weiteren fertigten sie auch Pfeil und Bogen aus Eibenholz an. Ihre Versammlungen und wichtige Sitzungen hielten die Druiden im Sommer oft unter Eibenbäumen ab. Der durch die Hitze entstehende Rauschzustand ermöglichte es ihnen, in Trance zu gehen und bewusstseinserweiternde Reisen zu unternehmen. Die Germanen nahmen die Eibe als Schutzrunen. Das Gift der Eibe brachte natürlich auch sehr viele Selbstmorde und Morde mit sich. So tranken die Männer vom Stamm der Eburonen („Männer der Eibe“, im keltisch-germanischen Bereich) einen Eibensud, nachdem die römischen Legionen ihr ganzes Land verwüstet hatten und ihnen die Sklaverei drohte. Bei den Frauen wurden mithilfe von Eibenpräparaten viele Abtreibungen vorgenommen. Auch Vieh wurde beklagt, das manchmal genau da weidete, wo Eibenbäume standen. Und wenn im Hochsommer durch die Hitze ätherische Öle heraustraten, konnte es schon passieren, dass man einen Rauschzustand bekam. Dieser wirkte sich so aus, dass der Mensch oder die Tiere, die im Sommer Schatten unter der Eibe suchten, keine Kraft mehr besaßen, sich von dem Ort zu entfernen und kurze Zeit später starben. Selbst die Götter töteten mit Eibengiftpfeilen. So kam es, dass Apollon und Artemis die Töchter der Niobe töteten. Die wagte es nämlich, sich aufgrund ihres Kinderreichtums über die Göttin Leto zu stellen. Mit ihrer

Höherstellung verbot Niobe dem Volk, weiterhin deren zwei Kinder, nämlich Apollon und Artemis, zu verehren. Daraufhin erzürnte sich die Göttin Leto dermaßen, dass sie ihren beiden Kindern befahl, die Töchter der Niobe zu töten. In der Mythologie vom Weltenbaum Yggdrasil wurde oft auch die Eibe und nicht die Esche als eigentlicher Weltenbaum angesehen, da die Eibe bewusstseinsverändernde Pseudoalkaloide besaß und somit den germanischen Schamanen als Reisebaum in die neun Welten diente. Die Esche konnte dies nicht leisten. In Ägypten benannte man die Eibe als Todesblume. Shakespeare schrieb in Macbeth, wie die Hexen die Eibensplitter in der Mondfinsternis schnitten und sie dann in ihren Zaubergetränken verarbeiteten. In vielen Totenkulten wurde berichtet, dass die Eibe die besondere Kraft besaß, Zwerge zu vertreiben. Die Eibe steht unter Naturschutz und war Baum des Jahres 1994.

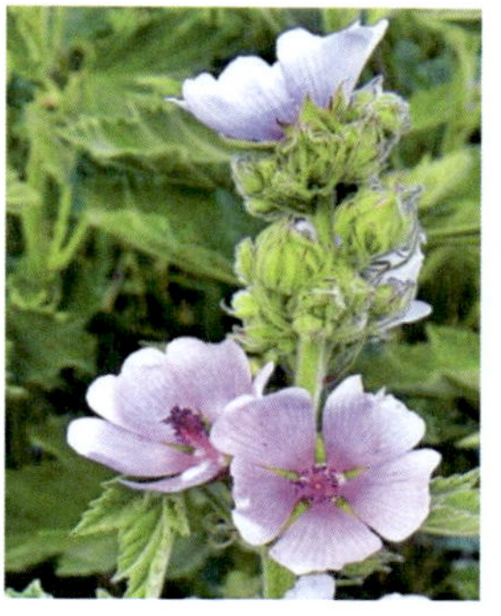

44. Eibisch

Botanischer Name: Althaea officinalis

Anderer Name: Altee, Driantenwurzel, Eibsche, Flusskraut, Heilwurz, Ibsche, Malve, Rosenmalve, Samtapfel, Stockwurz

Vorkommen: Europa – Deutschland; Westasien; Nordafrika

Aussehen: Der echte Eibisch ist eine mehrjährige aufrechte Pflanze mit sehr kräftigen Stängeln, die eine Wuchshöhe von bis zu zwei Metern erreichen kann. Die Blätter sind samtig und dreilappig. Die mittelgroßen Blütenblätter sind hellrosa. Die Stempel sind kräftiger in der Farbe, meist rot bis violett. Die Früchte sind ein wenig kastanienartig.

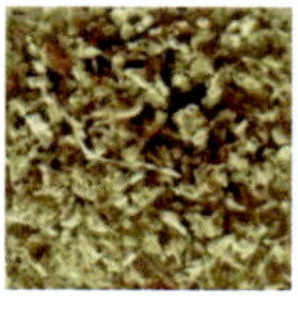

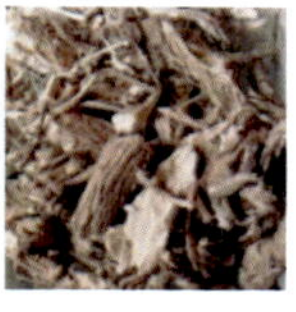

Familie: Malvengewächse, Malvaceae

Verwendete Teile: Blätter, Blüten, Wurzel

Aroma: Die Blätter des Eibischs duften sehr süßlich und fein-krautig. Die Wurzel gibt einen fast blumigen und warm-krautigen Duft wieder.

Magische Räucherung: Der Eibisch bringt beim Verräuchern sehr angenehme positive Energie wieder. Daher wenden Sie ihn an, um Reinigung und Klärung für Ihr Haus zu erreichen. Das Verbrennen des Eibisch regt Sie an, die Dinge mit anderen Augen zu betrachten. Er fördert die Intuition und auch übersinnliche Fähigkeiten könnten nun ganz durchbrechen. Ausgesprochene Flüche können mit ihm gebannt werden. Die Blüten des Eibisch helfen Ihnen bei Heilritualen.

Mischung: Eisenkraut, Frauenmantel, Johanniskraut, Liebstöckel, Linde, Mariendistel, Petersilie, Sellerie, Wegwarte, Weihrauch

Planet: Merkur **Element:** Wasser

Götter: Aphrodite/ Venus, Althea
Chakra: Halschakra
Erzengel: Chamuel

Sternzeichen: Fische
Elementarwesen: Feen
Benutzung als Tee: ja

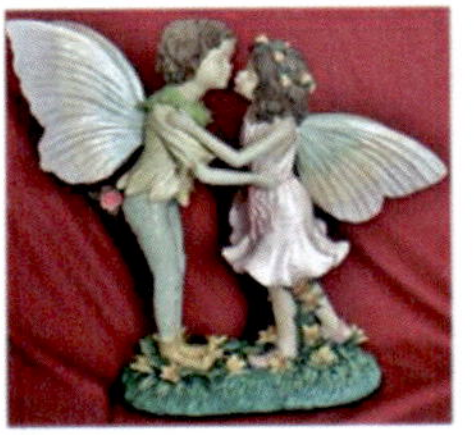

Wissenswertes über die Pflanze: Der lateinische Name kommt aus dem Griechischen und bedeutet so viel wie „ich heile". Tatsächlich wurde der Eibisch schon in den Anfängen des Mittelalters als Heilmittel verwendet. Oft wurde er mit Wein vermischt und half so gegen Husten. Aber auch als Schutzmittel gegen den Biss gefährlicher Tiere wurde er benutzt. In einem frühen Arzneibuch war ein Rezept mit Eibisch als Einsatz eines Pflasters geschrieben. Dass es den Eibisch schon sehr früh gab, belegen die Funde in Shanidar, im Irak. Dort fanden sie Grabstätten in einem Neandertalgraben. Den Toten hatte man als Grabbeigabe Heilpflanzen mitgegeben, darunter Eibisch, Schafgarbe, Tausendgüldenkraut und noch einige mehr. Später pflanzten auch die Griechen Eibisch auf den Gräbern ihrer Lieben. Die Göttin Althea hatte eine große Verbindung zum Eibisch. Sie ist die Fruchtbarkeitsgöttin der Gärten. Leider nahm ihre Geschichte ein tragisches Ende, denn sie erfuhr, dass ihr eigener Sohn ihren Bruder umgebracht hatte. Der Eibisch ist eine Pflanze, die sich sehr gut eignet, um ihn auf oder neben den Altar zu stellen. Seine magnetische Wirkung zieht vor allem gute Geister an.

45. Eiche

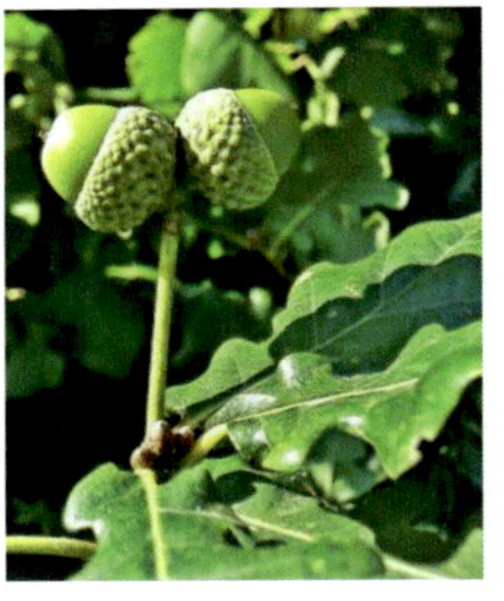

Botanischer Name: Quercus robur (Stieleiche), Quercus alba (Weißeiche)

Anderer Name: Buscheiche, Deutsche Eiche, Ecker, Eik, Flammeiche, Loheiche, Masteiche, Oachen, Traubeneiche, Weißeiche

Vorkommen: Europa – Deutschland; Amerika – Mexiko, Kolumbien; Nordafrika

Aussehen: Eine Eiche kann ein stolzes Lebensalter von bis zu eintausend Jahren erreichen. Ein Jahrtausend Lebenserfahrung, was dieser Baum uns alles erzählen könnte! Die Eiche erreicht eine Wuchshöhe von bis zu fünfzig Metern und ist gelb-grün. Ihre Rinde ist am Anfang noch sehr glatt, später dann doch eher rissig und rau. Die ledrigen Blätter sind buchtig gelappt und einmalig in ihrem Aussehen. Die Blüten sind unauffällig und hängen in Rispen; die Früchte, also die Eicheln, sind etwas nussartig und haben eine Art halbrunden Hut.

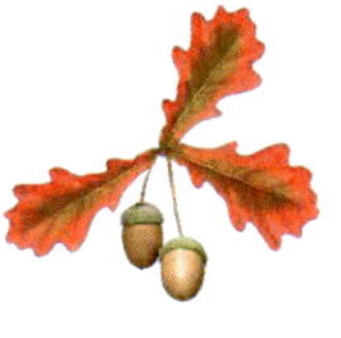

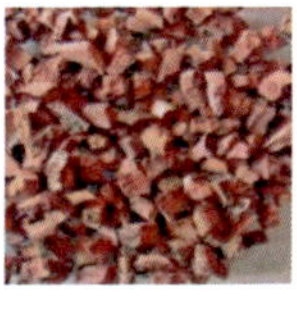

Familie: Buchengewächse, Fagaceae

Verwendete Teile: Rinde

Aroma: Die Eiche gibt uns einen sehr herb holzigen, würzigen Kaminduft.

Magische Räucherung: Sammeln Sie die Rinde zu einem günstigen Zeitpunkt. Getrocknet und dann gemahlen können Sie die Götter zu sich rufen, die mit der Eiche in Verbindung stehen. Ihr magischer Schutz setzt sich durch ihre Stärke und Beständigkeit zusammen. So bringt die Eiche genau das für Sie in einer Räucherung herüber. Sie bestens geeignet für die Elementarräucherung. Die Eiche verbindet eigentlich zwei Elemente – so hat sie das Element Feuer in sich und kann trotzdem gleichzeitig unwahrscheinlich erdend wirken. Sie bringt Sie zu den Tatsachen zurück, die Sie eine Weile nicht sehen wollten. Mit der Kraft der Eiche, mit ihrer Härte und Ausdauer, schaffen Sie es aber, auch das durchzustehen. Durch die Erdung bringt Sie Ihnen auch genug Sicherheit, um Reisen in die Anderswelt zu unternehmen. Sie hilft das Tor zu den Ahnen zu öffnen und Sie können die Fragen stellen, die Sie bewegen. Die Erdung bringt aber noch etwas sehr Gutes mit sich. Sie spüren einmal wieder, wie es ist, wenn Sie nur Sie sein können. Spüren Sie, wie es ist, wenn Sie tief in Ihnen Ihr eigenes Selbst wiederentdecken. Verstehen Sie, Sie sind göttlich, und ein wunderbares Wesen. Legen Sie wieder all Ihre Verbiegungen und Verkrümmungen des Alltags ab und gehen Sie leicht, ohne Lasten durchs Leben. Die Eiche können Sie auch sehr gut zur Reinigung Ihrer Aura benutzen. Dadurch öffnen Sie auch Ihre Chakren.

Mischung: Copaivabalsam, Copal, Erdrauch, Fichte, Guajak, Minze, Muira Puama, Salbei, Tolubalsam, Weihrauch

Planet: Jupiter
Element: Feuer/Erde
Götter: Artemis/Diana, Athene, Blodeuwedd, Cerridwen, Cernunnos, Cybele/Rhea, Dagda, Erato, Hermes/Merkur, Hekate, Herkules, Janus, Odin/Wodan, Pan, Perkunas, Robur, Shurdi, Thor, Vesta, Zeus/Jupiter
Sternzeichen: Widder
Chakra: Herzchakra
Elementarwesen: Baumgeister, Pan
Erzengel: Raphael
Benutzung als Tee: ja

Wissenswertes über die Pflanze: Die Eiche ist eines der magischsten und heiligsten Bäume. Die Druiden setzten sich unter die Eichenhaine, nahmen die Früchte und verspeisten sie. Damit war der Weg offen für die Orakelbefragungen. Die Eicheln wurden nämlich als wahrheitsbringende Früchte gesehen. Die Worte Eiche und Druide sollen sogar den gleichen Ursprung haben. Ein Druide war der geistige Führer der Kelten und auch die Eiche wurde als geistiger Führer gesehen. Wenn eine Mistel in den Zweigen der Eiche sich befand, durfte diese nicht gefällt werden. Der Geist der Bäume half schließlich gerne bei Ritualen und gewährte Schutz, aber die Bäume zu fällen war ein Akt der Grausamkeit. Denn die Mistel war ein Zeichen des Himmels und zeigte an, dass in diesem Baume eine Gottheit wohnte. Die Germanen heirateten oft unter Eichenbäumen. Sie verwendeten das Holz der Eiche zur Anfertigung von Götzenbildern. Wichtige gerichtliche Sitzungen fanden unter der Eiche statt. Die Urteile, die unter diesem Baum gefällt wurden,

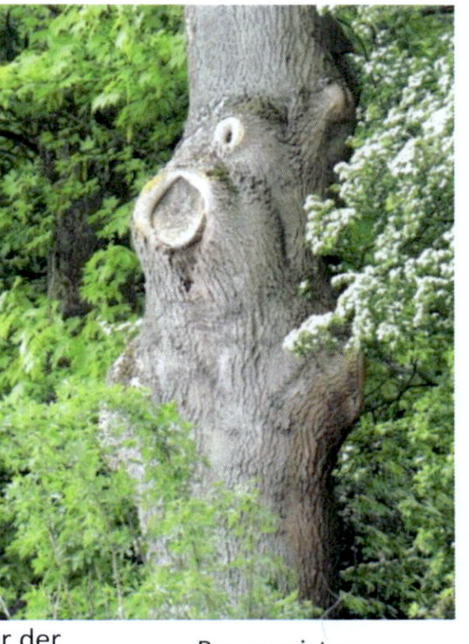

Baumgeister

anerkannte das ganze Volk. In Europa standen einst die Wälder voller Eichenbäume. Bonifazius missfiel, dass die Eiche so vielen Göttern geweiht war und die Menschen sie als heilig sahen. So fällte er im 8. Jahrhundert eine Donar-Eiche und demonstrierte damit die Machtlosigkeit der Götter und dass diese nichts wert seien, da sie den Baum ja nicht geschützt hätten. So wurde der Baum in manchen Orten zum Baum des Teufels. Die Hexen hielten ihm aber die Treue. Besonders in der Walpurgisnacht schützten und verehrten sie die Eiche. Mochte kommen, was wollte und dies, obwohl sie sich damit in sehr hohe Gefahr begaben. So ließen die Hexen ihre berühmten Hexentänze unter Eichenbäume stattfinden. Fand dann auch noch ein Blitz den Weg in eine Eiche, so hatte dieser danach magische Zauberkräfte. Andersherum ließ man eine Hexe im Feuer von Eichenholz verbrennen. Die Briten waren ebenfalls sehr tief verwurzelt mit der Eiche. Sie wurde als Symbol Englands gesehen. Die Tafel von König Arthus soll aus einem einzigen Stück Eiche gefertigt sein. Der Teufel versuchte dennoch die Menschen zu überlisten. Er schloss einen Pakt mit einem Bauernjungen. Dieser sprach zum Teufel: „Meine Seele kannst du holen, wenn die Eiche dort drüben keine Blätter mehr hat." Der Teufel war sofort einverstanden, aber sein Warten war vergeblich. Gerade im Winter halten viele Eichen an ihren Blättern fest. Voll Wut sprang der Teufel auf die Eiche und versuchte mit seinen Zähnen das Laub zum Fallen zu bringen. Er zerriss die Blätter, aber sie fielen nicht ab. Daher sehen ihre Blätter noch heute aus wie von Zähnen zerrissen. Erst im Frühjahr, wenn das neue Laub sprießt, fallen die alten Blätter hinab. Krankheiten gab man an die Eiche auch weiter. Der Baum sollte die Beschwerden transformieren. Durch gespaltene Eichenbäume zog man früher kranke Kinder durch. Der Aberglaube meinte, sie würden danach gesunden. Dem Göttervater Zeus wurde die Eiche auch geweiht. Wenn ein leichter Wind wehte und die Blätter zu rascheln anfingen, so war dies ein klares Zeichen, dass Zeus anfangen würde zu sprechen. Selbst die Ehe zwischen Zeus und Hera wurde als Vereinigung eines Eichengottes mit einer Eichengöttin angesehen. In der Legende von Jason und den Argonauten war der Bug des Schiffes aus heiligem Eichenholz gemacht. Dieses bekam Jason von der Göttin Athene geschenkt. Sie nahm es aus dem heiligen Tempel bei Dodona, der Zeus geweiht war und in dem er seine Orakel hielt. Das magische Holz von Athene hatte die Fähigkeit mit Jason zu sprechen. Es gab ihm Einblicke in die Zukunft, besonders in gefährlichen Situationen. Die Eiche wurde auch zum Symbol der Fruchtbarkeit. Sie präsentiert Durchhaltevermögen und männliche Potenz. Als Amulette und magische Ritualgegenstände wurde die Eiche liebevoll gehegt und auch als Dekoration benutzt. Im Zweiten Weltkrieg rösteten die Menschen die Eicheln und nahmen sie als Kaffeeersatz.

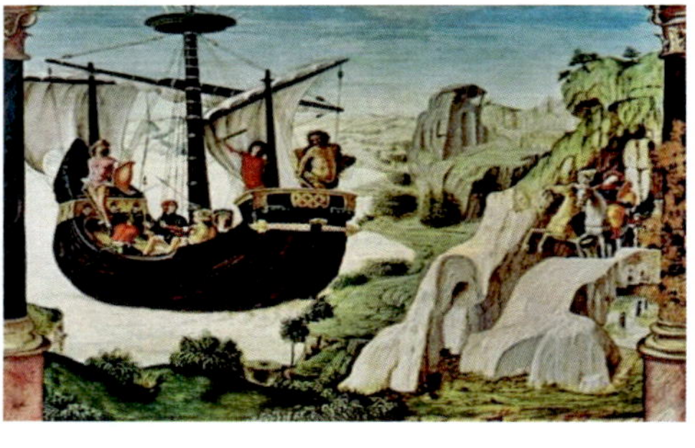

Jason
&
das Argonautenschiff,
Lorenzo Costa
(1460-1535)

46. Eichenmoos

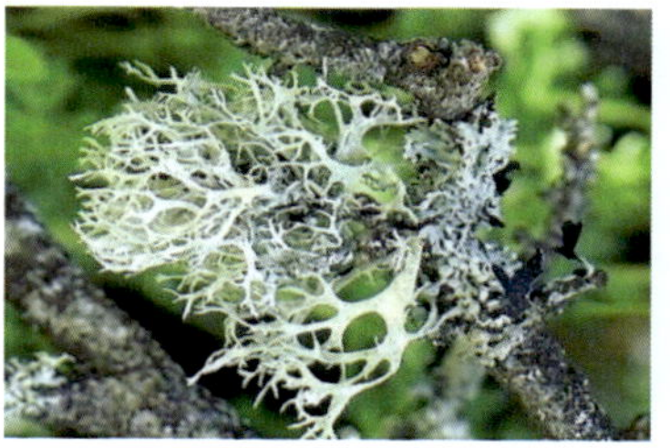

Botanischer Name: Evernia prunastri

Anderer Name: Eichenlunge, Lungenmoos, Mousse de chène, Pflaumen-Flecht, Oakmoos

Vorkommen: Europa – Deutschland, Jugoslawien, Frankreich; Nordamerika; Afrika – Marokko, Algerien

Aussehen: Das echte Eichenmoos stammt aus einer Flechte. Diese wächst auf den Stämmen und Ästen der Eiche. Die Flechte sieht gelb-grünlich aus. Sie besteht aus strauchig verzweigten Bändern mit etwas hellerer Unterseite.

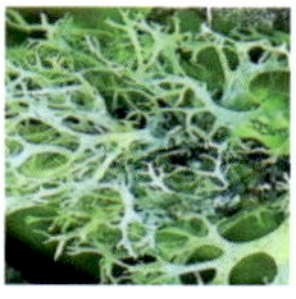

Familie: Flechte, Parmeliaceae

Verwendete Teile: Moos

Aroma: Der Geruch erinnert an einen feuchten Wald. Das Aroma ist erdig, waldig und moosig.

Magische Räucherung: Beim Eichenmoos geht es ums Eingemachte. Hier werden Sie aufgefordert, sich alles nochmals anzuschauen, was Sie bedrückt und belastet. Erst wenn dies geschehen ist, Sie die Verarbeitung abschließen können, ist das Eichenmoos zur Stelle und hilft Ihnen beim Loslassen. Es ist wichtig dies zu tun, damit wieder Platz in Ihr Leben kommt. Manchmal geschieht es auch, dass einmal abgeben ins Universum nicht reicht und Ihnen das abgegebene Thema erneut Probleme bereitet. Geben Sie nicht auf! Manche Dinge müssen einfach mehrmals abgegeben werden. Seien Sie nicht ungeduldig, denn jedes Mal bleibt schon etwas davon im Universum. Das doch etwas zähflüssige Moos mischen Sie am besten gleich mit Eichenrinde. Das verstärkt das Ganze. Einiges, was auf die Eiche zutrifft, können Sie auch beim Eichenmoos anwenden. Beim Orakeln oder wenn die Reise zu den Ahnen ansteht, ist das Eichenmoos da, um Ihnen zu helfen.

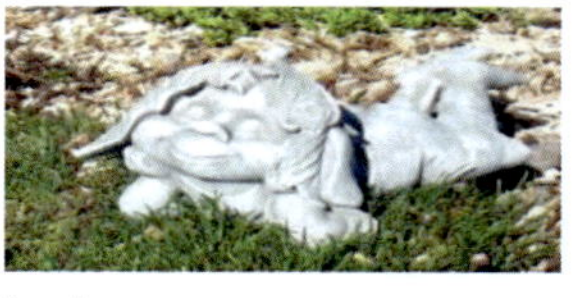

Mischung: Benzoe, Guggul, Kampfer, Kardamon, Mandelbaum, Orange, Sandelholz, Storax, Rose, Weihrauch

Planet: Saturn
Götter: nicht bekannt
Chakra: Halschakra
Erzengel: Raphael

Element: Erde
Sternzeichen: Steinbock
Elementarwesen: Gnome
Benutzung als Tee: ja

Wissenswertes über die Pflanze: Die Kelten mit ihren Druiden liebten das Eichenmoos und benutzten es zur Herstellung diverser Heilmittel. Eichenmoos, Mistel und Wachholder waren wichtige Zutaten in der Magie der Druiden. Heute wird Eichenmoos auch in der Parfümerie und Kosmetik verarbeitet. Auch wenn der Duft irgendwie einmalig ist, so ist er doch für sensible Personen ungeeignet und kann Allergien auslösen.

47. Eisenkraut

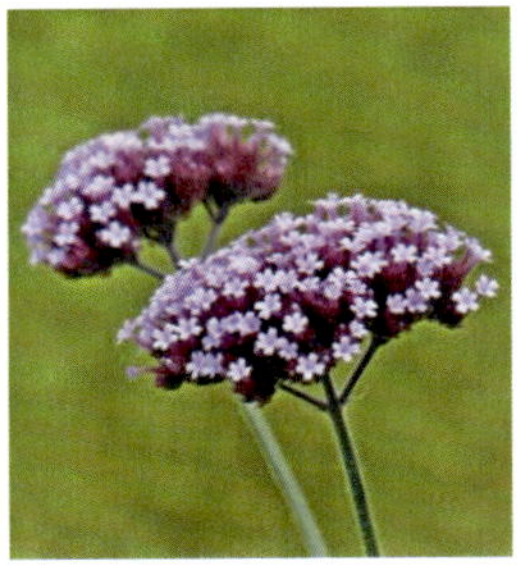

Botanischer Name: Verbena officinale

Anderer Name: Altarfegekraut, Druidenkraut, Eisenhart, Heiligkraut, Junoträne, Sagenkraut, Träne der Isis, Traumkraut, Venusader, Verbene, Wunschkraut

Vorkommen: Europa – Deutschland; Westasien; Nordafrika

Aussehen: Das Eisenkraut kann eine Wuchshöhe von bis zu achtzig Zentimetern erreichen. Der Stängel wächst aufrecht nach oben. Die Blätter ähneln denen einer Eiche. Sie sind rau und haben tiefe Einschnitte. Eisenkraut hat kleine rötliche bis hellblaue Blüten.

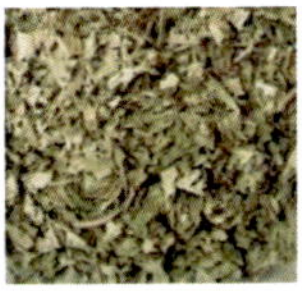

Familie: Eisenkrautgewächse, Verbenaceae

Verwendete Teile: Blüte, Kraut

Aroma: Das Eisenkraut duftet wie frisches Herbstlaub mit einem etwas krautig würzigen Aroma.

Magische Räucherung: Das Eisenkraut ist eine sehr vielfach verwendete Zutat beim Räuchern. So wirkt sie schützend vor negativen Einflüssen und besonders vor Geistwesen, ja sogar vor Schlangen soll das Kraut Sie schützen. Es vertreibt Kopfschmerzen und wirkt ausgleichend auf Ihr Sonnengeflecht, als ob Sie inneren Frieden verspüren und eine neue fließende Energie durch ihren Körper zieht. Dadurch wird der spirituelle Kontakt zum Göttlichen erleichtert. In der Liebe können Sie das Eisenkraut anwenden, wenn jemand Ihre innige Liebe so gar nicht erwidern möchte. Es erleichtert Ihnen dieses zu verbannen und frei zu werden. Das Kraut kann aber auch zwischenmenschliche Beziehungen fördern. Dazu muss aber die Beziehung schon existieren. Beim Träumen hilft das Eisenkraut, die schweren Albträume zu verbannen. Daher räuchern Sie ruhig mal vor dem Schlafengehen. In Tagträumen hilft das Kraut, sogenannte Wahrträume vor sich zu sehen. Das Eisenkraut hat die Kraft, rituelle Gegenstände durch ein Abräuchern zu schützen. Nehmen Sie daher Ihre Amulette, Edelsteine und anderen Gegenstände und halten Sie diese in den Rauch hinein. Sprechen Sie dazu ein Segensgebet. Dieses Ritual schützt eine ganze Weile ihre magischen Gegenstände. Verwenden Sie das Kraut auch zum Anziehen von Reichtum und Erfolg. Das können nicht nur materielle Dinge sein, sondern bedenken Sie auch den Gedankenreichtum, Erfolg, in dem die Ideen nur so fließen oder wo Ihre Kreativität wieder ein neues Hoch erreicht.

Mischung: Boldo, Burgunderharz, Elemi, Kamille, Mädesüß, Melisse, Passionsblume, Tolubalsam, Weihrauch, Zeder

Planet: Venus
Element: Wasser
Götter: Aphrodite/Venus, Aradia, Ares/Mars, Brigidh, Cerridwen, Eysen, Freya, Hera/Juno, Isis, Odin/Wodan, Thor, Tyr, Zeus/Jupiter
Sternzeichen: Waage

Chakra: Stirnchakra
Erzengel: Zadkiel

Elementarwesen: Feen
Benutzung als Tee: ja

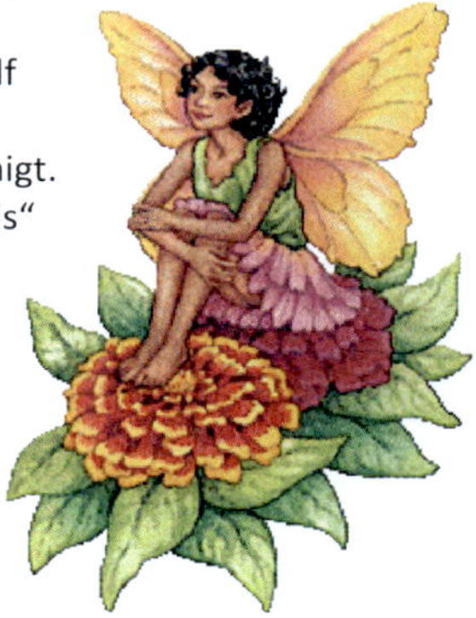

Wissenswertes über die Pflanze: Das Eisenkraut gehört zu den zwölf magischen Pflanzen der Rosenkreuzer. In Ägypten wurde das Eisenkraut in Büscheln zusammengefasst und damit der Altar gereinigt. In Zeremonien wurde das Kraut oft unter dem Namen „Träne der Isis" verwendet. Die Kelten setzten das Eisenkraut bei sehr vielen Ritualen ein. So gab es auch einen Zaubertrank mit dem Kraut, den besonders die Seher zu sich nahmen, um die Zukunft voraussagen zu können. In Initiationen wurden die Töchter der Druiden mit Kränzen aus Eisenkraut geschmückt. Dies war ein Zeichen für den erzielten Rang. Das getrocknete Kraut verstreuten die Kelten um ihre Siedlungen. Dies sollte Frieden bringen und eventuell aufkeimende Emotionen beruhigen. Die Germanen schätzten das heilige Kraut auch sehr. So wurden ihm heilsame Eigenschaften zugeschrieben, die gar wundersam waren. Die Pflanze heilte nicht nur die in Kriegen erlittenen Verletzungen, sie sollte sogar demjenigen die Unsterblichkeit bringen. Bei den Briten wurde das Eisenkraut zum Vertreiben und Schutz vor den dunklen Mächten verwendet und bekam den Namen „Devil´s Bane". Sie kochten einen Aufguss aus dem Kraut und verspritzten es in ihren Wohnräumen und Stallungen. Die Hexen benutzten die Pflanze zur Zubereitung ihrer Zauber- und Flugsalben. Im Liebeszauber wendeten sie das Kraut bei Männern an. So bereiteten sie ein Bad vor und taten die Pflanze als Beigabe hinzu. Der Mann, der in das Wasser stieg, verspürte sein männliches Glied aufrecht und eisenhart werden. Und wenn es so wundersam im Bad schon wirkte, so wurde natürlich auch ein Zaubertrank für die Liebe daraus hergestellt. Die,, die es tranken und sich ineinander verliebten, wurden sehr lange Zeit glücklich miteinander. Die Pawnee-Indianer verwendeten das Eisenkraut, um ihre Traumfähigkeiten zu fördern. Dabei unterstützte das Kraut sie auch in ihrer Hellsichtigkeit. Sie segneten ihre gesamten Ritualwerkzeuge damit und gaben ihnen so mehr Kraft.

48. Elemi

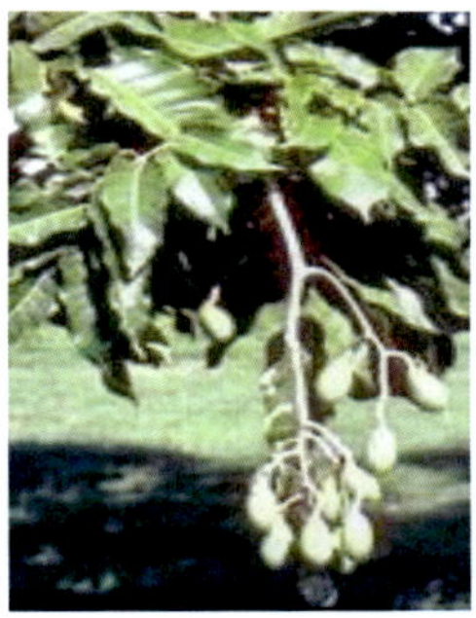

Botanischer Name: Canarium luzonicum, Canarium indicum

Anderer Name: Al-lami, Elemi Manila, Takamahak

Vorkommen: Asien – Molukken, Philippinen, Sumatra, Borneo

Aussehen: Der Baum kann eine Wuchshöhe von bis zu dreißig Meter erreichen. Die Laubblätter sind wechselständig angeordnet und unpaarig gefiedert, die Blüten weiß bis leicht gelblich. Der Baum trägt eiförmige Früchte. Das Harz wird aus dem Anritzen des Stammes gewonnen. Heraus kommt eine zähe, klebrige und etwas weißliche Masse. Das Harz ist später etwas weich und hat ein honigfarbenes Aussehen.

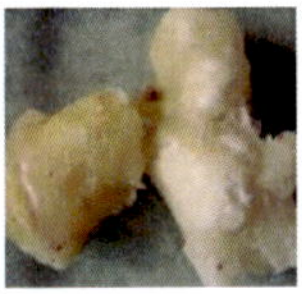

Familie: Balsambaumgewächse, Burseraceae

Verwendete Teile: Harz

Aroma: Das Elemi verbreitet einen erdig-waldigen Duft mit einem etwas frischen zitronenartigen Aroma.

Magische Räucherung: Elemi ist ein Harz, das Licht in Ihre Umgebung und in Ihre Seele bringt. Bei seiner Verwendung spüren Sie, wie Ihr Geist immer klarer wird, die Gedanken sich sortieren und Sie innerliche Ruhe verspüren. Elemi stellt die Balance in Ihrem Leben wieder her. Dabei öffnet es Ihr Herz für die wunderbaren Dinge im Leben. Elemi aktiviert Ihre Chakren und hilft Ihnen in Meditationen, mit Ihrem höheren Selbst zu kommunizieren. Da kann es auch passieren, dass Sie kurzzeitig Bilder vor Ihrem inneren Auge sehen. Die energetische Reinigung verspüren Sie fast umgehend.
Mischung: Copal, Lavendel, Myrte, Myrrhe, Salbei, Süßgras, Vetiver, Weihrauch, Zimt, Zitronengras

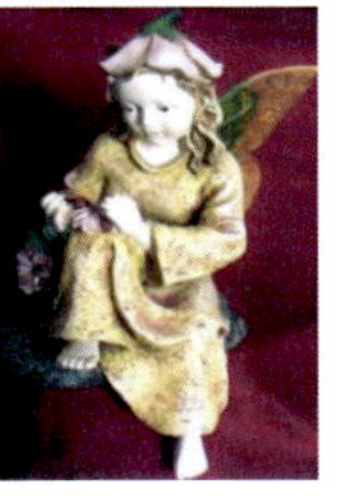

Planet: Mond
Götter: nicht bekannt
Chakra: Sakralchakra
Erzengel: Gabriel

Element: Erde
Sternzeichen: Krebs
Elementarwesen: Feen
Benutzung als Tee: nein

Wissenswertes über die Pflanze: In Ägypten verwendeten die Menschen das Harz zur Einbalsamierung ihrer Toten. Hier in Europa wurde es erst seit dem 16. Jahrhundert benutzt, und zwar als Wund- und Heilmittel. Dafür wurden Salben hergestellt. Als Räuchermittel zog Elemi etwa zur gleichen Zeit in Europa ein. Heute werden eher Lacke, Farben und Seifen damit hergestellt. Auch in der Parfümerie findet Elemi Verwendung. Aus etwa fünf Kilogramm Harz werden ein Liter Öl gewonnen. Der Elemi-Baum hat auch sehr interessante essbare Nüsse, die Kenari-, Molukka- oder auch Malukunüsse. Das Wort Elemi stammt aus dem Arabischen. Es bedeutet genau übersetzt „oben und unten abgeleitet“. Im übertragenen Sinne für uns „wie oben, so unten“. So ist dies eine klare Aussage über dessen spirituelle Wirkung.

49. Erdrauch

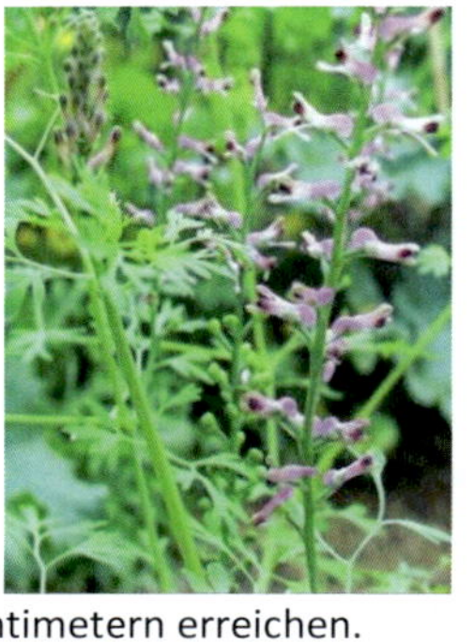

Botanischer Name: Fumaria officinalis

Anderer Name: Apostelkraut, Blausporn, Elfenrauch, Erdgalle, Franzosenkraut, Krätzekraut, Katzenkerbel, Katzenklee, Rauchkraut, Taubenkerbel

Vorkommen: Europa, Mittelmeergebiet; Asien; Ostafrika

Aussehen: Der Erdrauch kann eine Wuchshöhe von bis zu fünfzig Zentimetern erreichen. Seine Blätter sind fiederartig und er hat sehr feine Einzelblätter. Seine Blüten sind rot bis

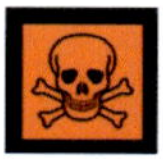

purpurrot und wachsen in aufrechten Trauben, an denen später kleine Früchte sitzen. Der Erdrauch ist giftig!

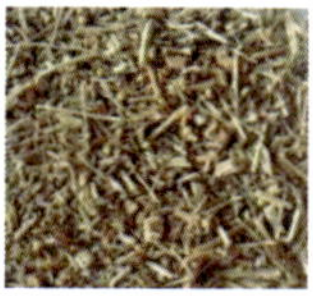

Familie: Erdrauchgewächse, Fumariaceae

Verwendete Teile: Blüte, Kraut

Aroma: Im frischen Zustand riecht die Pflanze sehr widerlich. Zum Glück verliert sich das beim Trocknen und Räuchern.

Magische Räucherung: Das Erdrauch wird gerne in den Naturräucherungen verwendet, um dort die Elementarwesen heranzuziehen – egal ob Elfen, Gnome oder Drachen, hier besonders die Erddrachen. Dieses Kraut im Freien zu verräuchern hat zudem den Vorteil, dass der stark reizende Rauch nicht in der Wohnung steht. Sollten Sie ihn dennoch in Ihren Räumlichkeiten anwenden, so denken Sie bitte daran, mit offenen Fenstern zu räuchern und schwangere Frauen, Kinder und Tiere aus den Räumen zu bitten. Bei so einem stark riechenden Kraut ist wohl klar, hier geht es an die bösen Mächte. Es besitzt die Kraft, negative Energien zu beseitigen. Wenn Sie irgendwann in eine andere Wohnung oder Haus umziehen sollten, da ist der Erdrauch ein gutes Mittel, um erst einmal alles gründlich energetisch zu reinigen. Auch beim Reinigen Ihrer Ritualgegenstände ist er behilflich. Legen Sie dazu aber das Kraut in Wasser und benutzten sie dieses dann zur Reinigung. Bei Vollmond und einer Räucherung mit Erdrauch haben Sie gute Chancen, den Kontakt zu Ihren Verstorbenen herbeizuführen. Der Erdrauch unterstützt die Reisen in die Anderswelt und wenn der Vollmond mit seinen Kräften dazu wirkt, können schon sehr „seltsame" Dinge passieren.

Mischung: Asant, Buchsbaum, Kampfer, Lärche, Passionsblume, Sanddorn, Tabak, Weihrauch, Zitronengras, Zypresse

Planet: Saturn
Götter: Cunda, Moneta
Chakra: Wurzelchakra
Erzengel: Metatron
Benutzung als Tee: ja, aber Vorsicht, giftig!

Element: Erde
Sternzeichen: Steinbock
Elementarwesen: Elfen
Ersatzstoffe: Asant

Wissenswertes über die Pflanze: Der Erdrauch steht in fast allen Kulturen für die Vertreibung der bösen Geister und für die Anrufung der Ahnen. Die Hexen und die Magier machten sich das Kraut zugute, um heimlich ihren „Abgang" zu zelebrieren. So nahmen sie recht viel von dem Kraut in die Hand, warfen es ins Feuer und der so entstehende beißende Rauch gab ihnen die Chance heimlich zu verschwinden. Denn jeder war wegen seiner brennenden Augen in diesem Moment mit sich beschäftigt. So war dann auch klar, dass dieses Kraut unsichtbar machen könne. Der Beiname Elfenkraut sagte die Bedeutung dieser Pflanze aus.

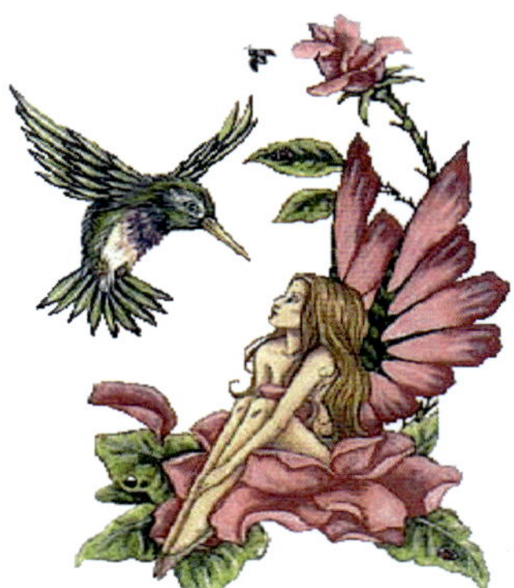

Im Mittelalter wurde sie auch zur Austreibung, also zum Exorzismus verwendet. Des Weiteren kochte man einen Sud aus dem Kraut und versprengte das Gemisch rund um Haus und in die Schuhe. Wenn man dies einmal pro Woche tat, zog man magisch das Geld an. Früher wurde das Kraut sogar als Tabak geraucht. Angeblich vertrieb es die Kopfschmerzen.

50. Esche

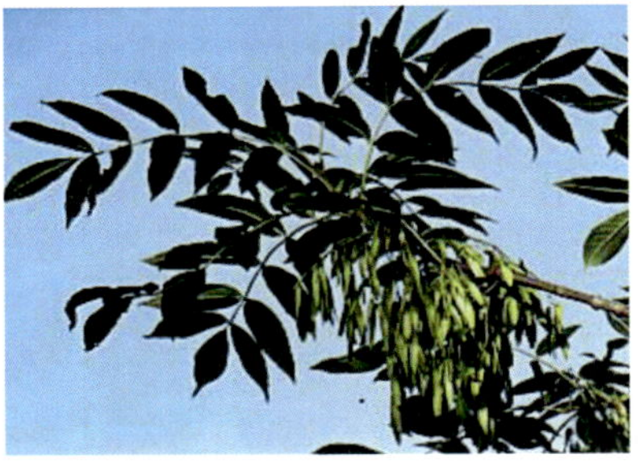

Botanischer Name: Fraxinus excelsior

Anderer Name: Asche, Aspalter, Esch, Geisbaum, Ische, Oesch, Wundbaum, Yggdrasil, Zitterpappel, Weltenbaum

Vorkommen: Europa – Deutschland

Aussehen: Die Esche kann eine Wuchshöhe von bis zu vierzig Metern erreichen. Aus ihren erst schwarzen Knospen entstehen mehrere Fiederpaare, die kurz gestielt sind. Die graue Rinde ist längsrissig und gerippt. Die unauffälligen Blüten wachsen am Lausaustrieb. Ihre geflügelten Nussfrüchte sind hellbraun.

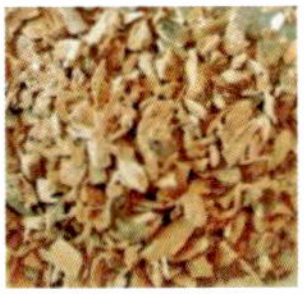

Familie: Ölbaumgewächse, Oleaceae

Verwendete Teile: Blätter, Holz, Rinde, Samen

Aroma: Beim Verbrennen der Eschenbestandteile ist leider kaum ein besonderer Eigengeruch zu verspüren.

Magische Räucherung: Mit der Esche holen Sie die Kraft des Wasser zu sich. Sie ist hervorragend geeignet, um Wasser- oder Meeresrituale durchzuführen. Bei einem nächtlichen Lagerfeuer am Wasser Eschenteile zu verbrennen, ist ein enorm magisches Erlebnis. Sie verspüren eine Loslösung alter Blockaden, die in Ihnen nur darauf warten, freigelassen zu werden. Ein starkes Gefühl. Ob es alte Enttäuschungen sind oder Kränkungen von vor Jahrzehnten, alles ist möglich und alles kann heraus. Freiheit spüren, sich selber spüren und eins mit dem Universum sein. Die Esche macht dies für Sie möglich. Bei Reinkarnationsbehandlungen hilft die Esche die Reise in die Astralwelt gut zu meistern.

Mischung: Akazie, Hamamelis, Mistel, Mohn, Pinie, Salbei, Süßholz, Tanne, Tolubalsam, Weihrauch

Planet: Jupiter
Element: Wasser
Götter: Ares/Mars, Gwydion, Neptun/Poseidon, Odin/Wodan, Thor, Uranus
Sternzeichen: Stier
Chakra: Kronenchakra
Elementarwesen: Undine
Erzengel: Metatron
Benutzung als Tee: ja

Wissenswertes über die Pflanze: In der Hexenwelt wird der traditionelle Hexenbesen aus Eschenholz gefertigt. Auch Magier schnitzen sich ihren Zauberstab aus ihr. Oftmals wohnten die Hexen unter einer Esche und ihre magischen Zusammenkünfte feiern sie traditionsgemäß dort. Die Druiden gebrauchten das Holz der Esche, um daraus einen Regenzauber zu zelebrieren. Aus den Wurzeln des Baumes schnitzten sie magische Puppen und auch Trinkgefäße. Diese Becher galten als besonders heilend und stärkend. Lanzen, Speere und Pfeile wurde aus der Esche auch gerne hergestellt. Man schätzte die Elastizität des Holzes, weil es eben nicht so leicht splitterte. Ein zäher, harter und gradwüchsiger Eschenspeer wurde Ask genannt (siehe Yggdrasil). Auch der Speer des Zentauren Chiron war aus Eschenholz. Er schenkte ihn Achilles, der damit den trojanischen Helden Hektor besiegte. In der berühmten Dichtung des Barden Taliesin („Krieg der Bäume") sind die Eschen die Elite im Heer der Bäume, die härtesten Kämpfer. In einem Amelungenlied, das aus dem frühen Mittelalter stammt, sagte einst ein Waffenmeister, mit Namen Hildebrand, zu seinem viel zu stolzen Herrn: „Ehre deine Vorfahren, doch sei nicht ahnenstolz. Uns schnitzte Wotan alle aus selben Eschenholz." In der nordischen Mythologie ist die Esche der Weltenbaum Yggdrasil, der oft auch Weltenesche genannt wird. Als die ersten Menschen erschaffen wurden, entstand der Mann Ask aus einer Esche und die Frau Embla aus einer Ulme. Der Weltenbaum stellt die Stütze des gesamten Kosmos dar. Seine drei Wurzeln führen in die Götterwelt, in Asgard, in die Unterwelt Niflheim und in das Land der Riesen, genannt Jötunheim. Unter den Wurzeln der Eschen sollen die Nornen leben, die Schicksalsgöttinnen. Der Gott Odin hing ganze neun Nächte am Baum Yggdrasil, bis er endlich die Runen ersonnen hatte. So lange brauchte er, bis er die magischen Symbole optisch wie auch akustisch verstand. Gemunkelt wird, dass Schlangen von Natur aus Angst haben sollen vor Eschenbäumen und sie daher nicht über ihr Holz kriechen würden. Die Menschen nahmen Blätter von der Esche, zerstampften diese und gebrauchten das, wenn jemand von einem giftigen Tier gebissen wurde.

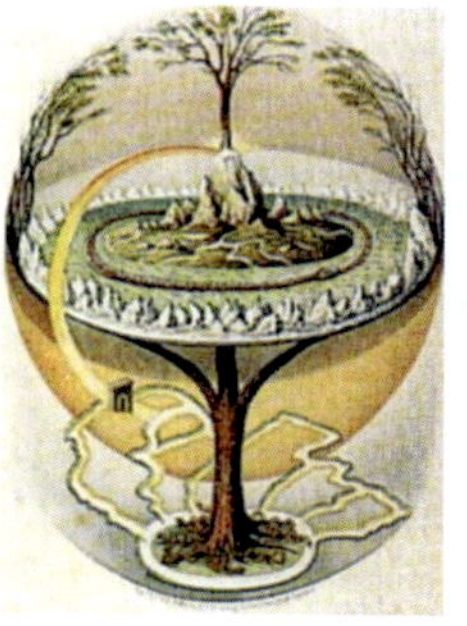

Yggdrasil, Oluf Olufsen Bagge (1847)

51. Eukalyptus

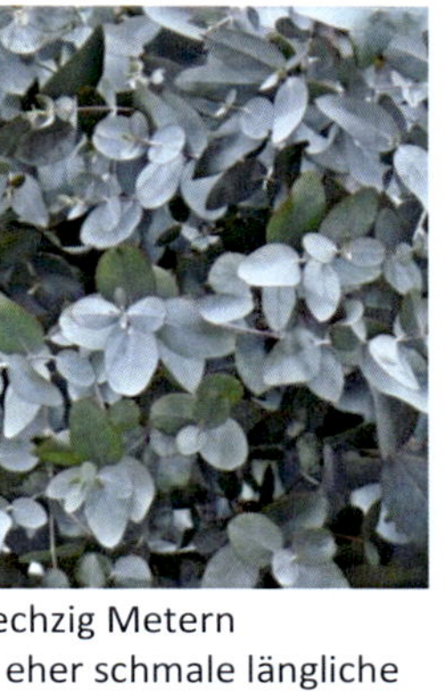

Botanischer Name: Eucalyptus globulus

Anderer Name: Blaugummibaum, Fieberheilbaum, Fieberbaum, Eisenveilchenbaum, Eucalyptusbaum

Vorkommen: Australien; Asien – Indonesien; Europa – Spanien; Nordamerika – USA; Afrika – Ägypten

Aussehen: Der Eukalyptusbaum kann eine Wuchshöhe von bis zu sechzig Metern erreichen. Junge Bäume haben blaugrüne ovale Blätter, die älteren eher schmale längliche Blätter mit einem gelblichen Ton. Die Blüten sind cremeweiß. Die hellgraue Rinde ist eher rau.

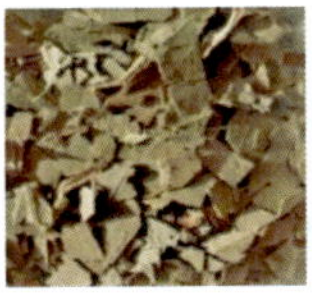 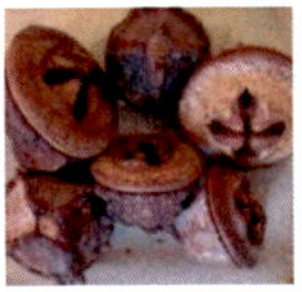

Familie: Myrtengewächse, Myrtaceae

Verwendete Teile: Blätter, Früchte, Harz

Aroma: Der Eukalyptus duftet nach frischem, minzigen Kraut.

Magische Räucherung: Nach langen hitzigen Diskussionen ist es eine wahre Wohltat, etwas Eukalyptusrauch im Raum zu verteilen. Er wirkt auf Sie sehr erfrischend, auch abkühlend und Sie können wieder klare Gedanken bekommen. Seine ätherische Energie reinigt zudem den Raum. In Heilritualen wirkt der Eukalyptus schon fast desinfizierend auf Krankenerreger. Hier zeigt er seine besondere Stärke bei Erkältungskrankheiten. In einem Ritual können Sie auch grüne Kerzen aufstellen und die Blätter rund um die Kerze legen. So verstärken Sie nochmals den Heilungseffekt. Sprechen Sie dabei ein Gebet und sehen Sie vor Ihrem geistigen Auge, wie die kranke Person gesundet. Durch seine darbringende Klarheit hilft er Ihnen auch sich zu konzentrieren. So nutzen Sie die Blätter auch zu Meditationen, denn die Kraft der Klärung hilft auch alte Gefühle und schwere Gedanken loszulassen. Nutzen Sie seine reinigende Wirkung auch, um zum Beispiel Ihren Altar zu reinigen.

Mischung: Erdrauch, Kiefer, Lavendel, Majoran, Rosmarin, Stechapfel, Stechapfel, Thymian, Weihrauch, Zeder

Planet: Mond
Götter: nicht bekannt
Chakra: Halschakra
Erzengel: Uriel

Element: Wasser
Sternzeichen: Krebs
Elementarwesen: Undine
Benutzung als Tee: ja

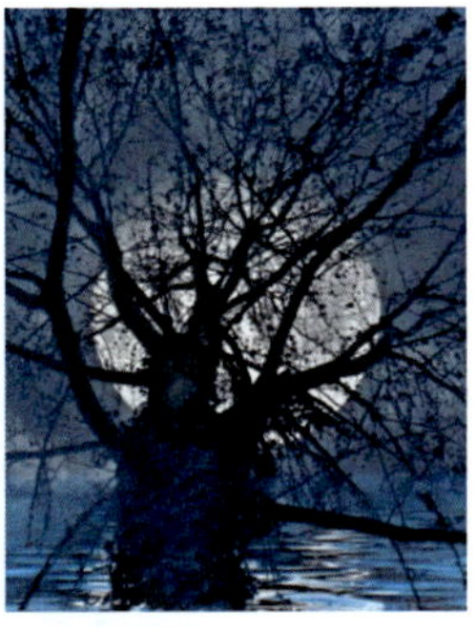

Wissenswertes über die Pflanze: Bei den Ureinwohnern Australiens werden die Blätter und sogar die Harze bei fast allen Krankheiten benutzt. So kam es auch zur Entstehung des Namens Fieberbaum. In vielen alten Schriften ist zu lesen, dass sogar Erfolge mit Eukalyptusdämpfen bei Krankheiten wie Malaria, Cholera, Typhus, Scharlach und Röteln erzielt wurden (A. Müller). Schon alleine der Geruch vertreibt die Insekten, daher wird es auch oft als natürlicher Insektenvernichter angewendet. Wenn man die Eukalyptusblätter in eine Schublade oder auch in Schränke tat, wurden so Silberfische und Schaben vertrieben. Die Blätter wurden sogar geraucht, dies half bei der Atemwegserkrankung Asthma. Obwohl dieser Baum hinsichtlich seiner Heilwirkung wirklich Stärke beweist, wird er als Melancholiker unter den Bäumen bezeichnet (A. Usteri). Ein alter Brauchtum ist es, Heilpuppen mit den Blättern des Eukalyptus auszustopfen. Der große Schöpfergeist der Aborigines, Pund-jel, erschuf die Menschen. So steht es in der Schöpfergeschichte, auch Traumzeit genannt. Er zog faserige Rinde von einem Eukalyptusbaum ab und gab es den Männern als Haarpracht. Dabei bekamen einige Männer glatte und die anderen gelockte Fasern. Zur Unterscheidung nannte er die Männer mit den glatten Haaren Ber-rook Voorn und die mit den gelockten Haaren Koo-Kin-Ber-rok.

52. Farn

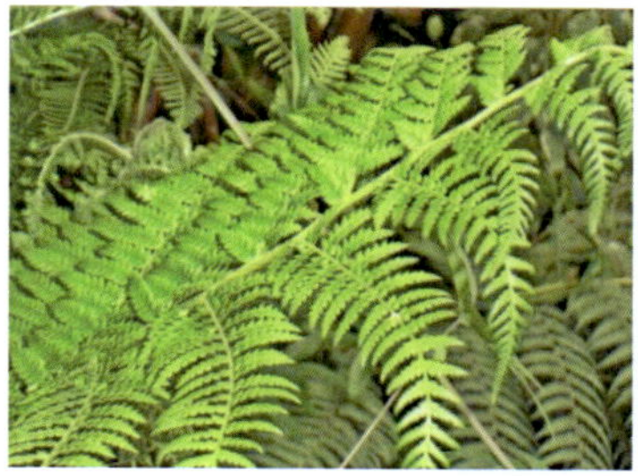

Botanischer Name: Dryopteris filix-mas, Aspidium filix-mas

Anderer Name: Flohkraut, Hexenfittich, Hirschzehen, Irrkraut, Johanniswurz, Schlangenkraut, Teufelsleiter, Waldfarn, Wanzenwurz, Wurmfarn

Vorkommen: Europa – Deutschland; weltweit

Aussehen: Die Farne haben eine grünliche Farbe. Ihre Blätter, auch Farnwedel genannt, sind beim Austrieb aufgerollt und kommen alle aus einem Wuchs. Meist sind sie mehrfach gefiedert. Blüten besitzt der Farn keine. Seine Vermehrung findet alleine durch Sporen statt, die meist auf der Unterseite des Farns sitzen. Der Farn ist giftig!

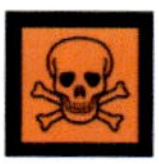

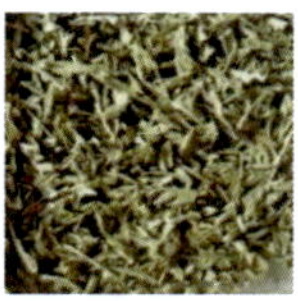

Familie: Wurmfarngewächse, Dryopteridaceae

Verwendete Teile: Blätter, Sporen

Aroma: Der Farn riecht bei seiner Verbrennung doch sehr herb-krautig.

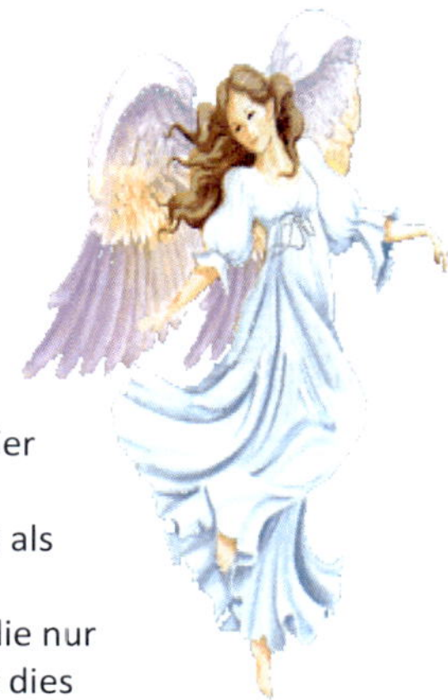

Magische Räucherung: In Naturritualen ist der Farn oftmals ein fester Bestandteil. Verbrannt im Freien, vertreibt er widerliches Getier und sogar Schlangen. Obwohl ich sagen muss, sobald Schlangen zu einem Ritual erscheinen, sie eine unbändige Energie mitbringen und als Krafttier meinen vollsten Respekt haben. Der Farn vertreibt Elementarwesen, die es nicht gut mit uns meinen. Es gibt Kobolde, die nur ihre Späße machen und dabei viel Schaden anrichten. Der Farn kann dies abwehren und hat gleichzeitig die Kraft die guten Feen, Elfen heranzurufen. Durch seine urzeitliche Abstammung trägt der Farn eine enorme Wissensmacht in sich. In geringer Dosierung und vermischt mit anderen Zutaten kann der Farn Sie begleiten auf eine Reise in die Vergangenheit. In Rückführungen bereichert er Sie und trägt Sie sanft in die Epochen, die das Buch des Lebens für Sie gewählt hat. Er verjagt eventuell entstehende Trugbilder oder Fantasiebilder. Seine Stärke hilft Ihnen bei der Findung Ihres Ichs in der Vergangenheit. Er entführt Sie in die entlegensten Winkel Ihrer Schattenseiten und bringt so Licht in die Dinge, die schon fast für immer im Vergessenen ruhten.

Mischung: Ackerschachtelhalm, Alraune, Bilsenkraut, Eichenmoos, Mistel, Schöllkraut, Stechapfel, Tanne, Ulme, Weihrauch

Planet: Saturn
Götter: Artemis/Diana, Faunus, Laka, Pan
Chakra: Wurzelchakra
Erzengel: Raphael

Element: Erde
Sternzeichen: Stier
Elementarwesen: Faun/Pan
Benutzung als Tee: nein

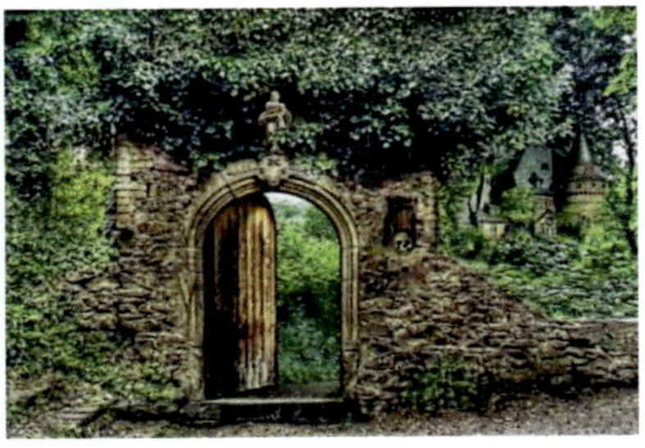

Wissenswertes über die Pflanze: Der Farn ist eines der ältesten Pflanzen der Erde. Vor etwa 350 Milliarden Jahren, in Zeiten, die wir uns eigentlich gar nicht vorstellen können, gedieh der Farn bereits und übertraf mit seiner Größe meterhohe Bäume. Er hatte in dieser Zeit eine enorme Ausbreitung und Größe erreicht, vergleichbar mit Bäumen in riesigen Wäldern. Der Farn galt schon in sehr frühen Zeiten als ein Abwehrmittel gegen den Teufel. Da die Pflanze eben nicht so war wie die anderen, weil sie da wuchs, wo es dunkel und feucht war, weil sie keine Blüten trug und sich dennoch vermehrte, sprach man ihr sehr sonderliche magische Kräfte zu. So kam es auch zu den Geschichten, in denen erzählt wird, dass der Farn nur am Johannistag (24.6.) seine Samen abwerfen würde. Derjenige, der sie fand, könnte sich unsichtbar machen und hätte alles Glück der Welt auf seiner Seite. Er könnte auch verborgene Schätze! Die Jagd nach diesen Samen war nach diesen Legenden enorm. So gab es sogar im Jahr 1612 ein Verbot für das Sammeln und eine Bestrafung, wer es dennoch wagte zu tun. Shakespeare hatte den Glauben zum Unsichtbarmachen sogar in seinem Drama „Heinrich IV." verarbeitet. Darin schrieb er: „Wir gehen unsichtbar. Denn wir haben Farnsamen bekommen." Im 19. Jahrhundert wurde das Geheimnis des Farns und dessen Vermehrung durch den Leipziger Botaniker Wilhelm Hofmeister gelüftet.

53. Flieder

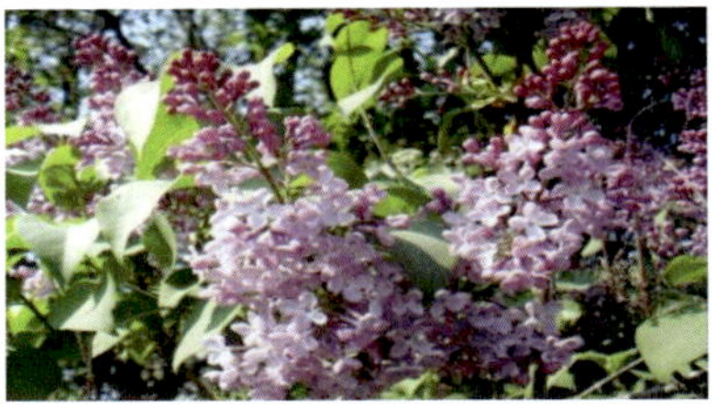

Botanischer Name: Syringa vulgaris

Anderer Name: Gemeiner Flieder, Lila

Vorkommen: Europa – Deutschland; Asien – Indien, Korea

Aussehen: Der Flieder ist ein (kleiner) Baum oder auch ein Strauch, der eine Wuchshöhe von bis zu sieben Metern erreichen kann. Seine derben, grün-glänzenden Blätter sind fast herzförmig. Die graubraune Rinde ist längsrissig. Die blau-violetten Blüten stehen in aufrechten Rispen und duften sehr stark. Es gibt auch Sorten mit weißen Blüten. In den späteren Fruchtkapseln befinden sich die abgeflachten Samen.

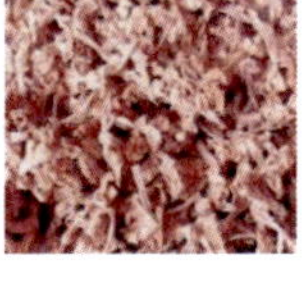

Familie: Ölbaumgewächse, Oleaceae

Verwendete Teile: Blüten, Holz, Rinde

Aroma: Die Blüten dieses Baumes duften schwer süßlich beim Verbrennen und wirken etwas betörend.

Magische Räucherung: Der Flieder lässt sich gut in Räumen verräuchern, in denen kurze Zeit später sehr wichtige, ernsthafte Gespräche geführt werden sollen. Er bringt eine ausgleichende Harmonie in den Raum. Erfüllt von Frieden und einer unwahrscheinlichen Ruhe werden Sie erfolgreich in Ihren Verhandlungen oder anderen Gesprächen mit Ihrem Gegenüber sein. In der Liebe sollte Sie auf die Farbe des Flieders achten. Verbrennen Sie weißen Flieder, der die jugendliche Unschuld symbolisiert, wird es eine Räucherung, die eher etwas für Freunde ist. Der violette Flieder ist im Gegenzug das Sinnbild einer beginnenden Liebe. So haben Sie alleine mit der Auswahl der Farbe es in der Hand zu bestimmen, was Sie gerne möchten.

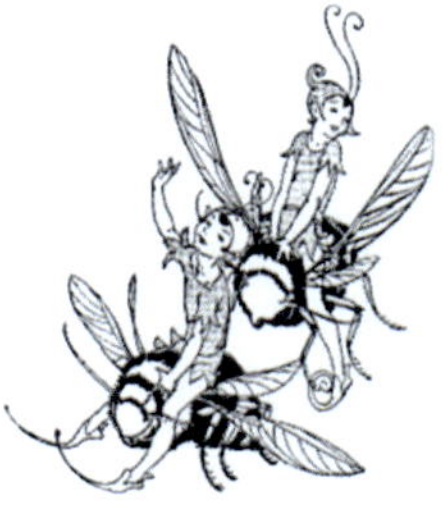

Mischung: Ahorn, Himbeere, Kirsche, Lapacho, Moschus, Rose, Tabak, Weihrauch, Wegwarte, Yerba Santa

Planet: Venus
Götter: nicht bekannt
Chakra: Stirnchakra
Erzengel: Metatron

Element: Wasser
Sternzeichen: Stier
Elementarwesen: Feen
Benutzung als Tee: ja

Wissenswertes über die Pflanze: Der Flieder ist in Europa schon sehr lange bekannt und begehrt. In Neuengland wurde er rund um den eigenen Besitz gepflanzt. Das schützte vor allem Übel. In den Bauerngärten der Nationen war er aufgrund seines herrlichen Duftes sehr oft anzufinden. Durch seine hellviolette Färbung der Blüten bekam er auch den Namen Lila. Der Flieder steht als Blumensymbol für eine romantische unschuldige Liebe. Heute wird er sehr gerne dazu benutzt, um den traditionellen Herrentag (Christi Himmelfahrt) auszuschmücken.

54. Frauenmantel

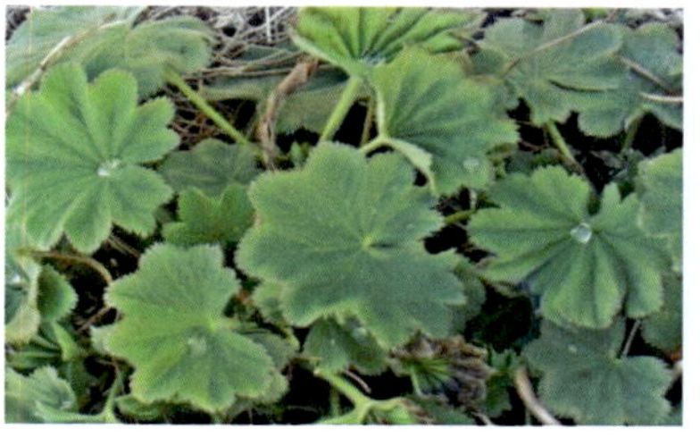

Botanischer Name: Alchemilla vulgaris, Alchemilla xanthochlora

Anderer Name: Alchemistenkraut, Bärenfuß, Frauenrock, Gewittergras, Herrgottsmäntelein, Liebfrauenmantel, Perlkraut, Sonnentau, Tränenschön, Weiberkittel

Vorkommen: Europa – Deutschland; Asien, Afrika; Nordamerika

Aussehen: Der mehrjährige Frauenmantel kann eine Wuchshöhe von bis zu fünfzig Zentimetern erreichen. Die Wurzel treibt mehrere Stängel aus, an denen gefaltete Blätter wachsen. Diese Blätter haben sieben bis elf Lappen und sind am Rand gezahnt. In der Mitte dieser Blätter sammelt sich oft ein Tautropfen, der wie eine Perle am Blatt verhaftet. Die Blüten sind klein und gelblich und wachsen in Trugdolden.

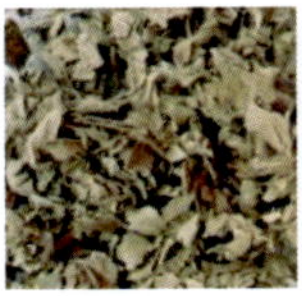 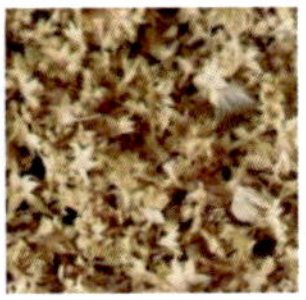

Familie: Rosengewächse, Rosaceae

Verwendete Teile: Blüten, Kraut

Aroma: Die Blüte des Frauenmantels hat einen wundervollen zarten Duft, der sehr fein ätherisch ist und selbst die Blätter geben einen sehr zarten, krautigen Duft ab.

Magische Räucherung: Den Frauenmantel benutzen Sie zur Räucherung, wenn Sie Rituale mit besonderen Frauenthemen haben. So kann dies auch sein, dass Männer in Ihren Teil der Weiblichkeit kommen wollen. Da hilft Ihnen der Frauenmantel, die weiblichen Aspekte in Ihnen zu finden. Vielleicht haben Sie als Frau zu lange in einem schweren Männerberuf gearbeitet und möchten einen Ausgleich am Abend. Das Kraut ist vortrefflich geeignet, alles Weibliche zu manifestieren. Es ist alleine für diesen Zweck in der Räucherung vorgesehen. So bietet sich hier auch die Chance es zur Initiation zu verwenden. Ein Ritual zu Ehren von Mutter Erde mit dem Frauenmantel bringt sehr viel Energie mit sich.

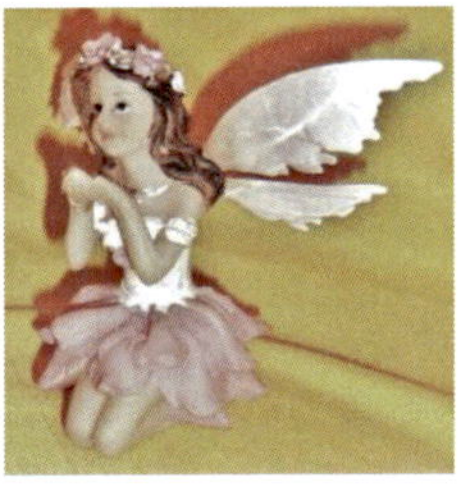

Mischung: Copal, Kalmus, Liebstöckel, Mädesüß, Mariendistel, Myrrhe, Petersilie, Sellerie, Weihrauch, Ysop

Planet: Venus
Götter: Aphrodite/ Venus, Brigidh, Freya, Frigga
Chakra: Solarplexus
Erzengel: Jophiel

Element: Wasser
Sternzeichen: Skorpion
Elementarwesen: Feen
Benutzung als Tee: ja

Wissenswertes über die Pflanze: Im Volksglauben hatte die Pflanze einen hohen Stellenwert. Die Menschen erzählten sich, dass die Naturgeister sich mit dem Tautropfen auf dem Blatt waschen würden. Die Alchemisten verwendeten das Kraut früher, um die Geheimnisse zu lösen, auf die andere bisher nicht gekommen waren. So wurde die Pflanze zum „Stein des Weisen“ und aus dem wundervollen Wassertropfen so manch Elixier gezaubert. Eines davon könnte angeblich sogar Sommersprossen vertreiben, ein anderes hätte die Kraft aus normalem Metall Gold herzustellen. Die Pflanze wurde der Fruchtbarkeitsgöttin Freyja geweiht, die auch für die Liebe stand. So hatte die Pflanze in beiden Ritualen einen hohen Stellenwert. Die Frauen glaubten mit der heiligen Pflanze ihre Jungfräulichkeit wiederzuerlangen. Die Druiden sammelten ebenfalls diesen Tautropfen des Frauenmantels. Sie benutzten ihn zur rituellen Reinigung vor Zeremonien, hängten auch Teile der Pflanze vor ihre Behausungen und wenn

Johannes Trojan (1837-1915):

Das Kräutlein treibt ein rundes Blatt,
wie keines ringsherum es hat.
Mit zierlich eingekerbtem Rand
Ist für den Tau es angespannt,
Recht als ein Schälchen hingestellt,
in welches Perl`auf Perle fällt.
So hebt es auf des Himmels Tau,
der niedersinkt auf Flur und Au`,
Manch Elflein gegen Morgen kommt,
das dürstet, dem zu trinken frommt,
Schöpft aus dem Schüsselchen und spricht:
Ein bessres Labsal gibt es nicht

sie sahen, dass die Teile besonders schwitzten, dann wussten sie ein Gewitter nahen. So wurde der Frauenmantel zur Wetterpflanze mit dem Namen Gewittergras. Für einen Schmied war das gesammelte Wasser des Frauenmantels so wertvoll wie Gold, denn wenn er sein Schwert da hineintauchte, bekam es eine unwahrscheinlich magische Kraft.

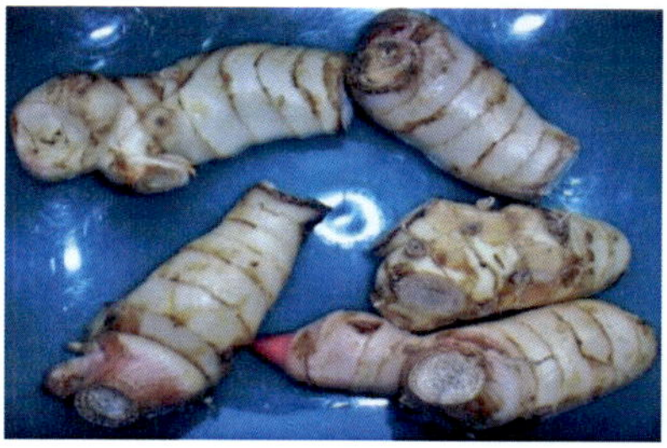

55. Galanga

Botanischer Name: Kaempferia galanga

Anderer Name: Maraba, Galangan, Gewürzlilie, Tumerikwurzel, Galangal, Chinawurzel, Kleiner Galgant, Sandingwer, Sha jiang, Sa

Vorkommen: Afrika; Asien – China, Indien, Malaysia

Aussehen: Die Pflanze Galanga kann eine Wuchshöhe von bis zu dreißig Zentimetern erreichen. Ihre Blätter sind lanzenförmig. Die Blüten ähneln Orchideen und leuchten rot bis purpurrot. Die frische Wurzel gleicht sehr den Ingwerwurzeln. Die äußere Haut ist braun mit einem etwas rötlichen Ton. Darunter sitzt das grau-weiße, weiche Fleisch.

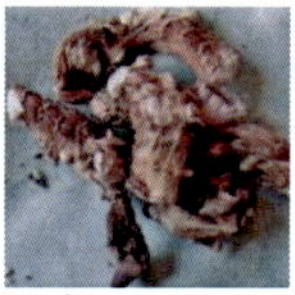

Familie: Ingwergewächse, Zingiberaceae

Verwendete Teile: Wurzel

Aroma: Die Galangawurzel ist die des Ingwers sehr ähnlich und riecht auch etwas nach ihr. Insgesamt verströmt sie beim Räuchern einen stark würzigen Duft, der bald etwas medizinisch wirkt.

Magische Räucherung: Die Galangawurzel können Sie verwenden, um damit Ihre Gedanken zu klären. Manchmal hat man einfach zu viel im Kopf. Dazu Stress, Druck – und dann ist das Chaos perfekt. Kein Gedanke kann zu Ende geführt werden. Es ermüdet uns und lässt uns übellaunig werden. Die Galanga wirkt dem entgegen. Gerade auch bei kreativen arbeitenden Menschen ist ein klarer Geist so wichtig, damit sie ihrem Gegenüber in Bildern oder auch in der Musik das hinüberbringen können, was das Wichtigste ist. Nach einer Räucherung mit Galanga dreht sich nichts mehr im Kreis. Nun können Sie sich auf das Wesentliche konzentrieren und im Hier und Jetzt fest verankert sein. Die Galangawurzel spaltet die Gedanken in wichtig und unwichtig.

Mischung: Angelika, Beifuß, Galbanum, Ginseng, Kalmus, Salbei, Süßholz, Thymian, Wachholder, Weihrauch

Planet: Merkur
Götter: nicht bekannt
Chakra: Herzchakra

Element: Luft
Sternzeichen: Zwilling
Elementarwesen: Drache

Erzengel: Gabriel

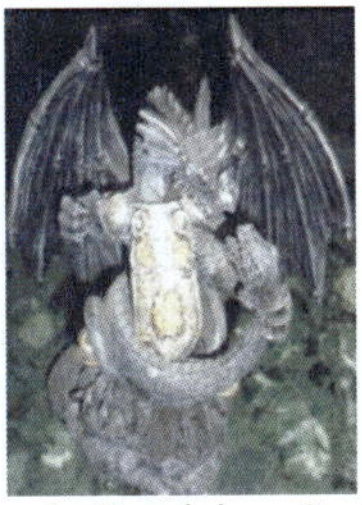

Benutzung als Tee: Ja, aber Vorsicht, kann etwas berauschend wirken, ist aber ungiftig.

Wissenswertes über die Pflanze: Galanga wird als Heilpflanze und als Gewürz verwendet. Viele würzen mit der Wurzel, um Magenproblemen vorzubeugen. Wer Galanga einnimmt, wird auch einen milden Nebeneffekt spüren. Die Wurzel erzeugt ein warmes Gefühl im Körper und verändert den Blick auf das Wesentliche. Ein wenig wird das Gedächtnis durch ihre psychedelische Wirkung erweitert. In manchen Ländern, wie zum Beispiel in Neuguinea, wird aus der Galangawurzel ein Trank bereitet. Dieser wirkt euphorisierend und auch etwas aphrodisierend. Seine halluzigene Wirkung ist aber dennoch gering und der Geschmack davon soll sehr widerlich sein. Andere Völker kauen daher gleich die Wurzel und schlucken sie mit Reis hinunter. In Indonesien wird ein Pulver daraus hergestellt. Dieses, rituell verräuchert, soll sehr stimulierend beim Liebesakt wirken.

56. Galbanum

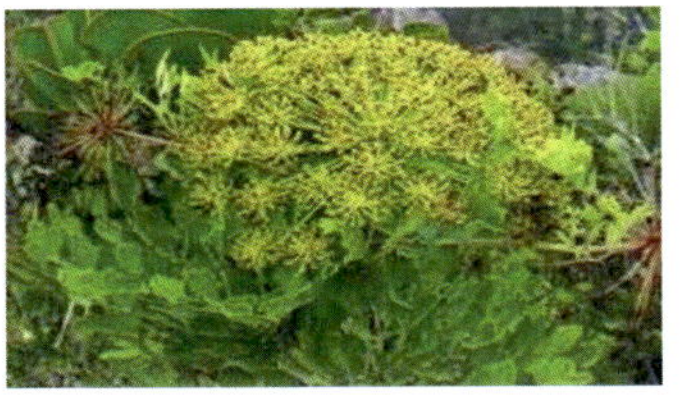

Botanischer Name: Ferula galbaniflua

Anderer Name: Galbanharz, Mutterharz, Steckenkraut

Vorkommen: Asien – Persien, Arabien, Iran, Syrien, Afghanistan, Türkei

Aussehen: Die Pflanze ähnelt in Wuchs und Aussehen dem Fenchel und kann eine Wuchshöhe von bis zu zwei Metern erreichen. Die großen Blüten sind gelb und stehen in Dolden. Aus den Stängeln der Wurzeln tritt eine milchartige Flüssigkeit heraus mit rot-bräunlicher Färbung. An der Luft trocknet der Milchsaft und wird zum Gummiharz. Seine Farbe ändert sich etwas zu Rot mit Weiß durchzogen.

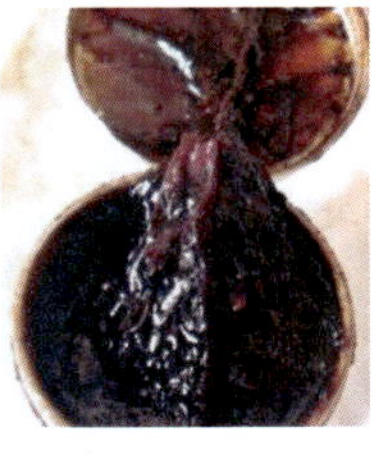

Familie: Doldengewächse, Apiaceae

Verwendete Teile: Harz

Aroma: Der Geruch des Galbanumharzes ist etwas laubartig, dennoch sehr waldig und hat eine Unternote, die nach etwas frisch gesägtem Holz riecht.

Magische Räucherung: Der Galbanum lässt das Herz erweichen. Dies ist gut, wenn Sie gerade an seelischen Problemen arbeiten, die einfach nicht klar zu fassen sind. Durch den Zugang an Emotionen und Gefühlen, den uns der Galbanum beschert, haben Sie die Chance, lange verhärtete Anspannungen und Konflikte zu lösen. Er wirkt auf den Körper sehr beruhigend, gibt Ihnen innerlichen Frieden und damit auch Sicherheit. Vertrauen Sie dem Universum, lassen Sie sich fallen und folgen Sie Ihren inneren Bildern wie einem fremden Film. Sie werden erkennen, was sie Ihnen Wichtiges mitzuteilen haben.

Meditieren und beten Sie mit dem Galbanum. Der Rauch gibt den Ängsten die Chance sich von Ihnen zu lösen. Dann fühlen Sie sich wieder frei. Eine Erdräucherung kann durch den Galbanum sehr bestärkt werden. Mutter Erde ist sehr dankbar, wenn Sie an sie denken und sie gibt Ihnen das Gefühl zurück, von ihr getragen zu werden. Lassen Sie alte Muster los und schauen Sie dem Neubeginn in die Augen.
Schwangere sollten den Rauch unbedingt meiden, da es eine abtreibende Wirkung erzielen kann. Bei der Anwendung sollte noch etwas beachtet werden, legen Sie das Galbanumharz vor dem Räuchern ins Gefrierfach. Beachten Sie, je wärmer das Harz wird, desto klebriger ist es. Manchmal wird das Harz sogar in Reagenzgläsern verkauft. Das hat den Vorteil, dass Sie ein bis zwei Tropfen vom Harz auf ein Stück Papier tropfen lassen können und dieses dann im Kühlschrank fest werden lassen. So haben Sie nur die Menge, die Sie benötigen. Das Gefrieren geht relativ schnell.

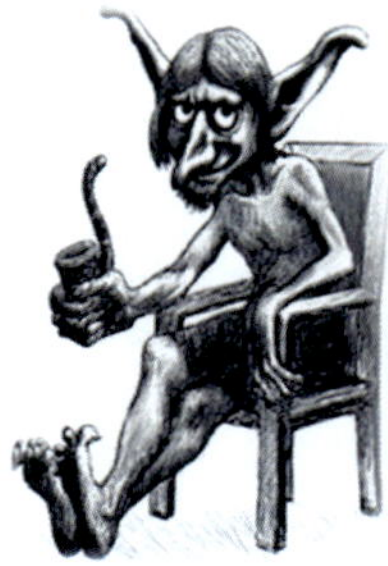

Mischung: Angelika, Birke, Copaivabalsam, Elemi, Gingko, Hasel, Lorbeer, Pappel, Walnuss, Weihrauch

Planet: Jupiter
Götter: nicht bekannt
Chakra: Solarplexus
Erzengel: Raphael

Element: Feuer
Sternzeichen: Schütze
Elementarwesen: Gnome
Benutzung als Tee: nein

Wissenswertes über die Pflanze: Schon im Mittelalter wurde das Galbanumharz zum Räuchern verwendet. Sie ist eines der ältesten Räucherpflanzen der Welt. Sogar im Alten Testament wird es als Bestandteil des heiligen Weihöls des Moses erwähnt.

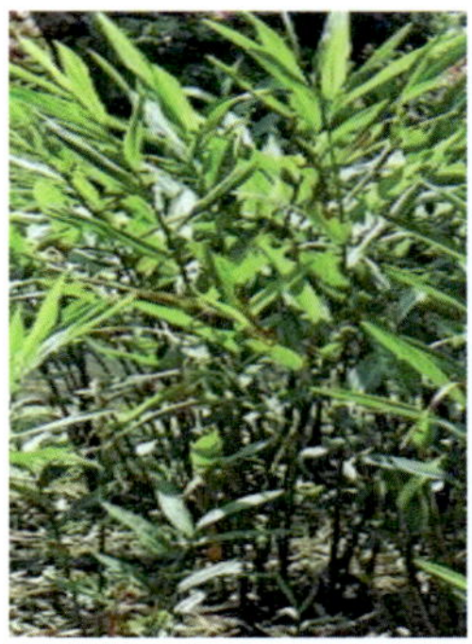

57. Galgant

Botanischer Name: Alpinia officinarum

Anderer Name: Fieberwurzel, Galantwurzel, Großer Galgant, Laos, Siam Ingwer, Thai Ingwer, Echter Galgant, Kleiner Galgant, Siam Galgant

Vorkommen: Asien – China, Thailand, Malaysia, Thailand, Vietnam

Aussehen: Die Galgantstaude kann eine Wuchshöhe von bis zu zwei Metern erreichen. Ihre Wurzeln werden bis zu einem Meter lang, die dann aber waagerecht in der Erde verlaufen. Die Blätter der Pflanze sind ungestielt. Die traubenartigen Blütenstände sind weiß mit rötlichen Linien. Die rote Frucht ist kapselartig.

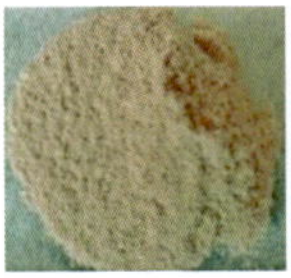

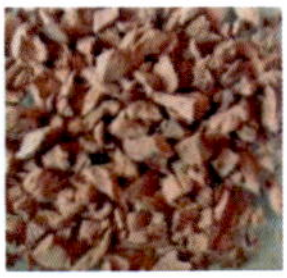

Familie: Ingwergewächse, Zingiberaceae

Verwendete Teile: Wurzel

Aroma: Wenn man den Galgant verräuchert, gibt er einen warmen und gewürzhaften Duft von sich, der auch ein etwas süßliches Aroma hat.

Magische Räucherung: Benutzen Sie den Galgant in Ihren Räucherungen, wenn Sie Ihre Chakren stärken, einen Chakrenausgleich durchführen oder auch Ihre Aura reinigen möchten. Er wirkt auf die Nerven sehr erfrischend. Dadurch führt er Sie wieder in Ihre Mitte. Sie können entspannen, sich zentrieren und dann mit Mut und Selbstbewusstsein wieder voll durchstarten. Ihr Denkvermögen steigert sich. Wenn Sie glauben, alles um Sie wirke so düster, so unüberwindbar, so haben Sie mit dem Galgant genau die richtige Pflanze, um wieder Licht in die Geschehnisse zu bringen. Bleiben Sie am Ball und lassen Sie Ihr inneres Feuer wieder voll entfachen. Vertrauen Sie, wenn Ihr Glaube fest verankert ist; nur dann überwinden Sie Hürden, die gerade eben noch fast unüberwindbar schienen. In Liebesräucherungen ist der Galgant auch eine oft genommene Zutat. Er lässt Ihrer Fantasie Flügel wachsen, damit nichts in Routine übergeht.

Mischung: Beifuß, Dammar, Kampfer, Klette, Safran, Süßholz, Tonkabohne, Traumkraut, Weide, Weihrauch

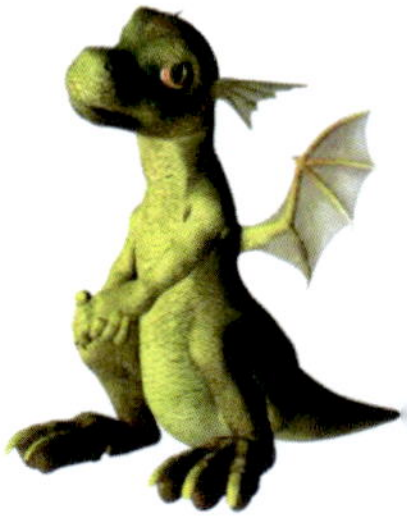

Planet: Mond
Götter: nicht bekannt
Chakra: Kronenchakra
Erzengel: Chamuel

Element: Feuer
Sternzeichen: Löwe
Elementarwesen: Drache
Benutzung als Tee: ja

Wissenswertes über die Pflanze: Der Galgant war schon in der Antike ein sehr begehrtes Heilmittel gewesen. Arabische Ärzte führten ihn im Mittelalter nach Europa ein. In Asien gaben sie den Araberpferden die Wurzel zum Futter dazu, damit sie feuriger wurden. In Indonesien pulverisierten die Menschen die Wurzel und fügten es Getränken zu, die den Namen Jamus hatten. Diese wirkten sehr kräftigend und gaben dem Trinkenden das Gefühl, eine frische Brise zu erhalten. Beim Essen der Wurzel sollte man jedoch darauf achten, dass man nicht zu viel verzehrt. Ein übermäßiger Konsum kann leichte Halluzinationen hervorrufen. Nicht wundern, wenn Sie plötzlich eine veränderte Wahrnehmung haben!

58. Gewürznelke

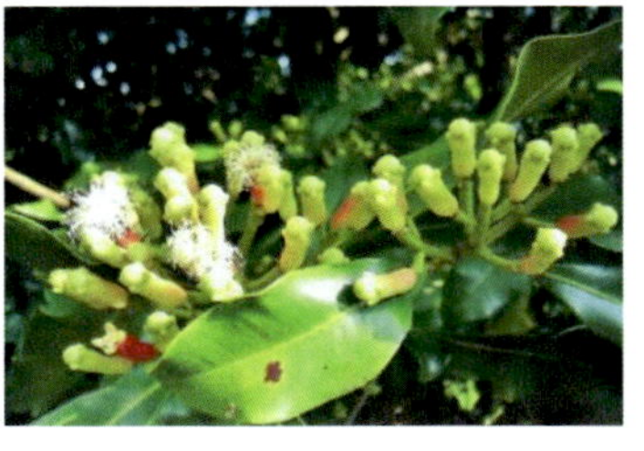

Botanischer Name: Syszgium aromaticum

Anderer Name: Kreidenelken, Laung, Nägelein, Negelken, Nelke, Nelkenbaum, Nelkenpfeffer

Vorkommen: Asien – Molukken, Malaysia, Sansibar, Philippinen

Aussehen: Der Nelkenbaum kann eine Wuchshöhe von bis zu zwanzig Metern erreichen. Die ledrigen Blätter sind eiförmig und spitz. Sie stehen vierzählig in Trugdolden und sind gelblich bis rot. Die Früchte sind kleine dunkelrote Beeren. Die Frucht ist die bekannte Gewürznelke. Der gesamte Baum riecht stark würzig.

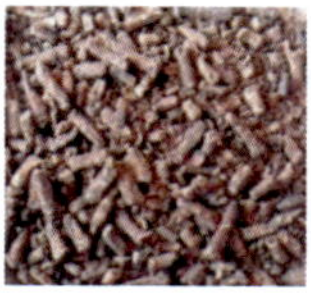

Familie: Myrtengewächse, Myrtaceae

Verwendete Teile: Blätter, Blüten, Frucht

Aroma: Die Gewürznelke hat einen sehr stark aromatischen Geruch, der etwas an Nelke erinnert. (Daher auch der Name.)

Magische Räucherung: Die Gewürznelke als Verstärkung in einer Räuchermischung bringt eine kräftige Reinigung und hinterlässt einen starken Schutz vor negativen Kräften und lästigen Insekten. Die beste Vorrausetzung, um eine wundervolle spirituelle Energie zu erschaffen, in der Sie arbeiten können. Das können Einweihungen sein, Vorlesungen, Seminare oder auch einfach ein sogenannter Frühjahrsputz in Ihrer Wohnung. Durch die Reinigung stärkt sich Ihre Intuition. Es ist Platz genug, um wieder wunderschöne kreative Dinge zu erschaffen. Die Gewürznelke gemischt mit Weihrauch können Sie verräuchern, um Wohlstand und Glück zu erhalten. Mag es Geld sein, dringend benötigte materielle Dinge oder Reichtum an Gedanken und Ideen. Ihre spirituelle Schwingung hilft Ihnen beim Meditieren und Beten. So können Rituale mit Mut durchgeführt werden.

Mischung: Adlerholz, Benzoe, Elemi, Lavendel, Lorbeer, Mohn, Sandelholz, Styrax, Tonkabohne, Weihrauch

Planet: Mars
Götter: Zeus/Jupiter
Chakra: Wurzelchakra
Erzengel: Uriel

Element: Feuer
Sternzeichen: Widder
Elementarwesen: Phönix
Benutzung als Tee: ja

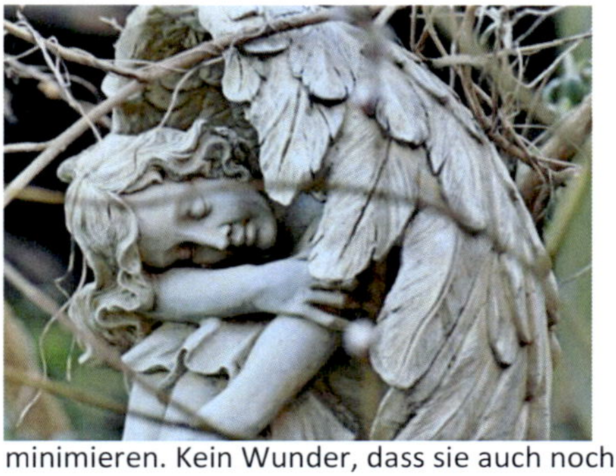

Wissenswertes über die Pflanze: Die Gewürznelke ist eine sehr geschätzte Pflanze in Asien. Durch ihre Verbreitung – wohl durch die Araber – wurde es zu einem sehr hochgeschätzten Gewürz in Europa, das man zur damaligen Zeit sogar in Gold aufwog. Schon alleine ihre Hilfe bei der Pest überzeugte. Die Ärzte trugen sogenannte Nelkenketten um den Hals und sie kauten auch immer wieder auf diesem Gewürz herum. So wollten sie die Ansteckungsgefahr minimieren. Kein Wunder, dass sie auch noch in heutiger Zeit sehr geschätzt wird und im Jahr 2010 sogar als Heilpflanze des Jahres geehrt wurde. In Indien nannten die Menschen die Nelke auch Blume der Götter. Zusammen mit den Chinesen räucherten sie bei religiösen Zeremonien und medizinischen Heilungen mit der Gewürznelke. Später wurde die Nelke nicht nur gegen die Pest eingesetzt, sondern auch bei anderen Epidemien. Zusammen mit der Zimtrinde wurde sie bei Verbrennungen benutzt.

59. Ginkgo

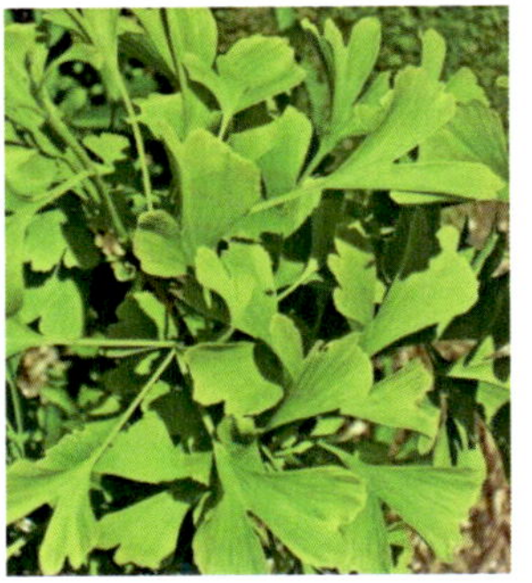

Botanischer Name: Ginkgo biloba

Anderer Name: Elefantenohrbaum, Entenfußbaum, Fächerblattbaum, Japanbaum, Großvater-Enkel-Baum, Mädchenhaarbaum, Smart Drug, Tausend Taler, Tempelbaum, Weltenbaum

Vorkommen: weltweit

Aussehen: Der Ginkgobaum kann eine Wuchshöhe von bis zu vierzig Metern erreichen. Bei diesen Bäumen gibt es einen weiblichen und einen männlichen Baum. Die Samenfrüchte des weiblichen Baumes sind außen fleischig und innen hart. Die Früchte riechen eher ranzig. Der männliche Baum trägt sogenannte Kätzchen. Die Blätter des Baumes sind einmalig und unverkennbar. Die Fächerform der Blätter macht den Baum zum einzig Überlebenden seiner Familie aus der Urzeit vor 250 Millionen Jahren. In China gibt es

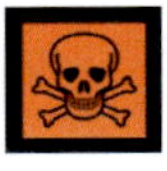

Bäume mit einem Alter bis zu viertausend Jahren. Erste Früchte trägt dieser Baum erst nach ca. zwanzig bis dreißig Jahren. Sie sehen ziemlich klein, rundlich und gelb aus und ähneln Mirabellen. Der Ginkgo ist schwach giftig!

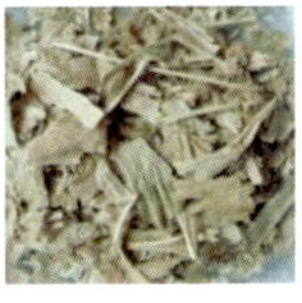

Familie: Ginkgogewächse, Ginkgoaceae

Verwendete Teile: Blätter

Aroma: Der Ginkgo gibt der Verräucherung einen feinen, grün-krautigen Duft ab.

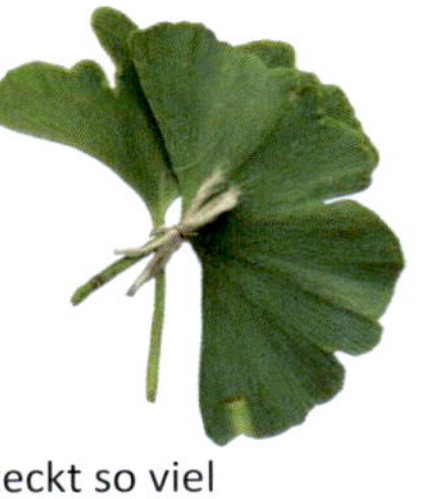

Magische Räucherung: Mit Ginkgo zu räuchern hat etwas Erhabenes. Es steckt so viel Urkraft in ihm, dass er Sie gut begleiten kann, wenn Ihnen der Mut zum Leben fehlt. Er ist bereit, seinen Willen und seine Durchsetzungskraft auf Sie zu übertragen. So bringt er Ihnen Hoffnung. Hoffnung auf ein Leben im Jetzt. Das Vergangene muss ruhen, das heißt nicht, es wird vergessen, nur leben Sie nicht in ihm. Leben Sie auch nicht im Morgen – was morgen ist, weiß niemand. Seien Sie im Hier und Jetzt. Leben Sie den Moment. Geben Sie in jedem Moment das Beste. Schauen Sie mit vollem Bewusstsein auf das Jetzt, dann erkennen Sie, dass das Leben auch sehr viele schöne Augenblicke hat. Wenn Sie durch Krankheit oder Unfall in tiefe Lebenslagen gerieten, dann fassen Sie den Mut und stehen wieder auf. Das Leben hat immer etwas zu bieten, auch für Sie!

Mischung: Dost, Eisenkraut, Eukalyptus, Ginseng, Koriander, Minze, Pfingstrose, Weihrauch, Ysop, Zimt

Planet: Jupiter
Götter: nicht bekannt
Chakra: Herzchakra
Erzengel: Jophiel

Element: Erde
Sternzeichen: Jungfrau
Elementarwesen: Faun
Benutzung als Tee: ja

Wissenswertes über die Pflanze: Der Ginkgo ist der älteste Baum auf Erden, daher wird er auch oft lebendes Fossil genannt. Dank der Mönche, die den Baum über Jahrhunderte in ihren Klöstern kultiviert haben, ist er uns bis heute erhalten geblieben. Daher wussten die Mönche natürlich auch um dessen Heilkraft bestens Bescheid. Die chinesischen Mönche nahmen die Zweihäusigkeit der Pflanze zum Anlass, das Sinnbild des Yin und Yang, des weiblichen und des männlichen Prinzips, des Tages und der Nacht, des Freuds und des Leides, des Lebens und des Todes darin zu sehen. Die Samen wurden früher geröstet und dem japanischen Kaiser als Ehrung gereicht. Der Überlebenskampf und die Stärke dieses Baumes sind so enorm, dass dieser nach der völligen Verkohlung durch die Atombomben bereits im Folgejahr wieder Blätter und Blüten hervorbrachte. Dieser Baum hat meinen tiefsten und innigsten Respekt. Das zweilappige Blatt hat den Symbolcharakter einer innigen Vereinigung zweier liebenden Seelen.

Johann Wolfgang von Goethe (1749-1832):

Dieses Baums Blatt, der von Osten
Meinem Garten anvertraut,
Gibt geheimen Sinn zu kosten,
Wie's den Wissenden erbaut,
Ist es Ein lebendig Wesen,
Das sich in sich selbst getrennt?
Sind es zwey, die sich erlesen,
Daß man sie als Eines kennt?
Solche Frage zu erwiedern,
Fand ich wohl den rechten Sinn,
Fühlst du nicht an meinen Liedern,
Daß ich Eins und doppelt bin?

60. Ginseng

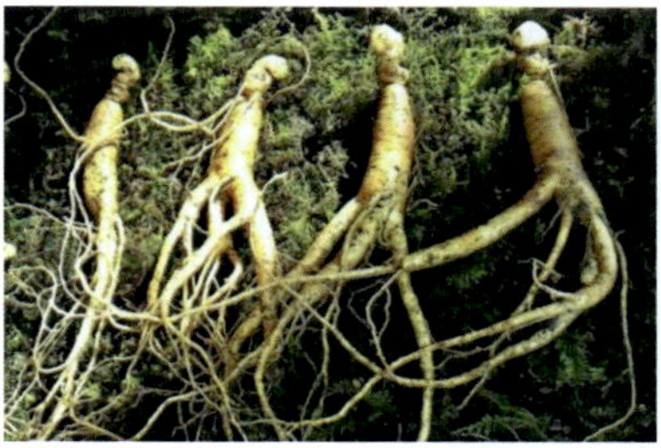

Botanischer Name: Panax ginseng

Anderer Name: Allheilkraut, Gilgen, Kraftwurz, Lebenswurzel, Menschenwurzel, Samwurzel, Wurzel des Lebens

Vorkommen: Asien – Korea, China, Nepal, Indien

Aussehen: Die Wuchshöhe des Ginsengs beträgt bis zu achtzig Zentimeter. Der doch einfache Stängel ist mit gefiederten Blättern besetzt. Die Blüten stehen zahlreich in einer Dolde und diese auf einem langen Stiel. Die gelblich-weißen Blüten ähneln einer Rose. Die Früchte dagegen sind leuchtend rot.

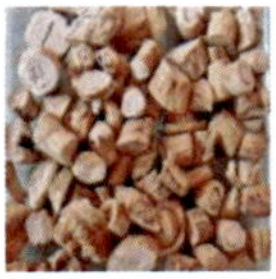

Familie: Efeugewächse, Aaliaceae

Verwendete Teile: Wurzel

Aroma: Bei der Räucherung duftet die Wurzel etwas streng.

Magische Räucherung: Die Wurzel können Sie gut einsetzen, um böse Geister zu verjagen und Verwünschungen rückgängig zu machen. Der Rauch entwickelt sehr starke Selbstheilungskräfte. Dadurch werden Ihr Geist, Körper und Seele gestärkt. Dies ist auch gleichzusetzen mit der Harmonisierung Ihres Yin und Yang. Dadurch mobilisieren Sie ihre eigenen Abwehrkräfte und können so Erkrankungen schneller und besser vorbeugen. In einem Raum, in dem schon Krankheitserreger existieren, hilft er diese zu vertreiben. So ziehen die Krankheitsgeister davon. Ginseng ist einfach zu gesund!

Mischung: Damiana, Ginkgo, Hanf, Ingwer, Maidal, Mohn, Salbei, Sellerie, Tormentil, Weihrauch

Planet: Sonne
Götter: nicht bekannt
Chakra: Wurzelchakra
Erzengel: Michael

Element: Feuer
Sternzeichen: Löwe
Elementarwesen: Phönix
Benutzung als Tee: ja

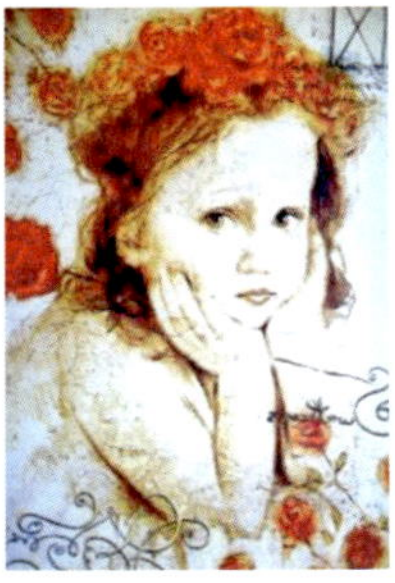

Wissenswertes über die Pflanze: Durch ihren Ruf, ein Unsterblichkeitselixier zu sein, wurde der Ginseng zu einem der berühmtesten Zaubermittel. Die wilde Ginsengwurzel wächst schon einmal 150 bis 200 Jahre, bevor sie jemand erntet. Die Wirkstoffe, die sie dann enthält, sind eigentlich unbezahlbar. Heute werden die kultivierten Wurzeln bereits nach sieben Jahren geerntet. Sie weisen dann nur eine geringen Palette an Wirkstoffen auf. Über dieses Allheil- und Wundermittel wurde sehr viel in der Medizingeschichte geschrieben. In der Liebe wirkt so ein Ginsengtee sehr aphrodisierend und fördert die Lust auf die Lust. Die Ginsengwurzel gleicht der Alraunenwurzel sehr. Nicht umsonst wird sie auch Menschenwurzel oder Alraune des Ostens genannt. Meist hatten nur die Könige die Geldmittel oder das Gold, um diese Wurzel zu bezahlen. Die Chinesen nannten sie Jen Shen, was so viel bedeutete wie „die Kraft der Erde in der Form eines Menschen". Später wurde sie in Asien auch Wurzel des Lebens genannt. Als Heilpflanze wurde der Ginseng aber erst im 20. Jahrhundert anerkannt. Die Indianer verrauchten die Ginsengwurzel zusammen mit Tabak und Lobelienkraut. Später hieß diese Mischung Indianertabak.

61. Guajak - Palo Santo

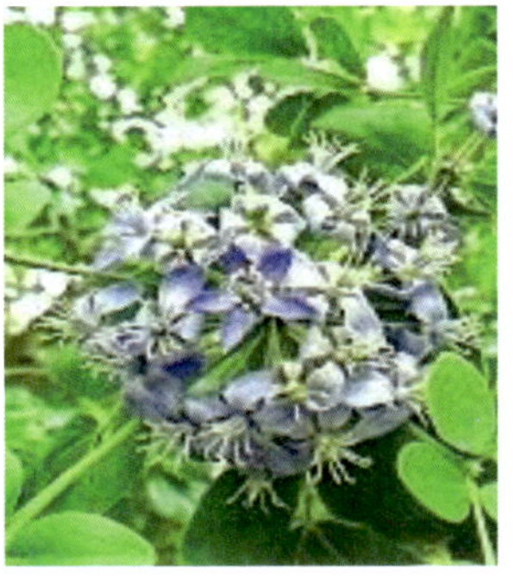

Botanischer Name: Guajacum officinale

Anderer Name: Chichic Patli, Franzosenholzbaum, Heiligenholz, Heiliger Stock, Lebensholzbaum, Pockholz, Paolo Santo, Schlangenholz

Vorkommen: Amerika – Mexiko, USA, Venezuela, Jamaika, Kolumbien

Aussehen: Der Guajakbaum kann eine Wuchshöhe von bis zu dreißig Metern erreichen. Die Bäume oder aber auch Sträucher sind sehr hart und aus ihnen gewinnen die Menschen sehr viel Harz. Die Blätter sind gegenständig und paarig gefiedert, die Blüten achselständig in blauer Farbe. Die Früchte sind Kapseln.

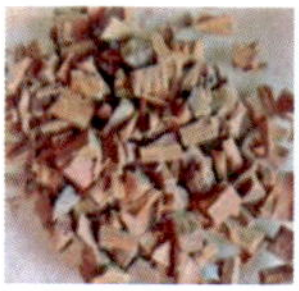 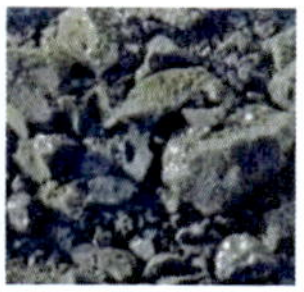

Familie: Jochblattgewächse, Zygophyllaceae

Verwendete Teile: Harz, Holz, Rinde

Aroma: Das Harz des Guajakbaums riecht ähnlich wie Benzoe, sehr süß würzig. Das goldgelbe bis leicht rötliche Holz duftet holzig balsamisch, sehr angenehm.

Magische Räucherung: Mit dem Guajak können Sie einmal wieder richtige Danke sagen. Es gibt viele Gelegenheiten dies zu tun, aber diese Chancen werden leider zu selten genutzt. In unserer heutigen Zeit wird vieles als selbstverständlich gesehen. Gute Taten werden eher bestraft und geächtet, als dass man sie achtet. Danke sagen ist ein Moment der Ruhe und der Ernsthaftigkeit. Es gibt da ein wunderbares Ritual, indem Sie jeden Abend den Tag nochmals durchdenken und für alles, was Ihnen an Gutem widerfahren ist, Danke sagen. Ich habe das über viele Jahre praktiziert und nachdem ich am Anfang immer nur bestimmte Dinge sah, bekam ich später den Blick für die wirklich wichtigen. Danke für das Essen am Tag. Danke für die warme Stube, das Dach über dem Kopf und das Lächeln eines lieben Menschen. Ich habe über all die Jahre keinen Tag erlebt, in dem ich nichts fand, worüber der Mensch dankbar sein könnte. Der Guajak ist aber auch geeignet, um Ihnen im Liebesleben die nötige Sicherheit am Anfang einer Beziehung zu geben. Er verstärkt Ihre innerlichen Kräfte, wirkt stimulierend und etwas euphorisch auf die Stimmung. So gibt es keinen Platz für Ängste, für Wut und andere negativen Gedanken und Energien. In der Meditation lässt er unsere Seele wie eine Feder hinauf zum Himmel schweben. Um lange etwas vom Duft zu erhalten, können Sie ein Holzstück anzünden und kurze Zeit später ausblasen. Das Holz glimmt so noch lange Zeit vor sich hin.

Mischung: Copaivabalsam, Copal, Boldo, Damiana, Gewürznelke, Lebensbaum, Sandelholz, Süßgras, Tonkabohne, Weihrauch

Planet: Merkur
Götter: nicht bekannt
Chakra: Halschakra
Erzengel: Raphael

Element: Luft
Sternzeichen: Zwilling
Elementarwesen: Drache
Benutzung als Tee: ja

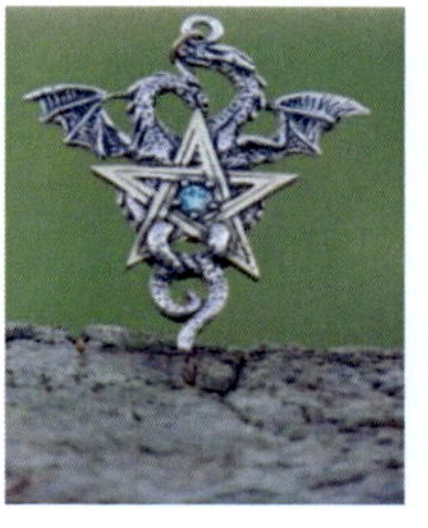

Wissenswertes über die Pflanze: Das Guajakholz ist sehr schwer und reich an Harzen, so schwimmt es wie das Adlerholz nicht auf dem Wasser, sondern geht unter. Bei den Indianern nutzen die Schamanen das Guajak für ihre Rituale und für die medizinische Heilung. Sie wenden es in Mexiko sogar zur Heilung von Syphilis an. Hatten doch die Eroberer der neuen Welt die sogenannte Lustseuche gleich mit eingeschleppt. Sie in den Griff zu bekommen war sehr schwierig, da die Krankheit in Amerika gänzlich unbekannt war. Die Rinde des Baumes war dann aber, über viele Jahrhunderte, ein erfolgreiches Heilmittel gegen die Syphilis. Aber auch in Räucherungen wurde es zu Erkältungen und Husten genommen. Die Spanier waren es, die das heilige Holz (Palo Santo) im 15. Jahrhundert nach Europa brachten. Der Herr Ovido y Valdes (1478-1557) unterschied erstmals zwischen den zwei Guajakarten. Es waren der Palo Santo und der Guayacan. Der Gebrauch als Aphrodisiakum war darauf zurückzuführen, dass das Guajakholz sehr hart ist und sich diese Härte auf das männliche Glied übertragen sollte. Manche Männer nahmen zusätzlich einen Tee aus dem Holz zu sich. Viele Schnitzereien wurden aus dem Guajakholz hergestellt.

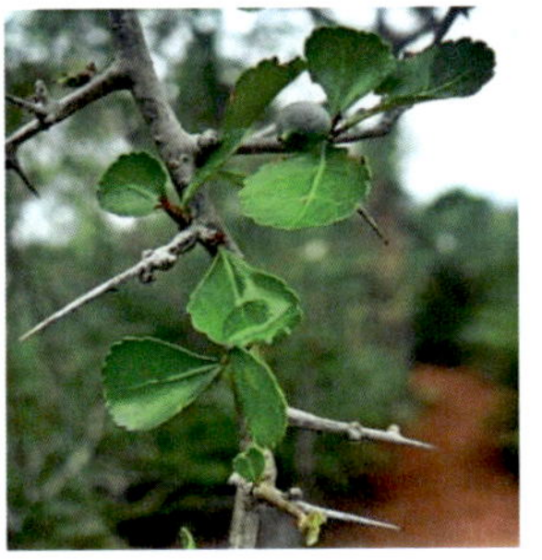

62. Guggul - Bdellidum

Botanischer Name: Commiphora mukul

Anderer Name: Bdellidum, Bdellium, Bedolachharz, Guggulu, Gum guggulu, Gugulipid, Indische Myrrhe, Loban, Lopan

Vorkommen: Asien – Indien, Pakistan, Bangladesch

Aussehen: Der Guggul ist ein kleiner Strauch oder auch ein Baum mit einer Wuchshöhe von bis zu vier Metern. Er hat sehr dornige Zweige. Die Blätter sind unregelmäßig gezähnt. Die Blüten sind rosa bis rot und haben vier kleine Blütenblätter. Die Rinde des Baumes ist aschfarben. Das Harz wird gewonnen, indem man etwas Rinde vom Baumstamm abschält und dort einen Schnitt setzt. Das Harz hat eine gelbliche, goldgelbe bis fast rötlichbraune Farbe und ist nicht klar, sondern eher milchig.

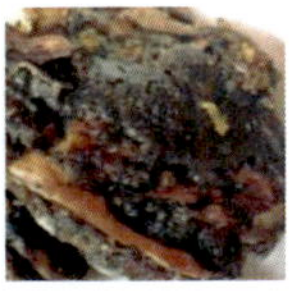

Familie: Balsambaumgewächse, Burseraceae

Verwendete Teile: Harz

Aroma: Das Guggulharz ist ein eher balsamisch süß riechendes Harz, das etwas vanilleartig duftet.

Magische Räucherung: Eine Räucherung mit Guggul bringt Ihnen eine wundervolle erholsame Atmosphäre. Räuchern Sie mit ihm, bevor Sie schlafen gehen. Er fördert die Beseitigung von Schlafstörungen, indem er die Gedanken zum Ruhen bringt und Sie in voller Harmonie den Tag beenden können. Auch in Meditationen lässt sich der Guggul gerne als Räucherzutat verwenden. Rituale mit ihm sind entspannend, beruhigend und gesprochene Gebete gehen tief ins Herz. So lässt sich auch einfacher der Kontakt zu den Engeln und Meistern herstellen. Ja, auch die Geister in der Natur und die Elementarwesen mögen den Guggul. Verstärken Sie Ihre Rituale mit dem Guggul und verwenden Sie ihn in Vollmondnächten. Sie werden den Unterschied spüren! Wenn eine liebe Person aus Ihrem Umkreis verstorben ist, gibt ihm Guggul die Möglichkeit eines ruhigen Abschiedes. Er sucht den Kontakt zum Verstorbenen und gibt Ihnen die Möglichkeit, letzte eventuell versäumte Worte zu sagen.

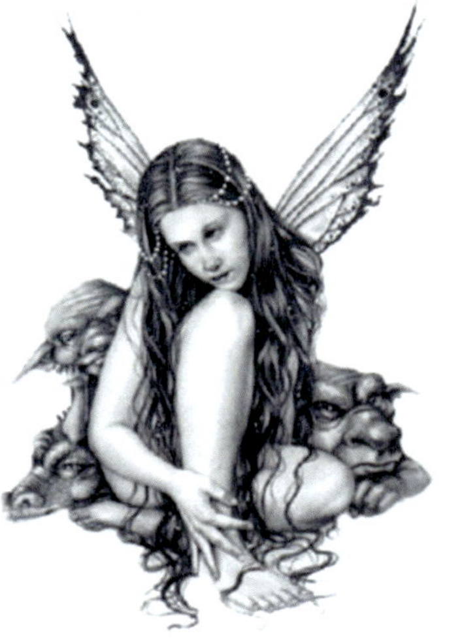

Mischung: Benzoe, Iris, Jambul, Patchouli, Perubalsam, Kampfer, Kardamon, Rainfarn, Steinklee, Weihrauch

Planet: Mond
Götter: nicht bekannt
Chakra: Sakralchakra
Erzengel: Michael

Element: Feuer
Sternzeichen: Widder
Elementarwesen: Salamander
Benutzung als Tee: nicht bekannt

Wissenswertes über die Pflanze: Der Guggul ist ein sehr wichtiges Harz im Ayurveda. Dort gilt er als Verjüngungsmittel. Als Räucherstoff in Indien, in Tibet, wurde es schon sehr früh für spirituelle medizinische Zwecke verwendet. Ein Baum liefert etwa ein Kilogramm Harz. Zum Glück schadet das regelmäßige Anzapfen den Bäumen nichts. Durch seine Dornen erinnerte er oft an den Weihrauchbaum. Der Guggul wurde auch vorwiegend als Opfergabe verwendet, in Ägypten auch als Parfüm.

63. Habichtskraut

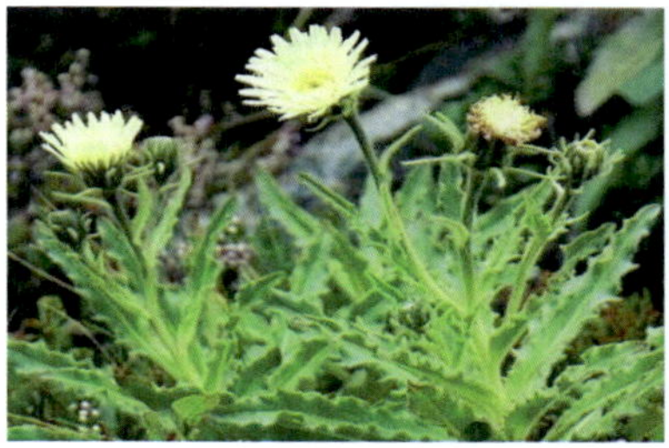

Botanischer Name: Hieracium pilosella

Anderer Name: Dukatenröschen, Felsenblümeli, Langhaariges Habichtskraut, Falkenkraut, Katzenpfötchen, Kleines Mauseohr, Mausröhrchen, Mausohr-Habichtskraut, Nagelkraut

Vorkommen: Europa – Deutschland; Asien; Nordamerika

Aussehen: Das Habichtskraut kann eine Wuchshöhe von bis zu dreißig Zentimetern erreichen. Am Boden bildet die Pflanze eine Blattrosette mit lanzenähnlichen Blättern.

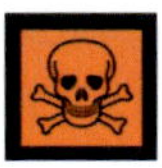

Diese sind oben hellgrün und unten weißfilzig. An den doch eher kahlen Stängeln blühen gelbe Blüten, die dem Löwenzahn sehr ähneln. Das Habichtskraut ist schwach giftig!

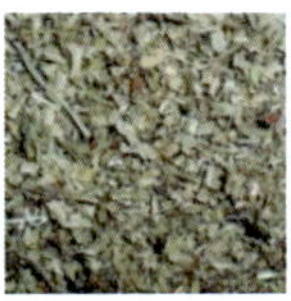

Familie: Korbblütler, Asteraceae

Verwendete Teile: Kraut

Aroma: Das Habichtskraut hat einen sehr warmen würzigen Duft.

Magische Räucherung: Wenn Sie schon sehr lange und gute Erfahrungen mit dem Meditieren haben, so stellt sich auch irgendwann der Gedanke ein, eine Visionsreise zu unternehmen. Das Habichtskraut wirkt sehr unterstützend in diesem Bereich, weil es die Intuition und Hellsicht fördert und zudem bewusstseinserweiternd wirkt. Klare Sicht mit einer tiefen Entspannung sind die besten Voraussetzungen. Auch lässt sich das Kraut gut zu Orakelräucherungen verwenden. In Krankenzimmern können Sie es als Zutat in eine

Mischung geben und somit Viren und Bakterien vertreiben. Seine überaus reinigende und desinfizierende Wirkung bringt tiefe Zufriedenheit.

Mischung: Boldo, Eukalyptus, Holunder, Lavendel, Minze, Propolis, Salbei, Wacholder, Wermut, Yerba Santa

Planet: Jupiter
Götter: nicht bekannt
Chakra: Sakralchakra
Erzengel: Uriel

Element: Feuer
Sternzeichen: Schütze
Elementarwesen: Phönix
Benutzung als Tee: ja

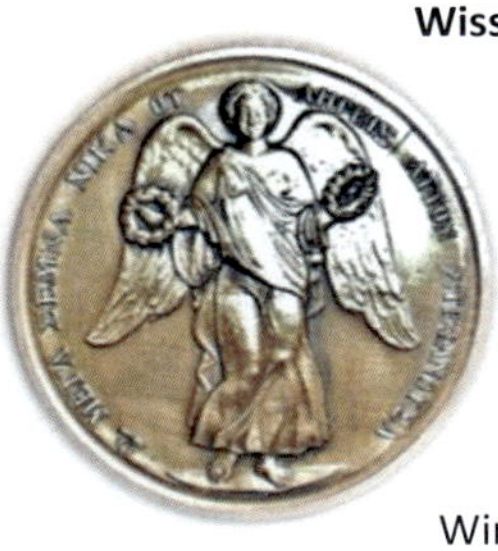

Wissenswertes über die Pflanze: Die Irokesen sahen in dem Kraut eine sehkraftstärkende Eigenschaft und nannten es daher Hawkweed, was so viel wie Falkengras bedeutet. Martin Luther konnte angeblich den drohenden Verfall seines Augenlichtes durch die regelmäßige Einnahme des Krautes verhindern. Die bewusstseinserweiternde Pflanze wird als Legal High verwendet. Geraucht sorgt sie für Entspannung und Zufriedenheit. Oft wird dieses in Nordeuropa praktiziert. Sie wird ebenfalls als Marihuanaersatz verwendet, da eine ähnliche Wirkung wie beim Rauchen von Cannabis eintreten soll.

64. Hamamelis

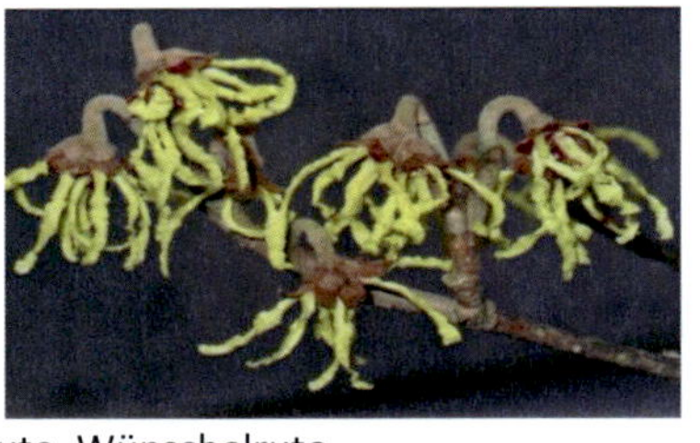

Botanischer Name: Hamamelis virginiana

Anderer Name: Virginische Zaubernuss, Amerikanische Zaubernuss, Hexenhasel, Hopfenhainbuche, Virginia-Zaubernuss, Zauberhasel, Zauberhaselnuss, Zaubernuss, Wuschelrute, Wünschelrute

Vorkommen: Nordamerika; Anpflanzung weltweit

Aussehen: Die Hamamelis ist ein Strauch oder kleiner Baum, der bis zu sieben Meter hoch werden kann. Seine Blätter sind eiförmig und kurz zugespitzt. Ihre Oberseite ist dunkler als die Unterseite. Die Rinde ist hellbraun, glatt und etwas schuppig. Die Blüten sind hellgelb. Die Früchte sind verholzte Kapseln, die ihre Samen beim Aufspringen bis zu neun Meter weit schleudern können.

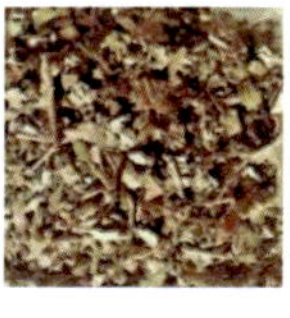

Familie: Zaubernussgewächse, Hamamelidaceae

Verwendete Teile: Blätter, Rinde, Samen

Aroma: Die Hamamelis gibt einen sehr krautig-warmen und angenehmen Duft ab.

Magische Räucherung: Es gibt Zeiten, da läuft man monoton all seine Strecken am Tage ab, um dann abends wieder im Ziel, in seinem Zuhause zu sein. Jeden Tag das Gleiche, keine Veränderungen, keine Aufmerksamkeiten – nach einiger Zeit ist man frustriert und fängt an zu grübeln. Die Hamamelis ist eine der Pflanzen, die eigentlich im schönsten und so dringendsten Moment ihre Knospen öffnet und Licht und Freude bringt. Wenn Sie sich auf einer längeren Durststrecke befinden, kein Ende in Sicht ist, Sie das Gefühl haben festzusitzen und nicht vorwärtszukommen, dann nehmen Sie Zutaten der Hamamelis und verräuchern diese. Dies bringt Wärme, Geborgenheit, aber vor allem Zuversicht, dass es doch wieder aufwärts geht. Ihre Stärke trägt ebenso dazu bei, Kontakt mit den Göttern, mit Ihren Geistwesen, Krafttieren oder Ahnen aufzunehmen. In Schwitzhütten wird sie gerne als spirituell reinigende Pflanze verräuchert.

Mischung: Aloe, Angelika, Beifuß, Damiana, Eisenkraut, Rhododendron, Sandarak, Wacholder, Weihrauch, Zeder

Planet: Jupiter
Götter: Huna
Chakra: Sakralchakra
Erzengel: Chamuel

Element: Feuer
Sternzeichen: Löwe
Elementarwesen: Drache
Benutzung als Tee: ja

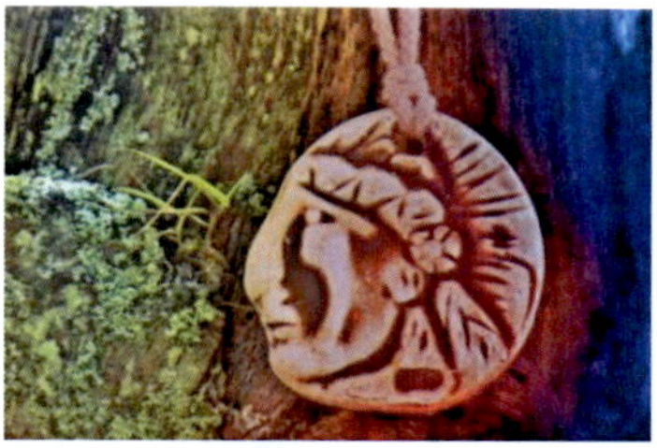

Wissenswertes über die Pflanze: Bei den Indianern war die Hamamelis eines der bekanntesten Heilmittel. Die Ureinwohner schätzten die Rinde und die Blätter besonders, weil sie gegen Hautleiden und Durchfall halfen. In ihren heiligen Ritualen wurde die Hamamelis in Schwitzhütten verräuchert. Dies ergab nicht nur eine körperliche Reinigung, nein, diese Reinigung drang tief in die Seele des Menschen ein. Sie brachte Visionen und spirituelle Entwicklungen mit sich, in denen man sich selbst erkannte. Die gegabelten Äste des Baumes wurden als Wünschelruten verwendet, um Wasseradern aufzuspüren. Nach Europa gelangte die Hamamelis erst im 18. Jahrhundert.

65. Hanf

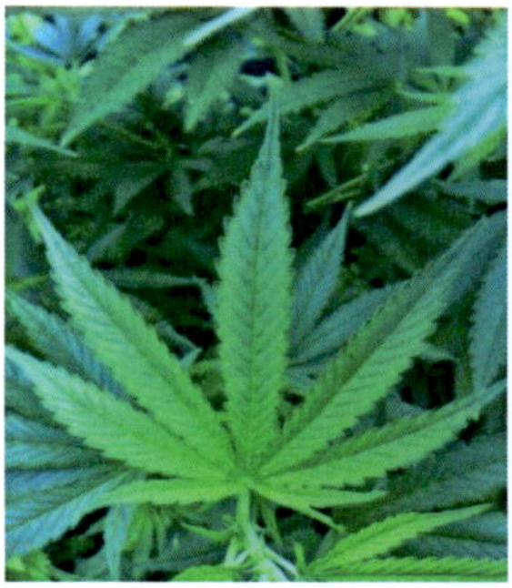

Botanischer Name: Cannabis sativa

Anderer Name: Bhang, Canape, El-Keif, Glückspflanze, Gras, Grüne Göttin, Haschisch, Juana, Kif, Knaster, Marihuana, Opium der Armen, Rauch der Ahnen

Vorkommen: weltweit

Aussehen: Hanf ist eine einjährige Pflanze. Die Blätter sind handförmig und am Rand gezähnt. Die Anzahl der einzelnen Blättchen ist verschieden. So können aber bis zu dreizehn Stück an einem Blatt sein. Es gibt männliche und weibliche Blüten. Die männlichen Blüten sind in Rispen, die weiblichen in Trauben angeordnet. Die Farben sind eher unscheinbar von gelblich bis grünlich.

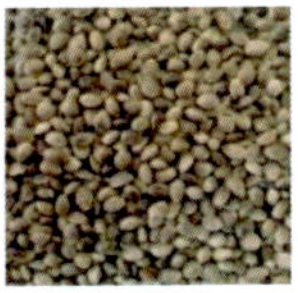

Familie: Hanfgewächse, Cannabaceae

Verwendete Teile: Samen

Aroma: Der Hanfsamen ist erst sehr unscheinbar im Duft, später etwas herb-krautig.

Magische Räucherung: Verwenden Sie den Hanf in all Ihren Orakeln. Er unterstützt Visionen und öffnet alle Sinne. Deren Schärfung kann Ihnen völlig neue Erfahrungen bringen. Der Rauch fördert den Kontakt mit den Ahnen. In Liebesräucherungen wirkt der Hanf aphrodisierend und lässt den Körperkontakt intensiver spüren. Die Psyche ist freier und offener für alles, was kommen mag. Die Konzentration steigt, die Stimmung wird aufgehellt und gleichzeitig wirkt Hanf entspannend. Dieses sind Eigenschaften, die zur Bewältigung von Trauer, negativen Stimmungen, aber auch bei schweren Erkrankungen hilfreich sind.
Nicht direkt inhalieren!

Mischung: Apfel, Beifuß, Damiana, Mohn, Moschus, Stechapfel, Tabak, Tulsi, Weihrauch, Wegwarte

Planet: Venus
Götter: Aphrodite/Venus, Brigidh, Shiva
Chakra: Herzchakra
Erzengel: Michael

Element: Feuer
Sternzeichen: Löwe
Elementarwesen: Salamander
Benutzung als Tee: nein

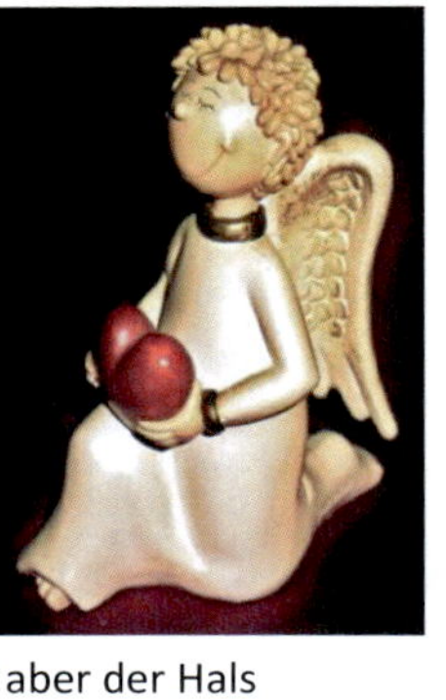

Wissenswertes über die Pflanze: Hanf ist eine weit unterschätzte Pflanze. Als Kraut der Götter war ihre Rauschwirkung schon sehr frühzeitig bekannt. Der Gott Shiva schenkte einst den Menschen den Hanf. Das heilige Kraut sollte die Menschen erfreuen, sie in Ekstase bringen. Diese Liebespflanze brachte den Nektar der Verzückung. Der Hanf enthielt den Geist des Friedens des allmächtigen Shiva. Den ältesten bekanntesten Nachweis über die Pflanze gab es bereits vor 6.000 Jahren (in Ägypten vor 3.000 Jahren). Der Cannabis galt außer als „Freudenspender" auch als Aspirin für Arme. Seine Wirksamkeit auf Schmerzen und gleichzeitig auf die Stimmung ist nachgewiesen. Nur werden leider Substanzen wie Alkohol und Tabak in unserer Gesellschaft brav geduldet, dem Hanf aber der Hals umgedreht. Verständlich, dass bei diesem Potenzial der Pflanze viele schwer chronisch Kranke den Bedarf an Cannabis für sich beanspruchen möchten. Kommt es doch beim Gebrauch zu einem Absinken der Schmerzen und einem Stimmungshoch im Körper. Für den Hanf gibt es viele Namen und viele haben dazu auch noch ihre eigene Bedeutung. So steht das Marihuana (oder auch Gras genannt) für die kleingehackten Blüten und Blätter, die im getrockneten Zustand geraucht werden. Es sieht aus wie normales Kraut mit

Stängeln und Blüten und hat die Farbe Grün bis Braun, wobei der Geruch sehr intensiv krautig ist. Das Harz der weiblichen Pflanze nennt man Haschisch oder auch Dope. Das ist eine gummiartige Masse, deren Farbe meist sehr dunkel ist: Grau, Braun bis Schwarz. Der Hanf hat aber noch wesentlich mehr zu bieten. Im Mittelalter wurden aus Hanf die Sehnen für Langbogen hergestellt. Die Waffen hatten enorme Zugkräfte auszuhalten und waren sehr robust und widerstandsfähig. In der Bekleidungsindustrie hielten die Fasern ebenfalls Einzug. Desgleichen bei Druckerzeugnissen und Baumaterialien, in technischen Produkten wie Ölfarben und Reinigungsmitteln, als Speiseöl und Margarine, bei den technischen Textilien wie Garnen, Seilen und Tüchern. Man erzählte, dass in den Blättern der Pflanze Schutzengel und Elementarwesen wohnen würden. Das würde natürlich vieles erklären. Im Sanskrittext aus dem 17. Jahrhundert (Raja Valabha) steht geschrieben, dass die Götter den Menschen den Hanf aus Mitgefühl gegeben haben, sodass sie die Erleuchtung erlangen können, die Furcht verlieren und die sexuelle Begierde behalten.

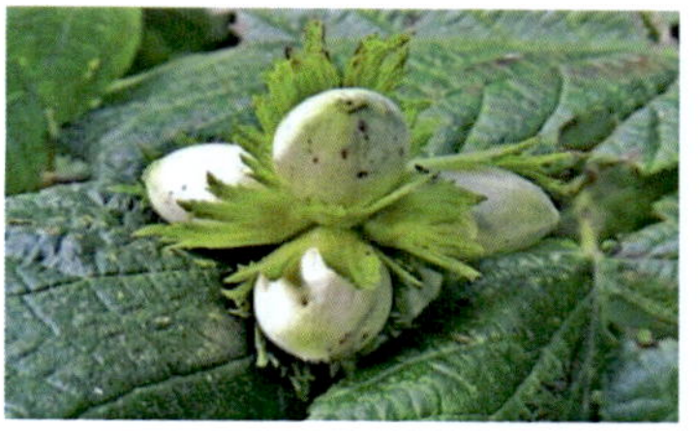

66. Hasel

Botanischer Name: Corylus avellana

Anderer Name: Göttliche Rute, Hagennuss, Haselnuss, Haselstrauch, Hermesstab, Heroldstab, Hexenhasel, Jakobstab, Lämmerschwanz, Märzennudel, Weissagungsrute

Vorkommen: Nordeuropa – Deutschland, Norwegen; Asien; Nordamerika

Aussehen: Die Hasel ist ein Strauch mit einer Wuchshöhe von bis zu sechs Metern. Ihre Blätter haben einen etwas länglichen Stiel und sind behaart. Die Blattform ist so lang wie breit. Oben sind die Blätter stumpfgrün, unten sind sie auf den größeren Blattnerven behaart. Die Rinde ist glänzend hellbraun. Es gibt männliche und weibliche Blüten. Die männlichen hängen in Kätzchen, die weiblichen sind dagegen eher unscheinbar. Die Früchte sind Nüsse, wobei bis zu drei beieinanderliegen können.

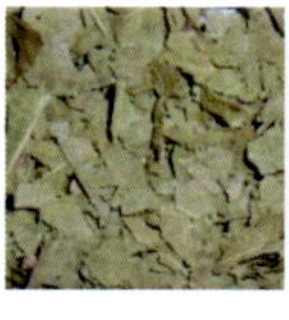

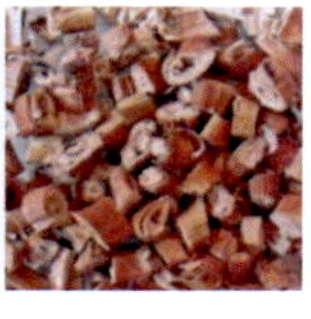

Familie: Birkengewächse, Betulaceae

Verwendete Teile: Blätter, Holz, Rinde

Aroma: Die Hasel duftet sehr angenehm holzig und warm.

Magische Räucherung: Die Hasel hat eine enorme Schutzfunktion. So ist sie ein wichtiger Bestandteil bei Schutzräucherungen, die die Finsternis vertreiben sollen. Böse Geister, Dämonen, auch in Form von Ängsten und Depressionen, soll sie verjagen. Endlich kann dann wieder Licht und Freude in Ihr Herz kommen. Auf der Suche nach dem inneren Kind hilft sie Ihnen, dies zu entdecken, zu erwecken, sodass Sie anfangen können es kennenzulernen, ihm zuzuhören und es letztendlich lieben lernen. Ein wundervolles Ritual mit der Hasel ist auch, bei einer Räucherung seine Erkrankung mit dem aufsteigenden Rauch ziehen zu lassen. Loslassen ist also das große Stichwort. Nicht verhaftet bleiben mit dem Alten, daran zu nagen und sich zu vergraben. Auch wenn es viele nicht gleich glauben, so erfordert es doch auch Mut, eine Erkrankung ziehen zu lassen und sie dem Universum zu übergeben. Oft ist es gerade die Zeit nach der schweren Krankheit, wo man schon eigentlich auf den Weg wieder nach oben ist, in der man eigenartigerweise an dem Alten hängen und aus Angst verhaftet bleibt. Haben Sie Mut diesen Prozess zu verlassen, die Erkrankung wieder ziehen zu lassen und zu sagen: „Ich bin gesund!" Die Einschränkungen, die schwerwiegende Erkrankungen mit sich bringen, müssen Sie akzeptieren lernen, sie sind nun Bestandteil Ihres Lebens, aber die Krankheit muss nicht zum Lebensinhalt werden. Die Hasel hilft Ihnen dabei, diesen sehr schwierigen Prozess zu durchlaufen.

Mischung: Akazie, Jasmin, Johanniskraut, Lorbeer, Rose, Salbei, Sandelholz, Süßgras, Tausendgüldenkraut, Weihrauch

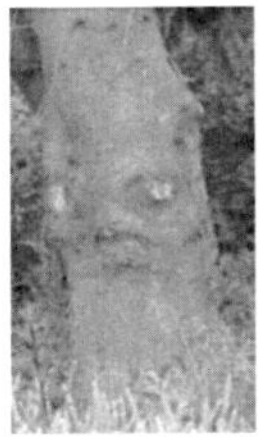

Planet: Jupiter
Element: Luft
Götter: Artemis/Diana; Brigid, Hermes/Merkur, Hexen; Odin/Wodan, Thor
Sternzeichen: Waage
Chakra: Herzchakra
Elementarwesen: Baumgeister
Erzengel: Jophiel
Benutzung als Tee: ja

Wissenswertes über die Pflanze: Rund um die Hasel gibt es viele Geschichten, Legenden und Aberglauben. So galt sie im Mittelalter schon als ein Mittel gegen Dämonen und Schlangen. Die Magier fertigten Zauberstäbe aus ihr an. Auch Wünschelruten waren aus dem Holz beliebt, da es ein sehr energieleitendes Holz ist. So wurden mit ihm nach verborgenen Wasser- und Bodenschätzen gesucht. In Wappen von Äbten und Klöstern findet sich oft eine Wünschelrute aus Hasel. Sie stellten mit den Zweigen den optimalen Standort des Klosters fest. Das Beschneiden einer Wünschelrute durfte auch nur an besonderen Zeiten geschehen, wie am Dreikönigstag, zu Fastnacht oder auch Johanni. Kein Metall durfte den Zweig berühren und zu alledem gab es auch noch einen Spruch, der beim Beschneiden aufgesagt werden musste: „Ich schneid dich, liebe Ruthen, dass du mir musst sagen, um was ich dich tu fragen und dich so lang nit rühren, bis du die Wahrheit tust spüren." Für die Kinder wurden aus dem Holz Pfeil und Bogen geschnitzt. Die Hasel ist das Christussymbol für Fleisch und Seele. Christliche Missionare machten aus dem Haselstrauch gleich einmal einen „bösen Strauch". Der Teufel hatte angeblich einmal alle Bäume in Haselsträucher verwandelt, wo sich dann der Teufel und die Hexen immer treffen konnten. Den Hexen wurde sogar eine Rippe aus dem Haselholz eingesetzt. Eines Tages gab der Teufel einer Hexe einen Haselstab und befahl ihr, sie solle damit in einem Bach hineinschlagen, um einen Platzregen auszulösen. Die Hexe schlug und schlug und daraufhin kam es zu einem gewaltigen Gewitter mit Hagel, der überall große Schäden anrichtete. Dagegen steht in einer Legende der Gebrüder Grimm, dass sich eine Natter im Wald auf die heilige Maria stürzen wollte. Diese versteckte sich hinter einer Haselstaude vor ihr. Daher ist ein grüner Zweig bei den Christen der sicherste Schutz vor Schlangen. Tatsächlich wurden wohl aber einfach nur viele Giftschlangen mit einer elastischen Haselrute erschlagen. Der Gott Apollo gab dem Gott Merkur eine Haselrute, damit dieser die Tugenden der Menschen fördern könne. Der Kampf des Gottes Thor, dem die Hasel heilig war, gegen die Midgardschlange, brachte den Glauben an die Hasel, sie stehe grundsätzlich Schlangen und ähnlichen Tieren feindlich gegenüber. Angeblich sollte die leichteste

Berührung genügen, um eine Schlange zu töten. Zum Nikolaustag auch Haselnüsse zu verschenken, haben wir einem Opferfest zu Ehren des Gottes Donar zu verdanken. Bei den Kelten galt er auch als Abwehrmittel gegen Hexen und Geister. Dieser Baum war ihnen heilig und hatte seine Gültigkeit im Baumkreis. In deren Mythologie galt die Hasel als Buchstabe Coll im Baumalphabet. Bei den Druiden stand die Hasel in einer engen Beziehung zur Zeugung des Lebens. Ein Glaube besagte, wenn man mit Haselzweigen alle Ecken des Hauses auskehrte, den Staub in einen Sack füllte und auf ihn kräftig einschlüge, dass so alle Hexen des Hauses überwältigt werden könnten und so ihre Macht verlören. Die Nüsse galten seit jeher als ein Symbol der Liebeskraft und Fruchtbarkeit. Ihr Sinnbild für Untreue und Keuschheit hielt sehr lange an. Es war auch ein Zeichen ehelichen Glücks, da man die Nüsse oft gepaart vorfand. Aber auch als reines Fruchtbarkeitssymbol: Da die Haselnüsse hodenähnliche Gestalt hatten, verlieh dies den Glauben, dass es im Wald nicht immer ehrbar zuging. Eines der bekanntesten und beliebtesten Märchen der Welt wurde von den Gebrüdern Grimm geschrieben: Aschenputtel. In diesem Märchen wird der Haselstrauch zum Verbündeten des Aschenputtels. Durch ihn kommuniziert Aschenputtel mit der Seele ihrer verstorbenen und so sehr geliebten Mutter. Diese gab ihr eine dreifache Haselnuss, mit der ihr drei Wünsche offenstanden. In Verbindung mit der Taube ist diese Geschichte eines der höchstpirituellen Märchen.

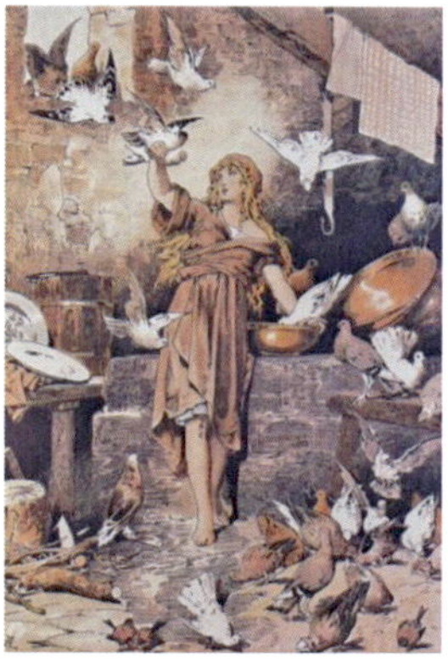

Aschenputtel,
Alexander Zick (1845-1907)

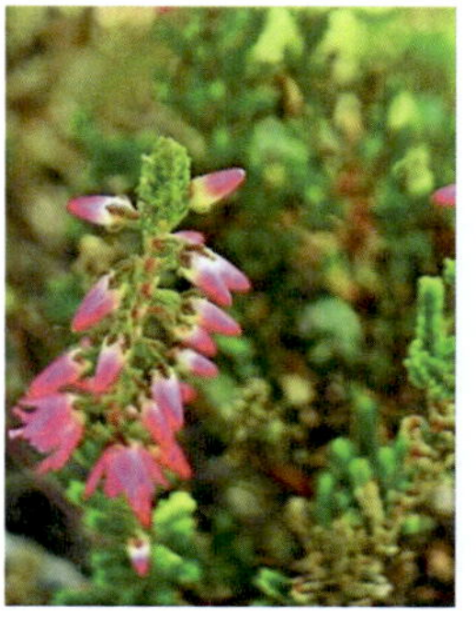

67. Heidekraut

Botanischer Name: Calluna vulgaris

Anderer Name: Besenheide, Besenkraut, Brandheide, Erika, Heidegras, Hoaden, Immerschön, Kuhheide, Zetten

Vorkommen: Europa – Deutschland, Frankreich; Afrika

Aussehen: Der immergrüne Zwergstrauch Erika kann eine Wuchshöhe von bis zu einem Meter erreichen. Die kleinen harten Blätter sind dachziegelartig übereinandergelegt. Die kleinen rosa bis hellvioletten Blüten stehen in Trauben.

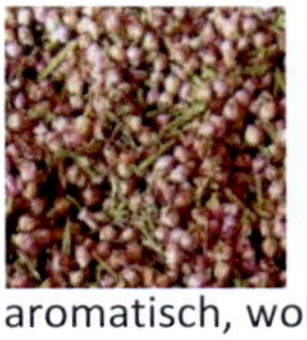

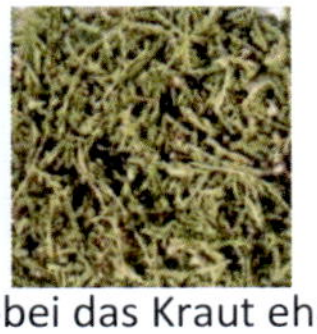

Familie: Heidekrautgewächse, Ericaceae

Verwendete Teile: Blüten, Kraut

Aroma: Die Blüten des Heidekrauts duften zart und fein aromatisch, wobei das Kraut eher holzig und herb-krautig riecht.

Magische Räucherung: Verräuchern Sie das Heidekraut pur, um tief gehegte Wünsche ins Universum zu versenden. In Mischungen können Sie damit die Geister beschwören. Ansonsten ist es eher ein Kraut, was Ihnen dabei hilft, mit sich selbst ins Reine zu kommen. Dazu ist manchmal auch eine Kommunikation mit der eigenen Person notwendig. Schauen Sie sich dazu an, wie es Ihrem Körper und Geist im Moment geht und was die Seele macht. Nur, wenn Sie ehrlich zu sich sind und diese Fragen beantworten, können Sie zu einem Ergebnis gelangen und dann Änderungen in Ihrem Leben vornehmen, die garantiert Früchte tragen werden. Gehen Sie auch einmal bewusst in die Einsamkeit hinein, spüren Sie das Alleinsein an sich. Halten Sie es mit sich selber aus? Das Heidekraut leistet in diesem Stadium sehr guten Beistand.

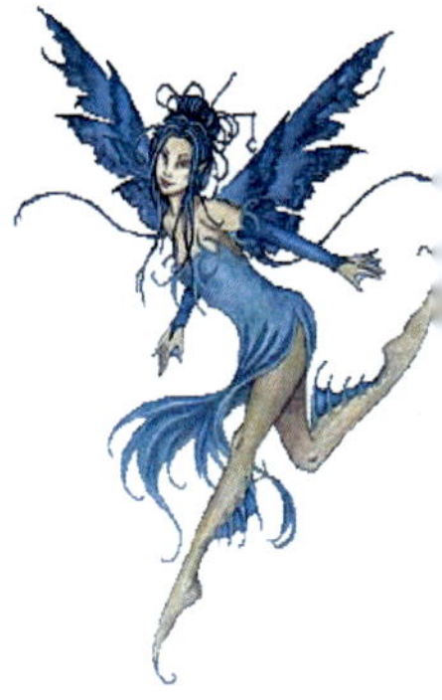

Mischung: Ackerschachtelhalm, Aloe, Farn, Guggul, Melisse, Mistel, Sumpfporst, Rhododendron, Tausendgüldenkraut, Weihrauch

Planet: Venus
Element: Wasser
Götter: Adonis, Ceres/Demeter, Hathor, Isis, Litha, Venus
Sternzeichen: Stier
Chakra: Stirnchakra
Elementarwesen: Feen
Erzengel: Zadkiel
Benutzung als Tee: ja

Wissenswertes über die Pflanze: In der Symbolik der Blumensprache steht das Kraut für die Einsamkeit. Im Aberglauben heißt es, wenn man die Blüten dieses Krautes unter sein Kopfkissen legt, gehen Wünsche und Träume in Erfüllung gehen. Der botanische Name „calluna" leitet sich vom griechischen „kallyno" ab. Dies bedeutet so viel wie reinigen oder auch fegen. Daher stellte man früher auch schon Besen aus der Pflanze her.

68. Hexenkraut

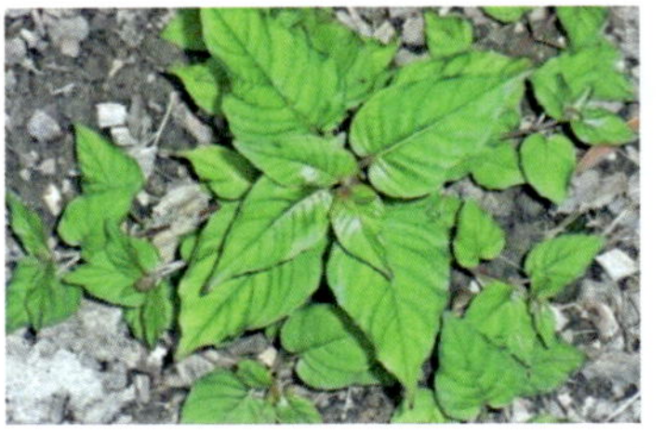

Botanischer Name: Circaea lutetiana L.

Anderer Name: Beschwörender Nachtschatten, Gemeines Hexenkraut, Großes Hexenkraut, Hexenkraut, Stephanskraut, Waldklette, Walpurgiskraut, Zauberkraut

Vorkommen: Europa – Deutschland; Asien – Sibirien
Aussehen: Das Hexenkraut kann eine Wuchshöhe von bis zu siebzig Zentimetern erreichen. Die behaarten Blätter sind eiförmig. Die filigranen Blüten sind weiß bis zartrosa und befinden sich an einem aufrechten Stängel in einer Traube. Die Samen werden zu einer keulenförmigen und stacheligen Nussfrucht mit kleinen Widerhaken.

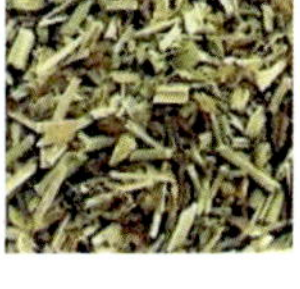

Familie: Nachtkerzengewächs, Onagraceae

Verwendete Teile: Blätter

Aroma: Das Hexenkraut hat beim Verräuchern einen stark krautigen Duft.

Magische Räucherung: Das Hexenkraut lässt sich gut in Ritualen verwenden, wo Beschwörungen vollzogen werden. Dieses geheimnisvolle Kraut hat die Kraft, verstärkend in allen Zeremonien mitzuwirken. So können Sie es in Ritualen verstreuen oder verbrennen oder Sie halten es einmal ganz einfach in der Hand während eines Gebetes. Es unterstützt die Kommunikation mit der Anderswelt. Das Hexenkraut hilft seelische und spirituelle Verletzungen zu heilen, die hellen wie auch die dunklen Seiten in uns zu erkennen, zu akzeptieren und daraus unser Potenzial zu schöpfen. Denn umso besser Sie sich kennen, desto größere „Macht" haben Sie. Das Hexenkraut zeigt besonders bei Frauen seine magische Wirkung.

Mischung: Andorn, Burgunderharz, Condurango, Esche, Jambul, Meersalz, Salomonsiegel, Sandarak, Traumkraut, Weihrauch

Planet: Mond
Götter: Lilith
Chakra: Kronenchakra
Erzengel: Metatron

Element: Wasser
Sternzeichen: Krebs
Elementarwesen: Drache
Benutzung als Tee: nicht bekannt

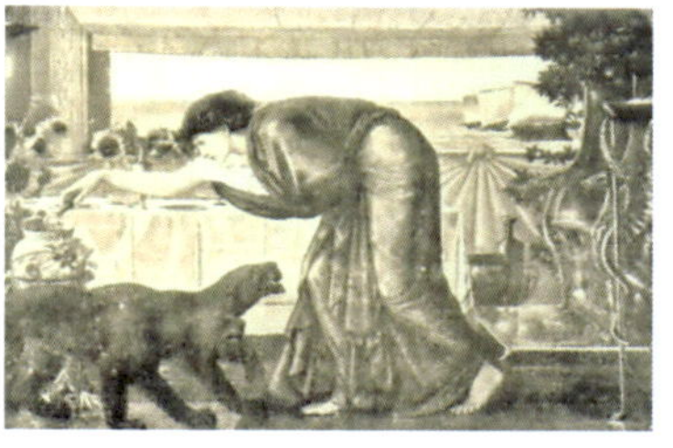

Circe, Edward Burne-Jones (1833-1898)

Wissenswertes über die Pflanze: Der lateinische Name der Pflanze kommt aus der griechischen Mythologie. Circe ist eine Zauberin, Tochter von Helios und der Nymphe Perse. Circe galt auch als Tochter der Sonne und als Enkeltochter des Meeres. Somit vereinte sie Wasser und Feuerenergien, was ihr eine unheimliche Stärke brachte. Circe besaß ein enormes Kräuterwissen. Damit konnte sie Magie praktizieren, aber auch heilen. Ihre Darstellung mit Zauberstab und Hexenkessel passt in das Klischee einer vollwertigen Hexe. Als Heilpflanze wurde das Kraut nicht so genutzt, dafür umso mehr als Zauberpflanze. Obwohl man annehmen könnte, dass das so beliebte Hexenkraut giftig sei, hatte man sich darin getäuscht. Das Hexenkraut ist ungiftig und gehört nicht zu den Nachtschattengewächsen, sonder zu den Nachtkerzenarten.

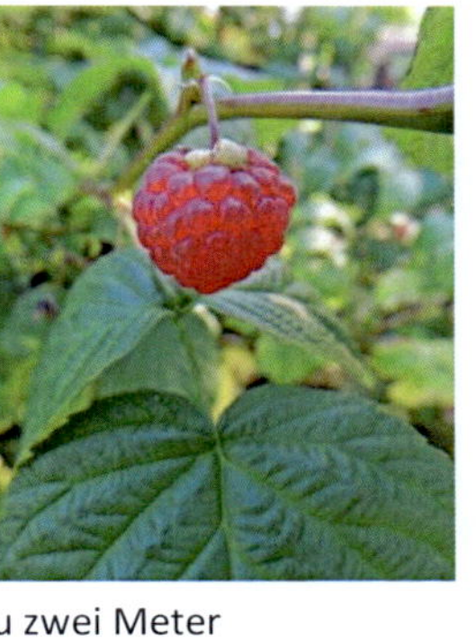

69. Himbeere

Botanischer Name: Rubus idaeus

Anderer Name: Ambas, Hohlbeerstrauch, Katzenbeere, Kornbeer, Madebeere, Malinka, Mollbeere, Runtzelbeere, Waldbeere

Vorkommen: Europa – Deutschland; Asien; Nordamerika

Aussehen: Die Himbeere ist ein Strauch, deren Wuchs eine Höhe bis zu zwei Meter erreichen kann. Die Grundtriebe stehen straff aufrecht mit leicht überhängenden Spitzen.

Die Blätter sind eiförmig und doppelt gesägt. Die Rinde ist braun, wobei die Zweige leicht gestreift sein können. Ebenfalls besitzen sie kurze nicht hakige Stacheln und Borsten. Es gibt auch stachellose Sorten. Die weißen Blüten sind in Trauben angeordnet. Die essbaren Früchte sind meist rot, obwohl es auch Züchtungen mit gelben bis orangenen Farben gibt.

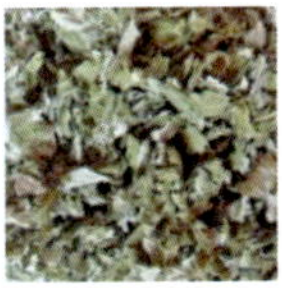

Familie: Rosengewächse, Rosaceae

Verwendete Teile: Blätter

Aroma: Die Himbeere gibt beim Verbrennen ein sehr angenehmes Aroma ab, dass nach frischem Grün duftet.

Magische Räucherung: Die Himbeere wird als Zutat zu einer Räucherung mit hinzugenommen, um Krankenzimmer auszuräuchern. Ihre heilende Wirkung bezieht sich am meisten auf die Seele. Hier sollte es eine Harmonie zwischen ihr und dem Unterbewusstsein geben. Diesen Ausgleich zu schaffen fördert die Himbeere. Manchmal geht alles irgendwie in eine andere Richtung. Der Körper ist krank. Die Seele hat Visionen und will etwas meistern – das Unterbewusstsein sagt, ich kann nicht mehr, halte doch an. Der Geist meldet sich und meint, ach quatsch, da geht noch was. Dieses Chaos macht erst recht krank und ist verwirrend. Setzen oder legen Sie sich hin, entspannen Sie sich, hören Sie leise Ihre Lieblingsmusik, räuchern Sie etwas, lassen Sie Kerzen brennen und hören Sie sich jeden Punkt im Körper an, was er zu sagen hat. Sie werden erkennen, was wirklich wichtig ist und dass alles, bevor Sie Ihren Lebensweg weiterbeschreiten, in Harmonie gebracht werden muss.

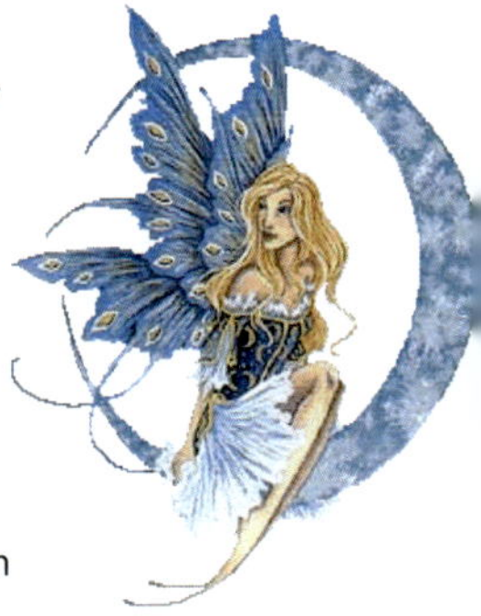

Mischung: Alant, Benzoe, Boldo, Eisenkraut, Kardamon, Lavendel, Orangenblüte, Salbei, Weihrauch, Ysop

Planet: Venus
Götter: nicht bekannt
Chakra: Wurzelchakra
Erzengel: Gabriel

Element: Wasser
Sternzeichen: Fische
Elementarwesen: Feen
Benutzung als Tee: ja

Wissenswertes über die Pflanze: Als Heilpflanze ist die Himbeere schon seit dem Altertum bekannt. Daher wurde sie viel in Klöstern kultiviert. Zwischen den verschiedenen Arten wurde bereits im Jahr 1601 unterschieden. Ein Himbeerblättertee erleichtert die Geburt. Daher kannten und schätzten ihn besonders die Frauen.

70. Holunder

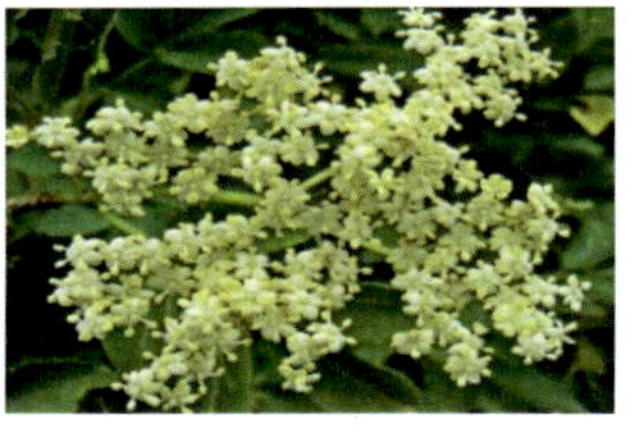

Botanischer Name: Sambucus nigra

Anderer Name: Aalhorn, Backholder, Eller, Fledder, Holderbusch, Holler, Kelkenbusch, Quebeke, Schwarzholder

Vorkommen: Europa – Deutschland

Aussehen: Der Holunder ist ein (kleiner) Baum oder Strauch und kann eine Wuchshöhe von bis zu sieben Metern erreichen. Seine Zweige sind weitreichend verästelt, die Blätter gefiedert. Die weißen bis gelblichen Blüten hängen in Trugdolden. Die Früchte sind kleine schwarze Beeren. Der gesamte Holunder ist schwach giftig!

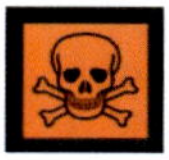

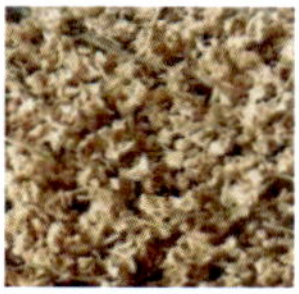

Familie: Moschuskrautgewächse, Adoxaceae

Verwendete Teile: Blätter, Blüten, Holz, Rinde, Wurzel

Aroma: Die Blüten des Holunders haben einen sehr feinen und etwas süßlichen Duft. Das Holz riecht fast neutral, eigentlich einfach nur nach Holz. Die Blätter versprühen ein stark krautiges Aroma. Der Holunder qualmt stark.

Magische Räucherung: Der Holunder lässt sich beim Räuchern vielfach verwenden. Bei Ritualen, bei denen die Wesenheiten gerufen werden, hilft der Holunder den Kontakt herzustellen. Seinem dabei sehr schützenden Beistand haben wir es zu verdanken, dass dies überhaupt möglich ist. Er ist in der Lage, negative Angriffe aller Art abzuwehren. Er baut Ihnen sozusagen eine sichere Brücke in die Unterwelt, wobei er schützend in jedem Moment über Sie wacht. Wenn Sie wieder zurück in die jetzige Welt gehen, löst er alle an Ihnen haftenden Wesen. Ob das nun bekannte verstorbene Seelen sind oder andere Wesenheiten. Er reinigt sie sozusagen auf den Weg über die Brücke. Beim therapeutischen Arbeiten kann Ihnen der Holunder helfen, den Raum, das Haus oder den Menschen an sich von Wesenheiten zu „cleanen". Als Baum des Todes kennt er die Schattenseite nur zu gut. So will er Ihnen auch helfen, sich von allem Altem zu befreien. Schließen Sie ab mit Dingen, die nicht mehr zu ändern sind. Erleichtern Sie sich, damit Ihre Last Sie am Ende nicht zerdrückt. Bedenken Sie, materielle Dinge können Sie nicht mitnehmen auf die Reise in die Schattenwelt. Aber, wenn Sie oft an sich gearbeitet haben, Ihre Seele hier unten gewachsen ist, dann ist es fast ein Schweben hinüber ... In Orakelritualen steht der Holunder bei Ihnen und übermittelt mit seiner ätherischen Energie die Antworten, die Sie benötigen, um sich selbst besser kennenzulernen.
Hier noch ein Tipp von mir: Wer Reisen in die Unterwelt zu den Krafttieren visualisiert, solle dies einmal mit dem Holunder versuchen. Ich habe beim ersten Mal probiert mir vorzustellen, dass mir dieser Baum die Pforten zur Unterwelt öffnen würde. Das Gefühl war sehr stark! Beim nächsten Mal im Sommer legte ich mich unter einen Holunderbusch und visualisierte alles erneut. Dieses Ereignis war wesentlich stärker. Ich fühlte mich auch geschützter.

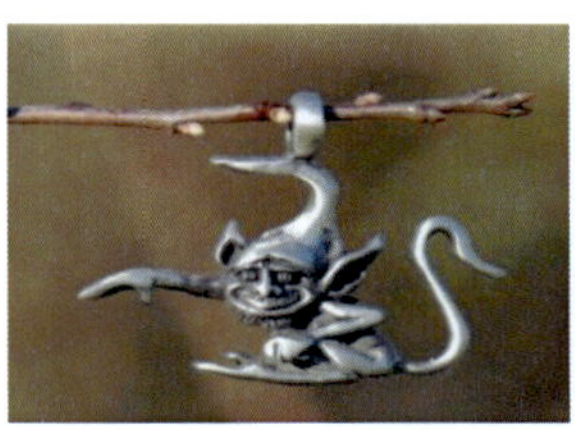

Mischung: Dammar, Erdrauch, Johanniskraut, Kornblume, Petersilie, Schöllkraut, Tormentill, Veilchen, Vetiver, Weihrauch

Planet: Saturn
Götter: Berchta, Freya, Hel, Hulda; Sidhe, Venus
Chakra: Kronenchakra

Element: Luft
Sternzeichen: Steinbock
Elementarwesen: Baumgeister, Zwerge

Erzengel: Metatron **Benutzung als Tee:** ja

Wissenswertes über die Pflanze: Der Holunder ist ein heiliger Strauch, da alle Teile von ihm verwendet werden können. Wer diesen Baum schlägt, so sagt man, wird sehr krank. Daher sollte er weder beschnitten noch entfernt werden, denn in ihm wohnen viele gute Hausgeister. Aber, es gab da eine Ausnahme. Sollte es wirklich unumgänglich sein, dann wurden folgende Worte gesprochen: „Frau Ellhorn, gib mir von deinem Holz, so will ich dir auch von meinem geben, wenn es wächst im Walde." Dieser Strauch wurde auch Baum des 13. Mondes genannt (Ruis die Holde). Im Mittelalter galt es, dass die Menschen nirgends ein Haus auf einem Holunder bauen durften. Wer es dennoch tat, erzürnte die Erd- und Quellgeister. Damals übertrugen sie auf den Holunder auch Krankheiten. So wurde ein rotes Band um die Wunde oder die zu heilende Stelle gewickelt. Später wurde es verknotet – das war wichtig, da sonst die Erkrankung herausgehen könnte. Dieses Band wurde dann an den Holunder gehängt. Nehmen Sie daher nie ein Band von einem Baum ab, wer weiß, welche Krankheit es auf Sie überträgt! In Schweden wurde erzählt, wenn man sich bei Sonnenuntergang in der Mittsommernacht unter einen Holunderbusch setzte, würde man den Elfenkönig und sein Gefolge sehen können. Auch bei den Kelten galt der Holunder als heilig. Sie sahen in ihm die Verkörperung der Göttin. Die Druiden segneten Personen und Gegenstände mit den Blättern und Beeren des Baumes. Dazu wurden die Zutaten im Namen des Entsprechenden in alle vier Himmelsrichtungen gestreut und etwas auf die betreffende Person bzw. den Gegenstand. Die unüberwindbare Lebenskraft des Holunders machte ihm zum Symbol der Wiedergeburt, das Symbol von Werden und Gehen. Aus den Holunderzweigen wurden auch Flöten geschnitzt. Wenn man sich an einem menschenleeren Ort aufhielt und die Holunderflöte spielte, so rief man die guten Geister herbei. In den britischen Hügelgräbern fand man Holunderblüten, ein Zeichen für die wichtige Rolle im Totenbrauchtum. Auch die Germanen nahmen den Holunder zu ihrem Totenkult hinzu. So wurden die Verstorbenen auf Holunderzweige gebettet und die Särge waren aus Holunderholz gefertigt. Der Totengräber ging schweigend zu einem Holunderbusch, schnitt eine Stange ab und nahm damit Maß am Verstorbenen. Der Fuhrmann, der die Leiche dann zum Friedhof führte, hatte statt einer Peitsche einen Holunderstock in der Hand. Des Weiteren wurde ein Kreuz aus dem Holunderholz gemacht und auf den Sarg gelegt. Nach der Beerdigung wurde dieses auf das Grab gesteckt. Wenn das Kreuz nun zu grünen beginnen würde, so war dies ein Zeichen, dass der Verstorbene selig geworden war. Bei den Christen geriet der Holunder in Verruf und so wurde der so heilige Baum bei ihnen gleich wieder zum Baum des Teufels. Dennoch gibt es im Widerspruch dazu im christlichen Volksglauben die Vorstellung, dass Jesus an ein Kreuz aus Holunderholz genagelt wurde. Und Judas, der

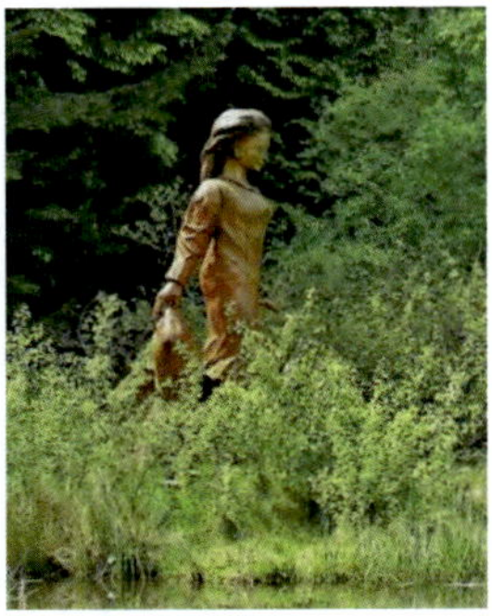

Frau Holle Statue am Frau Holle Teich auf dem Hohen Meißner

aus dem Märchenfilm Frau Holle:
„Es kommt alles zurück!
Das Gute und das Schlechte.
Das Pech und das Glück.
Es kommt alles zurück!"

Jesus verriet, soll sich an einem Holunderbaum erhängt haben. Das Märchen von Frau Holle der Gebrüder Grimm erzählt auch von einer weisen alten Frau, die den Menschen Schnee brachte. Diese freundliche Frau Holle steht hier als Wintergöttin. Frau Holle wird gleichgesetzt mit der Göttin Hulda. Diese Göttin steht in Verbindung zum Holunder.

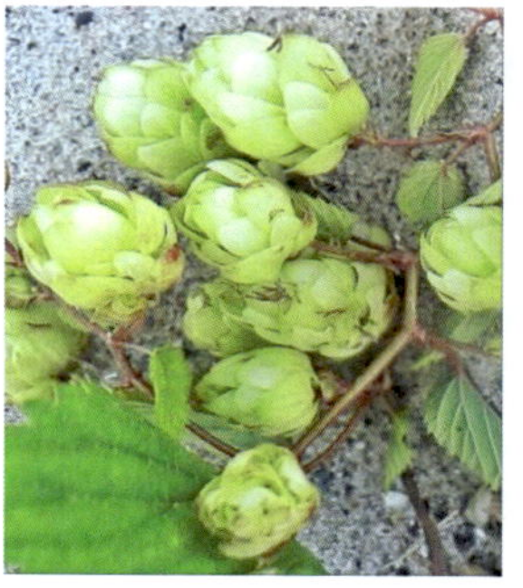

71. Hopfen

Botanischer Name: Humulus lupulus

Anderer Name: Bierhopfen, Hopfenzapfen, Hoppen, Heckenhopfen, Hupfen, Weidenhopfen, Hops, Lupolo, Wilder Hopfen, Zaunhopfen

Vorkommen: Europa – Deutschland; Asien; Nordamerika

Aussehen: Das schlingenartige Gewächs kann eine Höhe von bis zu sechs Metern erreichen. Der sich nach rechts windende Stängel hat Klimmhaare und ist rau. Seine fünflappigen, sehr rauen Blätter sind gegenständig. Der Hopfen bildet männliche und weibliche Pflanzen. Die männliche Blüte ist rispenförmig. Die weiblichen Blüten sind gelblich-grün und zapfenförmig.

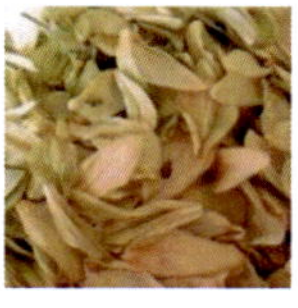

Familie: Hanfgewächse, Cannabaceae

Verwendete Teile: Blüte (Fruchtzapfen)

Aroma: Die Blüte des Hopfens hat beim Verbrennen wenig Eigenaroma, es ist einfach nur fein würzig.

Magische Räucherung: Der Hopfen ist eine Zutat beim Räuchern, die Sie in eine sichere Ausgewogenheit bringt. Seine feinstoffliche Energie beruhigt nicht nur Ihre Seele, sondern gleicht auch zudem Ihre Chakren aus. Der Hopfen steht für Entspannung. Er unterstützt Sie an solchen Tagen, die Ihnen unwahrscheinlich viel Kraft geraubt haben. Er gibt Ihnen Mut weiterzumachen, nicht stehen zu bleiben und nicht aufzugeben, sondern aufzustehen und zu kämpfen, sich zu orientieren und dann mit innerer Zuversicht dem Ziel entgegenzulaufen. Abends verräuchert, hilft er Ihnen die nötige Bettschwere zu bekommen. Der Kopf wird frei von belastenden Gedanken und die sich einstellende Ruhe hilft Ihnen, in die Traumwelt hinüberzugleiten.

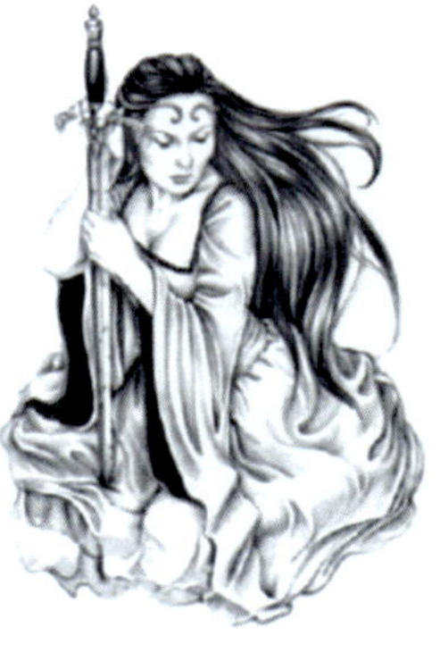

Mischung: Amber, Burgunderharz, Mohn, Myrrhe, Salbei, Passionsblume, Pinie, Süßgras, Vetiver, Weihrauch

Planet: Mars
Götter: Cerridwen, Dana

Element: Wasser
Sternzeichen: Widder

Chakra: Solarplexus
Erzengel: Uriel

Elementarwesen: Faun
Benutzung als Tee: ja

Wissenswertes über die Pflanze: Der Hopfen ist den meisten wohl als Bierwürze bekannt. Und tatsächlich braute man bereits im Mittelalter in den Klöstern mit Hopfen. Dies geschah aber auch, weil der Hopfen eine lustmindernde Wirkung hatte ... Im Jahr 768 schenkte Pippin, Vater von Karl dem Großen, der Abtei St. Denis bei Paris große Hopfengärten. So wurde bereits im 8. Jahrhundert Hopfen zur Haltbarmachung des Bieres gewonnen. Er lässt sich demnach auch in Ritualen verwenden für die Götter und Göttinnen, die einst den Menschen das Bier brachten. In den anderen Fällen ist der Hopfen zur Beruhigung benutzt worden. Zum Einschlafen wurden Hopfenkissen empfohlen. Des Weiteren wurden daraus Heilungsamulette hergestellt. Bei den Slawen und Finnen gibt es den Brauch, die Braut mit Hopfen zu überschütten. Dort galt der Hopfen als Fruchtbarkeitssymbol. Im Jahr 2007 wurde der Hopfen zur Arzneipflanze des Jahres gewählt.

72. Ingwer

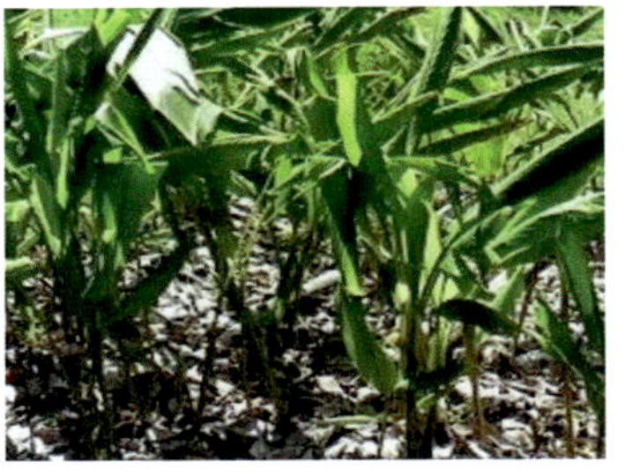

Botanischer Name: Zingiber officinale

Anderer Name: Afrikanischer Ingwer, Ginger, Imber, Immenwurzel, Ingber, Schwarzer Ingwer

Vorkommen: Asien – China, Arabien, Indien; Afrika

Aussehen: Der Ingwer hat eine Wuchshöhe von bis zu sechzig Zentimetern. Diese zuckerrohrähnliche Pflanze besitzt einen ausdauernden Wurzelstock. Seine unterirdisch kriechenden Triebe sind sehr knollig und verzweigt. Die aus den Wurzeln wachsenden aufrechten Stängel besitzen schmale lange Blätter. Die Blüte ist anfangs eher grün, später dann hat sie eine gelb-rote Farbe.

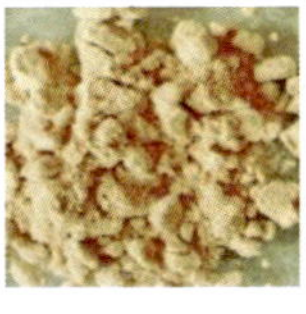

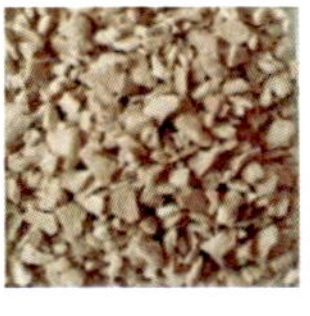

Familie: Ingwergewächse, Zingiberaceae

Verwendete Teile: Wurzel

Aroma: Das Aroma einer Ingwerwurzel ist sehr erfrischend. Ihr zitronenähnlicher Geruch bringt Freude.

Magische Räucherung: Der Duft des verräucherten Ingwers hebt unsere Stimmung enorm. Sie werden ausgeglichener, friedlicher und gelassener. Er ist eine gute Zutat, wenn Ihre Stimmung sehr schwankend ist, Sie traurig sind und sich einsam fühlen. Die ätherische Energie lässt Sie in die Arme des Ingwers fallen. Er gibt Ihnen Geborgenheit und tröstet Sie auch. Das löst innere Verhärtungen, die besonders auch durch ein plötzliches Ereignis entstehen können. Manchmal sitzt die Erstarrung so tief, dass es Hilfe der ganz anderen Art benötigt, um sich davon zu lösen. In Liebesangelegenheiten wird der Ingwer benutzt, um magische Rituale und Beschwörungen zu zelebrieren.

Mischung: Copal, Gewürznelke, Kardamon, Koriander, Mastix, Pfeffer, Styrax, Weihrauch, Zimt, Zitronengras

Planet: Mars
Götter: nicht bekannt
Chakra: Wurzelchakra
Erzengel: Uriel
Element: Feuer
Sternzeichen: Widder
Elementarwesen: Gnome
Benutzung als Tee: ja

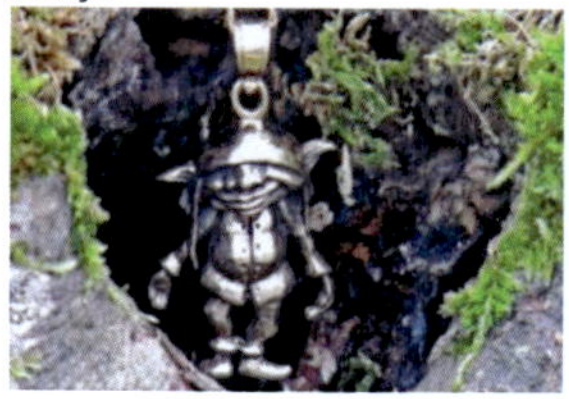

Wissenswertes über die Pflanze: Die Benutzung zu Liebesritualen kommt daher, dass der Ingwer, wird er gegessen, das Feuer in den Menschen entfacht. Die feurige Leidenschaft wird durch das Verbrennen der Wurzel zusätzlich gestärkt. Im Buddhismus gehört Ingwer zu den sieben wichtigsten Räucherstoffen. In Asien wurde er zudem verbrannt, um ansteckenden Krankheiten vorzubeugen, und später zu einem beliebten Gewürz. Im 9. Jahrhundert wurde der Ingwer in Deutschland bekannt. Man nahm ihn im Mittelalter zum Bierbrauen als Zutat hinzu. Letztendlich aber warnten die Sittenwächter davor, denn dieses würde die jungen Mädchen verderben. Die Hexen in der „moderneren“ Zeit nahmen den Ingwer als Zutat zu ihren Kräutermixturen. Mit diesem weihten sie ihre heiligen Dolche (Athame), sprachen Zaubersprüche und hofften so auf Erfolg ihrer magischen Arbeit.

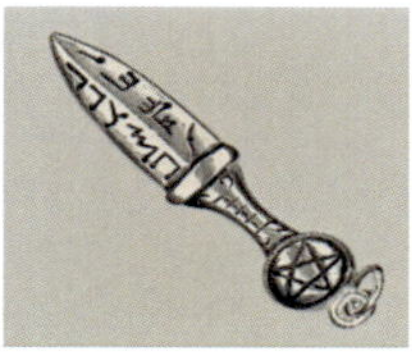

Athame der Hexen

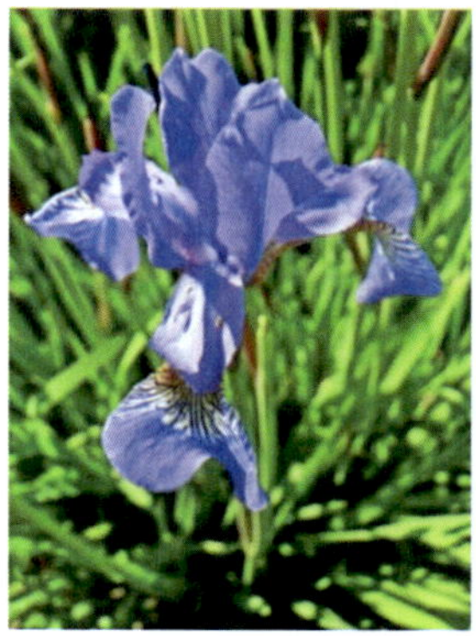

73. Iris - Schwertlilie

Botanischer Name: Iris germanica, Iris florentina

Anderer Name: Adebarsblume, Himmelsschwerter, Schwertelwurz, Schilfblume, Schwertelwurz, Veilchenwurzel, Violwurz, Weilchenwurz, Wasserschwertlilie, Zahnwurzel

Vorkommen: Europa – Deutschland, Russland; Amerika; Nordafrika

Aussehen: Die Iris kann eine Wuchshöhe von bis zu einem Meter erreichen. Ihre großen Blätter sind schwertförmig, daher ihr zweiter Name. Die großen Blüten können einfach nur weiß sein, oder dunkelviolett oder weiß bis blau.

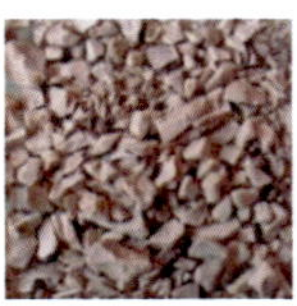

Familie: Schwertliliengewächse, Iridaceae

Verwendete Teile: Wurzel

Aroma: Die Iris hat einen sehr warm-erdigen, veilchenartigen Duft.

Magische Räucherung: Die Benutzung der Iris hilft Ihnen sich zu erden. Bei einer Räucherung im Freien lässt sich gut visualisieren, wie sich Ihre Wurzeln wieder in der Erde verankern. Dazu stehen Sie barfuß auf dem Rasen, auf der Erde, und fühlen Sie nach, wie durch Ihre Füße die Verankerung oder das Verwurzeln stattfindet. Dieses Ritual brauchen wir des Öfteren im Jahr. Wir müssen wieder zurück zur Mutter Natur kommen, um zu uns zu finden und uns zu zentrieren. Und wenn Sie geerdet sind, dann legen Sie sich nieder und lassen Ihre Gedanken und Träume einfach fliegen. Stellen Sie sich vor, wie gute Wesenheiten Sie über die Wiese und durch den Garten führen und Ihnen das Schöne im Leben zeigen. Die Iris stellt den Kontakt zu Engeln, Feen und anderen her. Benutzen Sie Ihre Fantasie und lassen Sie sich in diesem Moment einfach Flügel wachsen. Das befreit ungemein und löst Energien in Ihnen, die nicht mehr benötigt werden. Wenn Sie wieder erwachen, bedanken Sie sich bei allen und gehen Sie mit der Räucherung an die vielen Ecken und Verstecke des Gartens und wedeln Sie etwas von diesem Rauch dorthin. Wenn Sie einmal die Kraft Ihrer weiblicher Ahnen benötigen, so ist die Iris ein wundervoller Begleiter, denn Iris ist auch die Göttin des Regenbogens und die Begleiterin weiblicher Seelen in die Anderswelt. Der himmlische Duft der Iris wurde auch in Liebesräucherungen eingesetzt. So sollte zusammenkommen, was zusammengehört.

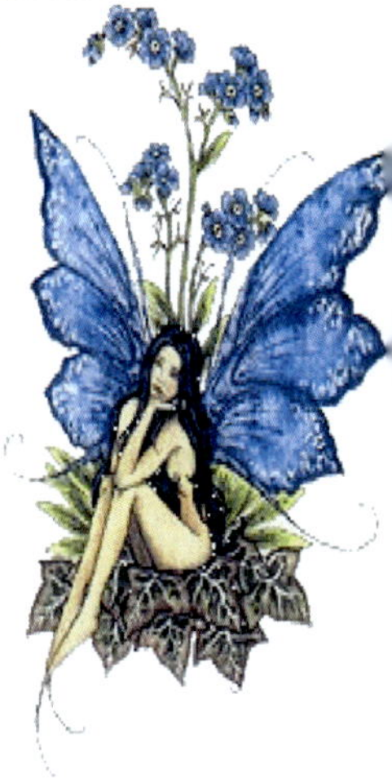

Mischung: Adlerholz, Anis, Eibe, Moschus, Patchouli, Propolis, Rose, Rhododendron, Weihrauch, Wermut

Planet: Mond | **Element:** Wasser
Götter: Aphrodite/Venus, Eostre, Hera/Juno, Iris, Isis, Osiris
Sternzeichen: Krebs
Chakra: Halschakra | **Elementarwesen:** Feen
Erzengel: Zadkiel | **Benutzung als Tee:** ja

Wissenswertes über die Pflanze: Die Iris ist die Pflanze der Göttin Iris. Diese gilt auch als Überbringerin göttlicher Botschaften. So wurde sie in der Symbolik zur Blume der Verkündung. Aus der Wurzel der Iris wurden Talismane geschnitzt. Oft wurden diese als Täuschung der Alraune teuer verkauft. Im Orient wurden die weißen und blauen Schwertlilien als traditioneller Grabschmuck verwendet. Einige Hexen benutzten die Wurzel als Pendel.

74. Jambul

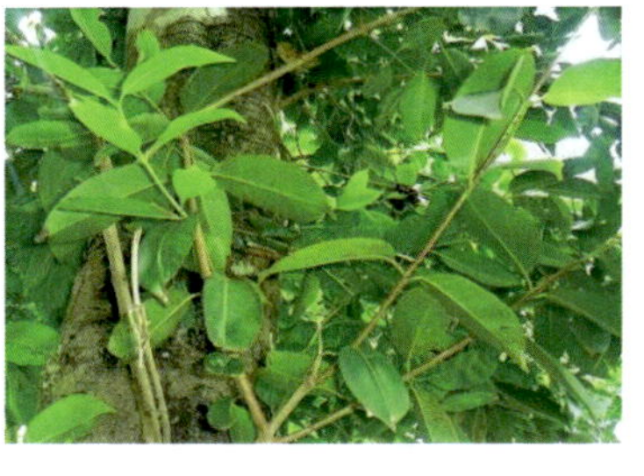

Botanischer Name: Syzygium jambulana, Eugenia Jambolana, Syzygium cumini

Anderer Name: Indian Allspice, Jamboul, Jambolan, Java Plum, Jiwat, Juwet, Malabar Pflaume, Naval, Neredu, Rosenapfelbaum

Vorkommen: Asien – Malaysia, Indien, Indonesien, Molukken; Nordamerika – USA

Aussehen: Der Jambulbaum kann eine Wuchshöhe von bis zu dreißig Metern erreichen. Die Borke ist weiß-grau meliert und rissig. Der Stamm ist meist gekrümmt. Die lederartigen Blätter sind elliptisch-länglich und nach vorne hin zugespitzt. Die seitenständigen Blütenstände sind weiß, die olivförmigen Früchte purpurrot und essbar.

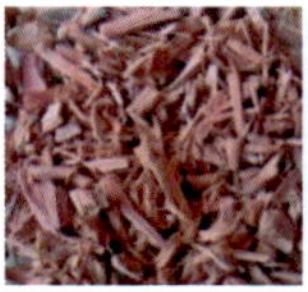
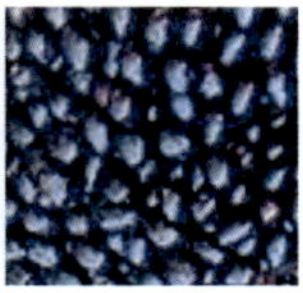

Familie: Myrtengewächse, Myrtaceae

Verwendete Teile: Früchte, Rinde

Aroma: Die Rinde des Jambulbaums duftet sehr warm, holzig und würzig.

Magische Räucherung: Jambulrinde wirkt klärend auf den Geist. So können Sie ihn in Meditationsräucherungen mit hinzunehmen. Den Geist ruhig zu bekommen, die Gedanken gehen zu lassen – dies ist nicht immer ein einfaches Unterfangen. Versuchen Sie es einmal so, setzen oder legen Sie sich entspannt hin. Alles um Sie herum ist genau so, dass Sie sich rundum wohlfühlen. Ihre Gedanken sollen sich nun beruhigen. Tun Sie einfach, als beobachteten Sie sich selbst und Ihre Gedanken. Schauen Sie zu, wie sie in Ihnen verharren. Nun greifen Sie als zweite Person ein und schieben die festsitzenden Gedanken beiseite. Manche Gedanken, die sie sehen, lassen sie einfach ziehen, hinauf ins Universum. Irgendwann ist der Gedankenraum klar und Ihr Geist wird offen und frei und vermag alles, was wirklich wichtig ist, empfangen. Die Jambulrinde unterstützt Sie in diesem Prozess und kann sogar mit Ihrem kleinsten Ich, dem inneren Kind, Kontakt aufnehmen.

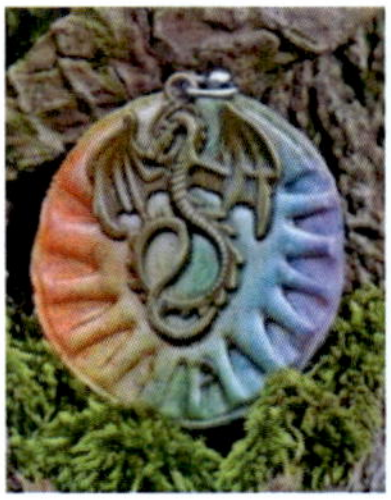

Mischung: Amber, Gewürznelke, Guggul, Kampfer, Kardamon, Mönchspfeffer, Sandelholz, Tolubalsam, Weihrauch, Zimt

Planet: Merkur
Götter: nicht bekannt
Chakra: Kronenchakra
Erzengel: Chamuel

Element: Feuer
Sternzeichen: Zwilling
Elementarwesen: Drache
Benutzung als Tee: ja

Wissenswertes über die Pflanze: Der sogenannte Rosenapfelbaum trägt tatsächlich kleine nach Rosen duftende Früchte. Sie finden sie in der heutigen Zeit sogar in Parfüms, Zahnpasten oder Süßigkeiten. Ein arabischer Gelehrter, Ibn al Baytar, empfahl bei extremen Zahnschmerzen Jambul. In den orientalischen Zigaretten ist Jambul oft als aromatischer Träger mit eingearbeitet worden. Die Früchte und die Rinde fanden schon sehr früh in der Räucherung ihren Platz. So war diese Pflanze in Asien ein Mittel gegen die Pest. Der Rauch wirkte desinfizierend und der Duft überwand den Gestank. Das Holz des Baumes wird oft als Bauholz verwendet. Termiten haben bei Jambul keine Chance. Es ist sogar wasserdicht. In Indien ist die Frucht als Frucht der Götter bekannt. Leider wird täglich fast eine Fläche so groß wie ein Fußballfeld abgeholzt. Das ist deswegen tragisch, da diese Art in den Tropen nicht so oft vorkommt und er in Gebieten mit Frost keine Chance hat zu überleben.

75. Jasmin

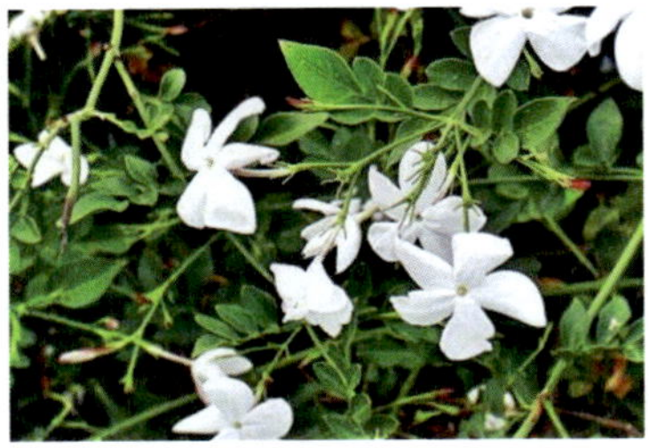

Botanischer Name: Jasminum officinalis, Jasminum grandiflora

Anderer Name: Echter Jasmin, Geldomino bianco, Jasamin, Jati, Jessamine, Jasmijn, Mondlicht auf dem Hain, Weißer Jasmin, Yasaman

Vorkommen: Asien – Persien, Irak, Nepal; Südeuropa – Spanien, Mittelmeerraum; Nordafrika – Ägypten, Algerien; Mittelamerika

Aussehen: Der Jasmin ist ein bis zu drei Meter hoher Strauch. Er besitzt hellgrüne Blätter, die eiförmig und gezähnt sind. Seine weißen Blüten sind sternförmig.

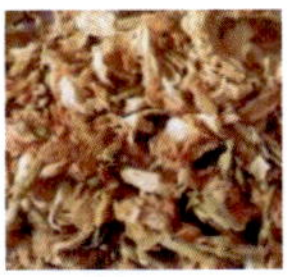

Familie: Ölbaumgewächse, Oleaceae

Verwendete Teile: Blüten

Aroma: Der Jasmin ist bei der Räucherung sehr zurückhaltend mit seinem Duft. Duften die frischen Blüten noch sehr stark, so verlieren sie getrocknet in der Räucherung ihren Eigenduft doch etwas. Das Aroma ist dann sehr fein und weich und eher lieblich.

Magische Räucherung: Jasmin ist wie geschaffen für eine reiche spirituelle Liebe. Sie können ihn verräuchern, um Ihren Seelenpartner anzuziehen. Manchmal hat man das Gefühl, er sei schon dicht bei einem oder man habe ihn erst kürzlich getroffen. Jasmin hilft dabei, wenn es wirklich der/die Richtige war. Beim alleinigen Verräuchern bringt Jasmin Licht in die Dunkelheit der Seele. Es ist, als ob sie Ihre Seele antippen würde, um zu sagen, komm, nimm meine Hand, ich helfe dir hier heraus! Aber das müssen Sie auch erst einmal wollen! Wenn Sie bereit sind, den depressiven Zustand zu verlassen, ist der Jasmin bereit, Ihnen zu helfen. Bei Problemen mit dem nächtlichen Schlafen kann der Jasmin in der Räucherung sehr unterstützend wirken. Nicht nur, dass der Duft einen ein bisschen einlullt, er trägt Sie sanft in das Reich der Träume.

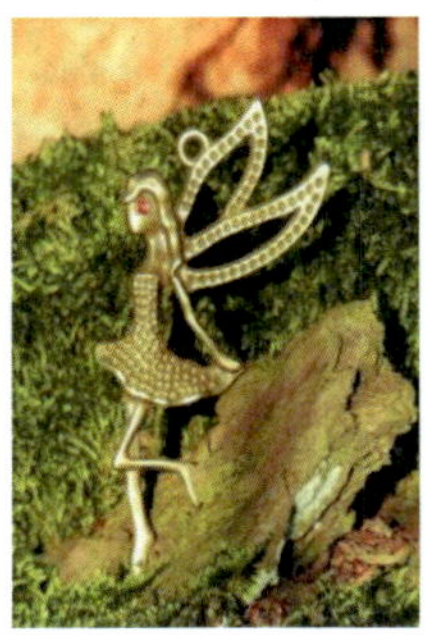

Mischung: Flieder, Gewürznelke, Kornblume, Mohn, Rose, Sandelholz, Safran, Salbei, Weihrauch, Ysop, Zeder

Planet: Mond
Götter: Artemis//Diana, Vishnu
Chakra: Kronenchakra
Erzengel: Gabriel

Element: Wasser
Sternzeichen: Krebs
Elementarwesen: Feen
Benutzung als Tee: ja

Wissenswertes über die Pflanze: Der Jasmin ist in Asien eine heilige Pflanze. Sie wurde in den Tempeln den Göttern Shiva und Ganesha geopfert. Die Hindus haben einen Brauch, wobei sie den Gästen eine Kette aus Jasminblüten um den Hals hängen. In Indien wurde der Jasmin auch gegen Schlangenbisse verwendet. In ihren Ritualen rieben die Inder Kerzen mit Jasminöl ein. Dieses stärkte die Aura beim Verbrennen und brachte übersinnlichen Schutz. Der Jasmin steht für die Liebe und die stark duftenden Jasminblüten fehlen heutzutage in kaum einer Liebesszene. Symbolisch bedeutet es Liebe zum Göttlichen. Das Jasminöl wird sehr oft in der Erotikbranche verwendet, da es eine betörende Wirkung hat. Die Azteken waren ihren Göttern ziemlich unterwürfig. Die Wurzel des Jasmins benutzten sie zu den sogenannten Gottesurteilen. Der Angeklagte musste einen Jasminwurzeltrank zu sich nehmen. Die Wirkung war sehr lähmend. Das Bewusstsein blieb aber bis zum Tod bestehen. Die Azteken meinten, es sei nun der Wille der Götter, ob der Angeklagte überlebte oder nicht. Hier möchte ich gleich einen Warnhinweis setzen. Bitte nicht nachmachen, es sind tatsächliche lebensbedrohliche Vergiftungen möglich. Den Schamanen verlieh der Jasmin höhere Heilkraft. Insgesamt gehört der Jasmin heute zu den teuersten Parfümpflanzen überhaupt.

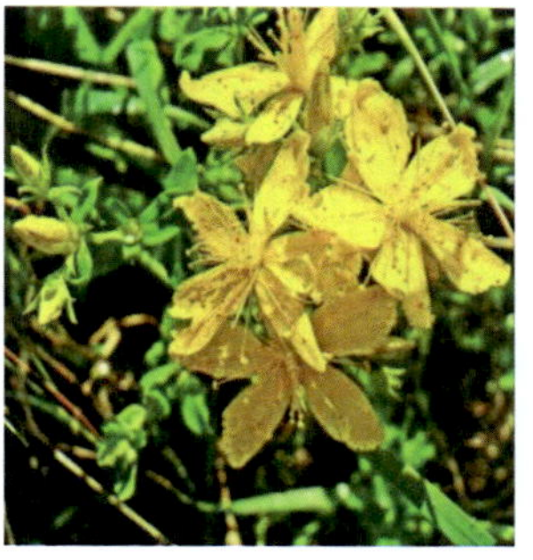

76. Johanniskraut

Botanischer Name: Hypericum perforatum

Anderer Name: Blutkraut, Christi Wundenkraut, Elfenblutkraut, Färberkraut, Gottesgnadenkraut, Hexenkraut, Jesuswundenkraut, Johannisblut, Mariabettstroh, Sonnwendkraut, Teufelsbanner

Vorkommen: Europa – Deutschland; Nordasien; Nordafrika

Aussehen: Das Johanniskraut kann eine Wuchshöhe von bis zu einem Meter erreichen. Die kleinen ovalen Blätter sind rund um den Stängel platziert. Sie tragen viele rötlich-braune Punkte. Die vielen Einzelblüten sind knallgelb. Ein Echtheitszertifikat der Pflanze ist Folgendes – wenn man die Blüten zwischen den Fingern zerdrückt, werden diese rot.

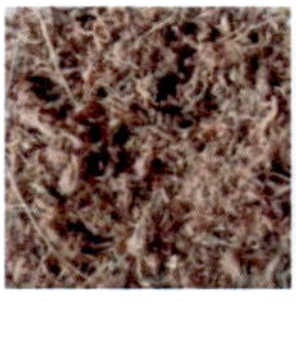

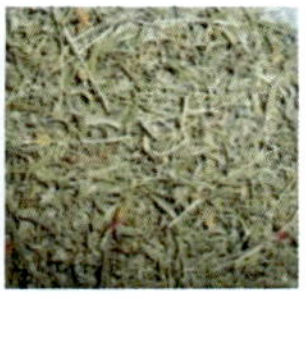

Familie: Johanniskrautgewächse, Hypericaceae

Verwendete Teile: Blüten, Kraut

Aroma: Das Johanniskraut hat einen würzigen Heuduft.

Magische Räucherung: Das Johanniskraut ist der Lichtbringer unter den Pflanzen. Seine unwahrscheinlich starke Kraft, wieder Licht, Freude und Liebe in das Leben zu bringen, ist enorm. Daher können Sie es sehr gut anwenden, wenn Ihre Stimmung depressiv ist und sich Schwermut breitmacht. Das gesamte Raumklima erhellt sich. Es ist die Sonne unter den Pflanzen und genau das bringt sie auch in einer Räucherung zu Ihnen hinüber. Ob nun dunkle Wolken drohen, negative Energien sich festgesetzt haben, das Johanniskraut schafft es, Ihnen dabei zur Seite zu stehen und die Dämonen der Finsternis zu verjagen. Ihr Nervenkostüm bekommt einen reinigenden Schutz. Verwenden Sie es auch, um Ihre Ritualgegenstände zu reinigen und zu segnen. Die Liebe dieses Krautes und die Kraft der

Sonne laden sie wieder auf. Auch um Kontakt mit den Ahnen im Jenseits aufzunehmen, kann man das Kraut als Zutat mit verwenden.

Mischung: Angelikawurzel, Basilikum, Bernstein, Brennnessel, Eibisch, Eisenkraut, Rhododendron, Thymian, Vetiver, Weihrauch

Planet: Sonne
Götter: Baldur, Freya; Litha, Hl. Johanna, Sol
Chakra: Solarplexus
Erzengel: Michael
Element: Feuer
Sternzeichen: Löwe
Elementarwesen: Phönix, Salamander
Benutzung als Tee: ja

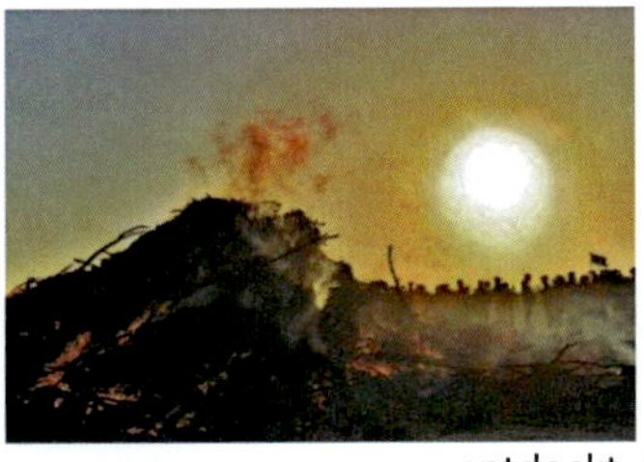

Johannisfeuer, Mittsommerfest

Wissenswertes über die Pflanze: Johanniskraut verkörpert das Sinnbild des Glücks. So wurde es auch „Sonne des Winters“ genannt oder „Doping für die Seele“. Den Namen erhielt die Pflanze, weil sie genau am 24. Juni zu blühen anfing. An dem Tag, an dem Johannes der Täufer Geburtstag hatte. Johanniskraut kann auch eine sogenannte Lichtkrankheit hervorrufen. Zuerst wurde das bei Weidetieren entdeckt, die sehr viel vom Johanniskraut fraßen. Sie bekamen weiße Flecken auf ihrem Fell. Auch bei Menschen ist dies möglich. Seit ewigen Zeiten kann Johanniskraut den bösen Mächten wie den Teufeln oder bösen Geistern widerstehen. Seine Kraft Dämonen zu verbannen ist enorm. Seelische Leiden wurden mit dem Wort Dämon gleichgesetzt. Der Teufel war so wütend über die Macht der Pflanze, das er persönlich zu ihr kam und mit einer Nadel viele kleine Löcher in die Blätter stach. Wer in der Nacht auf die Johanniskrautpflanze trat, musste auf einem wilden Zauberpferd die ganze restliche Nacht im rasenden Galopp umherjagen. Den größten magischen Einsatz hatte das Johanniskraut bisher in der Sommersonnenwende. Mädchen trugen Kränze aus dem Kraut, wenn sie in die Nacht hineintanzten. So stellten sie die Verbindung des Lichtes mit der Sonne her. Hexen warfen das Kraut einen Tag vor der Sommersonnenwende in einen See, so konnten sie die Zukunft vorhersehen. Sie benutzen es zudem, um andere Magier zu entdecken. In der Hexenverbrennungszeit wurde es von den anderen benutzt, um die angeblichen Hexen zu einem Geständnis zu zwingen. Dazu legten sie das Kraut in den Mund der Frauen. In einer Legende steht geschrieben, dass das Johanniskraut unter dem Kreuz Jesus wuchs und die Tropfen seines Blutes auffing. Das Kraut gehört auch zu den zwölf Pflanzen der Rosenkreuzer.

77. Kalmus

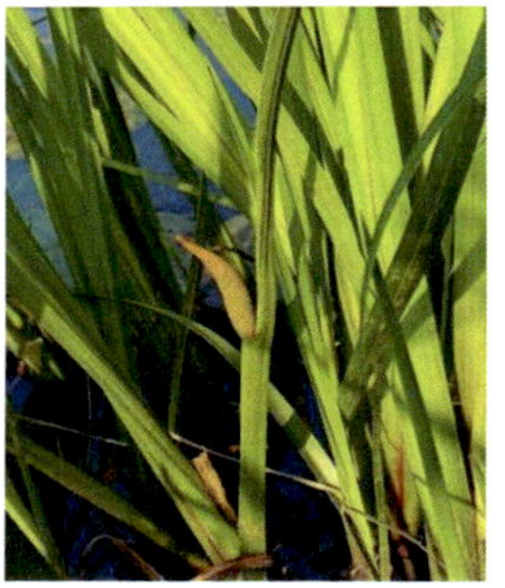

Botanischer Name: Acorus calamus

Anderer Name: Ackermann, Bajonettstangen, Bitterwurz, Chalmis, Deutscher Ingwer, Kolmes, Magenbrandwurzel, Schwerthenwurzel, Süßes Riedgras, Zitwer

Vorkommen: Europa – Deutschland; weltweit

Aussehen: Der Kalmus hat eine Wuchshöhe von bis zu zwei Metern und lange, schwertförmige Blätter, die fast senkrecht nach oben stehen. Die kleinen grün-gelblichen Blüten stehen zu Hunderten an einem Blütenkolben. Der Wurzelstock ist verzweigt und hat eine grünlichbraune Farbe. Der Kalmus ist leicht giftig!

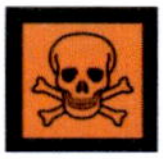

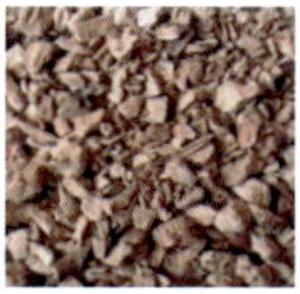

Familie: Aronstabgewächse, Araceae

Verwendete Teile: Wurzel

Aroma: Die Kalmuswurzel verströmt einen herb würzigen Duft, der etwas von Zitrone und Zimt in sich hat.

Magische Räucherung: Kalmus hilft Ihnen sich zu zentrieren und wieder in Ihre Mitte zu gelangen. Nur dann sind Sie auch wirklich voll einsatzfähig. Er schärft die geistige Wahrnehmung. In der Schwitzhütte wird er oft verwendet, um Ihnen die geheimnisvollen Seiten Ihres Lebens zu präsentieren. Die magische Pflanze reinigt Ihren Körper, Ihren Geist, und befreit Sie von Giften aller Arten. Die leicht aphrodisierende Wirkung wirkt Stress abbauend, sensibilisiert Ihr Bewusstsein und hilft sexuelle Energie umzuwandeln. Hier wird der Kalmus auch gerne für die Kundalini zur Stärkung eingesetzt. In Meditationen bringt er die Konzentration mit sich.

Mischung: Bärentraube, Dammar, Ginkgo, Klette, Labdanum, Perubalsam, Styrax, Tabak, Weihrauch, Zypresse

Planet: Mond
Götter: Aradia, Artemis/Diana, Luna
Chakra: Herzchakra
Erzengel: Raphael

Element: Wasser
Sternzeichen: Krebs
Elementarwesen: Undinen
Benutzung als Tee: ja

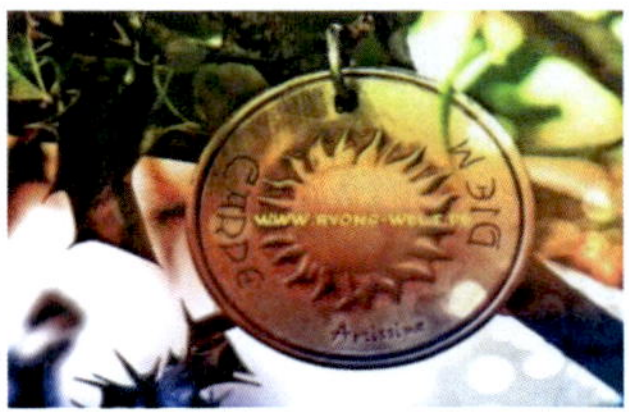

Wissenswertes über die Pflanze: In Ägypten ist der Kalmus bekannt und wird hochverehrt. Die Ägypter verwenden die Wurzel als Aphrodisiakum, genannt Kni. Zur Raumreinigung genommen erhielt sie den Namen „heiliges Rohr“. Da in Tibet die Meditation schon immer einen hohen Stellenrang hatte, wurde der Kalmus dort zur Steigerung der Konzentration als Nerventonikum sehr oft verräuchert. Das förderte ebenfalls die Sensibilität und verbesserte das Gedächtnis. In Europa war der Kalmus ein Bestandteil des Absinth, ein Wermutsgetränk. Noch heute wird das aromatisch bittere Öl in Kräuterlikören verwendet. In Deutschland wurde in den 50er Jahren zu Ostern Kalmus in den protestantischen Kirchen verräuchert. In China hieß er „Ch´ang-Pu“. Das bedeutet so viel wie Lebensverlängerer. In Indien beißen die Schlangenbeschwörer auf die Kalmuswurzel, so können sie sich angeblich vor dem Biss einer Schlange schützen. Im Mittelalter vertrieb man mit dem Kalmus Fliegen und Bettflöhe. Bei den Hexen war er ein Bestandteil der Hexensalben. Die Irokesen benutzten die Wurzel, um Hexen aufzuspüren.

Die Cheyenne-Indianer verräucherten die Kalmuswurzel in ihren Schwitzhüttenzeremonien, indem sie sie auf den heißen Steinen legten. Die Cree-Indianer nahmen die Wurzel und kauten davon ein fingerlanges Stück. Das brachte gewünschte Halluzinationen mit sich. Bei den Pawnee-Indianern und Dakota-Indianern wurde aus dem Kalmus ein Talisman für die Jagd geschnitzt. Die Samen der Pflanze kann man zu Ketten zusammenreihen. Dieses unterstützte die Heilungsrituale. Später wurden diese zerstampft und während der Heilungszeremonie verräuchert. Wer sehr viele Pflanzen zur Verfügung hat, der sollte sich einmal aus den Blättern viele kleine Teile schneiden und sie dann bei sich auf dem Boden ausbreiten und darauf barfuß laufen. Ein himmlischer Duft breitet sich aus. So diente Kalmus auch zum Ansetzen von Bädern.

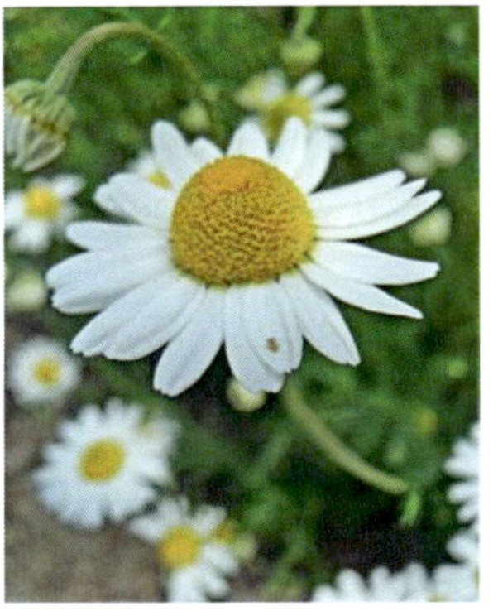

78. Kamille

Botanischer Name: Matricaria chamomilla

Anderer Name: Apfelblümchen, Echte Kamille, Falsche Gramille, Hundskamille, Herrmännle, Kummerblume, Laugenblume, Mägdeblume, Mariamagdalenakraut, Mutterkraut

Vorkommen: Europa – Deutschland; Asien; Australien; Nordamerika

Aussehen: Das einjährige Kraut kann eine Wuchshöhe von bis zu sechzig Zentimetern erreichen. Der Stängel ist aufrecht und meist ästig verzweigt. Die schmalen Blätter stehen wechselständig. Die Blüten sind weiß-gelb.

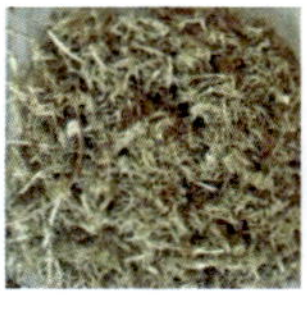

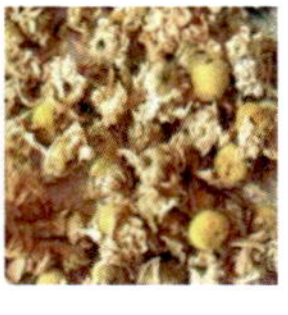

Familie: Korbblütler**,** Asteraceae

Verwendete Teile: Blüten, Kraut

Aroma: Diese sehr krautige Pflanze duftet beim Verräuchern würzig und sehr warm.

Magische Räucherung: Verräuchern Sie die Kamille bei Heilungszeremonien. Dieses muss nicht unbedingt für andere geschehen, sondern kann auch für sich selber sein. Wenn Sie Schmerzen haben, wenn Sie bereits an einer längeren Erkrankung knabbern oder Sie fühlen sich einfach in diesem Moment schlapp und kränklich. Kamille sorgt für die nötige Ruhe und Ausgeglichenheit. Ihre Energie schafft Geborgenheit und somit erhöhen sich die Chancen sich wesentlich besser zu fühlen. Denn was gibt es Besseres, als sich rundum geliebt zu fühlen? Auch wenn es nur für einen kleinen Zeitraum eine Besserung gegeben hat, so wissen Sie doch, es ist möglich und es liegt an Ihnen, diesen Zeitraum kontinuierlich zu vergrößern. Die Kamille kann aber noch mehr. Auch Ärger, schlechte Träume, Frust, Stress und schlechte Launen lassen sich mit dem Rauch der Kamille ins Universum tragen. Die Kamille ist auch für Segnungszeremonien hervorragend geeignet.

Mischung: Ackerschachtelhalm, Damiana, Jambul, Kornblume, Mönchspfeffer, Mohn, Pfingstrose, Quecke, Süßholz, Weihrauch

Planet: Sonne
Götter: Baldur, Cybele/Rhea, Dana, Sol
Chakra: Solarplexus
Erzengel: Uriel

Element: Wasser
Sternzeichen: Löwe
Elementarwesen: Feen
Benutzung als Tee: ja

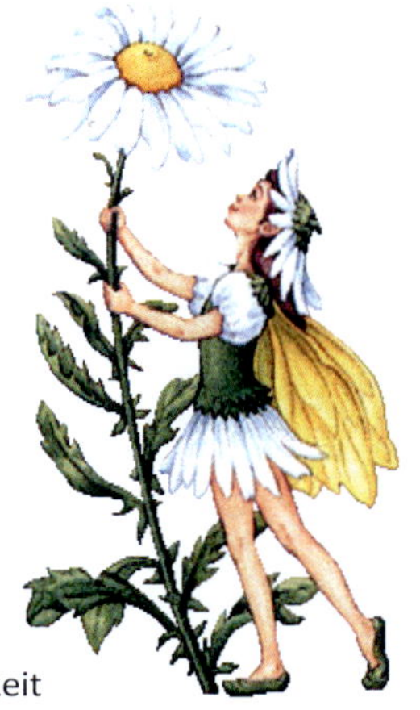

Wissenswertes über die Pflanze: Die Kamille war die Heilpflanze des Jahres 2002. Schon seit frühester Zeit ist sie als Heilpflanze sehr begehrt. Die Pflanze steht für Bescheidenheit und Kraft. In England gehörte Kamille zu den neun heiligen Kräutern. Bei der Krönung von Königen in England hatte der jeweilige König immer ein Kamillesträußchen dabei. Da die Kamille eine fiebersenkende Wirkung hatte, galt die Pflanze bei den Ägyptern als Blume des Sonnengottes. So wurde sie auch neben erkrankte Pflanzen gesetzt und man hoffte, dass die Kamille die Pflanze heilen würde. Sie wurde ebenso zur Einbalsamierung der Toten genommen. Auch bei den nordischen Völkern verkannte man die Ähnlichkeit der Blüten mit der Sonne nicht. Dort wurden sie auch mit dem Sonnengott Baldur als heilig verehrt. In alten deutschen Sagen stehen die Kamillenblüten für die Seelen verstorbener Soldaten. In Rom war die Kamille ein Mittel gegen Schlangenbisse und deren Gifte. Auch bei Malaria wandte man das Heilkraut an. Verräuchert wurde es besonders bei Asthma und Schlaflosigkeit. In der Mythologie ist die Kamille die Pflanze von Asgard, dem Sitz der Götter. In der Nacht zur Sonnenwende besaßen die Kamillenpflanzen magische Kräfte. Wer sie dann einsammelte, hatte eine Art Wunderheilmittel zur Verfügung.

79. Kampfer

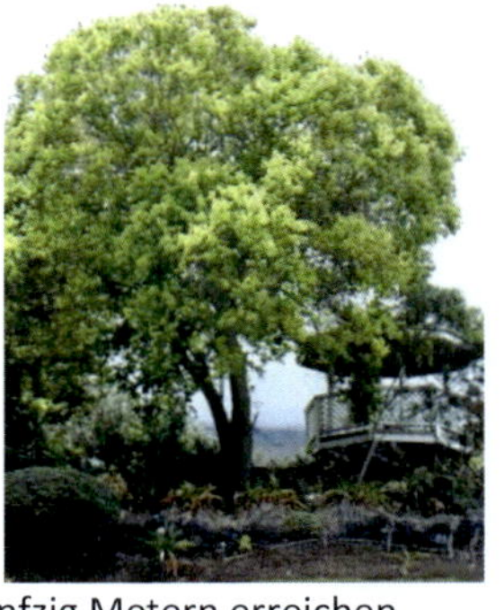

Botanischer Name: Cinnamomum camphora

Anderer Name: Kampferbaum, Kampferlorbeer, Karpura, Kampher

Vorkommen: Asien – China, Japan, Borneo, Taiwan, Sumatra; Ostafrika

Aussehen: Der Kampferbaum kann eine Wuchshöhe von bis zu fünfzig Metern erreichen. Seine grau-bräunliche Rinde ist rissig. Die länglich-elliptischen Blätter sind ledrig. Die grün-gelblichen Blüten haben lange Stiele. Die Früchte sind purpurschwarz. Der Kampfer wirkt in hohen Dosen giftig!

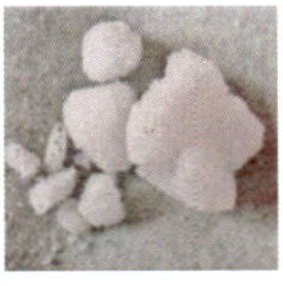

Familie: Lorbeergewächse, Lauraceae

Verwendete Teile: Harz, Holz

Aroma: Kampfer hat einen ganz typischen Eigengeruch. Beim Verräuchern erinnern die abgegebenen Düfte an Eukalyptus und Zitrone. Er ist überaus erfrischend, kühl und scharf. Der Gesamtduft erinnert uns an Heilpflanzenöle.

Magische Räucherung: Kampfer ist eine Zutat, die unterstützend bei Weissagungen hilft. Durch ihr erfrischendes Aroma belebt sie den Geist und fördert die Hellsichtigkeit. Alles in allem kann Kampfer Visionen und Träume fördern. Nur, Sie müssen auch bereit sein dafür. Nicht immer kommt das, was wir auch sehen oder wissen möchten. Unsere Entscheidung über die Wichtigkeit der Dinge ist eben anders, als sie das Universum für uns sieht. Sind Sie bereit auch das anzunehmen? In sehr schwerwiegenden Situationen, in denen Menschen eine Art Schock erlebt haben, hilft der Kampfer diesen zu überwinden. Auch bei Umzügen in eine neue Wohnung, in ein Haus oder ein anderes Büro zeigt der Kampfer seine Kraft zur Reinigung. Er vernichtet die alten negativen Einflüsse und bringt neuen Schwung in den Raum.
Schwangere und Kinder sollten auf keinen Fall bei einer Räucherung mit Kampfer dabei sein! Zu viel Kampfer kann die Atmungsorgane und Augen reizen.
Ich hatte einmal ein Erlebnis bei einer Rückführung. Eine Frau ging weit in ihre Vergangenheit zurück. Sie sollte genau die Erlebnisse erkennen, die Einfluss auf ihr heutiges Leben hatten. Es sah ziemlich ruhig am Anfang aus, bis sie eine Erfahrung machte, die sie in eine Art Schock versetzte, und es war unwahrscheinlich schwierig, sie aus diesem Zustand herauszuholen. Bis ich mich entsann, dass ja der Kampfer eine Art Wiederbelebungsmittel ist. Eine Dose vom „Tiger Balm" habe ich fast immer in meiner Nähe. Als ich ihr die geöffnete Dose unter die Nase hielt und etwas davon auf ihre Stirn rieb, kam sie wieder aus ihrem Schock zurück. Die Erkenntnis war zwar für sie sehr mächtig gewesen, aber es half ihr jedoch alles zu verstehen, warum etwas in ihrem Leben nicht funktionierte.

Mischung: Erdrauch, Gewürznelke, Iris, Melisse, Minze, Myrrhe, Rosmarin, Thymian, Traumkraut, Weihrauch

Planet: Mond
Götter: Carmenta, Shiva
Chakra: Kronenchakra
Erzengel: Gabriel

Element: Wasser
Sternzeichen: Krebs
Elementarwesen: Undinen
Benutzung als Tee: nein

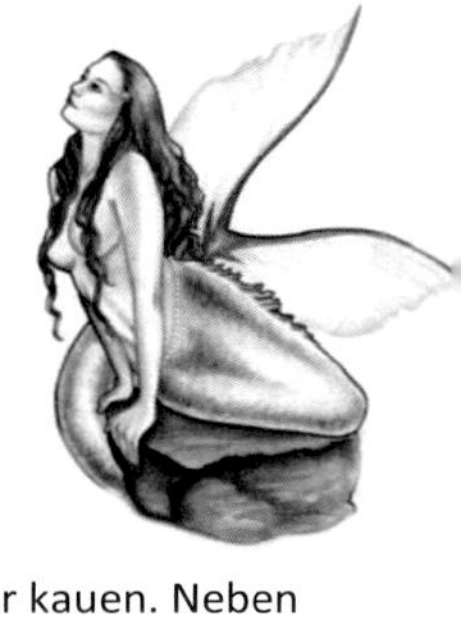

Wissenswertes über die Pflanze: Der Kampferbaum ist in Asien ein heiliger Baum. Sein Räucherstoff wird schon sehr lange in China, Indien und Tibet genutzt. Der Baum gehört auch zu den Lieblingsbäumen des Gottes Shiva, dem Gott der Ekstase. Legenden erzählen, dass das schamanische Bewusstsein bei den Menschen durch die psychoaktiven Pflanzen aus Shivas Garten gekommen sei, weil er ihnen diese schenkte. Die Schamanen in Nepal versetzen sich mit dem Kampfer in Trance und treten so eine Reise in die Anderswelt an. Als Betelpäckchen wird er in Indien benutzt. Dieses kann man bei Straßenhändlern erwerben und später kauen. Neben der gemahlenen Betelnuss werden auch Kampfer und andere Gewürze in ein grünes Betelblatt eingewickelt. Geringe Dosen lösen eine kleine Rauschwirkung aus, so wird das

Hungergefühl gedämpft und der Körper stimuliert. Hohe Dosen können aber schwere Vergiftungen hervorbringen (s. Betelnuss). Im Koran der Araber steht der Kampfer als ein „Getränk der Seligen“, da dieses mit Kampfer gewürzt sein soll. In den religiösen Andachten, genannt Puja, wird der Kampfer verbrannt, um die Meditation zu steigern. Der Borneo-Kampfer kommt aus Malaysia. Die dortige Urbevölkerung hat ihr ganz eigenes Ritual, um an Kampfer zu gelangen. Der Glaube besagt bei den Jakun, dass eine Frau oder ein Geist den Kampfer bewache. Um ihn zu erlangen, müsse man den Geist gnädig stimmen und sich ihm gewogen machen. Die Heimatsprache Malaysisch durfte dabei nicht gesprochen werden. Oft waren in der Nacht plötzlich schrille Schreie zu hören. Ein klares Zeichen, dass der Kampfer in der Nähe wuchs. So opferten die Jakuns einen Teil ihrer Nahrung, nahmen etwas Erde zu sich und benutzten eine ganz sonderbare Sprache, um so einen Teil des Kampfers zu bekommen. Im französischen Okkultismus wurde der Kampfer auch als magischer Räucherstoff genutzt. In früheren Zeiten hatte man geringe Mengen davon gegessen, um den Rauschzustand zu erlangen. Der Kampferbaum überlebte auch den Atomkrieg in Japan. Daher steht er als ein Symbol der Hoffnung.

„Zimtis – Wachmacher “:
1 Teil Copal, weiß
1 Teil Kampfer
1 Teil Myrrhe

80. Kardamom

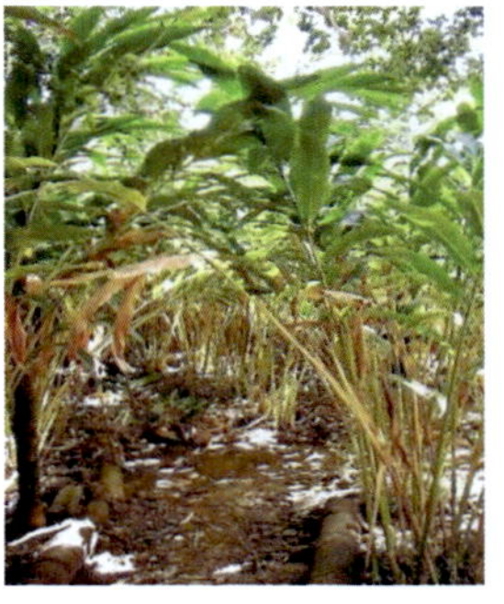

Botanischer Name: Elettaria cardamomum

Anderer Name: Cardamom, Ceylon-Kardamom, Grüner-Kardamom, Malabar, Malabarcardamom, Paradiskörner, Schwarzer Kardamom, Sukumel

Vorkommen: Asien – Sri Lanka, Indien, Vietnam; Mittelamerika – Guatemala; Afrika – Tansania, Tropen

Aussehen: Die buschige Pflanze Kardamon hat eine Wuchshöhe von bis zu vier Metern. Aus dem Wurzelstock sprießt ein dicker, kräftiger Stängel mit leuchtend grünen Blättern. Diese sind wie Palmwedel angeordnet und können über zwei Meter hoch sein. Aus den Seitentrieben, die flach aus dem Boden kriechen, kommen blasse, grünbläuliche Blüten mit einem gelben Rand. Diese stehen in einer Rispe. Aus diesen entwickeln sich grünliche Samenkapseln. In diesen Kapseln befinden sich rötlichbraune Samen.

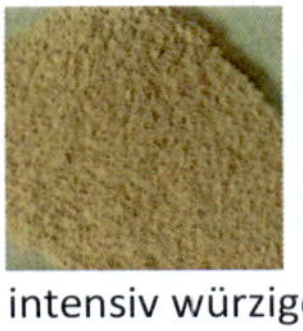

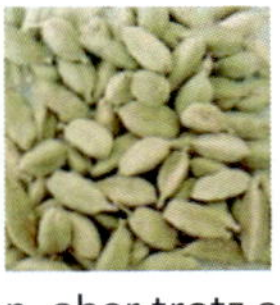

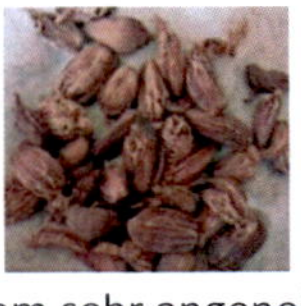

Familie: Ingwergewächse, Zingiberaceae

Verwendete Teile: Samenkörner

Aroma: Der Kardamon hat einen sehr intensiv würzigen, aber trotz allem sehr angenehmen Duft.

Magische Räucherung: Kardamon lässt sich zu Gelegenheiten verräuchern, bei denen starke Nerven gefragt sind. So mancher Alltag bringt eine völlig geistige Erschöpfung mit sich. Kardamon hilft Ihnen dabei, dass die Nerven sich beruhigen, der Stress abgebaut wird, die Gedanken sich klären, die Nerven sich wieder erholen und Sie somit gestärkt in einen neuen Tag hineingehen können. Er hilft gut, wenn man ihn vor schwierigen Verhandlungen oder auch Diskussionsrunden verräuchert. Seine leicht beflügelnde Art gibt Ihnen wieder das nötige Selbstvertrauen und stärkt zudem die Kreativität.

Mischung: Amber, Copaivabalsam, Guajak, Labdanum, Muira Puama, Orange, Pfeffer, Tonkabohne, Weihrauch, Zimt

Planet: Venus
Götter: Erzulie
Chakra: Halschakra
Erzengel: Metatron
Element: Wasser
Sternzeichen: Stier
Elementarwesen: Drache
Benutzung als Tee: ja

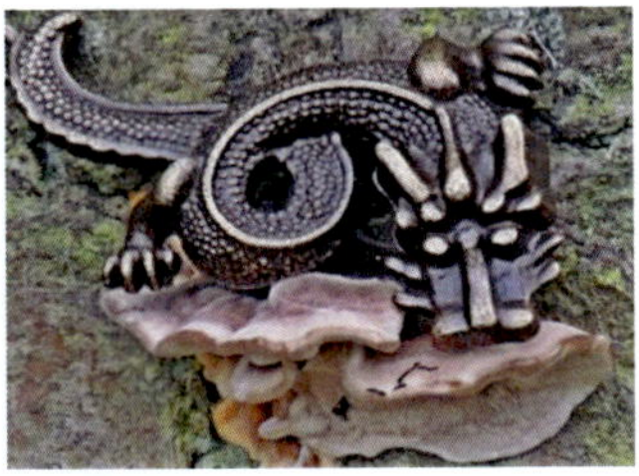

Wissenswertes über die Pflanze: „Der König der Gewürze" gehört zu den wertvollsten Gewürzen der Welt. Sein Duft findet Verwendung in der Parfümindustrie, in Seifen und Kosmetika. Im 14. Jahrhundert war man davon überzeugt, dass der Kardamon eine potenzsteigernde Wirkung besitzt. Die gemahlenen Samen kamen in einen sogenannten Lusttrank, indem erhitzter Wein zugegeben wurde. Des Weiteren wurden die gemahlenen Samen als Backzutat in einem Liebeskuchen verwendet, meist im Apfelkuchen, der wie der Kardamon auch für die Liebe steht. So kam zu seinem Ruf, ein hervorragendes Gewürz zu sein, auch noch hinzu, die Liebe mächtig anzukurbeln. Verräuchern taten die Asiaten den Kardamon, um ihre Nerven zu stärken. Die Araber kauten ihn lieber nach dem Essen, um so einen frischen Atem zu erlangen. Mittlerweile ist der Kardamon eines der legendären Bestandteile im Yogi-Tee.

81. Kiefer - Pinie - Fichte - Burgunderharz

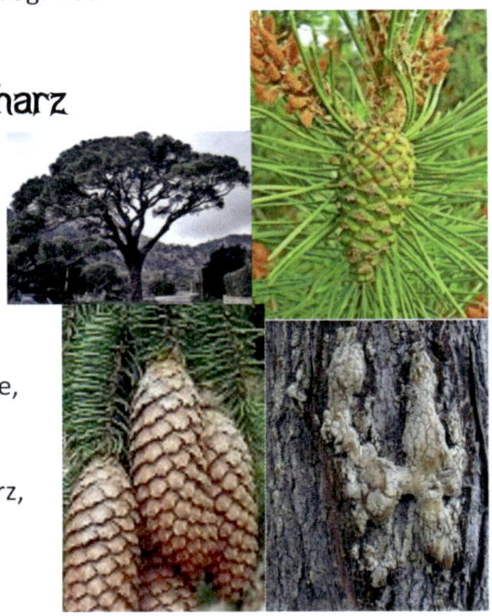

Botanischer Name:
Kiefer: Pinus sylvestris,
Fichte: Picea abies, Pinie: Pinus pinea

Anderer Name: Dähle, Fackelbaum, Farchen, Feichten, Feuerbaum, Föhre, Grötzli (junge Fichten), Kienbaum, Schirmkiefer, Steinkiefer, Tälle, Waldfichte, Waldkiefer

Burgunderharz: Burgunderpech, Hertzbaum, Pechharz, Waldweihrauch, weißes Pech

Vorkommen: Europa; Nordamerika hauptsächlich; weltweit

Aussehen: Kiefern können als Bäume und Sträucher wachsen und erreichen eine Wuchshöhe von bis zu sechzig Metern. Der immergrüne Baum hat lange Nadeln. Die Kiefer hat männliche und weibliche Zapfen am Baum.
Die immergrünen Fichten werden bis zu sechzig Meter hoch. Die Nadeln sind wesentlich kürzer als bei der Kiefer. Die Form des Baumes entspricht einem Kegel. Die jungen Nadeln sind erst weich und hellgrün – dies ist die beste Sammelzeit. Später werden sie dunkelgrün und hart. Die leicht gekrümmten Zapfen können bis zu zwanzig Zentimeter lang werden.
Die Pinie kann bis zu dreißig Meter hoch wachsen. Die Nadeln sind an den jungen Bäumen recht kurz, wobei sie noch im zunehmenden Alter wachsen und länger werden. Nach zwei bis vier Jahren werden die älteren abgestoßen und neue wachsen nach. Sie werden bis zu sechzehn Zentimeter lang. Die so typische Schirmform eines Pinienbaums wird erst mit einem Alter ab fünfzig Jahren gebildet.
Burgunderharz ist der Sammelbegriff für das Harz der Nadelbäume, wie von Kiefern, Fichten, Pinien und auch Tannen. Dieses Harz wird sehr oft auch als Ersatz für Weihrauch genommen, da dieses im Einkauf enorm teuer ist. Die Farbe des Harzes variiert etwas, je nach Baumart kann es gelblich, goldig bis gelb-bräunlich aussehen.
Terpentin nennt man den Harzbalsam der verschiedenen Nadelgewächse.

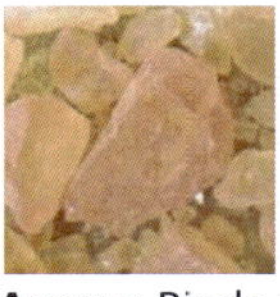
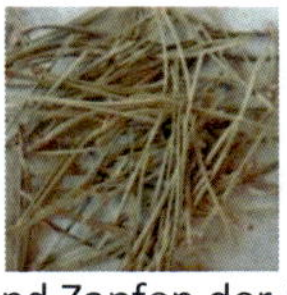
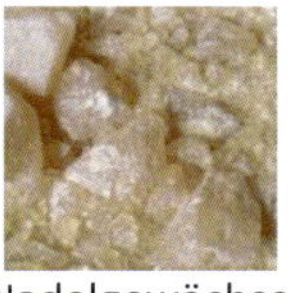

Familie: Kieferngewächse, Pinaceae

Verwendete Teile: Harz, Nadeln, Rinde, Zapfen

Aroma: Rinde und Zapfen der Nadelgewächse duften beim Verbrennen sehr aromatisch nach Holz und Wald. Die Nadeln haben da noch ein stärkeres waldiges Aroma. Das Harz duftet kräftig würzig, nach Wald, mit einem doch etwas süßlichen Endaroma.

Magische Räucherung: In der Räucherung nehmen die Komponenten der drei Nadelgewächse alle den gleichen Standpunkt ein. So können Sie die Zutaten verwenden, wenn Sie ein neues Heim beziehen und vorher schon jemand darin gewohnt hat. Über Jahre setzen sich da Energien in Ecken und Winkeln fest, die so schnell gar nicht hinausgehen. Darum räuchern Sie erst einmal alles gründlich aus und danach malern sie und richten sich ein. So ist nur Ihre Energie in den Räumen und Sie werden nicht von Altem belästigt oder gar am Ende krank. In Meditationsräucherungen stimmt es Sie ganz sacht in die höheren Sphären ein. Dieser angenehme Waldduft gibt einem auch das Gefühl der Geborgenheit und dem Einssein mit der Natur. Dieses verstärkt sich, wenn Sie die Rituale draußen im Freien durchführen. Das könnte an einem wundervollen Lagerfeuer stattfinden. Dazu lassen Sie kleine Zettel in die Runde gehen, wo jeder Teilnehmer seinen Wunsch hinaufschreiben kann. Am Ende wird etwas Tabak hineingetan, vielleicht auch ein paar Blüten. Das ist der Dank an die Pflanzen und Wesenheiten. Unter einem Gebet wirft man nun dieses ins Lagerfeuer. Der Wunsch wird somit freigesetzt und an das Universum abgegeben. Wenn Sie Blütenstaub von der Kiefer haben und Sie ihn in die Flammen werfen, so können beeindruckende Effekte entstehen, die wie Zauberei aussehen. Der Blütenstaub wird auch Schwefelregen bezeichnet.

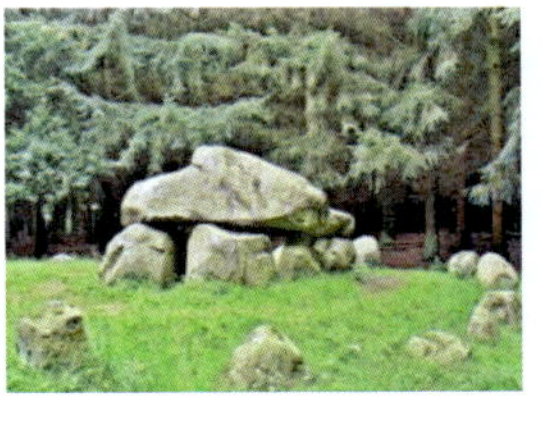

Mischung: Beifuß, Bernstein, Eiche, Rosmarin, Schafgarbe, Tanne, Wachholder, Weihrauch, Yerba Santa, Zeder

Planet: Mars
Element: Luft
Götter: Aphrodite/Venus, Artemis/Diana; Astarte/Ishtar; Attis; Cybele/Rhea, Dionysos, Druantia, Neptun/Poseidon, Pan, Ra, Silvanus, Zeus/Jupiter
Sternzeichen: Jungfrau
Chakra: Herzchakra
Elementarwesen: Baumgeister, Gnome
Erzengel: Raphael
Benutzung als Tee: Fichte – ja; Kiefer, Pinie – nein

Wissenswertes über die Pflanze: Die Waldkiefer war der Baum des Jahres 2007. Das Mehl, was beim Sägen der Bäume entsteht, dient als Basissubstanz für Räucherwerk, wie z.B. Räucherstäbchen. Die Kiefer wird mit der Wintersonnenwende und der Geburt des Lichts in Verbindung gebracht. Der wundervolle Waldweihrauch hat seinen Namen daher, dass man ihn am Boden des Waldes einsammeln konnte. Auf die Priester wirkte das Harz wie eine Droge. Oft waren sie völlig euphorisch und etwas betäubt. In China galt der Baum als ein Symbol für ein langes Leben, für Beständigkeit und Selbstzucht. Kein Wunder – konnte doch eine Kiefer 700 bis 1000 Jahre alt werden. In Korea und Japan stand er für Stärke, Langlebigkeit, Beständigkeit und Geduld. In Korea wurden die Verstorbenen in Särgen aus Pinienholz zur letzten Ruhe gebettet. Die Kelten nannten die Bäume auch Feuerbäume – Feuer bedeutete Überleben, aber auch das Licht der reinen Vernunft. Die Crow-Indianer benutzten die Kiefernzweige, um sich vor der Schwitzhüttenzeremonie abzuräuchern. Die Navajo-Indianer benutzten das Harz in ihren Heilungszeremonien. Die Pueblo-Indianer vermischten Piniennadeln (gepulvert) mit Tabak. Diese Mischung war ein starker Schutz gegen Zauberei und vor magischen Handlungen, die krank machten. Die Christen glaubten, dass Jesus mit Nägeln aus Kiefernholz ans Kreuz genagelt wurde. Daher sei die Rinde auch so knotig und vom Blut rot gefärbt. In einer Legende wird über den Sankt Martin berichtet. Er kam zu einem heidnischen Tempel, in dessen Nähe eine heilige Kiefer wuchs. Dieses Götzenbild wollte er sofort fällen. Die Priester eilten herbei und sagten zu ihm, dass sie die Kiefer schon selber fällen würden, aber Sankt Martin müsse sie im Falle auffangen. Sie meinten, wenn sein Gott stark genug wäre, dann würde ihm dabei doch nichts geschehen. Der Baum begann zu fallen und Sankt Martin machte schnell ein Kreuzzeichen vor sich. Der Baum änderte daraufhin seine Fallrichtung und hätte beinahe den Heiden getötet. Dem Gott Poseidon wurde auch ein Nadelbaum geweiht. Seine Schiffsmasten wurden nämlich aus diesen Hölzern hergestellt. Mit dem Harz kittete er die Risse in seinem Boot und versiegelte sie so magisch. Es gab einen griechischen Sagenhelden, Pitys. Der sollte einst in eine Kiefer verwandelt worden sein. Den Namen trug die Kiefer dann auch in der griechischen Antike. Der Gott Dionysus hatte an der Spitze seines Zepters oder Stabes Kiefernzapfen. Die Göttin Kybele hatte den Gott Attis unter einer Kiefer geboren. Nach seinem Tod verwandelte er sich in diesen Baum. Ein junger, schöner Schafhirte war in der griechischen Mythologie einst unsterblich in diese Göttin Kybele (Aspekt von Rhea) verliebt. Sie jedoch erwiderte diese Liebe nicht. Aus Schmerz kastrierte er sich selber unter einer Kiefer. Dieses ist auch

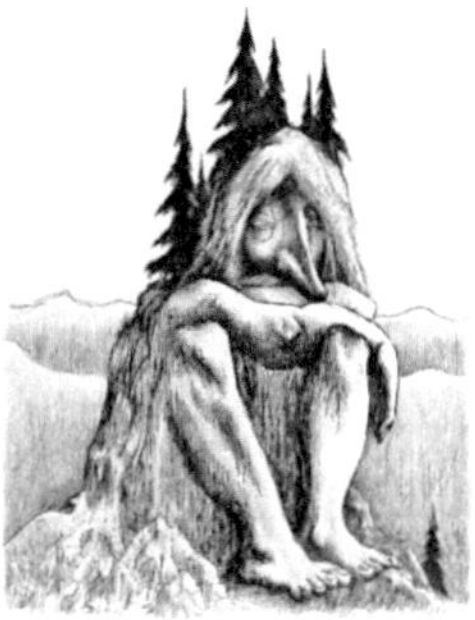

eine Art Erklärungsversuch, warum die Tempel der Göttin Kybele immer in der Nähe von Kiefern errichtet wurden. Ihre Priester waren Eunuchen (Korybanten) und verwendeten die himmlische Musik, um in Ekstase zu verfallen. Als Zeichen der Trauer stellten die Menschen früher den Baum vor ihre Tür, wenn jemand verstorben war. So wusste jeder Außenstehende gleich Bescheid.

82. Kirsche

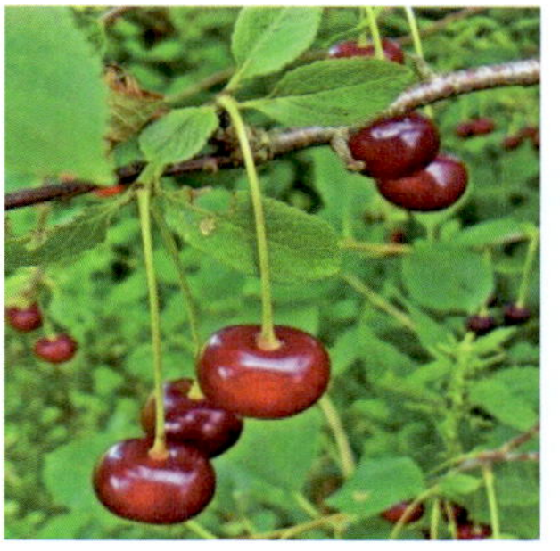

Botanischer Name: Prunus avium

Anderer Name: Herzkirsche, Morellen, Kornelkirsche, Sauerkirsche, Schattenmorellen, Schwarzkirsche, Süßkirsche, Vogelkirsche, Waldkirsche, Wildkirsche

Vorkommen: Europa – Deutschland; Westasien; Amerika

Aussehen: Der Kirschbaum kann eine Wuchshöhe von bis zu dreißig Metern erreichen. Die lang zugespitzten Blätter sind glänzend grün und nur unterseits auf den Blattnerven leicht

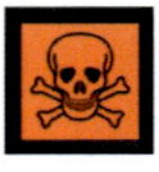

behaart. Anfangs hat die Kirsche eine glatte Rinde. Die Blüten sind rein weiß. Die Früchte sind kugelförmig schwarz-rötlich und lang gestielt. Giftig sind die im Kirschkern enthaltenen Samen!

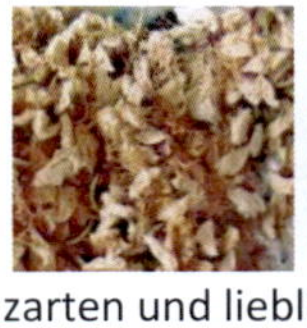

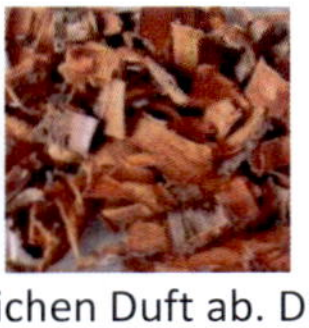

Familie: Rosengewächse, Rosaceae

Verwendete Teile: Blüte, Rinde

Aroma: Die Blüten geben beim Verräuchern einen sehr zarten und lieblichen Duft ab. Die Rinde zeigt da eher ein Kaminfeueraroma, es duftet warm und holzig.

Magische Räucherung: Die Kirsche wird verwendet bei Liebesritualen. Meist dann, wenn die Liebe schon da ist und sie nun wachsen und gedeihen soll. Nehmen Sie sie auch hinzu bei Fruchtbarkeitsritualen. Viele fragen sich in ihrem Leben, was wohl ihre Aufgabe hier unten auf Erden sei. Die Kirsche ist eine Zutat, die man für die Räucherung benutzen kann, um genau darauf eine Antwort zu erhalten. Sie gibt Ihnen ebenso Kraft, um den Weg hier unten zu beschreiten. Insgesamt frischt der Kirschenrauch auf und ermuntert. Die Kirschenrinde schützt vor negativen Energien. Wenn Sie noch alte Projekte am Laufen haben und diese kein Ende finden wollen, so können Sie sich mit der Kirsche frischen Wind holen.

Mischung: Andorn, Angelika, Aprikose, Copal, Jasmin, Johanniskraut, Kurkuma, Sellerie, Weihrauch, Zimt

Planet: Venus **Element:** Wasser
Götter: Aphrodite/Venus, Artemis/Diana, Cernunnos, Ceres/Demeter, Freya, Hades/Pluto

Sternzeichen: Waage

Chakra: Kronenchakra

Erzengel: Metatron

Elementarwesen: Baumgeister

Benutzung als Tee: ja

Wissenswertes über die Pflanze: Die Kirsche wurde schon immer gerne bei Liebesritualen als Zutat benutzt. Klar, war sie doch ein Symbol der Sünde, der Fruchtbarkeit und Verführung. In der rituellen Magie wurden auch die Blätter dieses Baumes genutzt. So waren sie die Opfergaben für den Venusengel. In Japan bindet man eine Haarsträhne an einen blühenden Kirschbaum, um seine Liebe zu finden. Bei den Christen galt der Kirschbaum als Sinnbild für ein gefallenes Mädchen, auch „Schandmai" genannt. Die Frucht war ein Symbol der Sünde und der sexuellen Ausschweifung. In Griechenland waren die Bäume der Göttin Artemis geweiht. Sie stand für Fruchtbarkeit, aber auch für Tod. Bei den Slawen gab es einen Gott namens Kirnis. Dieser war zuständig, dass die Kirschbäume vernünftig wuchsen und gediehen. Oftmals wurden noch ihm zu Ehren Kerzen unter die Kirschbäume gestellt. Wenn sie blühen, sollen sich unter ihnen vermehrt Wesenheiten wie Baumgeister, Feen und Elfen versammeln. Gerade im Mondschein tanzen und springen sie umher. Wenn man diese aber still und heimlich beobachtete, so sollte demjenigen ein böses Unheil drohen. Kirschsaft wurde in vielen Ritualen als Ersatz für Blut genommen.

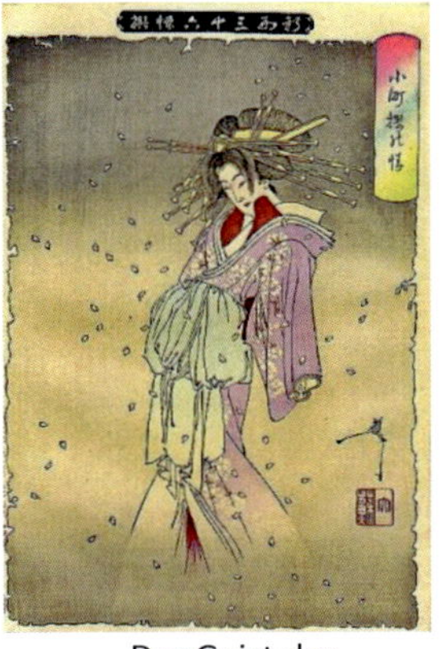

Der Geist der Kirschblüte
Tsuioka Yoshitoshi (1889)

83. Klette

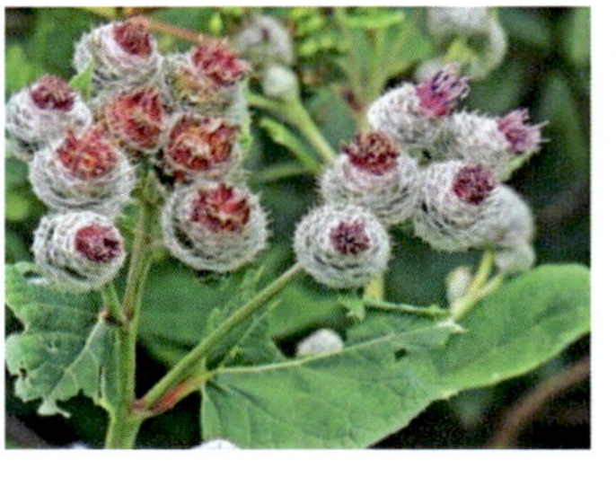

Botanischer Name: Arctium lappa

Anderer Name: Bosemsknöpp, Dollenkraut, Haarballe, Haarwachswürze, Kladde, Klibusch, Klusen, Tabaksblatt, Tönnersbläden, Wolfskraut

Vorkommen: Europa – Deutschland; Nordamerika; Nordasien

Aussehen: Die Klette kann eine Wuchshöhe von bis zu 1,50 Metern erreichen. Die aufrechten Stängel sind kantig und spinnwebig behaart. Die herzförmig-ovalen Blätter sind unten graufilzig behaart. Die Klette hat rote bis purpurne Blüten, die in Trugdolden sitzen und borstige Früchte bilden. Die sehr langen Wurzeln sind außen graubraun und innen weiß.

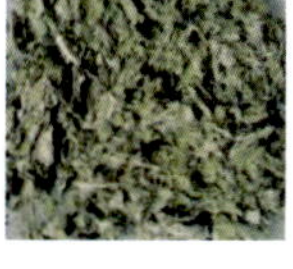

Familie: Korbblütler, Asteraceae

Verwendete Teile: Blätter

Aroma: Die Klette gibt beim Verbrennen einen sehr stark herb-krautigen Duft von sich.

Magische Räucherung: Die Klette ist eine Schutzpflanze und eignet sich daher für Räucherungen, die vor negativen Einflüssen schützend wirken sollen. Das ist wichtig in einigen bestimmten Ritualen, dass Sie zusätzlich zur Reinigung auch Schutz verräuchern. In manchen Meditationen oder Reisen ist der Schutz einfach notwendig, zum Beispiel wenn Sie zu tief in Meditationen sind und die negative Energie Sie einfach überrascht. Bei der Reinkarnation sollte auch darauf geachtet werden. Gerade, wenn Sie dabei sind, Ihren Körper zu verlassen, braucht Ihre sterbliche Hülle Schutz. Des Weiteren können Sie mit der Klette Glück, Geld und Reichtum jeglicher Art anziehen. Besonders bei Krafttierreisen steht der Klette der Bär zur Seite. Das ist eine gute, starke Kombination.

Mischung: Anis, Bärentraube, Bärenwurzel, Elemi, Hexenkraut, Meersalz, Safran, Sumpfporst, Weide, Weihrauch

Planet: Mond
Götter: Morgana, Thor
Chakra: Stirnchakra
Erzengel: Zadkiel

Element: Wasser
Sternzeichen: Krebs
Elementarwesen: Sturmgeister
Benutzung als Tee: ja

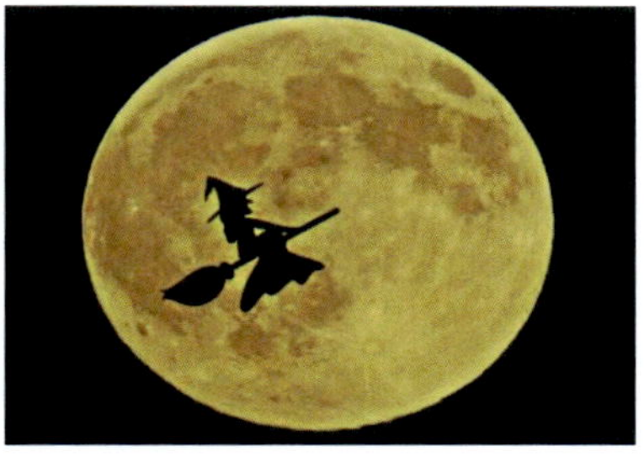

Wissenswertes über die Pflanze: Am Johannitag wurde die Klette sehr vielseitig verwendet. Die Hauptaufgabe war aber, gegen Dämonen und Vampire zu schützen. Auch konnte man sich mit ihr böse Menschen fernhalten. Und da es auch unter den Dämonen freundlich Gesinnte gibt, galt die Klette als Sitz eines guten Pflanzendämons. Der hieß Butz. Die Klette wird sehr oft mit dem Bär assoziiert. In alten griechischen Schriften fand man den Gattungsnamen „árcteion". Das bedeutet so viel wie Bär. Möglich, dass dies abgeleitet wurde, weil die Blüte der Klette sehr wollig beschaffen ist. Von Heinrich III. erzählte man, dass er durch die Klettenwurzel von seiner Syphilis geheilt wurde. Bereits im Mittelalter fand die Klette in vielen Kräuterbüchern ihren Platz. Für die Anrufung der Liebe ist die Klette nicht geeignet, da ihre Blüte sich einfach wahllos an jedem heftet, galt sie als sehr unbeständig.

84. Koriander

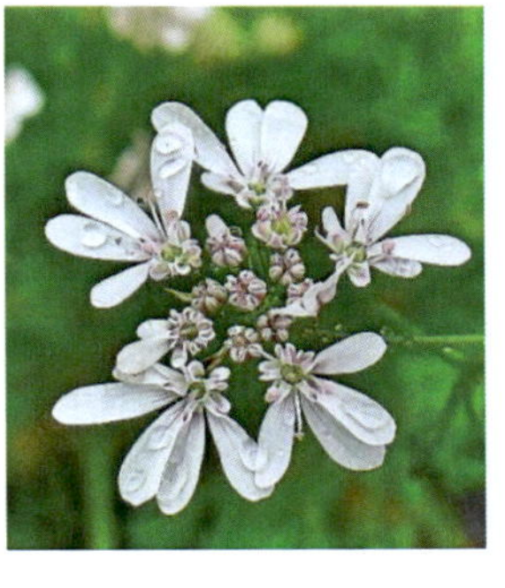

Botanischer Name: Coriandrum sativum

Anderer Name: Arabische Petersilie, Bettwanze, Chinesische Petersilie, Coliander, Klanner, Krapfenkörner, Schwindelkorn, Stinkdill, Wandläusekraut, Wanzendill

Vorkommen: Europa – Deutschland; weltweit

Aussehen: Der Koriander kann eine Wuchshöhe von bis zu sechzig Zentimetern erreichen.

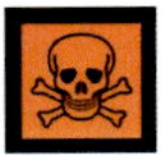

Die hellgrünen Blätter sind gefiedert. Die Blüte hat eine weiß-rötliche Farbe. Die kleinen Früchte sind gelb bis braun. Die jungen Beeren riechen nach Anis und sind gleichzeitig die Samen. Der Koriander ist schwach giftig!

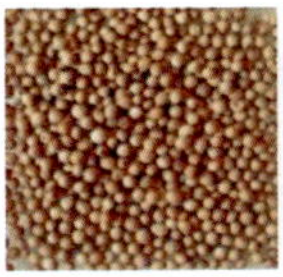

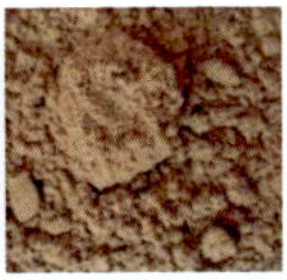

Familie: Doldengewächse, Apiaceae

Verwendete Teile: Samen

Aroma: Der Koriander riecht am Anfang des Verbrennens etwas unangenehm, bekommt aber kurz darauf ein etwas süß würziges Aroma.

Magische Räucherung: Koriander ist eine Zutat, die sehr gerne zur Entspannung genommen wird. Seine Eigenschaft den Geist zu klären, ist enorm. Er wird Sie förmlich anregen, Ihr Gedankenchaos zu verlassen und sich der Entspannung hinzugeben. Setzen Sie ihn auch ein, wenn Sie gerade einen Streit hatten, ein sehr hitziges Gespräch und eine anstrengende Verhandlung. Der Koriander räumt und löst die stehende Energie auf und wirkt wie eine wunderbare Lüftung. Gleichzeitig schafft er es, Ihre Aura wieder zu glätten und zu reinigen. Durch seine anregende Art werden Sie inspiriert, Lösungen für alle vorhandenen Probleme zu finden. Vergessen Sie den Koriander nicht! Mit seiner charakteristischen Art wird Ihnen oft weitergeholfen. Weiterhin hat er noch eine ganz spezielle Aufgabe. Er wird verräuchert, wenn eine Partnerschaft auf einer ganz besonderen Ebene angekommen ist. Wenn beide dazu offen sind, so fördert er die Partnerschaft auf einer astralen Ebene. Hier wird beschlossen, dass das Paar in seiner nächsten Reinkarnation wieder zueinanderfindet und ihre jetzige besondere Beziehung weiter fortsetzt.

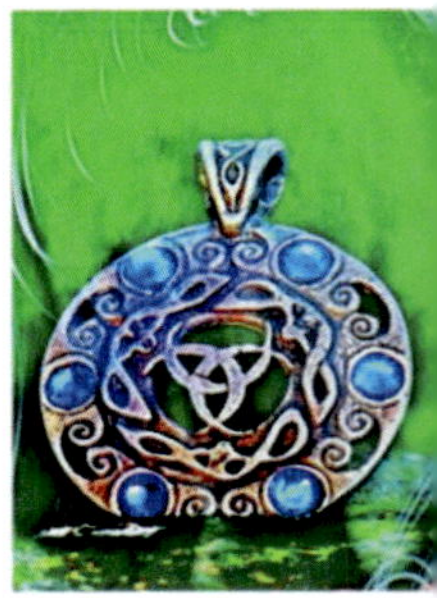

Mischung: Brennnessel, Costus, Lapacho, Maidal, Mastix, Tabak, Tanne, Weihrauch, Zitronengras

Planet: Mars
Element: Feuer
Götter: Aphrodite/Venus, Hathor
Sternzeichen: Widder
Chakra: Kronenchakra
Elementarwesen: Salamander
Erzengel: Gabriel
Benutzung als Tee: ja

Wissenswertes über die Pflanze: Da es den Koriander schon sehr lange auf Erden gibt, fand er auch bereits frühzeitig Verwendung, zum Beispiel bei Artefakten aus Ägypten. Die Ägypter benutzten die Koriandersamen, um sie in die Grabstätten der Verstorbenen, auch von Pharaonen, zu legen. Sie beschützten die Seelen der Toten und verliehen ihnen Unsterblichkeit. Ebenfalls fand der Samen Verwendung bei Schlaflosigkeit. Als psychoaktiver Zusatz wurde er in den Wein getan, der als Liebestrank angeboten wurde. Geräuchert wurde er in Zeremonien. Die Griechen und Römer kannten die Verwendung als lustvollen Liebestrank ebenso. Auch sie taten die Samen in den Wein. Das Kraut des Korianders stand in Verbindung mit dem heiligen Antonius. Er hielt Fürsprache für die

Heilung durch die Pflanze. Auch bei der Bekämpfung von Läusen und Flöhen wurde er benutzt.

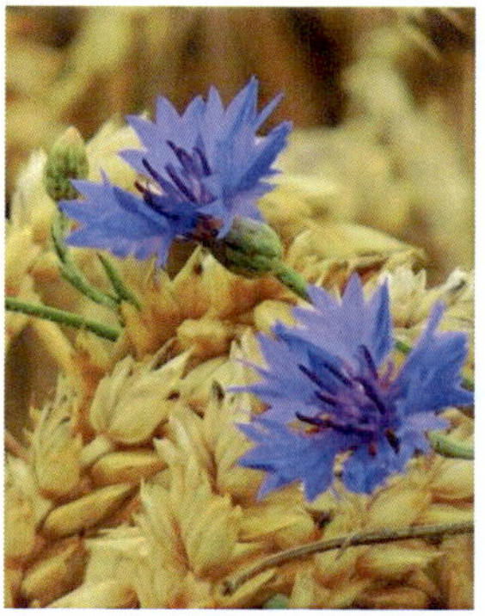

85. Kornblume

Botanischer Name: Centaurea cyanus

Anderer Name: Blauchrut, Blaue Jungfer, Dragonerblume, Herrgottskreenli, Luisenblume, Roggenblume, Schummelblume, Tabaksblume, Zachariasblume, Ziegenbein

Vorkommen: Europa – Deutschland; weltweit

Aussehen: Die Kornblume kann eine Wuchshöhe von bis zu achtzig Zentimetern erreichen. Der kantige Stängel hat wechselständige Blätter, die weiß-grau aussehen und behaart sind. Die Körbchenblüten sind blau.

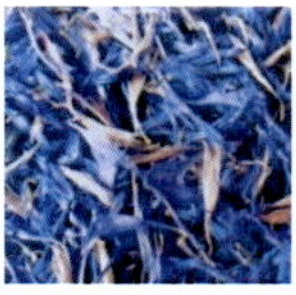

Familie: Flockenblumen, Centaurea

Verwendete Teile: Blüte

Aroma: Die Kornblume hat einen zarten Geruch, der fein animalisch ist.

Magische Räucherung: Die Kornblume wird in der Liebe und in der Kommunikation verwendet. Immer wieder einmal passiert eine Situation, die wir völlig falsch deuten. Gerade in der Partnerschaft ist es daher umso wichtiger, dass das Reden funktioniert. Allzu gerne ist unser Geist bereit, die Dinge negativ einzuordnen. Hinterfragen wir die Sache, kommt plötzlich ein ganz anderer Aspekt heraus. Die Kornblume mag in der Räucherung Klarheit in einer Situation bringen. Durch sie können Sie eine Art magische Sicht erhalten. Sie fördert auch die Kommunikation zwischen zwei Menschen oder auch in einer Gruppe. Daher ist ihr Anwendungsgebiet dort angebracht, wo viel und aufklärend geredet werden soll und die Menschen in Liebe zueinander sind.

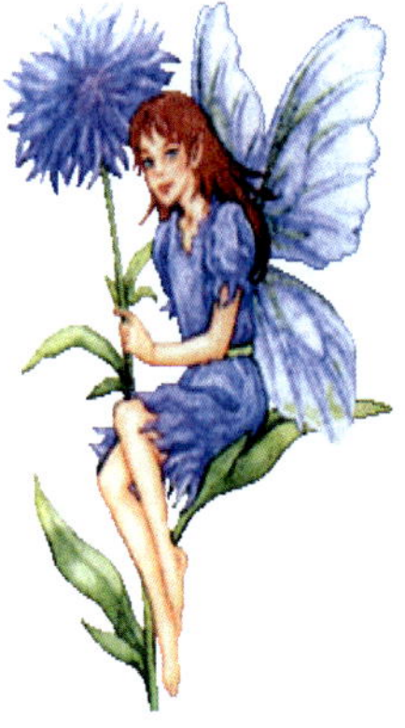

Mischung: Beifuß, Eiche, Eisenkraut, Kamille, Mohn, Minze, Schafgarbe, Schöllkraut, Tausendgüldenkraut, Weihrauch

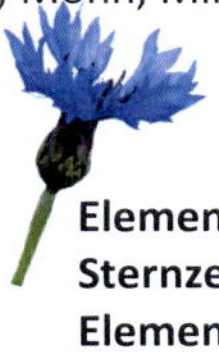

Planet: Venus
Götter: Centauren, Erato, Robin Goodfellow
Chakra: Halschakra
Erzengel: Kornblume

Element: Wasser
Sternzeichen: Fische
Elementarwesen: Feen
Benutzung als Tee: ja

Wissenswertes über die Pflanze: Lange Zeit war die Kornblume von unseren Feldern verschwunden. Grund war die Überdüngung der Felder. Die Kornblume ist eine Art

Bioindikator. Wenn sie am Feldrand erblüht, ist der Boden nicht mit Dünger überlastet. So können Sie selber als Laie erkennen, was vor Ihrer Haustür passiert. Kamille und Mohn sind ihre Begleiter. Im Mittelalter war die Kornblume ein Mittel, um die Pest zu bezwingen. Aber ihre Eigenschaft ist nicht so, dass sie das tatsächlich schaffen könnte. Ihre feine Art reicht für Spülungen im Mundrachenraum. Für Färbungen wurde die Kornblume zeitweilig erfolgreich eingesetzt. Oftmals werden Kornblumen zum Schmücken der Altare genommen, denn sie ist einfach eine Augenweide. Kein Wunder, wenn die Magier die Blume auch als Getränk vor wichtigen Handlungen zu sich nahmen. Ihr lateinischer Name leitet sich aus der griechischen Mythologie ab. Der verwundete Achilles wurde völlig mit Kornblumen von einem Zentauren überdeckt. So heilten sie seine Wunden. Aus dieser Legende heraus benutzten die Griechen die Kornblume auch zur Wundheilung. Die blaue Kornblume ist das Symbol der Treue und Beständigkeit.

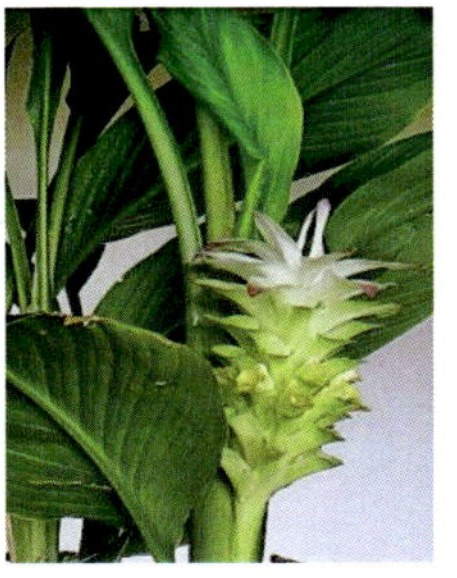

86. Kurkuma

Botanischer Name: Curcuma xanthorrhiza, Curcuma longa

Anderer Name: Curcuma, Gelbwurz, Gilbwurzel, Haldi, Indischer Safran, Karchura, Safranwurz, Turmic

Vorkommen: Afrika; Asien – China, Thailand, Indien, Java, Molukken

Aussehen: Die ausdauernde, krautige Pflanze Kurkuma kann eine Wuchshöhe von bis zu 1,50 Metern erreichen. Ihre fast faustgroße, gelb-orange Hauptknolle ist eiförmig verdickt. Die länglichen Blätter sind auch eiförmig und können eine über einen Meter lang werden. Die trichterförmigen Blüten leuchten weiß oder purpur bis kaminrot.

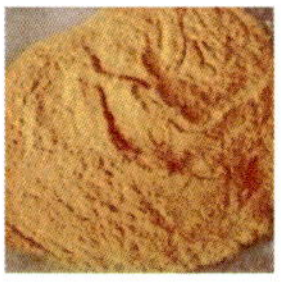

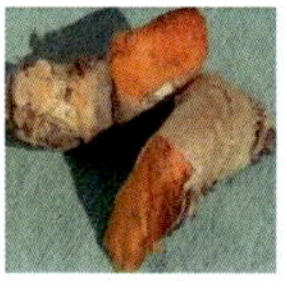

Familie: Ingwergewächse, Zingiberaceae

Verwendete Teile: Wurzel

Aroma: Die Kurkumawurzel hat ein sehr kräftig würziges Aroma, wobei der Ingwerduft doch etwas hervorkommt.

Magische Räucherung: Die Kurkumawurzel wird oft bei Behandlungen eingesetzt, wo an den Chakren oder der Aura gearbeitet wird. Therapeuten wenden oft am Anfang ihrer Behandlung einen Chakrenausgleich an. Dieser entspannt nicht nur, sondern bringt Harmonie in den Körper zurück. Durch Unfälle oder erlittene Traumata kann es schon passieren, dass die Chakren plötzlich einen anderen Platz einnehmen. Damit derjenige aber nicht schwer krank wird, sollten diese zurück an ihren Platz. Des Weiteren funktionieren unsere Chakren oft nicht alle hundertprozentig. Manche sind verschlossen, manche nur halb geöffnet. Dementsprechend ist auch ihre Leistung. Kurkuma hilft in der Räucherung mit, diesen Ausgleich zu erschaffen und Harmonie in Ihre Chakren zu bringen. Ebenso ist die Aura durch äußere Einflüsse „richtig wellig und verbeult". Eine Auraglättung hilft da.

Auch sollten Sie, bevor Sie wichtige magische Handlungen vornehmen, Ihre Aura reinigen. Kurkuma steht Ihnen da zur Seite.

Mischung: Akazie, Basilikum, Copaivabalsam, Copal, Eiche, Eisenkraut, Guggul, Hopfen, Tulsi, Weihrauch,

Planet: Sonne
Götter: nicht bekannt
Chakra: Solarplexus
Erzengel: Metatron

Element: Feuer
Sternzeichen: Löwe
Elementarwesen: Gnome
Benutzung als Tee: ja

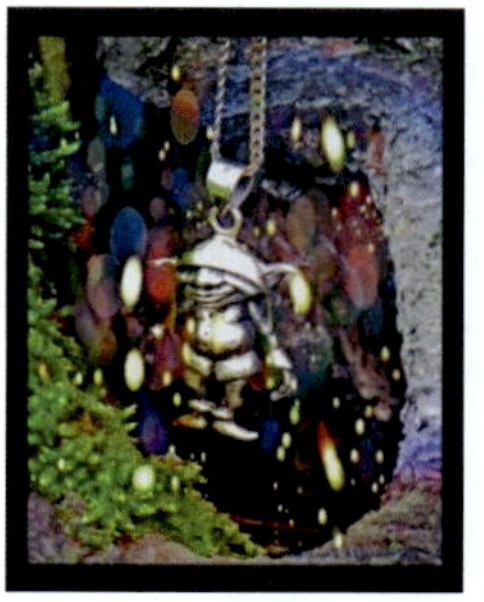

Wissenswertes über die Pflanze: Kurkuma erhalten Sie als Wurzel oder als Wurzelpulver. Seine gelb-orange Farbe wurde oft eingesetzt, um den Curry zu färben. In der Floristik ist die Blüte sehr beliebt. Der Blütenstand gilt als exotische Komponente in einem Blumenarrangement. In Indien ist die Pflanze bereits seit über dreitausend Jahren in Verwendung. Nicht nur als Gewürz, sondern auch in der ayurvedischen Medizin. Oft haben die Magier und Hexen ihn als Schutzmaßnahme entlang eines magischen Kreises gestreut.

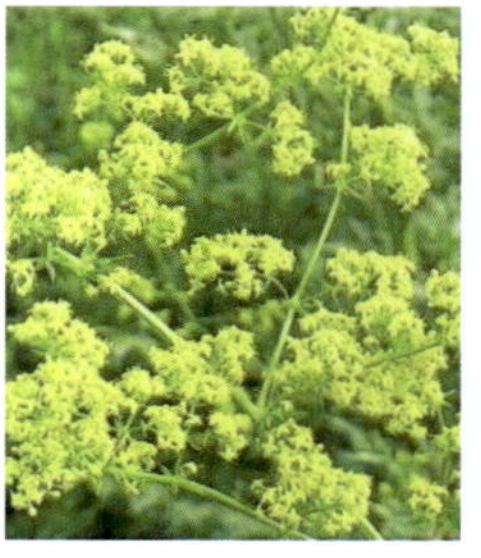

87. Labkraut

Botanischer Name: Galium verum

Anderer Name: Bettstroh, Bitterstielkraut, Herrgottstroh, Klebgras, Liebfrauenstroh, Magerkraut, Marienbettstroh, Sternkraut, Waldstroh,

Vorkommen: Europa – Deutschland; Westasien – Persien, Syrien

Aussehen: Das Echte Labkraut wird bis zu einem Meter hoch werden. Die rundlichen Stängel sind aufrecht und kurz behaart, die Laubblätter schmal und nadelförmig. Die zitronengelben Blüten sind in Rispen angeordnet.

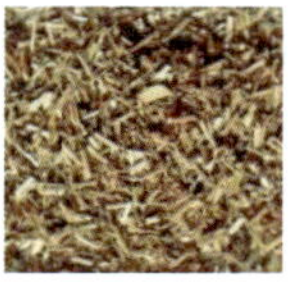

Familie: Rötegewächse, Rubiaceae

Verwendete Teile: Kraut

Aroma: Das Labkraut duftet stark krautig beim Verräuchern.

Magische Räucherung: Labkraut können Sie als Zutat zu Ihren Liebesräucherungen mit hinzunehmen. Seine Energie wirkt anregend, ja fast erotisch. Als ob es der Liebe richtig einfeuert! Sollte also mal ein wenig Schwung in Ihrer Beziehung fehlen, versuchen Sie es mit dieser Pflanze. Sie wirkt erwärmend und entspannend und bietet zudem den Schutz vor negativen Energien – beste Voraussetzungen für entspannte, ungestörte Stunden zu zweit. Des Weiteren hat seine feinstoffliche Energie die Kraft Wohlstand anzuziehen.

Mischung: Diptam, Eibisch, Himbeere, Holunder, Nieswurz, Sadebaum, Traumkraut, Weihrauch, Yerba Santa

Planet: Jupiter
Götter: Freya, Maria
Chakra: Sakralchakra
Erzengel: Chamuel

Element: Wasser
Sternzeichen: Fische
Elementarwesen: Drache
Benutzung als Tee: ja

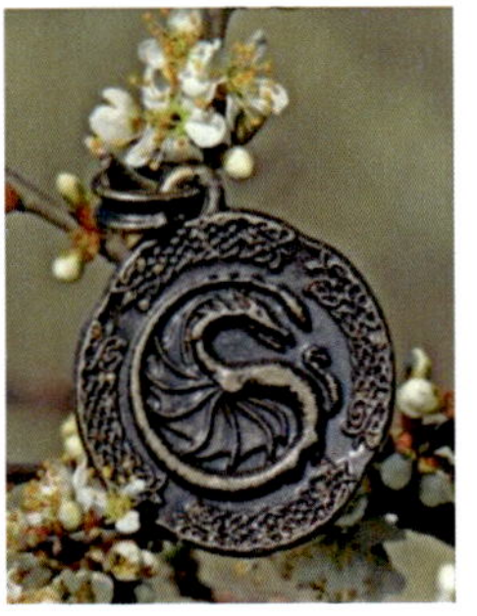

Wissenswertes über die Pflanze: Die alten Griechen wussten bereits sehr früh, dass das Labkraut auch Labfermente enthält. Daher auch der Name. Diese Fermente benötigt man, um aus Milch Käse herzustellen. Die Schotten färbten ihre Kleidung mit der Pflanze. So wurden die Blüten zur Gelbfärbung genommen und die Wurzeln zur Rotfärbung. In einer Legende steht, als Maria mit Joseph nach Bethlehem kam, sie sich auf einem Lager aus getrockneten Farnen und Labkraut niederlegten. Nachdem sie Jesus geboren hatte, blühte das Labkraut aus Verehrung ganz bescheiden. Klar, dass sich Maria über eine solche Geste freute, zumal die Blüten wundervoll nach Honig duften. Seitdem findet man auf vielen Marienbildern auch das Labkraut in ihrer Nähe. Später schrieb man dem Labkraut eine wohltätige Wirkung bei einer Geburt zu. Es wurde auch weiterhin oft ins Lagerstroh mit hinzugetan. Der Glaube besagte auch, dass man so die Säuglinge vor Verzauberungen schützen könne. An Mariä Himmelfahrt ist Labkraut ein Bestandteil des Kräuterweihe-Busches.

88. Lärche

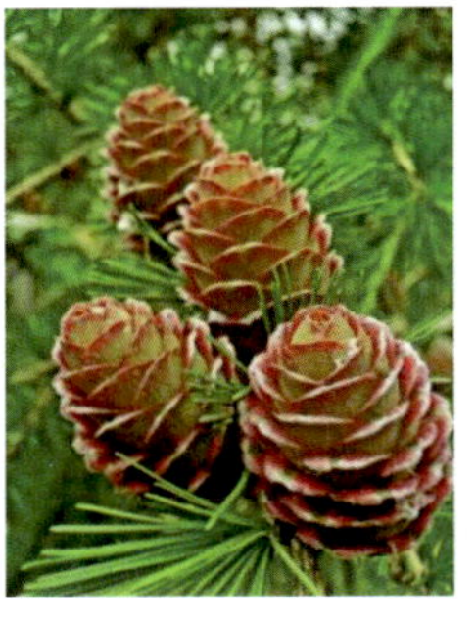

Botanischer Name: Larix decidua

Anderer Name: Europäische Lärche, Lärchtann, Lerbam, Lörbaum, Lorchbaum, Lertanne, Lörtanne, Schönholz

Vorkommen: Europa – Alpen, Karpaten, Sudeten

Aussehen: Die Lärche kann eine Wuchshöhe von bis zu vierzig Metern erlangen. Seine hellgrünen, nadelförmigen Blätter werden im Herbst abgeworfen. Die Rinde ist an jungen Bäumen silber-grau, später wird sie rötlich-braun. Die männlichen Zapfen stehen einzeln, sind eiförmig und gelblich; die weiblichen anfangs noch grün oder rot. Sie sind eiförmig bis kugelig und stehen aufrecht.

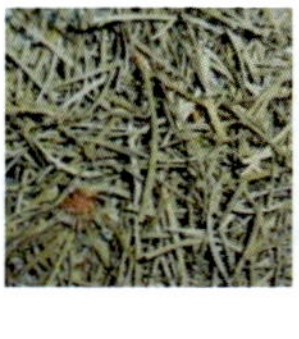

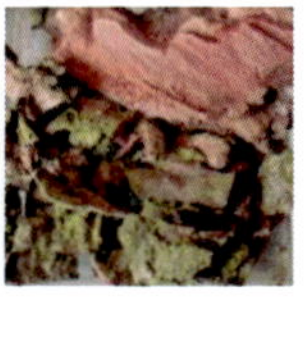

Familie: Kieferngewächse, Pinaceae

Verwendete Teile: Harz, Holz, Rinde

Aroma: Die Lärche duftet bei der Verbrennung leicht harzig frisch mit einem waldigen Aroma.

Magische Räucherung: Die Lärche ist eine Zutat bei Reinigungsritualen. Ihre spirituelle Energie lässt die Schwingungen erhöhen. Diese positive Energie bringt Licht in die innere Leere und schafft es, dass diese mit Liebe und Zuversicht gefüllt wird. So kann wieder alles in Ihnen erwachen und erblühen und auch zu Wort kommen. Kraft und Zuversicht für die Zukunft sind wichtig. Es ist angenehm zu spüren, wie sich durch die Reinigung alles miteinander verbindet. So treffen sich Geist und Seele wieder und deren Austausch bringen neue Erkenntnisse für Sie. Jetzt sind Sie in der Lage, alte Muster, Verhaltensweisen oder alt verbrauchte Energie abzuwerfen und ins Universum zu entlassen. Ein neuer Weg steht Ihnen bevor, ein neues Wissen ist gegeben und Kraft für den Weg nach vorne. In Naturräucherungen ist die Lärche der Bestandteil, der die „waldigen" Geister herbeiruft. Die lieben Waldfrauen, Baumgeister, die Elfen und Feen, sie alle können erscheinen, wenn Sie sie rufen beim Räuchern. Bei Bedarf stehen sie Ihnen auch zur Seite und helfen.

Mischung: Alraune, Beinwell, Eibe, Eichenmoos, Farn, Pappel, Orange, Ulme, Weihrauch, Zypresse

Planet: Saturn
Götter: Säligen, Waldfrauen, Waldfeen
Chakra: Herzchakra
Erzengel: Zadkiel

Element: Erde
Sternzeichen: Steinbock
Elementarwesen: Baumgeister
Benutzung als Tee: ja

Wissenswertes über die Pflanze: Das Harz der Lärche wurde schon früh zu medizinischen Zwecken wie Atemwegserkrankungen verräuchert. Die Bezeichnung „Venezianisches Terpentin" herrschte in den Apotheken noch weit in das 20. Jahrhundert hinein. Die Lärche kann bis zu 600 Jahre alt werden. In den sogenannten Palmbuschen findet man die Lärche wieder. Diese werden für den Palmsonntag extra hergestellt. In der Rinde der Lärche sind Gerbstoffe, Tannine, enthalten. Diese nutzten die Gerber früher, um das Leder zu färben, das fast schwarz wurde. Unter den europäischen Nadelhölzern ist die Lärche das schwerste und härteste Holz. Nur von der Eibe, die aber doch eher selten genutzt wird, wird sie darin übertroffen. Früher wurde ein Stück Lärchenholz als Schutz vor dem bösen Blick um den Hals getragen.

89. Lapacho

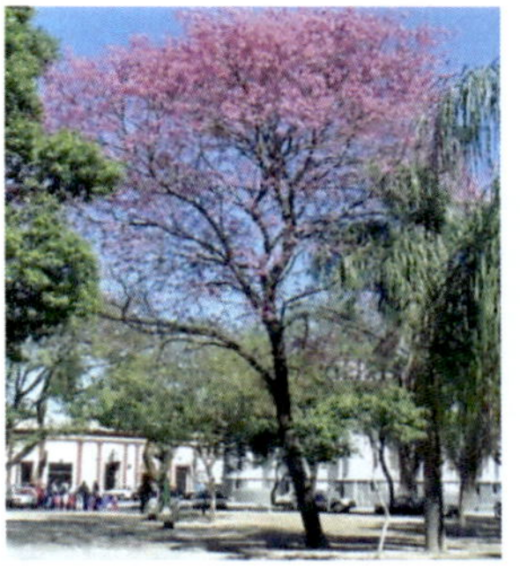

Botanischer Name: Tabebuia impetiginosa

Anderer Name: Ameisenholz, Baum des Lebens, Eisenholz, Göttlicher Baum, Inkatee, Ipe-Holz, Pau d´Arco Baum, Taji

Vorkommen: Südamerika – Peru, Paraguay, Argentinien; Mittelamerika – Mexiko

Aussehen: Der Lapachobaum kann eine Wuchshöhe von bis zu fünfzig Metern erreichen. Die Rinde des Baumes ist glatt, seine Blätter setzen sich aus fünf bis sieben handförmigen und gefingerten Blättern zusammen, die leicht gesägt sind. Die Blüten des Baumes variieren von weiß, gelb, rosa bis rot und sind trompetenförmig.

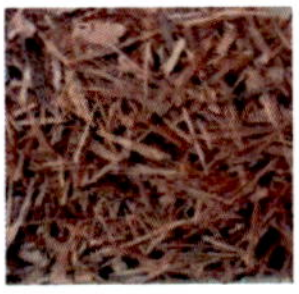

Familie: Trompetenbaumgewächse, Bignoniaceae

Verwendete Teile: Rinde

Aroma: Die Lapachorinde duftet beim Verbrennen sehr angenehm warm, holzig.

Magische Räucherung: Der Lapacho hat eine wundervolle Rinde, die nicht nur unwahrscheinlich heilend ist, sondern auch auf ätherischer Ebene sehr energiereich wirkt. So vermittelt er Ihnen bei einer Räucherung Weisheit, Güte, Ausdauer und Kraft. Er ist eine Zutat, die oft erst im letzten Augenblick zum Einsatz kommt. Meist dann, wenn viele schon die Hoffnung aufgegeben haben. Sein angenehmer Duft bringt Geborgenheit, Liebe und Wärme. Es ist, als ob er Sie schon lange kennen würde und nur darauf gewartet hätte, dass Sie ihn finden. Er bringt in Reinkarnationen das alte Wissen wieder. Wissen, was verloren schien. Sie werden staunen, was alles in Ihnen steckt. Mit Weisheit führt er Sie in das geheime Wissen der Indianer ein, lässt Ihnen bekannte Bilder erscheinen und Sie werden fühlen, wie warm es um Ihr Herz herum wird.
Vor Kurzem machte ich einige Wochen lang eine Teekur mit Lapachorinde. Diese geniale Rinde schien das ideale Heilungsmittel für mich zu sein. Jeden Tag kochte ich frischen Tee aus der Rinde und befolgte genau alle Anweisungen der Zubereitung. Das Gute war, ich konnte ihn warm und kalt trinken. An einem Tag wollte ich eine Reise in die Vergangenheit machen. Ich bereitete mich gründlich vor, trank den Tee (der sehr entgiftend wirkt!), reinigte meine Aura und fing an etwas zu räuchern. Als Letztes tat ich die Lapachorinde hinzu, schloss die Augen und reiste weit, weit zurück. Ich war plötzlich im Land der Indianer. Mein Rücken lehnte an einen Baum, neben mir lag ein Wolf. Der Wolf war aber kein Feind, sondern ein Weggefährte. Er erzählte mir einige wichtige Dinge, die ich mir unbedingt merken sollte. Meine Augen gingen hinauf zum Himmel, erreichten ihn aber nicht, da dieser Baum, an den ich lehnte, in voller Blütenpracht stand, aber gar keine Blätter trug. Wieder zurück von der Reise, war ich erstaunt über so viele klare Details. Ich suchte in Büchern nach diesem Baum und fand zum Erstaunen den Lapachobaum wieder. Sein Äußeres kannte ich bis dato noch gar nicht. So wirkte dieser an jenem Tag von innen, als feinstoffliche Energie außen und er begleitete mich auf der Reise.

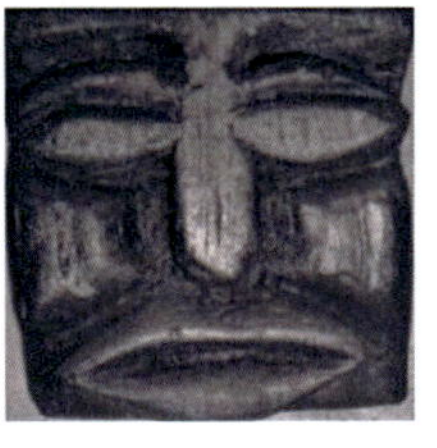

Mischung: Andorn, Bärenwurzel, Condurango, Copaivabalsam, Copal, Damiana, Hamamelis, Perubalsam, Tonkabaum, Zeder

Planet: Mars
Götter: nicht bekannt
Chakra: Herzchakra
Erzengel: Uriel

Element: Feuer
Sternzeichen: Widder
Elementarwesen: Baumgeister
Benutzung als Tee: ja

Wissenswertes über die Pflanze: Die Rinde des Lapachobaums wird seit vielen Jahrhunderten hochgeschätzt. Gerade als Tee ist er nicht nur ein geniales Heilmittel, sondern auch wegen seines hochwertigen Geschmacks sehr beliebt. Die Guarini und Tupi Indianer nannten den Baum Taji. Bei ihnen bedeutete das Stärke und Vitalität. Die Wunderpflanze wurde sogar einst gegen Edelsteine eingetauscht. Angeblich trank ein Zar über Jahre jeden Tag eine Tasse Lapachotee und er wurde 130 Jahre alt. In vielen Stämmen ist er das Heilmittel überhaupt. Schamanen benutzen die Rinde auch als Duftkomponente in ihren Räuchermischungen.

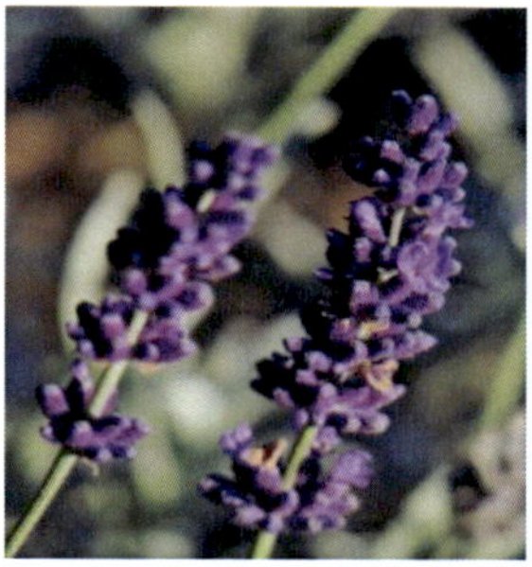

90. Lavendel

Botanischer Name: Lavandula angustifolia, Lavandula officinalis, Lavandula vera

Anderer Name: Echter Speik, Hirnkraut, Koboldblatt, Nervenkräutlein, Schwindelkraut, Seele der Provence, Speik, Spikatblüte, Zitterblümchen, Zöpfli

Vorkommen: Europa – Deutschland, Spanien, Italien, Griechenland, Frankreich

Aussehen: Der Lavendel kann eine Wuchshöhe von bis zu einem Meter erreichen. Die graublauen, weich gefilzten Blätter sind linealisch bis lanzettlich. Später werden die Blätter grünlich. Die Blüten sitzen auf behaarten Stielen wie Scheinähren und sind violett.

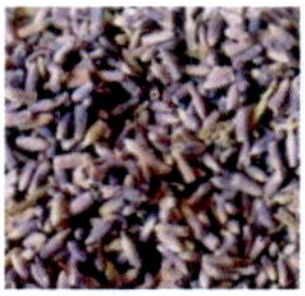

Familie: Lippenblütler, Lamiaceae

Verwendete Teile: Blätter, Blüten

Aroma: Der Lavendel besitzt einen Eigenduft, der sehr angenehm aromatisch riecht, nach frischem Blütenduft.

Magische Räucherung: Lavendel bringt Sie in einer Räucherung zur Ruhe. Seine feinstoffliche Energie lässt Sie in eine sehr angenehme Entspannung fallen. Das hat den Effekt, dass sich Ihre Nerven erholen können und der Seelenhaushalt wieder ins Gleichgewicht gebracht wird. Der kleine Lichtbringer erfüllt Ihren Raum mit einem herrlichen Duft, wobei Sie am liebsten die Augen schließen und träumen möchten. So fördert er auch das Einschlafen und bringt angenehme Träume mit sich. Frisch aufgewacht, werden Sie noch immer die Frische und Reinheit in Ihrem Raum bemerken. Depressive Phasen können somit dem Sonnenschein nicht mehr ausweichen und erfreuen sich am Licht, der Wärme und Geborgenheit, aber auch der göttlichen Liebe. Lavendel ist daher auch sehr gut für das Räuchern in Krankenzimmer geeignet. Er wandelt die sich dort befindliche Energie und gibt den Kranken Mut für die Genesung.

Mischung: Alant, Gewürznelke, Habichtskraut, Kiefer, Labdanum, Mohn, Patchouli, Styrax, Weihrauch, Zeder

Planet: Merkur
Götter: Ahnen, Don, Kronus/Saturn, Vesta
Chakra: Stirnchakra
Erzengel: Zadkiel
Benutzung als Tee: ja

Element: Luft
Sternzeichen: Jungfrau
Elementarwesen: Elfen
Krafttier: Schlangen

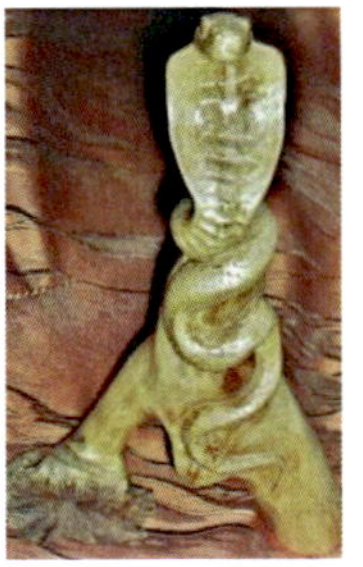

Wissenswertes über die Pflanze: Der Lavendel wurde zur Heilpflanze des Jahres 2008 gewählt. Sein Name leitet sich aus dem lateinischen Namen „lavare" ab. Dies bedeutet so viel wie Waschen. Er bringt den Duft und die Frische mit sich. Auch Briefe wurden mit Lavendelblüten eingerieben. So sollten die Wünsche, die in diesem Brief standen, in Erfüllung gehen. Im Mittelalter wurde mit Lavendel geräuchert, weil er desinfizierend wirkt und sein herrlicher Duft den Gestank des Todes überdeckte. Er wurde auch auf den Fußboden verstreut, um die Luft frisch zu erhalten. In Geburtsräumen verräucherte man ihn, um das neue Leben in der Welt willkommen zu heißen. In Ägypten wurde der Lavendel als ein Mittel zur Mumifizierung mitbenutzt, auch als Duftwasser für die Toten wie auch die Lebenden. Bei den Römern gab es aus ihm einen Liebestrank. Die jungen Mädchen versprühten überall Lavendelwasser. Dieses sollte ihnen helfen ihre Jungfräulichkeit zu schützen. Andersherum besprühten sich die Frauen auch damit, um klar ihr Einverständnis zum Liebesakt zu zeigen. Dies allerdings machten meist die Prostituierten. Bei den Hexen war der Lavendel beliebt, weil sie sich nur auf einen Lavendelstock zu setzen brauchten, um sich zu schützen.

91. Lebensbaum - Thuja

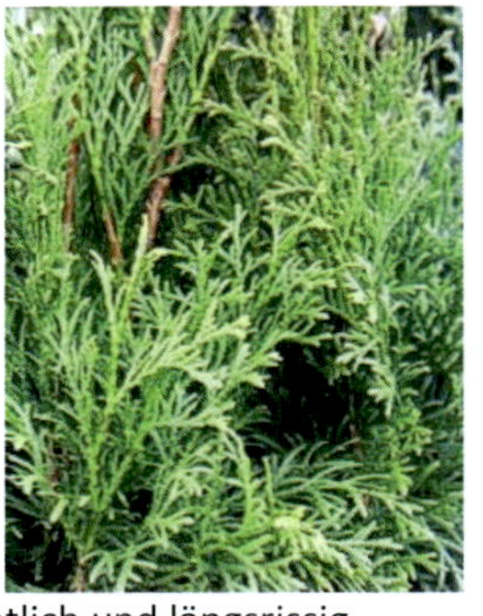

Botanischer Name: Thuja occidentalis

Anderer Name: Abendländischer Lebensbaum, Hecken-Thuja, Sumpfzeder, Totenbaum, Weiße Zeder

Vorkommen: Europa – Deutschland; Nordamerika; Asien

Aussehen: Der Lebensbaum kann eine Wuchshöhe von bis zu fünfunddreißig Metern erreichen. Der immergrüne Nadelbaum

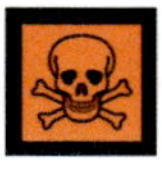

hat weiche, suppenförmige Nadeln. Die Rinde ist etwas rötlich und längsrissig. Die kleinen Blüten sind sehr unscheinbar in der Farbe Gelb bis grünlich. Seine Früchte sind aufrecht stehende, etwas eiförmige Zapfen. Der Lebensbaum ist tödlich giftig!

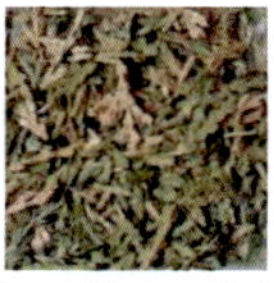

Familie: Zypressengewächse, Cupressaceae

Verwendete Teile: Harz, Holz, Zweigspitzen, Zapfen

Aroma: Bei der Verbrennung des Lebensbaums erhebt sich ein streng-krautig, nach Wald duftender Rauch, der ein geringes Aroma nach Kampfer hat.

Magische Räucherung: Der Lebensbaum gibt seinem Namen alle Ehre. So verräuchern Sie Teile von ihm bitte in nur sehr geringen Dosen bei geöffnetem Fenster, ansonsten ist er für eine Naturräucherung im Freien sehr geeignet. Es ist die Zutat, die etwas in Ihrem Leben beenden kann. Sehr fest haftender Groll, Kummer, Gram, eventuell sogar Hass lassen sich mit dem Lebensbaum befreien. Diese Dinge zerstören Sie innerlich und machen Sie krank. Es gibt auch alte seelische Schmerzen und Verletzungen. Auch diese müssen Sie in Liebe abgeben. Sind Sie in den alten Dingen verhaftet, werden Sie alles stetig, wenn auch oft unbewusst, über viele, viele Jahre mit sich tragen, wie ein winzig kleiner Bazillus, der bei der kleinsten Erregung wieder zum Erwachen kommt, um Ihnen dann erneut mächtig zuzusetzen. Vergebung in Liebe muss man erlernen. Alte Dinge abzugeben, sie loszulassen und mit ihnen nicht verhaftet zu bleiben, bringt Ihnen eine ungeahnte Energie zurück, die Sie für Ihr jetziges Dasein sinnvoll gebrauchen können. Der Lebensbaum beinhaltet auch Fragen nach dem Tod und dem Leben und das führt Sie auch wieder zu den Ahnen zurück.

Mischung: Beifuß, Galbanum, Guajak, Salbei, Süßgras, Vetiver, Wacholder, Weihrauch, Wermut, Zypresse

Planet: Saturn **Element:** Erde
Götter: Apollo, Hel, Hekate, Mithras, Zeus/Jupiter **Sternzeichen:** Steinbock
Chakra: Wurzelchakra **Elementarwesen:** Baumgeister
Erzengel: Raphael **Benutzung als Tee:** Ja, möglich, aber nur sehr erfahrenen Personen überlassen, da die Pflanze tödlich wirken kann. Besser, man lässt die Finger davon.

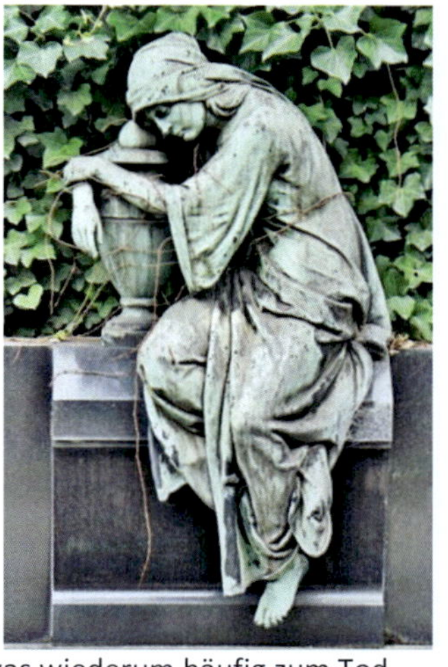

Wissenswertes über die Pflanze: Bei den Indianern war der Lebensbaum ein sehr gebräuchlicher Baum. Nicht nur, dass sie Teile von ihm verräucherten, um in Kontakt mit ihren Ahnen zu kommen, nein, sie gebrauchten das Holz zum Erbauen ihrer Boote, für ihre Pfeile und Bögen und auch für ihre Hausdächer. In ihren Schwitzhütten wurde der Lebensbaum auch angewendet, allerdings nur zum Abräuchern vor der Hütte. Im Lebensbaum wurden oft sehr negative Dinge gesehen, wie Schuldgefühle, Hinterlist, Hass und tiefe Geheimnisse. Aber auch, wenn diese Dinge mit ihm betrachtet wurden, so hatte dieser Baum, deswegen auch Lebensbaum genannt, die Kraft, genau an diesen Schwerpunkten zu arbeiten und zu heilen. Durch seine starke Giftigkeit ist der Lebensbaum in frühzeitlicher Geschichte oft zu Abtreibungen genutzt worden. Aber auch wenn diese gelangen, so schädigte er die Organe sehr, was wiederum häufig zum Tod führte. So symbolisiert er zum Beispiel auf Friedhöfen die Sehnsucht nach dem Leben. Bestimmt, weil es bei vielen Menschen viel zu früh ausgehaucht wurde oder weil viele ihr Leben durch frühkindlichem Missbrauch nie wirklich leben konnten. In Ägypten wurden sogar Zweige in der Grabkammer des Tutenchamuns gefunden. In Asien war er eine unerlässliche Räucherzutat in Tempeln gewesen. Priester weihten sogar Zweige dieses Baumes, die später ihre Anwendung in Schutz- und Heilmitteln fanden.

92. Liebstöckel

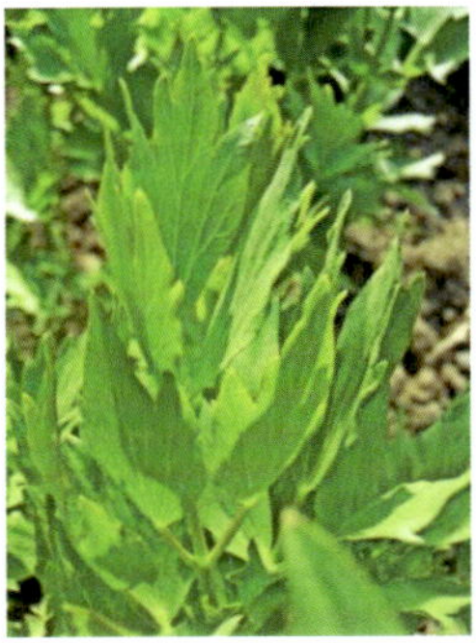

Botanischer Name: Levisticum officinale

Anderer Name: Badekraut, Gichtstock, Labstock, Liebesröhre, Lustecken, Maggikraut, Nervenkräutel, Rübestöckel, Suppenlob, Wasserkräutel

Vorkommen: Europa – Deutschland, Holland, Polen; Südwestasien; Nordamerika

Aussehen: Der Liebstöckel kann eine Wuchshöhe von bis zu zwei Metern erreichen. Die ausdauernde Staude hat aufrechte, röhrige Stängel. Oberhalb am Stängel kommen die Seitentriebe. Die dunkelgrünen Blätter sind fiedrig. Die gelben Blüten stehen in Dolden.

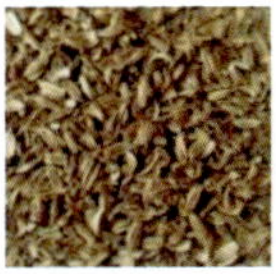

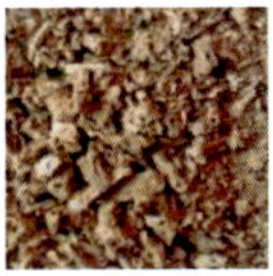

Familie: Doldengewächse, Apiaceae

Verwendete Teile: Blätter, Blüte, Wurzel

Aroma: Die Liebstöckelwurzel hat einen sehr herb, feurig und scharfen Geruch. Die Blätter geben dagegen einen sehr krautigen, angenehmen Duft wieder. Die Blüten sind sehr fein, etwas blumig.

Magische Räucherung: Der Liebstöckel sagt es schon mit seinem Namen: Nehmen Sie ihn als Zutat für Ihre Liebesräucherungen. In seiner Art wirkt er sehr aphrodisierend. Momentane Probleme werden durch ihn einfach hintangestellt und die Lust auf Zweisamkeit gefördert. Durch sein feuriges Temperament heizt er in der Liebe mächtig ein. Seine Kraft wirkt enorm auf Ihr Sonnengeflecht. So ist es wichtig, dass Sie Ihren Rhythmus finden, sei es im Leben wie auch in der Liebe.

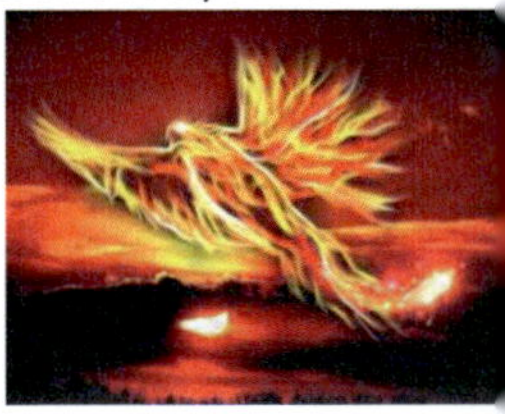

Mischung: Basilikum, Damiana, Klette, Myrrhe, Petersilie, Salbei, Thymian, Tulsi, Weihrauch, Ysop

Planet: Sonne
Götter: Erato, Fand
Chakra: Solarplexus
Erzengel: Jophiel

Element: Feuer
Sternzeichen: Löwe
Elementarwesen: Phönix
Benutzung als Tee: ja

Wissenswertes über die Pflanze: Der Liebstöckel wurde erstmals erwähnt als „Sipe" in der Landesgüterverordnung Karls des Großen um 800. Später wurde er in vielen Kräuterbüchern als Heilpflanze erwähnt. Hexen und Hexer benutzten den Stängel des Liebstöckels als Blasrohr. Aber er half auch den Menschen gegen Hexerei und schwarzmagischen Zauber. So waren es gerade die Verwünschungen, die mit ihm wieder entfernt werden konnten. Der Liebstöckel half ebenfalls, wenn das Öl von der Pflanze auf die Fußsohlen gestrichen wurde. Das schützte vor Schlangenbissen. In der Liebe war der Liebstöckel sehr begehrt. Die Frauen taten den Liebstöckel in ihr Badewasser hinzu. So konnten sie angeblich die Männer besser bezirzen. Diese Eigenschaft findet auch heute noch Verwendung. Es soll zudem auch in Partnermassagen hervorragend wirken.

Dioscorides schrieb einst: „Wurzel und Samen des Liebstöckel treiben den Harn und verhelfen Männern und Frauen nicht nur zu unkeuschen Gelüsten, sie tun es auch mit Begierde und Wonnen hernach.“

93. Linde

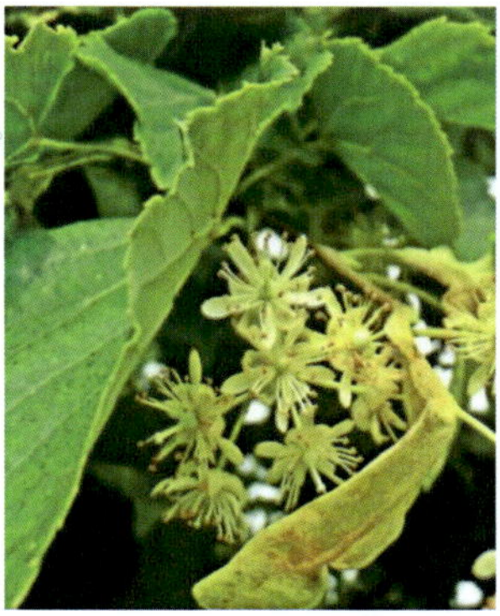

Botanischer Name: Tilia grandiflora, Tilia cordata (Winterlinde), Tilia platyhyllos (Sommerlinde)

Anderer Name: Augustlinde, Bastholzlinde, Gerichtsbaum, Großblättrige Linde, Hartlinde, Lindenbaum, Schmeerlinde, Steinlinde, Stirnlinde, Waldlinde,

Vorkommen: Europa – Deutschland, England, Frankreich; Nordhalbkugel; Kleinasien

Aussehen: Die Linde kann eine Wuchshöhe von bis zu vierzig Metern erreichen. Die Blätter sind an einem länglichen Stiel und herzförmig, oberseitig anfangs leicht behaart und stumpfgrün, an der Unterseite heller. Die Rinde ist längsrissig, dick gerippt. Die hellgelben Blüten hängen in Rispen. Die Früchte sind nussartig und fünfkantig.

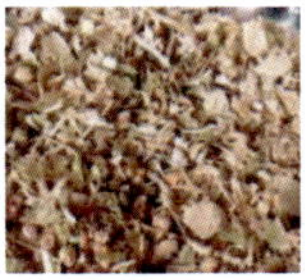

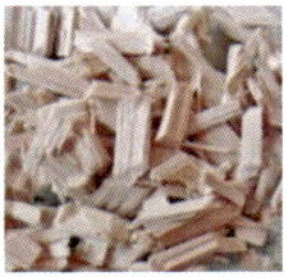

Familie: Lindengewächse, Tiliaceae

Verwendete Teile: Blüten, Holz, Rinde

Aroma: Die Lindenblüten verströmen einen sehr zarten, feinen, lieblichen Duft. Die Rinde gibt ein fein holziges Aroma wieder.

Magische Räucherung: Die Linde ist ein Baum der Liebe und der Heilung. So können Sie Teile von ihr in Ihre Heilräucherungen mit hinzunehmen. Ihre Liebe ist so stark, dass Menschen, Tiere und auch Pflanzen sie spüren und Ihre Heilung aktiviert wird. Sie ist ein göttlicher Kanal zwischen Himmel und Erden. Sie gibt ihre Hilfe Ihnen auch, wenn Sie starken Liebeskummer verspüren und Sie sich alleine fühlen. Sie ist ein tröstender Baum, der einfach nur, ohne zu hinterfragen, Liebe gibt und dafür außer deinem DANKE nichts erwartet. Sie nimmt jeden in den Arm, der Liebe, Geborgenheit und Wärme benötigt. Wie die große Gottesmutter, die offenherzig einfach alle Wesen liebt. Mit der Linde erhalten Sie göttliches Vertrauen wieder zurück.

Mischung: Bärentraube, Brennnessel, Dammar, Guajak, Himbeere, Kamille, Lavendel, Minze, Weihrauch, Ysop

Planet: Venus **Element:** Luft

Götter: Andraste, Anuket, Aphrodite/Venus, Freya, Frigga, Llad (Lada, slawisch), Thor, Holda, Zeus/Jupiter **Sternzeichen:** Waage

Chakra: Solarplexus **Elementarwesen:** Baumgeister

Erzengel: Metatron **Benutzung als Tee:** ja

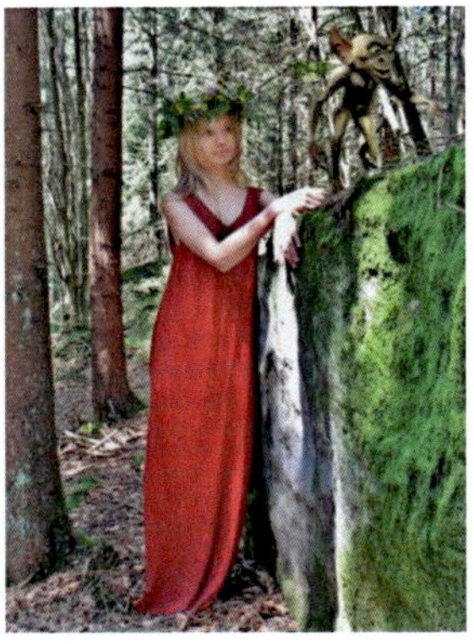

Titania und eines ihrer Waldgeister

Wissenswertes über die Pflanze: „Schon um die Linde war es voll und alles tanzte wie doll!" Ja, Goethe hätte es treffender gar nicht beschreiben können. Die Linde ist eine Art Schutzschild für die Menschen und galt als Baum der Unsterblichkeit, denn sie kann gut und gerne eintausend Jahre alt werden. Sie gewährte Schutz nicht nur vor Gewittern, sondern auch vor unangenehmen Geistern. Einige Menschen übertrugen ihre Krankheit auf die Linde, indem sie Folgendes sprachen: „Gichtfluss, du sollst stehen, du sollst vergehen, sollst verschwinden, wie das Laub an der Linden." In der Linde wohnten die Baumgeister gerne. Sie waren den Menschen auch sehr wohlgesonnen. Auch Nymphen und Devas bevorzugten die Linde. Sie konnten von dort Heilungen bewirken oder auch die Zukunft vorhersagen. Die Linde stand meistens in der Mitte des Dorfes und war somit ein idealer Treffpunkt für die Bewohner. So wurde redlich und kräftig unter ihr gefeiert. Der Brauch ging leider verloren, als man später die Gemeindehäuser baute. Aber auch die sind im Begriff zu verschwinden und keiner weiß so richtig wohin. Unter den Linden fand aber noch so manch andere Sache statt. Gerichte wurde abgehalten und Beratungen durchgeführt. In einigen Urkunden wird heute noch belegt „judicum sub tilia". So hieß es, wenn Betrüger, Diebe und Mörder unter der Linde verurteilt wurden. Man machte auch gleich kurzen Prozess mit den Mördern und hängte sie sogleich am selben Baum auf. In der griechischen Mythologie gingen einst die Götter Hermes und Zeus zusammen auf eine Wanderung zu den Menschen. Sie wollten erkunden, wie denn deren Gesinnung wäre. Am Ende der Reise war es aber nur ein armes Bauernpärchen, Philemon und Baucis, was sich als würdig erwies. Bei ihnen fanden sie eine herzliche Gastfreundschaft. Die Götter beschlossen, dass beide fortan ein gutes Leben führen dürften und keine Entbehrungen leiden sollten. Sie schenkten ihnen einen Tempel und machten sie zu Priester und Priesterin. Später, als die große Sintflut von Zeus ausgelöst wurde, wurden sie von ihr verschont. Ihre Liebe war unendlich groß. Zusammen duften sie später die Erde verlassen und als Zeichen für ihre starke innige Liebe wurde Philemon in eine Eiche verwandelt und Baucis in eine Linde. Eichen und Linden stehen auch heute noch beisammen, manchmal sogar in großen Mischwäldern, und immer noch beschützen und behüten sie sich gegenseitig. Ebenfalls in der griechischen Mythologie, war es Philyra, die Mutter von Chiron, die sich in eine Linde verwandelte. Sie allerdings tat es allein aus Schamgefühl. Denn ihr anderer Sohn Sagittarius war halb Mensch und auch halb Pferd. Kronos hatte es einst geschafft, Philyra zu verführen und daraus war dieses Kind entstanden. In Sagen erscheinen die Linden oft als Treffpunkt der Hexen. Die Christen machten einfach aus der Freya-Linde eine Marienlinde, zu der man nun auch Wallfahrten organisierte und im gleichen Atemzug heilkraftbringende Blätter mitnahm. Bei den

Germanen und Slawen bedeutete die Linde einen heiligen Baum, dessen Holz bei Zeremonien in der Verbrennung der Verstorbenen genutzt wurde.

Für den Nibelungenheld Siegfried war die Linde einst sein Schicksalsbaum. Es stand geschrieben: „Als er sich im Blut des erschlagenen Drachens unverwundbar badet, heftet sich ein Lindenblatt an seine Schulter, verhindert den vollkommenen Schutz, und unter einer Linde stirbt er von der Hand des grimmigen Hagen." (Kuechli).

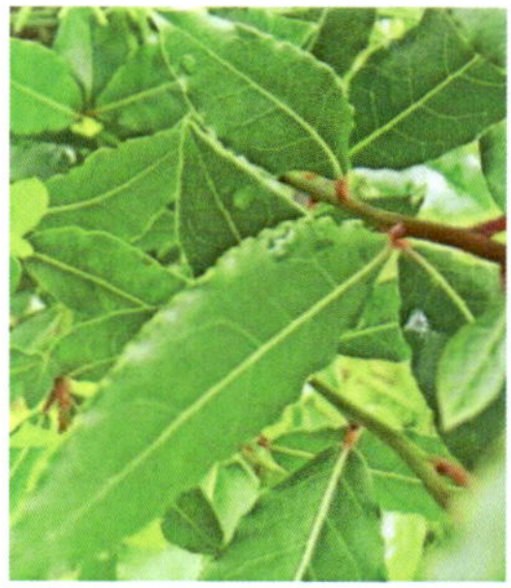

94. Lorbeer

Botanischer Name: Laurus nobilis

Anderer Name: Gewürzlorbeer, Lorbeerbaum, Indischer Bay, Süßer Bay, Suppenblatt

Vorkommen: Europa; Vorderasien; Mittelamerika; Südamerika

Aussehen: Der Lorbeerbaum kann eine Wuchshöhe von bis zu zwölf Metern erreichen.

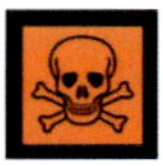

Seine dunkelgrünen, glänzenden Blätter sind kurzgestielt. Die Blüte ist weiß-gelblich bis grün. Er hat kleine schwarze Beeren, die eiförmig sind. Der Lorbeer ist schwach giftig!

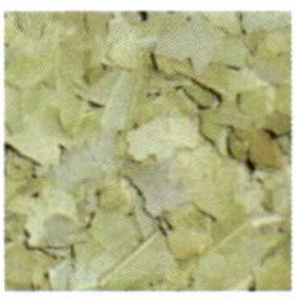

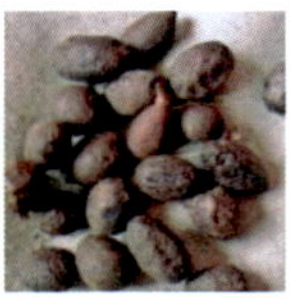

Familie: Lorbeergewächse, Lauraceae

Verwendete Teile: Blätter

Aroma: Lorbeer verbreitet beim Verbrennen einen sehr angenehmen, aromatischen Geruch.

Magische Räucherung: Der Lorbeer ist eine sehr beliebte Zutat bei Ritualen. Als Beigabe zur Traummischung können Sie ihn neben Ihrem Bett verräuchern und so prophetische Träume erhalten. Aber nicht nur in den Träumen bringt er Visionen, sondern auch im wachen Zustand. Als wichtigstes Räuchermittel wurde der Lorbeer schließlich in Delphi benutzt. Sein Rauch verschärft Ihre Wahrnehmungsfähigkeit und Ihre Sinne werden aufnahmefähig. So können spirituelle Fähigkeiten genutzt oder die vorhandenen verschärft werden. Durchs „dritte Auge" können Sie den Blick nach innen richten und so prophetische Vorhersagen treffen. Aber Vorsicht, nicht alles, was Sie sehen werden, wird Ihnen auch gefallen! Darum überprüfen Sie vorher, ob Sie wirklich so weit sind, Dinge zu erkennen und auch so in sich aufzunehmen, sie zu akzeptieren. Legen Sie sich oder anderen die Karten und lassen Sie den Lorbeer nebenher verräuchern. Sie werden schnell spüren, wie sich die Atmosphäre in der kurzen Zeit verändert und als ob sich Sie in einem anderen Raum zu einer anderen Zeit aufhielten. Sie werden verborgene Dinge erkennen. Sie haben in ihm die passende Pflanze, um ihre Amulette oder auch Ritualgegenstände zu reinigen, zu segnen und zu weihen. Ebenso können Sie die Lorbeerblätter als Opferdarbringung für die Götter verräuchern.

Mischung: Bilsenkraut, Dammar, Kalmus, Myrrhe, Patchouli, Rosmarin, Salbei, Thymian, Wacholder, Weihrauch

Planet: Sonne
Element: Feuer
Götter: Äskulap, Amor/Eros, Apollo, Ceres/Demeter, Cerridwen, Cernunnos, Daphne, Faunus, Fides, Hekate, So
Sternzeichen: Schütze
Chakra: Sakralchakra
Elementarwesen: Faun
Erzengel: Chamuel
Benutzung als Tee: ja

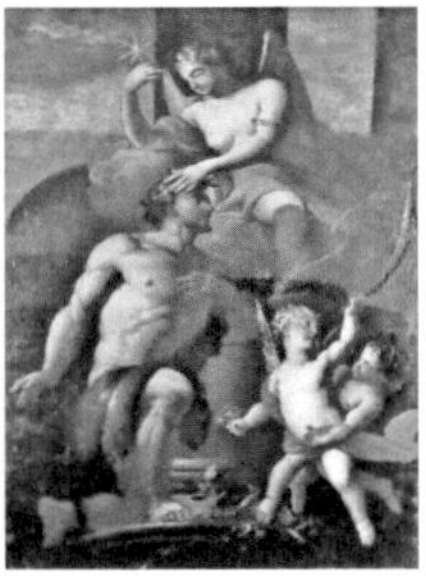

Herkules mit Lorbeer, Mattheus Terwesten (1670-1757)

Wissenswertes über die Pflanze: Die Lorbeerpflanze gilt als Symbol für Ehre, Sieg und Ruhm. So hatte schon Julius Cäsar einen Lorbeerkranz als Zeichen eines siegreichen Feldherrn getragen. Im Mittelalter wurde der Lorbeer gegen die Pest verräuchert. Die Blätter wurden auch bei Schlangenbissen und Bienenstichen eingesetzt, aber auch ganze Lorbeerzweige in Kirchen aufgehängt, um dort die Feen und Elfen anzulocken. Auf einzelnen Lorbeerblättern schrieb man Sprüche oder gar Wünsche auf. Diese wurden ins Feuer geworfen und das, was auf dem „Zauberpapier“ stand, sollte in Erfüllung gehen. Hexen benutzten Lorbeerzweige, um in die Zukunft zu sehen. Sie ließen den Betreffenden den Rauch des Lorbeers einatmen, um dann die Ursache für deren Erkrankungen erkennen zu können. Sie fertigten auch ihre Hexenbesen aus dem Lorbeerbaum. Wird der Lorbeer in zu großen Mengen genommen, kann er tranceartig wirken. Bewusstseinsstörungen können auftreten. In der geheimen Orakelmischung der Priesterin Pythia war der Lorbeer enthalten. Es ist also schon anzunehmen, dass die Priesterin des Orakels die Pflanze nicht nur verräucherte, sondern auch kaute, um genau diesen Zustand zu erreichen. Einst wütete der Gott Apollo gegen den Liebesgott Eros. Dieser rächte sich, indem er einen Liebespfeil auf Apollo schoss und er sich daraufhin in die Nymphe Daphne verliebte. Sie allerdings empfing auch einen Pfeil von Eros, nur hatte dieser eine umkehrende Wirkung. Daphne mochte Apollo so gar nicht und floh zu ihrem Vater. Auf der Flucht vor Apollo wurde Daphne, auf eigenen Wunsch, in einen Lorbeerbaum verwandelt. Apollo verehrte Daphne trotz allem und trug einen Lorbeerkranz als Zeichen dafür auf seinem Kopf. In der sogenannten „Daphomanie“ verbrannte man Lorbeerzweige und aus seinem Feuer heraus, mit seinem Knistern und Funken, las man die Vorzeichen (Omen) und deutete diese. Gott Apollo hatte später einen Tempel und in dessen unmittelbarer Nähe stand ein Lorbeerbaum. Die Blätter von diesem Baum durften nur für heilige Handlungen sowie Ehrungen für sehr wichtige Gäste gepflückt werden. Die Priesterinnen des Gottes Äskulap (Gott der Heilkunst) kauten die Lorbeerblätter und atmeten gleichzeitig dessen Rauch ein. Aber da sie für den Gott der Heilkunst arbeiteten, prophezeiten sie nicht, sondern sie wollten so die wahre Ursache von Krankheiten erkennen. Auch wurden sogenannte Traumorakel erstellt. Die Heilbedürftigen gingen zu dem Tempel und bekamen dort besondere Pflanzen, wie Alraune, Schlafmohn und

Lorbeer. Diese Zutaten versetzten sie in einen Heilschlaf. Im Traum bekamen sie dann von Gott Morpheus, Gott der Träume, und seinem Vater Hypnos, Gott des Schlafes, wichtige Details zu ihrer Genesung vermittelt. Heute heißt es auch oft „Man ruhe sich nicht auf den Lorbeeren aus“, aber diese Redewendung wird nur dann benutzt, wenn man der Meinung ist, dass der andere zufrieden mit seinem Erreichten ist und nicht weiter etwas tut. Lorbeer soll auch ein sogenannter Wecker sein. Probieren sie es aus und legen sie so viele Lorbeerblätter unter ihr Kopfkissen, wie sie Stunden schlafen möchten.

95. Lotus

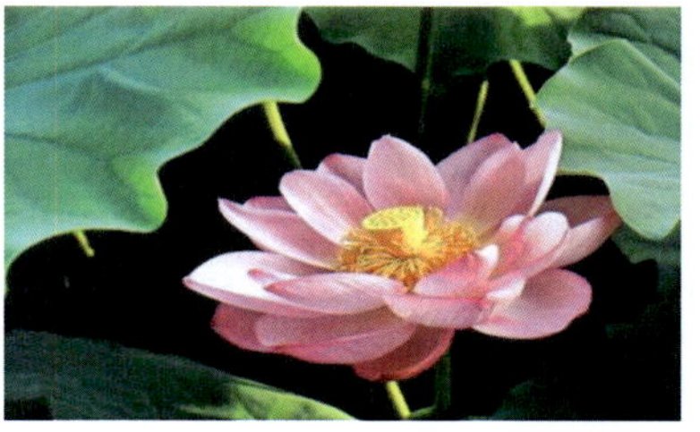

Botanischer Name: Nelumbo Nucifera, Nymphaea caerulrs (Blauer Lotus)

Anderer Name: Ägyptischer Lotus, Blaue Wasserlilie, Himmelblaue Seerose, Indische Lotosblume, Indischer Lotos, Lotus, Lotos, Padma

Vorkommen: Asien – China, Korea, Vietnam; Afrika – Ägypten; weltweit kultiviert

Aussehen: Der asiatische Lotus ist eine mehrjährige Pflanze und kann in bis zu 2,50 Meter tiefem Wasser wachsen. Dabei sitzen die Wurzeln im Seeboden und die runden Blätter schwimmen auf der Wasseroberfläche. Die Blätter können einen Durchmesser bis zu einem Meter haben. Die hübschen rosa Blüten sind innen gelb und erscheinen das ganze Jahr. Aus diesen entwickeln sich die Samen.
Der afrikanische Lotus ist eine mehrjährige Pflanze. Seine Blätter sind oval bis schildförmig und unregelmäßig gezahnt. Die Blätter sind mit einem Durchmesser von bis zu fünfzehn Zentimetern wesentlich kleiner. Die grüne Blattunterseite ist purpur gesprenkelt. Die Stiele besitzen eine Kerbe. Seine Blüten wachsen nicht ganzjährig, sondern entwickeln sich im Frühjahr und öffnen sich nur tagsüber. Ihre Farbe ist Hellblau mit innen Weiß.

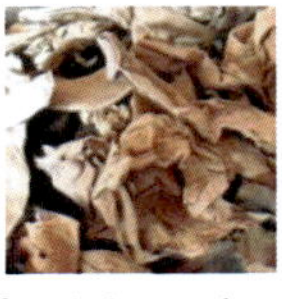

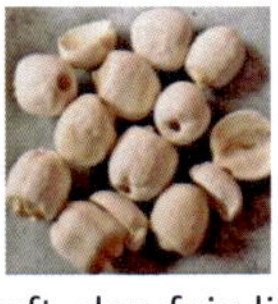

Familie: Lotusgewächse, Nelumbonaceae

Verwendete Teile: Blüte, Samen

Aroma: Beim Verbrennen der Lotusblüte erreicht Sie ein faszinierender Duft, der fein lieblich und etwas süßlich ist.

Magische Räucherung: Die Lotusblüte ist eine wundervolle Ergänzung in der Meditation. Sie bringt Ihnen Ruhe und Frieden. Das positive Wirken auf das Bewusstsein fördert Einsicht in so manchen Dingen. Sie werden sich selber neu entdecken, sich wiederfinden, und die Erkenntnis daraus wird Ihnen helfen, dass sich Ihre Seele weiterentwickeln kann. Durch Ihre gewonnene mentale Stärke können Sie im Einklang mit Ihrer Umwelt leben und somit die Harmonie auch an andere weitergeben. Seien Sie nicht immer so streng mit sich selbst. Lachen Sie einmal über sich oder lachen Sie überhaupt mal richtig. Lachen bringt, genau wie das Weinen, Erlösung und Befreiung. Der Lotus besitzt eine spirituelle Heilmagie an sich. Mit ihm schaffen Sie es, auch sehr schwierige Aufgaben zu meistern und daraus zu wachsen. Beim rituellen Arbeiten können Sie mit Lotusöl Ihre Kerzen einreiben. Die danach brennende Kerze verstärkt die Magie. Der Duft des Lotus lässt sie beim Einatmen sofort schützen.

Mischung: Aloe, Colanuss, Guggul, Jasmin, Klette, Meersalz, Safran, Sandelholz, Traumkraut, Weihrauch

Planet: Mond
Element: Wasser
Götter: Brahma, Hermes/Merkur, Horus, Nefertem, Isis, Lakshmi, Mithras, Osiris, Thot, Vishnu
Sternzeichen: Krebs
Chakra: Kronenchakra
Elementarwesen: Feen
Erzengel: Metatron
Benutzung als Tee: nein

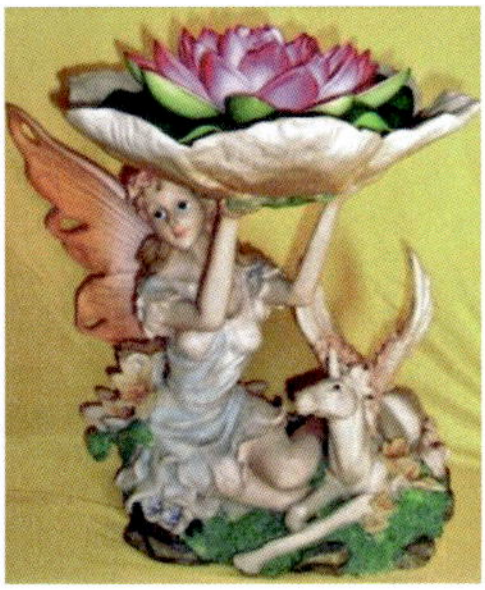

Wissenswertes über die Pflanze: Die Lotusblüte wurde schon seit Jahrtausenden für die religiöse und spirituelle Magie benutzt und ebenso lange auch als Heilpflanze. Sie steht als Symbol für die Reinheit, weil ihre Wurzeln zwar im Schlamm verhaftet sind, Blüten und Blätter jedoch nie verschmutzen, weil der Schmutz von ihnen abperlt. Des Weiteren bedeutet sie mystisches Symbol des Lebens und der Spiritualität. Sie ist Symbol der Reinheit des Geistes und der Liebe. Als Zentrum des Universums wurde sie sehr verehrt und daher auch als Opfergabe den Göttern gebracht. So stand die Pflanze für die Wiedergeburt und wurde in vielen Gräbern als Beigabe gefunden. Die Anrufung der Gottheiten war ein wichtiger Brauch, der für zusätzliche Kräfte sorgte. Die alten Ägypter sahen den ständigen Sonnenaufgang als Wiederholung der Schöpfung, denn sie hatten die Vorstellung, dass zum Beginn der Schöpfung ein junger Sonnengott in einer Lotusblume geboren worden sei. Seitdem ist der Lotus ein Symbol für die göttliche Geburt des Sonnengottes. Sie finden daher auch in der heutigen Zeit viele Bilder, wo Kindsgötter auf einer Lotusblume sitzend dargestellt sind. Daneben werden auch Bilder mit dem Gott Nefertem gezeigt. Nefertem ist der Gott der Düfte, Salben und Salböle und der Gott der Urgewässer, aus dem der Lotus herauftauchte. So wurde dieser dem Sonnengott gleichgestellt, der ebenfalls aus der Pflanze hervorging. In einer anderen Legende wurde der Lotus zum Symbol des alles schauenden, göttlichen Auges. Der Falkengott Horus befand sich im Kampf mit dem Wüstengott Seth. Seth riss dem schlafenden Horus beide Augen heraus und warf sie in den Dreck. Doch aus den Augen entstanden herrliche Lotusblüten. In einer asiatischen Legende heißt es, wenn jemand es schaffte, Tausende Kränze aus Lotus herzustellen und diese dem Gott Shiva aus reinem Herzen zu opfern, würde dieser Millionen von Jahren in seinem Reich verbringen dürfen. Die Göttin Vishnu wird oft mit einer Lotusblüte in der Hand dargestellt und auch Buddha zeigte sich mit dem Lotus, wenn er den Menschen die Mysterien der Erde erklärte. Die Göttin Cunda besaß ebenfalls eine goldene Lotusblüte. Gleich einen ganzen Lotusthron hatte die Göttin des Polarsterns Dou Mu aus China. In taoistischen Tempeln sind ihr viele Hallen geweiht.

96. Löwenzahn

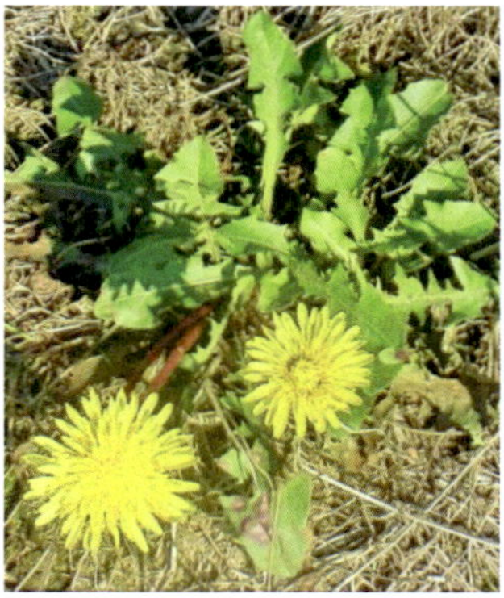

Botanischer Name: Taraxacum officinale

Anderer Name: Apostelkraut, Bärenzahnkraut, Bayrischer Enzian, Butterblume, Gelbe Wegwarte, Krötenblume, Leuchtenkraut, Märzblume, Mönchskopf, Sonnenwirbel
Diese Pflanze hat die meisten verschiedensten Namen. Der Volksmund kennt in etwa 500.

Vorkommen: weltweit

Aussehen: Der Löwenzahn erscheint im Frühjahr aus seinem Erdreich. Die länglich gezackten Blätter wachsen nach und nach aus einer Rosette. Die langen, hohlen Stängel können bis zu dreißig Zentimeter Länge erreichen. Unverkennbar ist der weiß-milchige Saft, der aus ihnen tritt, wenn er gebrochen wird. An dem Stängel befinden sich leuchtend gelbe Korbblüten. Nach dem Blühen entwickeln sie sich zu „Pusteblumen“ mit den bekannten vielen kleinen Fallschirmchen. Die Wurzeln sind Pfahlwurzeln und können tatsächlich bis zu zwei Meter tief in die Erde wachsen.

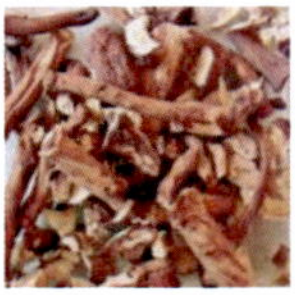

Familie: Korbblütler, Asteraceae

Verwendete Teile: Wurzeln

Aroma: Die Löwenzahnwurzel duftet bei der Verbrennung sehr stark krautig.

Magische Räucherung: Seiner langen verankerten Wurzel ist es wohl zu verdanken, dass der Löwenzahn bei besonderen Beschwörungsritualen genutzt wird. Seine Verbindung zum Totenreich lässt die Wurzel als eine hervorragende Zutat zur Ahnenräucherung hinzunehmen. Ahnen sind wichtige Begleiter und haben eine schützende Funktion. Stellen Sie sich bei einer Räucherung hin und rufen Sie die Ahnen Ihrer entweder weiblichen oder männlichen Linie hinter sich. Mit Ihren inneren Augen sehen Sie, wie sich die Ahnen nach und nach hinter Sie gesellen. Nun fangen Sie auch an dies zu fühlen – glauben Sie mir, das ergibt eine Kraft, die Sie nutzen können, um die Dinge zu bewältigen, bei denen sonst die Kraft gefehlt hat. Es ist tatsächlich so. Auch wenn die liebe Familie von uns gegangen ist, so bleibt sie dennoch eine ganze Weile für uns erreichbar.

Mischung: Baldrian, Bärenkraut, Burgunderharz, Johanniskraut, Kiefer, Rainfarn, Schafgarbe, Weihrauch, Wegwarte, Wermut

Planet: Jupiter
Götter: Ares, Baba Yaga, Hekate, Sol
Chakra: Solarplexus
Erzengel: Michael

Element: Luft
Sternzeichen: Wassermann
Elementarwesen: Elfen
Benutzung als Tee: ja

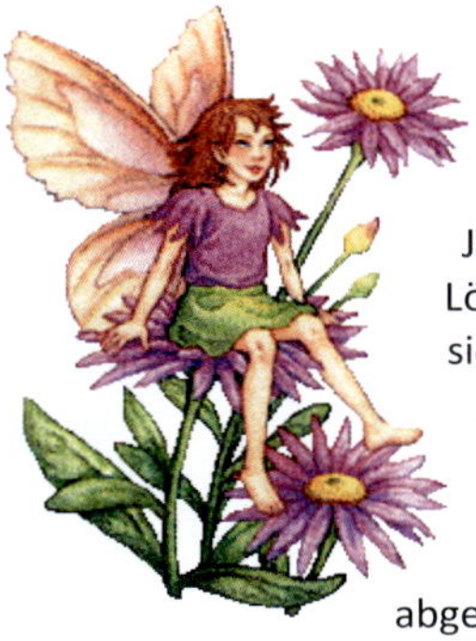

Wissenswertes über die Pflanze: Die Löwenzahnwurzel konnte auch getrocknet werden und als Kaffeeersatz dienen. Die noch grünen Blütenkörbchen wurden als Kapernersatz verwendet; die Blüten nahm man zum Färben der Butter. Bereits im 11. Jahrhundert berichteten arabische Ärzte von der Heilwirkung des Löwenzahns. Die Indianer trockneten seine Blätter und rauchten sie zu ihren schamanischen Ritualen. Da der Löwenzahnsamen durch den weißen Mann in die neue Welt gelangt war, nannten die Indianer den Löwenzahn „Fußstapfen des weißen Mannes". Die Kelten verräucherten ihn auch besonders in der Nacht zu Samhain, denn da wurden Totenbeschwörungsrituale abgehalten. Ein Einreiben mit dem Löwenzahn am ganzen Körper sollte bewirken, dass sich nach dem alten Hexenglauben jeder Wunsch erfüllen würde. Dies sollte auch geschehen, wenn man es schaffte, alle Samen der Blüte auf einmal wegzupusten. Um die Göttin Hekate anzurufen, gab es auch ein spezielles Ritual. Man pflückte eine frische Wurzel und schnitt sie in kleine Streifen. Durch die Mitte der Streifen führte man Nadel und Faden und reihte somit die Stücke aneinander. Danach erst wurde das Ganze getrocknet. Später wurde die Kette wie ein Perlencollier getragen. Damit zeigte man tiefsten Respekt und die Göttin Hekate erschien.

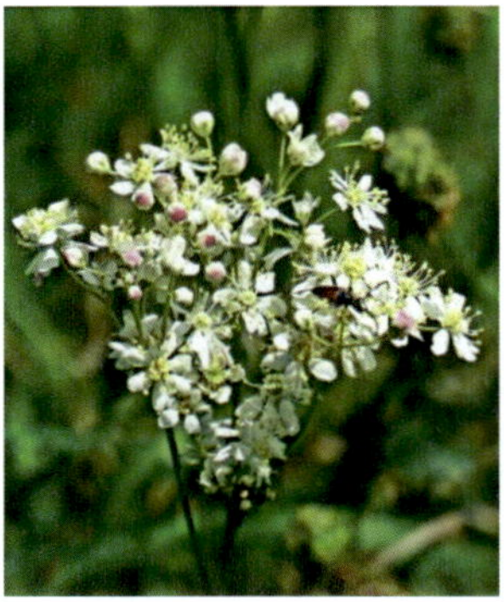

97. Mädesüß

Botanischer Name: Filipendula ulmaria

Anderer Name: Geißbart, Johanniswedel, Krampfkraut, Metsüße, Rüsterstaude, Wiesenkönigin, Wiesensüß, Wilder Flieder, Wurmkraut, Ziegenbart

Vorkommen: Europa – Deutschland; Kleinasien; Nordamerika

Aussehen: Die Mädesüßpflanze kann eine Wuchshöhe von bis zu 1,50 Metern erreichen. Der Wurzelstock ist kriechend. Aus diesem kommen mehrere kantige Stängel hervor, diem oberen Bereich verzweigt sind. Die Blätter sind behaart, unpaarig gefiedert mit einem gesägten Rand. Die weißlich-gelben Blüten stehen in Trugdolden und sehen später der Zuckerwatte sehr ähnlich.

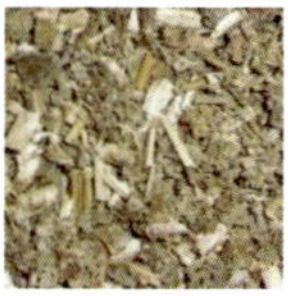

Familie: Rosengewächse, Rosaceae

Verwendete Teile: Blüten, Kraut

Aroma: Das Mädesüßkraut hat einen süßen Duft. Er ist ein wenig würzig und sehr aromatisch.

Magische Räucherung: Mädesüß ist ein doch eher entspannendes Kraut. Es hilft Ihnen den Alltag hinter sich zu lassen und den Neubeginn für den Rest des Tages zu starten. Das heißt erst einmal abspannen, die Seele baumeln lassen, den Stress zurück zur Arbeit senden und sich auf das Wesentlichste und Wichtigste zu Hause zu konzentrieren. Kommen Sie erst einmal zu sich. Das Kraut kann aber noch mehr. Es schafft kleine Blockaden im Körper zu erkennen und an diesen zu arbeiten. Da können schon mal Emotionen hochkommen. Lassen Sie es zu! Nichts ist einfach so entstanden. Blockaden entstehen nun mal durch negative Einflüsse. Diese haben auch Emotionen gehabt. Geben Sie den Gefühlen die Chance, nochmals gesehen zu werden, und dann entlassen Sie sie ins Universum. Das Mädesüß gibt Trost und lässt Ihren Rücken gerader werden. Die positive Energie des Krauts öffnet Ihre innere Welt. So werden auch Träume geboren oder wiedererweckt.

Mischung: Bernstein, Eisenkraut, Elemi, Kamille, Mistel, Minze, Pinie, Tolubalsam, Weide, Weihrauch

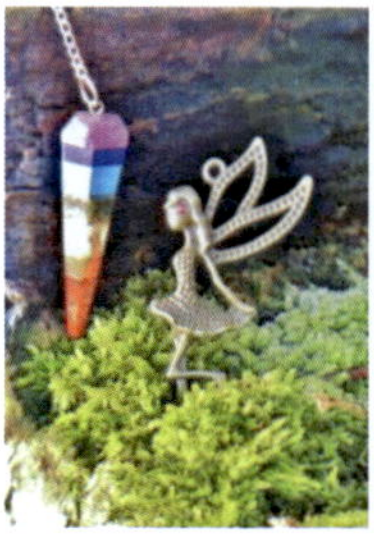

Planet: Mond
Götter: Blodeuwedd, Danu, Maria
Chakra: Kronenchakra
Erzengel: Gabriel

Element: Luft
Sternzeichen: Zwilling
Elementarwesen: Elfen
Benutzung als Tee: ja

Wissenswertes über die Pflanze: Das Mädesüß war schon sehr früh eine Mysterienpflanze. Im Altertum benutzte man die Pflanze als natürliches Schmerzmittel. Im Mittelalter verstreuten die Menschen das Kraut und dessen Blüten auf den Boden. Am Abend wurde es zusammengekehrt und man konnte den wundervollen Duft wahrnehmen, den das Kraut hinterließ. Die Kelten nahmen die Pflanze auch zum Färben ihrer Stoffe. Die neuen Bienenstöcke wurden damit eingerieben, weil das Kraut nach Honig duftete und so die Bienen ihr Zuhause schneller annahmen. Die Pflanze wurde auch zum Süßen des Mets genommen, oder für Initiationsräucherungen. Sie begleitete die jungen Mädchen in den Übergang zum Frausein. Die Frau vom Gott Llew hieß Blodeuwedd. Diese Göttin wurde aus Bäumen und Blüten erschaffen, darunter war das Mädesüß.

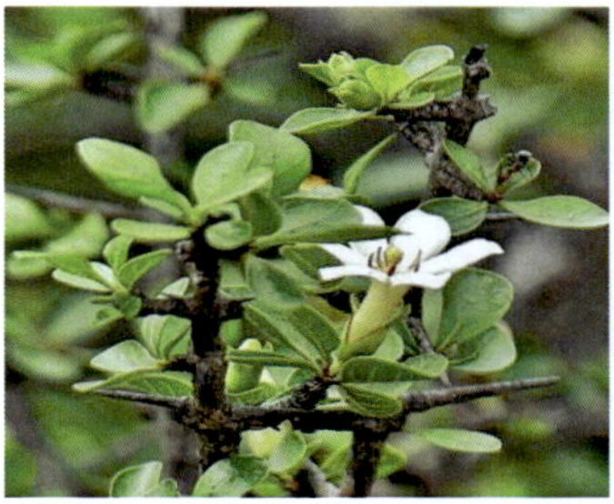

98. Maidal

Botanischer Name: Catunaregam spinosa

Anderer Name: Bone-Apfel, Brechmittel-Mutter, Dornenapfel, False Guava, Madanah, Mainphal, Marrga, Mountain Granatapfel, Spiny Randia, Traumnuss

Vorkommen: Asien – Indien, Himalajaregion; Afrika – Mosambik, Simbabwe

Aussehen: Der Maidalbaum ist ein Strauch oder Baum mit kleinen Dornen. Die eiförmigen, tiefgrünen Blätter sind gegenständig angeordnet. Entlang der Nerven sind die Blätter leicht behaart. Die Blüten sind erst weiß und später goldgelb. Die Früchte sind granatapfelähnlich. Die Nüsse haben eine hellbraune Farbe.

Familie: Rötegewächse, Rubiaceae

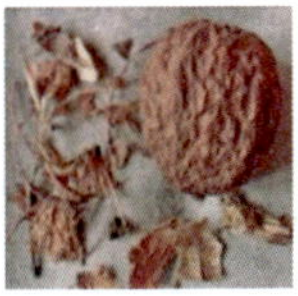

Verwendete Teile: Nuss

Aroma: Die Maidalnuss hat einen erdigen und harzigen, aber dennoch angenehm würzigen Duft.

Magische Räucherung: Die Maidal hat den Beinamen Traumnuss. Hier sorgen die Götter Morpheus und Hypnos für Ihre Nacht. Verräuchern Sie daher die Maidalnuss für einen besseren Schlaf vor dem Zubettgehen. Der Rauch wirkt beruhigend und besänftigend. So werden Sie auch bald wieder durchschlafen können. Albträume haben hier keine Chance. Bei wirklich starken Schwierigkeiten sollten Sie die beiden Götter dazurufen. Der Gott Hypnos wird Ihnen den Schlaf bringen und sein Sohn Morpheus wird Sie in die Traumwelt begleiten. So wird die Nacht den Schlaf gebären, aus dem der Traum folgt. Der mächtige Morpheus hat die Macht, Sie im Traum zu formen. Er bringt Ihnen überirdische Träume und lässt Sie in unbekannten Gegenden wandeln.

Mischung: Angelika, Betelnuss, Birke, Guggul, Hopfen, Jasmin, Lorbeer, Mohn, Weihrauch, Zeder

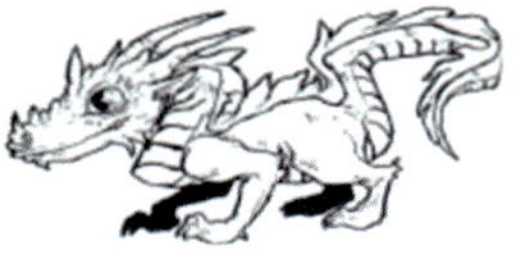

Planet: Mars
Götter: Hypnos, Morpheus
Chakra: Solarplexus
Erzengel: Zadkiel

Element: Feuer
Sternzeichen: Widder
Elementarwesen: Drache
Benutzung als Tee: nein

Wissenswertes über die Pflanze: Über die Maidalnuss wurde im Allgemeinen kaum etwas berichtet. Es gibt keine Mythologien und kaum etwas aus den Regionen, wo sie wächst. Das Einzige und anscheinend dann auch Wichtigste ist ihre Wirkung auf den Schlaf.

99. Majoran

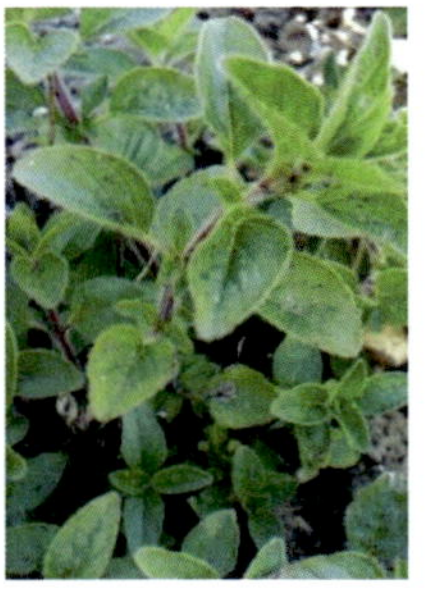

Botanischer Name: Origanum majorana

Anderer Name: Blutwürze, Bratenkräutel, Kostenkraut, Kranzkraut, Mairandost, Maiwürzkraut, Meieran, Meigram, Miran, Wurstkräutel

Vorkommen: Europa – Deutschland; Asien – Indien; Afrika – Ägypten; weltweit kultiviert

Aussehen: Der Majoran kann eine Wuchshöhe von bis zu fünfzig Zentimetern erreichen. Er hat dünne vierkantige, stark verzweigte Stängel. Die elliptischen Blätter sind kreuzständig angeordnet. Die weißlich bis rot erscheinenden Blüten sitzen an Scheinähren.

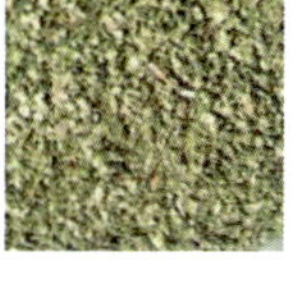

Familie: Lippenblütler, Lamiaceae

Verwendete Teile: Kraut

Aroma: Der Majoran hat eine sehr würzig intensive Duftnote nach Kraut.

Magische Räucherung: Majoran gehört zu den Zutaten beim Räuchern, die sehr beruhigend und ausgleichend auf uns wirken. Er ist eine kleine Lichtzutat, die Ihnen genau dann guttut, wenn Sie ziemlich geschafft sind. Abspannen, erholen, ausruhen – das sind die passenden Wörter für seine besondere Eigenschaft. Aber das ist öfter einfacher gesagt als getan. Körperliche wie seelische Verkrampfungen tragen dazu bei, dass an eine Entspannung kaum zu denken ist, selbst wenn man sie wollte. Aber der Majoran packt das, er bringt Sie beim Räuchern dazu die Verkrampfungen zu lösen, sie loszulassen und so können Sie sich vorstellen, frei im Raum zu schweben. Vertrauen Sie ihm, er bringt Ihnen Mut zum Weitermachen und Sie werden spüren, dass Ihre Energiereserven wieder aufgefüllt werden. Seine reinigende Wirkung auf Ihren Astralkörper hilft Ihnen, auch mit Trauer, Angst oder sogar Verzweiflung besser umzugehen. Bedenken Sie, auch diese Dinge möchten verarbeitet werden und dass man sie genau anschaut. Erst dann, wenn Sie erkannt haben, warum dies so ist, warum Sie so fühlen, erst dann wird es Zeit sie loslassen. Majoran ist wie eine kleine Umarmung in dieser Zeit.

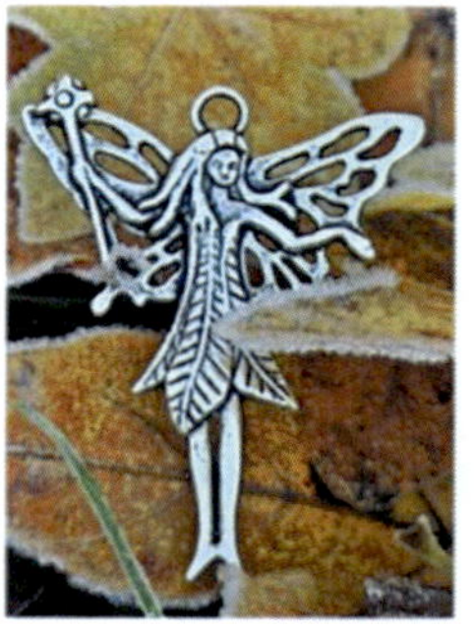

Mischung: Basilikum, Eibisch, Eukalyptus, Guajak, Kamille, Mastix, Mönchspfeffer, Petersilie, Sellerie, Weihrauch

Planet: Merkur
Götter: Aphrodite/Venus, Hymeneios, Osiris
Chakra: Stirnchakra
Erzengel: Zadkiel

Element: Luft
Sternzeichen: Zwilling
Elementarwesen: Elfen
Benutzung als Tee: ja

Über den Majoran wurde auch schon sehr früh gedichtet, zum Beispiel in einem Gedicht von Gaius Valerius Catullus (Catull – römischer Dichter im 1. Jahrhundert v. Chr.) „Hymnen an Hymen“:

„Eingeborener am Helikon,
Holder Spross Uranias,
Der du sanft in des Mannes Arm
Das aufblühende Mädchen ziehst.
Heil Dir, mächtiger Hymen!
Komm, die Blüte des lieblichen
Majorans um die Stirn,
In der linken den strahlenden
Hochzeitsschleier,
Den weißen Fuß in der goldenen Sandale.“

Wissenswertes über die Pflanze: Der Majoran war schon sehr früh im Mittelmeerraum bekannt und verwendet, da er dort heimisch war. Seine entkrampfende und tonisierende Art brachte die Griechen dazu, den Majoran in Liebestränken einzusetzen und der Göttin Aphrodite zu weihen. Dieses geschah am meisten mit Wein. Die Araber hatten bereits im 1. Jahrhundert ein Kochbuch, worin der Majoran als eines der zehn wichtigsten Gewürze aufgeführt war. Sie setzten den Majoran auch gegen die Trunksucht ein. Angeblich brachten sie ihn einst nach Europa und nannten ihn Marjamie, was so viel wie „der Unvergleichliche“ bedeutet. Im Germanischen Nationalmuseum in Nürnberg soll ein Bild eines elsässischen Malers von 1490 hängen. Auf diesem ist die Jungfrau Maria abgebildet und um sie herum blühende Majoranpflanzen. Auch soll sie in der Hand einen Majoranzweig halten. Natürlich wurden dem Majoran auch magische Kräfte zugesprochen, so vertrieb er Unholde, Geister und Hexen, wenn man ihn verräucherte oder Teile von ihm am Körper trug.

100. Mandelbaum

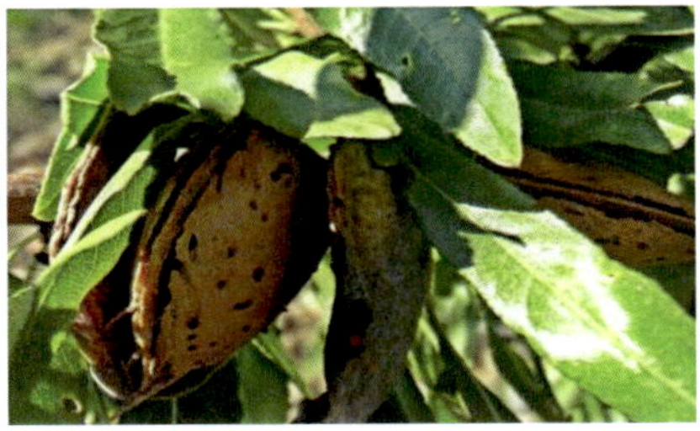

Botanischer Name: Prunus dulcis

Anderer Name: Bittermandel, Essmandel, Süßmandel

Vorkommen: Asien – Pakistan, Türkei, Iran; Europa – Spanien, Griechenland; Nordafrika; Nordamerika – USA

Aussehen: Der Mandelbaum wird bis zu fünf Meter hoch. Seine länglichen Blätter sind lanzettlich bis eiförmig, dann zugespitzt. Der Blattrand ist hellgrün und fein gesägt. Er hat weiße bis rosafarbene Blüten. Die eiförmigen Früchte sind samtig behaart. Die teils transparenten Harztränen sind goldgelben bis rötlich.

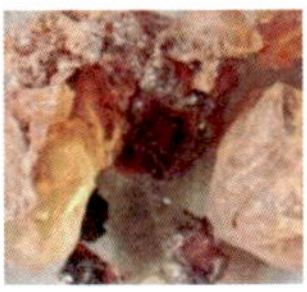

Familie: Rosengewächse, Rosaceae

Verwendete Teile: Harz

Aroma: Das Harz vom Mandelbaum ist beim Verräuchern sehr leicht, fast sanft und mild.

Magische Räucherung: Mandelharz ist eine Zutat, die oftmals in Ritualen als Verstärkung hinzugenommen wird. Sein milder Duft übertönt dabei nicht die anderen Komponenten. Daher können Sie das Mandelharz für Reichtum und Wohlstand verräuchern. Aber auch in Liebesritualen. Dort verstärkt er das Ritual nach der Sehnsucht der Liebe in jeglicher Art. Er hilft mit, sie erscheinen zu lassen. So können Sie sie fühlen lernen, die Wärme spüren. Es ist keine umwerfende Liebe, aber es kommt das Gefühl, wie es wäre, wenn jemand Ihnen das jetzt geben würde. Manchmal vergessen wir Dinge und möchten ihnen nachfühlen, nachspüren. Dazu ist der Mandelbaum sehr geeignet. So können Sie ihn auch weiterhin in allen anderen Zeremonien und Ritualen mit einbringen, da er auch reinigend und klärend wirkt.

Mischung: Andorn, Copal, Damiana, Diptam, Eisenkraut, Sandelholz, Tulsi, Weihrauch, Yerba Santa, Zeder

Planet: Merkur
Götter: Attis, Hermes/Merkur, Thot
Chakra: Stirnchakra
Erzengel: Chamuel

Element: Luft
Sternzeichen: Wassermann
Elementarwesen: Baumgeister
Benutzung als Tee: nicht bekannt

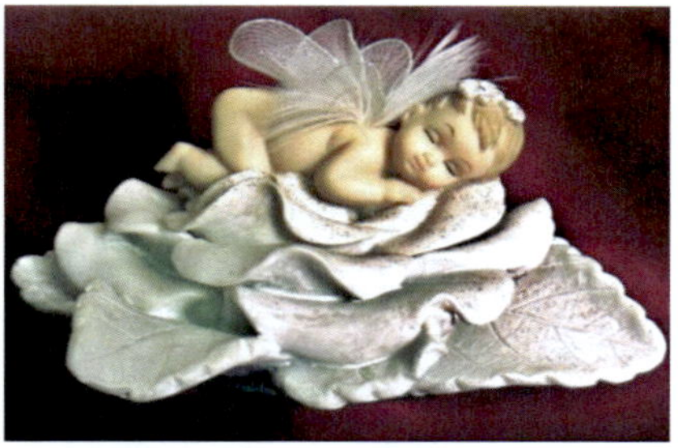

Wissenswertes über die Pflanze: Die Mandeln des Baumes wurden einst sehr oft als Talisman getragen. So sollten sie dem Besitzer zu mehr Reichtum verhelfen. Auch Zauberstäbe wurden aus dem Holz geschnitzt. In den Gassen von Delphi wurde er als Zutat mit verbrannt, damit die Pest nicht einziehen konnte. Seine desinfizierende Wirkung nutzte man auch gleich bei großen Feiern und Zeremonien aus – überall dort, wo viele Menschen zusammenkamen. Aber ich glaube, er hat dort auch einfach besänftigend auf die vielen erhitzten Gemüter gewirkt. Angenommen wird, dass die Mandel das älteste Kulturobst der Alten Welt sein soll und bereits in der Steinzeit kultiviert wurde. Im 16. bis 17. Jahrhundert v. Chr. wurde bereits berichtet, dass genau dieser Baum über mehrere Länder von Asien nach Ägypten gekommen sei. Karl der Große trug später ebenso tatkräftig zur Verbreitung in den mediterranen Ländern bei. Da er bereits im Januar blüht, galt er dort als Symbol der Wiedergeburt und Wachsamkeit. Es gibt viele Sagen rund um den Mandelbaum. So heißt es, dass durch Zeus ein zwittriges Wesen mit Namen Agdistis entstanden sein soll. Dionysos hatte ihn mit einem aus Haar geflochtenen Seil an einen Baum gebunden. Agdistis riss sich seine männlichen Geschlechtsorgane selbst aus. Aus dem Blut, was zur Erde tropfte, entstand der Mandelbaum. Der Baum wuchs sehr rasch und eines Tages fiel der Göttin Nana eine Mandelfrucht in den Schoß, welche sie aß. Sie wurde schwanger und ihr Vater, der Flussgott Sangarios, sperrte sie ein. Nun sollte sie hungers sterben. Aber aus dem zwittrigen Agdistis wurde nach seiner Entmannung die Große Mutter Kybele. Sie versorgte die Göttin Nana mit Früchten und Götterspeise. So überlebte sie und brachte eines Tages den Gott Attis zur Welt. Der Flussgott Sangarios war ärgerlich und setzte sogleich den Säugling aus. Der wurde fortan von einem Ziegenbock mit Bocksmilch großgezogen. Heran wuchs ein wunderschöner Jüngling. In diesen verliebte sich die Göttin Kybele (einst ja Agdistis). Attis sollte aber die Tochter des Königs Midas von Pessinus heiraten. Kybele war wütend und erschien bei der Heirat der beiden, wobei sie Attis in den Wahnsinn trieb. Der Arme entmannte sich daraufhin auch und aus seinen Blutstropfen, die dabei zu Boden fielen, entstanden wunderschöne Veilchen. Attis überlebte diese Entmannung nicht und verwandelte sich zu einer Pinie. Manch einer sagt, wenn er unter einer Pinie steht, er höre noch heute den Ruf von Attis: „Dir, Agdistis!" Heute wird das Mandelholz noch in der Möbelindustrie verwertet, oder aus den Mandeln Öle hergestellt. Die üblichste Verwendung ist wohl nun die Süßigkeit. Mandelkonfekt, Marzipan ... dies ist buchstäblich in aller Munde.

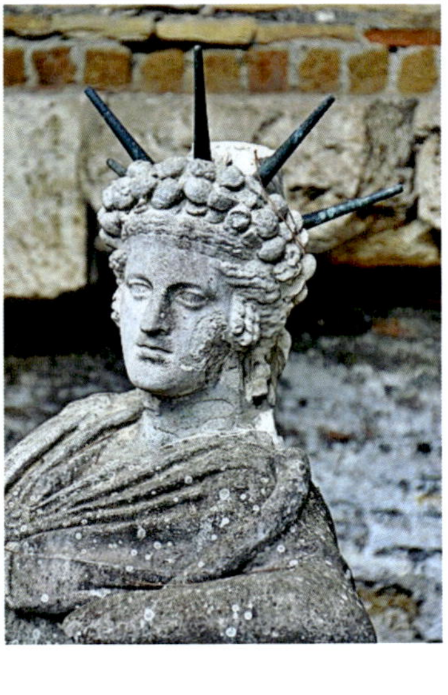

Attis
C.Cartilius Euplus
archer10

101. Mariendistel

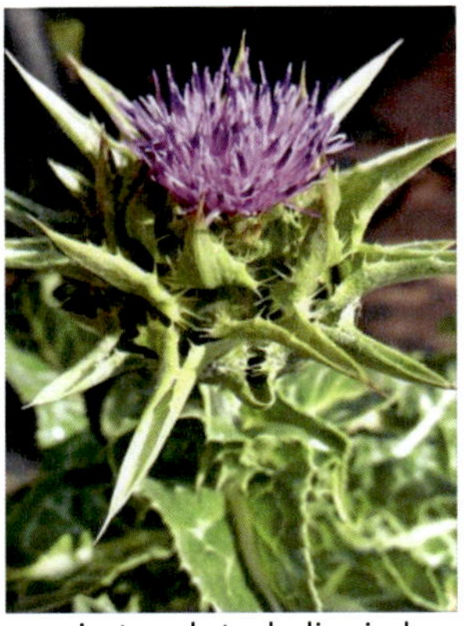

Botanischer Name: Slybum marianum

Anderer Name: Christi Krone, Gottesgnadenkraut, Heilandsdistel, Marienkörner, Milchdistel, Schreckdistel, Silberdistel, Stechkraut, Venusdistel, Weißdistel

Vorkommen: Europa – Deutschland, Italien, Mittelmeerraum; Nordafrika; Kleinasien

Aussehen: Die Mariendistel kann eine Wuchshöhe von bis zu zwei Metern erreichen. Im unteren Bereich des aufrechten Stängels befinden sich vielbuchtig gelappte Blätter, die weiß marmoriert und stachelig sind. Die violetten Blüten sind kugelförmig. Aus diesen Blüten entwickeln sich die Früchte. An ihnen hängt ähnlich wie bei der Pusteblume noch eine Haarkrone. Die Samen haben eine glänzende, harte Schale.

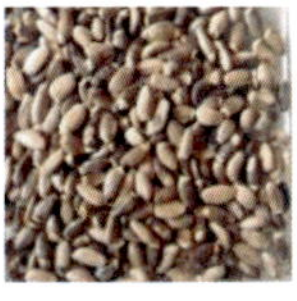

Familie: Korbblütler, Asteraceae

Verwendete Teile: Kraut, Samen

Aroma: Die Mariendistel duftet bei der Verbrennung sehr frisch und angenehm.

Magische Räucherung: Die Mariendistel können Sie zu Ihren Schutzräucherungen dazunehmen, aber auch gerne einmal alleine verbrennen. Ihre positive Wirkung bezieht sich besonders auf den Geist. Ihr Rauch vertreibt alle Ihre negativen Gedanken, er ist wie ein Besen, der alles säubert. Zurück bleibt viel Platz für neue kreative Gedanken. Die Dinge im Leben positiv anzugehen, gibt Ihnen schon am Anfang des Tages den nötigen Schwung. Aber manchmal ist der Mensch halt in sich verhaftet und dreht sich im Kreis. Die Mariendistel durchbricht diesen Kreis, gibt Ihnen Frische und Zuversicht für den Tag. So ist sie auch wie eine Art geheime Zutat, um sie einmal vor einer wichtigen Besprechung oder Versammlung zu verräuchern. Stellen Sie sich danach die Wandelbarkeit der Menschen vor und genießen Sie eine völlig andere Art einer vielleicht sonst üblichen, Besprechung mit schlecht gelaunten Teilnehmern.

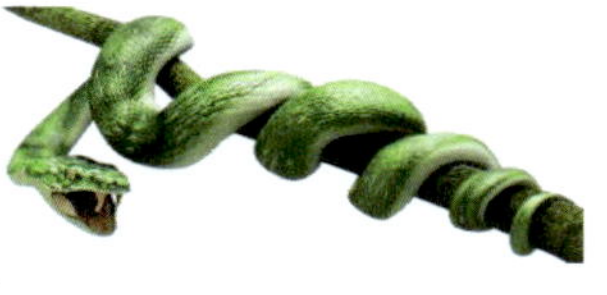

Mischung: Andorn, Boldo, Brennnessel, Drachenblut, Erdrauch, Mastix, Piment, Rosmarin, Tabak, Weihrauch

Planet: Mars
Götter: Athene, Coatlicue, Thor
Chakra: Wurzelchakra
Erzengel: Michael
Benutzung als Tee: ja

Element: Feuer
Sternzeichen: Widder
Elementarwesen: Salamander
Krafttier: Schlangen, Reptilien

Wissenswertes über die Pflanze: Der Name der Distel leitet sich von einer Legende ab, wonach Maria beim Stillen von Jesus einige Tropfen der Muttermilch über die Blätter einer Distel vergossen hat. Daraus bildete sich die so typische, weiße Marmorierung und der Name Mariendistel. Diese Distel wurde in weiten Gebieten als Schutz vor Dämonen und Hexen verwendet. So wurden zum Beispiel Ritualpuppen mit Disteln ausgestopft. Diese dienten dann zur Auflösung von Verhexungen. Bauern, die auf ihren Feldern beim Säen besonders viel geflucht hatten, bemerkten später auf diesen viele Mariendisteln wachsen. Und wuchsen Disteln gar auf einem Grab, so war dies ein Zeichen dafür, dass der Begrabene für alle Zeiten verdammt war. Ansonsten ist die Mariendistel als Heilpflanze und auch Gemüse bekannt.

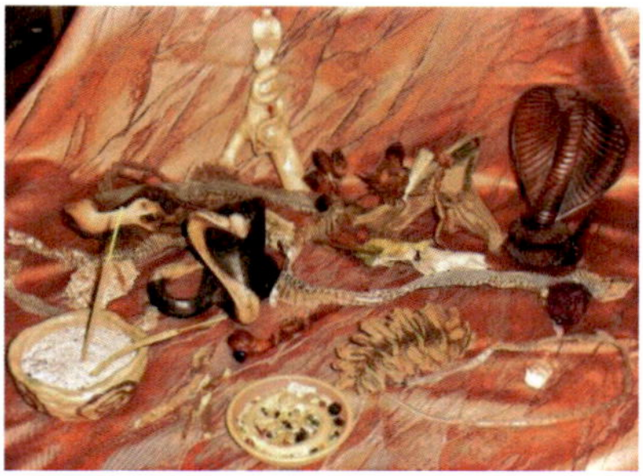

Räucherung für die Schlange

102. Mastix

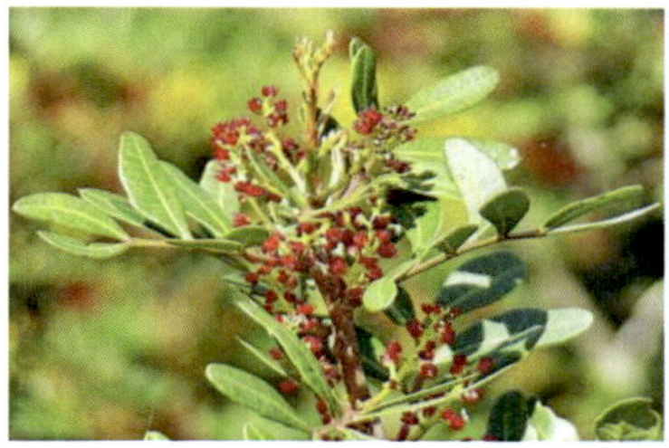

Botanischer Name: Pistacia lentiscus

Anderer Name: Masticke, Mastic-Gummi, Mastiha, Mastix-Strauch, Pistazienharz, Mastixstrauch, Wilde Pistazie

Vorkommen: Südeuropa – Spanien, Italien, Griechenland; Asien – Türkei; Nordafrika; Kanarische Inseln

Aussehen: Der Mastixbaum kann ein Strauch oder ein kleiner Baum sein mit einer Wuchshöhe von bis zu sechs Metern. Die immergrünen Blätter sind paarig gefiedert. Die Fiedern sind stumpf mit einer aufgesetzten Spitze. Die weiblichen, grünlichen Blüten sind zweihäusig und stehen im dichten Blütenstand. Die männlichen Blüten haben einen auffälligen roten Staubbeutel. Die kleinen Früchte sind anfangs rot und später schwarz. Das kristallhelle bis zitronenfarbige Mastixharz bildet sogenannte Perlen. Unterschieden werden hier noch folgende, standortbedingte Sorten: Mastix electa ist sehr hell, Mastix naturell eher bräunlich und Mastix Bombay doch sehr dunkel. Mastixharz wird oft mit Sandarak vermischt und als teuer verkauft.

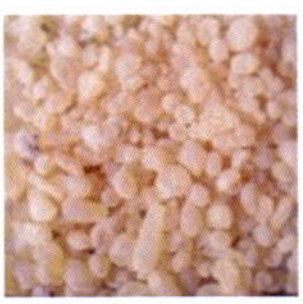

Familie: Sumachgewächse, Anacardiaceae

Verwendete Teile: Harz

Aroma: Der weiße Rauch steigt leicht balsamisch nach oben und entfaltet seinen fein zitronenartigen, etwas nach Pistazie riechenden Duft.

Magische Räucherung: Mastix eignet sich für viele magische Verrichtungen, bei denen Geistwesen manifestiert werden. Er steigert Ihre übersinnlichen Wahrnehmungen und somit Ihre Intuition, was so enorm wichtig ist. Leider haben wir die Intuition im Laufe unseres Lebens nie richtig geschult bekommen. Wenn wir etwas Übersinnliches „sahen“, gab es das angeblich nicht. Wenn wir irgendetwas spürten, war das gleich Quatsch. Deswegen tun wir uns immer etwas schwer damit, diesen Dingen Glauben zu schenken. Aber stellen Sie sich einmal vor, Sie wären abhängig davon. Sie haben nur sich und das, was Ihre Intuition Ihnen sagt. Fangen Sie an, daran zu glauben, geben Sie dem Ganzen eine Chance. Es gibt das sogenannte zweite Gesicht, es gibt den sechsten Sinn, und egal, welchen Namen es auch hat, dieses alles sind Sie und es kommt aus Ihnen. Mit Mastix haben Sie die Möglichkeit, Visionen zu erhalten. Zudem stärkt er Ihre Träume. Seine reinigende und klärende Wirkung gibt Ihnen das Gefühl, als falle eine Last von Ihren Schultern. Mastix stärkt Ihr Selbstbewusstsein, indem Sie damit beginnen, sich selbst zu vertrauen.

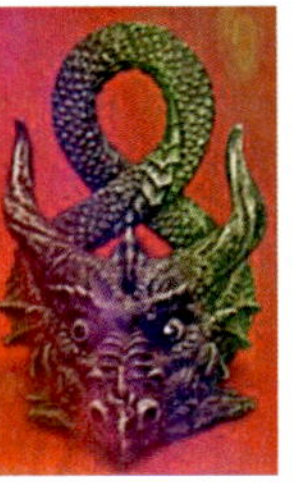

Mischung: Adlerholz, Anis, Dammar, Fichte, Orange, Koriander, Lavendel, Myrrhe, Weihrauch, Zitronengras

Planet: Jupiter
Götter: Hera/Juno
Chakra: Wurzelchakra
Erzengel: Zadkiel

Element: Luft
Sternzeichen: Waage
Elementarwesen: Drache
Benutzung als Tee: nicht bekannt

Wissenswertes über die Pflanze: In Griechenland wurde das Harz zur Aromatisierung von Wein und Ouzo genommen. Es wird zur Erfrischung des Atems gekaut und findet daher auch Verwendung in der Zahn- und Lackindustrie. Ebenso wird aus Mastix Klebstoff für Pflaster gewonnen. Die Ägypter wussten schon davon und nutzten den Mastix gleich als Kaugummi, das nicht nur guten Atem brachte, sondern auch für gesundes Zahnfleisch sorgte. Des Weiteren benutzten sie ihn zur Mumifizierung. In der weltbekannten Kyphi-Mischung war Mastix eines der Bestandteile. Beim Räuchern erhält man auch noch einen hervorragenden Nebeneffekt – lästige Insekten und Ungeziefer wie Flöhe, Läuse und Wanzen werden vertrieben.

103. Meersalz

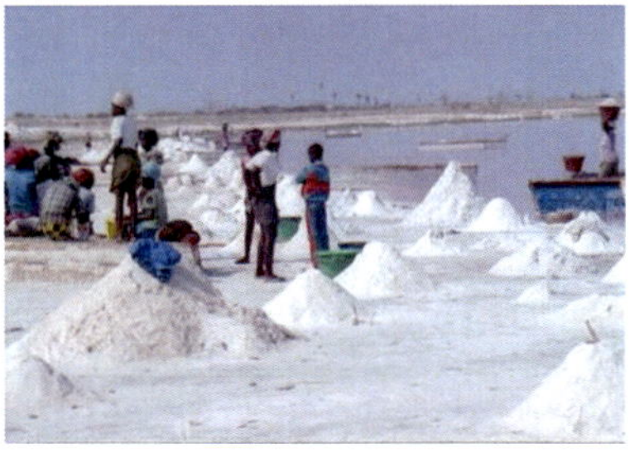

Botanischer Name: ---

Anderer Name: ---

Vorkommen: Europa – Frankreich, Spanien, Portugal, Italien; Afrika; Asien – China; Amerika; Australien

Aussehen: Meersalz ist aus Meerwasser in Salzgärten oder durch andere Verdampfungsverfahren gewonnenes Salz. Meist wird Meerwasser in künstlich angelegte flache Becken oder flache Seen geleitet, die Salzgärten. Durch natürliche Verdunstung steigt die Salzkonzentration in der verbleibenden Flüssigkeit, der Salzlake, an. Nach und nach kristallisiert das Salz letztendlich am Boden dieser Becken aus. Wenn das Restwasser nun entfernt wird, können die Salzschichten abgetragen werden.

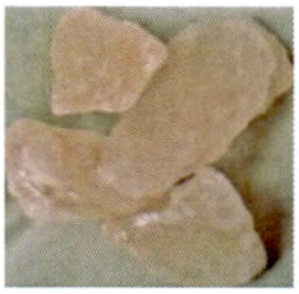

Familie: ---

Verwendete Teile: Salz

Aroma: Meersalz gibt beim Verräuchern einen sehr feinen ätherischen Duft ab.

Magische Räucherung: Meersalz können Sie verwenden, um Ihre Aura vor sehr wichtigen Ritualen zu reinigen. Oftmals gelingen diese Rituale auch nur, wenn sich alles in einem klaren und reinen Zustand befindet. Die Aura ist wie eine Außenhaut, die alles Mögliche am Tag abfängt und verarbeitet. Daher ist es normal, die Aura zu reinigen und zu glätten, bevor man eine magische Handlung durchführt. Generell reinigt das Meersalz alle drei Ebenen, also Körper, Seele und Geist. Das macht Sie leicht, fast schwebend wie in einer Meditation, und die Reinheit erlaubt Ihnen den Zutritt zu den höheren Dimensionen. Meersalz ist zudem auch wichtig, um Ihre magischen Gegenstände, darunter Edelsteine, Altargegenstände, Bilder etc. zu säubern. Salz vollbringt eine intensive Reinigung und gewährt somit einen hohen Schutz vor bösen und chaotischen Wesenheiten.

Mischung: Aloe, Baldrian, Costus, Eiche, Flieder, Hexenkraut, Kalmus, Süßwurzel, Traumkraut, Weihrauch

Planet: Mond
Götter: nicht bekannt
Chakra: Kronenchakra
Erzengel: Metatron

Element: Wasser
Sternzeichen: Krebs
Elementarwesen: Sturmgeister
Benutzung als Tee: nein

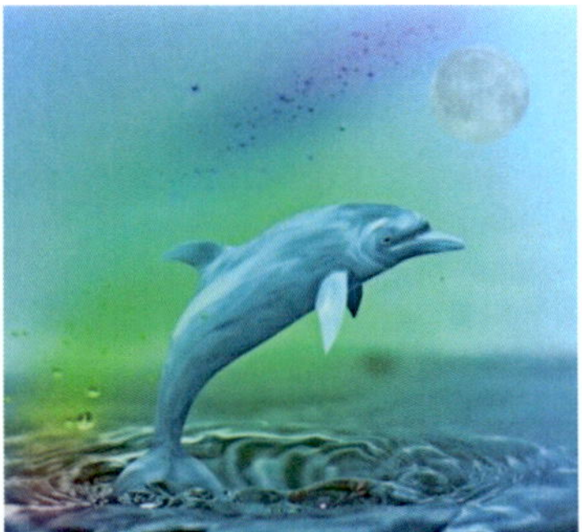

Wissenswertes über die Pflanze: Die Salzlager waren schon immer sehr heilige Stätten gewesen. Die Geister kannten kein Salz, was dazu führte, dass es demzufolge zur Abwehr von bösen Geistern eingesetzt wurde. Es galt als lebenserhaltend, denn Nahrungsmittel konnten damit lange haltbar gemacht werden. Mit Salz haben viele Hexen und Magier ihren magischen Kreis gezogen. Niemand konnte daher in diesen Kreis hineintreten. Dämonen und sonstigen störenden Wesenheiten war dieser Zutritt verwehrt. Auch heute ist Salzstreuen sehr wichtig und wird von vielen praktiziert. Die Reinheit des Salzes konnte kein böses Wesen ertragen, selbst in das Weihwasser wurde etwas Salz hinzugetan. Alle negativen Wesenheiten hassen es. Oft wurde daher auch ein kleines Beutelchen mit Salz und Kräutern an den Gürtel gehängt.

104. Mekkabalsam

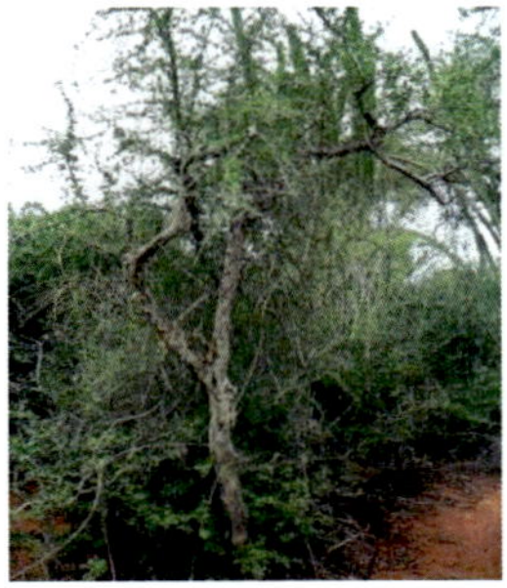

Botanischer Name: Commiphora opobalsamum

Anderer Name: Arabischer Balsam, Balsam von Mekka, Balsam von Gilead

Vorkommen: Asien – Küste des Roten Meers, Arabien

Aussehen: Dieser Baum kann eine Wuchshöhe von bis zu zwölf Metern erreichen und hat ausladende Äste. Die Rinde ist dunkelbraun. Die dreiblättrigen Blätter sind klein und spärlich, die kleinen Blüten rötlich, die Samen gelb. Der Balsam des Baumes ist am Anfang gelblich, später dann rötlich.

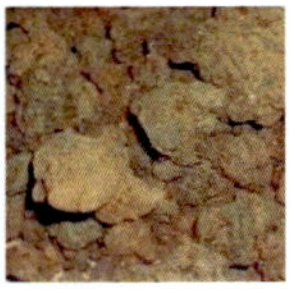

Familie: Balsamharz, Burseraaceae

Verwendete Teile: Harz

Aroma: Der Mekkabalsam ist eine angenehme Zutat, die beim Verräuchern etwas krautig, dennoch nach etwas Zitrone duftet.

Magische Räucherung: Der Mekkabalsam ist ein Stoff, der sehr auf den Geist wirkt. Er schafft es, nach schwerer harter Arbeit die Müdigkeit von Körper und Geist zu nehmen. Gerade wenn die Nerven bis zur letzten Anspannung gedehnt wurden, wird er Ihnen treu zur Seite stehen und dafür sorgen, dass nun alles seinen Gegenpol in der Erholung findet. Ebenso verwenden Sie ihn nach einer Krankheit oder wenn Sie sich einige Zeit sehr geschwächt erlebt haben. Der Mekkabalsam gibt Ihnen die nötige Kraft, um wieder aufzustehen. Chaotische Momenten, völliger Erschöpfung oder auch totaler Schwäche wird der Mekkabalsam mit Kraft trotzen. Eine Zutat, die Ihnen gefallen wird. Sie tut Ihnen nicht nur Gutes, sie riecht auch sehr angenehm und beflügelt den Geist, in Leichtigkeit zu leben.

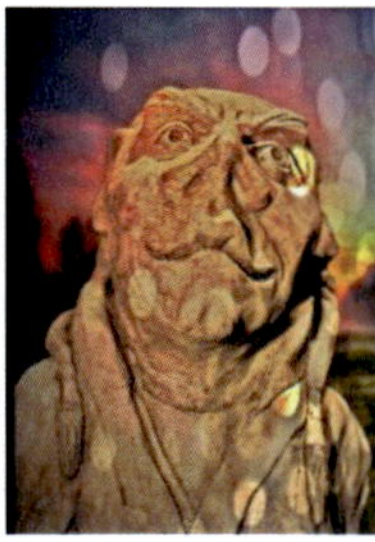

Mischung: Costus, Guggul, Hopfen, Fichte, Lapacho, Myrrhe, Quassia, Tabak, Tanne, Weihrauch

Planet: Mars
Götter: nicht bekannt
Chakra: Solarplexus
Erzengel: Chamuel

Element: Feuer
Sternzeichen: Widder
Elementarwesen: Gnome
Benutzung als Tee: nein

Wissenswertes über die Pflanze: Das Harz wird durch Einschnitte in den Zweigen und Blütenstielen oder auch durch Abbrechen der Zweigspitzen gewonnen. Manchmal wurden die Blätter und Zweige sogar ausgekocht. Selten schwitzt der Baum den Balsam freiwillig aus. Er war früher ein sehr häufiges Gastgeschenk für Könige und Sultane. Das zeigen seine Begehrtheit und sein Ansehen. Eine Zeit lang war es auch ein Allheilmittel für Wunden, gegen Schlangenbisse oder Skorpionstiche. Aber auch als Aphrodisiakum und als Parfüm war es sehr begehrt. Die Ägypter verwendeten den Mekkabalsam unter anderem auch für die Einbalsamierung ihrer Leichen, oder fertigten duftende Salben zusammen mit Myrrhe daraus. Er wurde sehr für den heiligen Zweck verwendet. Nicht nur, dass die Toten in ihrer letzten Ruhe sehr angenehm duften sollten, es wurden sogar die Götterbilder mit der Salbe bestrichen. Als Grabbeigabe dienten unter anderem nicht nur Weihrauch oder Myrrhe, nein, auch das Harz Guggul und der Mekkabalsam. Es war einfach wichtig, dass die Verstorbenen auf ihrer letzten Reise kleine Reichtümer bei sich hatten. Harze, die den Geist, die Seele befreiten.

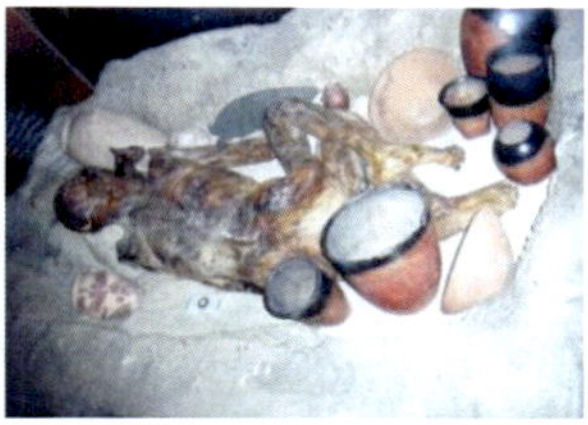

Natürliche Mumifizierung in einem Grab aus Prädynastischer Zeit

Dieser Balsam ist einer der begehrtesten der Welt gewesen.

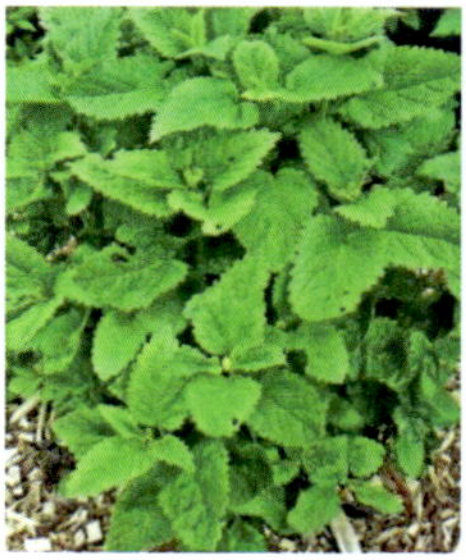

105. Melisse

Botanischer Name: Melissa officinale

Anderer Name: Bienenkraut, Citronelle, Gartenmelisse, Hasenohr, Herbstkraut, Honigblume, Ivenblatt, Pfaffenkraut, Salatkräutle, Zitronenmelisse

Vorkommen: Europa – Deutschland, Mittelmeerraum; Westasien; Kleinasien

Aussehen: Die Melisse wird bis zu siebzig Zentimeter hoch. Ihre eiförmigen Blätter sind am Rand eingekerbt. Diese wachsen gegenständig angeordnet am Stängel. Die Blüten sind klein und weiß.

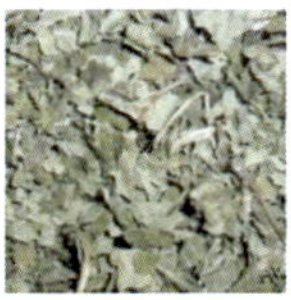

Familie: Lippenblütler, Lamiaceae

Verwendete Teile: Kraut

Aroma: Die Melisse duftet auch beim Verräuchern unverkennbar nach Zitrone. Der Rauch wirkt zart-erfrischend.

Magische Räucherung: In ihrer erfrischenden Art ist die Melisse in der Räucherung beruhigend und ausgleichend. Dieses Kraut können Sie anwenden, wenn die Laune einmal übel mitspielt, bei schlechten Nachrichten, die gleich aufs Gemüt schlagen, oder aber auch, wenn die Gefühle noch keinen genauen Standpunkt erreicht haben und hin und her pendeln. Melisse befähigt zudem auch Ihre Kreativität, beflügelt Ideen und Ihre Fantasie. So haben geistige Anspannungen und Blockaden keine Chance. Das macht sie auch zu einer Zutat, die gerne vor Prüfungen verräuchert wird. Sie gibt Erfrischung, einen klaren Geist, unterstützt die Konzentration positiv, und auch leichte Spannungskopfschmerzen lösen sich. Als Zutat in einer Heilungsräucherung gibt die Melisse die Hoffnung weiter. Ohne diese kann der Mensch gar nicht genesen. Melisse sorgt für einen angenehmen Schlaf und bringt nicht zuletzt auch schöne Träume – damit Sie am Morgen mit einem Lächeln erwachen!

Mischung: Cassia, Copal, Jasmin, Kamille, Lavendel, Mastix, Rainfarn, Süßgras, Weihrauch, Vetiver

Planet: Mond
Götter: Artemis/Diana, Chasca
Chakra: Halschakra
Erzengel: Zadkiel

Element: Wasser
Sternzeichen: Fische
Elementarwesen: Feen
Benutzung als Tee: ja

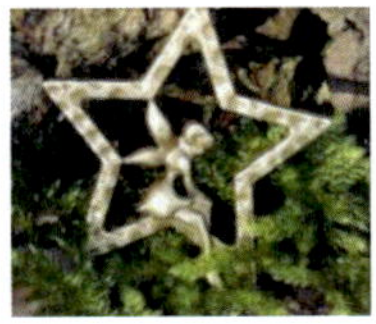

Wissenswertes über die Pflanze: Die Melisse ist als Heilkraut schon seit Langem bekannt. Bereits im 1. Jahrhundert nach Chr. wurde sie von dem Arzt Dioskurides erwähnt, der sie bei Stichen von Spinnen und Skorpionen wie auch bei Bissen von Hunden empfahl. Im Jahr 2006 wurde die Melisse als Heilpflanze des Jahres ausgezeichnet. Dass sie so lange auch überlebt hat, haben wir vielen zu verdanken, unter anderem Karl dem Großen, der im 1. Jahrhundert nach Chr. dafür sorgte, dass die Melisse in jedem Klostergarten angebaut werden sollte. Viele berühmte und bekannte Menschen priesen sie seitdem überall an, unter ihnen Hildegard von Bingen, Plinius und Paracelsus. Der berühmte „Melissengeist" wurde 1611 von den Angehörigen des Karmeliterordens zusammengemischt, und der „Klosterfrau-Melissengeist" 1775 von der Nonne Maria Clementine. Die Imker benutzen die Melisse, um damit neue Bienenstöcke einzureiben. Dies bewirkt, dass neue Bienen einziehen und die alten den Bienenstock nicht verlassen. In den griechischen Tempeln verwendeten die Priesterinnen die Pflanze als Getränk, das der Melancholie entgegentritt und sogleich Energie schenkt. Für die Liebe gab es folgendes Rezept: Man tauche die Pflanze für mehrere Stunden in Wein ein. Anschließend presse man diese aus und trinke es gemeinsam mit einem sehr lieben Freund. Oder man nehme zusammen ein Bad, in dem Melisse enthalten ist. Dazu kann die Liebe der Göttin gerufen werden: „Heilige Göttin, ich rufe dich. Komme zu mir, komme zu uns und erwecke in uns die Liebe, erwecke die Göttin, den Gott in uns und lass uns mit daran teilhaben, an der Verschmelzung des Universums." Es ist doch eher eine rituelle Handlung, aber sie bewirkt dennoch eine bestimmte Atmosphäre, vor der sich keiner verschließen kann.

106. Minze

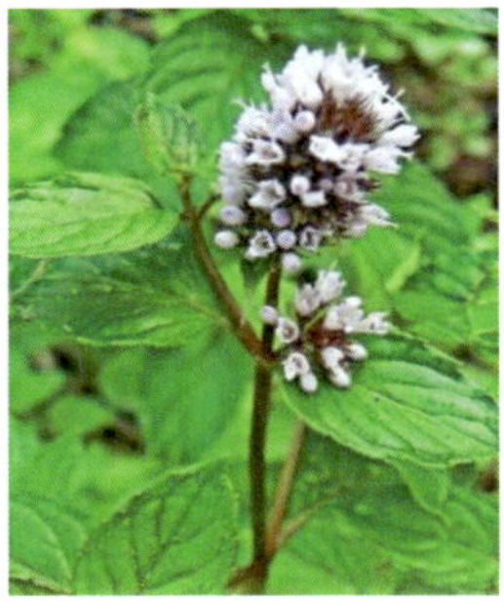

Botanischer Name: Mentha piperita

Anderer Name: Adlerminze, Balsamkraut, Edelminze, Flohminze, Gartenminze, Hausminze, Mutterkraut, Pfefferminze, Spitzmünz, Teeminze

Vorkommen: Europa – Deutschland; weltweit

Aussehen: Die Minze hat eine Wuchshöhe von bis zu neunzig Zentimetern. Der häufig violette unterlaufene Stängel ist meist kahl. Die dunkelgrünen Blätter sind länglich, fein gesägt und stehen kreuzständig. Die oft weiß-rosa Blüten sind in Form von Ähren ausgebildet und stehen an den Spitzen der Triebe.

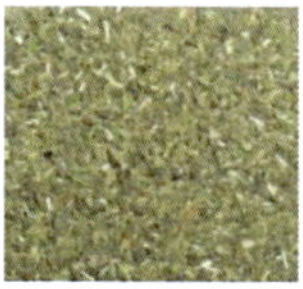

Familie: Lippenblütler, Lamiaceae

Verwendete Teile: Kraut

Aroma: Das Kraut der Minze duftet bei der Räucherung sehr frisch-krautig und verbreitet seinen typisch minzigen Eigengeruch.

Magische Räucherung: Minze hat den größten Wirkungsgrad in der Reinigung der Atmosphäre. Sie befreit die Räume von negativen Energien, bringt angenehme Luft und klärt vor allem Ihre Gedanken. So bekommen Sie einen freien Kopf. Mit beruhigten Nerven und geordneten Gedanken lässt es sich doch gleich viel besser arbeiten und leben. Die Minze wird auch oft dann angewendet, wenn das Gedächtnis sich nicht mehr so viel merken möchte. Sie gibt Kraft und Mut und auch Hoffnung, dass alles gut wird. Durch ihre Kraft bei der Desinfizierung der Luft wird sie auch gerne am Abend vor dem Schlafen eingesetzt. Versuchen Sie es, viele berichteten schon, Sie hätten danach prophetische Träume gehabt.

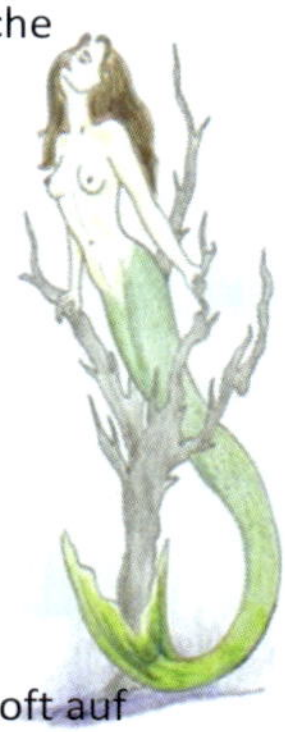

Mischung: Basilikum, Benzoe, Eukalyptus, Galanga, Jambul, Majoran, Myrte, Tulsi, Weihrauch, Yerba Santa

Planet: Merkur
Element: Luft
Götter: Aphrodite/Venus, Brigidh, Ceres/Demeter, Dionysos, Hades/Pluto, Hekate, Hera/Juno, Minthe (Nymphe), Zeus/Jupiter
Sternzeichen: Zwilling
Chakra: Halschakra
Elementarwesen: Undinen
Erzengel: Michael
Benutzung als Tee: ja

Wissenswertes über die Pflanze: Die Minze bringt uns Frische. So wurde sie daher oft auf den Altar gelegt, um die guten Geister anzurufen und bei magischen Ritualen hilfreich zu sein. Aber auch die Hexen benutzten sie sehr gerne. Für sie war es ein Zaubermittel, mit dem sie ein Gebräu herstellten. Sie tranken davon und verräucherten die Minze. Als sie sich dann niederlegten, folgten hellsichtige Träume. Mit dem hergestellten Minzöl bestrichen sie ihre magischen Gegenstände. Im Mittelalter rieben sich die Menschen mit den Blättern der Minze ein. Das hatte zur Folge, dass die Fleischeslust drastisch zunahm. So nannten viele schon die Minze „Krone der Aphrodite". Eine andere Minzepflanze wurde nach Dionysos benannt, der schließlich der Gott der Ekstase ist. So gab es sogar ein Sprichwort darüber, dass im Kriege die Minze weder gesät noch geerntet werden dürfe. Die Soldaten könnten ja auf andere Gedanken kommen und sich lieber der Liebe hingeben als dem Kampf. Später wurde die Minze auch in Bädern dazugegeben, für die, die eine besondere Anregung bräuchten. Die Minze wurde sogar gegen das Riechsalz eingetauscht und denjenigen unter die Nase gehalten, die einer Ohnmacht erlegen waren. In einer Legende wurde die griechische Nymphe Mentha die Geliebte des Gottes Hades. Göttin Persephone war darüber sehr wütend und aus Eifersucht zerriss sie die Nymphe. Die Göttin Proserpina aber verwandelte die Nymphe in eine Pflanze, sodass ihr Leib wieder an der

Oberwelt erschien. Hades war so traurig darüber, dass er die Pflanze in eine Minze verwandelte, sie nun jederzeit riechen konnte und sie so bei ihm war. In Ägypten gehörte die Minze auch zu den Pflanzen, die man bei Ausgrabungen in alten Gräbern gefunden hat. Die Minze war 2004 die Arzneipflanze des Jahres.

107. Mistel

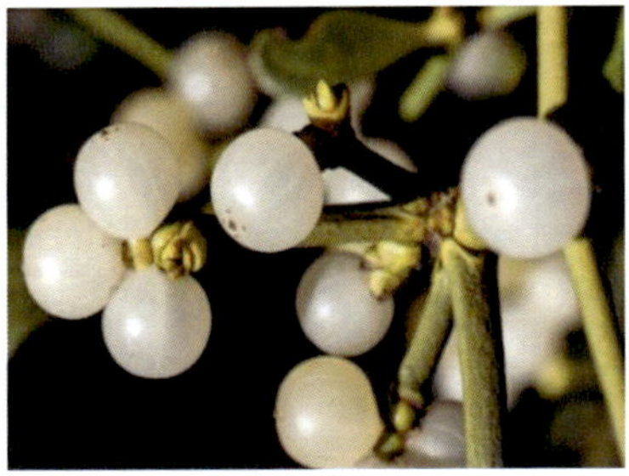

Botanischer Name: Viscum album

Anderer Name: Birnäpfel, Bocksfutter, Donnerbesen, Drudenfuss, Elfklette, Geißkraut, Heil aller Schäden, Heiligkreuzholz, Hexenchrut, Klüster

Vorkommen: Europa – Deutschland; Asien – Russland, Türkei

Aussehen: Die Mistel ist ein immergrüner Schmarotzerstrauch, der auf Laubbäumen wächst und eine Größe von bis zu neunzig Zentimetern hat. Die Blätter sind ledrig, etwas länglich und eiförmig. Meist wachsen sie an Gabelästen. Die Rinde der Mistel ist grüngelb

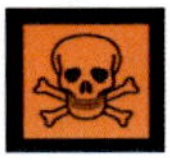

und korkhäutig. Die unscheinbaren Blüten sind hellgelb. Die Beeren sind auffällig weiß und besitzen ein klebriges Fruchtfleisch. Die Mistel ist in Deutschland geschützt und darf nicht gesammelt werden. Die Mistel ist giftig!

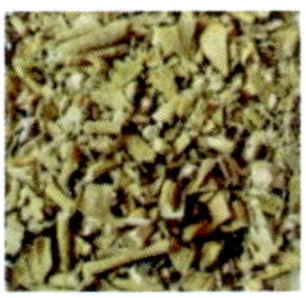

Familie: Mistelgewächse, Loranthaceae

Verwendete Teile: Blätter

Aroma: Beim Verbrennen der Mistel steigt ein sehr feiner Rauch hoch mit einer sehr zarten, fast unscheinbaren krautig-süßen Note.

Magische Räucherung: Die Mistel ist eine Pflanze, die den Kontakt zwischen den Welten herstellen kann. So verlieren sich mit ihr Raum und Zeit und Sie kommen in Dimensionen, in denen eine Welt an sich nicht existiert. Mit der Mistel reisen Sie, entdecken Krafttiere, Elfen, Feen und Drachen, können Ihre Engel aufsuchen und Sie erblicken Ihre Seele einmal ganz anders. Die Visionen mit der Mistel sind sehr farbig, sehr leicht, fast schwebend. Aber es gibt auch die untere Welt, in der noch Seelen hängen, die den letzten Weg in das Licht nicht geschafft haben oder gerade davor sind, dies zu meistern. So müssen Sie in dieser Welt aufpassen, nicht an Wesen zu geraten, die sich an Ihr Licht hängen wollen. Zum Glück wirkt die Mistel auch schützend und reicht Ihnen die Hand, wenn ein Unhold gar zu aufdringlich wird. Die Mistel wird auch in Traumräucherungen eingesetzt, wobei ihre Fähigkeit beim Träumen herauskristallisiert wird.

Mischung: Birke, Dammar, Eiche, Eichenmoos, Ginkgo, Hamamelis, Mastix, Pappel, Walnuss, Weihrauch

Planet: Jupiter **Element:** Luft
Götter: Apollo, Aphrodite/Venus, Artemis/Diana; Belisama, Druiden, Erzulie, Freya, Frigga, Hades/Pluto; Heimdall, Odin/Wodan **Sternzeichen:** Stier
Chakra: Herzchakra **Elementarwesen:** Sturmgeister
Erzengel: Jophiel **Benutzung als Tee:** ja

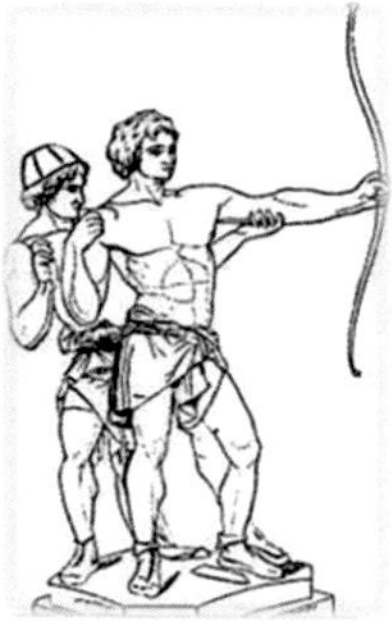

Loki bringt Hödur dazu auf Baldur zu schießen

Wissenswertes über die Pflanze: Die Mistel ist sehr bekannt als die Pflanze der Kelten, die mit ihr die direkte Verbindung mit der Anderswelt eingingen. In manchen Überlieferungen wird sie auch als Seele des Baumes benannt bzw. als Zeichen der Götter, die den Menschen zeigen, dass sie persönlich in diesem Baum anwesend sind. Die Sichel war ein religiöses Werkzeug, mit der die Mistel geschnitten werden durfte. Auch die Mondphase musste dabei beachtet werden. Da die Mistel auf verschiedenen Bäumen wächst, wurde auch nicht jede als magisch angesehen. Die meiste Kraft besitzt die Mistel, die im Eichenbaum ihren Platz gefunden hat. Der Zaubertrank, der daraus entstand, war sehr mächtig. Hierüber wurden auch die wundervollen Verfilmungen über die Gallier mit Asterix und Obelix gedreht. Die Beeren aber sammelte man zur Weihnachtszeit Die Zeremonie brachte eine vielfache Wirkung, denn nicht nur astronomisch war dies passend, die Misteln waren zudem auf der Eiche und die Menschenmenge sah andächtig zu. Die Druiden waren nichts anderes als keltische Ärzte, die mit der Mistel so manches Leid kurierten. In der griechischen Mythologie wurde sie wegen ihrer narkotisch-psychoaktiven Eigenschaft erwähnt. Äneas war es, der mit der sogenannten „Goldenen Zauberrute" in die Unterwelt eindrang. In der nordischen Mythologie hatte der Lichtgott Baldur einen furchtbaren Traum über seinen bevorstehenden Tod. Die Göttermutter Freya beschwor daraufhin alle Kreaturen, alle Götter, die gesamten Pflanzen und Steine und sogar die Elemente, Baldur nichts zu tun. Die Götter Odin, Frigg und Baldur selbst kümmerten sich zusätzlich darum. Als Frigg bei der Eiche war, verkannte er aber die Mistel in ihr und vergaß sie. Dieses Versehen bemerkte der Feind Loki. Dieser gab dem blinden Gott Hödur einen Mistelzweig in die Hand und wies ihn in die Richtung Baldurs. Tödlich getroffen von diesem Mistelzweig, stürzte Baldur zu Tode. Es gibt viele Sagen um das so bekannte Kreuz, an dem Jesus starb. Eine davon berichtet, dass die Mistel einst ein Baum gewesen sei und aus ihrem Holz das Kreuz für Jesus geschlagen wurde. Aber da nun Jesus an diesem Holz starb, grämte sich die Mistel und schämte sich so sehr, dass sie vertrocknete und sich später in die unscheinbare Mistel am Baum verwandelte, um den Menschen nur noch Gutes zu tun. Die Mistel besitzt auch eine besondere Verbindung zum Blitz. Da anscheinend nie ein Baum getroffen wurde, in deren Ästen eine Mistel war, so schrieb man ihr gewaltige Kräfte gegen Blitz und Donner zu. Die Mistel galt des Weiteren als Fruchtbarkeitssymbol. Angeblich würden Frauen in Japan, die sich Kindersegen erhofften, die Mistel essen. Ein anderer Brauch war es, aus Wein, Honig und Mistel einen Trank zu kochen, dabei Beschwörungsformeln aufzusagen und so den unfruchtbaren Frauen zu Kindern zu verhelfen. Bei den Männern sollte dies gegen Impotenz wirken, dafür wurde aber eine besondere Salbe hergestellt. Am bekanntesten ist in unserer Region, dass es Glück bringe, wenn man sich unter einem Mistelzweig zu Weihnachten küsst.

108. Mönchspfeffer

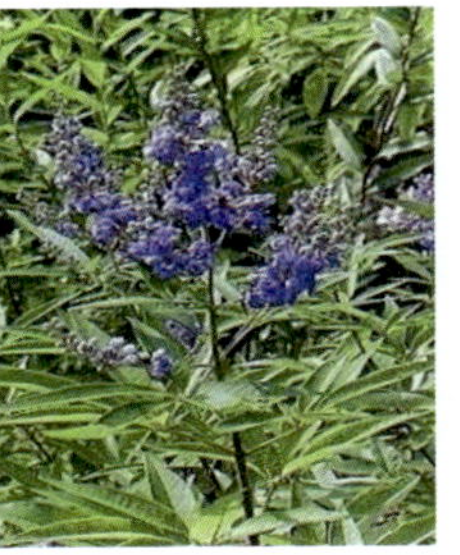

Botanischer Name: Vitex agnus-castus

Anderer Name: Abrahamstrauch, Heißkorn, Keuschlamm, Keuchstrauch, Keuchbaum, Müllen, Nishindin, Schafmülle, Tanis

Vorkommen: Europa – Deutschland, Albanien; Afrika – Marokko

Aussehen: Der Mönchspfeffer ist ein Strauch oder Baum mit einer Wuchshöhe von bis zu sechs Metern. Seine lang gestielten Blätter sind fingerförmig geteilt und besitzen an der

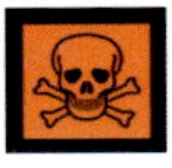

Blattunterseite filzige Haare. Die kleinen Blüten sind meistens blau bis violett, selten rosa und bilden ährige Blütenstände. Später entstehen daraus kleine Steinbeeren. Die Samen des Mönchspfeffers sind ein wenig giftig!

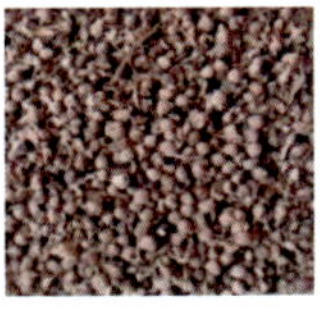

Familie: Eisenkrautgewächse, Verbenaceae

Verwendete Teile: Samen

Aroma: Der Mönchspfeffer hat beim Verbrennen ein eher scharf-saures, fast pfeffriges Aroma.

Magische Räucherung: Mönchspfeffer ist eine Zutat, die liebend gerne zu Liebes- und auch Fruchtbarkeitsritualen hinzugenommen wird. Verspüren Sie eine anregende Wirkung beim Verräuchern, lassen Sie sich treiben vom feurigen Element und sich gemeinsam anheizen, um gemeinsam und mit Liebe zu verschmelzen. Rufen Sie die Göttin, den Gott in sich und geben Sie sich der Lust der gemeinsamen ekstatischen Vereinigung hin, die die Ewigkeit mit dem Göttlichen verbindet. Sie bereitet Ihnen himmlische Visionen. Ein Traum von einer paradiesischen Welt. Lassen Sie sich treiben, geben Sie sich dem völlig hin und kommen Sie so gestärkt zurück in das Jetzt, mit dem Wissen, dass es mehr in diesem Leben und außerhalb davon gibt.

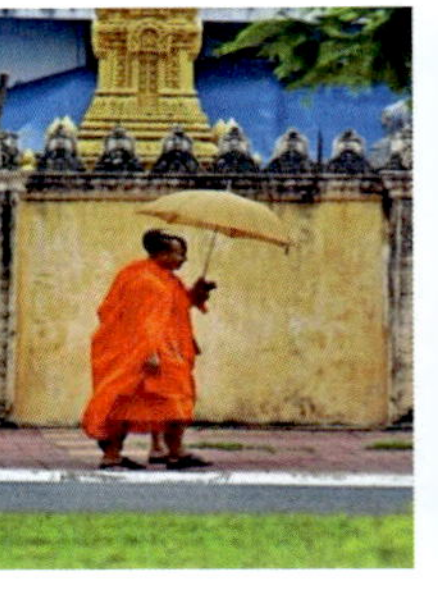

Buddhistische Mönche

Mischung: Alraune, Bärentraube, Damiana, Eibisch, Hanf, Piment, Steinklee, Weihrauch, Wegwarte, Zimt

Planet: Merkur
Element: Feuer
Götter: Amor/Eros, Artemis/Diana, Asklepios, Ceres/Demeter, Hera/Juno
Sternzeichen: Jungfrau
Chakra: Halschakra
Elementarwesen: Faun
Erzengel: Michael
Benutzung als Tee: ja

Wissenswertes über die Pflanze: Der Mönchspfeffer hat seinen Namen daher, dass die Mönche ihnen in ihren Klostergärten anpflanzten und von ihm regelmäßig aßen, um so die

Lust zu unterdrücken und der Enthaltsamkeit zu dienen. Auch Nonnen würzten kräftig mit den Samen. So wurde die Pflanze zum Sinnbild der Keuschheit. Weshalb auch der Name Keuschlamm entstand. Wer aber hier an Schlamm denkt ist falsch. Es stammt vom keuschen Lamm. So wurden auch Amulette gefertigt, die die betreffenden Personen bei sich tragen mussten. Aber eines hatten sie anscheinend dabei nicht beachtet. In kleinen Mengen zu sich genommen wirkt der Mönchpfeffer libidofördernd und gemäßigt getrunken gibt er den Drang zum Beischlaf.

109. Mohn - Klatschmohn

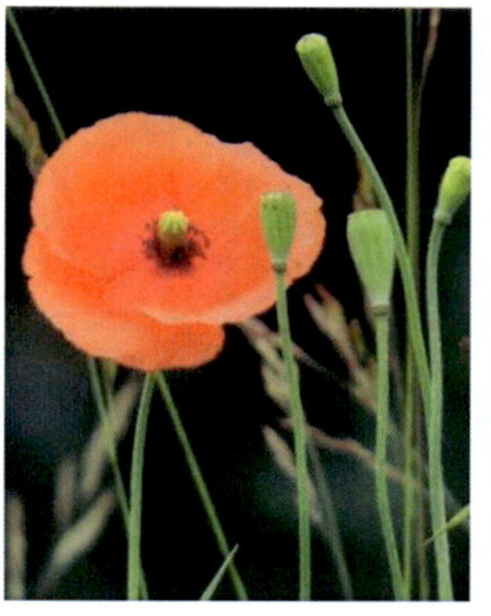

Botanischer Name: Papaver rhoeas
Papaver rhoeas – Klatschmohn; Papaver somniferum – Schlafmohn; Papaver orientale – Staudenmohn, Türkischer Mohn

Anderer Name: Allerleilustblume (Schlafmohn), Backmohn, Blutmohn, Donnerblume, Feldmohn, Feuerblume, Feuermohn, Klatschrose, Kornmohn, Kornrose

Vorkommen: Europa – Deutschland; weltweiter Anbau

Aussehen: Der Mohn kann eine Wuchshöhe von bis zu einem Meter erreichen. Seine Blätter sind schmal und er besitzt einen dünnen Stängel, an dessen Ende sich später eine wunderschöne orange-rote Blüte öffnet. Aus der Blüte wächst eine Kapsel mit Samen.

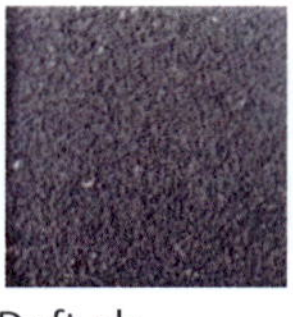

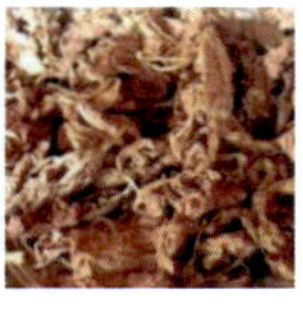

Familie: Mohngewächse, Papaveraceae

Verwendete Teile: Blüten, Samen

Aroma: Der Mohn gibt einen sehr feinen und beruhigen Duft ab.

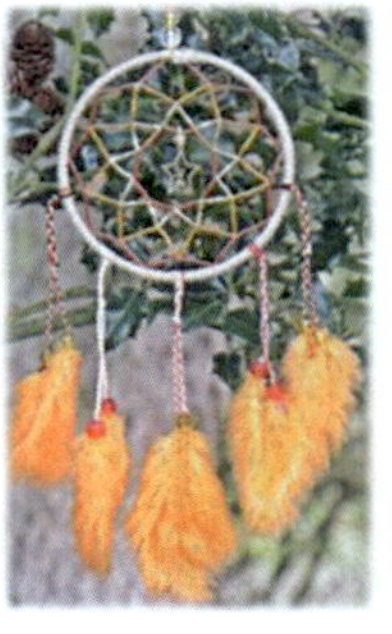

Magische Räucherung: Mit Mohn beginnt eine rosige Fahrt hinauf in die Träume. Benutzen Sie den Mohn, um Ihre Träume zu intensivieren. Lernen Sie ein luzides Träumen, in denen Sie Ihre Träume bewusst erleben und verändern können. Sie geraten in überirdische Dimensionen des Träumens, können unbekannte Landschaften und Orte erleben und befinden sich fernab aller Realität. So können von Ihnen unbeachtete oder unterdrückte Gefühle der Sehnsucht, sexuelle Fantasien, aber auch Fernweh in den Träumen erscheinen. Der Mohn steht als Sinnbild für die Vergänglichkeit, so wie der Traum vergänglich ist. Mohn ist die richtige Zutat für Ihre kommenden Träume. Zudem bringt er Sie in Ihre Mitte, gibt Ihnen Gelassenheit, mit der Sie den Tag harmonisch genießen können. Er zieht Wohlstand, Reichtum und Glück an und gewährt Schutz vor quälenden Geistern, Kobolden und Dämonen.

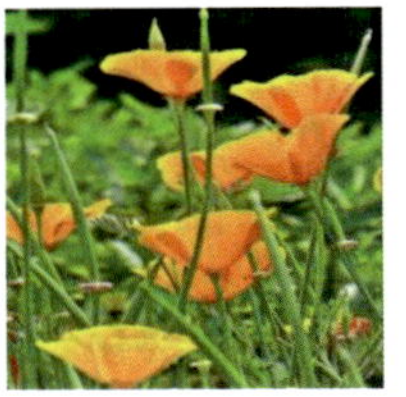

Mischung: Bärenwurzel, Benzoe, Damiana, Hamamelis, Holunder, Sandarak, Tolubalsam, Ulme, Weihrauch, Zypresse

Planet: Saturn
Element: Feuer
Götter: Aphrodite/Venus, Ceres/Demeter; Cybele/Rhea, Dionysos, Hera/Juno, Hypnos, Morpheus, Persephone, Shiva
Sternzeichen: Steinbock
Chakra: Wurzelchakra
Elementarwesen: Drache
Erzengel: Uriel
Benutzung als Tee: nein

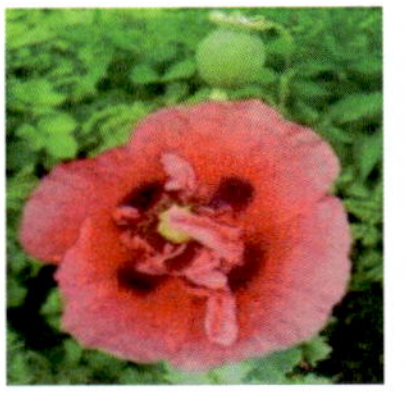

Wissenswertes über die Pflanze: Die verschiedenen Arten des Mohns sind weltweit bekannt und werden vielfältig genutzt. Die ersten Pharaonen schon nannten den Mohn „Pflanze des Glücks" und „Kraut des Vergessens". Im Mittelalter warfen die Menschen Mohnsamen oder Salz vor die Tür. Das lenkte alle bösen Geister und Dämonen ab, die nun total besessen darauf waren, ihrem Zählzwang nachzukommen und die Körner zu zählen. Die Christen malten im Mittelalter Mohnblumen und reife Ähren als Symbol für das Messopfer, das das Blut und den Leib Christi darstellte. In Mittelamerika nutzten die Mayas und Azteken den Stachelmohn. Dieses Mittel wurde gegen starke Schmerzen eingesetzt, zudem geräuchert und sogar als Aphrodisiakum geraucht. Bei den Indianern gab es den Goldmohn. Er wurde gerne in Rauschmischungen verwendet, um Schmerzen zu lindern, zu beruhigen und etwas euphorisch zu wirken. In den Legenden wird geschrieben, dass die Mohnblumen nur aus der Erde hervorgekommen sind, um der Göttin Demeter zu helfen. Diese hatte sich nämlich auf den Weg gemacht, um ihre entführte Tochter Persephone zu suchen. Die Mohnblumen leuchteten dabei am Wegesrand. In einer anderen Legende soll angeblich aber der Mohn aus den Tränen der Aphrodite entsprungen sein, als sie den Verlust ihres Geliebten Adonis beweinte. In der griechischen Mythologie war es die Blume der Träume und daher dem Gott Morpheus geweiht. Das Symbol des Morpheus ist die Kapsel des Mohns, woraus Opium erzeugt wird. Auch das 1804 isolierte Opiat Morphin wurde nach ihm benannt. Dargestellt wird Morpheus als schöner Jüngling mit einem Stängel von Mohn und einem Mondkranz.

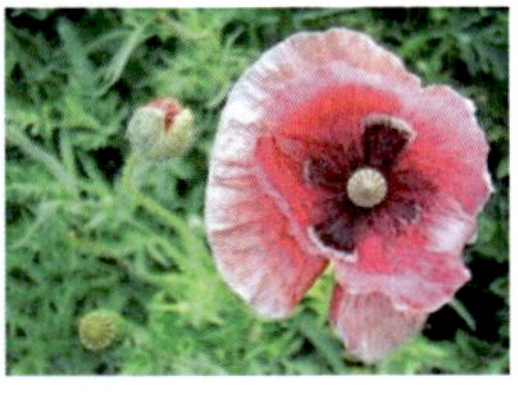

Schlafmohn

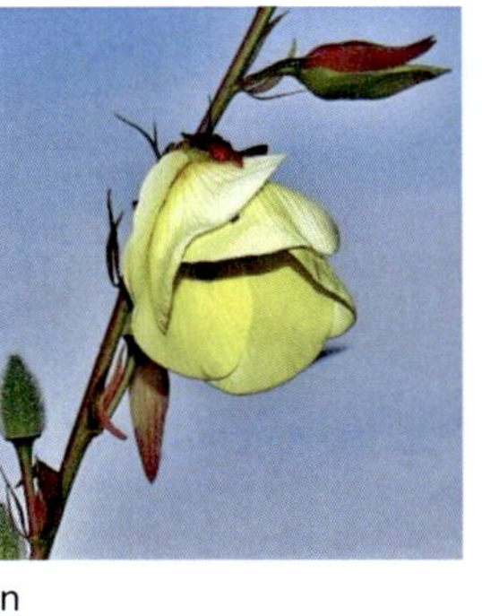

110. Moschus - Ersatzstoff für den echten Moschus

Botanischer Name: Hibiscus abelmoschus

Anderer Name: Bisameibisch, Abelmoschus, Moschusmalve, Bisamkörner, Indischer Hibiskus

Vorkommen: Afrika – Ägypten, Madagaskar; Asien – China, Indonesien

Aussehen: Die Pflanze kann eine Wuchshöhe von bis zu vier Metern erreichen. Oft ist sie behaart. Die Blätter, meist drei- bis siebenlappig, sind wechselständig und spiralig angeordnet. Die Blüten sind gelb. Aus ihnen entstehen später die kapselartigen Früchte mit vielen Samen.

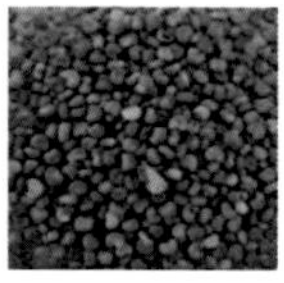

Familie: Malvengewächse, Malvaceae

Verwendete Teile: Samen

Aroma: Die Samen duften bei der Verräucherung nach Moschus, süß balsamisch und etwas blumenartig, später betörend und fast animalisch.

Magische Räucherung: Moschusduft macht Lust auf das Leben, auf die Liebe und auf die Sinnlichkeit. Wenden Sie daher Moschus an, wenn Sie die Liebe spüren möchten, wenn es Sie anregen soll. Moschus verführt, ist sehr sinnlich im Duft und eignet sich hervorragend beim Tantra. Spüren Sie, wie sexuelle Energie verstärkt wird und wie sich eventuelle Hemmungen und Blockaden auflösen. Moschus löst Gefühle und gibt Mut zum Aussprechen der Fantasien. Mit der Räucherung verfliegt die Schüchternheit und das Leben kommt. Nehmen Sie es auch so an, trauen Sie sich einmal etwas und genießen Sie die Fahrt ins Ungewisse. Moschus wirkt auch bei sehr tiefem, seelischem Kummer. Trauer, Ängste und auch Stress können mithilfe Moschus bewältigt werden. Zumindest gibt er die nötige Energie zur Auflösung. Und nach einer Weile werden Sie zurück ins Leben finden, es wieder annehmen können, so wie es ist.

Mischung: Adlerholz, Amber, Benzoe, Gewürznelke, Iris, Sandelholz, Salbei, Weihrauch, Zeder, Zitronengras

Planet: Venus
Götter: Ares/Mars
Chakra: Sakralchakra
Erzengel: Zadkiel

Element: Luft
Sternzeichen: Waage
Elementarwesen: Elfen

Benutzung als Tee: nicht bekannt

Wissenswertes über die Pflanze: Moschuskörner sind ein vollwertiger pflanzlicher Ersatz für den echten Moschus, der von den Drüsen des Moschushirsches stammt, der leider vom Aussterben bedroht ist. Über viele Jahrhunderte war es die begehrteste Parfümnote und galt auch als stärkendes und erotisierendes Hilfsmittel in der Medizin. In der asiatischen Welt wurde die Wurzel oft zu Zeremonien neben dem Weihrauch hinzugenommen. Beim Bau von Moscheen der islamistischen Welt wurde der Moschus sogar mit in den Mörtel gemischt. Noch Jahrhunderte später schwebte der Duft des Moschus dort. Die Schamanen nutzen den Samen auch zur Stärkung und als Aphrodisiakum.

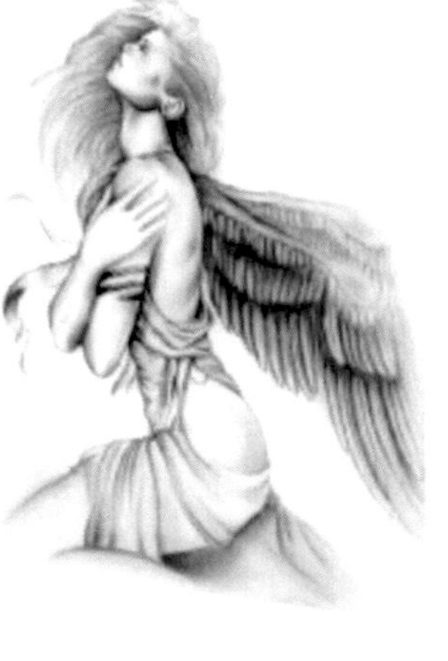

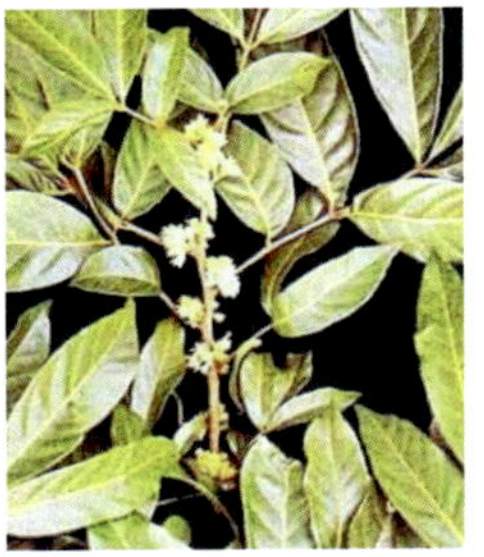

III. Muira Puama

Botanischer Name: Ptychopetalum olacoides

Anderer Name: Marapuama, Marapama, Muiratam, Muirata, Muria Pauma, Potenzholz

Vorkommen: Südamerika – Brasilien

Aussehen: Der Muira Puama Baum kann bis zu fünf Meter hoch werden. Er hat längliche Blätter, die von starken Adern durchzogen sind. Die kleinen Blüten sind weiß, die Früchte orange.

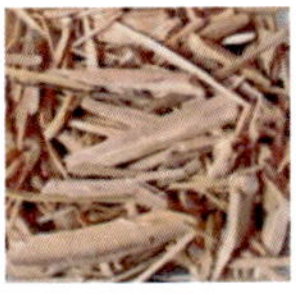

Familie: Sandelholzgewächse, Olacaceae

Verwendete Teile: Holz, Rinde

Aroma: Muira Puama riecht beim Verbrennen leicht süßlich, dennoch holzig und irgendwie exotisch.

Magische Räucherung: Das Holz des Baumes können Sie gut in Liebesräucherungen mit hinzunehmen. Für Mann und Frau wirkt es gleichermaßen anregend im Beckenraum. Sie werden spüren, wie Ihre Sensibilität steigt, wie Sie Dinge ganz anders wahrnehmen und spüren als zuvor. Das ist natürlich aufregend und bringt viele neue Erfahrungen mit sich. Die neuen Impulse prägen sich ein und das Liebesleben wird wieder aufregender werden.

Mischung: Bärentraube, Condurango, Copal, Damiana, Eisenkraut, Kalmus, Lapacho, Muskat, Salbei, Weihrauch

Planet: Venus
Götter: nicht bekannt
Chakra: Sakralchakra
Erzengel: Metatron

Element: Feuer
Sternzeichen: Schütze
Elementarwesen: Baumgeister
Benutzung als Tee: ja

Wissenswertes über die Pflanze: Muira Puama wird nicht umsonst Potenzholz genannt. Schon die Ureinwohner Amerikas kannten die Pflanze und deren Wirkung und setzten sie als Aphrodisiakum ein. Zudem war das Holz auch zur Nervenstärkung gut. Für Liebespaare war es ein angenehmes Mittel, was beide gleichermaßen erfreute. Die männlichen Ureinwohner rieben sich sogar ihr Geschlechtsteil damit ein, um so eine erektionsverlängernde Wirkung zu erzielen. Als Likör angesetzt, wirkt das Holz noch viel stärker.

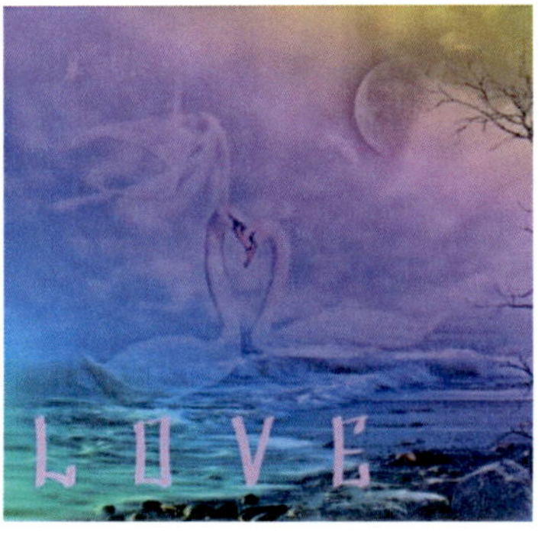

112. Muskat - Macis

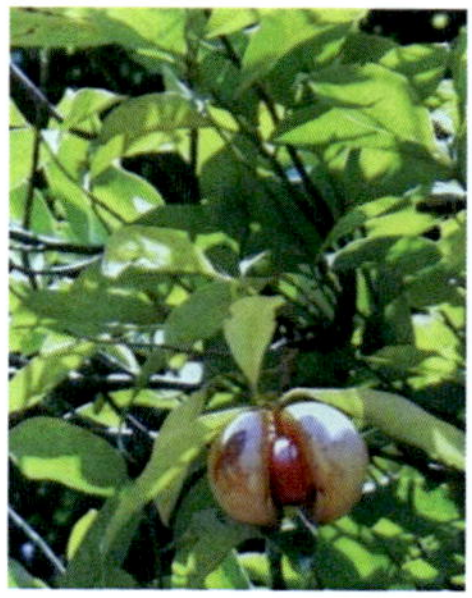

Botanischer Name: Myristica fragrans

Anderer Name: Juz, Macis, Moscade, Muscadir, Muschatennuss, Pala

Vorkommen: Asien – Molukken, Indonesien; Tropen; Anbau weltweit

Aussehen: Der Muskatbaum kann eine Wuchshöhe von bis zu zwanzig Metern erreichen. Die Rinde ist glatt und sieht grau-grünlich aus. Die dunkelgrünen Blätter sind elliptisch geformt, die Blüten gelblich. Es gibt männliche und weibliche Bäume. Die weiblichen tragen nach der Blüte aprikosenartige Früchte. Wenn die Muskatnuss reif ist, springt die Frucht von alleine auf.
Die Muskatnuss kann – in sehr hohen Dosen genossen – zum Tod führen, in geringen

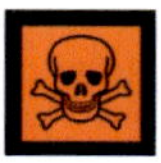

Dosen halluzigene Wirkungen hervorbringen. Die normale Dosierung als Gewürz ist unbedenklich. Ein Kind kann schon bei einem Verzehr von zwei Nüssen eine tödliche Vergiftung bekommen.

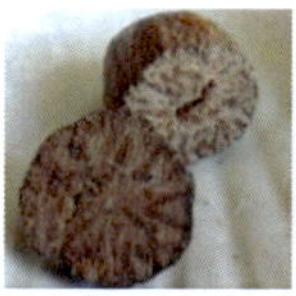

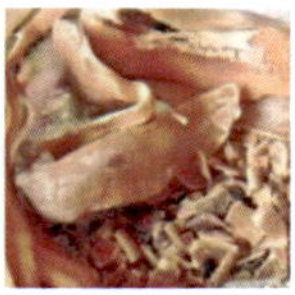

Familie: Muskatnussgewächse, Myristicaceae

Verwendete Teile: Blüte (Samenmantel), Nuss

Aroma: Die Muskatnuss sollte sparsam verwendet werden, wobei die Blüte fruchtig-würzig im Aroma ist und ein wenig an Früchtetee erinnert.

Magische Räucherung: Muskatnuss können Sie bei Räucherungen dazutun, bei denen es um das Orakeln geht. Sie ist eine Pflanze, die die übersinnlichen Fähigkeiten steigert und somit die besten Voraussetzungen schafft, um klare Vorhersagen zu treffen. Dabei ist es nicht wichtig, ob Sie Tarotkarten legen oder vielleicht Lenormand. Es ist wichtig, dass das Kartenlegen nicht so aus der Hand heraus geschieht. Wenn Sie sich eine gewisse Atmosphäre schaffen, werden Sie spüren, dass Kartenlegen etwas ganz Besonderes sein kann. Denken Sie daran, auch diese ab und an zu reinigen und wieder „aufzuladen". Es gibt auch wundervolle Engelskarten oder Feen-, Elfen-, Drachen- oder gar Naturwesenkarten. Nehmen Sie die, bei denen Ihr Gefühl Ihnen sagt, diese sind es. Sie werden bemerken, dass nicht jedes Kartendeck für Sie bestimmt ist. Muskat hilft dabei, dass Ihre Herzhand die richtigen, für den Moment wichtigen Karten legt. Sie kann auch dabei behilflich sein, den Kontakt mit den Ahnen herzustellen. Am Abend verräuchert hilft sie dabei, die negativen Gedanken zu verschieben und Ruhe zu finden. In den darauffolgenden Träumen mag schon einmal die Intensität erhöht sein.

Mischung: Anis, Beifuß, Kardamon, Majoran, Pfeffer, Piment, Salbei, Tonkabohne, Thymian, Weihrauch

Planet: Jupiter
Götter: Cunda, Odin/Wodan
Chakra: Sakralchakra
Erzengel: Chamuel

Element: Nuss – Feuer; Blüte – Luft
Sternzeichen: Schütze
Elementarwesen: Simurgh
Benutzung als Tee: nein

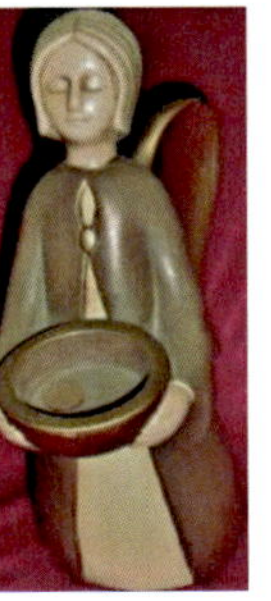

Wissenswertes über die Pflanze: Die Muskatnuss war einst so beliebt gewesen, dass Händler sie in besonderen Gefäßen bewahrten und sie mit Gold aufwogen. Heute kaum denkbar, da man die wunderbare Nuss doch sofort in vielen Läden erhalten kann. In Indien wurde der Muskat als Rausch- oder Potenzmittel, als Medizin und Gewürz benutzt. In Ägypten fand man den Muskat in Sarkophagen und Grabkammern. Er diente als Grabbeigabe schon lange vor der Zeitrechnung Christi. Erst im 16. Jahrhundert, als die Seewege und der von den Portugiesen beherrschte Handel die verschiedensten Kontinente untereinander verbanden, gelangte auch der Muskat nach Europa. Später übernahmen die Holländer den Handel. Sie waren sogar so dreist, dass sie auf den Inseln viele Anbaugebiete vernichteten und nur auf einigen wenigen den Anbau weiterführten. Durch die so verringerte Ernte schossen die Preise auf den Märkten in die Höhe. Später waren es die Engländer, die den Holländern das Monopol streitig machten. Muskatnüsse wurden sehr lange als Talismane getragen, das brachte dem Träger Glück. Das Muskatnussöl wird heute noch in Kosmetikartikeln wie Seife, Reinigungsmittel und Parfüms verarbeitet.

113. Myrrhe

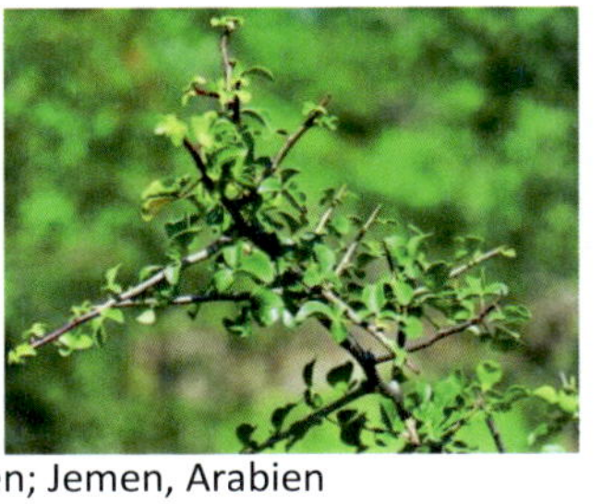

Botanischer Name: Commiphora molmol, Commiphora myrrha

Anderer Name: Echte Myrrhe, Männliche Myrrhe, Rote Myrrhe

Vorkommen: Asien – Indien; Afrika – Sudan, Somalia, Äthiopien; Jemen, Arabien

Aussehen: Der Myrrhe-Baum wird bis zu drei Meter hoch. Der sehr stark verzweigte Baum hat viele Dornen. Seine Blätter sind gefiedert. Die Blüten sind gelb-orange und stehen in rispenartigen Blütenständen. Geerntet werden circa drei bis vier Kilogramm Harz pro Baum und Jahr. Das Harz kann verschiedene Farben haben, denn es gibt über 200 verschiedene Myrrhe-Arten. Im Handel finden Sie die Farben hellgelb bis gelb, dunkelgelb bis bräunlich und bräunlich-rötlich. Die Myrrhe ist schwach giftig!

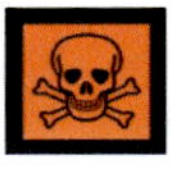

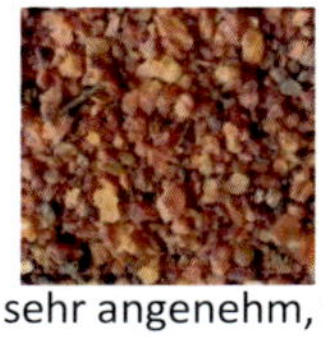

Familie: Balsambaumgewächse, Burseraceae

Verwendete Teile: Harz, Holz

Aroma: Die Myrrhe duftet beim Verbrennen leicht nach Kaminfeuer, sehr angenehm, warm und balsamisch, wobei ein etwas würziges und erdiges Aroma durchkommt.

Magische Räucherung: Die Myrrhe besitzt eine Kraft, die, wenn sie in anderen Räuchermischungen dazugenommen wird, diese enorm verstärken wird. Im Allgemeinen ist Myrrhe etwas für sensible Menschen. Sie macht Sie frei, frei von negativen Gedanken und Emotionen, frei von Blockaden und Ballast. Die Reinigung der Dreieinigkeit steht bei ihr vorne an. Dadurch kommen Körper, Geist und Seele wieder in Harmonie zueinander und Sie werden sich sehr wohlfühlen. Dadurch sind Sie auch in der Lage, spirituelle Botschaften aus dem Universum zu empfangen. Ihre sogenannten Antennen werden noch empfindlicher und Sie reagieren schneller. Das ist nicht immer ein großer Vorteil, bedenkt man, wie oft einem dadurch auch die negativen Dinge entgegenspringen, die man auch verarbeiten muss. Sie werden manche Menschen ganz anders betrachten, sie neu entdecken und wahrnehmen. Das kann einen schon umhauen. Offen und feinfühlig zu sein ist eine Gabe, die aber auch gepflegt werden möchte. Myrrhe schafft es, Sie dahingehend zu unterstützen. Mit ihr können Sie des Weiteren Ihre magischen Gegenstände reinigen, Orte segnen und dem Universum ein Riesendank senden.

Mischung: Aloe, Buche, Gewürznelke, Piment, Kiefer, Sandelholz, Styrax, Wacholder, Weihrauch, Zimt

Planet: Mond
Element: Erde
Götter: Adonis, Ceres/Demeter, Cybele/Rhea, Freya, Hathor, Hera/Juno, Hermes/Merkur, Isis, Maria, Ra
Sternzeichen: Krebs
Chakra: Sakralchakra
Elementarwesen: Phönix
Erzengel: Uriel
Benutzung als Tee: ja

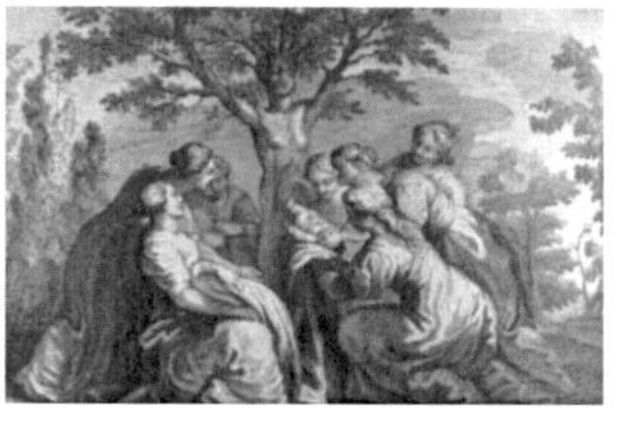

Myrrha, Die Geburt Adonis
Bernard Picart
(1673-1733)

Wissenswertes über die Pflanze: Die Myrrhe steht für die weibliche Sinnlichkeit, ist aber auch ein Symbol für den Schoß der Erde. Oftmals wird der Myrrhe sogar eine lebensverlängernde Wirkung nachgesagt. Als Heilpflanze wird die Myrrhe bereits seit über dreitausend Jahren verwendet. In Ägypten wurde Myrrhe zur Einbalsamierung der Mumien benutzt. Wenn mittags der Sonnengott Ra angebetet wurde, wurde die Myrrhe zu seinen Ehren verbrannt. Auch in den Tempeln der Göttin Isis war Myrrhe ein viel benutztes Harz. Die Priester stellten aus der Pflanze auch Zaubertränke und wirkungsvolle Elixiere her. Myrrhe wird zudem in Verbindung mit dem Feuervogel Phönix gebracht, denn es war eine der Zutaten, die bei der Beerdigung des Feuervogels dazugegeben wurde. In der Bibel wurde die Myrrhe zusammen mit den heiligen drei Königen genannt. Einer von ihnen brachte sie als Gabe für den neugeborenen Jesus mit. Als Jesus von der Erde ging, wurde seine sterbliche Hülle angeblich mit Aloe und Myrrhe balsamiert. In der Mythologie steht geschrieben, dass einst eine Königstochter mit Namen Myrrha von der Göttin Aphrodite verzaubert wurde und sich unsterblich in ihren eigenen Vater verliebte. Zwölf lange Nächte verführte sie ihn. Als der König erkannte, wer ihn verführt hatte, wollte er sein eigenes Kind töten. Myrrha musste flüchten und bemerkte dabei, dass die Nächte nicht ohne Folgen geblieben waren, denn sie war schwanger. Sie bat die Göttin, dass sie sie unsichtbar machen würde. Myrrha wurde in einen Baum verwandelt

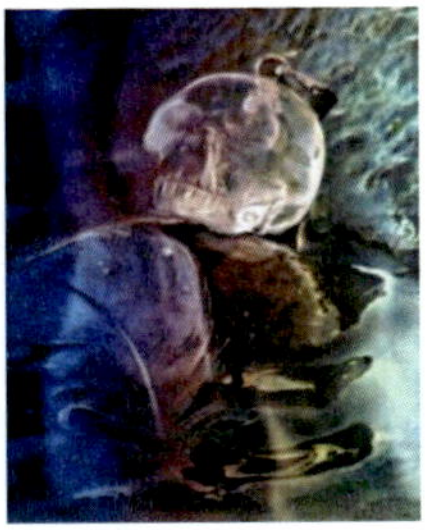

und ihre Tränen wurden zum Myrrhenharz. Nach neun Monaten brach genau dieser Myrrhenbaum auf und sie gebar ihren Sohn Adonis. Adonis war so umwerfend schön, dass die Göttin Aphrodite ihn sofort sehr lieb gewann. Aphrodite übergab Adonis der Persephone. Diese wollte den Adonis auch nicht mehr hergeben. Zeus sprach ein Machtwort. Adonis sollte nun ein Drittel des Jahres bei Aphrodite sein, ein Drittel bei Persephone und über das letzte Drittel durfte er frei entscheiden. Adonis starb später an den Verletzungen, die ihm ein Eber auf der Jagd zugefügt hatte. Aus seinem Blut aber wuchsen Rosen und Anemonen.

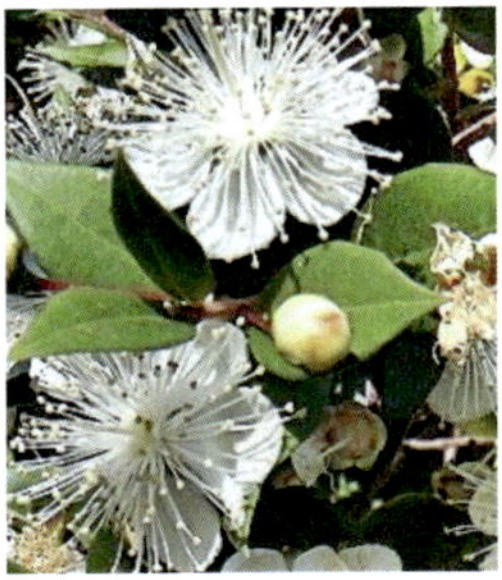

114. Myrte

Botanischer Name: Myrtus communis

Anderer Name: Blume der Götter, Brautmyrte, Gemeine Myrte, Echte Myrte

Vorkommen: Europa – Deutschland, Mittelmeer; Asien; Afrika

Aussehen: Die Myrte kann als immergrüner Strauch eine Wuchshöhe von bis zu drei Metern erreichen. Sie hat dunkelgrüne, glänzende Blätter, kleine und weiße Blüten. Später erscheinen wacholderartige, blauschwarze Beeren.

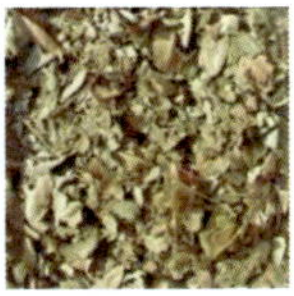

Familie: Myrtengewächse, Myrtaceae

Verwendete Teile: Beeren, Blätter, Blüten

Aroma: Die Blätter ergeben bei einer Räucherung einen sehr feinwürzigen frischen Duft. Der Rauch ist sehr hell. Die Beeren duften dagegen eher sehr fruchtig.

Magische Räucherung: Die Myrte können Sie gut in Ihren meditativen Sitzungen benutzen. Sie klärt bei der Verräucherung die Atmosphäre und bringt Ihnen eine klare innere Sicht. Dadurch wird auch der spirituelle Geist offen für kommende Dinge. Spüren Sie, wie sich Ihr Herz mit dem Universum verbindet. Ihre Seele öffnet sich und kann Liebe empfangen. Sie spüren die Schönheit des Seins, spüren die allumfassende Liebe und wissen, Sie können sich jederzeit mit dieser Energie wieder verbinden. Das bringt Vertrauen. Die Myrte ist das sogenannte Schloss zum Paradies. In diesem Zustand lassen sich auch alte seelische Wunden heilen, man kann leichter verzeihen und um Vergebung bitten und es lässt sich gute Danke sagen. Dies alles sind sehr gute Voraussetzungen für Meditationen, aber auch für Rückführungen. Die Myrte kann Sie auch beim Orakeln unterstützen und Ihnen helfen, Segnungen auszusprechen.
Mischung: Iris, Kiefer, Lorbeer, Mastix, Orange, Rose, Weihrauch, Ysop, Zimt, Zitronengras

Planet: Merkur **Element:** Wasser

Götter: Aphrodite/Venus, Artemis/Diana, Astarte/Ishtar, Ashtoreth, Dana, Freya, Hathor, Laren, Maria
Sternzeichen: Jungfrau
Chakra: Kronenchakra
Elementarwesen: Feen
Erzengel: Chamuel
Benutzung als Tee: ja

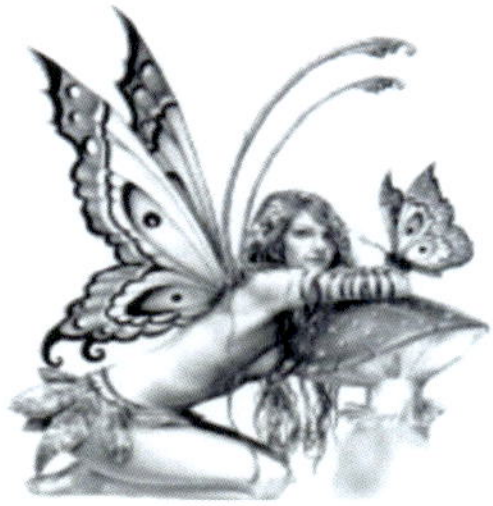

Wissenswertes über die Pflanze: Die Myrte ist eine Pflanze, die sehr gerne bei Hochzeiten als Symbol der Liebe stand. Myrtenkränze wurden für die Braut gefertigt. Die Priester trugen ebenfalls Myrtenkränze und noch heute sieht man Kinder bei der Erstkommunion Myrtensträuße oder aber auch Myrtenkränze tragen. Die Myrte ist ein Symbol für die Liebe und damit verbunden für die Reinheit, Schönheit, Anmut und Frieden. Diese Mysterienpflanze hatte bereits Adam fasziniert, denn er pflückte sich einen Zweig von der Myrte ab, bevor er den Garten Eden endgültig verlassen musste. Beim Kochen der Blätter werden ätherische Öle freigesetzt. Dadurch entsteht ein wundervoller magischer Duft, der sofort den ganzen Raum erfüllt. Daher wurde die Myrte auch „Blume der Götter" genannt.

115. Narde

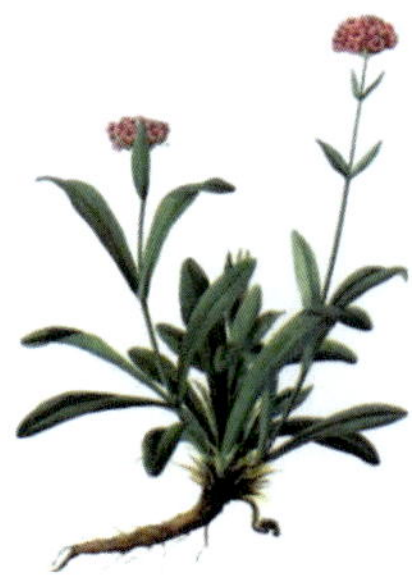

Botanischer Name: Nardostachys jatamansi

Anderer Name: Balchar, Bal-Tschad, Bhutajata, Indischer Speik, Jatamansi, Jatamanshi, Moschuswurzel, Nardenähre, Schlangenweihrauch, Spikenarde, Tapasvini

Vorkommen: Asien – China, Nepal, Japan, Afghanistan, Himalayaregion

Aussehen: Die aufrechte Staude besitzt einen sehr langen, verdickten und holzigen Wurzelstock und wird bis zu sechzig Zentimeter hoch. Die Blätter sind länglich und dunkelgrün, die Blüten in dichten Trugdolden rosa, purpur, manchmal auch blau.

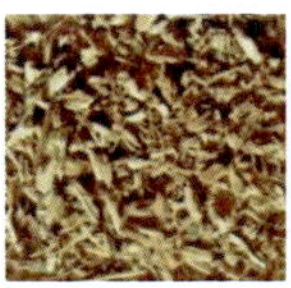

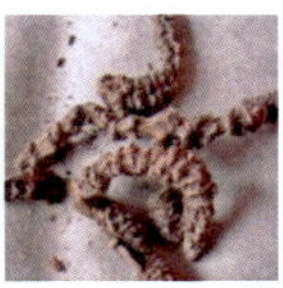

Familie: Baldriangewächse, Valerianaceae

Verwendete Teile: Wurzel

Aroma: Die Nardewurzel schenkt uns beim Verräuchern einen sehr warm-erdigen Duft, der entfernt aber auch an Baldrian erinnert.

Magische Räucherung: Die Narde fordert Sie auf, sich in die Astralwelt zu begeben. Ihre ätherische Energie hilft Ihnen, sich auf die Reise vorzubereiten. Sie erweitert Ihr Bewusstsein, sodass es wie ein leichter Treppenaufstieg in die geistige Ebene wird. Die Narde ist ein Begleiter auf dem Weg, der tief in Ihr Innerstes führt. Schützend nimmt sie Ihre Hand, gibt Ihnen Vertrauen und Selbstbewusstsein, nimmt die noch restlichen Ängste von Ihnen und steigt gemeinsam mit Ihnen in die unendlichen Weiten. Dabei passt dieser Begleiter gut auf, dass Ihnen nichts passiert, dass Sie in dieser Unendlichkeit nicht verloren gehen. Seine beruhigende Art gibt Frieden um Sie herum. Narde passt auch gut in Gruppenmeditationen oder zu denen, die erst am Anfang des Meditierens stehen.

Mischung: Adlerholz, Amber, Moschus, Myrrhe, Sandelholz, Vetiver, Weihrauch, Ysop, Zimt, Zistrose

Planet: Merkur
Götter: nicht bekannt
Chakra: Halschakra
Erzengel: Uriel

Element: Erde
Sternzeichen: Jungfrau
Elementarwesen: Pan
Benutzung als Tee: nein

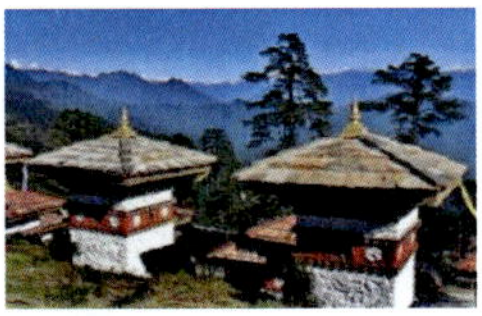
Bhutan

Wissenswertes über die Pflanze: Im Buddhismus ist die Narde eine sehr begehrte Räucherzutat und wird dort über alles geschätzt. Die Ägypter benutzten die Narde als Duftlieferant. In den Gräbern des großen Tutenchamun fanden sich Gefäße mit Salben, die aus Narde hergestellt wurden. Maria soll ihrem Herrn sogar die Füße mit Nardenöl eingerieben haben. Als Judas, ein Jünger von ihm, dies heftig kritisierte, wies Jesus ihn zurecht. So schreibt es das Neue Testament. Die Narde wurde vor allem zur Herstellung von Parfüm und als Räuchermittel genutzt.

116. Nieswurz

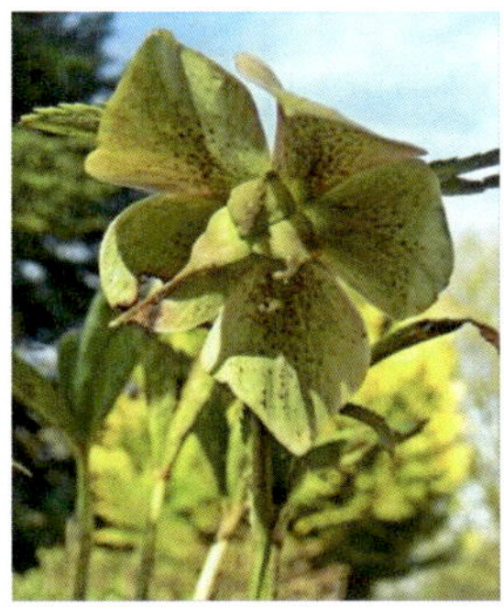

Botanischer Name: Helleborus niger

Anderer Name: Alröschen, Bärenfuss, Eisblume, Feuerkraut, Lenzrose, Schneerose, Teufelskraut, Weihnachtsrose, Wolfszahn, Wrangblume

Vorkommen: Europa – Deutschland; Asien; Nordamerika

Aussehen: Die Nieswurz kann eine Wuchshöhe von bis zu dreißig Zentimetern erreichen. Sie besitzt einen kahlen, fast schwarzbraunen Wurzelstock. Ihre dunkelgrünen Blätter sind ledrig, gestielt und mehrfach geteilt. Die weißen Blüten sind endständig. Alle Teile der Nieswurz sind giftig und stehen in Deutschland unter Naturschutz!

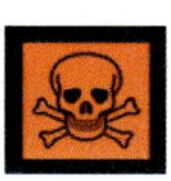

Familie: Hahnenfußgewächse, Ranunculaceae

Verwendete Teile: Wurzel

Aroma: Beim Verbrennen der Nieswurz steigt ein sehr herb-erdiger Geruch empor.

Magische Räucherung: Die Nieswurz gibt Ihnen bei Schutzräucherungen die Gewissheit, dass auch ja alle negativen Energien und Dämonen den Raum verlassen haben. Dadurch ist sie auch bestens dazu geeignet, bei jeglicher Geisteraustreibung mit hinzugenommen zu werden. Viele verräuchern sie zusätzlich bei Astralreisen, damit Ihnen während der Zeit, in der sie ihre körperliche Hülle verlassen, nichts passiert. Sie passt zu diesem Zeitpunkt und an diesem Ort auf Ihren Körper auf, sodass dieser nicht angegriffen wird oder sich ein böses Wesen in ihm festsetzt.

Mischung: Alraune, Bärlapp, Bilsenkraut, Eibe, Erdrauch, Kalmus, Lärche, Quecke, Ulme, Weihrauch

Planet: Saturn
Götter: Hekate, Hel, Hulda
Chakra: Kronenchakra
Erzengel: Michael
Benutzung als Tee: Nein, tödlich giftig!

Element: Wasser
Sternzeichen: Fische
Elementarwesen: Undine
Ersatzstoffe: Tabak

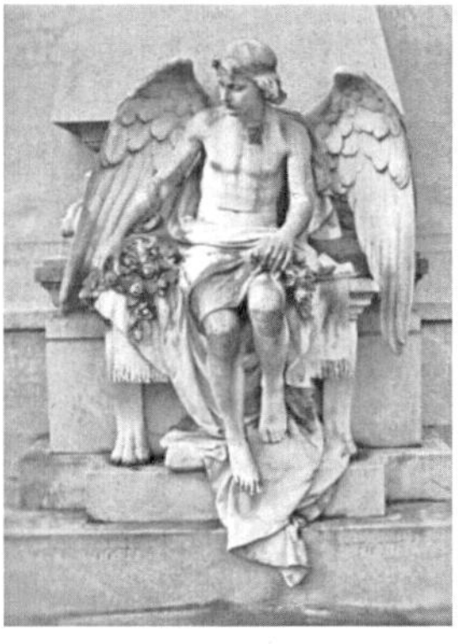

Wissenswertes über die Pflanze: Durch die Giftigkeit der Pflanze hatte diese eine sehr große Bedeutung bei den Propheten und Wahrsagern. So wurde sie schlichtweg zur Zauberpflanze und man schrieb ihr göttliche Kräfte zu. In Ritualen gab sie ihre Kräfte in Amuletten wieder und demonstrierte so die Macht deren Träger. Die Indianer gaben die Nieswurz zu ihren Schnupfpulvern. Auch wurde sie dazu benutzt, sich die Nase frei zu putzen. Einige glaubten sogar, sich so Krankheiten und auch böse Geister herausniesen zu können. Manche allerdings verkannten die Gefahr der Giftigkeit dabei. Jedoch gibt es auch heute noch ein aus der Wurzel hergestelltes Pulver, was in bestimmten Schnupftabaksorten Bestandteil ist und natürlich ist es auch Bestandteil des Niespulvers. Der Medizinmann gab das Schnupfpulver als Anordnung zur Einnahme bei schwersten Erkrankungen. Eventuell wollten sie so dem Sterbenden die Qual erleichtern oder die Seele vor die Wahl stellen: entweder – oder. Sicher war jedoch, wer dies überlebte, hatte alle Götter auf seiner Seite. Im Altertum gab es einst einen Ziegenhirt mit Namen Melampus. Er heilte die drei wahnsinnigen Töchter des Königs Proetos von Argos. So wurde die Nieswurz zur Heilpflanze. Später bei Dioskurides wurde sie gegen Epilepsie, Wutanfälle, als Abführmittel und vieles mehr eingesetzt. Da die Giftigkeit der Pflanze sehr groß ist, wurde sie auch dementsprechend für „bestimmte Dinge" angewendet. Im Jahr 600 vor Chr. gebrauchte Solon eine hintertückische Kriegslist. Er tat in einen kleinen Bach mehrere Wurzeln dieser Pflanze hinein. Als der Feind aus diesem Bach trank, war er kurze Zeit später kampfunfähig. Dass diese Pflanze überhaupt existiert, verdanken wir der Göttin Freya. Denn einst, in einer bitterkalten schwarzen Nacht, wurde ein kleines Kind verstoßen und irrte draußen umher. Die Göttin bekam dies mit und hatte unendlich viel Mitleid mit diesem Kind. So verwandelte sie es in eine Pflanze, die im Winter, in der kalten Jahreszeit blüht. So wurde diese zum Symbol der Unschuld. Dem „Zwerg Nase" aus dem gleichnamigen Märchen der

Gebrüder Grimm verhalf ein aus der Nieswurz hergestelltes Pulver zum Niesen und so konnte der verzauberte Jakob, der durch die Verzauberung eine unansehnliche, übergroße Nase hatte, doch noch wieder sein wahres Aussehen zurückerlangen. Über die Riesenkröte (Aga, Bufo marinus) erzählte man sich im Mittelalter, dass sie sich nicht nur unter die Nieswurz legte, um sich zu schützen, sondern, dass sie auch das Gift und damit die Zauberkraft durch sie bezog. Eigenartigerweise besitzen beide die gleiche chemische Struktur des Giftes, auch wenn die Art des Giftes ein anderes ist. In einer Legende wurde auch von einem armen Hirten erzählt, der sich auf dem Weg nach Betlehem befand. Zu dieser Zeit wurde gerade Jesus geboren. Wie gerne hätte auch er ein Geschenk für ihn gehabt. Selbst nach Blumen hielt er Ausschau, aber da es noch sehr kalt war, wuchsen noch keine. Er war so traurig über seine Armut, dass er anfing zu weinen. Seine Tränen fielen auf den kalten Boden und verwandelten sich in Rosen, in Christrosen (Nieswurz). Er sammelte sie ein und brachte sie als Geschenk mit.

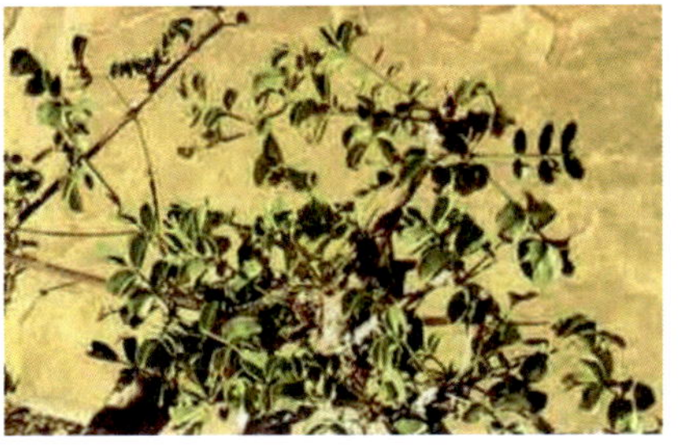

117. Opoponax

Botanischer Name: Commiphora erythraea, Opoponax persicum

Anderer Name: Bisabol-Myrrhe, Duftende Myrrhe, Falsche Myrrhe, Süße Myrrhe

Vorkommen: Afrika – Somalia, Äthiopien, Sudan

Aussehen: Der afrikanische Tropenbaum wächst bis zu fünf Meter hoch. Er hat stark verzweigte Äste mit vielen Dornen und eine rau strukturierte Rinde. Seine Blätter sind dunkelgrün und klein.

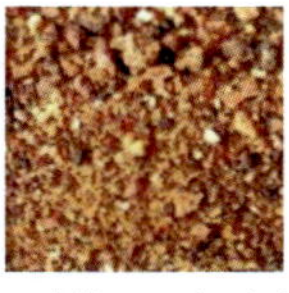

Familie: Balsambaumgewächse, Burseraceae

Verwendete Teile: Harz

Aroma: Das Opoponaxharz duftet sehr süß balsamisch mit einem waldigen, holzigen Hintergrund.

Magische Räucherung: Nehmen Sie Opoponax und räuchern Sie damit Räume aus, in denen zuvor kranke Menschen gewesen sind. Es wirkt antiseptisch, entspannt und reinigt die Atmosphäre. Erkrankte Menschen haben oftmals eine sehr eigenwillige Energie. Sicher haben Sie diese auch schon einmal bemerkt. In besonders hoher Konzentration tritt diese in Krankenhäusern auf. Am liebsten möchte man am Eingang schon umkehren ... Opoponax neutralisiert genau diese Energie und gibt den Erkrankten Mut zur Heilung, Mut zum Leben und Kraft, wieder aufzustehen. So können Sie sich ganz auf die Gesundung konzentrieren. Gerne wird es auch in Meditationen verwendet, da es Körper, Geist und Seele miteinander vereint und sie harmonisiert. Sein Rauch wirkt tief in Ihre Aura hinein und reinigt sie. In Zeremonien kann Opoponax auch als Opfer dargebracht werden.

Künstler lieben es besonders, mit dem Harz zu räuchern. Es steigert die Wahrnehmungsfähigkeit, die Intuition und inspiriert sie zu neuen Dingen.

Mischung: Angelika, Aprikose, Beifuß, Drachenblut, Fichte, Heidekraut, Patchouli, Veilchen, Wacholder, Weihrauch

Planet: Venus
Götter: nicht bekannt
Chakra: Sakralchakra
Erzengel: Raphael

Element: Feuer
Sternzeichen: Stier
Elementarwesen: Pan
Benutzung als Tee: nicht bekannt

Wissenswertes über die Pflanze: Der Opoponax ist schon sehr früh im Altertum als Reinigungs- und Desinfektionsmittel bekannt gewesen. Das Harz wurde in den jeweiligen Räumen verräuchert und hinterließ zugleich einen wundervollen Duft. Opoponax wirkte wie ein Duftschild, das immun macht und alles Unheilbringende abwehren kann. In Ägypten erzählen Wandfriese darüber, dass einst eine Expedition von fünf Schiffen der Königin (Pharaonin) Hatschepsut aromatische Pflanzen brachten zum Verräuchern. Darunter waren auch Myrrhe und Weihrauch. Dreimal täglich wurde dem Sonnengott Ra etwas geopfert. Er bekam zum Sonnenaufgang den Weihrauch, zum Mittag die Myrrhe und zum Sonnenuntergang die Kyphi. Jeder kann sich vorstellen, was dort für ein ständiger Duft geherrscht haben muss, wenn dreimal am Tag eine große Menge verräuchert wurde und der Rauch überall hinzog. Die Räucherung hatten die Priester übernommen.

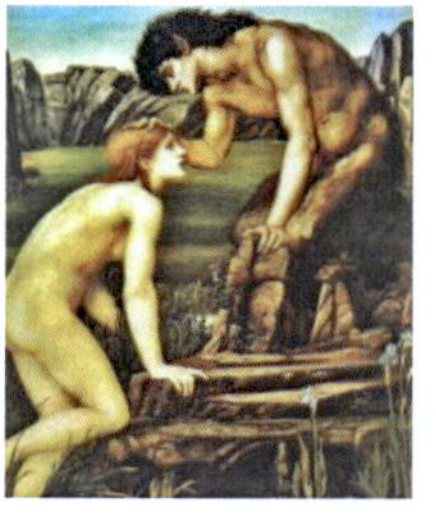

Pan, Edward Burne-Jones (1833-1898)

118. Orange

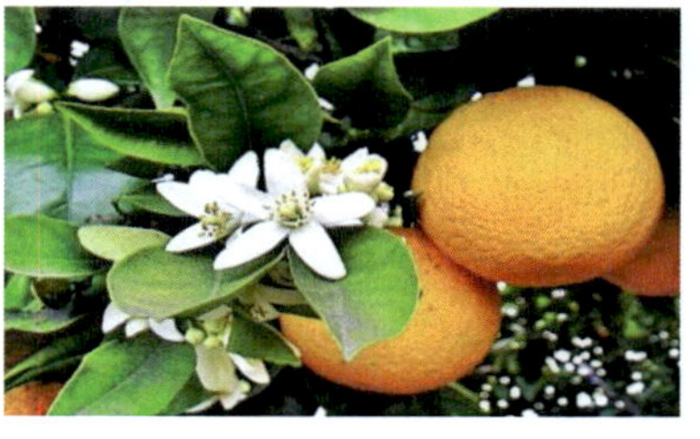

Botanischer Name: Citrus sinensis

Anderer Name: Apfelsine, Appelsin, Naranja

Vorkommen: Europa – Spanien; Asien – Indien, China; Amerika – Brasilien, Mexiko, USA

Aussehen: Der Orangenbaum ist immergrün und kann eine Wuchshöhe von bis zu acht Metern erreichen. Die jungen Triebe haben stumpfe Dornen. Die grünen, glänzenden Blätter sind spitz zulaufend und am Grunde abgerundet. Seine Blüten sind weiß mit fünf Kelchblättern. Die Frucht ist die Orange, rund und wohl jedem bekannt.

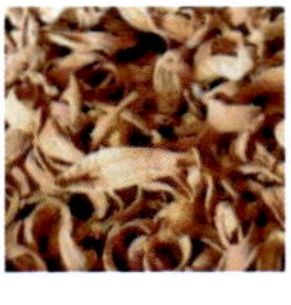

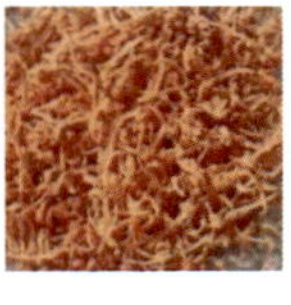

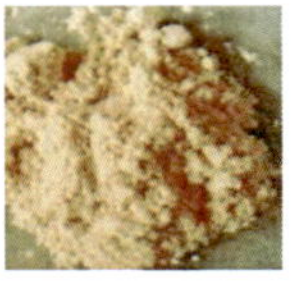

Familie: Rautengewächse, Rutaceae

Verwendete Teile: Blüte, Schale

Aroma: Bei der Verräucherung ist die Blüte mit ihrem Duft eher zurückhaltend und sehr fein ätherisch, etwas süß-blumig, wobei die Schale einen sehr intensiven, starken, zitrusfruchtigen Geruch abgibt.

Magische Räucherung: Der Duft der Orange erheitert sicher auch Ihr Gemüt. Betritt man einen Raum, indem gerade zuvor eine Orange geschält wurde, hat diese bereits den Duft des Raumes bestimmt. So verbreitet sie auch in der Verräucherung einfach viel Freude, schafft eine sehr angenehme Atmosphäre, in der Sie sicherlich entspannt sind. Mit der Orange können Sie auch depressiven Verstimmungen entgegentreten. Sie löst Ängste, schafft inneren Ausgleich und jegliche Verzweiflung mildert sich. Ihre Wärme wird sehr genutzt bei Liebesräucherungen. Die Lichtpflanze bringt Sonnenschein überall dorthin, wohin man sie lässt. Schlechte Laune verfliegt und erotische Stimmungen werden gefördert.
Mischung: Benzoe, Koriander, Jasmin, Kirsche, Lavendel, Rose, Sandelholz, Weihrauch, Zimt, Zitronengras

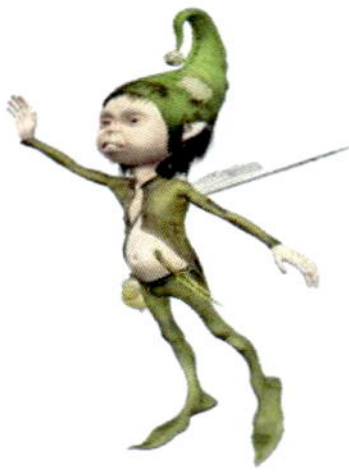

Planet: Sonne
Götter: Apollo, Cernunnos, Hera/Juno
Chakra: Solarplexus
Erzengel: Jophiel
Element: Wasser
Sternzeichen: Skorpion
Elementarwesen: Feen
Benutzung als Tee: ja

Wissenswertes über die Pflanze: Im weit bekannten Neroliöl finden sich Orangenblüten und Orangenblütenwasser wieder. In China gilt die Orange als Symbol des Glücks. Nach Europa kam diese Frucht wahrscheinlich erst nach dem 15. Jahrhundert. Zumindest ist ihre Existenz davor nicht nachgewiesen worden. In der Liebe wurden ihre Kerne und Schale verwendet. Tat man diese in einen kleinen Beutel, zog sie automatische die Liebe an. Die Blüten wurden für Liebesgetränke genutzt und auch in den Bädern hinzugetan. Magier und Hexen tranken den Orangensaft oft anstelle des Weines. Das brachte nicht nur einen klaren Kopf, sondern damit war auch der Erfolg des Rituals vielversprechender.

120. Pappel

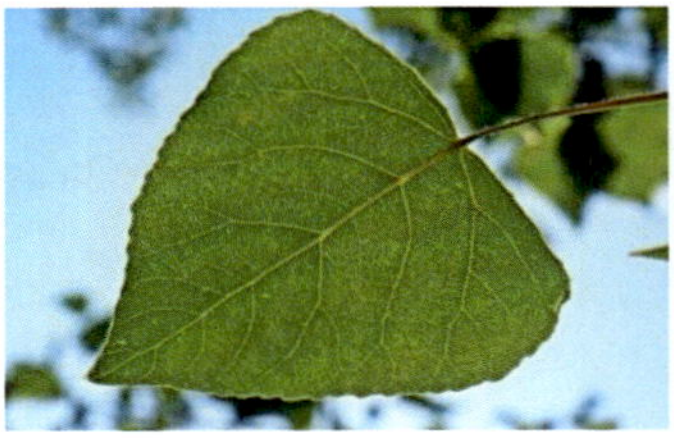

Botanischer Name: Populus balsamifera (Balsampappel), Populus nigra (Schwarzpappel)

Anderer Name: Alberbaum, Balsampappel, Bellen, Eadha, Espe, Graupappel, Kanadische Pappel, Poppel, Weißpappel, Zitterpappel

Vorkommen: Europa – Deutschland; Asien – Persien; Nordwestafrika; Nordamerika – USA, Kanada

Aussehen: Die Pappel ist ein hoher Baum und wird bis zu vierzig Meter groß. Der Stamm ist meist gerade durchgehend und die graue Rinde tief längsfurchig. Die Blätter sind verschieden lang, meist dreieckig bis eiförmig, lang zugespitzt und mit einem gesägten Rand. Sie sind beiderseits behaart und grün. Die männlichen Blüten sind Kätzchen in der Farbe rötlich bis purpurn. Die weiblichen Kätzchen sind dagegen gelb-grünlich.

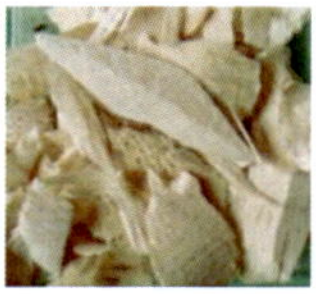

Familie: Weidengewächse, Salicaeae

Verwendete Teile: Harz, Holz, Knospen

Aroma: Die Pappel gibt einen sehr warm balsamischen und fein ätherischen Duft ab.

Magische Räucherung: Die Pappel eignet sich hervorragend für Räucherungen, die mit der Unterwelt, der Erde oder dem Verwurzeln zu tun haben. Sie ist ein treuer Begleiter, wenn Sie eine Reise in die Unterwelt planen. Sie hat die Macht, Sie dort zu beschützen. Rufen Sie dazu die Göttinnen der Unterwelt und Sie werden Dinge erblicken, die Sie niemals für möglich gehalten hätten. Ihre tiefsten Abgründe werden sich aufzeigen, Vergangenheit, die als vergessen schien, wird sich vor Ihnen öffnen und es werden alte Karmas durchbrechen, von denen Sie vielleicht nur etwas geahnt haben. Keine Angst! Es ist gut zu wissen, dass das, was Ihnen passiert und was verarbeitet wird, Vergangenheit ist. Etwas, was zu Ihnen stößt und nicht verarbeitet wird, wird so lange Ihren Weg kreuzen, bis Sie bereit sind, diese Sache nun anzugehen. Haben Sie Mut, mit der Pappel können Sie sich vorher genügend erden und sich tief verwurzeln. So schnell werden Sie dadurch auch nicht umgeworfen. Sehen Sie es als Befreiung und trauen Sie sich auch etwas zu. Sie können das! Die Pappel und die Götter sind bei Ihnen.

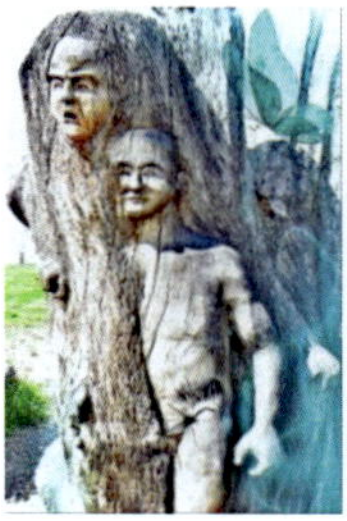

Mischung: Akazie, Andorn, Angelika, Damiana, Ginseng, Jasmin, Liebstöckel, Schöllkraut, Weihrauch, Zimt

Planet: Jupiter
Götter: Hekate, Herkules, Persephone
Chakra: Wurzelchakra
Erzengel: Chamuel

Element: Erde
Sternzeichen: Steinbock
Elementarwesen: Baumgeister
Benutzung als Tee: ja

Wissenswertes über die Pflanze: Die Schwarzpappel ist der Baum des Jahres 2006. Der Baum ist bei den Menschen sehr beliebt, die gerne aus Holz Skulpturen schnitzen, da sich Pappelholz leicht formen lässt. Die Blätter der Pappel bewegen sich beim kleinsten Windhauch. So kam auch der Begriff zustande „zittern wie Espenlaub". Hexen verwendeten Teile der Pappel zur Zubereitung ihrer Salben. Angeblich ermöglichte die Salbe das Fliegen wie auch Astralprojektionen. Aber so weit hergeholt ist das alles gar nicht, denn die Pappel hat einige düstere Seiten in sich. Die Knospen der Pappel wurden als Opfergeschenk für die Baumgeister und Erdwesen gebraucht. In der griechischen Mythologie steht geschrieben, dass einst der Sohn des Sonnengottes Helios, Phaeton, den väterlichen Sonnenwagen nicht mehr zu zügeln vermochte. Zeus sah dies und sendete einen strafenden Blitzschlag auf Phaeton nieder. Die Heliaden, Phaetons Schwestern, erstarrten aus Trauer um ihren Bruder zu Pappeln. Des Weiteren wird in einer griechischen Legende erzählt, dass eine Tochter der Erdenmutter Gaia, die Nymphe Dryope, eine heftige

Affäre mit dem Gott Apollo gehabt haben soll. Daraus wurde sie schwanger und gebar einen Sohn mit Namen Amphissos. Die anderen Nymphen waren darüber sehr ärgerlich und entführten Dryope. Für deren hilflosen Sohn Amphissos ließen sie aber eine Amme, die Pappel zurück. Zu dieser Geschichte gibt es auch noch eine andere Version und die lautet so: Dryope war eine schöne, junge Schafhirtin, die gerade die Herden ihres Vaters am Berg Oeta weidete. Gäste kamen zu ihr auf den Berg und fingen an zu tanzen. Apollo sah die Schöne und verwandelte sich in eine Schildkröte. Dryope bemerkte die Schildkröte, nahm sie und legte sie in ihren Schoß. Daraufhin verwandelte sich die Schildkröte in eine bedrohliche Schlange. Die Gäste flohen vor Angst. Der aber noch zurückbleibenden und zitternden Dryope erklärte der nun wieder zurückverwandelte Apollo seine Liebe. Einige Zeit später gebar sie ihm den Sohn Amphissos. Dieser Sohn baute seinem Vater Apollo einen Tempel. Immer, wenn Dryope diesen Tempel betrat, wurde dies vorher durch eine Pappel angezeigt. Weiterhin wird berichtet, dass die Nymphe Leuce sich in den Gott Hades unsterblich verliebte. Als Jahre später die Nymphe starb, verwandelte Hades sie in eine wunderschöne Pappel, sodass ihm immer die Erinnerung an sie blieb.

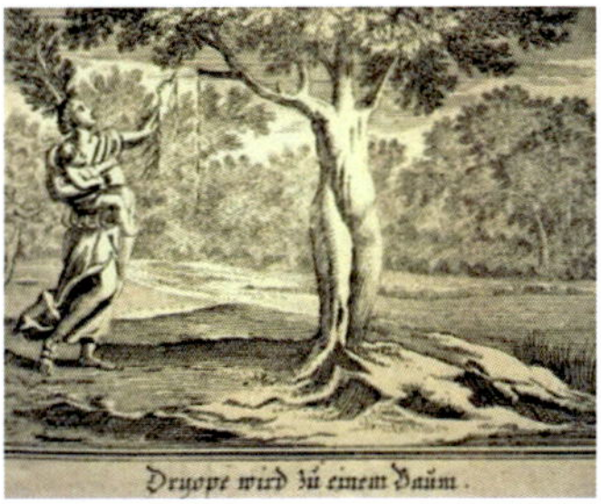

Dryope wird zu einem Baum
Johann Ulrich Krauss
(Edition 1690)

120. Passionsblume

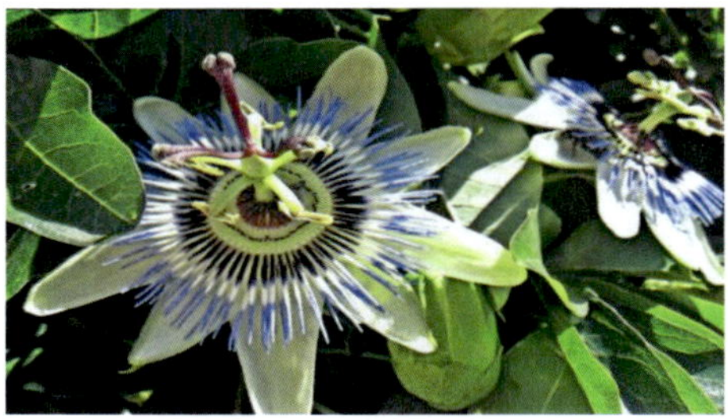

Botanischer Name: Passiflora incarnata

Anderer Name: Granadilla, Jesuitenblume, Maracuja, Maypop, Schlafblume

Vorkommen: Amerika – USA, Brasilien, Regenwald; Asien – Westindische Inseln; sonst meist als Zimmerpflanze erhältlich

Aussehen: Die Passionsblume ist eine Schlingpflanze mit bis zu sieben Metern langen, sich ringelnden dünnen Stängeln. Die dunkelgrünen, glänzenden Blätter sind dreifach gelappt.

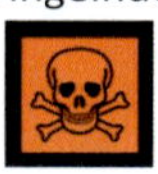

Die sehr großen Blüten haben je nach Art verschiedene Farben: Rot, Violett oder gar Weiß. Ihre Früchte sind Beeren mit vielen Kernen. Die Passionsblume ist schwach giftig!

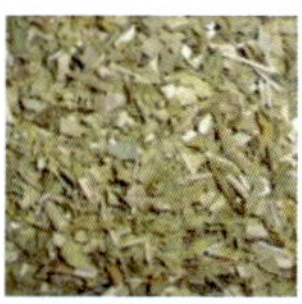

Familie: Passionsblumengewächse, Passifloraceae

Verwendete Teile: Kraut

Aroma: Der Duft der Passionsblume ist sehr angenehm, einfach umwerfend.

Magische Räucherung: Die Passionsblume ist ein wahrer Sonnenbringer für Ihr Herz und Ihre Stimmung. Sie dringt wie ein Lichtstrahl in Sie ein und lässt Sie völlig erblühen. Wärme durchflutet Ihren Körper. Ihr wundervoller Duft erreicht Ihre Sinne, wirkt auf Sie anregend, macht Sie offen für neue Unternehmungen. In der Liebe wirkt der Rauch sehr erregend, fast narkotisch-erotisch. So steht einem gemütlichen Abend nichts mehr im Wege ... Sie können die Passionsblume aber auch in Friedens- oder Harmoniezaubern einsetzen, überall dort, wo Streit herrscht oder schlechte Laune ist.

Mischung: Benzoe, Damiana, Copal, Eisenkraut, Guajak, Hanf, Lebensbaum, Mandelbaum, Weihrauch, Zeder

Planet: Sonne
Götter: Angerona
Chakra: Halschakra
Erzengel: Michael

Element: Wasser
Sternzeichen: Fische
Elementarwesen: Sturmgeister
Benutzung als Tee: ja

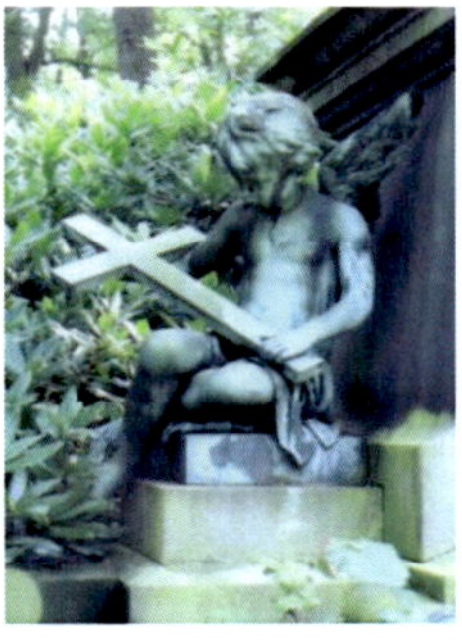

Wissenswertes über die Pflanze: Die Passionsblume soll an die Kreuzigung von Jesus erinnern. Nach Amerika ausgewanderte Jesuiten sahen im Aufbau der Blüte mehrere Hinweise für die Passionsgeschichte. So symbolisieren die je fünf Kelch- und Kronenblätter die zehn Apostel, die bei der Kreuzigung anwesend waren. Der Strahlenkranz, die auch Nebenkrone genannt wird, symbolisiert die Dornenkrone von Jesus. Die Kreuzigungsnägel wurden in den drei Griffeln mit den Narben wiedergesehen. Der Fruchtknoten bedeutet den Schwamm, der Jesus bei der Kreuzigung gereicht wurde. Die Ranken der Passionsblume stellen die Geißel dar und die fünflappigen Blätter die Hände Jesus. Die dreilappigen Blätter bedeuten die heilige Dreifaltigkeit, also Körper, Geist und Seele. Die ungelappten Blätter aber zeigen die Lanzenspitze, welche Jesus verletzte.

121. Patchouli

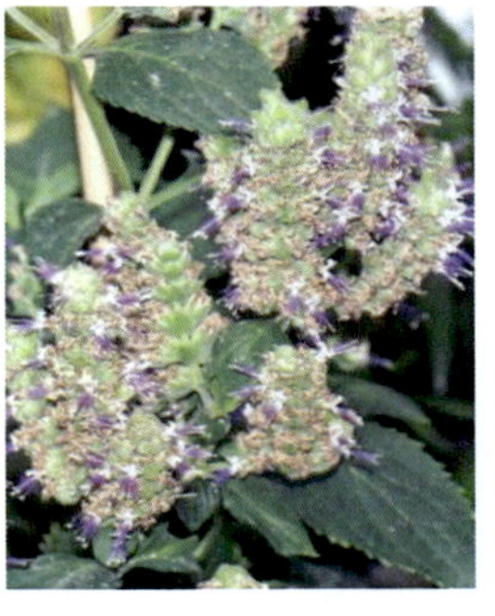

Botanischer Name: Pogostemon cablin

Anderer Name: Patschuli, Patchuli, Pucha-Pat, Indisches Patschuli, Pogostemon, Patchouly

Vorkommen: Asien – Indonesien, Philippinen, Madagaskar, Indien, Sumatra, Seychellen

Aussehen: Der Patchouli ist ein mehrjähriger Strauch, der eine Wuchshöhe von bis zu einem Meter erreichen kann. Seine gestielten Blätter sind eiförmig und oberhalb etwas weichhaarig. Die Ränder sind grob gesägt. Die weißen Blüten haben violett-rötliche Tupfen und wachsen in Ährenform.

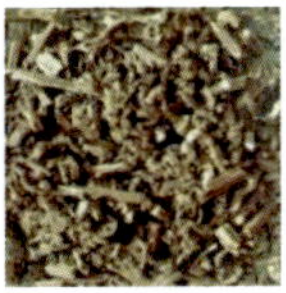

Familie: Lippenblütler, Lamiaceae

Verwendete Teile: Kraut

Aroma: Beim Verbrennen des Patchouli kommt ein sehr erdiger Duft hervor, der etwas krautig und süß ist.

Magische Räucherung: Patchouli kann als Zutat zu einer Räucherung genommen werden, die in andere Leben zurückführen soll. Sie hilft bei der Rückführung, die letzten Ängste und Unsicherheiten zu überwinden. So werden Sie ermutigt, über die letzte Brücke zu gehen und in jenes Leben zu springen, was im Moment so wichtig für Ihr jetziges Dasein ist. Das Buch des Lebens blättert für Sie. Der Patchouli hilft Ihnen auch am Ende in die Gegenwart wieder zurückzukommen, er erdet Sie mit seinem Rauch und lässt Sie wieder verwurzeln. Für den Behandelnden ist der Patchouli wichtig, da er mit seinen Kräften unterstützend auf das Hara wirkt. So bringt er alles ins Gleichgewicht. Benutzen Sie das Kraut auch für erotisch anregende Räucherungen. Im Nu vergessen Sie Ihr Umfeld, Ihren eben noch da gewesenen Stress.

Mischung: Akazie, Arnika, Bernstein, Johanniskraut, Orange, Rosmarin, Salbei, Tausendgüldenkraut, Vetiver, Weihrauch

Planet: Sonne
Götter: nicht bekannt
Chakra: Kronenchakra
Erzengel: Jophiel

Element: Erde
Sternzeichen: Stier
Elementarwesen: Elfen
Benutzung als Tee: nicht bekannt

Wissenswertes über die Pflanze: In vielen Ländern wird noch ein reines Ritual für den Verstorbenen vollführt. Die Person wird aufgebahrt und geschmückt. Die Menschen verabschieden sich von ihr. Es werden bestimmte Hölzer und Kräuter wie auch Harze dazugetan, als letzte Gabe für die Reise. Es wird gesungen oder gesummt und nach einem innigen Gebet für die Seele das Feuer entfacht. Mit dem Feuer verbrennt die irdische Hülle. Die Kräuter sorgen für den Aufstieg der Seele ins Reich des Lichtes. Patchouli ist eines der Kräuter, das in Asien (bei den Hindus) für so eine Zeremonie mit dazugenommen wurde. Heute werden oft Räuchermischungen mit Patchouli am Fußende des Verstorbenen verbrannt, sobald die Person die Augen geschlossen hat. Inder taten auch beim Versenden ihrer Waren Patchouli dazwischen. Gerade bei den Teppichen und bei der Bekleidung kamen so keine Motten hinein und konnten keinen Schaden anrichten. Patchouli ist auch ein Kraut der 70-er Hippiegeneration. Er sorgte damals für eine entspannte Atmosphäre und hat garantiert bei den einen oder anderen sehr erotisierend gewirkt.

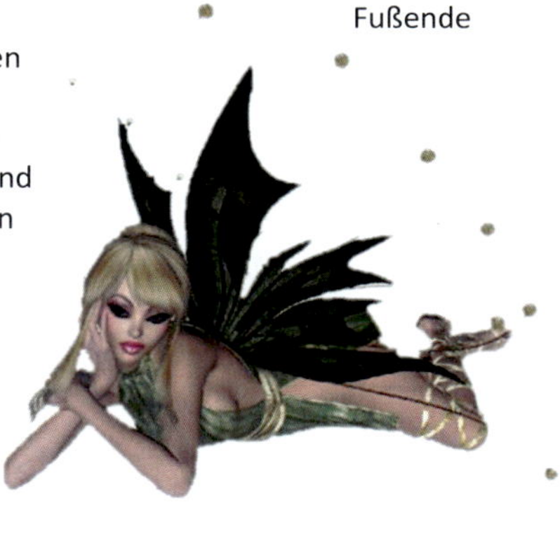

122. Perubalsam

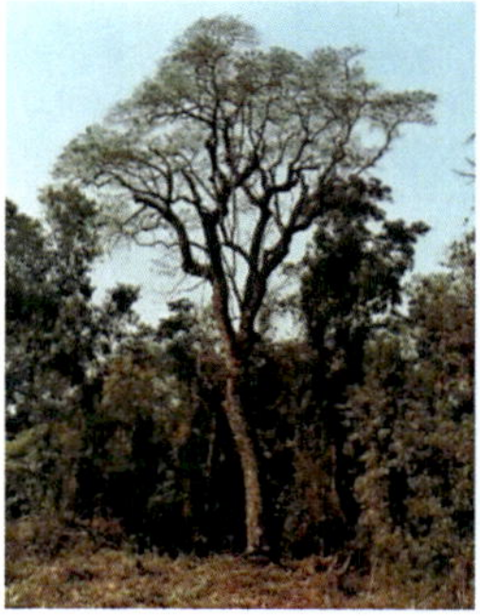

Botanischer Name: Myroxylon balsamum var. pereirae

Anderer Name: Balsam of Peru, Indianischer Balsam, Naba, Schwarzer Balsam, Zauberbalsam

Vorkommen: Mittelamerika – Mexiko, Guatemala, Honduras, Costa Rica

Aussehen: Der Balsambaum wächst bis zu sechzehn Meter hoch. Ein Blatt kann aus fünf bis dreizehn Einzelblättern bestehen. Sie sind unpaarig gefiedert. Die weißen Blüten stehen in Trauben. Aus der Blüte entwickelt sich eine Hülsenfrucht mit

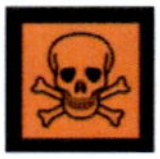

Samen. Das flüssige Harz ist dunkelbraun bis schwarz. In höheren Dosen ist das Harz innerlich giftig! Es kann äußerlich auch zu allergischen Reaktionen kommen.

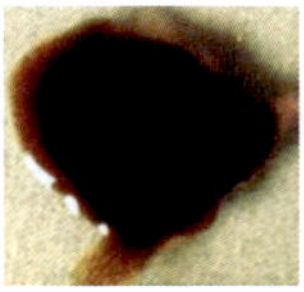

Familie: Hülsenfrüchtler, Fabaceae

Verwendete Teile: Harz

Aroma: Perubalsam hat einen wundervollen Duft. Beim Verbrennen gibt er ein süß-vanilleartiges Aroma ab, was sehr weich balsamisch wirkt.

Magische Räucherung: Perubalsam ist der Balsam für Ihre Seele. Er bringt Ihnen die Freude zurück, das Glück und die Lust am Leben. Bei einer Räucherung ist es, als ob Sie jeden Tag den Moment des Frühlings mit seinem ersten Sonnenstrahl erleben. Er bringt Ihnen das Erwachen des Augenblicks. Ihr Herz genießt das Dasein, fühlt sich geborgen und zufrieden. Diese Gabe passt wunderbar zu Meditationen, zu Segnungen und Gebeten. Auch in Ihren Träumen bringt er die Entspannung. Seine positiven Eigenschaften können gerade auf eine sehr verletzte Seele wie Balsam wirken. Ein zarter Hauch Vollkommenheit in einem tristen Grau. So benutzen Sie ihn auch im Umgang mit der Trauer. Er baut Ihnen garantiert eine hilfreiche Brücke ins Jenseits und Sie können Kontakt zu Ihren Ahnen aufnehmen. Er ist wirklich ein ganz besonderer Balsam.

Mischung: Andorn, Bärenwurzel, Boldo, Copal, Damiana, Guajak, Passionsblume, Tolubalsam, Tabak, Weihrauch, Zeder

Planet: Venus
Götter: nicht bekannt
Chakra: Solarplexus
Erzengel: Metatron

Element: Erde
Sternzeichen: Stier
Elementarwesen: Gnome
Benutzung als Tee: ja

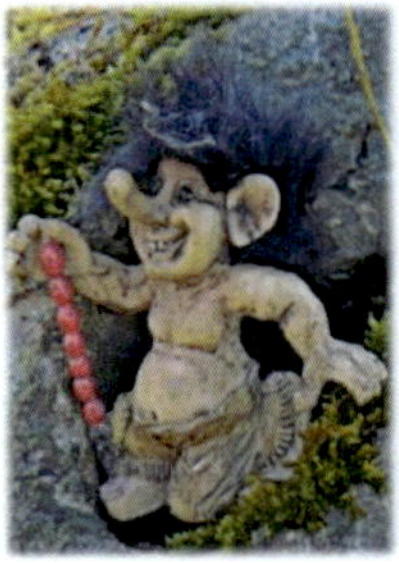

Wissenswertes über die Pflanze: Die Azteken kannten den Perubalsam schon sehr lange und benutzten ihn als Wundheilmittel und Räucherung für die Götter. Die Mayas nannten das Harz Naba. Sie beräucherten ihre Kranken damit, wenn sie Nieren- oder Blasenprobleme hatten. Aber auch

bei Erkältung war er sehr hilfreich. Bei den Indianern war der Perubalsam ein sehr wichtiges Mittel für die Wundversorgung. So half er auch bei Hauterkrankungen. Sogar in der früheren DDR gab es in den Krankenhäusern den Perubalsam, er galt als wichtiges Heilmittel gegen schlecht heilende Wunden oder Abschürfungen und wurde eingesetzt bei Hauterkrankungen wie Flechten und auch der Krätze. Da das Mittel aber nicht in großen Mengen vorrätig war, war seine Rezeptur ein Geheimrezept, das fast wie Gold gehandelt wurde. So erzählte es mir meine Mutter, die Krankenschwester war. Man könnte annehmen, dass der Name Perubalsam damit zusammenhängt, dass das Harz in Peru gewonnen wird. Aber den Namen bekam der Balsam von den Spaniern, weil der Handel mit ihm über Peru erfolgte. Heute noch werden etwa jährlich 200 Tonnen nach Europa importiert.

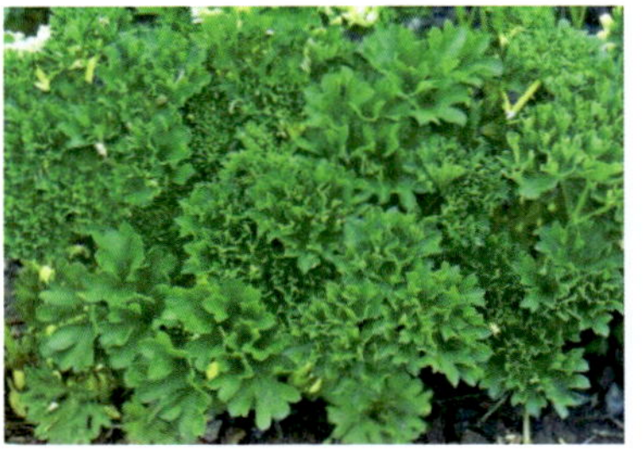

123. Petersilie

Botanischer Name: Petroselinum crispum

Anderer Name: Bittersilche, Felswurzel, Garteneppich, Gilge, Peterchen, Grönte, Kräutel, Silk, Steinsilge, Suppenwurzel

Vorkommen: Europa – Deutschland; weltweit angebaut

Aussehen: Die Petersilie kann bis zu einen Meter hoch werden. Die Blätter sind intensiv dunkelgrün und können glatt oder gekraust sein. Die Wurzel ist rübenartig gelb-bräunlich. Aus den gelb-grünlichen Doldenblüten entstehen später die Samen.

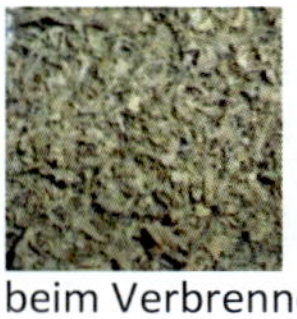

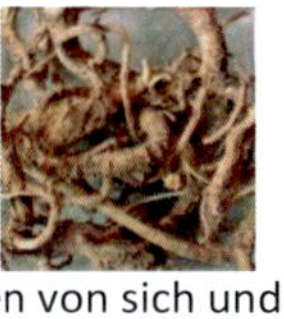

Familie: Doldengewächse, Apiaceae

Verwendete Teile: Kraut, Wurzel

Aroma: Die Petersilie gibt einen sehr warm-krautigen Duft beim Verbrennen von sich und den unverkennbaren Petersilienduft.

Magische Räucherung: Die kleine Petersilie hat enorm große Wirkungen beim Desinfizieren Ihrer Wohnräume. So haben Erreger nach Erkrankungen keine Chance, wenn Sie mit Petersilie den Raum und die Umgebung ausräuchern. Die positiven Energien breiten sich sehr schnell aus und alles Böse hat kaum eine Chance große Gegenwehr zu leisten. Das wundersame Reinigungsmittel hilft Ihnen bei der Reinigung Ihrer Aura. Bei wichtigen großen Ritualen ist es notwendig, sich vorher intensiv zu reinigen. Das bedeutet nicht nur ein Bad, sondern die Außenschichten des Körpers müssen auch gereinigt werden. Nur dann ist ein Zutritt in eine besondere Dimension überhaupt möglich. Auch beim Betreten wichtiger Steinkreise und Kraftplätze ist eine besondere Reinigung nötig.

Mischung: Alraune, Basilikum, Kalmus, Muskat, Opoponax, Salbei, Thymian, Tulsi, Weihrauch, Ysop

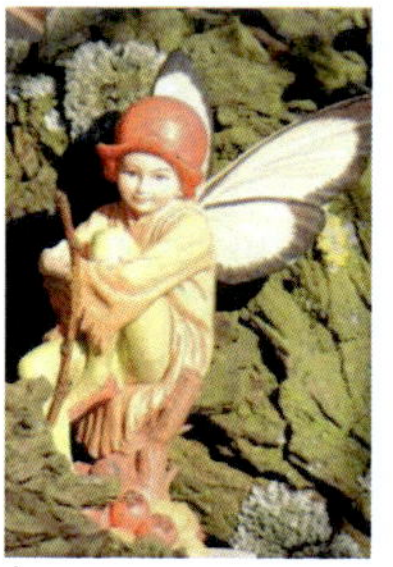

Planet: Merkur
Götter: Bendis, Persephone, Zeus/Jupiter
Chakra: Herzchakra
Erzengel: Raphael

Element: Luft
Sternzeichen: Fische
Elementarwesen: Elfen
Benutzung als Tee: ja

Wissenswertes über die Pflanze: Leider wurde die Petersilie in der damaligen Zeit oft mit dem Tod in Verbindung gebracht. Das aus der Pflanze gewonnene ätherische Öl wirkte in sehr hohen Mengen abtreibend. Durch die Verbindung mit dem Tod gab es in Ägypten ein besonderes Totenritual, in dem die Betroffenen Kränze aus Petersilie trugen und sie später als Grabbeigabe den Toten übergaben. Die Hexen sollen sogar die Petersilie in ihren berühmten Flugsalben verwendet haben. Dort stand sie als Symbol der Wiedergeburt. Die berühmte Äbtissin Hildegard von Bingen empfahl Petersilienwein für das Herz und die Milz. (Hilft auch heute noch!) Wer hätte gedacht, dass der Grund für das lange Keimen der Petersilie der ist, dass diese erst neunmal zum Teufel zurückgehen muss. Wir sollten also weiterhin geduldig auf sie warten.

124. Pfeffer

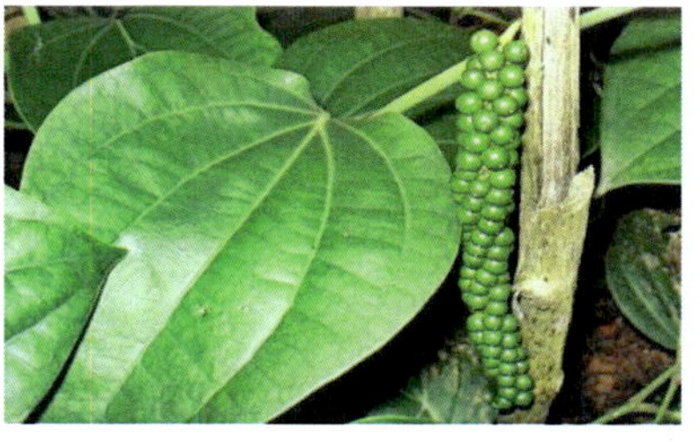

Botanischer Name: Piper nigrum

Anderer Name: Maricha, Pepe, Pepper, Pipali

Vorkommen: Asien – Indien, Malabar, Tropen

Aussehen: Die Pfefferpflanze kann eine Wuchshöhe von bis zu zehn Metern erreichen. Es ist eine Kletterpflanze, die an den Bäumen hinaufwächst. Die grünen Blätter sind eiförmig und nach vorne hin spitz zulaufend. An einer etwa zehn Zentimeter langen Ähre hängen bis zu 150 Einzelblüten. Nach der Befruchtung bilden sich sogenannte Steinfrüchte.
<u>Weißer Pfeffer</u> – Dieser wird von seiner Schale befreit.
<u>Roter Pfeffer</u> – Die Pfefferkörner lagen im Wasser, wurden durch Fäulnis abgelöst oder in eine sauer-salzige Lake eingelegt.
<u>Schwarzer Pfeffer</u> – Er wird kurz vor der Reife geerntet. Seine Farbe ist da noch gelb-orange. Nach dem Trocknen wird er runzlig und schwarz.
<u>Grüner Pfeffer</u> – Er wird aus unreifen Früchten schon sehr früh geerntet und danach ins Salzwasser gelegt. Nach einer Trocknung durch sehr hohe Temperaturen behält er seine ursprüngliche Farbe.

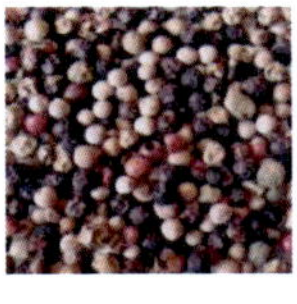

Familie: Pfeffergewächse, Piperaceae

Verwendete Teile: Früchte (Körner)

Aroma: Pfeffer hat einen sehr beißenden Geruch, der beim Verbrennen sogar die Augen reizen kann.

Magische Räucherung: Der Pfefferrauch ist ein sogenannter „fliegender Besen", der die negative Atmosphäre ruck, zuck reinigt. Dabei müssen Sie aufpassen, dass Ihre Dosis nicht zu hoch ist, sonst flüchten Sie mit. In geringer Dosis mit anderen Reinigungszutaten vermischt, bringt er eine sehr schnell klärende positive Schwingung in den Raum hinein. In Liebesangelegenheiten verräuchern Sie ihn mit, wenn etwas Dampf in die Beziehung kommen soll. Er wirkt anregend und soll zum Gas geben veranlassen. Ansonsten ist der Pfeffer eine wohlige angenehme Zutat, die etwas Wärme in Ihr Umfeld bringt.

Mischung: Brennnessel, Drachenblut, Gewürznelke, Ingwer, Koriander, Mekkabalsam, Piment, Rose, Tabak, Weihrauch

Planet: Mars
Götter: Ares/Mars, Vulkanus/Hephaistos
Chakra: Solarplexus
Erzengel: Gabriel

Element: Feuer
Sternzeichen: Widder
Elementarwesen: Salamander
Benutzung als Tee: nein

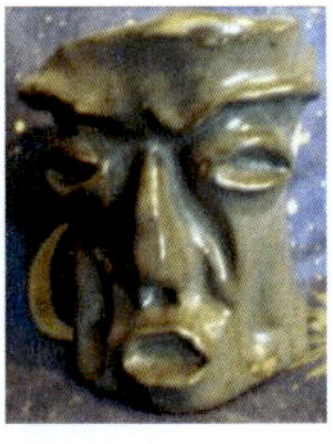

Wissenswertes über die Pflanze: Pfeffer war in der antiken Zeit schon ein sehr kostbares Gut, das zeitweise sogar gegen Gold aufgewogen wurde. Deswegen gibt es auch den Ausdruck „Pfeffersack". Denn so wurden die Händler bezeichnet, die ihren Reichtum durch Pfeffer erhalten haben. Der kleine Luxusartikel half den Menschen, ihre Lebensmittel länger haltbar zu machen. Nur leider konnten sich auch nur die reichsten Leute dieses Gewürz leisten ... Es gab zur damaligen Zeit tatsächlich einen fast 600%igen Aufschlag. Übrig geblieben sind heute noch einige Redewendungen: „Da, wo der Hase im Pfeffer liegt" bedeutet, dass das Problem dort ist. „Geh doch dahin, wo der Pfeffer wächst" heißt, wir wünschen jemanden ganz weit weg, am liebsten dahin, wo der Pfeffer eben herkommt. „Sie sind wie Salz und Pfeffer" sagt aus, dass zwei innig miteinander verbunden sind. Als der Pfeffer später nicht mehr so sehr teuer war und sich auch die Ärmsten etwas Pfeffer leisten konnten, kam es auf, dass Salz und Pfeffer auf den Boden gestreut wurden. Man sprach so beiden die enorme Macht der Verdrängung dunkler Mächte zu. Die Leichenbestatter kauten nebenher immer mal wieder ein Pfefferkorn, um sich vor ansteckenden Krankheiten zu schützen. Später wurden Amulette hergestellt, die Pfefferkörner beinhalteten. Sie brachten dem Träger Schutz vor dem bösem Blick.

125. Pfingstrose

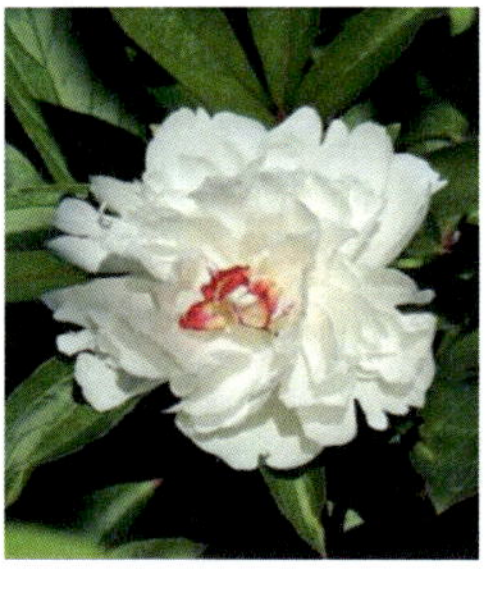

Botanischer Name: Paeonia officinalis

Anderer Name: Ballrose, Benediktenrose, Bubenrose, Freisamrose, Gichtrose, Kirchenrose, Knopfrose, Königsblume, Wahnkraut

Vorkommen: Europa – Deutschland; Asien – China, Japan

Aussehen: Die Pfingstrose kann bis zu einen Meter hoch wachsen. Die Blätter sind zwei- bis dreifach gefiedert. An den aufrechten Stängeln sitzen weiße oder rosarote Blüten, die wie eine riesige Rose wirken. Die Pfingstrose ist schwach giftig!

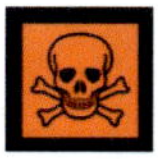

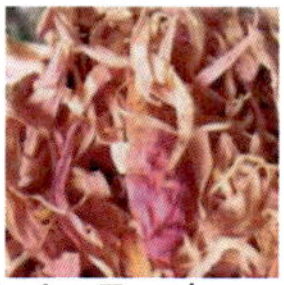

Familie: Hahnenfußgewächse, Ranunculaceae

Verwendete Teile: Blüten, Samen, Wurzel

Aroma: Das höchste Aroma bringen bei der Pfingstrose die Blüten. Schon beim Trocknen verströmen sie einen unverkennbaren Duft, der sehr blumig aromatisch ist. Dieser wird dann noch verstärkt bei der Räucherung abgegeben.

Magische Räucherung: Die Pfingstrose ist ein Raumparfüm, dass sich sehr lange noch nach dem Verräuchern hält. Er vertreibt negative Schwingungen aller Art, wie schlechte Laune, Streit, Erkrankung, Stress. Sein Duft beflügelt zum Träumen. Sie werden sich entspannt fühlen und haben sogar im Winter die Möglichkeit den Sommer zu riechen. Eine wahre Lichtblume, die es schafft kleinste Unsicherheiten oder Ängste verschwinden zu lassen. Sie werden mehr mit dem Duft zu tun haben und dadurch abgelenkt von allem anderen. Bei Problemen mit schlechten Träumen bis hin zu Albträumen ist die Pfingstrose ein treuer Begleiter in der Nacht. Nutzen Sie auch die ungeheure Kraft der Pfingstrose bei Mondritualen! In Heilungsritualen rufen Sie beim Verbrennen der Pflanze den Namen Paion. Der kluge Heiler von einst wird Ihnen sicher beiseitestehen und Ihnen in der schweren Zeit eine Stütze sein.

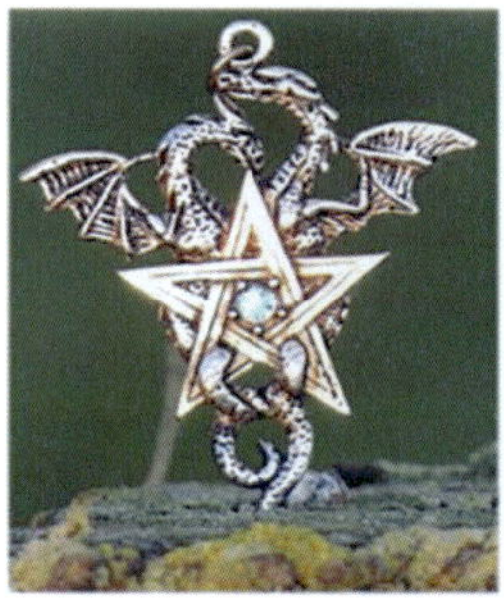

Mischung: Angelika, Brennnessel, Betelnuss, Kamille, Opoponax, Petersilie, Rainfarn, Schöllkraut, Weihrauch, Wegwarte

Planet: Mond
Götter: Apollo, Hades/Pluto, Paeon
Chakra: Herzchakra
Erzengel: Metatron

Element: Feuer
Sternzeichen: Krebs
Elementarwesen: Drache
Benutzung als Tee: ja

Wissenswertes über die Pflanze: Paion war einst ein junger Arzt in der griechischen Sage. Er schaffte es den verwundeten Hades, der durch Herakles verletzt worden war, mit der Pfingstrose zu heilen. Die Götter waren erstaunt über so viel Geschick und Wissen des jungen Arztes. Seinem Lehrer aber, dem Aesculap, gefiel dies gar nicht. Er wurde neidisch und wollte daraufhin seinen Schüler vergiften. Die Götter verhinderten dies aber und verwandelten den klugen Paion in die wunderschöne Blume, in der er noch heute ausharrt und demjenigen hilft, der seine Hilfe benötigt. Daraufhin bekam auch die Pfingstrose seinen Namen. Dem griechischen Helden Virbios, der durch das Pferd seines Vaters zu Tode gekommen war, schenkte die Göttin Diana mit der Pfingstrose das Leben wieder. Als Arzneipflanze wurde die Blume schon sehr lange gebraucht. Heiler wie Dioskurides (1. Jhd.) oder auch Tabernaemontanus (Jacob Theodor 1522-1590) verwendeten sie bei vielen

Gebrechen. Die Benediktinermönche züchteten die Pflanzen im 1. Jahrhundert. Die „Rose ohne Dornen", wie sie sonst auch oft genannt wurde, wird mit der Gottesmutter Maria in Verbindung gebracht. Die Pflanze ist oft eine Zierde auf den Altaren und wurde sogar auf einigen Malereien wiedergefunden. Reichtum und Liebe symbolisiert die Pfingstrose in China, die dort als Nationalblume gilt und dementsprechend verehrt wird.

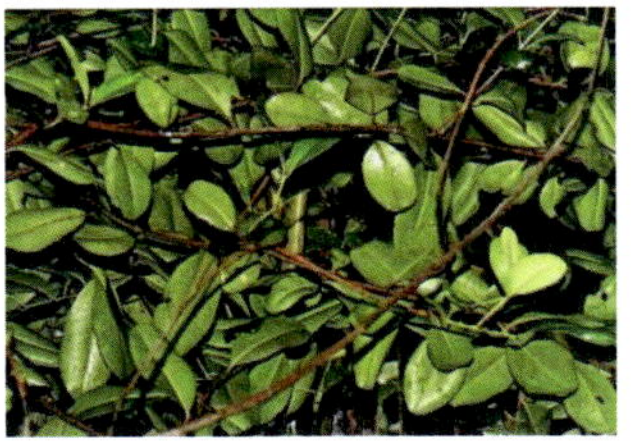

126. Piment

Botanischer Name: Pimenta officinale, Pimenta dioica

Anderer Name: Allerleigewürz, Gewürzkorn, Jamaika-Pfeffer, Nelkenpfeffer, Neugewürz, Pimento

Vorkommen: Süd-/Mittelamerika – Brasilien, Mexiko, Jamaika, Kuba; Asien – Indien

Aussehen: Der immergrüne Pimentbaum kann eine Wuchshöhe von bis zu dreizehn Metern erreichen. Seine dunkelgrünen Blätter sind ledrig, eiförmig und zugespitzt. Die weißen Blüten sind in Scheindolden angeordnet. Aus ihnen entstehen erst grüne und später rote Früchte.

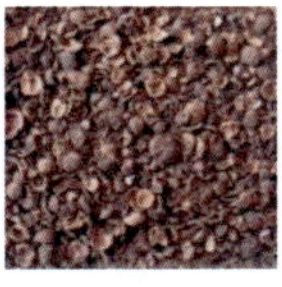

Familie: Myrtengewächse, Myrtaceae

Verwendete Teile: Früchte (Körner)

Aroma: Das Pimentkorn bringt bei der Verbrennung einen doch am Anfang etwas beißenden Geruch hervor. Darauf folgt das starke Aroma nach Gewürzen, wie nach Gewürznelke und Pfeffer.

Magische Räucherung: Der Piment ist geeignet für Räucherungen, wobei Sie Kraft und Mut benötigen. Er dringt tief in Ihr Innerstes ein und erweckt Ihre Kraft und Mut. So bringt er wieder Elan, Begeisterung, Schwung, Fröhlichkeit, Glück und auch Lebenslust hervor. Gerade wenn Sie in einer sehr tiefen seelischen Lage waren oder Sie schwer erkrankt sind, kann der Piment Ihnen helfen, sich daraus zu befreien und wieder nach vorne zu sehen. Es ist, als ob er Ihnen sagen möchte, stehen Sie auf und kämpfen Sie. Die Freiheit der Entscheidung liegt letztlich immer bei Ihnen. Des Weiteren besitzt er die magische Schwingung, Glück, Geld und Reichtum anzuziehen. Aber überlegen Sie genau, wenn Sie Rituale mit solchen Wünschen durchführen, was Sie sich wünschen! Vielleicht reicht ja auch eine gewisse Summe für ein geplantes Projekt oder Sie brauchen Glück, damit jemand Ihr Talent erkennt. Definieren Sie Ihren Wunsch so genau wie möglich. Sich einfach Millionen zu wünschen, bringt gar nichts.

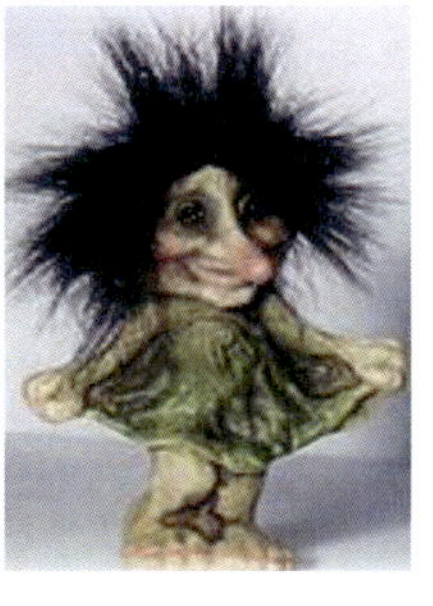

Mischung: Anis, Bernstein, Gewürznelke, Koriander, Lorbeer, Muskat, Pfeffer, Wacholder, Weihrauch, Zimt

Planet: Mars
Götter: nicht bekannt
Chakra: Solarplexus
Erzengel: Gabriel

Element: Feuer
Sternzeichen: Widder
Elementarwesen: Gnome
Benutzung als Tee: nein

Wissenswertes über die Pflanze: Der Duft des Piments wird schon lange verwendet bei Parfüms, Seifen, ja sogar in Getränken und Lebensmitteln als Geschmacksstoff. Der Piment ließ sich mit seinem Bekanntwerden etwas mehr Zeit als andere Gewürze. Das geschah erst in der Zeit, als Kolumbus im 15. Jahrhundert die Meere befuhr. Zuerst wurde der Piment bei den Spaniern als Pfeffer gehalten. Später jedoch förderten sie in Amerika seinen Anbau und der Piment kam in aller Munde. Bei den indischen Ritualen war der Piment ein schon länger bekannter Räucherstoff.

127. Propolis

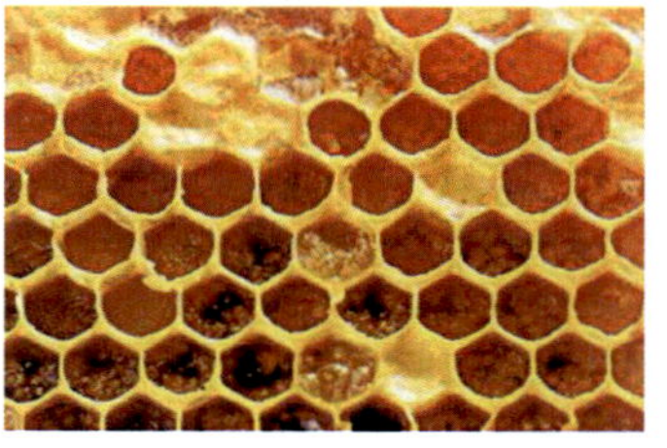

Botanischer Name: ---

Anderer Name: Bienenharz, Bienenkittharz, Bienenleim, Kittharz, Kittwachs, Wachsharz

Vorkommen: bei den Bienen

Aussehen: Propolis ist eine Ausscheidung, die durch spezielle Drüsen der Honigbienen gebildet wird. Es ist eine zähe, feste, dunkelbraune bis schwarze Masse.

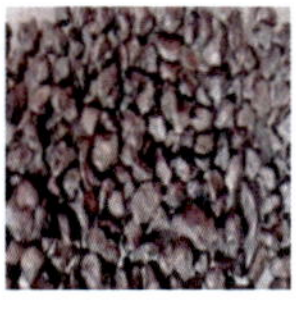

Familie: ---

Verwendete Teile: Kittharz der Bienen

Aroma: Propolis duftet beim Verräuchern sehr würzig-süß nach Honig.

Magische Räucherung: Propolis können Sie gemeinsam mit anderen Zutaten einer Naturräucherung hinzufügen. Sein herrlicher Duft lockt die Elfen und Feen heraus und gemeinsam mit ihnen können Sie abtauchen in das Land der Träume, Visionen und Wünsche. Mit Propolis lässt sich auch sehr gut Danke sagen. Danke für das wunderbare Leben, danke für die Hilfe, für das Spüren der Natur. Es gibt eigentlich immer etwas, wofür Sie sich bedanken können und es ist auch sehr wichtig dies einmal ganz deutlich und bewusst zu tun. Propolis dringt auch tief in Ihre Ängste und Sorgen hinein und hilft Ihnen sich entspannen und das Leben genießen zu lernen und so etwas von dem auf Ihnen liegenden Druck abzubauen.

Mischung: Ackerschachtelhalm, Beinwell, Condurango, Copaivabalsam, Eichenmoos, Quebracho, Süßgras, Tonkabaum, Weihrauch, Zypresse

Planet: ---

Element: Erde

Götter: nicht bekannt
Chakra: Sakralchakra
Erzengel: Chamuel

Sternzeichen: Jungfrau
Elementarwesen: Elfen
Benutzung als Tee: nein

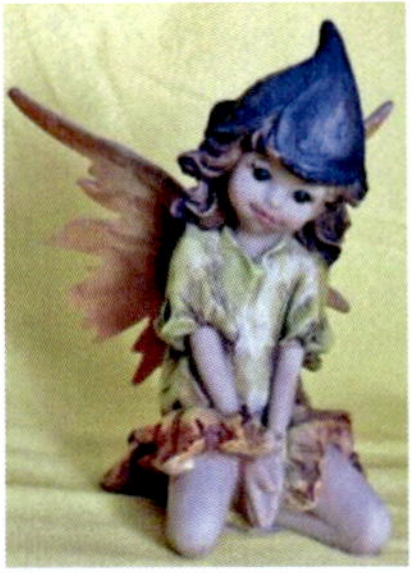

Wissenswertes über die Pflanze: Propolis ist das Produkt, was die Bienen ausscheiden. Sie selbst stellen es aus dem Harz verschiedener Bäume und ihren eigenen Fermenten her. Propolis hat die Kraft, den Bienenstock vor Krankheitserregern zu schützen. Es ist wie ein natürliches Desinfektionsmittel, das Pilze, Bakterien und Viren nicht hineindringen lässt. Der etwas formbare Kitt ermöglicht den Bienen, alle Löcher und Ritzen zu schließen und das Flugloch so zu verengen, dass es nur ihnen ermöglicht wird hinein- und herauszuschlüpfen. Imker werden ab und zu davon überrascht, dass sie in einem Bienenstock zum Beispiel eine mumifizierte Maus finden. Diese wurde erst zu Tode gestochen und, weil die Bienen es nicht schaffen sie zu entfernen, diese nach und nach mit Propolis bestrichen, damit bei deren Verwesung keine Bakterien in den Stock gelangen. In den frühen Hochkulturen Ägyptens erkannten die Menschen diesen Zusammenhang mit dem Propolisharz auch und verwendeten es zur Mumifizierung der Pharaonen. Auch benutzten sie es als Versiegelung offener Wunden durch Pfeile oder Schwerter, die in den vielen Kämpfen entstanden. Und noch viel später, in den Kriegen des 20. Jahrhunderts, benutzten die Soldaten Propolis ebenfalls zur Wundbehandlung.

128. Quassia

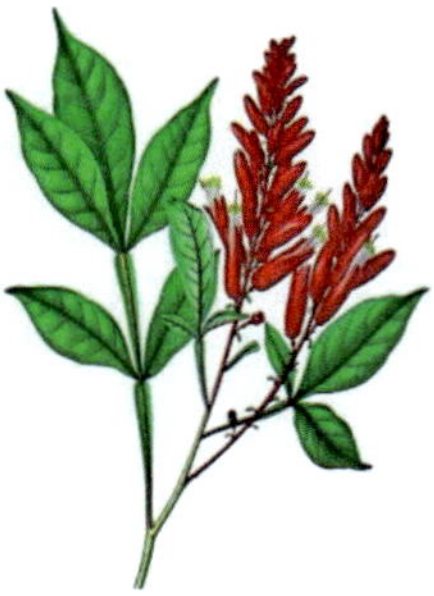

Botanischer Name: Quassia amara

Anderer Name: Bitterholz, Fliegenholz, Jamaica-Bitterholz, Quassia Amarga, Surinam-Bitterholz

Vorkommen: Südamerika – Brasilien, Argentinien, Peru, Venezuela, Jamaika

Aussehen: Der Quassia ist ein Strauch oder ein kleiner Baum, der bis zu fünf Meter hoch wächst. Seine länglichen Blätter sind unpaarig und gefiedert. Die wundervollen Blüten sind schlauchförmig, hängen in Trauben und haben eine rote Färbung. Aus ihnen bilden sich später schwarze Beeren. Der Quassia ist giftig!

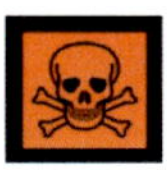

Familie: Bittereschengewächse, Simaroubaceae

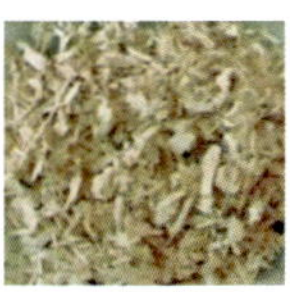

Verwendete Teile: Holz, Rinde

Aroma: Der Quassia gibt einen sehr zarten und feinen Holzduft beim Verräuchern ab.

Magische Räucherung: Quassiaholz kann gut als Basis für eine Räucherung dienen, da sein Duft doch eher zurückhaltend und sehr fein ist. So können Sie dies gerne als Eröffnung für

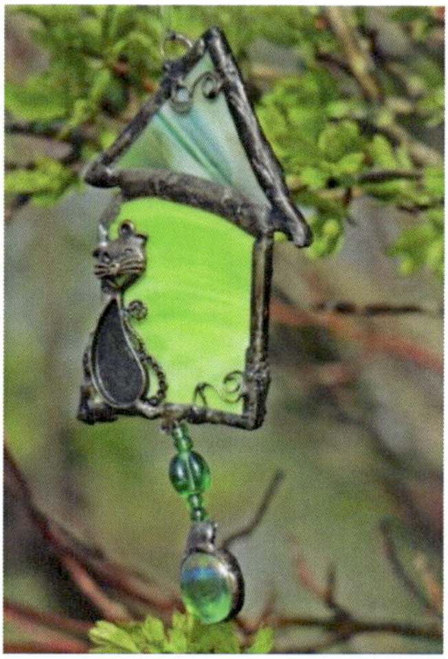

eine Liebesräucherung verwenden. Seine lichtvolle Energie ist die Grundbasis für eine wundervolle Atmosphäre. Er sorgt dafür, dass Sie sich schnell sicher und wohlfühlen. Seine ausstrahlende Geborgenheit löst Ängste, aber nicht nur die derzeitig bestehenden, sondern sie kann auch die tiefer liegenden, meist nicht zu sehen wollenden Ängste befreien. So entspannt, können Sie die Liebe zu zweit genießen. Aber seine Eigenschaft macht ihn auch nützlich für Rückführungen. Wenn er es schafft, in Ihnen etwas zu erwecken, dann haben Sie die Chance dem nachzugehen, dies zu verarbeiten und in Liebe ziehen zu lassen. Er erleichtert Ihnen das „Reisegepäck", was das Karma betrifft.

Mischung: Brennnessel, Damiana, Drachenblut, Ingwer, Kiefer, Lapacho, Mekkabalsam, Rose, Tanne, Weihrauch

Planet: Mars
Götter: nicht bekannt
Chakra: Wurzelchakra
Erzengel: Uriel

Element: Wasser
Sternzeichen: Skorpion
Elementarwesen: Undinen
Benutzung als Tee: ja

Wissenswertes über die Pflanze: Quassiaholz wird sehr viel als natürliches Pflanzenschutzmittel verwendet. Daher auch sein Name Fliegenholz. Er schafft es, auf natürliche Art Blattläuse, Apfelblütenstecher, Kartoffelkäfer, Sägewespen, Wicklerraupen und auch die Kirschfruchtfliege zu bekämpfen. Daher wird er in vielen insektiziden Zubereitungen genommen.

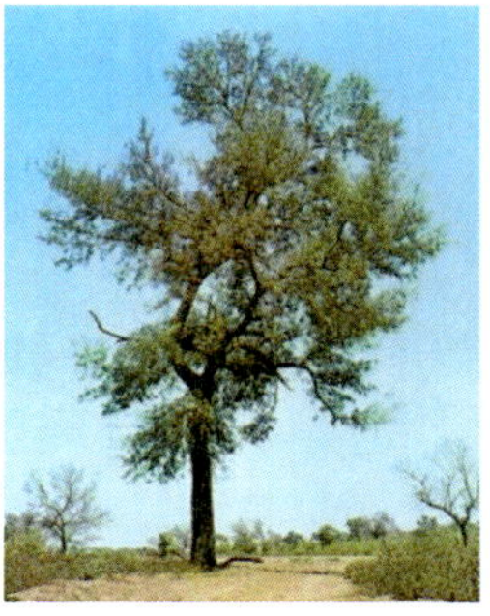

129. Quebracho

Botanischer Name: Aspidosperma quebracho blanco

Anderer Name: Axtbrecher, Bitterrinde, Weißer Quebrachobaum

Vorkommen: Südamerika – Chile, Brasilien, Argentinien, Peru

Aussehen: Der immergrüne Quebrachobaum kann eine Wuchshöhe von bis zu zwanzig Metern erreichen. Der Wuchs dieses Baumes ähnelt dem einer Trauerweide. Die orange-bräunliche Rinde ist ein weiteres Erkennungsmerkmal. Seine gelbgrünen Blätter sind glatt,

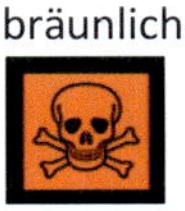

ledrig und länglich. Die in Trauben angeordneten Blüten sind weiß, gelb oder gelbgrünlich. Die Frucht hat eine elliptische Form. Der Quebracho ist giftig!

Familie: Hundsgiftgewächse, Apocynaceae

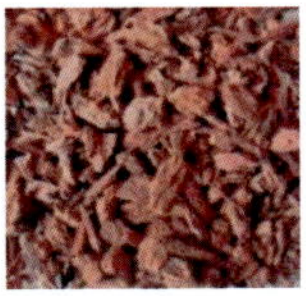

Verwendete Teile: Holz, Rinde

Aroma: Der Quebracho bringt beim Verräuchern einen angenehmen exotischen Holzduft.

Magische Räucherung: Benutzen Sie den Quebracho, wenn Sie Krafttierreisen unternehmen möchten. Er ist behilflich den Kontakt mit dem Tiergeist aufzunehmen. Wenn Sie viel schamanisch arbeiten, dann wissen Sie bereits, wie wichtig und hilfreich diese treuen Begleiter für uns sein können. Nicht nur, dass Sie unterstützend beim therapeutischen Arbeiten sind, sie begleiten den Menschen für kurze oder für längere Zeit oder auch für ein ganzes Leben. So brauchen Sie sich auch nie alleine fühlen, denn es ist und wird immer jemand bei Ihnen sein. Der Quebracho unterstützt diese Kontakte und fördert sie, wo er nur kann. Beim innigen Zusammensein mit einem Partner steigert der Quebracho die sexuelle Anregung. In Divinationsräucherungen kann der Quebracho Ihnen helfen, die richtigen Vorhersagen zu treffen und die Zukunft zu erblicken, wie sie noch niemand kennt.

Mischung: Beifuß, Bilsenkraut, Copal, Damiana, Frauenmantel, Habichtskraut, Salbei, Stechapfel, Traumkraut, Weihrauch, Zimt

Planet: Saturn
Götter: nicht bekannt
Chakra: Sakralchakra
Erzengel: Gabriel

Element: Erde
Sternzeichen: Steinbock
Elementarwesen: Baumgeister
Benutzung als Tee: ja

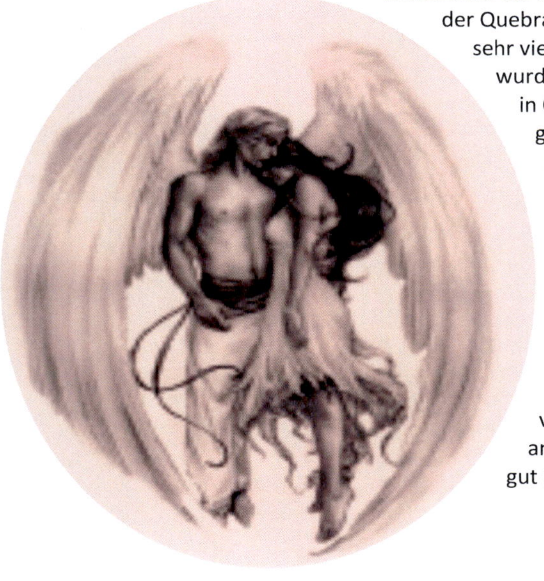

Wissenswertes über die Pflanze: Bei den Indianern galt der Quebrachobaum als ein Zauberbaum, der bei sehr vielen rituellen Handlungen verräuchert wurde. Manchmal gab man ihn auch als Zutat in Opferritualen dazu. Dann wurden diese gemeinsam am großen Feuer verbrannt. Die Schamanen tanzten sich in Ekstase. Sie sangen und bewegten sich immer mehr, bis sie schlussendlich in Trance verfielen und Visionen bekamen. Aus der Rinde stellten sie Tees, Absude und Tinkturen her. Viele männliche Indianer mochten die sexuell anregende und stimulierende Wirkung. Einige hatten danach eine Dauererektion. Den Frauen verhalf der Quebrachobaum zu mehr Lust am Sex. Der Inhaltstoff Yohimbin kann es gut und gerne mit Viagra aufnehmen.

130. Quecke

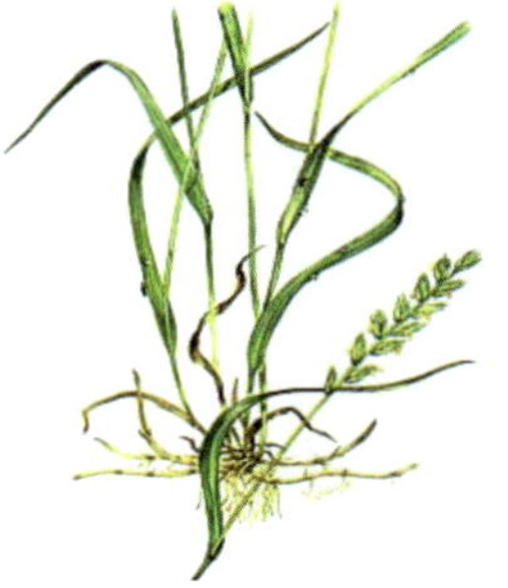

Botanischer Name: Agropyron repens, Triticum repens

Anderer Name: Ackerfeuer, Flechtgras, Graswurzel, Heublume, Knotengras, Rechgras, Schmelchen, Schoßhalm, Wurmgras, Zwecke

Vorkommen: Europa – Deutschland, Grönland; Neuseeland; Australien; Nordafrika; Amerika

Aussehen: Die Quecke kann eine Wuchshöhe von bis zu 1,50 Metern erreichen. Ihr weitverzweigter Wurzelstock ist weißlich. Die aufrechten Stängel sind glatt, ihre Blätter schmal und grasartig.

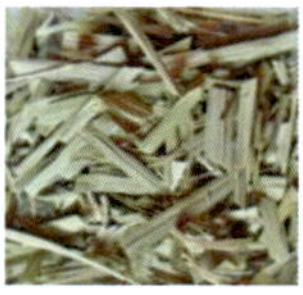

Familie: Süßgräser, Poaceae

Verwendete Teile: Kraut, Wurzel

Aroma: Die Quecke duftet beim Verbrennen etwas süßlich und dennoch krautig.

Magische Räucherung: Die Quecke hilft Ihnen sich zu erden. So können Sie sich beim Räuchern mit der Quecke vorstellen, wie auch Ihre Wurzeln von der Fußsohle hinab zur Erde verlaufen und sich dann ganz weit unterirdisch ausbreiten und verankern. So haben Sie einen stabilen Platz auf der Erde und stehen mit beiden Beinen fest auf ihr. Erdung ist besonders dann wichtig, wenn Sie viele Astralreisen machen und sich überhaupt viel mit spirituellen Dingen beschäftigen. Die Quecke hilft Ihnen, den Boden unter den Füßen nicht zu verlieren. In Liebesangelegenheiten wird die Quecke für einen kleinen Bindezauber genommen: Wenn man Quecke verräuchert und auch ineinander verbindet, soll dies im übertragenen Sinne zusammenhalten, was zusammengehört.

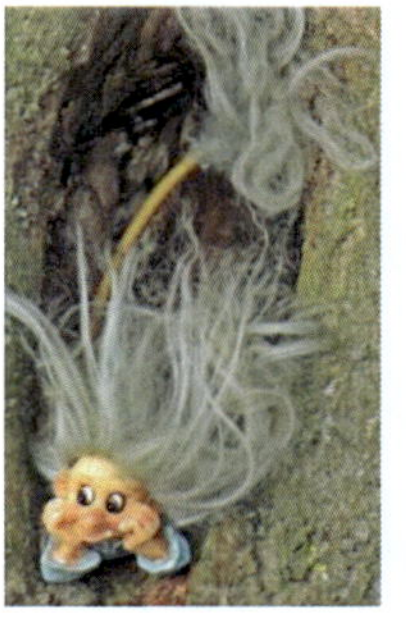

Mischung: Ackerschachtelhalm, Bärenwurzel, Bilsenkraut, Buchsbaum, Elemi, Lärche, Salbei, Süßgras, Ulme, Weihrauch

Planet: Saturn
Götter: Core, Demeter
Chakra: Wurzelchakra
Erzengel: Metatron

Element: Erde
Sternzeichen: Steinbock
Elementarwesen: Gnome
Benutzung als Tee: ja

Wissenswertes über die Pflanze: Ein altgermanisches Wort heißt „kwikw“. Von diesem Wort her soll die Quecke abgeleitet sein. Es bedeutet so viel wie frisch und lebendig. Bereits seit der Jungsteinzeit ist die Quecke als Ackerwildkraut bekannt. In Krisenzeit wurden die Wurzeln sogar als Kraftfutter empfohlen, da ihr Nährstoffgehalt sehr hoch ist, die Wurzeln sehr leicht gewonnen werden können und sie ebenfalls als Kaffeeersatz dienen kann. Ein Aberglaube besagt, wenn eine Quecke durch eine Kartoffel wachsen würde, würde dies gegen Bettnässen helfen.

131. Rainfarn

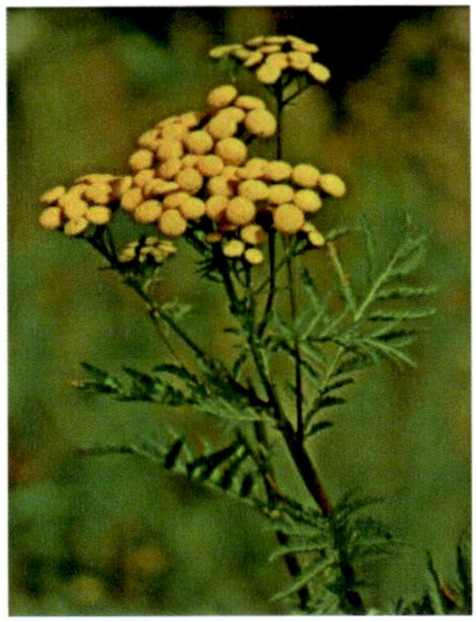

Botanischer Name: Tanacetum vulgare

Anderer Name: Blitzkraut, Dreifuß, Donnerkraut, Drüsenkraut, Jesuswurz, Muttergottesrute, Regenfan, Revierblume, Totenkraut, Unsterblichkeitskraut

Vorkommen: Europa – Deutschland; Asien; Amerika

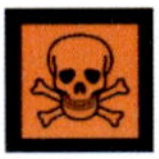

Aussehen: Der Rainfarn wird bis zu 1,50 Meter groß. Aus der Wurzel entspringen mehrere aufrechte und kantige Stängel. Die dunkelgrünen Blätter sind länglich, gefiedert und wechselständig. Die gelben Blüten wachsen an dolden-rispigen Blütenständen. Der Rainfarn ist stark giftig!

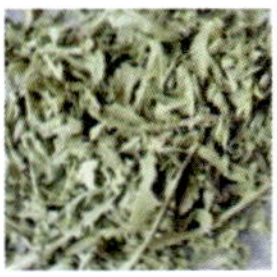

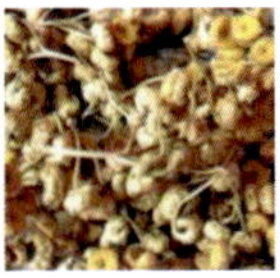

Familie: Korbblütler, Asteraceae

Verwendete Teile: Blüten, Kraut

Aroma: Die Rainfarnblüten bringen einen sehr kräftig-krautigen Geruch mit, der etwas süßlich ist. Das Kraut ist eher würzig und herb-krautig im Aroma, das Süßliche tritt hier etwas weniger auf.

Magische Räucherung: Verräuchern Sie den Rainfarn, um eine klare, reine Atmosphäre zu erhalten. Die wärmende Kraft, die er dabei verströmt, wirkt stärkend auf Sie. Seine ätherische Energie hilft Ihnen, bei Ihren spirituellen Arbeiten in höhere Sphären zu kommen. Er zeigt Ihnen Gewohnheiten, die Sie bei sich selbst nicht mehr wahrnehmen. Somit haben Sie die Chance, Zugang zu sich zu bekommen und ungeliebte Dinge aus Ihrem Leben zu entfernen. Mit Rainfarn ist der Einlass ist die Anderswelt einfacher. Dies mag auch etwas an seiner Giftigkeit liegen. Mit dieser Pflanze haben Sie zudem bei der Räucherung die Möglichkeit Danke zu sagen. Versuchen Sie es einmal, wenn Sie auf der Reise in die Anderswelt sind und dort Ihren Ahnen danken. Der Rainfarn unterstützt diese Geste sehr und bewirkt dann manchmal Wunder.

Mischung: Angelika, Beifuß, Copal, Dost, Guajak, Johanniskraut, Kalmus, Lebensbaum, Sandarak, Weihrauch

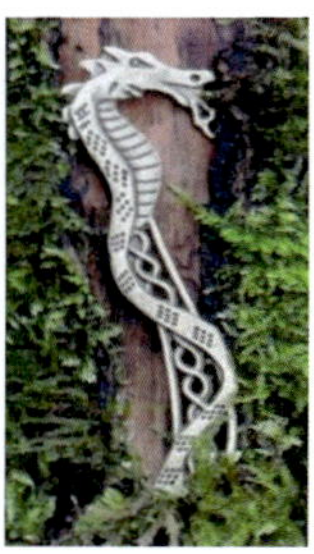

Planet: Sonne
Götter: Freya, Frigga, Ganymedes, Thor
Chakra: Solarplexus
Erzengel: Jophiel

Element: Wasser
Sternzeichen: Skorpion
Elementarwesen: Drache

Benutzung als Tee: Ja, aber Vorsicht, giftig, nicht von einem Laien anzuwenden!

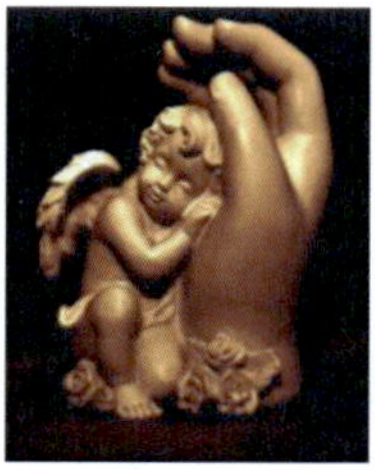

Wissenswertes über die Pflanze: Der Rainfarn symbolisiert die Unsterblichkeit. In Ägypten benutzten die Ägypter die Pflanze zum Einbalsamieren ihrer Mumien. Der Rainfarn enthält nämlich Gerbsäuren, die den Körper vor Verwesung schützen. Im Mittelalter wurde der Rainfarn sehr oft gegen innerliche Würmer verwendet. Verräuchert wurde er gegen Insekten, Flöhe und anderes Ungeziefer und dies mit Erfolg. Allerdings wurde dies nach und nach wegen seiner Giftigkeit eingestellt. Das Kraut der Pflanze wurde auch als Abwehrstoff in Särge gelegt oder gleich mit den Leichentüchern umwickelt. Die Kinder nahmen die Blüten als Spielgeld, weil sie wie „Güldene Knöpfle" aussehen. Auf dem Acker machten sich die Bauern den Rainfarn zugute, um damit den Befall der Kartoffelkäfer zu minimieren. Denn steht der Rainfarn zwischen diesen Pflanzen, so wird eine Plage zu 60 bis99 Prozent minimiert. Das ist ein enormes Ergebnis! Die Imker beruhigten mit ein paar Blättern davon ihre Bienen im Stock. Die Frauen nahmen den Rainfarn als Abtreibungsmittel. Leider ging nicht nur der ungebetene Fötus damit zugrunde, sondern auch viele Frauen, die die Giftigkeit unterschätzten. Verschenkte man einen Rainfarnstrauß, so bedeutete dies in der Blumensprache: „Ich erkläre dir den Krieg." In der griechischen Mythologie verliebte sich Zeus einst in den wunderschönen, jungen, trojanischen Prinzen Ganymedes. Zeus nahm ihn gefangen und brachte ihn auf den Olymp hinauf. Dort wurde dann Ganymedes der Mundschenk der Götter. Aber noch war er sterblich. Schließlich übergab ihm Zeus ein Getränk aus Rainfarn – und Ganymedes wurde unsterblich. Seit jeher glaubten die Menschen, der Rainfarn verlängerte das Leben.

132. Rhododendron

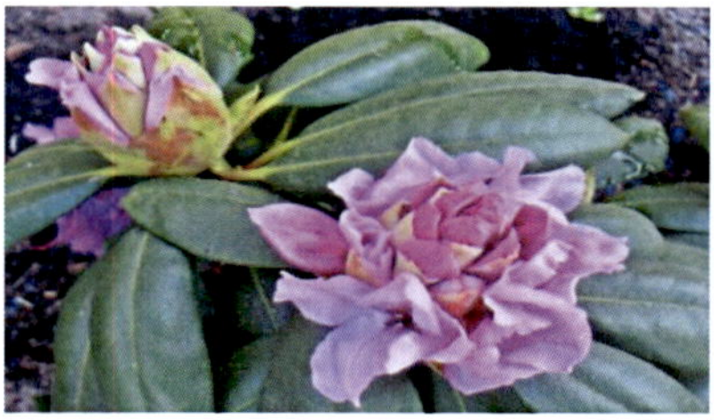

Botanischer Name: Rhododendron lepidotum, Rhododendron anthopogon

Anderer Name: Alpenrose, Gichtrose, Indische Azalee, Lali Guran, Rosenbaum, Schneerose

Vorkommen: Europa – Deutschland; Asien – Indien, Tibet, Nepal; als Zierstrauch weltweit

Aussehen: Der Rhododendron ist in unseren Breiten ein kleiner Strauch oder auch Baum. Meist erreichen die Sträucher eine Wuchshöhe von bis zu 1,50 Metern, in Nepal aber wird er dreißig Meter hoch! Die Blätter sind ganzrandig und wechselständig. Es werden traubenartige Blütenstände gebildet. Die Blüte kann weiß, rosa, rot, violett, purpur oder gelb blühen.

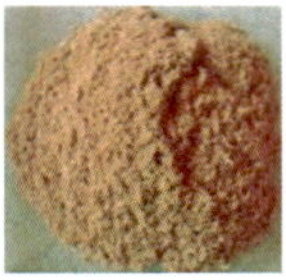

Familie: Heidekrautgewächse, Ericaceae

Verwendete Teile: Blätter, Wurzel

Aroma: Der Rhododendron duftet beim Verräuchern frisch, harzig warm und etwas fruchtig.

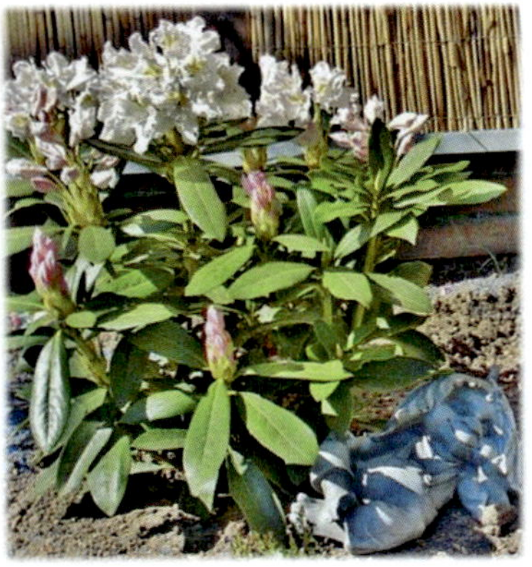

Magische Räucherung: Der Rhododendron vertreibt die bösen und unangenehmen Geister um Sie herum. Er bringt Zuversicht, Hoffnung und fördert das Urvertrauen. Normalerweise sollte dies ja vorhanden sein. Aber durch viele Umstände hat es sich von uns einfach losgesagt oder wir haben es nicht mehr erkennen wollen. Der Rhododendron erinnert Sie aber daran, dass gerade dies so wichtig ist und es trotz allem immer noch ganz tief in uns verborgen sitzt. Sie müssen es nur erkennen und dies zulassen und annehmen. Rhododendron gibt Ihnen dafür auch den Beistand, den Kontakt zur feinstofflichen Welt aufzunehmen. Rufen Sie, wenn nötig, die Götter herbei, beten Sie und reden Sie mit dem Universum und den vielen gutgesinnten Wesen um Sie herum. Glauben stärkt Sie und bringt Vertrauen zurück.

Mischung: Adlerholz, Amber, Heidekraut, Rose, Rosmarin, Sandelholz, Styrax, Wacholder, Weihrauch, Zeder

Planet: Venus
Götter: nicht bekannt
Chakra: Stirnchakra
Erzengel: Uriel

Element: Feuer
Sternzeichen: Stier
Elementarwesen: Salamander
Benutzung als Tee: nein

Wissenswertes über die Pflanze: In Asien ist bei den Tibetern der Rhododendron ein natürlich wachsender Strauch. Die Schamanen dieser Region gebrauchten bereits sehr lange die Blätter des Rhododendrons als Räuchermittel in ihren Ritualen.

133. Rose

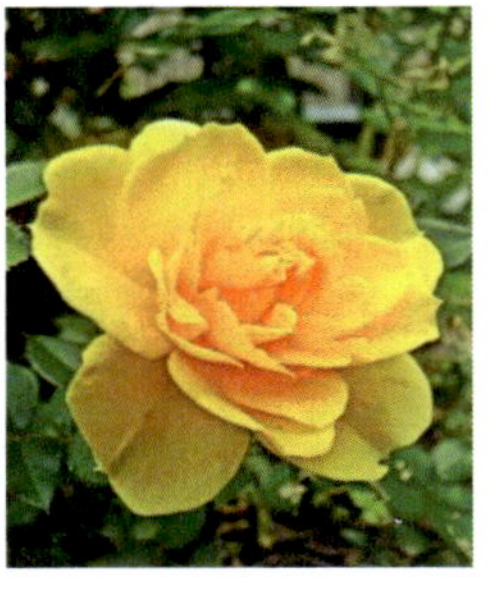

Botanischer Name: Rosa rosarum, Rosa canina

Anderer Name: Bischofsrose, Hanbutten, Heiderose, Jungfernrose, Kaiserrose, Königin der Blumen, Liebesblüte, Mariendorn, Moosrose, Wildrose

Vorkommen: Europa – Deutschland; weltweit

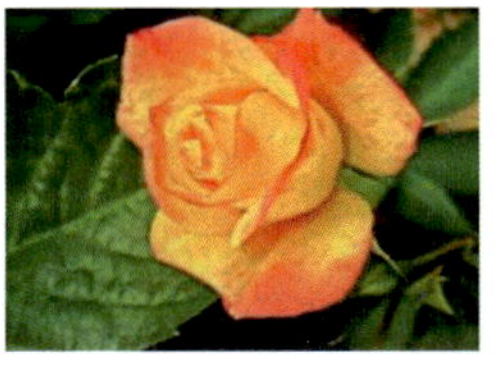

Aussehen: Die Rosen können durch ihre vielen Arten auch unterschiedliche Wuchshöhen erreichen. Die meisten Rosen besitzen dornige Stacheln in verschiedener Ausprägung. Die glänzenden Blätter haben einen stacheligen Rand. Die Blüten besitzen viele einzelne Blütenblätter. Die Farben der Rosen sind Weiß, Gelb, Rosa, Orange und Rot.

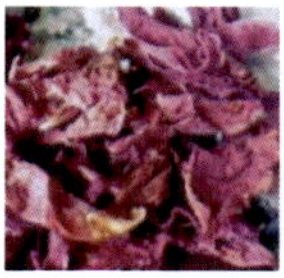 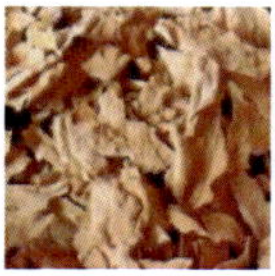 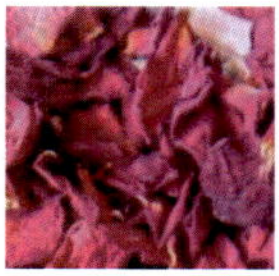 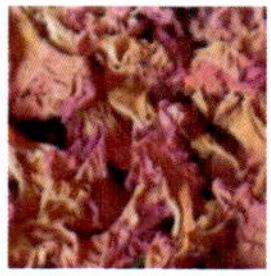 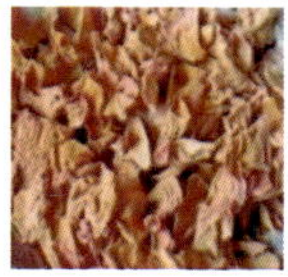

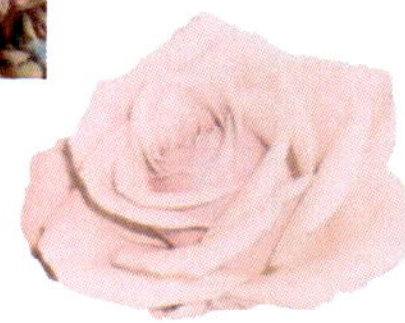

Familie: Rosengewächse, Rosaceae

Verwendete Teile: Blüte, Holz

Aroma: Die Blüte der Rose gibt in der Verräucherung meist einen sehr zarten, feinen und lieblichen Duft von sich, wobei die Wildrose sehr stark blumig duftet. Das Holz hat einen fein balsamischen Geruch.

Magische Räucherung: Liebe, Liebe, Liebe! Die wundervolle Rose ist bereit in der Liebe alles zu geben. Sie öffnet Ihre Sinne für alles Schöne und für die wunderbaren Dinge im Leben. Ihre tiefe Herzlichkeit bringt eine so tiefe Zuneigung, dass jedes blockiertes Herzchakra förmlich erweicht. Die Wärme durchflutet den ganzen Körper und regt die Sinne an, in Fantasien und Träumereien zu verweilen. Ihre Güte gibt Ihnen Verständnis für schwierige und manchmal sogar für die völlig chaotischen Dinge. Sie bringt Frieden in die Atmosphäre und hilft sehr verhärteten Menschen die Liebe neu zu entdecken, sie zu fühlen, zu spüren und überhaupt erst einmal zuzulassen. Ihre Gnade zeigt Ihnen, wie Sie verzeihen können. Ihre Liebe zeigt ihnen den Weg des Verständnisses und Sie werden ganz tief spüren, dass mit der Liebe, den die Rose bringt, alles möglich ist. Mit den verschiedenen Farben der Rose können Sie in Ihren Räucherungen noch detaillierter verfahren. Nehmen Sie Rot für die wilde Leidenschaft und die starke Herzensenergie. Rosa verwenden Sie für die zärtliche, sanfte Liebe und Freundschaft. Weiße Rosen werden Ihnen die Reinheit der Urliebe, des Urvertrauens, der göttlichen Liebe geben. Die gelben Rosen bringen Ihnen angenehme Fantasien, Glück und lichtvolle Kreativität. Orange Rosen bringen die Fröhlichkeit und stehen für Fruchtbarkeit. Die eingefärbten blauen Rosen werden sehr gerne für eine erhaltene Freundschaft verwendet.

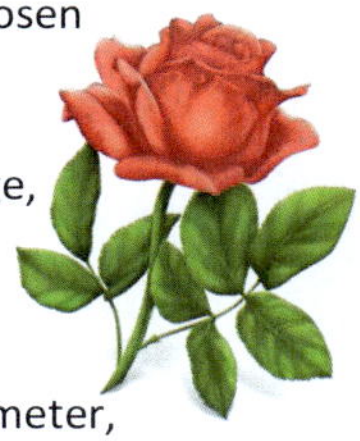

Mischung: Adlerholz, Amber, Benzoe, Gewürznelke, Iris, Jasmin, Lavendel, Orange, Sandelholz, Rosenweihrauch

Planet: Venus, Mars
Element: Wasser
Götter: Adonis, Amor/Eros, Aphrodite/Venus, Aurora, Baccus, Brigidh, Ceres/Demeter, Cupido, Dionysus, Flora, Freya, Harpokrates, Hathor, Hera/Juno, Hulda, Isis, Lugh, Odin/Wodan
Sternzeichen: Fisch
Chakra: Herzchakra
Elementarwesen: Feen
Erzengel: Michael
Benutzung als Tee: ja

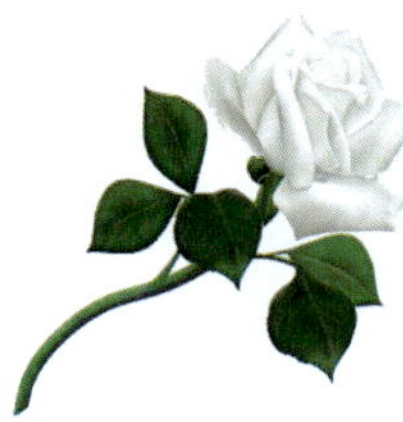

Wissenswertes über die Pflanze: In Persien wuchsen einst viele Rosen in Rosengärten. Die Rose, so sagt man, habe in Persien ihren Ursprung. Es gibt auch fossilisierte Rosenblätter, die man in den Rocky Mountains entdeckt hat. Nach einer Untersuchung sollen diese über 35 Millionen

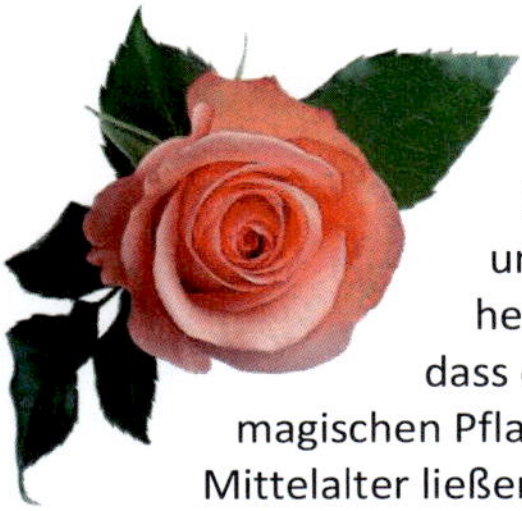

Jahre alt sein. Etwa 500 Jahre vor Chr. berichtete Konfuzius in China über die königlichen Gärten, in denen Rosen angepflanzt waren. Im 1. Jahrhundert verpflichtete der Pflanzenliebhaber Karl der Große jedes Landgut, dass dieses neben den vielen Heil- und Nutzpflanzen auch Rosen anzubauen müsse. In den Gärten heutzutage wachsen fast überall ein paar Rosen. Man sagt auch, dass diese die Feen und Elfen anziehe. Die Rose gehörte zu den zwölf magischen Pflanzen der Rosenkreuzer. Sehr reiche Menschen im frühen Mittelalter ließen sich ihre Räume mit Rosenblättern auslegen. Der Duft übertönte so den oft muffigen Geruch der feuchten, kühlen Mauern. In der Symbolik stand die Rose für viele verschiedene Dinge. Einmal war es die Verschwiegenheit, ein andermal stand sie für die Frau, dann wieder für die Weisheit, auch für den Tod, aber die wichtigste Symbolik war die Liebe. Bei den Christen stand die weiße Rose als Zeichen der Jungfräulichkeit Marias und die rote zeigte die Leiden Jesus an. Rosen befanden sich zudem an vielen Beichtstühlen oder sie waren in das Holz eingeschnitzt. „Sub rosa dictum" bedeutete die Pflicht zur Verschwiegenheit. Die Rose an den gewissen Stellen angebracht, sollte dies verdeutlichen. Eine Sage erzählt von einem frommen Ludwig aus dem niedersächsischen Ort Hildesheim. Einst verlor dieser Ludwig auf der Jagd sein Kreuz. Da es Winter war, wurde es nicht gleich entdeckt, bis ein Diener es auf einem blühenden Rosenstrauch wiederfand. Dies war ungewöhnlich, weil ja ringsherum nur Schnee war. Aus tiefer Dankbarkeit ließ Ludwig eine Kapelle errichten, an der viele Rosensträucher standen. In der Mythologie war sie der Göttin Aphrodite (Venus) geweiht, die für Liebe, Sinnlichkeit und Schönheit steht. Angeblich soll sich ja Aphrodite ihre Füße durch Rosendornen total aufgeritzt haben, als sie nach ihrem Geliebten Gott Ares suchte.

134. Rosenweihrauch

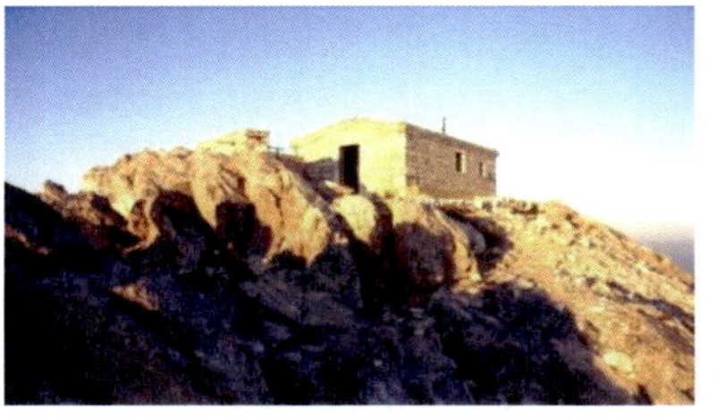

Gipfelkapelle auf Athos

Botanischer Name: Boswellia carteri

Anderer Name: Olibanum

Vorkommen: Hergestellt in den Klöstern der serbisch-orthodoxen Kirchen auf dem Berg Athos in Griechenland

Aussehen: Weihrauch ist das Harz von Weihrauchpflanzen. Dieses Harz wurde in Griechenland auf dem Berg Athos mit Rosenöl und Rosenwasser veredelt. Die Farbe des Weihrauchs ist im Endprodukt Rosa.

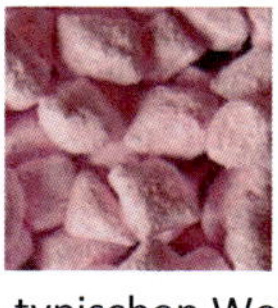

Familie: Balsambaumgewächse, Burseraceae

Verwendete Teile: Harz

Aroma: Der Rosenweihrauch bringt am Anfang des Verbrennens einen typischen Weihrauchduft hervor, entwickelt aber kurze Zeit später einen blumigen Duft dazu.

Magische Räucherung: Rosenweihrauch ist wirklich etwas ganz Besonderes. Einmal verwendet, wird er Sie so schnell nicht loslassen. Hier wirken nicht nur der Weihrauch, sondern auch die Bestandteile der Rose. So kann er sie mit Liebe hinüber in die geistige Welt begleiten. Sie können auch mit dieser Zusammensetzung einen sehr innig geliebten Menschen verabschieden. So gibt er nicht nur in der derzeitigen Liebe den Ton an, sondern begleitet auch die Lieben hinüber in das Jenseits. Die Kraft dieser zwei Pflanzen ist enorm stark. Die Symbolik von Liebe und dem Jenseits bringt Ihnen ein tiefes Vertrauen und eine herzliche, göttliche Liebe. Sie werden die tiefe Vollkommenheit tief in sich tragen. Rosenweihrauch können Sie in allen Mischungen verwenden. Besonders aber da, wo tiefe Liebe etwas Besonderes ausrichten soll.

Mischung: Akazie, Flieder, Heidekraut, Jasmin, Kornblume, Lavendel, Mohn, Rose, Wegwarte, Ysop

Planet: Sonne
Götter: ---
Chakra: Kronenchakra
Erzengel: Chamuel

Element: Feuer
Sternzeichen: Löwe
Elementarwesen: Phönix
Benutzung als Tee: nein

Wissenswertes über die Pflanze: Der griechische Rosenweihrauch wird seit sehr langer Zeit nach alten Rezepten in den Klöstern auf dem Berg Athos hergestellt. Dazu benutzten die Mönche den gemahlenen Weihrauch, etwas Rosenöl und Rosenwasser. Die weiteren Zutaten sind geheim. Alles zusammen ergibt einen Teig, der unter ständigem Beten geknetet wird. Jede Zutat wird nach und nach hinzugesetzt. Der fertige Teig wird später ausgewalzt, mit einem Messer in schmale Streifen geschnitten und danach in Stücke geteilt. Magnesiumpulver hilft gegen das Verkleben. Dazu werden die Stücke in diesem Pulver gewendet und erhalten dann ihr so typisches Aussehen.

„Zimtis – Liebesdroge":
1 Teil Weihrauch, rot
1 Teil Rosenweihrauch
1 Teil Sandelholz, rot
1 Teil Rosenblätter, rot
1 Teil Wildrose, lila
1 Teil Bauernrose

135. Rosmarin

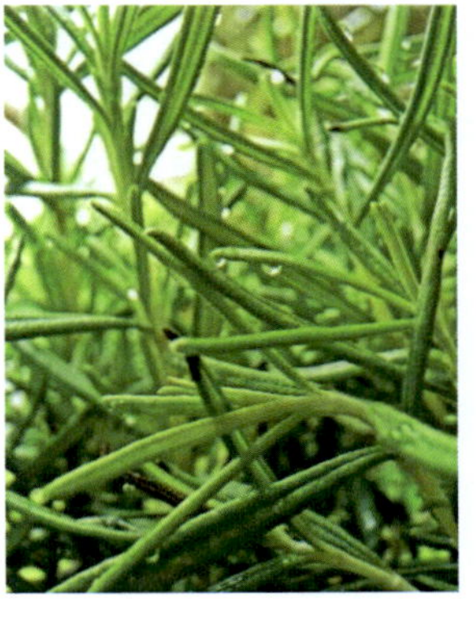

Botanischer Name: Rosmarinus officinalis

Anderer Name: Antonkraut, Brautkraut, Kid, Krankraut, Marienkraut, Meertau, Rosmarie, Rosmariggen, Tau des Meeres, Weihrauchkraut

Vorkommen: Europa – Deutschland, Spanien; Afrika – Marokko, Tunesien; weltweit angebaut

Aussehen: Der Rosmarinstrauch kann eine Wuchshöhe von bis zu zwei Metern erreichen. Die sehr schmalen Blätter sind linearisch und immergrün, sehen wie Nadeln aus und wachsen direkt an den Zweigen. Die hellblauen bis hellvioletten Blüten sind quirlförmig angeordnet.

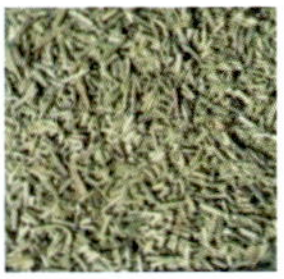

Familie: Lippenblütler, Lamiaceae

Verwendete Teile: Blätter (Nadeln)

Aroma: Rosmarin bringt einen sehr kräftigen und intensiv würzigen Duft hervor, der eine leichte Kampfernote hat.

Magische Räucherung: Verwenden Sie den Rosmarin zur Ausräucherung von Krankenräumen. Seine desinfizierende Wirkung reinigt sofort stark negative Energien. Zurück bleibt eine wohlduftende, geklärte und gereinigte Atmosphäre, die für jeden deutlich spürbar ist. Aber nicht nur Krankheitskeime werden verjagt, auch böse Geister, Erschöpfung, schlechte Gedanken und Gefühle sowie Neid und Hass. Ein wahrer Stimmungsmacher, der Licht in das triste Grau bringt, der Liebe, Wärme und Geborgenheit vermittelt. Benutzen Sie den Rosmarin bei Ihren Prophezeiungen, beim Karten legen oder beim Orakeln. Zudem ist der Rosmarin eine Zutat, die Sie nehmen können, um sich allgemein auf ein Ritual vorzubereiten. In Naturräucherungen zieht er die Elementarwesen magisch an. So kann es durchaus passieren, dass aus einem Lagerfeuer, in das Sie Rosmarin hineinwerfen, der Feuervogel emporsteigt und sich plötzlich Elfen und Feen zeigen.

Mischung: Basilikum, Dost, Melisse, Salbei, Süßgras, Thymian, Wacholder, Weihrauch, Zeder, Zimt

Planet: Sonne
Götter: Aphrodite/Venus, Apollo, Cerridwen, Vesta
Chakra: Halschakra
Erzengel: Zadkiel

Element: Feuer
Sternzeichen: Löwe
Elementarwesen: Phönix
Benutzung als Tee: ja

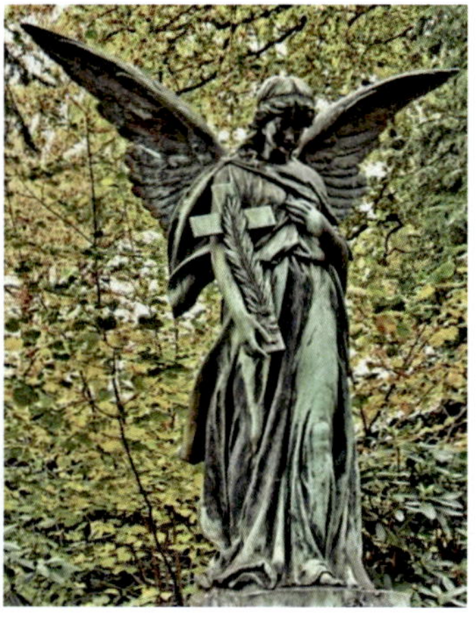

Wissenswertes über die Pflanze: Rosmarin ist die Heilpflanze des Jahres 2011. Rosmarin bedeutet „Tau des Meeres“. Im 1. Jahrhundert wurde der Rosmarin in Europa eingeführt. Die damaligen Klöster übernahmen die Aufzucht und Pflege dieser Heilpflanze. Später wurde es nicht nur als Gewürz eingenommen, sondern es entstanden aus dem ätherischen Öl auch die ersten Parfüms mit Rosmarinduft. Weitverbreitet war der Brauch, den Rosmarin als Brautstrauß zu verwenden. Auch die Totengräber und Leichenträger benutzten ihn, um sich vor allerlei zu schützen. So stand Rosmarin eben oft auch als Pflanze des Todes da, die den Tod nicht nur bekämpfte, sondern auch seinen furchtbaren Gestank übertünchte. Im Mittelalter reinigten die Frauen so manche Kleidung in dem Rauch von

Rosmarin – besonders Kleidung, die schwer zu waschen war. So wurden alle Keime auch ohne Waschen abgetötet und die Wäsche bekam ihren ganz eigenen Duft. In den Pestzeiten war Rosmarin sehr begehrt. Es war eines der am meisten angewendeten Pflanzen gegen die furchtbare Erkrankung. Die Ägypter legten ihren verstorbenen Mitmenschen Rosmarinzweige in die Hände. Diese sollten die Reise in das Land der Unsterblichkeit mit ihrem Duft versüßen. Die alten Magier nahmen den Rosmarin als religiöses Räucherwerk, vor allem bei ihren magischen Ritualen. Sie sahen in dem Rosmarin eine starke Waffe gegen die schwarze Magie. In kleine Püppchen wurde der Rosmarin hineingefüllt. Diese schickten eine besonders hohe Heilungsenergie aus. In der griechischen Mythologie gab es einst einen König Orchamos und seine Tochter Leukothoe. Der Gott Helios nahm sich dieser Tochter ein wenig zu sehr an, was den Vater so sehr erzürnte, dass er seine Tochter lebendig in einem Grab einschloss, wo sie verstarb. Aus diesem Grab erwuchs kurze Zeit später durch die Kraft und die Macht des Sonnengottes Helios ein wunderschöner Rosmarinstrauch, der herrlich duftete. Einst sagte Shakespeare in seinem Werk „Hamlet": „Und da ist Rosmarin, das ist für die Treue." So stand der Rosmarin insgesamt für Treue, Liebe, Weisheit und Erinnerung.

136. Rosskastanie

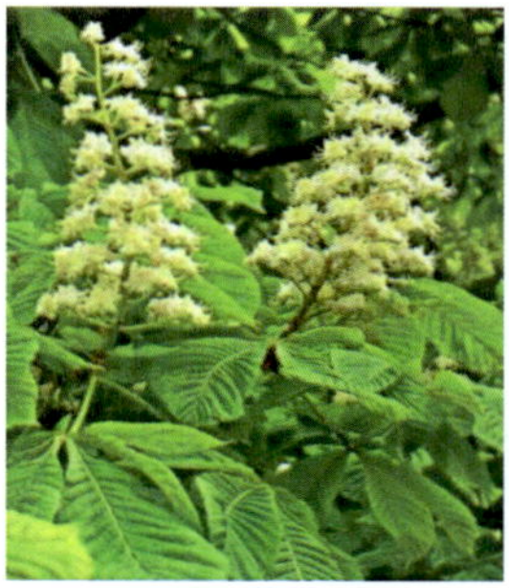

Botanischer Name: Aesculus hippocastanum

Anderer Name: Bitterkastanie, Chestene, Drusenkesten, Foppkastanie, Kestebaum, Roßkesten, Saukastanie, Vixirinde, Weiße Rosskastanie, Wilde Kastanie

Vorkommen: Europa – Deutschland; Asien – Kaukasus, Indien

Aussehen: Der Rosskastanienbaum wird bis zu fünfunddreißig Meter hoch. Seine sehr großen Blätter sehen aus wie eine übergroße Hand mit fünf bis sieben Fingern. Diese sitzen an langen Stielen. Die zahlreichen Blüten an aufrechten Rispen erscheinen in den Farben

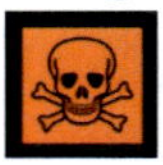

Weiß, Gelb bis Rötlich. Die kugeligen Früchte sind gelb-grünlich und mit weichen Stacheln besetzt. Der glänzende Samen ist braun mit einem hellen Fleck. Die Rosskastanie ist giftig!

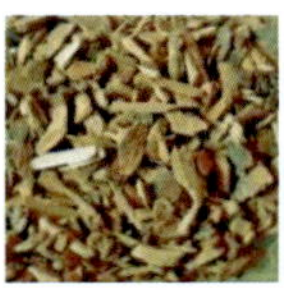

Familie: Seifenbaumgewächse, Sapindaceae

Verwendete Teile: Blätter, Blüten, Rinde

Aroma: Das Holz riecht sehr herb aromatisch.

Magische Räucherung: Die Rosskastanie zeigt mit ihren vielen Blüten und Früchten den Wohlstand und Überfluss an. Daher sind ihre Teile auch hervorragend zu dieser Räucherung zu verwenden. Aber achten Sie dabei auf die genaue Formulierung Ihres Wunsches. Reichtum kann viel bedeuten und Wohlstand muss nicht heißen, dass Sie damit glücklich werden. Weiter können Sie die Rosskastanie dazu verwenden, um zu sich zurückzukommen, Ihr Urvertrauen wiederzufinden und zu spüren, wie es ist, mit diesem zu leben. Verharren Sie nicht in der Vergangenheit und grübeln Sie nicht ständig, was sein könnte. Bleiben Sie im Jetzt. Die Rosskastanie ist dazu hervorragend geeignet, Sie zu unterstützen. Sie können aus dem lernen, was Ihnen bereits alles passiert ist. Nutzen Sie die Erfahrung, lassen Sie los von alten Lasten und schauen Sie nach vorne.

Mischung: Ackerschachtelhalm, Basilikum, Dost, Klette, Kornblume, Propolis, Tabak, Tausendgüldenkraut, Veilchen, Weihrauch

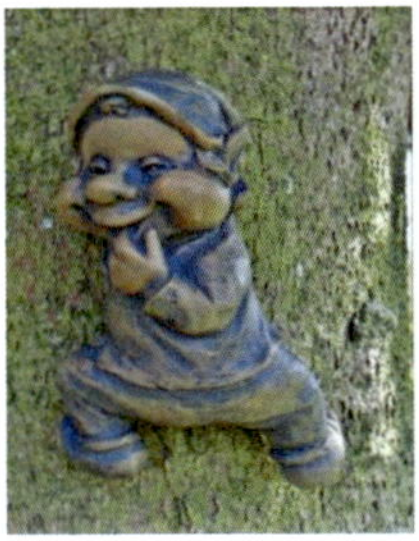

Planet: Jupiter
Götter: Brigidh, Cerridwen, Moneta
Chakra: Herzchakra
Erzengel: Raphael
Element: Erde
Sternzeichen: Jungfrau
Elementarwesen: Baumgeister
Benutzung als Tee: ja, aber Vorsicht!

Wissenswertes über die Pflanze: Die Rosskastanie wurde im Jahr 2005 zum Baum des Jahres gewählt und 2008 zur Arzneipflanze des Jahres benannt. Er ist ein sehr begehrter Baum, dessen Teile für alle Arten der Magie Glück bringen sollen. In sehr frühen Zeiten bereits war die Rosskastanie in Europa heimisch. In der Eiszeit wurde sie allerdings verdrängt, kam aber vor einigen Hunderten Jahren wieder zurück. Die Osmanen führten die Kastanien nämlich als Pferdefutter mit sich und so verbreitete sich der Baum wieder. Denn ab und anfiel eine Kastanie herunter und daraus erwuchs eine wunderschöne Rosskastanie. Dieser zufällig gesäte Baum gefiel den dort lebenden Menschen sehr und so wurde er in vielen Parks zu einem beliebten Baum. Offiziell wurde der erste Baum in Wien 1576 in einem botanischen Garten gepflanzt. Dafür verantwortlich war der Direktor des botanischen Gartens, Carolus Clusius. In Frankreich war es der Sonnenkönig Ludwig XIV. Er ließ Alleen und Schlossgärten mit Kastanien bepflanzen. Die großen Kronen spenden auch noch heute reichlich Schatten im Sommer. Diesen Umstand nutzten die Bierbrauereien und pflanzten Kastanien auf ihrem Gelände. So wurde durch wenig Aufwand der Bierkeller immer kühl gehalten. Als Heilmittel kam die Rosskastanie erst im 16. Jahrhundert zum Einsatz. Leider gibt es kaum etwas Mythologisches zu berichten, da der Baum doch erst sehr spät nach Europa kam. Kastanien, die in den Hosentaschen getragen werden, sollen Glück bringen. Daher hatte bereits Alfred Krupp immer drei Stück in seiner Tasche.

137. Sadebaum

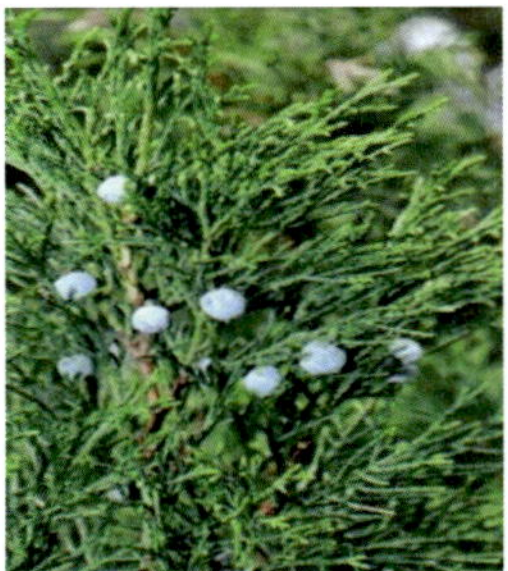

Botanischer Name: Juniperus sabina

Anderer Name: Giftwacholder, Glückskraut, Jungfernpalme, Jungfrauenrosmarin, Kindsmord, Lebensbaum, Mägdebaum, Sevelpalme, Stinkwacholder

Vorkommen: Europa – Deutschland, Schweiz; als Zierstrauch weltweit

Aussehen: Der Sadebaum kann eine Wuchshöhe von bis zu zwei Metern erreichen. Der immergrüne Strauch hat in seinen jüngeren Jahren nadelförmige Blätter, die später eher

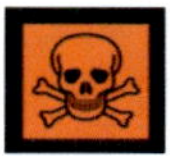

schuppig sind. Die Rinde ist rot-bräunlich. Seine unauffälligen Blüten sind sehr klein und haben eine grün-gelbliche Farbe. Die erbsengroßen Früchte sind Beeren, die meist bläulich bis schwarz aussehen. Der Sadebaum ist stark giftig!

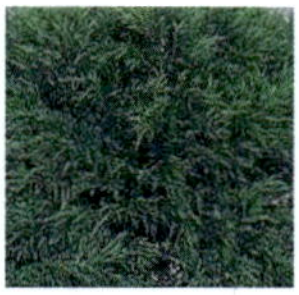

Familie: Zypressengewächse, Cupressaceae

Verwendete Teile: Holz, Triebspitzen

Aroma: Beim Verräuchern der Teile des Sadebaums entsteht ein sehr unangenehmer, fast stinkender Geruch.

Magische Räucherung: Der Sadebaum stellt die Verbindung mit dem Tod her. Hier möchte ich ausdrücklich darauf hinweisen, dass dies nur eine Pflanze für im Räuchern sehr erfahrene Menschen ist. Trotz allem möchte ich sie erwähnen, denn auch giftige Pflanzen haben ihre Berechtigung im Dasein und vermitteln uns jeweils ein ganz besonderes Bild. So sollten Sie beim Einatmen des Rauches sehr, sehr vorsichtig sein. Er hat eine Magie an sich, die sehr schnell den Schlaf herbeiführen kann. Seine Art, eine todesähnliche Situation herbeizuführen, zeugt von einer enormen Kraft. Sehr erfahrene Menschen nutzen diesen Zustand, um mehr über den Übergang in den Tod zu erfahren und den Kontakt zu verstorbenen Menschen herzustellen. Trotz allem besitzt er reinigende und klärende Eigenschaften. Dennoch: Hände weg, wer keine Erfahrung damit hat! Bitte weit weg und sicher lagern vor Kindern und Tieren!

Mischung: Eisenkraut, Galbanum, Lavendel, Lorbeer, Mastix, Rosmarin, Salbei, Thymian, Weihrauch, Zypresse

Planet: Saturn	**Element:** Wasser
Götter: Cybele, Rhea, Kronos/Saturn, Yggdrasil	**Sternzeichen:** Fische
Chakra: Wurzelchakra	**Elementarwesen:** Pan
Erzengel: Zadkiel	**Benutzung als Tee:** nein

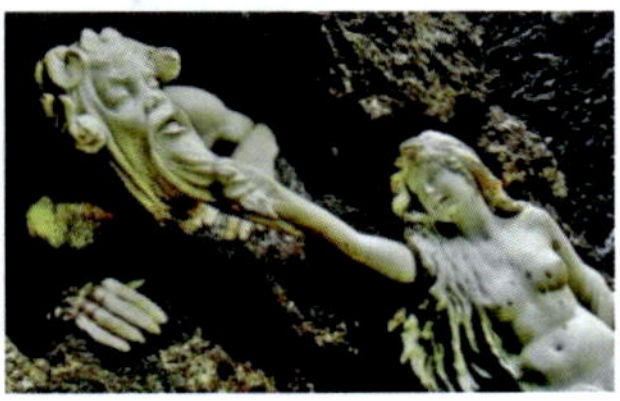

Faunus/Pan

Wissenswertes über die Pflanze: Durch den Sadebaum kam es schon sehr häufig zu Todesfällen. Manche waren unbeabsichtigt, manche geschahen aus purer Mordlust. Frauen unterbrachen in früheren Zeiten mit dem Sadebaum ihre Schwangerschaft. Aber häufig endete dies auch mit dem Tod der Frau. Der Sadebaum hatte den Ruf, den Jungfrauen wieder zu ihrer Unschuld zu verhelfen. Ludwig XI. benutzte den Sadebaum als Mordwaffe gegen seine Feinde. Aber nicht nur Gift versprühte der Baum, er war auch ein anerkanntes Heilmittel bei vielen medizinischen Gelehrten, wie Dioskurides, Galen oder auch Plinius. Sogar Karl der Große beschrieb die Wirkung in seinem „Capitulare“ (sogenannte Pflanzenliste). Die Schamanen in Sibirien nahmen die Teile des Sadebaums als Räucherstoff. Sie inhalierten den Rauch tief ein und gerieten einige Zeit später in tiefe

Ekstase. So konnten Sie erkennen, warum der Kranke so arg dran war und sie kommunizierten mit den Krafttieren.

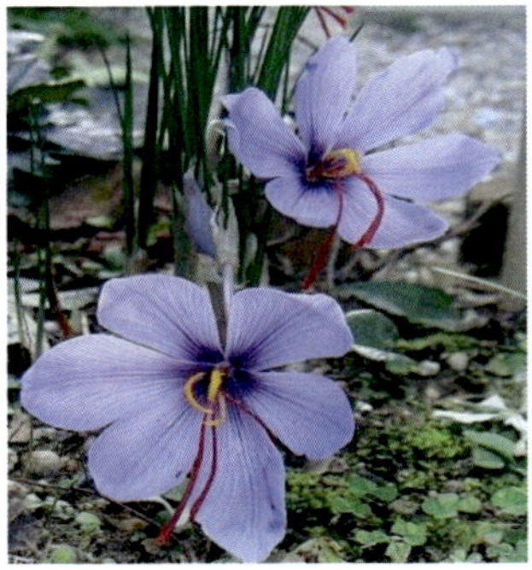

138. Safran

Botanischer Name: Crocus sativus

Anderer Name: Gelbe Würze, Gewürzsafran, Herbstkrokus, Herbstsafran, Krokus, Nackthure, Saffer, Suppengelb, Zafran

Vorkommen: Südeuropa – Spanien, Italien; Nordafrika; Asien – Iran, Indien, Orient

Aussehen: Der Safran ist ein Zwiebelgewächs, aus dem ein Krokus wächst. Er hat große, violette Blütenblätter und grasartige Blätter. Aus dieser Blüte ragen drei rote Fäden heraus, sogenannte Narbenschenkel oder auch Fäden genannt. Der Safran ist giftig!

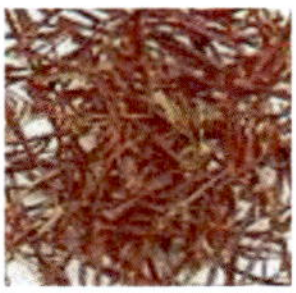

Familie: Schwertliliengewächse, Iridaceae

Verwendete Teile: Blütenstängel

Aroma: Beim Verräuchern der Safranblüten kommt ein unwahrscheinlich betörender Geruch hervor, der sehr aromatisch und ein bisschen süß-blumig ist.

Magische Räucherung: Safran hat einen sehr starken Eigencharakter. Sein Rauch verzaubert Sie fast ein wenig. Er bringt Sie in Meditationen in eine Welt, die sehr beruhigend ist, wo Liebe so grenzenlos im Überfluss vorhanden scheint. Diese andere Welt, diese feinstoffliche Welt, gibt Ihnen Freude zurück und harmoniert alle Ihre Chakren. Sie werden sich sehr wohlfühlen, weil jetzt alle schweren Gedanken verfallen sind und Sie Heilung und göttliche Liebe verspüren. Nichts von Ihnen haftet mehr an materiellen Dingen. Sie sind frei und fühlen sich so und das ist ein göttliches Geschenk. Seine Eigenschaft passt auch hervorragend in Liebesräucherungen.

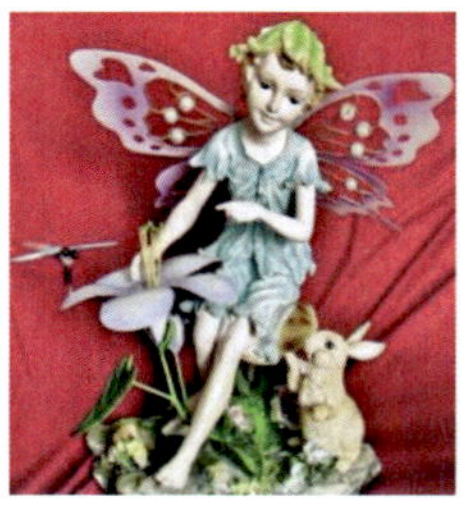

Mischung: Adlerholz, Akazie, Benzoe, Gewürznelke, Guajak, Ingwer, Mastix, Orange, Sandelholz, Weihrauch

Planet: Mond
Götter: Amor/Eros, Artemis/Diana, Astarte/Ishtar
Chakra: Wurzelchakra
Erzengel: Jophiel

Element: Luft
Sternzeichen: Zwilling
Elementarwesen: Elfen
Benutzung als Tee: ja

Wissenswertes über die Pflanze: Safran ist die Königin der Gewürze. Bei Hochzeiten sollte er Glück bringen, daher wurde er oft auf den Betten verstreut oder aber der

Hochzeitsschleier mit Safran gelb gefärbt. In der Antike behalf man sich mit dem Safran und vermischte diesen mit Wasser und anderen Zutaten. Diese Mischung wurde dann in die kleinen Öffnungen der großen Theater geschüttet. In der großen Menge der Menschen kam es so zu einem sehr angenehmen Geruch, der zugleich stark desinfizierend wirkte. Dies beugte Epidemien mit ansteckenden Krankheiten vor. Die Frauen färbten ihre Kopfbedeckungen mit Safran, weil diese Läuse vertrieben. Als Rauschmittel wurde der Safran auch erkannt. Die Menschen bezeichneten ihn als „den fröhlich lachenden Tod". Bei leichter Überdosierung kommt es nämlich zu Lachkrämpfen, da er das Lachen stark anregt, dann zu Herzproblemen, Schwindel und Halluzinationen. Umso mehr jemand davon nahm, umso schlimmer wurde es. Am Ende konnte Safran bei einer Dosierung von zehn bis zwölf Gramm tödlich wirken. Klar war dies ein geeignetes Mittel, um unangenehme Widersacher aus dem Weg zu räumen. Die Reichen stellten mit dem Safran ihre Macht und ihr Geld zur Schau. Egal, was gekocht oder gebraten wurde, mit Safran wurde alles goldig eingefärbt. Der Reichtum kostete aber auch eine ganze Menge! So müssen Sie sich vorstellen, dass etwa ein halbes Kilo Safran gleichzusetzen war mit dem Wert eines Pferdes. Für dieses halbe Kilo benötigte man circa 75.000 Blüten. Heute bezahlen Sie in etwa zweitausend Euro dafür. Händler, die falschen Safran verkauften, wurden sehr hart bestraft. Für manche war es gleich ganz und gar zu Ende und sie wurden verbrannt. Echten Safran erkennen Sie daran, dass er sich beim Zerreiben zwischen den Fingern rot färbt. In der Mythologie wurde geschrieben, dass Zeus einst auf einem Bett aus Safran schlief.

139. Salbaum

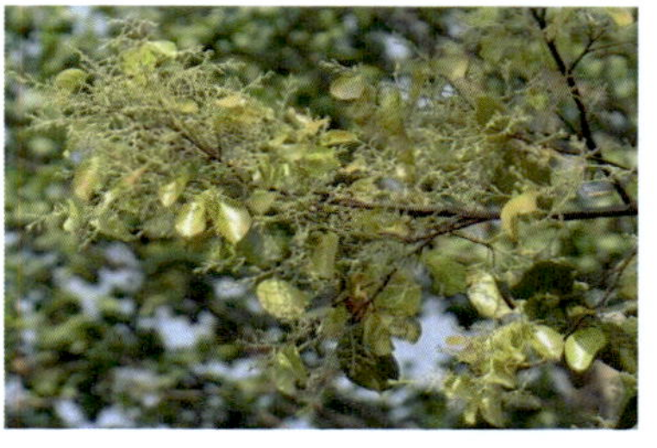

Botanischer Name: Shorea robusta

Anderer Name: Agnivallabha, Ashvakarna, Ashvakarnika, Indien Dammar, Kandar, Ral, Sakwa, Sal dhupa, Sakher, Salwa

Vorkommen: Asien – Indien, Nepal, Himalayaregion, Burma, Bangladesch, Monsunwälder

Aussehen: Der Salbaum kann eine Wuchshöhe von bis zu fünfunddreißig Metern erreichen. Sein hartes Holz ist am Anfang noch hell und dunkelt später nach. Die Rinde ist rötlich-braun bis grau. Er hat längliche, ovale Blätter an behaarten Stielen. Sie sind ledrig und glänzen auf der Oberseite. Die Blüten sitzen in Rispen und sind cremefarben bis gelblich. Manche haben einen rosafarbenen Mittelstreifen. Die Frucht ist eine Nuss, in der sich auch die Samen befinden. Das Harz sieht gemischt zwischen hell bis dunkel aus, ist sehr trocken und hart.

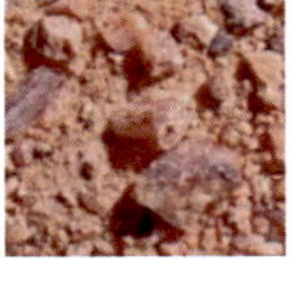

Familie: Flügelfruchtgewächse, Dipterocarpaceae

Verwendete Teile: Harz

Aroma: Der weiße Rauch des Salbaums lässt ihn bei der Verbrennung sehr erhebend wirken. Er duftet kräftig aromatisch, fast überwältigend.

Magische Räucherung: Das Harz des Salbaums können Sie als Zutat beim Reisen in die astrale Welt verbinden. Er ermöglicht Ihnen leichter in die anderen Dimensionen zu gelangen. Zudem hilft er Ihnen bei Rückführungen zu den Punkten zu kommen, die das Buch des Lebens für Sie aufgeschlagen hat. Aber auch Krafttierreisen sind angenehmer und leichter. Bei der richtigen Räucherung haben Sie es einfacher, diesen Weg zu beschreiten, als wenn Sie sich einfach so darauf konzentrieren würden. Es ist eine wundervolle und vor allem angenehme Hilfe, die das Harz Ihnen bietet. Bei Reisen in die Unterwelt wirkt es auch schützend und begleitet Sie sicher zu Ihren Ahnen. Wenn Sie in die höheren Sphären reisen, wird der Duft Ihnen die Weite des Universums aufzeigen und Ihnen eventuell auch Ihren Engel zu treffen ermöglichen. Bei Heilungsritualen wirkt der Salbaum tief reinigend. Er vertreibt die bösen Geister und gibt Hoffnung auf Genesung. In erotischen Räucherungen kann das Salbaumharz mit hinzugenommen werden.

Mischung: Beifuß, Costus, Drachenblut, Kalmus, Kampfer, Muskat, Pfeffer, Sandelholz, Tabak, Weihrauch

Planet: Mars
Element: Wasser
Götter: Brahma, Ganesha, Krishna, Lakshmi, Shiva, Vishnu
Sternzeichen: Skorpion
Chakra: Wurzelchakra
Elementarwesen: Gnome
Erzengel: Chamuel
Benutzung als Tee: nicht bekannt

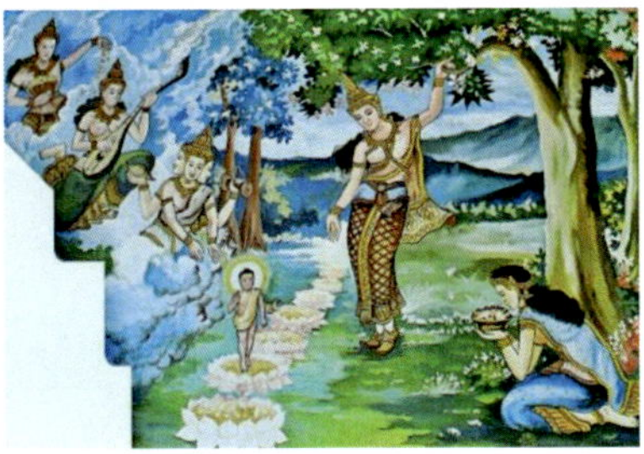

Die Geburt Buddha unter einem Salbaum

Wissenswertes über die Pflanze: In Asien gilt der Salbaum als ein sehr altes und bewährtes Mittel beim schamanischen Reisen. Die sibirischen Schamanen atmeten den Rauch tief ein und gerieten dadurch in Ekstase. Die psychoaktive Wirkung löste den Trancezustand aus. Was sie dann sahen und erlebten, nutzten sie für die Behandlung erkrankter Menschen. Und wenn Buddha unter den Salbäumen saß und meditierte, dann begab auch er sich bestimmt auf Reisen in andere Welten. Das Holz des Baumes ist so voller Magie, dass die Schamanen daraus ihre heiligen Ritualwerkzeuge herstellten. Viele verehrten den Baum auch, weil seine Wurzeln sehr tief in den Boden (die Unterwelt) wachsen und die Krone des Baumes hoch in den Himmel reicht. So war klar, dass nur dieser Baum die Verbindung zwischen den Welten sein könnte. Die Blätter des Baumes nutzten die Menschen, um daraus Teller oder auch Körbe für die Speisen herzustellen. So gab es den Brauch, dass ein gefaltetes Blatt mit etwas darin enthaltenem Reis und Kurkuma als eine Einladung für eine Hochzeit stand und sie so demjenigen übergeben wurde. Die Einheimischen nutzten die Blätter auch zur Herstellung eines Öles, was sehr begehrt in der Parfümindustrie war. Auch Kau- bzw. Rauchtabak wurde damit parfümiert. Das Holz wurde vor allem für die Dinge genutzt, die nicht so stark bearbeitet werden mussten, da das Harz und auch die faserige Struktur es schwer machten, dieses zu bearbeiten. Aber für die Herstellung von Waggons, Paletten, Brücken und Strommasten reichte es aus. In der asiatischen Mythologie steht geschrieben, dass einst die Königin Maya unter einem Salbaum ihren Sohn Siddhartha Gautama gebar. Durch eine wundervolle Erleuchtung wurde dieser später zu Buddha. Auch solle Buddha unter einem solchen Baum gestorben sein. In einer anderen Legende wird erzählt, dass die Königin Maya unter einem solchen Salbaum gelegen habe und ihr im Traum ein weißer Elefant mit drei Köpfen und sechs Stoßzähnen erschienen sei. Dieser drang in ihren Körper ein. Dieser Elefant, auch Airavata genannt, wurde von den Hindus als die Reinkarnation des Gottes Vishnu gesehen.

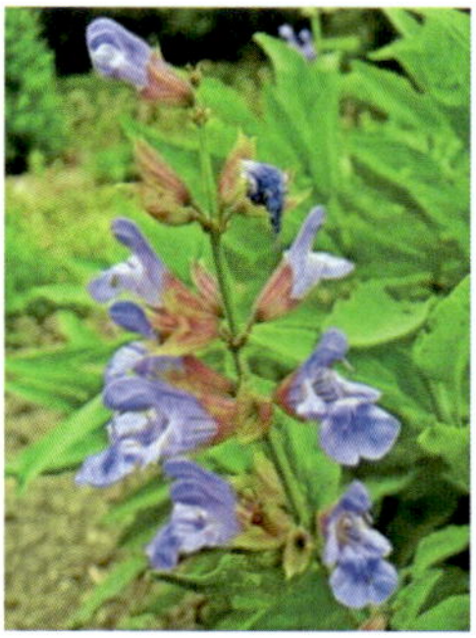

140. Salbei

Botanischer Name: Salvia officinalis, Salvia apiana (Weißer Salbei), Salvia divinorum (Wahrsagesalbei/Aztekensalbei)

Anderer Name: Edelsalbei, Götterspeise, Gschmackblatteln, Indianersalbei, Muskatellerkraut, Rauchsalbei, Sage, Salwie, Sophieblätter, Zaubersalbei

Vorkommen: Europa – Deutschland; Mittelamerika – Mexiko; weltweit angebaut

Aussehen: Der Salbei kann eine Wuchshöhe von bis zu 1,20 Metern erreichen. Die unteren Stängel der Pflanzen verholzen. Die Blätter sind schmal, weich und filzig. Sie stehen gegenständig und sehen graugrün aus, manche auch silbrig, weiß oder gelb-grünlich. Die verquirlten Blüten sind violett und stehen in kleinen Gruppen.

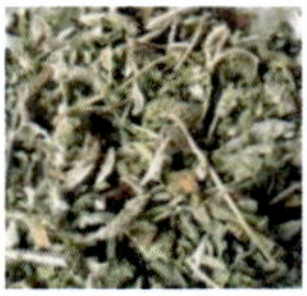

Familie: Lippenblütler, Lamiaceae

Verwendete Teile: Blüten, Kraut

Aroma: Der Salbei bringt einen sehr kraftvollen würzigen Duft beim Verbrennen hervor. Der Weiße Salbei ist etwas herb und harzig.

Magische Räucherung: Räuchern Sie mit Salbei, um gegen äußere Einflüsse, die Sie negativ beeinflussen, zu kämpfen. Am Tag können auf verschiedenste Art und Weise negative Schwingungen entstehen und nicht immer werden Sie darauf vorbereitet sein. Manchmal sind es „nur" Gedanken vom Kollegen gegenüber, ein andermal ist es der Autofahrer hinter

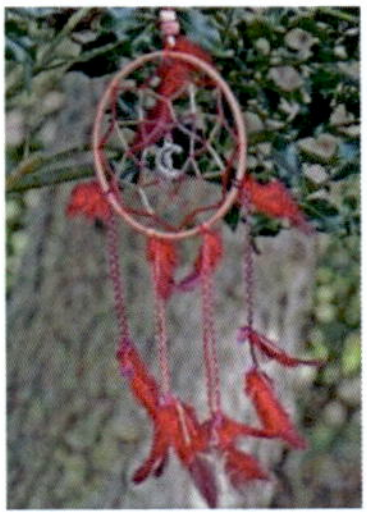

Ihnen oder die Kassiererin im Supermarkt. Schwingungen sind überall und die Gedanken anderer Menschen lassen sich nun einmal nicht beeinflussen. Aber sehr sensible Menschen reagieren darauf, bei denen kommt diese Schwingung an und sie fühlen sich dann ziemlich unwohl, können sogar krank werden. Mit Salbei regelmäßig zu räuchern hat den Vorteil, genau diese Schwingungen von sich zu nehmen. So befreien Sie sich vom Übel, bekommen wieder Ruhe und Klarheit für sich und können mit einem Lächeln das Leben genießen. Der Weiße Salbei hat noch eine Zusatzfunktion. Er wird genommen, um bei magischen Zeremonien die schlechten Geister zu verjagen. Bei

Schwitzhüttenritualen ist dieser Salbei ein Muss. Er ist einer der stärksten spirituellen Reiniger unter den Pflanzen. Er bringt die Aura förmlich zum Leuchten und vereinigt Körper, Geist und Seele. Mit diesem Weißen Salbei können Sie alle rituellen Gegenstände abräuchern und somit deren Energien erneuern. Er ist ein wundervoller Begleiter bei tiefen Gebeten, Segnungen und Opferritualen. Mit ihm zusammen fühlen Sie die göttliche Nähe.

Mischung: Adlerholz, Bärenwurzel, Beifuß, Copal, Damiana, Perubalsam, Süßgras, Wacholder, Weihrauch, Zeder

Planet: Saturn
Element: Erde
Götter: Cerridwen, Kronos/Saturn, Merlin, Nornen, Talisien, Zeus/Jupiter
Sternzeichen: Jungfrau
Chakra: Halschakra
Elementarwesen: Elfen
Erzengel: Zadkiel
Benutzung als Tee: ja

Wissenswertes über die Pflanze: Salbei ist eine der wundervollsten stärksten Pflanzen. Schon sehr früh gab man im alten Ägypten der Pflanze ein eigenes Schriftzeichen. Im Mittelalter spielte der Salbei bei den Hexen eine große Rolle. Zu Pestzeiten wurde Salbei neben einigen anderen wichtigen Kräutern verräuchert. Schon damals meinten die Menschen, dass niemand sterben müsste, wenn er doch Salbei in seiner Nähe wachsen hätte. So kam es dann auch, dass er für ein langes Leben und für die Unsterblichkeit stand. In Europa wurden sogar ganze Krankenhäuser mit Salbei ausgeräuchert. Hurra! Was für ein Erfolg. Genau dies würde uns auch heute noch richtig guttun. Wie viele tragische Energien würden dabei endlich verschwinden! Über viele Jahre wurde der Salbei in der Kirche mit verräuchert. Man schwor darauf, dass bei dem Salbeirauch niemand einschlafen würde. Der Wahrsagesalbei wurde besonders von Schamanen in Zeremonien verwendet. Meist dauerten diese mehrere Stunden. Der Salbei wurde verräuchert, gekaut oder geraucht und daraufhin traten Visionen ein. Klar, dass diese Rituale nicht vor Zuschauern stattfanden. Es war etwas Besonderes, was auch einen besonderen Ort bedurfte, eine besondere Sternenzeit und mächtige Gebete und Anrufungen.

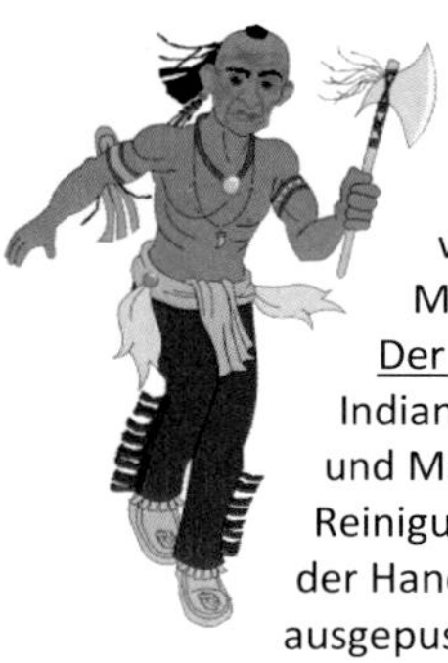

Seit dem 15. Februar 2008 ist der Verkauf von Salvia divinorum (Aztekensalbei) in Deutschland nicht mehr erlaubt. Dieser bestimmte Salbei wirkt in höheren Mengen halluzigen. Die Macht der deutschen Pharmaindustrie hat einmal wieder gesiegt. Und wieder ist uns ein so wunderbares Kraut verboten worden und wir Menschen wurden für unmündig erklärt.
Der Weiße Salbei ist eher der, der in den rituellen Zeremonien der Indianer zum Reinigen verwendet wurde. So wurden Plätze, Gegenstände und Menschen abgeräuchert, um eine höchst spirituelle Wirkung der Reinigung zu erzielen. Dazu wurde der Salbei meist gebündelt, dass er in der Hand gehalten werden konnte, dann angezündet und gleich sanft ausgepustet, sodass es immer noch weiter glimmte. So erreichte man einen über einen längeren Zeitraum wirkenden heiligen Rauch. Angeblich nahmen die Apachen früher den Salbei ein, um zu verhindern, dass sie beim Schwitzen zu viel Flüssigkeit verloren. Dies war umso wichtiger, wenn sie sich gerade in sehr heißen Zonen befanden

und Krieg herrschte. Die Navajos behandelten Verbrennungen mit dem Kraut, dabei zerrieben sie die Blätter. Hopi-Indianer nahmen den Rauch als eine Art Wiederbelebung bei Anfällen der Epilepsie bzw. bei Ohnmachtsanfällen.

141. Salomonsiegel

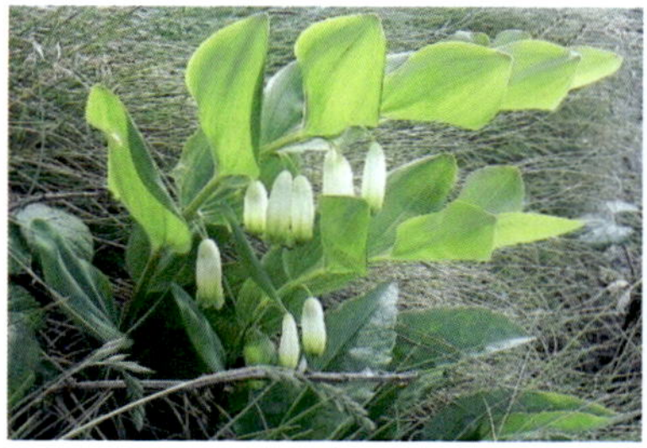

Botanischer Name: Polygonatum odoratum

Anderer Name: Falsches Maiglöckchen, Gemeine Weißwurz, Hühneraugenwurzel, Jungfernschön, Rotznase, Schminkwurz, Siegelwurz, Springwurz, Weißwurz, Wenigblütige

Vorkommen: Europa; Asien – Mongolei, China, Japan, Korea

Aussehen: Der Salomonsiegel wird bis zu sechzig Zentimeter groß. Er hat einen langen, aufrecht stehenden Stängel, der oben etwas überneigt. Die elliptischen Blätter sind wechselständig. Die bis zu fünf weißen Blüten hängen glockenförmig nach unten. Seine

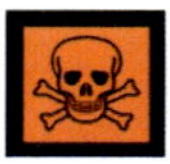

Frucht ist eine blauschwarze und giftige Beere. Diese enthält einige Samen. Die Wurzeln sind weiß, gelenkförmig und fleischig. Die Beeren des Salomonsiegels sind giftig!

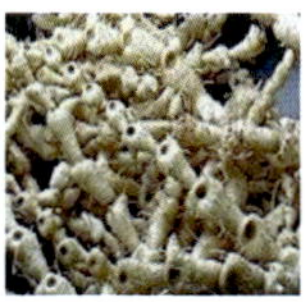

Familie: Mäusedorngewächse, Ruscaceae

Verwendete Teile: Wurzel

Aroma: Der Salomonsiegel gibt beim Verbrennen einen waldigen und erdigen Geruch ab.

Magische Räucherung: Der Salomonsiegel bringt mit seinem Rauch spirituelle Weisheit hervor. Verräuchern Sie ihn, wenn Sie Fragen an die höheren Mächte stellen möchten. Der Salomonsiegel wird gemeinsam mit den anderen Wesen einen weisen Ratschlag für Sie finden, der alle zufriedenstellen wird. Bei Kummer, Sorgen oder dringenden Fällen der totalen Unsicherheit haben Sie so die Möglichkeit für eine weise Antwort. Des Weiteren bringt der Salomonsiegel Ihnen Frieden ins Haus. Er beschert Ruhe, Harmonie und Freude. Er zeigt Ihnen so, wie Sie durch Ihr Leben kommen können und wobei Sie glücklich werden. Harmonie bedeutet Ausgeglichenheit und ruhige, sachliche Diskussionen – miteinander lernen und sich Achtung erweisen, gegenseitige respektvolle, spirituelle Liebe zeigen, die nichts fordert.

Mischung: Aloe, Baldrian, Condurango, Eukalyptus, Hexenkraut, Kampfer, Meersalz, Schafgarbe, Traumkraut, Weihrauch

Planet: Mond
Götter: Deirdre

Element: Wasser
Sternzeichen: Krebs

Chakra: Kronenchakra
Erzengel: Raphael
Elementarwesen: Simurgh
Benutzung als Tee: nein

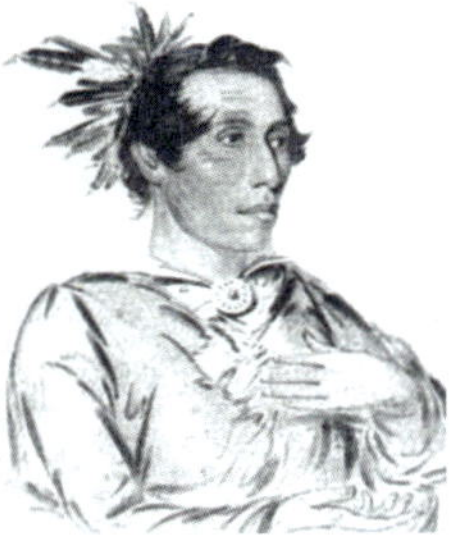

Kennekuk – Prophet, unbekannt (19.Jahrhundert)

Wissenswertes über die Pflanze: Den besonderen Namen verdankt die Pflanze ihrem Aussehen. Sie bildet nämlich ein Rhizom aus, ein Sprossachsensystem. Dieses wächst meist unterirdisch, aber auch dicht über dem Boden. Nun, dieses Rhizom sieht aus wie ein Siegel. Jedes Jahr bildet die Pflanze einen neuen Stängel, der aus einem Rhizom herauswächst. Wenn der Stängel im Herbst abbricht, hinterlässt er eine kreisförmige Narbe. Diese Narbe ist das sogenannte Siegel. In der Naturmedizin wurde der Salomonsiegel schon recht früh eingesetzt. Dioskurides erwähnte ihn bereits im 1. Jahrhundert. Einige Jahrhunderte darauf verschwand er etwas in den Hintergrund. In der chinesischen Medizin steht diese Pflanze weit oben. Die Chinesen benutzten allerdings die Huang Jing, die chinesische Weißwurzel, oder die Yu Zhu, die wohlriechende Weißwurzel. Sie wurde besonders für den Darm eingesetzt, weil sie abführend wirkt. Auch die Indianer kannten sich im Umgang mit der Pflanze aus. Für sie war sie Heil- und Nahrungsmittel zugleich, besonders in den kalten Wintern. Aber sammeln durfte diese Pflanze nur der Häuptling des Stammes. So war es zumindest Brauch bei den Kickapoo. Kennekuk war der Prophet, der spirituelle Häuptling des Stammes. Er verteilte die Wurzel am Neujahrsfest an seine Brüdern und Schwestern. Die Wurzel wurde auch als Talisman benutzt. Gerade ihr uriges Aussehen bescherte ihr viele Zauberkräfte. Mit ihr wurden heilige Gegenstände geweiht und gesegnet. Den Namen Springwurz erhielt der Salomon, weil er als Zauberwurzel über die Macht verfügte, versiegelte Türen und Schlösser zu öffnen. Es gab da gewisse Rituale mit einem Specht, die der Mensch vorher zu tun hatte. Auch König Salomon wusste von dieser wunderbaren Macht. Er benutzte die Springwurz, um mit ihrer Hilfe gleich einen ganzen Felsen wegzusprengen. Dieser stand ihm nämlich beim Bau eines Tempels im Wege. Mit dieser Kraft besaß die kleine Pflanze mächtig Aufmerksamkeit. Einst war es sogar Gefangenen verboten, die Wurzel bei sich zu tragen. Sie hätten ja mit ihrer Hilfe ihre Ketten sprengen können.

142. Sandarak

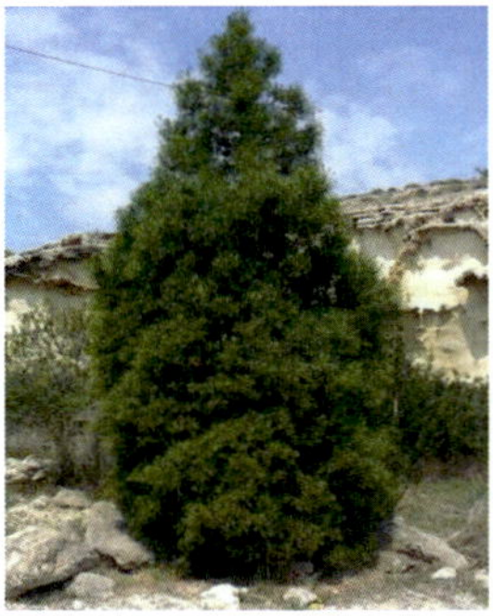

Botanischer Name: Tetraclinis articulata

Anderer Name: Berberthuja, Gliederzypresse, Sanadrac, Sandarach

Vorkommen: Afrika – Algerien, Tunesien, Marokko; Südeuropa – Spanien; Australien

Aussehen: Der Sandarakbaum wird auch Zypressenbaum genannt und kann eine Wuchshöhe von bis zu fünfzehn Metern erreichen. Seine nadeligen Blätter sind schuppenförmig. Die anfangs kleinen grünen Zapfen werden später braun. Die Rinde des Baumes schwitzt das Harz freiwillig aus. Aber zur Gewinnung werden auch die Stämme oder Zweige eingeritzt. Das austretende Harz verhärtet sich und sieht aus wie kleine längliche, hellgelb bis rötliche oder bernsteinfarbene Tränen.

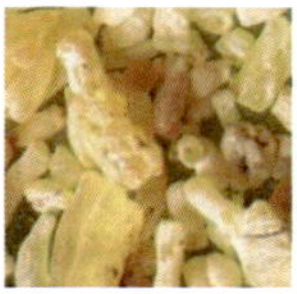

Familie: Zypressengewächse, Cupressaceae

Verwendete Teile: Harz

Aroma: Der Sandarak entwickelt einen leichten, fruchtigen Geruch mit einem weihrauchähnlichen Aroma, also warm und balsamisch harzig.

Magische Räucherung: Der Sandarak wirkt sehr entspannend auf Ihr vegetatives Nervensystem. Er bringt Ruhe und Gelassenheit, stärkt Ihre Nerven, erfrischt und klärt die Luft. Das alles sind sehr gute Eigenschaften, die auch Sie für eine Meditation benutzen können. Jegliche negative Schwingung wird neutralisiert, die Energien sind positiv und unterstützen Sie dabei, in einen wunderbaren Zustand des Seins zu kommen. So ist er eine beliebte Zutat für heilige Zeremonien, wofür auch magische Gegenstände vorher geweiht und Edelsteine gereinigt werden, und Sie selber eine klare Aura erhalten. Reinigung vor Zeremonien ist wichtig, damit auch ja nichts Negatives in den Gebeten, in den Gedanken und der Atmosphäre dazu beitragen könnte, etwas Heiliges zu missbrauchen. Beten Sie mit Hingabe, ehren Sie alles, was Sie erfassen können, segnen Sie alle Umstände und danken Sie dem Universum für seine ausreichenden Gaben. Der heilige weiße Rauch des Sandarak führt Sie in die Urgeheimnisse des Universums ein.

Mischung: Andorn, Angelika, Lebensbaum, Koriander, Minze, Sandelholz, Wacholder, Weihrauch, Wegwarte, Zeder

Planet: Merkur
Götter: nicht bekannt
Chakra: Herzchakra
Erzengel: Uriel

Element: Feuer
Sternzeichen: Jungfrau
Elementarwesen: Gnome
Benutzung als Tee: nein

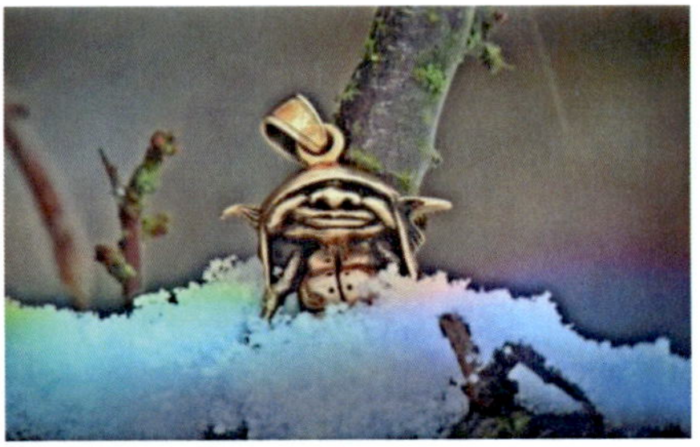

Wissenswertes über die Pflanze: Sandarak ist bereits in sehr frühen Jahren schon bekannt gewesen. Verräuchert wurde er in Nordafrika zusammen mit der Minze, wenn die Kinder Bauchschmerzen hatten. Aber auch in anderen Ländern galt er reinigend bei Atemwegserkrankung. Er wurde bei heiligen Zeremonien, die besonders in die Nacht hineingingen, verräuchert. Die afrikanischen Götter wurden mit Sandarak friedlich gestimmt. Die Menschen baten um Hilfe für eine gute Ernte. Heute wird Sandarak oft als Fälschungsmittel für das sehr teure Mastix genommen, da sich beide in ihrem Aussehen sehr ähneln.

143. Sanddorn

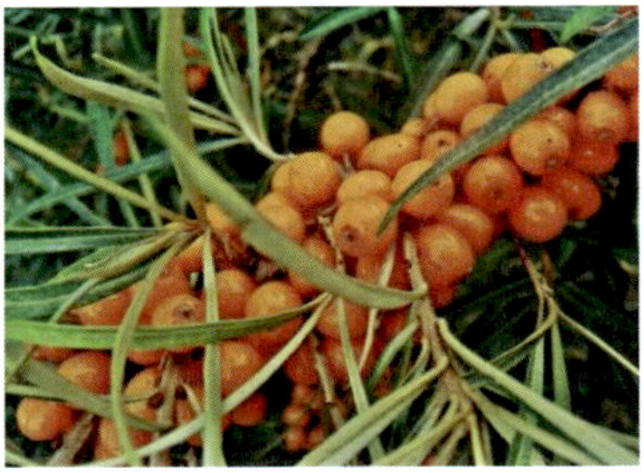

Botanischer Name: Hippophae rhamnoides

Anderer Name: Audorn, Dünendorn, Fasanenbeere, Haffdorn, Korallenbeere, Rote Schlehen, Sandbeere, Seedorn, Stechdorn, Weidendorn

Vorkommen: Europa – Deutschland; Asien

Aussehen: Der Sanddorn ist ein dorniger Strauch, manchmal auch kleiner Baum, mit einer Wuchshöhe von bis zu sechs Metern. Seine Blätter sind schmal und lanzettenähnlich, silbrig bis graugrün, später an der Oberseite dunkelgrün. Die Rinde ist anfangs sehr glatt, später dann längsrissig und graubraun. Die Blüten sind sehr unscheinbar und hängen an Trauben. Die Früchte sind Steinbeeren in einem sehr auffälligen Orangerot.

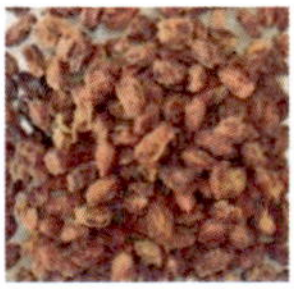

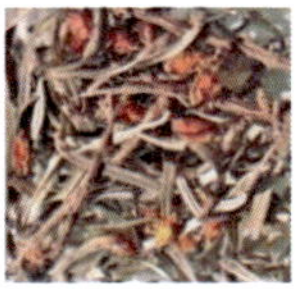

Familie: Ölweidengewächse, Elaeagnaceae

Verwendete Teile: Beeren, Rinde

Aroma: Der Sanddorn gibt beim Verräuchern einen süßlichen und etwas fruchtigen Duft ab.

Magische Räucherung: Den Sanddorn können Sie in einer Räucherung benutzen, wenn Sie einmal total überfordert sein sollten. Seine Kraft besteht darin, Harmonie mit Körper, Geist und Seele herzustellen. Das ist nicht immer einfach, aber der Sanddorn unterstützt sie dahingehend mit seiner ganzen Kraft. Überanstrengungen kommen manchmal auch daher, dass man sich nicht entschließen kann, eine endgültige Entscheidung zu treffen. Aus dieser Situation heraus wird alles belastet. Der Geist ist ständig am Denken und Grübeln. Der Körper, der dies mitträgt, und die Seele, die den Schmerz fühlt, dass eine Entscheidung in die richtige Richtung nun endlich angebracht wäre und guttun würde. Der Sanddorn hilft Ihnen, sich zu entscheiden. Er beruhigt Sie, harmonisiert, löst die Blockaden und verhilft Ihnen zu einer klaren Sicht, die klare Entscheidungen bringen kann. Nur Mut! Sie haben Kraft, auch wenn Sie es nicht mehr für möglich halten. In Ihnen schlummert viel Potenzial und viel göttliche Liebe.

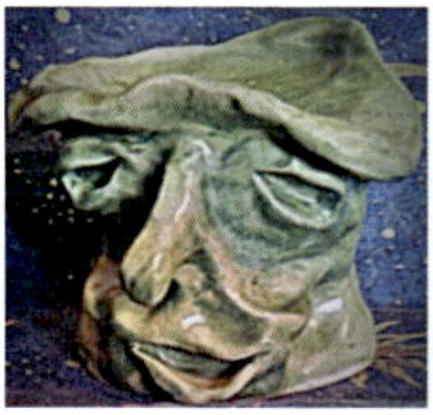

Mischung: Asant, Beinwell, Eberesche, Eibe, Farn, Quecke, Rose, Salbei, Wacholder, Weihrauch

Planet: Saturn
Götter: Astraia, Thor
Chakra: Sakralchakra
Erzengel: Chamuel

Element: Wasser
Sternzeichen: Skorpion
Elementarwesen: Baumgeister
Benutzung als Tee: ja

Wissenswertes über die Pflanze:. Bereits im 11./12. Jahrhundert schätzte man seine gesundheitliche Wirkung. Dschingis Khan nahm diese Wildfrucht mit zu seinen

Eroberungszügen und stärkte sich mit ihr. Er rieb sich und seine kämpfenden Männer mit Sanddornöl ein, um ihre Widerstandskraft zu stärken. Das hatte die Wirkung, dass das Öl gleich bei den kommenden Wunden desinfizierend wirken konnte. Seine entzündungshemmenden Eigenschaften verwendeten sie auch bei Tieren. Die Menschen des Mittelalters nutzten die dornigen Zweige und hängten sie über ihre Tür auf. Die schützten klar gegen Hexen, Dämonen und natürlich gegen den Blitz. Heute ist der Sanddorn nicht nur geschützt, man hat auch seine gesundheitliche Wirkung wissenschaftlich nachweisen können. So enthalten die Beeren mehr Vitamin C als Zitronen. Seine Vielzahl an Mineralstoffen und Vitaminen macht es zu einem großen Wunder. Der Sanddorn steht unter Naturschutz. Man darf zwar die Beeren sammeln, aber keine Zweige abbrechen.

144. Sandelholz Rot

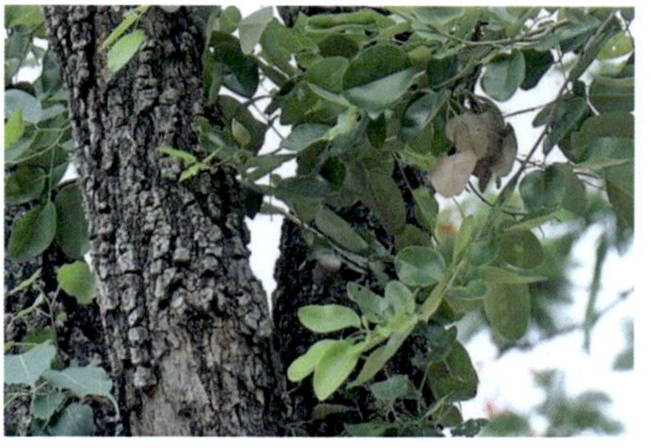

Botanischer Name: Pterocarpus santalinus

Anderer Name: Kaliaturholz, Kerzenholz, Rubinholz, Sappan

Vorkommen: Asien – Sri Lanka, Philippinen, Indien

Aussehen: Der rote, immergrüne Sandelbaum kann eine Wuchshöhe von bis zu acht Metern erreichen. Seine Blätter sind rund um die Äste verteilt. Die gelben Blüten stehen in kurzen Trauben, nah an den Blättern. Der Kernstamm ist sehr hart und dunkelrot.

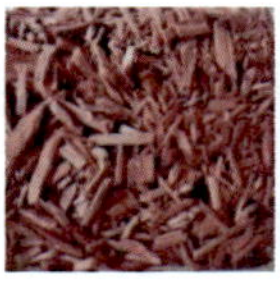

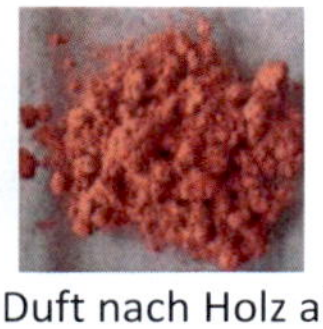

Familie: Schmetterlingsgewächse, Fabaceae

Verwendete Teile: Holz

Aroma: Das rote Sandelholz gibt beim Verräuchern einen süßlichen Duft nach Holz ab. Das Aroma ist sehr sinnlich, ja fast erotisch.

Magische Räucherung: Rotes Sandelholz gehört eigentlich in jede Liebesräucherung mit hinein. Nicht nur wegen seiner roten Farbe, sondern weil sein Duft und seine Energie eine erotische Stimmung hervorzaubern. Spüren Sie, wie das rote Sandelholz sich wärmend um Ihr Herz legt und Ihre Fantasie ins Unendliche gelangt. Sie schweben förmlich. Es schafft einfach Kreativität und bringt Kraft, schöpferische Tätigkeiten zu vollenden. Seine spirituelle Energie nimmt Sie an die Hand und gemeinsam bewältigen Sie ungeahnte Dinge. Mit dem Balsam dieses Holzes können Sie an der Weiterentwicklung arbeiten. Er wirkt streichelnd auf Ihre Seele, nimmt Ihnen Ängste, Sorgen und Unsicherheiten und gibt Ihnen dafür Kraft, Mut und Zuversicht. Es ist eine Zutat, die für alle übersinnlichen Dinge da ist.

Mischung: Adlerholz, Amber, Myrrhe, Koriander, Patchouli, Rose, Styrax, Tolubalsam, Weihrauch, Zimt

Planet: Venus
Götter: Shiva
Chakra: Herzchakra
Erzengel: Uriel

Element: Luft
Sternzeichen: Löwe
Elementarwesen: Faun
Benutzung als Tee: ja

Wissenswertes über die Pflanze: Das rote Sandelholz wurde schon sehr früh zum Färben von Kleidung verwendet. Heute findet man auch Teile von ihm in Teemischungen wieder. Die Lebensmittelindustrie hat sich dem Baum ebenfalls sehr angenommen und so wird der rote Farbstoff in Torten wie auch Likören verwendet. Sein unverkennbarer Duft brachte ihm einen besonderen Platz in der Parfümerie ein. Es werden Seifen, Cremes, Badezusätze hergestellt und Sandelöle gewonnen. Als Räucherwerk sorgt er für einen der größten Absatzmärkte in der Welt. Schon seit Jahrhunderten entzückt dieser Duft die Nasen der Menschen. In Asien wurde er zur täglichen Meditationsrunde eingesetzt und sogar die Körper damit einbalsamiert. Das beruhigte die Atmung und nervöse Spannungen hatten keine Chance. In kleinen Duftsäckchen mit Zedernholz vermischt, ergibt dies nicht nur einen unverkennbaren Geruch, sondern vertreibt auch sehr nützlich die Motten. Gerne werden aus dem Holz auch Götterfiguren geschnitzt oder rituelle Gegenstände, die man beim Beten in die Hand nehmen kann und sich vor das Gesicht hält, sodass der Duft des Holz gleich in die Nase strömt. Das rote Sandelholz wurde auch wegen seines enorm hohen Ölgehaltes als Fackel genutzt. Daher kommt auch der Name Kerzenholz. Die Brahmanen trugen ihr Kastenzeichen, das ist der rote Punkt auf der Stirn, mit rotem Sandelholzpulver auf. Für einen Brahmanen zählen wichtige Ansätze wie religiöser Glaube, Askese und Reinheit, aber auch Weisheit, Wissen und Selbstbeherrschung.

„Zimtis – Heilungsmischung“:
1 Teil Benzoe Siam
1 Teil Weihrauch, grün
1 Teil Sandelholz, rot
1 Teil Kampfer
2 Teile Eukalyptusblätter

145. Sandelholz Weiß

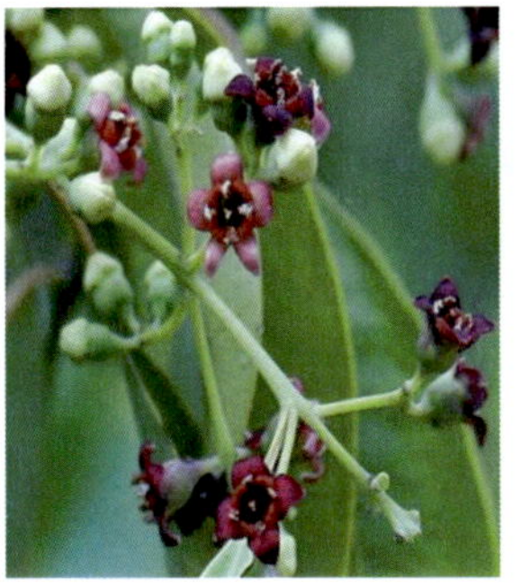

Botanischer Name: Santalum album

Anderer Name: Sandal wood, Sandalo, Santalholz, Santelholz

Vorkommen: Asien – Indonesien, Indien, Java, Bali, Japan, China

Aussehen: Der Sandelholzbaum wird bis zu zehn Meter hoch. Die jungen Zweige sind grau behaart, die Blätter dünn, eiförmig und lanzettähnlich. Die kleinen Blüten sind rot bis purpur und sehr reichhaltig das ganze Jahr über vorhanden. Die Frucht ist eine kirschgroße Nuss von schwarzer Farbe. Die Rinde ist je nach Art dunkelrot oder graubraun. Der Sandelholzbaum ist ein Halbschmarotzer, der seine Nahrung teilweise aus den Wurzeln seiner Wirtspflanzen zieht.

Familie: Sandelholzgewächse, Santalaceae

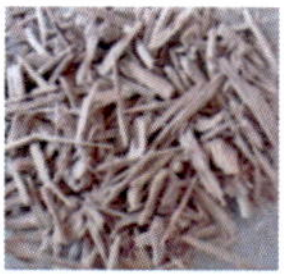

Verwendete Teile: Holz

Aroma: Das weiße Sandelholz wirkt beim Verbrennen sehr sanft erhebend. Sein balsamischer, sehr aromatischer Duft ist wohlriechend, etwas würzig, dennoch gleicht er fast einer Rose.

Magische Räucherung: Das weiße Sandelholz gibt überwältigende Energie in Heilungsritualen wieder. Mit ihm zusammen können Sie Schmerzen besser verarbeiten und sie verstehen. Er wirkt tröstend auf die Seele und ist behilflich beim Loslassen alter schmerzender Wunden. Mit seinem Rauch finden Sie eine Art Brücke zum Jenseits. Beten Sie und bitten Sie dort um Beistand in Ihrer schwierigen Situation. In Meditationen wird er Ihnen die nötige Ruhe geben, um Ihre Übungen auch regelmäßig fortsetzen zu können. Mit Zuversicht können Sie wieder neu beginnen. Sicher hilft er Ihnen beim Lösen schwieriger Aufgaben. Sein lichtbringender Rauch wird Ihnen das Gefühl göttlicher Nähe vermitteln. So können Sie auch Abschied von Ihnen sehr lieb gewonnenen Personen nehmen. Er trägt dies hoch ins Universum, wo es beim anderen sicherlich ankommt.

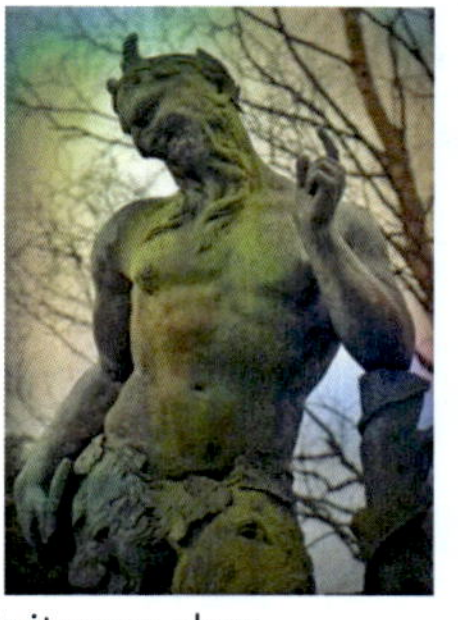

Mischung: Amber, Benzoe, Bernstein, Guajak, Rose, Lavendel, Moschus, Perubalsam, Weihrauch, Zeder

Planet: Mond
Götter: Shiva
Chakra: Sakralchakra
Erzengel: Jophiel

Element: Luft
Sternzeichen: Waage
Elementarwesen: Faun
Benutzung als Tee: ja

Wissenswertes über die Pflanze: Das weiße Sandelholz wurde im frühen Altertum Asiens schon enorm wertgeschätzt. Bereits in den sehr alten Sanskritepen, dem Ramayana und dem Mahabrata, wurde es benannt. Das Holz diente vielen religiösen Zwecken. So wurde es im Tempelbau mit verwendet, aber auch zur Herstellung von Götterbildern. Auch Buddha bestand aus Sandelholz! Die sehr Reichen von einst bekamen bei ihrer Aufbahrung Sandelholz mit dazu. Erst dann wurde die Leiche verbrannt und jeder konnte auch noch in diesem Moment den Duft des reichen Mannes vernehmen. Das Öl gab es erst etwas später, aber auch dieses diente dann zur Einbalsamierung. Weißes Sandelholz wird schon seit über dreitausend Jahren als Wohlgeruch verehrt. Nach Ägypten kam es dann aber erst etwas später. Der königliche Baum war der Exportschlager von damals. Sandelholz war auch in einigen Schulen Chinas ein sehr begehrtes Hilfsmittel, das beim Tantra eingesetzt wurde. Sexuelle Energien wurden mit dem Sandelholz so transformiert.

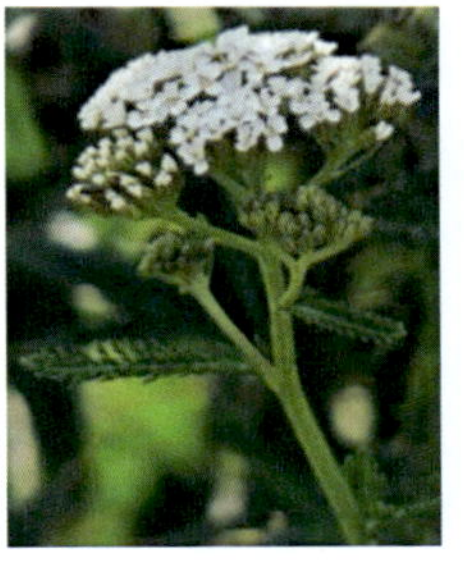

146. Schafgarbe

Botanischer Name: Archillea millefolium

Anderer Name: Archilles, Augenbraue der Venus, Blutkraut, Fasankraut, Gotteshand, Heil der Welt, Katzenkraut, Margaretenkraut, Pestilenzkraut, Teufelsnessel

Vorkommen: Europa – Deutschland; Nordamerika; Asien

Aussehen: Die ausdauernde Pflanze kann eine Wuchshöhe von bis zu achtzig Zentimetern erreichen. Im Frühjahr treibt aus ihrem Wurzelstock eine Rosette aus fiedrigen Blättern aus. Aus den jungen grün-zarten Blättern werden später dunkelgrüne. Aus der Rosette wächst ein harter Stängel empor, an dem sich dann kleine weiße, rosa oder hellviolette Scheindolden bilden.

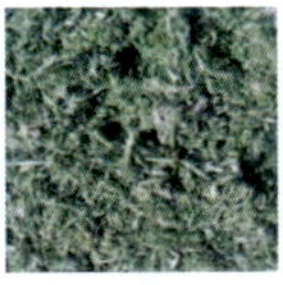
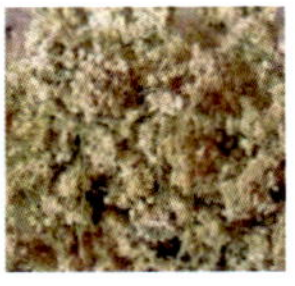

Familie: Korbblütengewächse, Asteraceae

Verwendete Teile: Blüte

Aroma: Schafgarbe duftet beim Verräuchern leicht und fein würzig. Sie gibt einen frischen bis süßlichen Duft ab.

Magische Räucherung: Schafgarbe hilft beim Verräuchern, Ihre feinfühligen Wahrnehmungen zu steigern. Sie baut für Sie eine Leiter, mit der Sie nach und nach ein Stück dem Göttlichen näher kommen. Auch wenn es einige gibt, bei denen die hellsichtigen Fähigkeiten sehr abrupt auftreten, so ist es doch bei den meisten der Fall, dass sie dafür hart arbeiten müssen, um immer eine Stufe höher zu gelangen. Dafür ist Disziplin notwendig und ein Stück des Karmas, was diesen Weg bereits früher schon einmal gegangen ist. Mit diesen Fähigkeiten und mit dem Duft der Schafgarbe lassen sich Orakel leichter durchführen. So können Visionen hervortreten. Schafgarbe ist aber auch eine starke Schutzpflanze. Sie vertreibt die bösen Geister und negative Energien, die auch durch schlechte Laune entstehen können. Aber auch Gegenstände haben manchmal etwas Negatives an sich haften. Da können Sie die Scharfgarbe einsetzen, um diese zu bereinigen. Wenn Sie Naturräucherungen vornehmen, ist die Schafgarbe ein ideales Mittel, um den rituellen Platz zu schützen.

Mischung: Copal, Eberesche, Frauenmantel, Jasmin, Kamille, Lorbeer, Melisse, Tormentill, Weihrauch, Ysop

Planet: Mond
Götter: Achilles, Aphrodite/Venus, Freya, Hexen
Chakra: Kronenchakra
Erzengel: Metatron

Element: Wasser
Sternzeichen: Krebs
Elementarwesen: Undine
Benutzung als Tee: ja

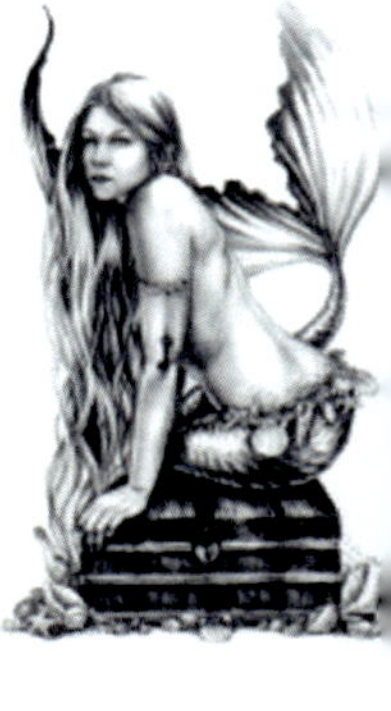

Wissenswertes über die Pflanze: Die Schafgarbe war die Heilpflanze des Jahres 2004. Schon seit Hunderten von Jahren ist sie als Heilmittel bekannt. Kämpfer benutzten die Pflanze auf den Schlachtfeldern des Krieges, um ihre Wunden zu heilen. Auf den Grabplatten der Römer findet sich die Schafgarbe oft wieder. Sie steht symbolisch für den Schlaf. Im Mittelalter war Scharfgarbe ein Mittel, das gegen Viehseuchen und Krankheiten wie die Pest verräuchert wurde. Auch die Indianer benutzten die Schafgarbe zum Heilen der entstandenen Wunden. Die Druiden gebrauchten die Pflanze nicht nur zur Wundversorgung, sondern auch zur

Vorhersage des Wetters. Die Hexen experimentierten mit der Schafgarbe in ihren Zaubertränken. Auch magische Formeln wurden mit ihr gesprochen. Zudem entfernten sie das Böse mit der Schafgarbe aus einem Menschen oder auch aus einem Gegenstand. In der griechischen Mythologie war es Achilles, der mit der Schafgarbe die Wunden seiner Gefährten versorgte, als sie gegen Troja kämpften. Angeblich sollte ja die Schafgarbe aus den rostigen Spänen seines Speeres entstanden sein. Achilles Speer war so nicht nur eine tötende Waffe, sondern auch ein heilender Speer. In einer anderen Sage steht, dass die Schafgarbe Glück bringt, da einst Jesus als Kind die Schafgarbe als erste Pflanze gepflückt haben soll.

147. Schöllkraut

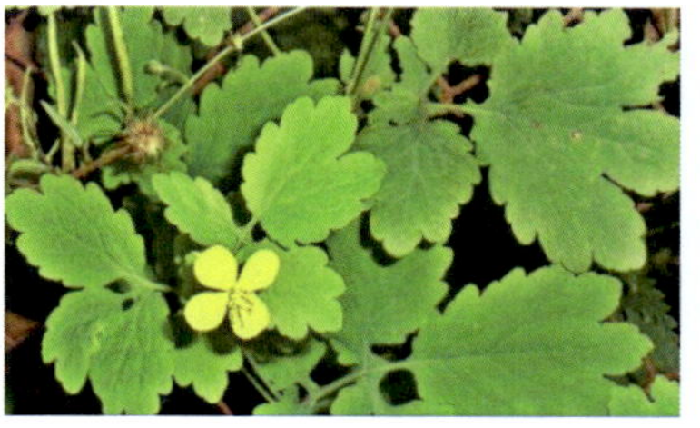

Botanischer Name: Chelidonium majus

Anderer Name: Bockskraut, Giftblume, Goldwurz, Herrgottsblatt, Hexenmilch, Marienkraut, Schälkraut, Schwalbenkraut, Teufelsmilchkraut, Warzenkraut

Vorkommen: Europa – Deutschland; Nordasien; Nordafrika

Aussehen: Das Schöllkraut wird bis zu siebzig Zentimeter hoch. Die Wurzel ist stark walzenförmig, sieht innen orange aus und außen rotbraun. Aus dieser Wurzel wächst ein aufrechter, behaarter Stängel empor. Die Blätter sind ebenfalls behaart und wechselständig. Sie gleichen den Blättern der Eiche. Die kleinen, gelben, vierblättrigen

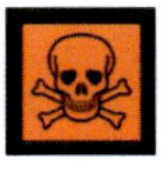

Blüten stehen in Dolden. Die Früchte sind schotenähnliche Kapseln. Diese enthalten schwarze Samen. Aus allen Teilen der Pflanze kann gelblicher Saft austreten, der sehr unangenehm riecht und giftig ist.

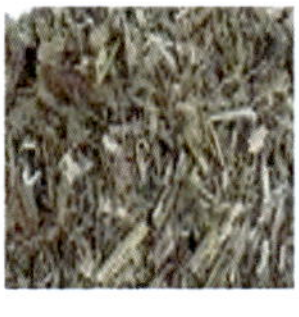

Familie: Mohngewächse, Papaveraceae

Verwendete Teile: Blüten, Kraut

Aroma: Das Schöllkraut gibt beim Verbrennen einen krautig-würzigen Duft ab.

Magische Räucherung: Schöllkraut hilft Ihnen bei allen Rechtsangelegenheiten. Dabei geht es um das Siegen, um das Kämpfen, aber mit Fairness und mit Gerechtigkeit. Kämpfen Sie um eine Sache, die Ihnen sehr am Herzen liegt? Stehen Sie ein, für Ihre Arbeit, die Sie tun. Sie haben eine Botschaft zu vermitteln? Raus damit, seien Sie überzeugend. Sie haben Gedanken, Ideen und Träume? Setzen Sie sich dafür ein und verwirklichen Sie diese. Die Pflanze unterstützt Sie dabei mit ihrer feinstofflichen Energie. Sie stimmt die Parteien sozusagen „gnädig" und die geistige Ebene öffnet sich, um verstehen und begreifen zu lernen. Auch bei sportlichen Wettkämpfen hilft das Schöllkraut beim Siegen. Mit ihm steht der Erfolg auf Ihrer Seite. Einfach so aufgeben zählt bei ihm nicht. Und gerade deswegen hilft er denen, die aufstehen und etwas leisten für ihren Sieg. Mit Schöllkraut können Sie

auch Reisen in die Anderswelt unternehmen. Er hilft Ihnen beim Start und wacht während der gesamten Zeit, dass keine negativen Energien Ihnen zu nahe kommen. Bestimmte Reisen in die Unterwelt sollten Sie einfach nicht ungeschützt vollziehen.
Mischung: Eibe, Ginkgo, Labkraut, Mastix, Mohn, Muskat, Traumkraut, Walnuss, Weihrauch, Zeder

Planet: Jupiter
Götter: Justicia
Chakra: Solarplexus
Erzengel: Jophiel
Element: Feuer
Sternzeichen: Schütze
Elementarwesen: Drache
Benutzung als Tee: ja, aber Vorsicht, giftig!

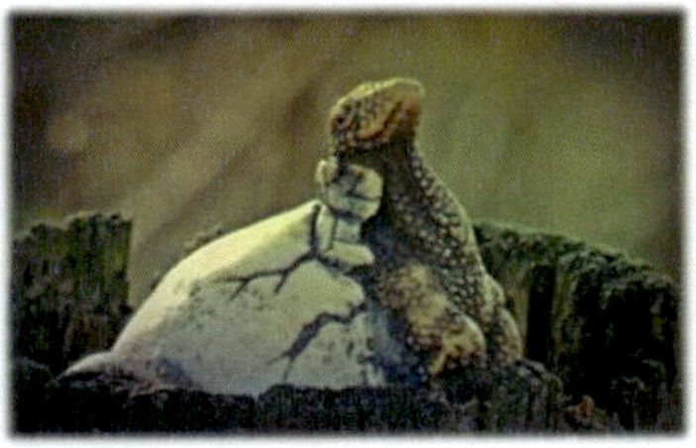

Wissenswertes über die Pflanze: Das Schöllkraut galt im Mittelalter als das Symbol für die „Erlösung von geistiger Blindheit". Es war sozusagen eine Himmelsgabe. In einer griechischen Sage ist die Rede von einer Schwalbe (Chelidon = Schwalbe), die ihre Jungen gegen drohende Erblindung mit Schöllkraut behandelt hat. Das Schöllkraut beginnt zu blühen, wenn die Schwalben eintreffen und es verschwindet, wenn die Schwalben wieder fortfliegen. Für die Hexen war dies ein Kraut, das gut in ihre Sammlung passte. Es wurde verwendet für die Flugsalben. Weil die auslaufende Milch der Pflanze giftig ist, bekam sie gleich den Namen Hexenmilch. Das bekannteste Beispiel einer Heilung mit Schöllkraut war wohl Albrecht Dürer im 16. Jahrhundert. Dieser litt stark an diversen Beschwerden der Leber, der Milz und auch an Malaria. Er sandte einem bekannten Arzt ein Bild von sich, wobei er auf bestimmte Schmerzstellen hinwies. Dieser Arzt verordnete ihm Schöllkraut, was Albrecht Dürer wieder auf die Beine half. Als Dank für die Hilfe der Pflanze malte er das Schöllkraut. Heute noch befindet sich dieses Bildnis in Wien in der Albertina.

148. Sellerie

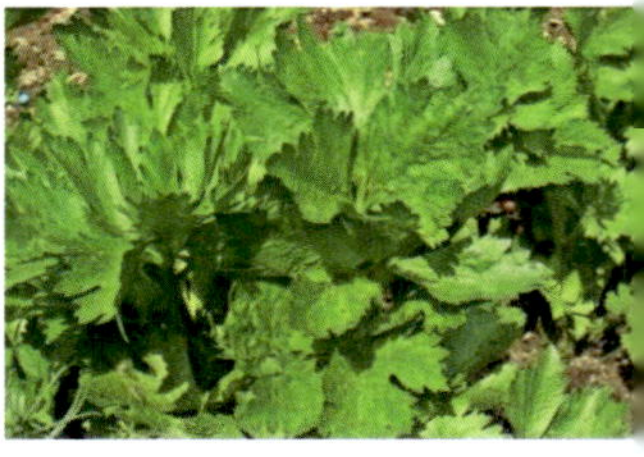

Botanischer Name: Apium graveolens

Anderer Name: Eppich, Epple, Gailwurz, Sälleri, Schoppenkraut, Suppenkraut, Sumpfsilge, Zelderie, Zellerie, Zellerich

Vorkommen: Europa – Deutschland; Nordafrika; Asien

Aussehen: Die Selleriepflanze kann eine Wuchshöhe von bis zu einem Meter erreichen. Die Wurzel des Knollenselleries ist sehr fleischig, rundlich und rübenförmig. Die verdickten Blattstiele sind kantig, etwas gerillt und nach oben hin mehrfach verzweigt. Ihre Blätter sind gefiedert, glänzen und dunkelgrün. Die grauweißen Blüten wachsen in Dolden.

Familie: Doldenblütengewächse, Apiaceae

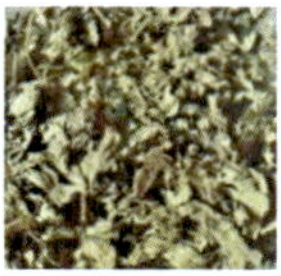

Verwendete Teile: Kraut, Samen

Aroma: Sellerie gibt einen frischen und sehr angenehm krautiges Aroma beim Verbrennen wieder.

Magische Räucherung: Verräuchern Sie den Sellerie bei Naturritualen. Sehr schnell werden Sie bemerken, wie die Naturgeister es in Ihre Nähe zieht. Bereits, wenn Sie ihn in Ihrem Garten angebaut haben. Sie mögen den Duft und das wunderbare Grün der Pflanze. Überhaupt spiegelt der Sellerie die Feinheiten der Natur wieder. Er gibt in den Naturritualen das gewisse Etwas dazu. Sie erkennen die Schönheit in allen Dingen und schätzen, was es heißt, Freude zu verspüren. Sellerie lässt Sie mit der Erde verwurzeln, lässt Sie tanzen mit den Naturwesen und verbindet Sie so näher an alle Lebewesen. Natur heißt leben, sich einfügen, ein Teil sein, einem Rhythmus nachgehen und in diesem Rhythmus fröhlich tanzen und das göttliche in allem betrachten. Sellerie bringt Frische und steigert die magische Kraft der Naturrituale erheblich.

Mischung: Andorn, Basilikum, Diptam, Dost, Lavendel, Rosmarin, Salbei, Tulsi, Weihrauch, Ysop

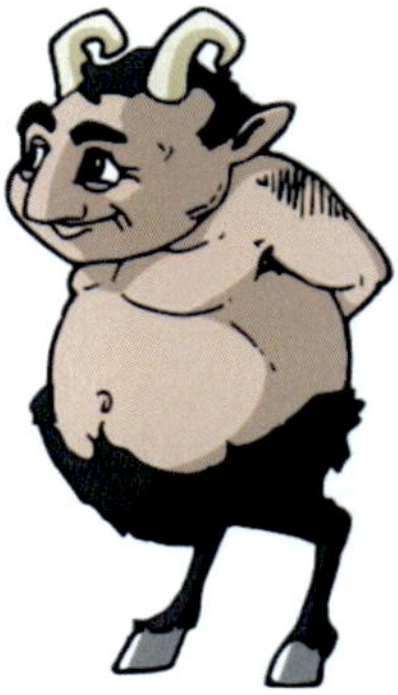

Planet: Merkur
Götter: Amor/Eros, Cernunnos, Hades/Pluto
Chakra: Herzchakra
Erzengel: Raphael

Element: Feuer
Sternzeichen: Jungfrau
Elementarwesen: Pan
Benutzung als Tee: ja

Wissenswertes über die Pflanze: Im Mittelalter galt der Sellerie bei den Hexen als Mittel, das vor dem Abstürzen von einem Besen retten konnte. Dazu brauchten die Hexen sich nur Selleriesamen in die Taschen tun. Als Grabbeigabe wurde der Sellerie auf mehreren Kontinenten gebraucht. Die Griechen sahen in ihm Tod und Trauer. Sie bepflanzten sogar Gräber und Grabhügel mit der Pflanze und stellten Kränze aus dem Sellerie her. Die Ägypter gaben die Blätter mit ins Grab des großen Tutenchamun. Vor etwa dreitausend Jahren besang Homer den Sellerie als Lieblingsgemüse der Zauberin Kalypso in seiner Odyssee.

149. Stechapfel

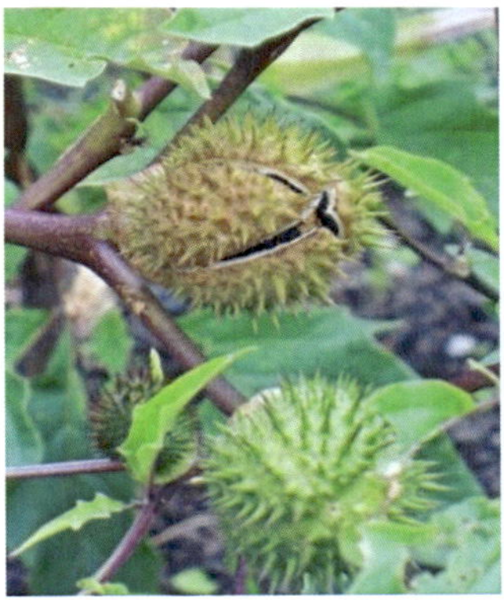

Botanischer Name: Datura stramonium

Anderer Name: Asthmakraut, Donnerkugel, Dornkraut, Hexenkraut, Krötenmelde, Schlafkraut, Teufelsapfel, Verrückte Feige, Zigeunerapfel, Zombie-Gurke

Vorkommen: Europa – Deutschland, Spanien; Amerika – Mexiko; Nordafrika; Vorderer Orient

Aussehen: Der Stechapfel wird bis zu einem Meter hoch. Er besitzt einen aufrechten kahlen Stängel, der gabelartig verzweigt ist. Die Blätter sind buchtenartig gezähnt. Die

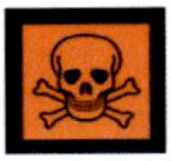

Blüten sind weiß und trichterförmig. Es gibt auch seltene Arten mit hellvioletten Blüten. Seine Frucht ist eine stachelige, eiförmige Kapsel. In dieser entwickeln sich die kleinen schwarzen Samen. Der Stechapfel ist stark giftig!

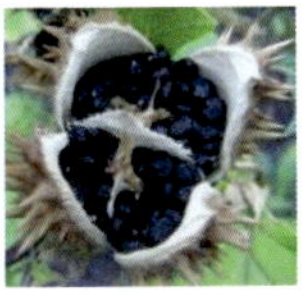

Familie: Nachtschattengewächse, Solanaceae

Verwendete Teile: Blätter, Samen

Aroma: Der Stechapfel gibt bei der Räucherung einen sehr grünen, herben Duft wieder.

Magische Räucherung: Die Räucherung mit Stechapfel ist nichts für überempfindliche Personen. Zudem sollten Sie, wenn überhaupt, nur sehr vorsichtig dosieren. Kinder und Tiere sollten keinen Zutritt zur Räucherung haben. Mit dem Stechapfel lässt es sich leichter in Ekstase kommen. Sie verlieren das Raum-Zeit-Gefühl und reisen in unbekannte Dimensionen. Visionen können sich bemerkbar machen. Diese erleichtern Ihnen das Orakeln, das Legen der Karten oder Steine. Der Stechapfel sorgt für das Verschwinden jeglicher negativer Energien und Gedanken. So können Sie auch bereits ausgesprochene Flüche bannen.

Mischung: Alraune, Asant, Beifuß, Bilsenkraut, Dammar, Kornblume, Lavendel, Mohn, Salbei, Weihrauch

Planet: Saturn
Götter: Hekate, Priesterinnen der Göttin Brigidh, Shiva
Chakra: Kronenchakra
Erzengel: Michael

Element: Feuer
Sternzeichen: Steinbock
Elementarwesen: Gnome
Benutzung als Tee: nein, tödlich giftig!

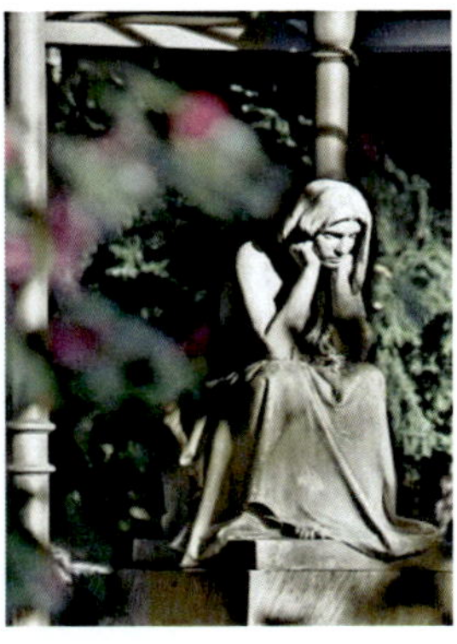

Wissenswertes über die Pflanze: Der Stechapfel wurde in vielen Regionen zu Heilzeremonien und rituellen Zwecken gebraucht. Gerade für die Schamanen war der Stechapfel eine Möglichkeit, in die verschiedensten Visionen und Energien hineinzutauchen. Die Indianer gebrauchten die Pflanzen aber auch als Heilmedizin. So wurde sie eingesetzt gegen Schmerzen und bei Wunden sowie starken Verbrennungen. Die Pflanze wurde bei den Azteken als heilig verehrt. Angeblich bekamen die Menschen, die geopfert wurden, einen Trank aus der Pflanze zur Vorbereitung. So bekamen sie von der wirklichen, grausamen Opferung nichts mehr mit und verfielen vorher schon in Visionen, die es aussehen ließen, als ob sie freiwillig zur Opferung gingen. Sie verrauchten Teile der Blätter mit Tabak zusammen, um den Ekstasezustand zu erreichen. In einigen Stämmen war der Stechapfel ein Bestandteil der Asthmazigarette. In anderen Stämmen, wie bei den Huaxteken (Sprachgruppe der Mayas), war die Pflanze ein

Bestandteil des sogenannten Zombie-Giftes. Die Huaxteken waren ein grausames Kriegsvolk, die nach dem Kampf den Opfern die Köpfe abschnitten. Jedoch in der Zauberkunst waren sie weit fortgeschritten und bewandert. Viele der Indianer sahen in dem Stechapfel einen weiblichen Pflanzengeist sitzen. Dementsprechend musste auch, bevor man etwas von ihm nahm, etwas als Opfer dagelassen werden. Bei Pflanzen war dies oft Tabak oder schöne kleine Steinchen. In Afrika war der Stechapfel auch bekannt. Meist wurde er bei Initiationen, also beim Einführen von Außenstehenden in die Gemeinschaft benutzt. Es gab sogar einen Brauch, etwas vom Stechapfel in das Bier hineinzumischen, um es so stärker zu machen. In Indien wurden die Blätter von den Sadhus (Art Mönch) geraucht. Diese Blätter wurden mit Hanf oder auch mit dem Samen des Stechapfels vermischt. Da der Hanf für den weiblichen Aspekt steht und der Stechapfel für den männlichen, wurden beide Energien so zusammengebracht. Dies sollte die sexuelle Energie, die Kundalini, erwecken. Dem Herrn der Rauschmittel, dem Gott Shiva, wurden im Januar zu einem bestimmten Mondstand Blüten des Stechapfels geopfert. Später setzte sich dieser Trend fort, allerdings wurden dann die Blüten schon vor jedem Gebet dem Shiva geopfert. So stimmte man Gott Shiva milde. 1.000 nach Chr. gab es einen arabischen Arzt, Abu Sina, der die Pflanze zum ersten Mal medizinisch einsetzte. Bekannt war ihre narkotische Wirkung aber schon 300 vor Chr. Die Hexen gebrauchten den Stechapfel für ihre Flugsalben. So erreichten auch sie außerkörperliche Erfahrungen in ihren Trancezuständen. Manchmal verbrannten sie die Pflanzen, um narkotische Zustände ihres Gegenübers zu erreichen. Dieser angebliche Zauber wirkte und sie konnten so schmerzhafte Heilungen vornehmen. Der Stechapfel ist eine klassische Hexendroge. Da der Stechapfel in seiner Gesamtheit so überaus giftig ist, war er natürlich auch ein beliebtes Mittel für Selbsttötungen bis hin zu Morden. In den späteren Jahrhunderten wurde der Stechapfel eingesetzt, um sich (meist) die Damen vom Bordell gefügig zu machen. Es wurden Liebesgetränke hergestellt und Salben, die auf den Bauch verrieben wurden. Oder es wurden Teile der Pflanze ins Essen gemischt, um sich so den Beischlaf freiwillig und ohne Gegenwehr zu holen. Dies hat bis heute überlebt und so wird der Stechapfel immer noch in der kriminellen Szene als eines der Bestandteile der K.O.-Tropfen gebraucht. Später diente die Pflanze sogar als LSD-Ersatz.

150. Steinklee

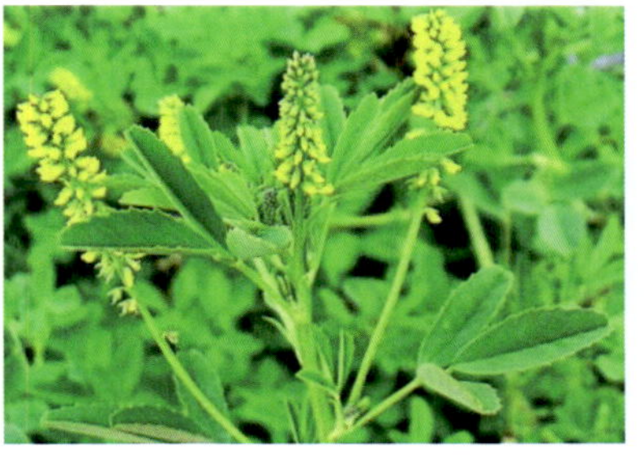

Botanischer Name: Melilotus officinale

Anderer Name: Bärenklee, Honigklee, Modekrud, Mottenklee, Melilotenklee, Neidklee, Goldklee, Schotenklee, Süßklee, Traubenklee

Vorkommen: Europa – Deutschland; Asien

Aussehen: Der Steinklee kann bis zu einen Meter hoch werden. Die Blätter sind dreizählig gefiedert und wechselständig. Die Blüten sind gelb und hängen in Trauben. Später entsteht eine kleine Hülsenfrucht mit bis zu vier Samen. Es gibt auch eine weitere Sorte mit weißen Blüten. Die Pflanze ist besonders tiergiftig!

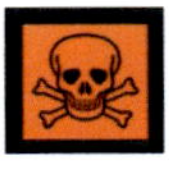

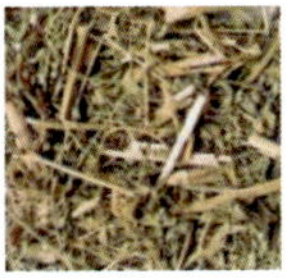

Familie: Hülsenfrüchtler, Fabaceae

Verwendete Teile: Kraut

Aroma: Der Steinklee gibt in seinem getrockneten Zustand seinen wirklich wahren und lieblichen Duft ab. So ist sein Aroma beim Verbrennen sehr warm und lieblich und duftet doch sehr süßlich.

Magische Räucherung: Der Steinklee bringt Sonne in Ihr Herz und in Ihre Umgebung. Ein wahrer Lichtbringer, der friedvolle Stimmung erzeugt und alles Negative verschwinden lässt. Verräuchern Sie ihn aber nicht nur deshalb, sondern auch, wenn Sie einfach kaputt nach der Arbeit sind, Stress am Tag hatten oder einfach alles schiefgelaufen ist. Der Steinklee bringt Sie in Urlaubsstimmung, erinnert Sie an schöne, helle, warme Momente des Sommers und lässt Sie so herrlich entspannen. Jegliche Art von trüben Gedanken kann er beiseiteschieben. Freude, Hoffnung und Kraft für die spätere Zeit werden aufgenommen. Er macht sehr zufrieden und glücklich in einer Abendräucherung. Sein lieblicher Duft lässt in Naturräucherungen die Feen und Elfen und auch andere so wundervolle Elementarwesen erscheinen. Gerade die Gnome, die sonst eher den schweren und erdigen Geruch mögen, schafft die Pflanze zu erwecken und lässt sie frohlocken.

Mischung: Andorn; Basilikum, Eibisch, Jambul, Majoran, Petersilie, Sandarak, Tulsi, Weihrauch, Wegwarte

Planet: Merkur
Götter: Osiris
Chakra: Solarplexus
Erzengel: Jophiel

Element: Erde
Sternzeichen: Jungfrau
Elementarwesen: Gnome
Benutzung als Tee: ja

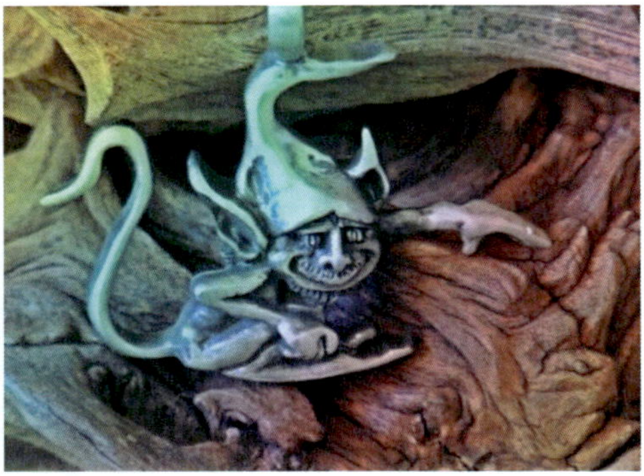

Wissenswertes über die Pflanze: Der Name der Pflanze leitet sich von „meli" und „lotos" ab und bedeutet Honig und Klee. Wenn die Pflanze später getrocknet wird, duftet sie ungemein nach frischem Heu. Sie hat, wie der Waldmeister, Cumarin in sich drin, das beim Trocknen diesen herrlichen Duft entwickelt. Daher benutzten ihn die Menschen schon sehr früh zum Vertreiben von Schädlingen wie Motten und Schaben. Aber der Steinklee ist auch eine Heilpflanze, die bereits im 16./17. Jahrhundert kultiviert wurde. Gelehrte wie Hippokrates schätzten seine Wirkung bei Geschwüren und Hauterkrankungen. Im Mittelalter nutzte man den herrlichen Duft, um den bösen Geistern erst gar keinen Zutritt in die Behausung zu gewähren. Im Brauchtum fand der Klee viel Zuspruch und noch heute weiß ein jeder, dass ein vierblättriges Kleeblatt besonders viel Glück bringt.

151. Storax - Falscher Styrax

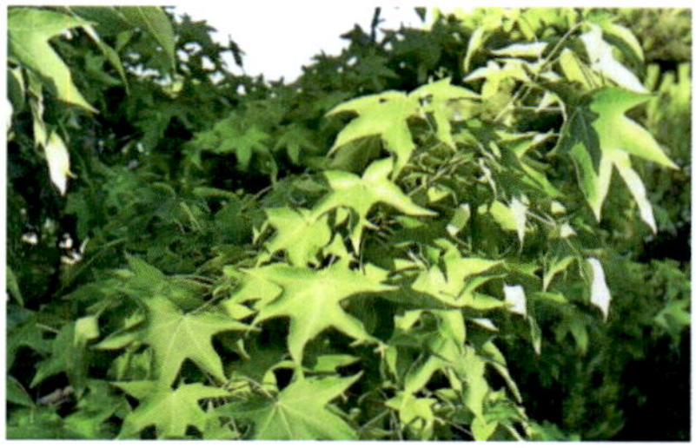

Botanischer Name: Liquidambar orientalis, Liquidambar officinalis, Liquidambar spp.

Anderer Name: Amberbaum, Balsam of Storax, Flüssiger Amber, Liquid amber, Storax, Seesternbaum, Turuska

Vorkommen: Vorderasien – Libanon,, Türkei, Syrien, Persien; Europa – Griechenland, Rhodos, Zypern

Aussehen: Der Amberbaum kann eine Wuchshöhe von bis zu zwanzig Metern erreichen. Die meist fünflappigen Blätter sind länglich bis eiförmig, die Rinde grau und längsfurchig. Die männlichen, grünen Blüten sind in Trauben angeordnet, wobei die weiblichen Blüten kugelige und hängende Köpfchen haben. Daraus entwickeln sich Fruchtkapseln. Zur Gewinnung des Harzes wird der Stamm mit löffelartigen Geräten angeschnitten. Daraus fließt später ein helles und flüssiges Balsam. An der Luft wird er später sehr zäh und klebrig und dunkelt nach. Die Reinigung erfolgt im Wasser, wobei er gekocht, dann abgeschöpft und letztendlich in Rosshaarsäcken abgefüllt und unter Druck gepresst wird. Die Rinde, die auch wunderbar duftet, wird geschält, ebenfalls ausgekocht und wieder gepresst. Nun

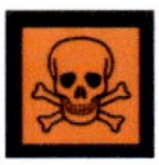

kann durch Alkoholextraktion das reine Harz gewonnen werden. Dazu wird das Ganze erneut gepresst und als tiefschwarze Späne oder Stücke angeboten. Die Früchte (Samen) des Baumes sind giftig!

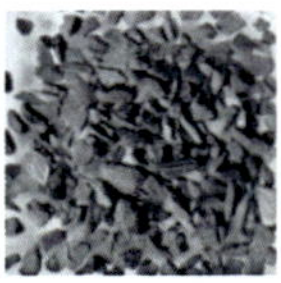

Familie: Zaubernussgewächse, Hamamelidaceae

Verwendete Teile: sogenannte Holzkohle, Gummiharz

Aroma: Der Duft des Storax ist ungemein betörend und verführerisch. Mit seinem vanilleartigen Aroma bringt er intensive Süße mit sich und wirkt sehr feminin.

Magische Räucherung: Wer einmal mit diesem Storax geräuchert hat, wird selten wieder davon loskommen. Er hat eine wundervolle Energie, die er beim Räuchern Ihnen überbringt. Seine entspannende Wirkung, verknüpft mit seinem fast schon übersinnlichen Duft, ergibt eine Komponente für die Liebe, die eine gar wundersame Wirkung hat. Der Storax ist auch eine der Hauptkomponenten der Göttin Hekate. Verräuchern Sie ihn, wenn Sie die Hauptgöttin aller Hexen anrufen möchten. Diese urgewaltige Schamanengöttin hat mächtige Kraft und einen sehr starken Willen. So kann sie nicht nur unterstützend gegen dunkle Mächte wirken, sondern auch als Vermittlerin zwischen dem Hier und Jetzt und der Anderswelt. Sie hat starke Heilungskräfte, kann aber auch den Tod herbeiführen. Wenn Sie daher bei Ritualen den Storax hinzunehmen und die Göttin Hekate anrufen, so kann Sie beim Orakeln oder bei Rückführungen eine starke Begleiterin für Sie werden.

Mischung: Adlerholz, Basilikum, Jasmin, Lorbeer, Myrre, Sandelholz, Tolubalsam, Weihrauch, Veilchen, Zimt

Planet: Venus **Element:** Luft
Götter: Chariten, Chthonios, Cunda, Dionysos, Hekate, Hermes/Merkur, Kronos/Saturn, Loki, Proteus, Thoth, Semele, Zeus/Jupiter **Sternzeichen:** Waage
Chakra: Kronenchakra **Elementarwesen:** Elfen
Erzengel: Uriel **Benutzung als Tee:** nicht bekannt

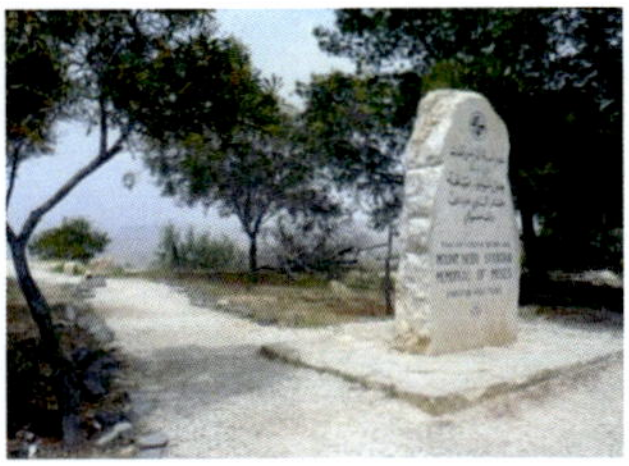

Hier verkündigte Moses das Heilige Land. Der Blick geht bis hinüber nach Jerusalem.

Wissenswertes über die Pflanze: Storax ist der „flüssige Bernstein des Orients". In Ägypten wurde der Storax als Duft der Göttlichkeit verehrt. Er war neben Olibanum (Weihrauch) der wichtigste Räucherstoff. Schon Moses nahm den Storax als eine der acht Räuchersubstanzen beim Auszug des israelischen Volkes aus Ägypten mit. Angeblich hatte ihm Gott dies vermittelt. Daher wurde der Storax bei Festen als ganz besonderer Duft eingesetzt. Es war sozusagen ein göttlicher Duft. Sie glaubten, die Flüssigkeit würde die Sonne und deswegen das Auge des Horus darstellen. In vielen Schriften tauchte der Storax immer wieder auf. So stand in einigen geschrieben: „Gibt es denn keinen Balsam in Gilead, ist dort kein Wundarzt? Warum schließt sich denn nicht die Wunde der Tochter, meines Volkes?" (Jeremia 8,22) Weiter hieß es: „Sie feiern Schlachtopfer auf den Höhen der Berge, auf den Hügeln bringen sie Rauchopfer dar, unter Eichen, Storaxbäumen und Terebinthen, deren Schatten so angenehm ist. So werden eure Töchter zu Dirnen und eure Schwiegertöchter brechen die Ehe." (Hosea 4,13) In Asien war der Storax ein gewaltiges Räucher- und Zaubermittel. In einem Pflanzenheilbuch steht geschrieben, dass der Baum bei heftigen Gewitterstürmen schnelle Wucherungen bilden soll. Diese sozusagen über Nacht wachsenden Wucherungen nannten sie Feng-jen und diese waren besonders bei Hexen für Zaubereien begehrt. Sie meinten, dass genau in diesen Wucherungen Sturm- und Regengötter wohnen würden. Die giftigen Samen des Baumes wurden von den Fischern benutzt, um ihre Beute zu betäuben. In einer indischen Legende gab es einst einen König mit Namen Ashoka, der 250 vor Chr. lebte und dann sehr schwer erkrankte. Um ihn herum wurde viel mit Storax geräuchert, fast rund um die Uhr. Nach einer Woche galt er als geheilt. Zur Freude wurde ein großes Fest organisiert, wobei die Tänzer Helme aus dem Holz des Storaxbaums trugen. Herodot, ein griechischer Historiograph, schrieb, dass nur der Storax es schaffen könnte, die angeblich geflügelten Schlangen aus den Weihrauchbäumen herauszubekommen.

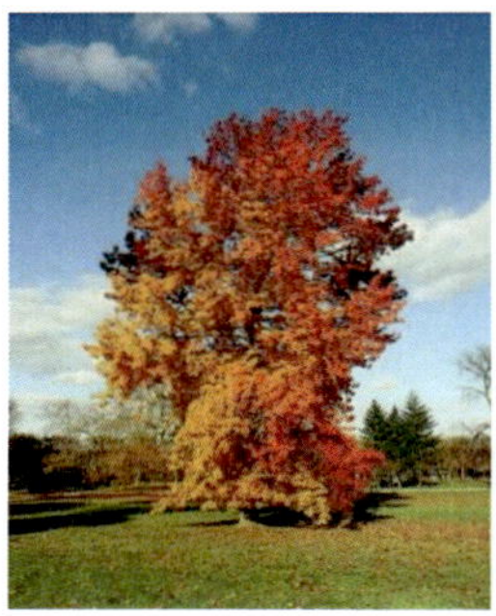

152. Styrax - Echter Styrax

Botanischer Name: Styrax spp., Styrax officinalis, Styrax tessmannii

Anderer Name: Baumträne, Benjamen, Benjui, Nabá, Süßes Gummi, Tzoté

Vorkommen: Südamerika – Bolivien, Brasilien, Venezuela, Peru; Mittelamerika – Mexiko

Aussehen: Der Styraxbaum wird bis zu fünfundvierzig Meter hoch. Er hat einen kegelförmigen Wuchs. Seine Rinde ist anfangs rotbraun, später eher graubraun und es bilden sich eine Art Korkleisten. Die Blätter ähneln dem des Ahornbaums und sind bekannt für ihre herrliche, wunderschöne Herbstfärbung. Die Blüten sind weiß. Die kugeligen Früchte sind hölzerne und stachlige Kapseln. Durch Einritzen oder auch durch natürliche Verletzungen tritt das Harz nach außen. Das Harz ist hart, unförmig und hat eine gelb-orange Farbe, die oft durchscheinend ist.

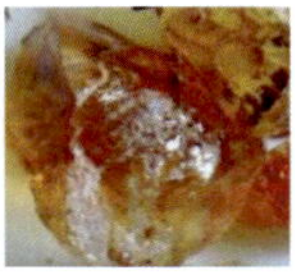

Familie: Storaxbaumgewächse, Sladeniaceae

Verwendete Teile: Harz

Aroma: Der Styrax duftet am Anfang eher nach verbranntem Styropor, was aber sehr schnell verfliegt. Dann entfaltet sich ein Duft, der sehr fein balsamisch und würzig ist. Er gleicht dem des Storax und kann daher sehr leicht verwechselt werden.

Magische Räucherung: Der beruhigende Styrax wird sehr häufig für abendliche Räucherungen eingesetzt. Seine entspannende Wirkung bereitet ein angenehmes Zubettgehen vor. Alles an Sorgen und Ängsten des Alltags fällt ab. Gedanken sind nur noch positiv und so können Sie in eine angenehme Traumnacht hineinrutschen. Ihr Schlaf wird sich sichtlich verändern. Sie werden längeren und tiefer schlafen und so ausgeruht den nächsten Tag beginnen. Das ist besonders empfehlenswert vor Prüfungen oder wenn andere Ereignisse anstehen, vor denen Sie sehr nervös sind. Seine fein ätherische Energie schult Ihre Intuition und erweckt Ihre Inspiration für neue Dinge. Das freut besonders den sehr kreativ arbeitenden Menschen, der sehr darauf angewiesen ist, dass seine Ideen und Gedanken ständig fließen.

Mischung: Aloe, Baldrian, Hexenkraut, Kampfer, Meersalz, Myrre, Safran, Traumkraut, Weide, Weihrauch

Planet: Mond
Götter: Chariten, Chthonios, Cunda, Dionysos, Hekate, Hermes/Merkur, Kronos/Saturn, Loki, Proteus, Thoth, Semele, Zeus/Jupiter
Chakra: Solarplexus
Erzengel: Jophiel
Element: Wasser
Sternzeichen: Fisch
Elementarwesen: Undine
Benutzung als Tee: nicht bekannt

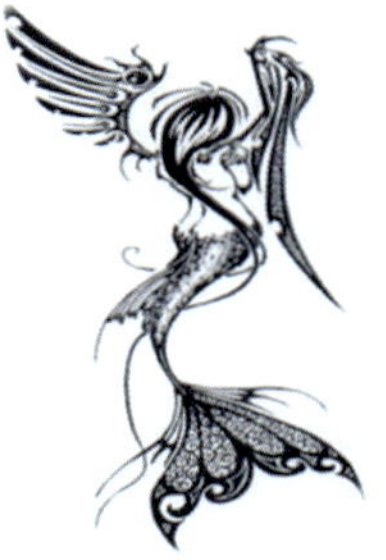

Wissenswertes über die Pflanze: In Südamerika ist der Styrax eines der beliebtesten Mittel zur Verräucherung und zum Gebrauch in magischen Ritualen. Während einer Zeremonie hielt man oft den Samen der Pflanze in der Hand, das vertrieb die dunklen Mächte. Auch auf Altaren fand man die Samen wieder als Schutz davor, dass jegliche dunkle Mächte in wichtigen Ritualen eingreifen konnten. Die Menschen nutzten früher das Harz als Heilmittel für ihre Wunden und zum Verbannen von Fieber. Auch

Hauterkrankungen, die mit Entzündungen einhergingen, oder Herpes wurden damit kuriert. Die Schamanen benutzten den Styrax zur Behandlung von Lepraerkrankungen. Eine Räucherung mit Styrax wehrte auch alle lästigen Insekten ab und somit potenzielle Krankheitsüberträger. In der heutigen Zeit wird das Harz in der Parfümindustrie und in der Holzindustrie verwertet.

153. Süßgras - Sweetgras - Mariengras

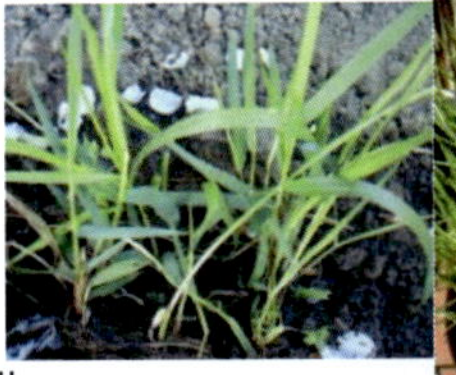

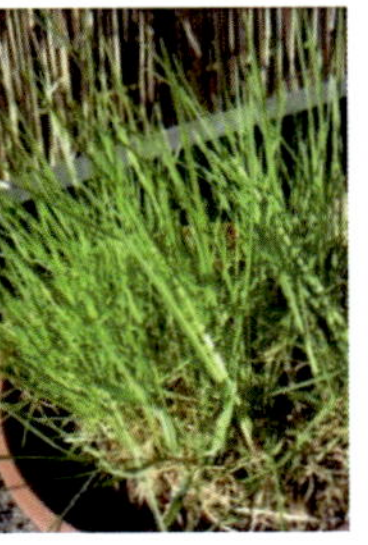

Botanischer Name:
Anthoxanthum odoratum (Europa),
Hierochloe odorata (Amerika)
Mehrere Süßgräser vereint!

Anderer Name: Büffelgras, Duftgras, Frühlingsgras, Heiliggras, Ruchgras, Senecagras, Vanillegras, Waldmeistergras

Vorkommen: Nordamerika – das Sweetgras; Europa – das Mariengras

Aussehen: Es gibt circa neuntausend verschiedene Arten von Süßgräsern. Im Durchschnitt erreicht das Süßgras eine Wuchshöhe von fünfzig bis zu neunzig Zentimetern. Die grünen Blätter sind grasartig und spitz zulaufend, die Blüten meist gelblich.

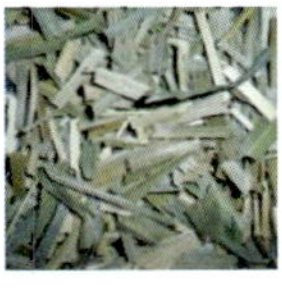

Familie: Süßgräser, Poaceae

Verwendete Teile: Blätter

Aroma: Das Süßgras fängt schon beim Trocknen an, einen herrlichen Duft nach Heu abzugeben. In der Verbrennung nimmt dieser Duft extrem zu. Es duftet süßlich nach Heu, Vanille und Waldmeister.

Magische Räucherung: Das Süßgras wird oftmals zu Beginn einer Räucherung verwendet, denn die Pflanze besitzt die Kraft, alle guten Wesenheiten wie die Engel anzulocken. Wenn Sie nicht nur einfach so räuchern möchten, sondern danach ein Ritual ausführen wollen, so ist das Süßgras ein guter Auftakt dafür. Weiterhin gibt es Ihnen Schwung und Elan. Die Pflanze bringt Kraft in den Körper zurück und Ihre positive Energie steigt stetig an. So erfolgt ein harmonischer Ausgleich bei den Chakren und in der Aura. Sie sind wach, klar, und Ihre Gedanken können sich auf das Wesentliche konzentrieren. Seine Eigenschaften machen Süßgras auch zu einer besonderen Zutat beim Räuchern während der Zeremonie in der Schwitzhütte. Er reinigt heilige Plätze und Orte sowie Gegenstände und verhilft zu einmaligen Visionen. Mit dem Süßgras lässt sich auch Danke sagen. Danken Sie für alles, danken Sie bewusst.

Mischung: Beifuß, Copal, Guggul, Salbei, Thymian, Wacholder, Weide, Weihrauch, Yerba Santa, Zitronengras

Planet: Venus
Götter: Freya, Maria, Pan
Chakra: Wurzelchakra
Erzengel: Raphael

Element: Erde
Sternzeichen: Stier
Elementarwesen: Elfen
Benutzung als Tee: ja

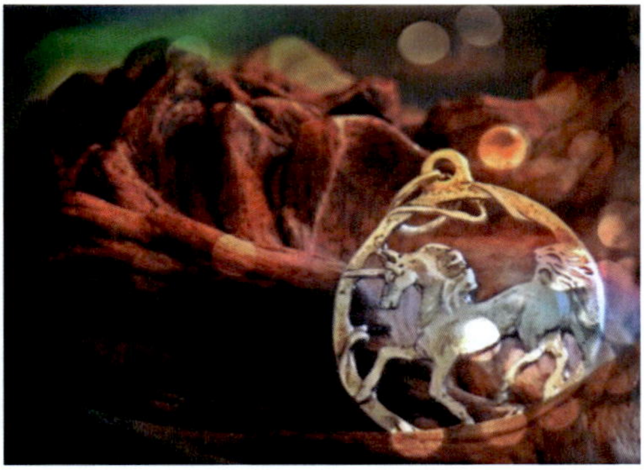

Wissenswertes über die Pflanze: Die Süßgräser sind auf der Erde weitverbreitet. Was Sie vielleicht als einfaches Gras ansehen, könnte zu den Süßgräsern (Ruchgräsern) gehören. Sie werden sich bestimmt an den Duft nach frischem Heu erinnern, wenn im Sommer der Rasen gemäht wird und die Sonne das Gras danach trocknet. In Amerika haben die Indianer das Süßgras benutzt und es mit anderen Kräutern zusammen als Tabak verraucht. Da dort das Sweetgras besonders hoch wächst, werden aus dem Gras Zöpfe hergestellt und auch andere Gegenstände daraus geflochten. Diese werden dann in den Friedensgebeten und in Heilungsritualen verwendet, indem man erst einen Zopf anzündet, ihn kurz aufflammen lässt und danach wieder die Flamme auspustet. So hingelegt in eine feuerfeste Schale, glimmt der Zopf über einen längeren Zeitraum und erfreut alle mit seinem wundervollen Duft und seiner herrlichen Energie. In Europa wurde das Gras auch Mariengras genannt, weil es der Jungfrau Maria geweiht ist. Auf sehr alten Bildern ist die Jungfrau Maria auch des Öfteren mit einem Grashalm in der Hand dargestellt.

154. Süßholz

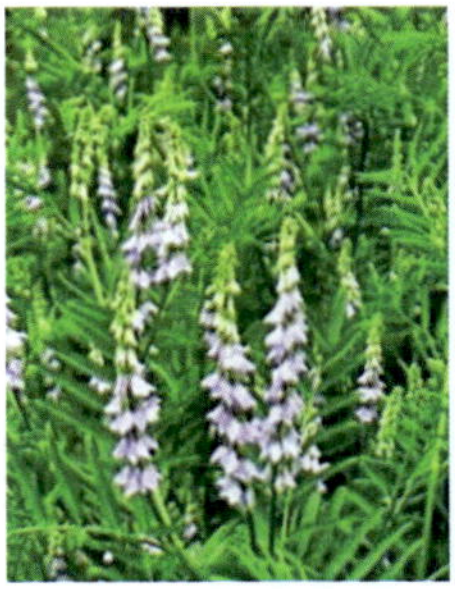

Botanischer Name: Glycyrrhiza glabra

Anderer Name: Deutsches Süßholz, Gemeines Süßholz, Hustenwurz, Kauwurz, Lakritze, Süßes Holz, Spanisches Süßholz, Wachwurz

Vorkommen: Europa – Deutschland; Südwestasien

Aussehen: Süßholz wird bis zu zwei Meter groß. Die fingerdicken Wurzeln sind gelb, sehr holzig und können meterlange Ausläufer haben, die später oberirdisch in aufrecht wachsende kantige Triebe enden. Die wechselständigen Blätter sind unpaarig gefiedert und haben auf der Unterseite klebrige Drüsen. Seine vielen Blüten stehen in Trauben und haben eine hellviolette Farbe. Daraus entwickeln sich die Hülsen mit den Samen.

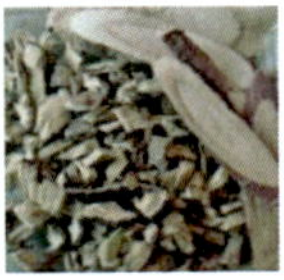

Familie: Hülsenfrüchtler, Fabaceae

Verwendete Teile: Wurzel

Aroma: Das Süßholz duftet beim Verräuchern leicht süßlich würzig.

Magische Räucherung: Die Süßholzwurzel ist eine wundervolle Zutat zum Reinigen Ihrer Aura. Gerade vor wichtigen Ritualen sollte dies stets gemacht werden. Auch wenn Sie in größeren Gruppen spirituell zusammenarbeiten, ist eine gegenseitige Abräucherung hervorragend. Die rituelle Arbeit lässt sich danach wesentlich einfacher und angenehmer durchführen. Wenn Sie die Wurzel am Abend verräuchern, fördern Sie Ihre Träume in der Nacht. Lernen Sie zu träumen, die Träume zu erkennen und verstehen. Haben Sie niemals Angst davor! Träume können wie Visionen sein, die man nur richtig interpretieren lernen muss. Auch können Sie durch das Träumen ungeahnte tiefe Blockaden und Ängste lösen. Der Rauch der Süßholzwurzel vertreibt sehr starke negative Energien und kann damit zu einer Räucherung in Krankenzimmern hinzugenommen werden. Die aufmunternde Art der Wurzel bewirkt auch eine Anregung in der Sexualität. Daher ist sie als Aphrodisiakum bestens in der Liebe geeignet.

Mischung: Bärenwurzel, Beifuß, Condurango, Kamille, Lapacho, Melisse, Myrrhe, Salbei, Tausendgüldenkraut, Weihrauch

Planet: Venus
Götter: Aphrodite/Venus, Freya
Chakra: Stirnchakra
Erzengel: Michael

Element: Wasser
Sternzeichen: Skorpion
Elementarwesen: Gnome
Benutzung als Tee: ja

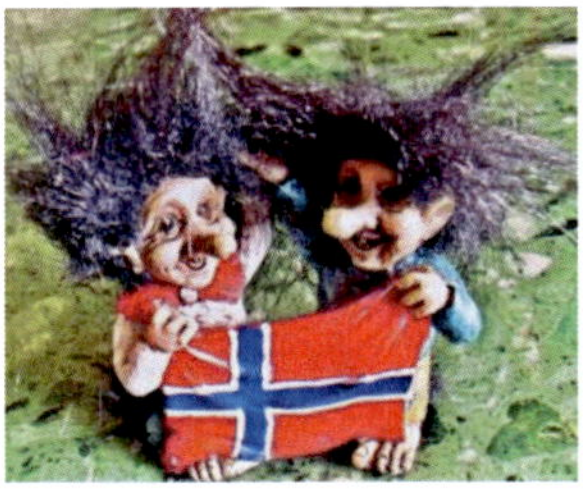

Wissenswertes über die Pflanze: Die Süßholzwurzel ist den meisten Menschen eher als Lakritze ein Begriff. Lakritze wird nämlich aus der Wurzel und deren Saft gewonnen. Viele Leute kauen auch auf der puren Wurzel, wenn sie sich das Rauchen abgewöhnen wollen. Zudem wirkt das Kauen auch als eine Art Durstlöscher. Napoléon Bonaparte schätzte das Süßholz so sehr, dass er ständig etwas Pulver der Wurzel bei sich trug. In Asien empfahl der indische Prophet Brahma die Lakritz als allgemeines Stärkungsmittel und Lebenselixier, aber auch als Schönheitsmittel. In Europa hatten die römischen Legionäre das Süßholz als festen Bestandteil ihrer Verpflegungsration dabei. In Ägypten kannte man die heilende Kraft ebenso und gaben ihn als Grabbeigabe dem großen Pharaonen Tutenchamun mit auf die Reise in die Anderswelt. Einige Hexen fertigen heute noch aus den Zweigen der Süßholzwurzel Zauberstäbe an.

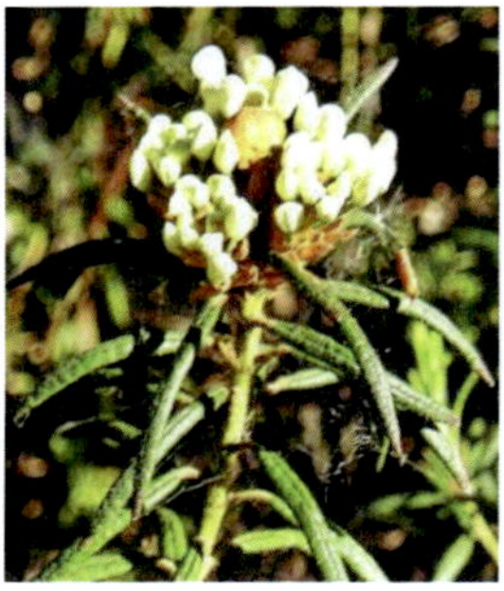

155. Sumpfporst

Botanischer Name: Ledum palustre

Anderer Name: Baganz, Bienenheide, Flohkraut, Hartheide, Kiefernporst, Morose, Porsch, Postkraut, Sautanne, Waldrosmarin

Vorkommen: Nordeuropa – Deutschland; Nordostasien – Sibirien; Nordamerika

Aussehen: Der Sumpfporst kann eine Wuchshöhe von bis zu 1,50 Metern erreichen. Die rostbraunen Zweige sind filzig behaart, die immergrünen Blätter schmal und ledrig. Die weißen Blüten sitzen in einer endständigen Dolde. Seine Kapselfrüchte sind klein. Der Sumpfporst ist für Mensch und Tier giftig!

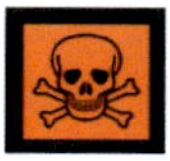

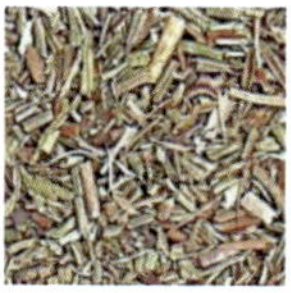

Familie: Heidekrautgewächse, Ericaceae

Verwendete Teile: Kraut, Zweigspitzen

Aroma: Der Geruch des Sumpfports ist sehr unangenehm. Er hat aber einen sehr weißen Rauch.

Magische Räucherung: Der Sumpfporst wird weitestgehend in Naturräucherungen eingesetzt. Er kann mit seiner feinstofflichen Energie die Naturwesen wie auch Wassergeister besonders anziehen. Seine Art mit dem Wasser in Kontakt zu stehen, bringt ihn dazu, auch „Herr über die Wasserelemente“ genannt zu werden. Er schafft es, tief sitzende Gefühle herauszubringen. Verräuchern Sie ihn, wenn Sie sich mit dem Wasser in Verbindung setzen möchten. Dieses Urelement mit seinen enorm hohen Kräften kann bei Ihnen alles Tiefgreifende hervorholen und schafft es zudem, auch alles wieder zu glätten. Jegliche Art von Trauma kann so verarbeitet werden. In der Nacht wirkt er nicht nur schlaffördernd, er moduliert die Wogen des Alltags und bringt Ruhe in Ihren Körper und Ihre Seele.
Schwangere und Kinder sowie Tiere sollten bei einer Räucherung nicht dabei sein!

Mischung: Bilsenkraut, Birke, Damiana, Hopfen, Kiefer, Rosmarin, Salbei, Tanne, Wacholder, Weihrauch

Planet: Mond
Götter: nicht bekannt
Chakra: Kronenchakra
Erzengel: Gabriel

Element: Wasser
Sternzeichen: Fische
Elementarwesen: Undinen
Benutzung als Tee: nein

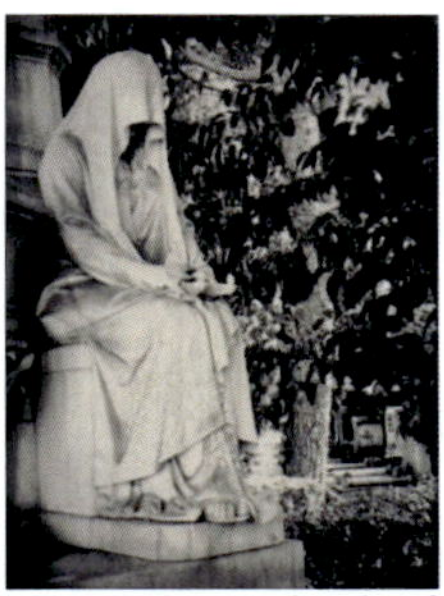

Wissenswertes über die Pflanze: Der Sumpfporst steht unter Naturschutz. Er ist die erste Pflanze, die einen Sumpf wiederbesiedelt, wenn er abgebrannt ist. Die Pflanze hat so viel Kraft, dass sie selbst unter den schlechtesten Bedingungen gedeihen kann. Daher kann man Sumpfporst auch an sehr verschmutzen Gewässern wiederfinden. Die sibirischen Schamanen verräucherten ihn, um in Trance zu fallen und im schamanischen Bewusstseinszustand die Erkrankung des anderen zu erkennen. Dabei atmeten sie den Rauch tief ein und kauten zudem die Wurzel der Pflanze. Es gab auch Regionen, wo noch zusätzlich mit den heißen Blättern die Knie eingerieben wurden. Im Mittelalter wurde die Pflanze eingesetzt, um Ungeziefer wie Motten und Läuse zu vertreiben. Auch die

Erkrankung durch Milben, die Krätze, wurde damit eingedämmt. Frauen, die es zur Abtreibung verwendeten, starben meist davon oder wurden zumindest stark vergiftet. Im 13. Jahrhundert bereits wurde der Sumpfporst dem Bier zugesetzt. Das hatte zur Folge, dass die Männer sehr aggressiv wurden und ihre Kräfte im Kampf miteinander messen wollten. Die tobsuchtartige Wirkung wurde später auch bei den Germanen Berserkerwut genannt.

156. Tabak

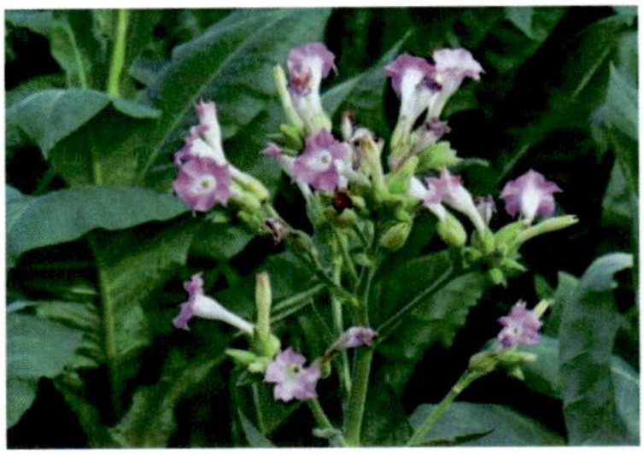

Botanischer Name: Nicotiana tabacum

Anderer Name: Dumkola, Heiliges, Kraut, Indianisch Wundkraut, Kulturtabak, Nicotianskraut, Rauchtabak, Tabaki, Tobaco, Virgineischer Tabak, Toback, Tobak

Vorkommen: Amerika – Kuba, Brasilien; weltweiter Anbau

Aussehen: Die Tabakpflanze kann eine Wuchshöhe von bis zu drei Metern erreichen. Sie hat aufrechte Stängel, an dem die riesigen, wuchtigen Blätter wechselständig stehen. Die

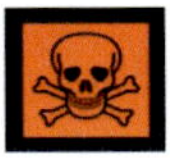

Blüten sind zumeist rosa bis rot, trichterförmig und als Rispe angeordnet. Aus ihnen bildet sich eine Kapsel, worin die Samen enthalten sind. Es gibt sehr viele verschiedene Tabaksorten. Der Tabak ist giftig!

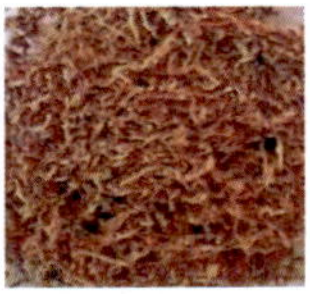

Familie: Nachtschattengewächse, Solanaceae

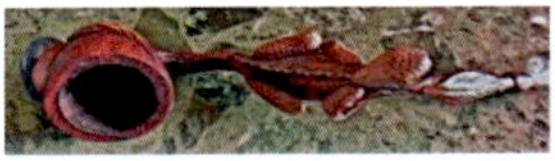

Verwendete Teile: Blätter

Aroma: Den Tabakduft kennt eigentlich jeder. Je nach Sorte duftet er meist sehr würzig und herb.

Magische Räucherung: Im Tabak steckt der Heilige Geist und auch das bringt er Ihnen beim Verräuchern wieder. Tabak können Sie in vielen Mischungen hinzugeben, gerade wenn Sie den Kontakt zur Anderswelt suchen. Der heilige Pflanzengeist des Tabaks führt Sie sicher in die Geisterwelt. Die Kommunikation mit den Geistwesen, aber auch mit den Ahnen und Urahnen sowie Göttern fällt wesentlich einfacher. Der Tabak ist eine Gabe der Götter. Nutzen wir diese richtig, dann erhalten wir Hilfe und Informationen, die unser Leben bereichern. Benutzen Sie den Tabak auch in Danksagungen. Dabei ist der Tabak nämlich der wichtigste Bestandteil. Danke sagen kann nicht jeder und tut heute noch kaum jemand. Umso wichtiger ist es, dass Sie es wieder machen und an andere weitervermitteln. Danke sagen hat auch etwas mit Respekt zu tun und mit Achtung. Nutzen Sie den Geist des Tabaks und verwirklichen Sie Ihre spirituellen Sehnsüchte. Der Tabakgeist ist die direkte Verbindung zum Universum.

Mischung: Brennnessel, Drachenblut, Gewürznelke, Mariendistel, Mekkabalsam, Pfingstrose, Rosenweihrauch, Weihrauch, Weinraute, Zimt

Planet: Mars
Element: Feuer
Götter: Huracan (rauchender Gott der Mayas), Shiva
Sternzeichen: Widder
Chakra: Halschakra
Elementarwesen: Drache
Erzengel: Uriel
Benutzung als Tee: nein

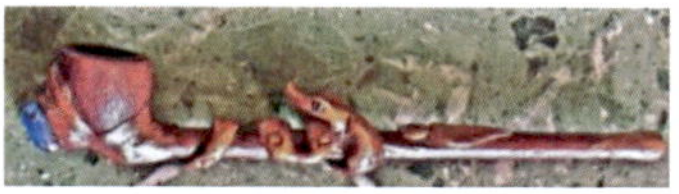

Wissenswertes über die Pflanze: Der Tabak und die Indianer sind sehr eng miteinander verbunden. Tabak ist eine heilige Pflanze und hat viel Beachtung. Schon vor Hunderten Jahren erkannten die Indianer bereits deren berauschende Wirkung. Sie wurde geraucht, gekaut und geschnupft. Die heilige Friedenspfeife ist ein Relikt dieser Zeit. Sie wurde als Zeichen der Gastfreundschaft überreicht. Die Stammespfeife war der Vermittler zwischen dem Häuptling, den Geistern und den Göttern. Diese Pfeifen hatten auch meist einen besonderen Schmuck, der aus Zeichnungen, Rillen oder Federn bestand. Die Tabakpflanze war ein fester Bestandteil der Kultur. Tabak wurde meist mit vielen einheimischen Kräutern vermischt, darunter auch berauschenden Pflanzen. Die Maisblätter wurden als Papier genutzt. Tabak war bei jedem Ritual dabei. Der Rauch wurde in alle vier Himmelsrichtungen geblasen und natürlich auch zu Mutter Erde. So kam der Heilige Geist der Pflanze zu Vater Sonne und Mutter Erde und verband alle miteinander. Die Schamanenanwärter mussten den Umgang mit dem Tabak erlernen. Dabei gab man ihnen einen Tabaksaft zu trinken. So erreichten sie Visionen vom Tabakgeist und wurden später als richtiger Schamane geehrt. Der Tabak war grundsätzlich nur für Rituale gedacht. Niemand rauchte und inhalierte ihn täglich. Meist kam der Rauch nur in den Mund und wurde daraufhin gleich wieder ausgeatmet. Die Irokesen glaubten, dass der Tabak aus dem Schädel der Mutter Erde gewachsen sei und er deswegen so beruhigend auf sie wirke. Die Götter der Mayas waren fast alle rauchende Götter. So gab es auch einen geheimnisvollen Gott K, der oft mit Zigarre oder Zigarette abgebildet wurde. Nach Europa gelangte der Tabak erst zu Kolumbus' Zeiten im 16. Jahrhundert, und zwar zuerst nach Spanien, wo er dann bereits kultiviert wurde. Im gleichen Jahrhundert kam sie nach Frankreich. Im 17. Jahrhundert breitete sich die Pflanze europaweit aus und nach Asien. In vielen Ländern kam es danach zu einem Verbot des Anbaus der Pflanze. In Deutschland war es sogar bis 1848 verboten, auf der Straße zu rauchen! In dieser Zeit wurden dann auch die ersten Zigaretten hergestellt. Im 20. Jahrhundert erfolgte schließlich der riesige Aufschwung des Tabaks. Noch heute verwenden Schamanen den Tabak in ihren rituellen Heilungen und Initiationen. Dabei ist der wundervolle Brauch bis hierher gelangt, dass man sich bei den Pflanzen bedankt, wenn man etwas von ihnen gesammelt hat. So hinterlässt man dafür eine Prise Tabak für die Geister.

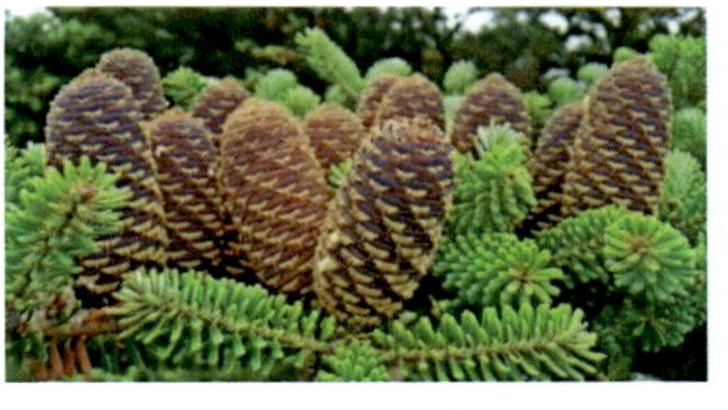

157. Tanne

Botanischer Name: Abies alba, Abies nigra, Abies Pectinata

Anderer Name: Canadabalsam, Silbertanne, Straßburger Terpentin
Vorkommen: Nordeuropa – Deutschland, Norwegen; Nordamerika – Kanada; Asien – Sibirien, China

Aussehen: Die kegelförmige Tanne ragt bis zu fünfzig Meter auf. Die dunkelgrünen Blätter sind glänzend und flach. Bei jungen Bäumen ist die Rinde glatt und weißgrau, später platzt sie auf. Die rauen Triebe sind graubraun. Ihre weiblichen Blüten sind hellgrün, die männlichen eher rötlich. Die länglichen Früchte stehen aufrecht.

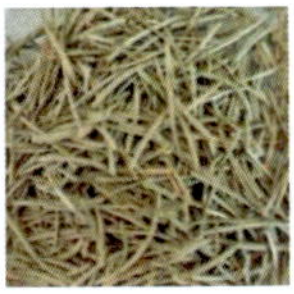

Familie: Kieferngewächse, Pinaceae

Verwendete Teile: Harz, Holz, Nadeln, Rinde

Aroma: Die Tanne gibt beim Verbrennen einen sehr frischen waldigen Geruch ab. Sein Aroma ist sehr kräftig balsamisch.

Magische Räucherung: Die Tanne gibt Ihnen Schutz in allen Lebenslagen. So haben quälende Dämonen und Geister keine Chance Sie weiterzuärgern. Die Tanne auch als Jahresbaum im Winter zeigt Ihnen an, dass er in der dunklen Jahreszeit viel Freude und Licht in die Seele gibt. Diese Reinigung wird Ihnen sichtlich guttun und Sie tanken neue Energie für die kommende Zeit. Auch in den Krankenzimmern verbreitet er Hoffnung und Kraft auf Gesundung. Er stärkt die Nerven und löst bronchiale Beschwerden. In der Natur verbrannt, setzt er ein klares Zeichen für die Stärke und Kraft der Baumgeister. Er wird Sie wärmen und sein Knistern erheitern. Gerade in diesen Momenten haben Träume eine besondere Wirkung. Schließen Sie die Augen, spüren Sie die Wärme, hören sie das Prasseln im Feuer und tauchen Sie nun ab in andere Welten. Riechen Sie den waldigen, erdigen Duft und spüren Sie die Kraft, die von solch einem Feuer ausgeht. Sie werden förmlich schweben, eine unbändige Liebe und Sehnsucht spüren und dankbar für diesen wundervollen Augenblick sein.

Mischung: Benzoe, Brennnessel, Galbanum, Mariendistel, Mekkabalsam, Pfeffer, Quassia, Rose, Weihrauch, Zeder

Planet: Mars
Götter: Artemis/Diana, Cybele, Druantia, Ra
Chakra: Herzchakra
Erzengel: Raphael

Element: Erde
Sternzeichen: Stier
Elementarwesen: Baumgeister
Benutzung als Tee: nein

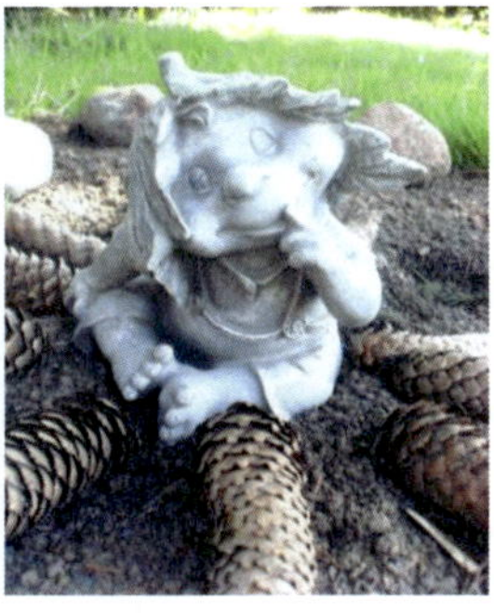

Wissenswertes über die Pflanze: Die Weißtanne war der Baum des Jahres 2004. Schon über viele Generationen hinweg dient der geschmückte Tannenbaum dazu, zu Weihnachten die Stube zu erhellen und damit auch in den trüben Tag der Dunkelheit Licht in die Seelen der Menschen zu bringen. Aber auch im Totenkult spielt die Tanne eine sehr große Rolle. Oft findet man sie auf den Friedhöfen wieder. Gerade im Spätherbst, wenn die Gräber abgedeckt werden, liegen Tannenzweige als beruhigendes Mittel über die Gräber, als wollten sie die noch umherirrenden Seelen besänftigen. Viele sehen auch die starke Verwurzelung in der Erde und die in den Himmel ragende Krone als eine Art

Tunnel zur Anderswelt, in der sich die Seele reinkarnieren kann. Auch in vielen europäischen Sagen wird die Tanne als Erlöser der Seele gesehen. Die Tanne kann zwischen fünf- und achthundert Jahre alt werden. In der griechischen Mythologie wurde sie der Göttin Cybele geweiht, denn als ihr Geliebter, der Halbgott Attis sie betrogen hatte, hielt Cybele diesen Schmerz nicht mehr aus und verwandelte sich in eine Tanne. Es gibt sogar bei den Göttern einen Brauch, der unseren heutigen Bräuchen sehr ähnelt. Und zwar mussten die Priester losgehen und den schönsten Tannenbaum der Umgebung suchen, ihn fällen und ihn geschmückt in die Heiligtümern der Götter stellen. Dieser Anlass wurde alljährlich zum Feste wiederholt.

158. Tausendgüldenkraut

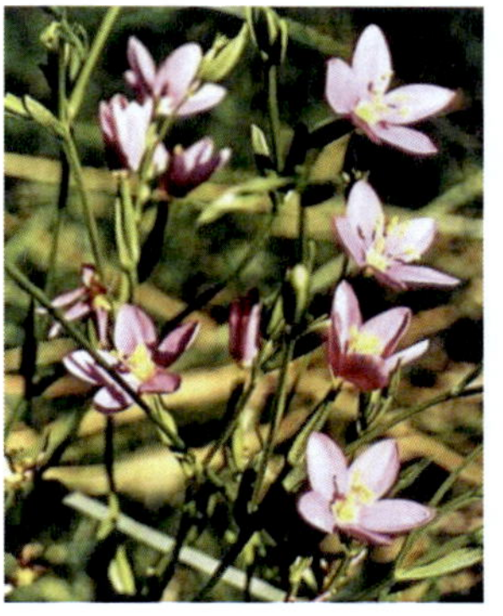

Botanischer Name: Centaurium erythraea

Anderer Name: Aderntee, Apothekerblum, Chironskraut, Erdgalle, Himmelblümlen, Laurin, Rötling, Sinögge, Tausendkraft, Verschreikräutel

Vorkommen: Europa – Bulgarien; Nordafrika; Nordamerika; Westasien

Aussehen: Das Tausendgüldenkraut wird bis zu fünfzig Zentimeter hoch. Die Grundblätter bilden eine Rosette. Am hohlen Stängel stehen die Blätter kreuzständig. Meist sind die Blüten rosafarbig, selten weiß, und stehen in Trugdolden.

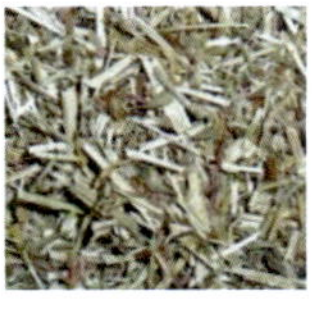

Familie: Enziangewächse, Gentianaceae

Verwendete Teile: Kraut

Aroma: Das Tausendgüldenkraut gibt beim Verbrennen einen sehr warmen und mild würzigen Duft ab.

Magische Räucherung: Das Tausendgüldenkraut verströmt viel Kraft, Energie und Macht. So hilft er dabei, sich erfolgreich gegen alles Negative zur Wehr zu setzen. Ob dies böser Zauber sein mag, schwarze Magie, der böse Blick, Verfluchungen oder ob die Dämonen meinen, bei Ihnen feiern zu müssen. Die Pflanze vertreibt schlechte Gedanken wie auch schlechte Laune. Nutzen Sie die Stärke der Pflanze für Ihre Magie. Es gibt Ihnen die nötige Kraft für Ihre Planungen, kann Ihr Durchsetzungsvermögen steigern und so auch ein Antriebsmotor für Sie sein. Erkennen Sie mit dem Tausendgüldenkraut, was Sie in Ihrem Leben tun müssen, um Ihren Weg zu finden. Blicken Sie beim Räuchern auf die Kernpunkte und hören Sie der Pflanze zu.

Mischung: Dammar, Iris, Kornblume, Lavendel, Mädesüß, Minze, Sandarak, Veilchen, Weihrauch, Wegwarte

Planet: Sonne
Götter: Centauren, Chiron, Uroboros
Chakra: Stirnchakra
Erzengel: Zadkiel

Element: Luft
Sternzeichen: Wassermann
Elementarwesen: Elfen
Benutzung als Tee: ja

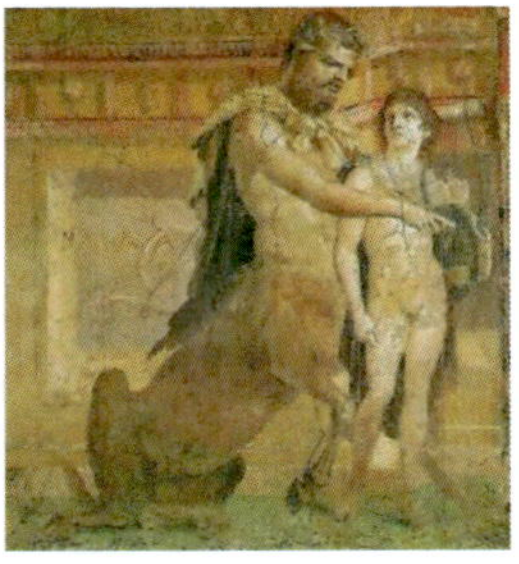

Chiron lehrt Achilles, unbekannt, Nationalmuseum Neapel

Wissenswertes über die Pflanze: Das Tausendgüldenkraut ist die Heilpflanze des Jahres 2004, und das war sie auch schon in der Antike. Inzwischen ist es ziemlich still um sie geworden, weil es sie nur noch selten gibt und daher unter Naturschutz gestellt wurde. Ihren Namen verdankt die Pflanze eigenartigen Umständen. Im Mittelalter führte sie zuerst den Namen Hundertguldenkraut, da sie so viele kleine Blüten besitzt. Vor lauter Begeisterung aber steigerten die Menschen das Wort in Tausendgüldenkraut und weil einige nie genug bekamen, entstand sogar der Namen Milijöntusenkraut. Ihr lateinischer Namen entspringt einer Legende. Man dachte nämlich zuerst, dass „Centaurium" vom hundertfachen Gold käme, aber dem ist nicht so. Centaurium leitet sich von einem Zentauren mit dem Namen Chiron ab. Chiron war der Sohn der Nymphe Phylira und des Gottes Kronos – ein Doppelwesen zwischen Pferd und Mann. Chiron war eines der menschenfreundlichsten Mischwesen. Es herrschten auch zwei Wesen in seiner Seele, denn er war klug, geistig sehr rege und einfach göttlich. Zum anderen gab es da die Verbindung mit der Erde, mit Bedürfnissen und Trieben. Er zeigte den großen Zwiespalt der Menschen auf zwischen den menschlichen, natürlichen Triebe und dem Streben hinauf zum göttlichen Geist. Chiron verarztete seine schlecht heilenden und entzündeten Wunden mit dem Tausendgüldenkraut. Später gab Chiron das Tausendgüldenkraut dem heilkundigen Plinius, der im 1. Jahrhundert nach Chr. lebte. Ein Pfeil hatte eine sehr entzündete Wunde am Fuß hervorgerufen. Das Kraut half bei der Heilung. Die Hexen benutzten einst die Pflanze, um damit Unwetter herbeizuzaubern. Den Rauch verwendeten Sie auch, um demonstrativ zu beweisen, dass sie die Kraft hätten, Schlangen in die Flucht zu treiben. Zudem verräucherten sie es mit anderen Kräutern und versetzten sich in tranceartige Zustände.

159. Thymian

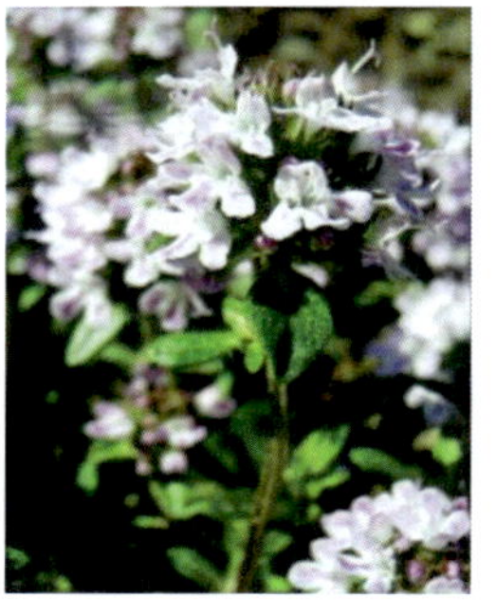

Botanischer Name: Thymus vulgaris

Anderer Name: Bienenkraut, Demut, Duftholz, Gundelkraut, Immenkraut, Kunerle, Marienbettstroh, Rainkümmel, Welscher Quendel, Zimis

Vorkommen: Europa – Deutschland; weltweiter Anbau

Aussehen: Thymian kann eine Wuchshöhe von bis zu fünfzig Zentimetern erreichen. Im Laufe seines Alters verholzen die Stängel. Die dunkelgrünen Blätter sind klein und oval, die winzigen Blüten hellrosa.

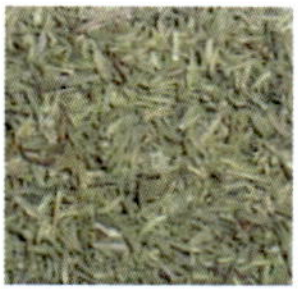

Familie: Lippenblütler, Lamiaceae

Verwendete Teile: Blüten, Kraut

Aroma: Die Thymian duftet beim Verräuchern sehr würzig warm, aber auch frisch und sehr intensiv.

Magische Räucherung: Der Thymian ist eine reinigende Räucherzutat, die Sie für Ihre Bedürfnisse dementsprechend einsetzen können. Er klärt die Atmosphäre, bringt neuen Schwung an positiver Energie, vertreibt die negativen Emotionen und Gedanken und gibt der Seele einen wärmenden Beistand. Gerade diesem Umstand ist es zu verdanken, dass der Thymian gerne bei Rückführungen mit verräuchert wird. Seine Wärme bringt Halt und Vertrauen und Sie können sich völlig fallen lassen. So entdecken Sie frühere Leben und können diese nun endlich verarbeiten. Bedenken Sie, alles, was einmal richtig verarbeitet wurde, kann nicht mehr störend auf Sie wirken. Es ist ein Reinmachen der Vergangenheit, denn meistens haben wir plötzlich gar keine Chance mehr die Geschehnisse zu verarbeiten, weil wir im alten Leben schlagartig gestorben sind. Oder die Geschehnisse waren einfach zu brutal, als dass man sie in einem Leben aufarbeiten könnte. Die Seele lernt, wächst und gedeiht und Sie haben mit dem Thymian die Möglichkeit, dieses tatkräftig zu unterstützen. Mit Mut, positivem Denken und dem Glauben an sich selbst schaffen Sie Hürden, die Sie zuvor gar nicht gewagt haben auch nur anzuschauen. Der Thymian wirkt zudem sehr positiv auf die Intuition, er fördert die Hellsichtigkeit und die Sicht der Dinge. Dies ist eine umwerfend günstige Pflanze für Ihr gesamtes Wohl, denn Sie bringt Ihnen die göttliche Liebe und die göttliche Heilung.

Mischung: Basilikum, Bernstein, Dost, Lavendel, Lorbeer, Myrrhe, Petersilie, Rosmarin, Salbei, Weihrauch

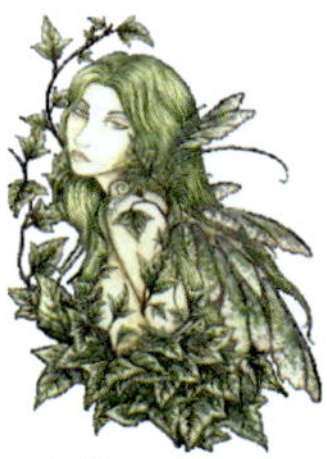

Planet: Venus
Element: Luft
Götter: Aphrodite/Venus, Ares/Mars, Artemis/Diana, Cerridwen, Freya
Sternzeichen: Waage
Chakra: Stirnchakra
Elementarwesen: Elfen
Erzengel: Zadkiel
Benutzung als Tee: ja

Wissenswertes über die Pflanze: Der Echte Thymian war im Jahr 2006 die Arzneipflanze des Jahres. Eine alte Volksweisheit besagt: „Die nächste Grippe kommt bestimmt, aber nicht zu dem, der Thymian nimmt.“ Im Altertum verwendeten die Griechen Thymian für rituelle Zwecke in ihren Tempeln. Oftmals wurde er als Opferzugabe geräuchert und auf den Altaren zusammen mit Weihrauch für die Götter verbrannt. Als Reinigung für die rituellen Gegenstände verräuchert, brachte er den spirituellsten Räumen eine reine Atmosphäre. Die „normalen“ Leute verbrannten Thymian in ihren Behausungen, um Flöhen und weiteren Insekten den Garaus zu bereiten. Unter das Kopfkissen gelegt, brachte er aber dem Schlafenden eine angenehme Nacht ohne Albträume. Die Engländer glaubten, dass Thymian die Macht besäße, Schutz für die Seelen der Toten zu gewähren. Dabei waren es besonders diese Seelen, die gewaltsam zu Tode gekommen waren. Das deckt sich hier mit der spirituellen Verräucherung für Rückführungen. Der Thymian ist ein Helfer vom „Buch des Lebens". Er weiß genau, wie, wann und warum mit Ihnen, mit Ihrer Seele etwas geschah. Die Ägypter benutzten den Thymian zum Einbalsamieren der Toten. Seine antiseptische Kraft half bei der Mumifizierung. Viele Gelehrte schrieben über den Thymian in ihren Kräuter- und Heilbüchern. So benannten Plinius (1.Jhd), Hildegard von Bingen (11. Jhd.) und Magnus (13. Jhd.) den Thymian als wertvolle Heilpflanze. Auch Krankenzimmer wurden mittels Thymian ausgeräuchert. Er galt als Feind des Giftes. Die Stärke des Thymians wurde auch mehrfach belegt. So badeten die römischen Legionäre in einem Thymianbad, bevor sie in die Schlacht zogen. Es gab sogar ein Tuch, auf dem eine Biene mit einem Thymianzweig gestickt war. Dieses gehörte einem Herrn, dessen Ritter in den Schlachten das Tuch als Erkennungsmerkmal trugen. Thymian ist ein beliebtes Mittel, das eingesetzt wurde, wenn die Menschen die Feen und Elfen sehen möchten.

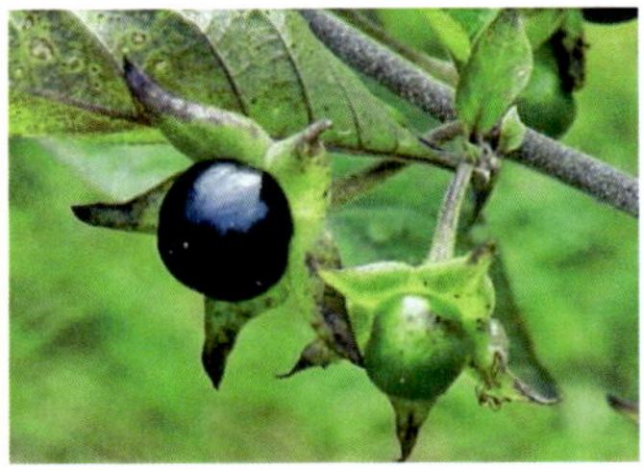

160. Tollkirsche

Botanischer Name: Atropa belladonna

Anderer Name: Belladonna, Chrottenblume, Hexenkraut, Irrbeere, Schlafkirsche, Schwindelkirsche, Teufelsauge, Todeskraut, Tollbeere, Wutbeere

Vorkommen: Europa – Deutschland; Asien; Nordafrika

Aussehen: Die Tollkirsche ist ein bis zu zwei Meter hoher Strauch. Die Stängel sind dick und stumpfkantig und verzweigen sich erst im oberen Bereich. Die dunkelgrünen, langen Blätter sind ganzrandig, haben ein eiförmiges Aussehen und sind etwas flaumig behaart. Die Blüten sind gestielt und glockenförmig. Ihre Hauptfarbe ist rotbraun, wobei sie innen

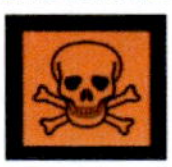

eine grau-gelbe Farbe mit roten Adern haben. Die Früchte sind kirschrot und können bis tief blauschwarz glänzen. Die Tollkirsche ist stark giftig!

Familie: Nachtschattengewächse, Solanaceae

Verwendete Teile: Beeren, Blätter

Aroma: Die Blätter der Tollkirsche duften beim Verbrennen frisch-krautig, wobei die Beeren doch ein etwas süßlich und fruchtiges Aroma zeigen.

Magische Räucherung: Die Tollkirsche ist ein Hilfsmittel, um auf Visionssuche zu gehen. Sie hat die Macht die Hellsichtigkeit zu steigern, die Wahrnehmungen zu verändern und so Träume der anderen Art zu bringen. Mithilfe der Tollkirsche können Sie auch die bösen Geister und Dämonen austreiben. Die Räucherung können Sie zudem verwenden, um sogar Plätze rein zu bekommen, die von bösen Kobolden belagert werden. Schließlich zeigt sie den klaren Weg in die Unterwelt. Aber Vorsicht, die Pflanze ist giftig! Es gibt dafür auch ungiftige Mittel, die dasselbe bewirken können und von denen nicht solche Gefahr ausgeht.

Mischung: Ackerschachtelhalm, Alraune, Bilsenkraut, Buchsbaum, Eibe, Farn, Hanf, Lärche, Stechapfel, Weihrauch

Planet: Saturn
Götter: Atropos, Bellona, Circe, Hekate
Chakra: Wurzelchakra
Erzengel: Michael

Element: Wasse
Sternzeichen: Skorpion
Elementarwesen: Pan
Benutzung als Tee: nein, stark giftig!

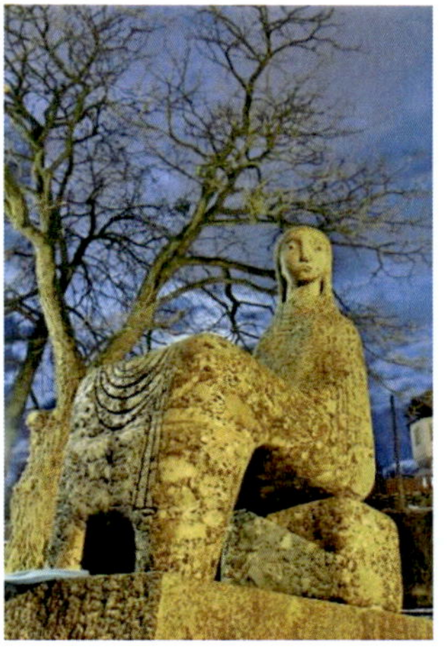

Wissenswertes über die Pflanze: Die Tollkirsche wird oftmals mit dem Stechapfel, dem Bilsenkraut und der Alraune gleichgesetzt. Alles sind stark giftige Pflanzen. Man kennt die Giftigkeit der Pflanze wohl schon seit 20.000 bis 25.000 Jahren. Damals endete gerade die Steinzeit. Womöglich wurde da bereits ein Pfeilgift mit der Pflanze hergestellt. In den späteren Jahren und Kriegen tauchte die Tollkirsche immer mal wieder auf, weil sie das Mittel war, dass die Menschen dem Wein hinzugefügt hatten, um so die Feinde außer Gefecht zu setzen oder zumindest zu narkotisieren. Die Damen der oberen Gesellschaft schätzen den roten Saft der Pflanze als Schminkmittel. Auch war es einmal Mode, vergrößerte Pupillen zu haben. So wurden Säfte der Pflanze in die Augen geträufelt. Sehbehinderungen nahm man gerne dafür in Kauf. Der Name Belladonna bekam hier die Übersetzung für „schöne Frau“. Aber vielleicht hatten die Männer auch nur Angst vor Frauen mit großen Pupillen und stuften es als schön und gefährlich ein. Immer wieder entdeckten die Menschen in den Wäldern diese Pflanze mit ihren wunderschönen Blüten und Beeren, die es mit ihrem glänzenden Aussehen geradewegs in den Mund der Menschen brachten. Die Erfahrung daraufhin wurde schnell gesammelt und Hexen verwendeten die Pflanze in ihren Flugsalben. In der Mythologie steht geschrieben, dass Bellona die Göttin des Krieges ist. Ihre Priester und Priesterinnen mussten des Öfteren einen Aufguss aus der Tollkirsche zu sich nehmen, wenn sie die Göttin um Hilfe anflehten und zu ihr beteten. Wie viele Beeren nun giftig sind und wie viele gut vertragen werden, kann man nicht genau angeben, weil die Menge abhängig ist von der Verfassung desjenigen, der sie einnimmt und auch noch weitere Umstände können jeden Tag anders aussehen lassen. Der Genuss zweier Beeren wird eher keinen Tod herbeiführen ... Aber darauf sollten Sie sich nicht verlassen. Einst schrieb Hans-Peter Emil Dürr etwas, was wohl wirklich jeder beherzigen sollte: „Nachtschattengewächse machen uns heiß wie ein Rammler, blind wie eine Fledermaus, trocken wie ein Knochen, rot wie eine Runkelrübe und verrückt wie eine Henne.“ Heute wird die Tollkirsche noch bei Augenärzten verwendet, um die Pupille für Untersuchungen zu erweitern.

161. Tolubalsam

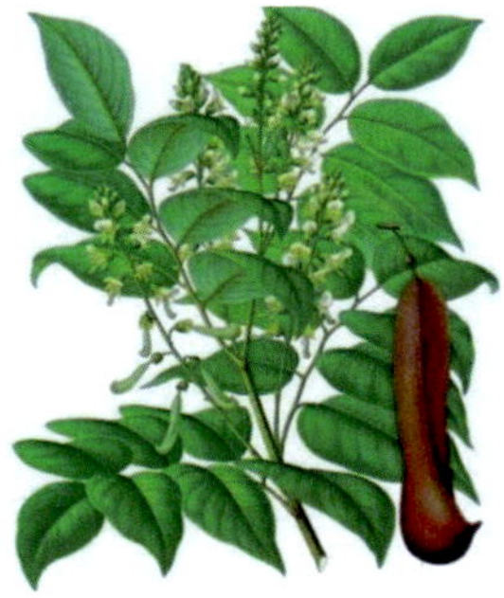

Botanischer Name: Myroxylon balsamum var., Balsamum, Toluifera balsamum

Anderer Name: Balsam of Tolu, Indianischer Heilbalsam, Tolubaum, Toluifera, Opobalsam, Tolutanischer Balsam, Quino Quino

Vorkommen: Südamerika – Kolumbien, Venezuela, Brasilien, Ecuador; Mittelamerika – Mexiko

Aussehen: Der Tolubalsambaum kann eine Wuchshöhe von bis zu sechsundzwanzig Metern erreichen. Die langen Blätter sind unpaarig gefiedert und haben dreizehn bis fünfzehn Fiederblättchen. Die Blüten sind weiß-gelblich und hängen in Rispen. Seine gestielte Frucht ist eine lange Hülsenfrucht mit nur einem Samen. Das Harz härtet schnell und sieht gelb-braun bis rot-bräunlich aus, in Pulverform eher gelblich.

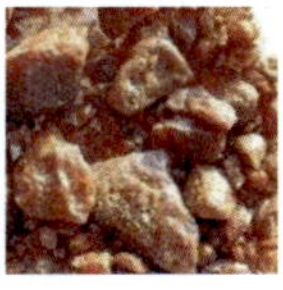

Familie: Hülsenfrüchtler, Fabaceae

Verwendete Teile: Harz

Aroma: Der Tolubalsam gibt beim Verräuchern einen wundervollen warm balsamischen Rauch ab, der nach Vanille mit Zimt duftet. Er erinnert auch entfernt an Schokolade.

Magische Räucherung: Beten Sie gemeinsam mit dem Tolubalsam. Sein Rauch wirkt heilend auf die Seele, gibt Kraft und Zuversicht und vor allem die richtigen Worte beim Beten. Er verstärkt Ihre Gedanken, das Bitten und Flehen Ihrer Seele. Er greift tief in Ihre Psyche ein und kann Ungeahntes nach außen bringen. In Meditationen beflügelt er Ihre Seele und beruhigt Ihren Geist. So können Sie beruhigt eintauchen in die Flut lichtvoller Augenblicke. Segnen Sie jeden Augenblick, jeden Moment in Ihrem Leben und lassen Sie dann die Vergangenheit ziehen, um Platz für Neues zu schaffen. In Heilritualen ist der Tolubalsam ein willkommenes Mittel. Auch hier segnen Sie Ihr Gegenüber. Danken Sie Gottvater und Gottmutter für alles, was Sie sehen und erkennen. Der Rauch des Tolubalsams bringt es in die höheren Sphären. Segnen können Sie erlernen, trauen Sie es sich nur zu, dies auch anzuwenden, auch wenn Sie meinen, es hört sich am Anfang irgendwie komisch an. Wir sind nur nicht daran gewöhnt. Glauben Sie an die Kraft des Segnens und Sie werden Heilung spüren. Nach der Verräucherung des Tolubalsams werden Sie spüren, dass sich Ihre Stimmung aufgehellt hat, Sie entspannt sind und gestärkt Ihren Lebensweg weitergehen können.

Mischung: Adlerholz, Anis, Copal, Guajak, Hanf, Myrrhe, Storax, Tanne, Weihrauch, Zeder

Planet: Venus
Götter: nicht bekannt

Element: Erde
Sternzeichen: Stier

Chakra: Solarplexus
Erzengel: Gabriel

Elementarwesen: Gnome
Benutzung als Tee: ja

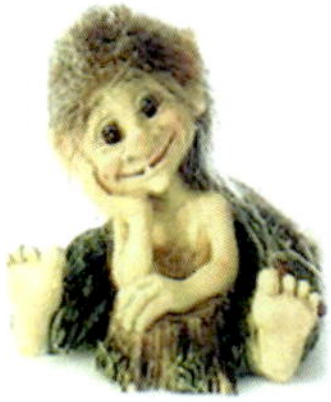

Wissenswertes über die Pflanze: Tolubalsam gehört der gleichen Pflanzenfamilie an wie der Perubalsam. Beide haben sogar den gleichen botanischen Namen. Sie unterscheiden sich nur in ihren Zusätzen. Gemeinsam haben die Pflanzen aber nicht viel. Tolu erhielt seinen Namen einst von der kolumbianischen Stadt Tolu. Der Tolubalsam gehörte zu den traditionellen Heilmitteln der Mayas und Azteken. Besonders zur Wundheilung wurde er benutzt, kam aber auch bei Kopfschmerzen und Atemwegserkrankung zum Einsatz. Er wurde als Grabbeigabe hinzugefügt und auch einige Verstorbene mit ihm einbalsamiert. In Deutschland war der Tolubalsam in den Apotheken erst ab 1882 bekannt. Heute dient sein süßer Duft der Parfümindustrie.

162. Tonkabaum

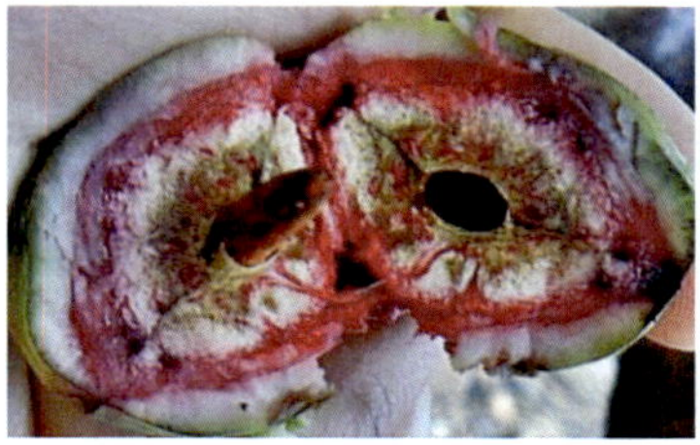

Botanischer Name: Dipteryx odorata

Anderer Name: Amburana, Carapilla, Cumaru, Elbo, Kumaru, Tonkabohne

Vorkommen: Süd-/Mittelamerika – Venezuela, Brasilien; Afrika – Nigeria

Aussehen: Der Tonkabaum wird bis zu dreißig Meter groß. Seine tiefgrünen Blätter sind wechselständig angeordnet und haben eine elliptische Form. Die kleinen, rosa bis violetten Blüten erscheinen in Rispen. Die Frucht ist sehr groß und hat eine harte faserige Schale.

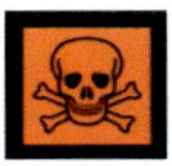

Der Samen (die Tonkabohne) ist in das Fruchtfleisch eingebettet. Die Farbe des Samens ist braun-schwarz und die Außenhaut wird beim Trocknen runzlig. Die Tonkabohne ist giftig!

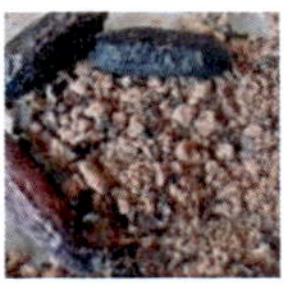

Familie: Schmetterlingsblütengewächse, Fabaceae

Verwendete Teile: Samen (wegen des Aussehens auch Bohne genannt)

Aroma: Beim Räuchern mit der Tonkabohne entsteht ein wundervoller aromatischer Geruch, der sehr an Vanille und Karamell erinnert. Das Aroma ist sehr weich und irgendwie exotisch.

Magische Räucherung: Die Tonkabohne ist ein Stimmungsmacher für Sie. Sie legt sich beim Verräuchern wie ein heilsamer Balsam um Ihre Seele, gibt Trost, Streicheleinheiten, Frieden und vor allem wärmende Liebe, die das Urvertrauen wieder zurückbringt. Sie gleicht die Chakren aus, harmonisiert die Aura und löst festsitzende Blockaden, indem sie mit Ruhe an die Grenzen der Blockaden geht. Dadurch wird das Wohlbefinden gehoben. Sehr empfehlenswert auch vor Prüfungen, vor wichtigen Entscheidungen, vor allem, was Sie nervös macht, unruhig oder sogar ängstlich. Die Tonkabohne ist wie jemand, der die

Hand hält, solange es dauert und solange Sie es benötigen. Ihre wohltuende Energie ist auch für eine gemeinsame Abendräucherung mit dem Partner zu empfehlen. Diese kann nämlich ebenso aphrodisierend wirken. Daher vergessen Sie die Tonkabohne nicht in Liebesmischungen dazuzutun.

Mischung: Boldo, Moschus, Iris, Kardamon, Mastix, Rose, Sandelholz, Süßholz, Weihrauch, Zimt

Planet: Venus
Götter: nicht bekannt
Chakra: Stirnchakra
Erzengel: Uriel

Element: Erde
Sternzeichen: Stier
Elementarwesen: Gnome
Benutzung als Tee: nicht bekannt

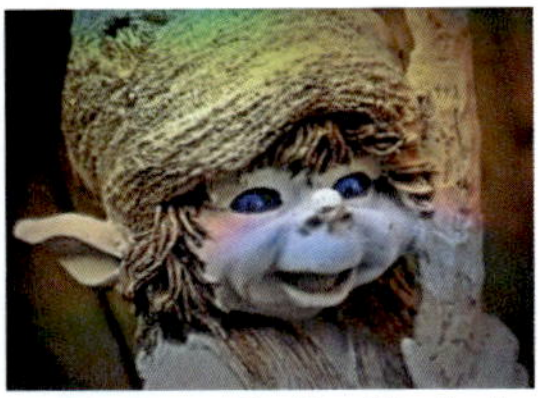

Wissenswertes über die Pflanze: Oft wird die Tonkabohne auch als Wunderbohne bezeichnet. In Liebesbeuteln war sie ein Bestandteil, um die Liebe anzuziehen. Manchmal sprach man der Bohne auch seine Wünsche zu und vergrub sie an einem sicheren Ort, damit sich der Wunsch erfüllte. Als Amulett diente sie ebenfalls als Glücksbringer. Des Weiteren legte man die Bohne ins Portemonnaie, um Wohlstand zu erzeugen. Die Parfümindustrie hat den wundervollen Geruch auch erkannt und nutzt ihn oftmals in den Herrenparfüms. Aber auch im Pfeifentabak kommt die Bohne zum Aromatisieren zum Einsatz. Manchmal nannte man ihn dann Medizintabak und schnupfte ihn auch. Sein ätherisches Öl wirkt eben auf alle drei Ebenen, auf den Körper, Geist und die Seele. Einst diente die Tonkabohne auch als Geschmacksträger in Bowle, weil aber der Cumaringehalt der Bohne doch zu hoch ist, wurde das Verfahren eingestellt. Nun versieht die Bohne im Kleiderschrank guten Dienst, um dort die Motten fernzuhalten.

163. Tormentill - Blutwurz

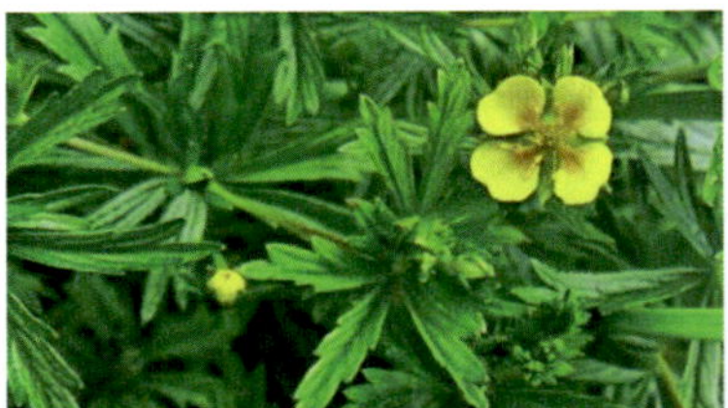

Botanischer Name: Potentilla erecta, Potentilla tormentilla

Anderer Name: Birkwurz, Blutbrech, Christuskrone, Dilledapp, Feigwurz, Mooreckel, Natternwurz, Ruhrwurz, Voodoowurzel, Waldfingerkraut

Vorkommen: Europa – Deutschland; Westasien – Sibirien

Aussehen: Die Tormentillpflanze kann eine Wuchshöhe von bis zu vierzig Zentimetern erreichen. Sie besitzt einen überaus kräftigen Wurzelstock, aus dem mehrere kräftige Stängel ragen. Die Blätter sind gefiedert und haben einen gezackten Rand. Die vierblättrige

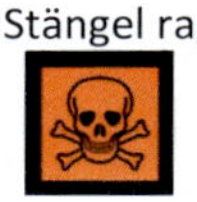

Blüte ist gelb. Die frischen Bruchstellen bzw. Schnittstellen der Wurzel färben sich blutrot, sobald sie mit der Luft in Verbindung kommen. Die Tormentillpflanze ist schwach giftig!

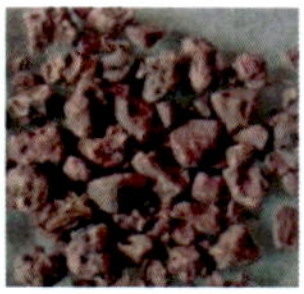

Familie: Rosengewächse, Rosaceae

Verwendete Teile: Wurzel

Aroma: Die Tormentillwurzel duftet beim Verbrennen sehr holzig und etwas süßlich.

Magische Räucherung: Die Tormentillwurzel hat die Macht, schützend auf Sie zu wirken. Dabei vertreibt sie düstere Gedanken, Dämonen, Geister oder auch einfach nur schlechte Laune. Aber sie kann noch mehr. Beten Sie beim Verräuchern um Schutz und die Tormentillwurzel wird ihre Energie schützend um Sie legen oder um das, wofür Sie beten. Beten hat eine unbändige Kraft und beruhigt. Da nicht jedes Gebet jedem liegt, habe ich in diesem Buch einige wirklich schöne Gebete hinzugefügt und sicherlich wird Ihnen davon auch eines gefallen. Beten hat Kraft und kann Berge versetzen. Die Tormentillwurzel schützt Sie während des gesamten Prozesses. Sie gibt Ihnen die nötige Kraft, das Vertrauen und die Zuversicht. Ohne dies verfallen Sie und Ihr Leben wird trostlos.

Mischung: Angelika, Arnika, Dammar, Johanniskraut, Kamille, Liebstöckel, Orange, Rainfarn, Weihrauch, Zistrose

Planet: Sonne
Götter: Thor
Chakra: Solarplexus
Erzengel: Jophiel

Element: Feuer
Sternzeichen: Löwe
Elementarwesen: Phönix
Benutzung als Tee: ja

Wissenswertes über die Pflanze: Man sagt der Pflanze Weisheit, Macht, Gesundheit, Geld und Liebe zu. Diese stehen für die fünf Zacken der Blätter. Wer diese fünf Attribute bei sich trägt, wird mit allem gesegnet sein. Im Mittelalter kochten die Menschen einen Sud aus der Pflanze. Sie reinigten sich ihre Hände und ihre Stirn damit. Dieses Ritual beschützte sie vor Verhexungen, aber auch vor Flüchen. Die Hexen selber benutzten die Pflanze zu ihren Flugsalben. Es ist anzunehmen, dass der rote Farbstoff dabei eine Rolle spielte. Später war es eine Pflanze, die gegen die Pest half und es gab sogar ein Rezept gegen Cholera. Angeblich soll ja im 14. Jahrhundert ein Vogel vom Himmel geflogen sein, der laut den Satz pfiff: „Esst Tormentill und Bibernell, sterbt nicht so schnell.“ Klar, das damit die Pestkrankheit gemeint war. Die Blätter der Tormentillpflanze wurden sogar als Tabakersatz geraucht. Erstaunlich ist, dass der Tormentillgehalt der Pflanze bei der Lagerung noch weiter zunimmt.

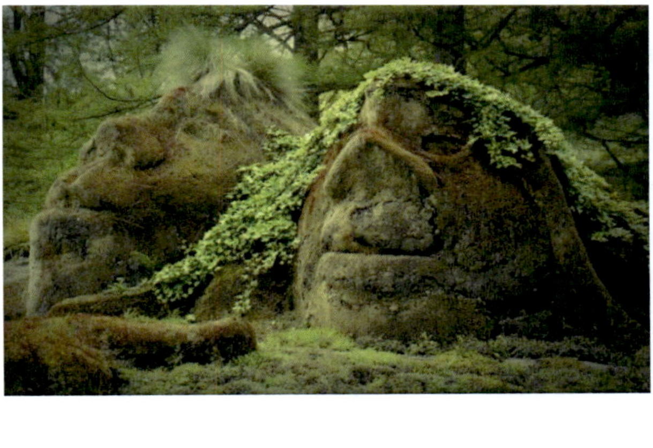

164. Traumkraut

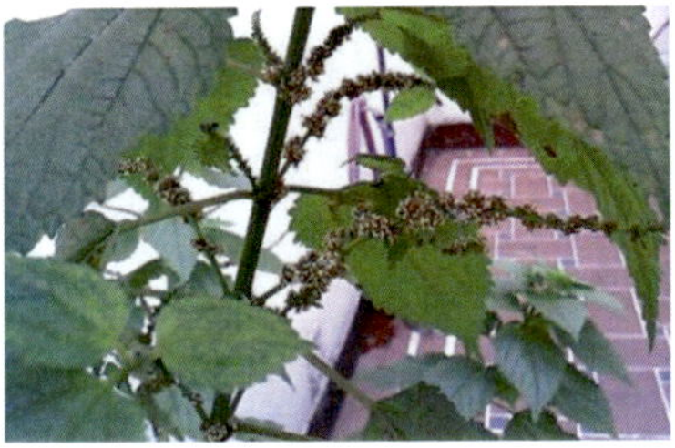

Botanischer Name: Calea Zacatechichi

Anderer Name: Amula, Aztekisches Traumkraut, Bitteres Gras, Chapote, Chichicxihuitl, Dream Herb, Jaraillo, Simonillo, Yerba amarga, Zacate amargo

Vorkommen: Mittelamerika – Mexiko, Costa Rica

Aussehen: Das Traumkraut kann bis zu 1,50 Meter hoch werden. Die Blätter sind oval und gegenständig angeordnet, am Rand etwas gekräuselt. Die Unterseite der Blätter ist violett gefärbt. Dies hauptsächlich bei jungen Blättern. Die Blüten sind weiß bis hellgelb. Vorsicht! Auch wenn die Pflanze nicht giftig ist, kann sie eine halluzigene Wirkung auslösen.

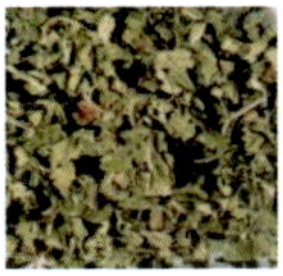

Familie: Korbblütler, Asteraceae

Verwendete Teile: Kraut

Aroma: Das Traumkraut ist beim Verbrennen sehr angenehm, es gibt einen warm-krautigen Duft ab und nur entfernt kann man etwas Verbranntes riechen.

Magische Räucherung: Der Pflanzenname sagt es schon: Benutzen Sie das Kraut in Ihren Traumräucherungen. Am besten, Sie verräuchern das Kraut am Abend einige Zeit vor dem Zubettgehen. Die Wirkung dauert ein wenig und setzt nicht gleich sofort ein. Mit dem Traumkraut können Sie das luzide Träumen erlernen. Sie werden also in Ihren Träumen sich ziemlich klar darüber sein, dass Sie träumen. Mit viel Geduld erlernen Sie den Traum zu steuern und zu manipulieren. Wenn Sie das geschafft haben, können Sie bewusst im Traum Fragen stellen, auch Blockaden auflösen und sie in einer gesicherten Umgebung verändern. Das Traumkraut ist nur eine Stütze, eine Hilfeleistung dabei. Sie schafft es auch, Ihnen Visionen im Schlaf zu bringen, die Sie später ziemlich genau deuten können. Seien Sie geduldig und probieren Sie es immer mal wieder.
Mischung: Adlerholz, Ambra, Beifuß, Copal, Damiana, Hopfen, Minze, Salbei, Sweetgras, Weihrauch

Planet: Mond
Götter: nicht bekannt
Chakra: Kronenchakra
Erzengel: Metatron

Element: Wasser
Sternzeichen: Fische
Elementarwesen: Undinen
Benutzung als Tee: ja

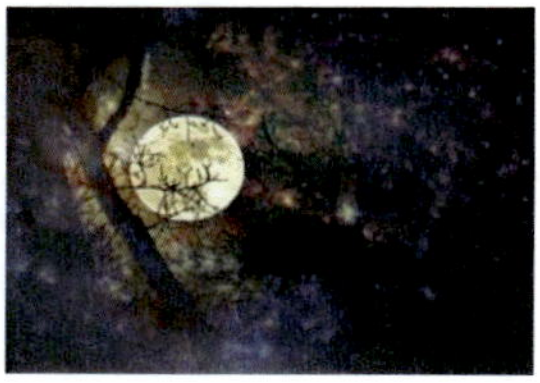

Wissenswertes über die Pflanze: Das Traumkraut gehört zu den magischen Pflanzen der Mayas. Die Indianer verräucherten ebenfalls das Kraut und inhalierten den Rauch. Angeblich benutzten sie ihn sogar als Tabakersatz, der dann beruhigend wirkte. Er ließ sie in einen schlafähnlichen Zustand fallen, wenn er in größeren Mengen benutzt wurde.

Kleine Dosen sorgten eher für Teilnahmslosigkeit und Gleichmut. In den aber dadurch erreichten Träumen konnten sie ihre Fragen stellen, die sie auf der Erde bewegten. Die erfahrenen Schamanen kochten sich einen Sud aus den Blättern. Dieser wirkte halluzigen und brachte ihnen ziemlich schnell Visionen und traumähnliche Zustände, die Hellsichtigkeit erzeugten. Dann sprachen die Götter und Geister zu den Schamanen und brachten ihnen Botschaften aus dem Jenseits. Am interessantesten war aber, wie der Schamane seinen kranken Patienten wieder gesund bekommen würde und was auf ihm lastete. Die Visionen antworteten darauf. Meistens wurden die Sinne stark gereizt, sodass auch akustische Wahrnehmungen stattfanden. In den westlichen Kulturkreisen wurde das Traumkraut erst ziemlich spät bekannt, die halluzigene Wirkung sogar erst im 20. Jahrhundert.

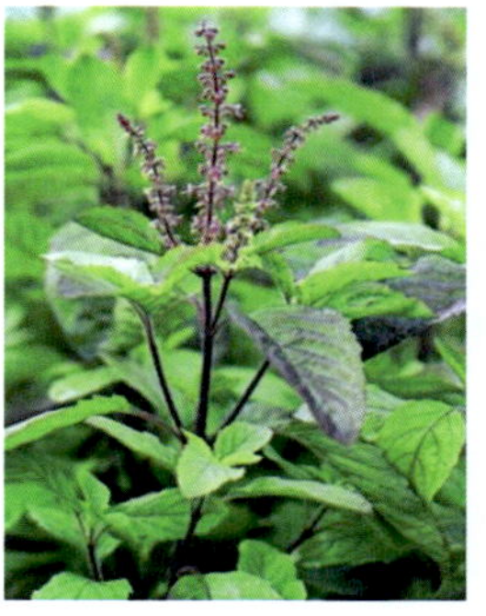

165. Tulsi

Botanischer Name: Ocimum sactum

Anderer Name: „Die unvergesslich Eine", Heiliger Basilikum, Holy Basil, Indisches Basilikum, Königsbasilikum, Manjari, Tulasi, Tulassi, Vrinda, Vishnutulsi

Vorkommen: Asien – Indien

Aussehen: Der Tulsi kann eine Wuchshöhe von bis zu 1,50 Metern erreichen. Seine vielen, fein behaarten Zweige verholzen sich am Stamm. Die länglichen Blätter sind leicht gezähnt und ebenfalls überall fein behaart. Die weißen bis dunkelroten Blüten stehen in langen Ähren. Der Samen ist hellbraun.

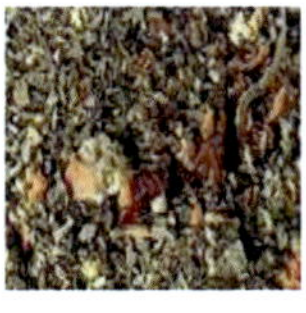

Familie: Lippenblütler, Lamiaceae

Verwendete Teile: Kraut

Aroma: Der Tulsi riecht beim Verbrennen etwas holzig und sehr aromatisch würzig.

Magische Räucherung: Verwenden Sie den Tulsi bei sich, wenn Sie spüren, dass alles blockiert ist. Tulsi hat nämlich die Eigenschaft Herz, Geist und Seele zu öffnen. Damit kommen Sie ein ganzes Stück bei sich selbst weiter. Oftmals bemerkt man gar nicht, wie verhärtet man durch stark emotionale Ereignisse geworden ist. Tulsi schenkt Ihnen das Größte, nämlich viel Liebe, und das immer wieder. Nach und nach werden sich so auch Blockaden in den Chakren wieder öffnen lassen. Ihre ganze Ausstrahlung wird schöner, frischer, positiver. Sie brauchen nämlich kein Mitleid, sondern Liebe, Kraft und Mut, um Ihren Lebensweg weiter fortsetzen zu können, wieder zu vertrauen und sich zuvor versperrten Situationen wieder frei hingeben zu können. Tulsi kann mit seiner Liebe alles Negative verbannen und hat die Kraft, Ihren Geist und Ihre Energie zu bewegen.

Mischung: Beifuß, Eisenkraut, Kardamon, Himbeere, Mastix, Salbei, Styrax, Thuja, Wacholder, Weihrauch

Planet: Venus
Götter: Krishna, Lakshmi, Vishnu
Chakra: Wurzelchakra
Erzengel: Michael

Element: Wasser
Sternzeichen: Waage
Elementarwesen: Sturmgeister
Benutzung als Tee: ja

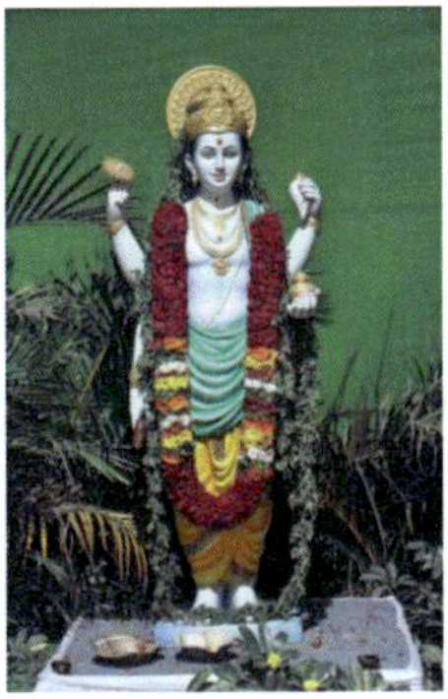

Dhanvantari auf einer Ayurveda-expo, Vishnu bekannt als Avatar von der Hindu-Gott mit Ayurveda verbunden

Wissenswertes über die Pflanze: In Indien ist der Tulsi eine sehr spirituelle und eine der wichtigsten Pflanzen. Innerlich eingenommen wirkt er sehr kräftigend auf das Immunsystem. Somit verleiht er demjenigen göttlichen Schutz. Tulsi ist ein Bestandteil von Ayurveda und wird zur täglichen Einnahme, als Lebenselixier (Rasayana) empfohlen. Beim Vertreiben von Insekten spielte der Tulsi auch eine Rolle, wobei er sogar auch gegen Schlangenbisse und Skorpione verwendet wurde. In Indien wächst der Tulsi an vielen Hauseingängen oder an deren Höfen. Er bekommt einen Ehrenplatz und wird gleich einem Altar geschmückt. Die hinduistischen Frauen verehren den Tulsi und dessen Götter täglich. Dabei setzen sie sich vor dem Tulsi in den Schneidersitz und sprechen ihre Gebete. Danach läuten sie mit einer kleinen Glocke und schwenken die Butterlampe. Einige stellen aus den Teilen der Tulsipflanze Gebetsketten her, sogenannte Mala. Auch im hinduistischen Totenkult spielt der Tulsi eine Rolle. Angeblich könne er ja Sünden abwaschen, weshalb die Hindus den Sterbenden oft etwas Tulsi unter die Zunge legen. Später wird die Pflanze auch mit dem Toten verbrannt. So wird sichergestellt, dass er auch wirklich ins Jenseits reisen kann. Tulsi gilt als Inkarnation der Glücksgöttin Lakshmi, daher wird er auch öfters „Mutter Tulsi" genannt. Aber er repräsentiert auch die Gegenwart Vishnus wie auch seiner Inkarnation Krishna. In dem historischen Wald von Vrindavan sollen noch immer Tulsi-Sträucher stehen, von denen die Hindus Blätter abnehmen, um sie zu opfern. Krishna soll nämlich in diesem heiligen Wald seine Jugend verbracht und Kühe gehütet haben.

166. Ulme

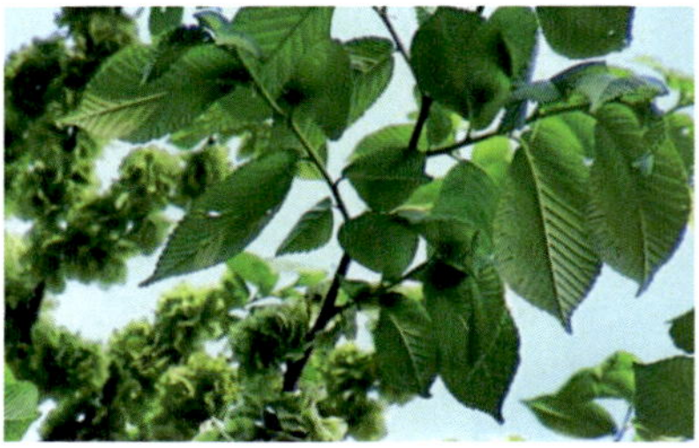

Botanischer Name: Ulmus minor, Ulmus glabra, Ulmus campestris

Anderer Name: Elfenholz, Elmen, Feldrüster, Flatterrüster, Fuchsbaum, Iffe, Ilme, Olma, Riesche, Rotrüster

Vorkommen: Europa – Deutschland; Westasien; Nordafrika

Aussehen: Die Ulme wächst bis zu vierzig Meter hoch. Die etwas rauen, dunkelgrünen Blätter sind nach vorne hin zugespitzt. Die graubraune Rinde hat längsrissige Schuppenborken. Ihre zahlreichen rosa Blüten stehen unscheinbar in Scheindolden. Aus ihnen wachsen Nussfrüchte.

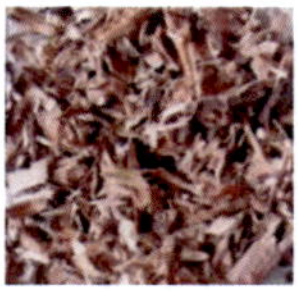

Familie: Ulmengewächse, Ulmaceae

Verwendete Teile: Holz, Rinde

Aroma: Der Duft der Ulme ist beim Verräuchern sehr holzig und warm balsamisch.

Magische Räucherung: Die Ulme wird viel in Räucherungen verwendet, in denen es um Transformation geht. Gerade die Umwandlung zu etwas Gegenseitigem hin bereitet vielen Menschen Schwierigkeiten. Die Ulme ist daher ein ausgezeichneter Begleiter für Menschen, die aufstehen und etwas bewirken wollen. Sie gibt die nötige Kraft, damit sie nicht wankelmütig werden, sondern sicher auf der Erde verwurzelt sind. Glauben Sie an sich, an Ihre eigene wundervolle Kraft, Liebe und Hingabe. Sie können erreichen, was immer Sie wollen, wenn Sie es nur erst einmal anfangen. Nicht alles gelingt sofort und auf kurzen Wegen. Manchmal sind die Umwege sogar besser, was sich oft erst im Nachhinein herausstellt. Beschließen Sie, sich zu wandeln und verräuchern Sie die Ulme dabei. Sagen Sie ab heute, ich bin gesund, wandeln Sie die Erkrankung um. Es funktioniert. Sagen Sie, ich bin fröhlich, ab heute schaffen Sie es, aus der Traurigkeit herauszukommen. Sie werden spüren, wie Sie die so festgefahrenen Situationen umlenken können. Zudem ist eine Ulmenräucherung gut für den Kontakt mit Baum- und Luftgeistern. Auch diese stellen gerne ihre möglichen Kräfte für Sie zur Verfügung.

Mischung: Alant, Aloe, Bernstein, Ingwer, Kamille, Orange, Rainfarn, Safran, Weihrauch, Zitronengras

Planet: Saturn
Götter: Hönir, Lodur, Odin/Wotan, Tyr
Chakra: Herzchakra
Erzengel: Zadkiel

Element: Luft
Sternzeichen: Wassermann
Elementarwesen: Baumgeister, Elfen
Benutzung als Tee: ja

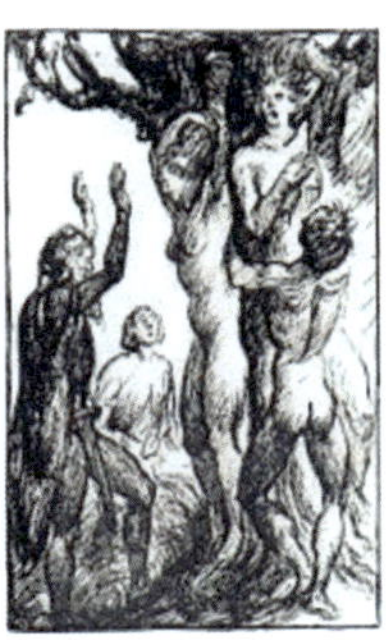

Die Entstehung von Askr und Embla
Illustration von Robert Engels (1913)

Wissenswertes über die Pflanze: Die Ulme ist ein gar wundersamer Baum, der viel mit den Elementarwesen, der Erdmutter und auch den Göttern in Verbindung gebracht wurde. Die Elfen erfreuten sich sehr an diesem Baum und feierten oft über viele Stunden unter seinen Blättern. Der Bast, den man aus der Ulme herstellen konnte, musste geweiht werden und dann konnte man damit die Geister fesseln. Für die Griechen hingegen stellte die Ulme ein Symbol der Trauer dar und wurde deshalb in Totenhainichen gepflanzt. Die geflügelten Früchte sollten dabei die Seelen begleiten. Die tief in die Erde ragende Wurzel vermittelte Stabilität und auch Erdung. Da sie über vierhundert Jahre alt werden kann, bedeutete sie auch Wissen – über die Leben zuvor wie auch das jetzige. Sie symbolisiert ebenfalls den Anfang eines Lebensweges. Bei den Römern stand die Ulme am Eingang zur Unterwelt. In ihrer hochgewachsenen Krone sollten die Träume der Menschen heranreifen. Diese flogen ihnen dann später zu. Die Kelten sahen in der Ulme einen Baum des Volkes. Er war voll reicher Energie und schenkte dem Volk Kraft, damit es seine Aufgaben erfüllen konnte. In der Mythologie (Edda) wird berichtet, dass die Frau aus einem ans Ufer gespülten Ulmenstamm entstanden sein soll. Der Gott Odin kam eines Tages mit den anderen zwei Asen am Strand vorbei, wo zwei Baumstämme lagen, nämlich die Esche und die Ulme. Odin formte aus der Esche den ersten Menschen, den Mann, und hauchte ihm Leben ein, wie auch den Geist und die Seele. Hönir gab ihm den Verstand und das Gefühl. Der dritte Ase, Lodur, gab ihm die Sinne des Gesichts, des Gehörs und dazu die Sprache und das göttliche Aussehen. Das Gleiche geschah mit der Frau, die aus dem Ulmenstamm geschnitzt wurde. So wurden sie zu Ask und Embla, die Stammeseltern der Menschheit. Der Gott Hermes war als Götterbote bekannt und begleitete die Seelen der Verstorbenen in die Unterwelt. Angeblich sollten dabei die Ulmennüsse um ihn herumgetanzt haben. Die Nymphen pflanzten die Ulme zum Gedenken an die gefallenen Opfer auf deren Gräber. Die Dryaden waren die Baumgeister der griechischen Mythologie. Sie halfen den magischen Praktizierenden gerne bei ihrer Arbeit. Sie bescheinigten der Ulme und deren Baumgeist, dass sich Rituale oder Meditationen mit ihrer Anwesenheit leichter durchführen lassen:

Übersetzung nach Arnulf Krause:
Die Götter- und Heldenlieder der Älteren Edda.

„Schließlich kamen drei aus dieser Schar,
mächtige und wohlgesinnte Asen zum Haus,
sie fanden am Strand, kaum Kraft habend,
Ask und Embla, schicksalslos.
Seele besaßen sie nicht, Vernunft hatten sie nicht,
weder Blut noch Bewegung noch gute Farbe;
Seele gab Odin, Vernunft gab Hönir,
Blut gab Lodur und gute Farbe.“

167. Veilchen - Stiefmütterchen

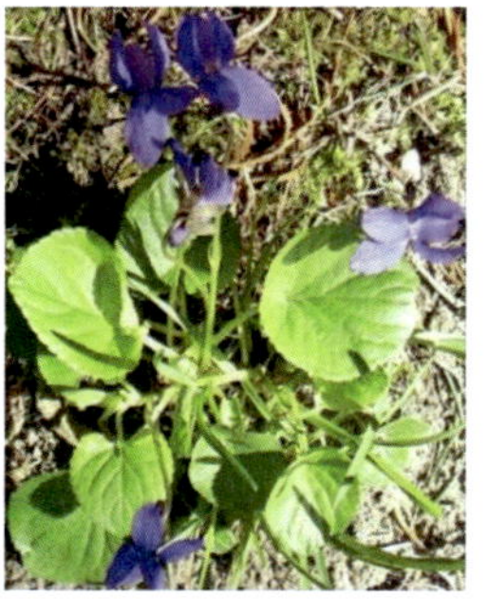

Botanischer Name: Viola odorata (Veilchen), Viola tricolor (Stiefmütterchen)

Anderer Name: Duftveilchen, Gartenveilchen, Märzblüten, Marienstängel, Oeschen, Osterveigel, Schwalbenblume, Vegeli, Viole, Wildes Stiefmütterchen

Vorkommen: Europa – Deutschland; weltweiter Anbau

Aussehen: Das Veilchen wird nur bis zu zwanzig Zentimeter groß. Die dunkelgrünen Blätter haben Herzform. Es hat viele kleine violette Blüten.

Familie: Veilchengewächse, Violaceae

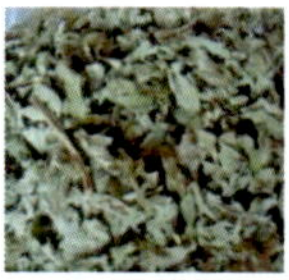

Verwendete Teile: blühendes Kraut

Aroma: Gerade das Duftveilchen ergibt bei der Räucherung einen ganz zarten und fein-süßlichen Geruch voller Blumen von sich.

Magische Räucherung: Das Veilchen ist eine sehr behutsame Pflanze mit dennoch enorm viel Kraft. Sie hilft Ihnen in Zeiten des Leidens, wie zum Beispiel einer Krankheit oder eines starken Verlustes, und tröstet während der Räucherung mit enorm viel Gefühl. So bringt sie der Seele Heilung von höchster Ebene. Sie vermittelt Ihnen Erdung und Zentriertheit und gibt dann das Wichtigste an Sie weiter, Hoffnung und Liebe, und den Glauben an das Gute. Spielerisch schafft es das Veilchen Ihre Fantasie zu unterstützen, damit Sie träumen können und an Lebensfreude gewinnen. Das Veilchen ist aber auch dazu da, um sich zu bedanken, nachdem die erst hoffnungslos erscheinenden Krisen nun doch überstanden wurden. Auch noch so ausweglose Situationen und Krankheiten lassen sich zum Guten wenden. Danken Sie für jeden noch so kleinen Schritt, der bedeutend in Ihre Richtung verlief.

Mischung: Basilikum, Copal, Gewürznelke, Hopfen, Iris, Mohn, Rose, Salbei, Sandelholz, Weihrauch

Planet: Venus
Element: Wasser
Götter: Aphrodite/Venus, Ares/Mars, Brigidh, Cybele/Rhea, Freya, Hekate, Hönir, Io, Mithras, Morgan le Faye, Pan, Persephone, Tyr, Zeus/Jupiter
Sternzeichen: Skorpion
Chakra: Halschakra
Elementarwesen: Faun
Erzengel: Raphael
Benutzung als Tee: ja

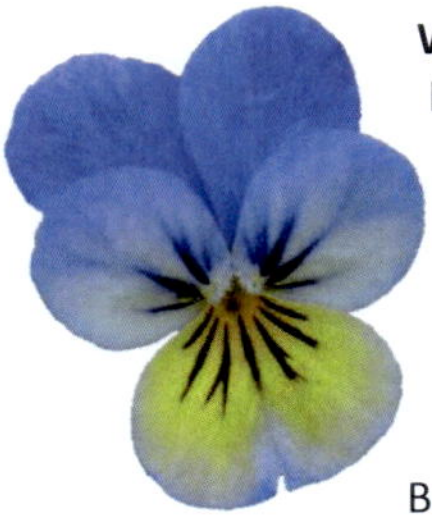

Wissenswertes über die Pflanze: Das Veilchen war im Jahr 2007 die Heilpflanze des Jahres. In der antiken Zeit galt es schon als eine heilige Blume. Ihre Blüten wurden verräuchert und aus dem Kraut Kränze hergestellt. Sie war ein Symbol der Demut und der Bescheidenheit, stand aber auch für den Frühling, Fruchtbarkeit, Hoffnung und Liebe. Die Griechen trugen das Veilchen als Amulett bei sich, was sie beruhigen sollte und auch als Einschlafmittel diente. Es war das Lieblingsparfüm des großen Napoléon Bonaparte. Angeblich soll ja das erste Veilchen, was man im Frühjahr findet, einen ganz besonderen Wunsch erfüllen. In vielen Zeremonien wurde es verräuchert, um den Gott Pan gnädig zu stimmen. Die sogenannte Wunderblume zeigt die verborgenen Schätze der Gnome an. Auch sollen sich geheime Türen öffnen lassen, wenn ein Veilchen davorsteht. So erhält man Zutritt zu Höhlen, in denen sich viele Reichtümer befinden. Der Gott Attis hatte sich einst in einem Wutanfall selbst entmannt. Das daraufhin fließende Blut gelangte auf die Erde, woraus Veilchen wuchsen. Die Tochter des himmeltragenden Gottes Atlas floh vor dem Gott Apollo. Als sie kein Entrinnen mehr sah, bat sie Zeus sie zu verbergen, und so verwandelte er sie in ein Veilchen. Der Gott Vulkan, der kein gut aussehender Gott war, verliebte sich einst in die Venus. Es war schwer für ihn, überhaupt in ihre Nähe zu kommen. Aber eines Tages benutzte er das Veilchen als

Duftwasser und bekam so von der Venus einen Kuss. Im Frühling kommt die Göttin Persephone aus der Unterwelt empor. Sie belebt die Äcker, die Wälder und Fluren und unter jedem ihrer Schritte wachsen viele Veilchen.

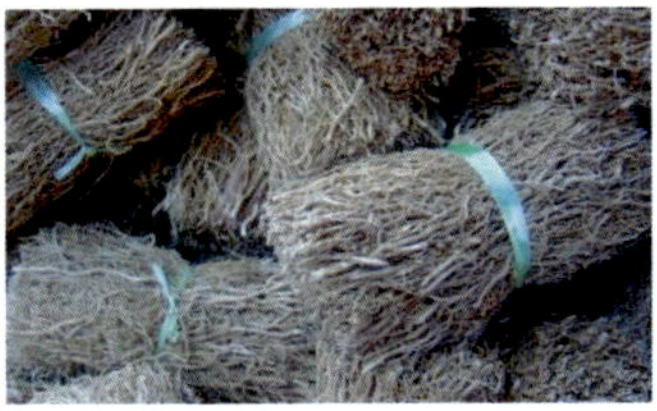

168. Vetiver

Botanischer Name: Vetiveria zizanoides

Anderer Name: Khas-Khas, Khu-Khus, Kuskus

Vorkommen: Asien – Indien, Sri Lanka, Java; Mittelamerika – Haiti; Tahiti

Aussehen: Der Vetiver kann eine Wuchshöhe von bis zu einem Meter erreichen. Das dünne Gras hat lange, steife Blätter. Die gelbe Wurzel ragt zwei bis vier Meter in die Tiefe und hat ausgewachsene Wurzelsysteme.

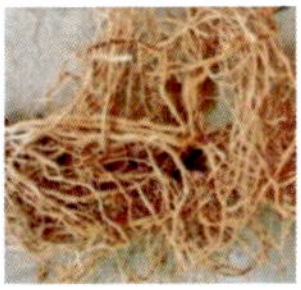

Familie: Süßgräser, Poaceae

Verwendete Teile: Wurzel

Aroma: Der Vetiver hat einen sehr holzig-erdigen Geruch, der sehr warm balsamisch wirkt.

Magische Räucherung: Vetiver kann verräuchert werden, wenn Sie die Liebe anziehen möchten. Die Wurzel gibt gute Laune, Freude, Frohsinn und Spaß am Leben. Diese Lebenslust will geteilt werden und zwar mit dem, den Sie lieben. Die Energie ist höchst interessant. Er beruhigt einerseits, nimmt Nervosität und Erschöpfung weg und bringt gleichzeitig so viel Power, so viel geballte Energie, dass die Stimmung schlagartig freundlich wird. Damit ziehen Sie das Glück auf Ihre Seite und der Raum wird gereinigt von negativen Energien.

Mischung: Benzoe, Eichenmoos, Jambul, Jasmin, Lavendel, Patchouli, Orange, Rose, Sandelholz, Weihrauch

Planet: Venus
Götter: nicht bekannt
Chakra: Wurzelchakra
Erzengel: Raphael

Element: Erde
Sternzeichen: Stier
Elementarwesen: Faun
Benutzung als Tee: nein

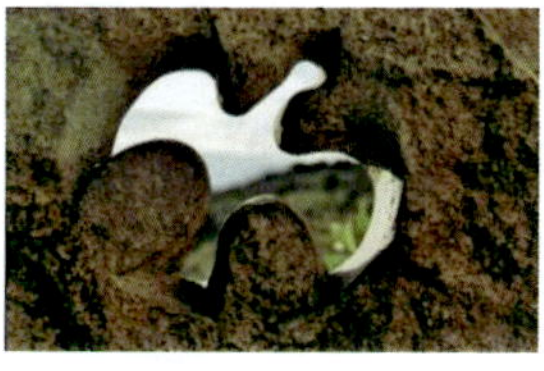

Wissenswertes über die Pflanze: Vetiveröl wird wegen seiner beruhigenden Eigenschaft sogar das „Öl der Ruhe" genannt. Es ist eine beliebte Zutat in der Kosmetikindustrie und wird dort bei Seifen, Parfüms und diversen anderen Artikeln eingesetzt. In Haiti wie auch in Kalkutta wurde das Vetivergras zum Decken von Dächern benutzt, aber auch für

Markisen und Jalousien. In Java dagegen wurde die Wurzel zur Herstellung von Matten und Strohhütten verwendet. Hier webten die Menschen mit der Wurzel. Das ergab einen enorm angenehmen Geruch und verjagte zudem die Insekten.

169. Wacholder

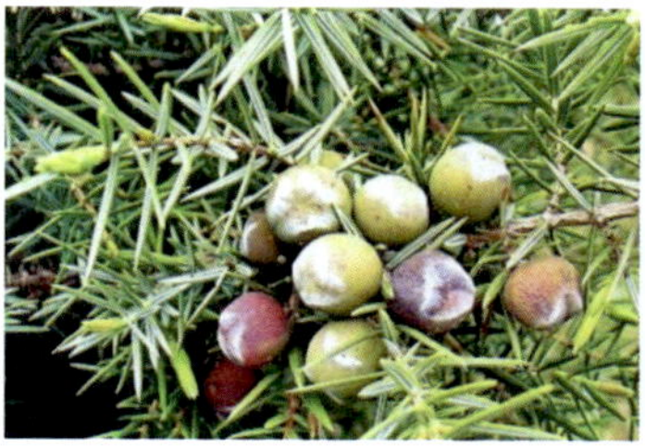

Botanischer Name: Juniperus communis, Juniperus virginiana (Rote texanische Zeder)

Anderer Name: Feuerbaum, Heide-Wacholder, Jachandelbaum, Kaddichenstrauch, Kranewitt, Macholler, Rabenauge, Räucherstrauch, Weckholder, Wachteldörner

Vorkommen: Europa – Deutschland, Norwegen; Nordamerika; Asien – Japan, Himalajaregion; Nordafrika

Aussehen: Der Wacholder ist ein Strauch oder Baum mit einer Wuchshöhe von bis zu zehn Metern. Seine immergrünen Blätter sind nadelförmig. Es gibt weibliche und männliche Bäume. Die weiblichen Blüten besitzen drei Samenknospen. Aus diesen bildet sich später eine grüne Beere. Wenn sie reif ist, ist sie dunkelblau. An dem Wacholder können sich reife und unreife Beeren gleichzeitig befinden, da die Beeren bis zu drei Jahre für die Reife benötigen. Die Beeren sind aber, botanisch gesehen, eher eine Art Zapfen, die korrekterweise auch Beerenzapfen genannt werden. Das Holz ist sehr reich an würzigem Öl.

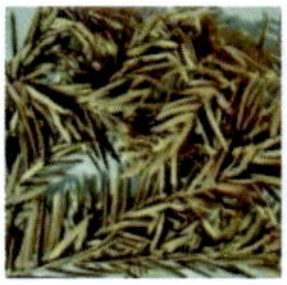

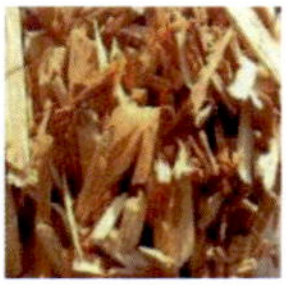

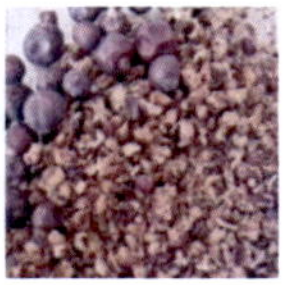

Familie: Zypressengewächse, Cupressaceae

Verwendete Teile: Beeren, Harz, Holz, Nadeln, Triebspitzen, Wurzel

Aroma: Insgesamt erlebt man beim Verräuchern des Wacholders ein würziges Aroma. Die Zweige mit den Nadeln duften harzig bis würzig. Die Beeren sind etwas fruchtig im Aroma. Das Harz ist licht, sehr fein ätherisch und das Holz bringt gleich sanfte Wärme, wie ein holzig-aromatischer Kaminabend.

Magische Räucherung: Der Wacholder ist eine Zutat, die Sie bei allen Ritualen dazunehmen können. Seine besondere Eigenschaft ist das Geben von enorm hoher Energie. Es ist eines der stärksten Räucherkräuter und wirkt sehr reinigend auf Körper, Geist wie auch Seele. Seine unwahrscheinlich schnelle Art, Fremdeinflüsse zu beseitigen, macht ihn für Reinigungsräucherungen sehr attraktiv. Sobald er Sie und Ihren Raum gereinigt hat, wirkt er schützend vor allerlei negativen Einflüssen bis hin zu Dämonen, Kobolden und unangenehmen Geistern. Die Beeren bringen in der Räucherung Ihre hellsichtigen und anderen übersinnlichen Wahrnehmungen heraus. So sind das Orakeln und das Kartenlegen sehr günstig. Das wundervolle Aroma des Wacholders bringt Ihnen

Wärme und Licht und damit Hoffnung, Liebe und Zuversicht. Er schafft es sogar, die Krankenzimmer nicht nur von negativen Gedanken und Erlebnissen zu reinigen, sondern er hat die wundervolle Eigenschaft, gleichzeitig desinfizierend zu wirken. Ein leichtes, wunderbares Mittel, dass Sie auch bei Erkältungskrankheiten einsetzen können. Denken Sie daran, Sie können Ihre magischen Utensilien, Ihre Edelsteine wie auch Briefe und Bücher damit abräuchern. In der Trauer steht er Ihnen beiseite, sorgt für Gefühle, die Sie sich vielleicht nicht trauen zu zeigen.

Mischung: Benzoe, Bernstein, Copal, Damiana, Myrte, Rosmarin, Salbei, Traumkraut, Weihrauch, Zeder

Planet: Sonne
Götter: Astarte/Ischtar; Odin/Wotan
Chakra: Halschakra
Erzengel: Chamuel

Element: Feuer
Sternzeichen: Löwe
Elementarwesen: Baumgeister
Benutzung als Tee: ja

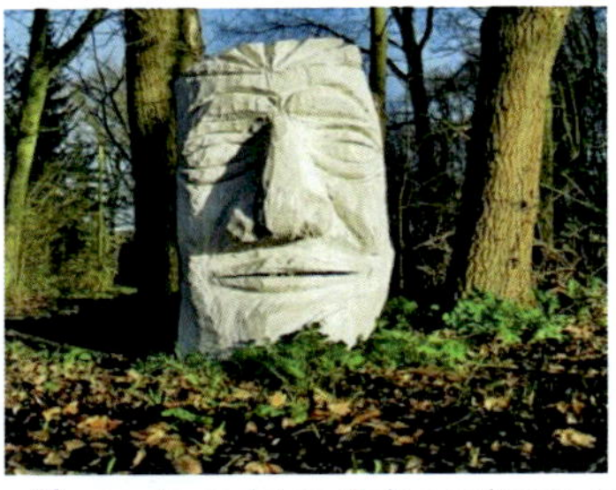

Wissenswertes über die Pflanze: Der Wacholder ist der Baum des Jahres 2002. Wer einmal unter einen Wacholderbaum gelegen hat, wird bemerkt haben, was für eine Ruhe dieser Baum ausstrahlt und welch enorme Energie er an die Menschen überträgt. Daher kamen hin und wieder Menschen zu ihm und übertrugen auch ihre Krankheiten an den Wacholder. Der immergrüne Wacholder symbolisiert eine große Lebenskraft und ist daher der Wohnsitz vieler Elementargeister. Seine spitzen, nadelförmigen Blätter sind wie auf ständiger Abwehr, sodass Dämonen, Geister keine Chance haben, dort hineinzukommen. Die aromatischen Beeren und das wundervolle Holz werden wegen ihres Duftes gern als Opferung dargebracht. All seine so wunderbaren Eigenschaften ließen den Wacholder zu einem der wichtigsten Räucherstoffe weltweit werden, die sehr gerne von Schamanen benutzt wurden. Gerade in der Zeit der Rauhnächte war der Wacholder angesagt, weil er die Dämonen vertrieb. Schließlich war es die dunkelste Jahreszeit und da musste man auf der Hut sein. Im Mittelalter gab es den Glauben, dass die Seelen von Verstorbenen im Stamm des Wacholders steckten und man sie wiedererwecken könnte. Zu den Pestzeiten war der Wacholder eines der wichtigsten Räuchermittel, denn seine desinfizierende Wirkung brachte schnellen sichtlichen Erfolg. Dabei trug der Hausherr die glühenden Kohlen in einer Eisenpfanne. Er gab Wacholderbeeren und Nadeln hinzu und ging wie in einem Ritual in Uhrzeigerrichtung im Haus herum und sah ja zu, auch keine Ecke zu vergessen. Der Bedeutung von Schutz für ihr eigenes Leben waren sich die Menschen sehr bewusst. Und weil Wacholder viel gegen den Tod benutzt wurde, galt er auch als Totenbaum, so wie die Eibe, die auf Friedhöfen wie auf Grabstätten gepflanzt wurde. Bei den Germanen war der Wacholder der heilige Baum des Lebens. Später wurde er mit dem Rosmarin zusammen in den Krankenhäusern verräuchert. Schade, dass es dies nicht mehr gibt. Mag sein, die Desinfektion ist heute mit den anderen Mitteln wesentlich besser, aber der Energiezustand ändert sich nach einer jetzigen Desinfektion überhaupt nicht. Beim Wacholder aber merkt man einen spürbaren Unterschied, der zur Gesundung des Menschen beiträgt.

170. Waldmeister

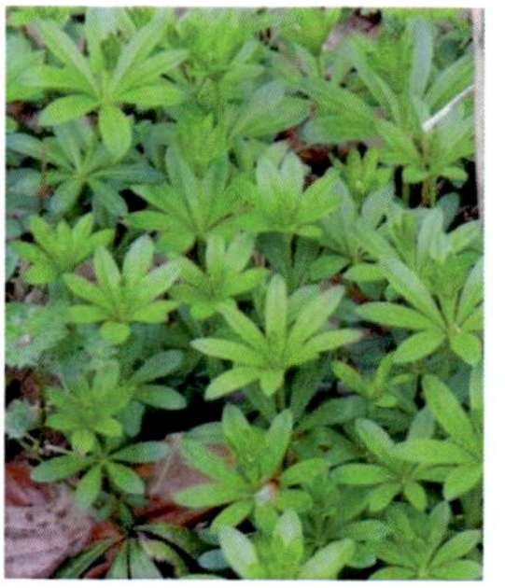

Botanischer Name: Galium odoratum

Anderer Name: Duftlabkraut, Gliedkraut, Herzfreude, Mäschtee, Maiblume, Sternleberkraut, Tabakskraut, Teekraut, Walömännchen, Waldmutterkraut

Vorkommen: Europa – Deutschland; Nordafrika; Asien – Sibirien

Aussehen: Der Waldmeister kann eine Wuchshöhe von bis zu dreißig Zentimetern erreichen. Sein doch sehr dünner Wurzelstock treibt mehrere Pflanzen aus. Die länglichen Blätter stehen zahlreich in mehreren Etagen. Dabei ist die Oberfläche glatt. Seine kleinen

weißen, sternförmigen Blüten sitzen in einer Trugdolde. Später entwickeln sich stachlige Kügelchen mit kurzen Haaren daraus, die sich wiederum in winzige Nüsschen mit Samen Wandeln. Der Waldmeister ist schwach giftig!

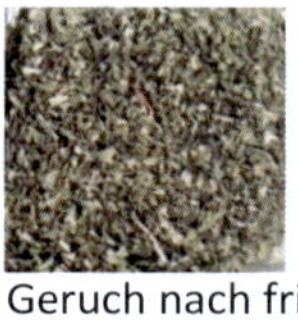

Familie: Rötegewächse, Rubiaceae

Verwendete Teile: Kraut

Aroma: Der Waldmeister gibt schon beim Trocknen einen sehr starken Geruch nach frischem Heu ab. Bei der Verbrennung intensiviert sich das Aroma nach Cumarin noch einmal.

Magische Räucherung: Der Waldmeister unterstützt Sie in der Räucherung bei wichtigen Entscheidungen. Er hilft Ihnen, sich zu einer Entscheidung durchzuringen und sie dann auch umzusetzen. Auch wenn dies manchmal eben nicht so einfach ist. Er gibt den Mut zur Veränderung. Das können Sie für sich nutzen, indem Sie die lebensbejahende Energie für sich ausschöpfen. Als Räucherung kurz vor dem Zubettgehen bringt er Ihnen Ruhe und Gelassenheit. So ermöglicht er eine ruhige Einschlafphase und eine angenehme Nacht. Sein unvergleichlich angenehmer Duft macht es möglich, intensiv zu segnen. Segnen Sie Ihr wundervolles Heim, Ihren Nachbarn, das Essen oder Ihre rituellen Gegenstände. Lassen Sie sich nicht davon abbringen, auch diejenigen zu segnen, die Sie eigentlich auf keinen Fall segnen wollten. Es ist umso wichtiger für Sie, gerade diese Personen mit einzubeziehen. Sie erhalten dadurch mehr „Luft zum Atmen" und eine gewisse Freiheit den Dingen gegenüber.

Mischung: Ahorn, Eisenkraut, Flieder, Hanf, Kirsche, Linde, Minze, Veilchen, Weihrauch, Zitronengras

Planet: Venus
Götter: Freya
Chakra: Kronenchakra
Erzengel: Metatron

Element: Feuer
Sternzeichen: Schütze
Elementarwesen: Elfen
Benutzung als Tee: ja

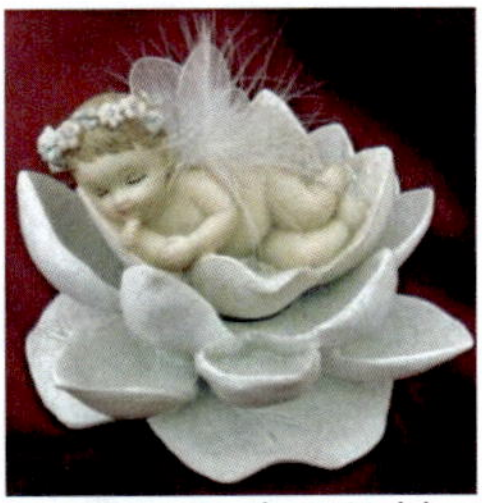

Wissenswertes über die Pflanze: Der Waldmeister ist den meisten als Zutat zur Maibowle bekannt. Erwähnt wurde er bereits im 9. Jahrhundert von Kräuterliebhabern. Im Mittelalter dann schätzte man ihn, weil er mit seinem Geruch üble Luft überdecken konnte. In Zeiten von mangelnder Hygiene und Pesterkrankungen war dies auch nötig. Später verstreuten die Christen den Waldmeister sogar in ihren Kirchen, was die Insekten und natürlich die bösen Mächte vertrieb. Dies setzte sich dann auch immer mehr bei Magiern und Hexen durch. Sie verstreuten den Waldmeister vor ihren magischen Praktiken und sorgten so für gute Energie. Man stellte auch fest, dass der Waldmeister einen besonders starken Duft kurz vor Regen abgab. So wurde er zu einer Wetterpflanze mit Zauberkräften. In der Walpurgisnacht machte man aus dem Waldmeister ein Armband. Das schützte gerade in diesen Tagen vor den berühmten Hexen.

171. Walnuss

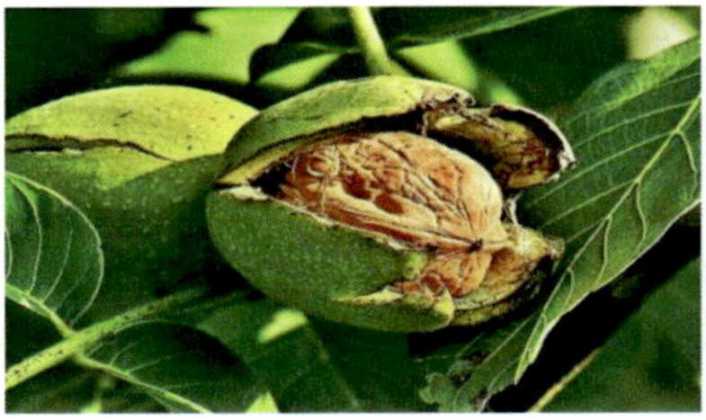

Botanischer Name: Junglans regia

Anderer Name: Baumnuss, Christnuss, Edelnuss, Herrgottsnagel, Nussbaum, Steinnuss, Walchbaum, Wälsche Nuss, Welchbaum, Welchnussbaum

Vorkommen: Europa – Deutschland; Nordafrika; Nordamerika; Ostasien – China

Aussehen: Der Walnussbaum wird bis zu fünfundzwanzig Meter hoch. Er hat unpaarig gefiederte Blätter, die jung erst rötlich, und später grünlich sind. Die männlichen Blüten hängen an langen grünen Kätzchen, die weiblichen Blüten sitzen meist zu zweit oder aber auch zu dritt an den Zweigenden und sind kugelförmig. Die daraus entstehenden Früchte sind am Anfang grün und werden später braun. Die darin enthaltenen Früchte sind sehr gewunden, leicht bräunlich und umgeben von einer sehr fleischigen Schale. Die Walnuss gehört zu den Steinfrüchten und nicht zu den Nüssen.

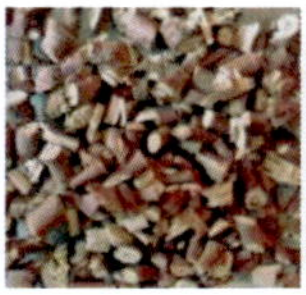

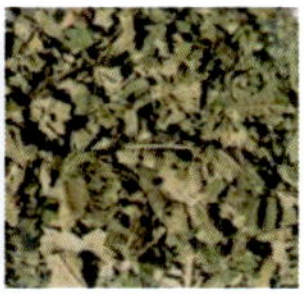

Familie: Walnussgewächse, Juglandaceae

Verwendete Teile: Blätter, Rinde

Aroma: Das Verräuchern der Walnussblätter, wie auch der Rinde ergeben ein sehr würzig intensives Aroma.

Magische Räucherung: Die Walnuss ist für all diejenigen Menschen da, die ihre Gefühle eisern unter Verschluss halten. Bei einer Räucherung bringt die Pflanze das klar zum Ausdruck. Entweder Sie gehen nun in sich und erkennen und akzeptieren das, was Sie sehen und spüren, oder Sie verhärten noch stärker. Vertrauen Sie der Walnuss, geben Sie ihr wenigstens eine kleine Chance zu zeigen, dass eine auch vielleicht erst minimale

Öffnung dennoch etwas Großes bewirken kann. Stehen Sie zu dem, was Sie fühlen und spüren, stehen Sie für sich ein und tragen Sie dies auch passend nach außen. Die Walnuss kann in der Räucherung einen Wandel bewirken und die so sehr verhärtete Schale zum Platzen bringen. Der wahre, schöne und weiche Kern kommt nun hervor. Wenn Sie dies zulassen, können Sie auch wieder wahre Gefühle erleben und werden bestimmt überrascht sein, was daraus resultierend alles auf Sie zukommen kann. Mit der Walnuss haben Sie die Unterstützung, um wichtige Entscheidungen zu treffen, sodass Sie nicht mehr wanken müssen.

Mischung: Birke, Dammar, Esche, Gingko, Hamamelis, Hasel, Muskat, Schöllkraut, Weihrauch, Weinraute

Planet: Jupiter
Götter: Ceres/Demeter, Zeus/Jupiter
Chakra: Herzchakra
Erzengel: Raphael

Element: Feuer
Sternzeichen: Schütze
Elementarwesen: Baumgeister
Benutzung als Tee: ja

Wissenswertes über die Pflanze: Die Walnuss war der Baum des Jahres 2008. Schon sehr früh benutzten die Menschen die Schalen des Walnussbaums, um sich damit ihre Haare zu färben. Die Rinde wurde als Brechmittel genutzt und daher als Gegengift betrachtet. Meist hielten sich die Menschen deswegen auch nicht allzu lange unter einem Walnussbaum auf, da sie Kopfschmerzen vom Baum bekamen. Man stellte fest, dass Insekten diesen Baum meiden. So wurde auch gerade deswegen viel mit Walnussblättern geräuchert. Die Nüsse an sich galten dann doch viel der Erotik und der Fruchtbarkeit. Die Bräute bekamen damals einen ganzen Korb voll mit Walnüssen in ihre Schlafkammer gestellt. Das führte zu polterartigen Geräuschen, woraus sich später der „Polterabend“ ableitete. Die Walnuss ist ein Zauberbaum, der besonders gegen Hexen eingesetzt wurde. Manche glaubten, wenn sie eine Walnuss unter den Stuhl einer Hexe legen könnten, würden sie diese damit lahmlegen. In Italien gab es einen Brauch der Hexen, die Rituale unter den Walnussbäumen abhielten und wie verrückt um ihn herumtanzten. Seitdem sagt man auch, es hielten sich böse Mächte unter dem Baum auf und selbst die anderen Pflanzen wollten nicht einmal in seinem Schatten gedeihen. Die Griechen betrachteten die Walnuss als eine besondere Speise der Götter. Die Kelten sahen in dem Walnussbaum ein Symbol für eine lange Zeitspanne. Schließlich trug er beständig und war unvergänglich. So musste der Kelte das ja sehen, denn ein Walnussbaum kann über zweihundert Jahre alt werden. Zudem wirft er seine Blätter mit als Letztes im Herbst ab und seine Früchte sind lange für die Menschen haltbar und nähren sie. In Bulgarien gab es den Brauch, dass zu Jahresende jeder zwölf Walnüsse bekam. Jede Walnuss stand für einen Monat und je nachdem, wie deren Beschaffenheit war, so würde der Monat ausfallen. War die Nuss also schwarz, würde es Krankheit geben und im schlimmsten Fall den Tod.

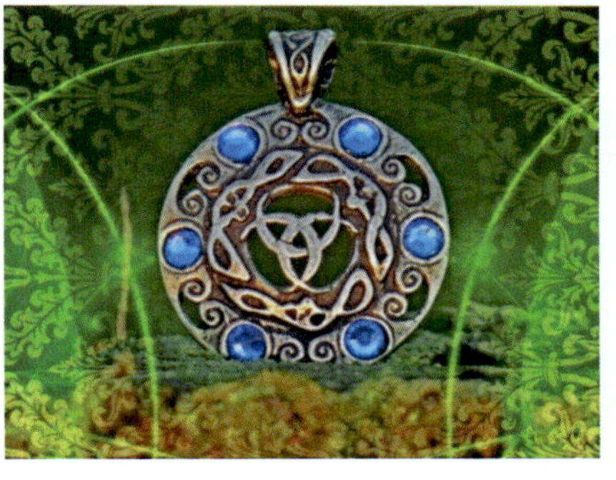

172. Wegwarte

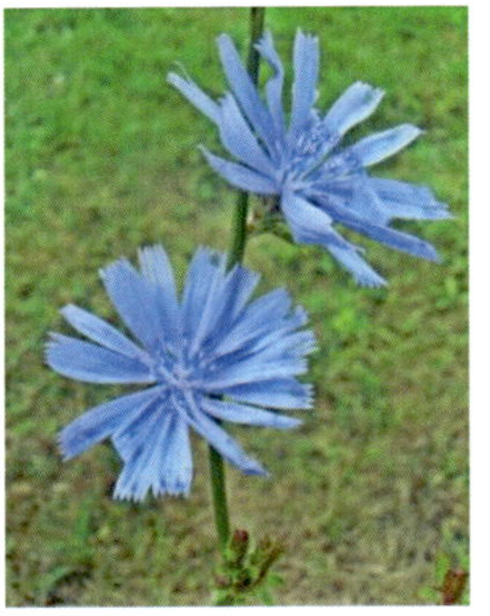

Botanischer Name: Cichorium intybus

Anderer Name: Arme Sünder Kraut, Blaue Distel, Blauer Sonnenwirbel, Faule Grete, Kaffeekraut, Sonnenwedel, Verfluchte Jungfer, Wegleuchte, Wilder Zichorie, Zigori

Vorkommen: Europa – Deutschland; weltweit

Aussehen: Die Wegwarte kann eine Wuchshöhe von bis zu 1,40 Metern erreichen. Ihre tief reichende Pfahlwurzel ist spindelförmig. Dort hinaus treibt ein hohler, kantiger und rauhaariger Stängel. Die Grundblätter befinden sich in der Rosette. Die oberen Blätter sind länglich und lanzettförmlich. Die weißen bis hellblauen Blüten folgen dem Sonnenverlauf und blühen auch nur kurze Zeit.

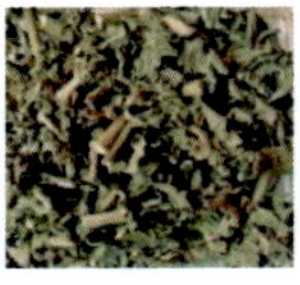

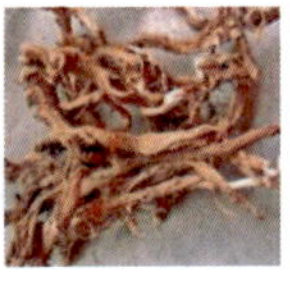

Familie: Korbblütengewächse, Asteraceae

Verwendete Teile: Kraut, Wurzel

Aroma: Die Wegwarte gibt ihren Duft beim Verräuchern etwas zögerlich ab. Mag daran liegen, dass er wirklich sehr fein würzig ist.

Magische Räucherung: Die Wegwarte wird bei Traumräucherungen eingesetzt. Kurz vor dem Zubettgehen verräuchert, schafft sie Ihnen in den Träumen Visionen. Aber auch eine Räucherung am Tage mit anschließenden Wachträumen kann zu einem unverhofften Erlebnis führen. Die Wegwarte ist eine sehr treue Pflanze, die Ihnen auch genau dies in einer Räucherung vermittelt. Sie bringt dem Ungeduldigen die Geduld und dem lang Wartenden die Hoffnung. Allzu schnelles Aufgeben kommt für sie nicht infrage. Sie gibt Ihnen Beharrlichkeit und Ausdauer und zeigt, dass Sie auch einmal in den Hintergrund treten müssen, um daraus wieder erneut einen Schritt nach vorne gehen zu können und dann wiederum herrlich zu erblühen.

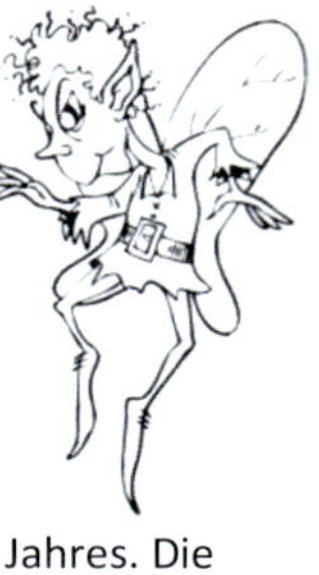

Mischung: Birke, Brennnessel, Esche, Lavendel, Kiefer, Mastix, Mohn, Sumpfporst, Weihrauch, Weide

Planet: Merkur
Götter: Merlin, Sol
Chakra: Halschakra
Erzengel: Gabriel

Element: Luft
Sternzeichen: Wassermann
Elementarwesen: Elfen
Benutzung als Tee: ja

Wissenswertes über die Pflanze: Im Jahr 2009 war die Wegwarte die Blume des Jahres. Die Magier und Hexen legten sich oft eine kleine Wegwartepflanze oder Teile von ihr in ihre geheimen Schriften und Bücher. Sie war nämlich der Schlüssel für verborgenes Wissen. Um den Wurzelstock einer Wegwarte auszugraben, bedurfte es bestimmter Segenssprüche und eines Goldstücks, da die Wegwarte die Sonne versinnbildlichte. In der Blumensprache spricht die Wegwarte symbolisch „Ich warte auf dich – ewiglich“. Die Wegwarte wurde auch als eine Art Sonnenuhr gesehen. Pünktlich gegen sechs Uhr öffnet sie ihre Blüten und gegen elf schließt sie sie wieder. Scheint die Sonne, reckt und streckt sie ihre Blütenblätter, regnet es, bleibt sie verschlossen. Einst musste ein noch sehr junger Ritter an einem Kreuzzug teilnehmen. Seine schöne Geliebte versprach am Wegesrand mit ihren Hofdamen auf seine Heimkehr zu warten. Die Zeit verging und der Ritter kam und kam nicht wieder zurück. Die Hofdamen glaubten schon nicht mehr an seine Heimkehr und auch dem Burgfräulein fiel es sichtlich schwerer, weiter zu hoffen. Dennoch weigerte sie sich, diesen Platz zu verlassen. Ihre Eltern sahen dies mit tiefer Betrübnis und flehten sie an, doch einen anderen Ritter zu heiraten. Aber die schöne Frau blieb bei ihrer Aussage und wartete weiter am selben Platz. Nach langer Zeit hatte der Himmel Erbarmen mit ihr und den Hofdamen. Er verwandelte alle in Blumen, zu den Wegwarten, die heute immer noch am Wege warten. Ihre wunderschöne blaue Farbe sollte weiterhin die Hoffnung versinnbildlichen. Nur das unglückliche Burgfräulein erhielt eine weiße Farbe. So entstand die Wegwarte. Später im 20. Jahrhundert wurde die Fassung der Legende verändert und der Geliebte kehrte nicht mehr aus dem Ersten Weltkrieg zurück. In den schweren Kriegszeiten wurde die Wurzel der Wegwarte geröstet und gemahlen und später als Kaffee zubereitet. Er war unter den Namen Zichoriekaffee bekannt.

Altengl. Neunkräutersegen; zit. n. Neményi „Heidnische Naturreligion", Peyn u. Schulze Verlag, Bergen 1991:
„Und du, Wegerich, Mutter der Kräuter, östlich offen, innen mächtig. Über dir quietschten Kampfwagen. Über dir reisten Königinnen, über dir riefen Bräute, über dir knirschten Stiere mit den Zähnen. All dem widerstandst du und widerstehst du: So widerstehst du auch Gift und Ansteckung, und dem Feind, der durchs Land fährt

173. Weide

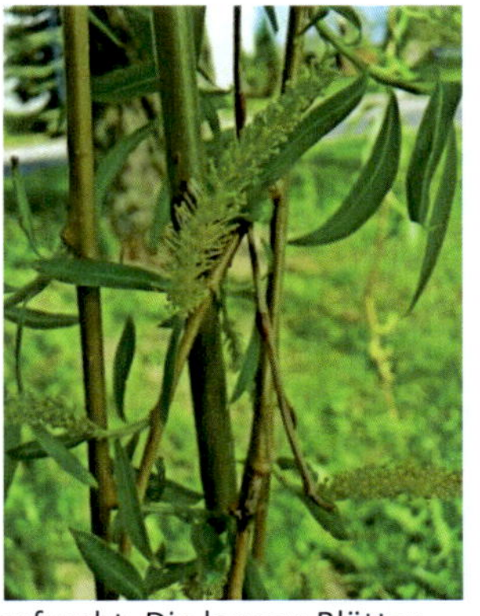

Botanischer Name: Salix alba

Anderer Name: Bruchweide, Felbern, Hartrinde, Korbweide, Maiholz, Reifweide, Silberweide, Weene, Wicheln, Wigge

Vorkommen: Europa – Deutschland; weltweit

Aussehen: Die Weide wird bis zu fünfundzwanzig Meter hoch. Die junge Weide hat einen schmalen und biegsamen Stamm, die alte Weide hingegen ist sehr rau und gefurcht. Die langen Blätter sind an der Oberseite dunkelgrün, unten eher silbrig. Die männlichen Blüten sind Kätzchen, die aufrecht stehend mit den Blättern erscheinen. Die weiblichen Blüten sind gebogene, dennoch aufrechte Kätzchen, die einzelne Nektardrüsen haben. Die Früchte sind Kapseln mit Haarfliegern.

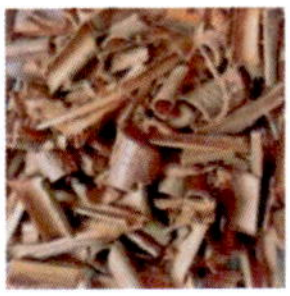

Familie: Weidengewächse, Salicaeae

Verwendete Teile: Holz, Rinde

Aroma: Die Rinde der Weide duftet beim Räuchern etwas süßlich und ist leicht balsamisch.

Magische Räucherung: Die Weide hat eine enorme Kraft bei Ritualen mit dem Mond. Verräuchern Sie diese dabei, so ergibt dies eine ungeheure starke Energie, die Sie positiv nutzen können. Gerade auch bei weiblichen Aspekten und bei Einweihungen sollte die Weide nicht fehlen. Sie vereint in sich den Weg vom Jetzt und Hier hinüber zu Anderswelt. Das macht sie zu einer Pflanze, die bei Rückführungen nicht fehlen sollte. Halten Sie diese auch noch zum Vollmond ab, so haben Sie beste Voraussetzungen, um in den Seiten vom Buch des Lebens zu blättern, die Ihnen bisher verborgen blieben. Sie öffnet den Vorhang wie zu einer Aufführung eines Filmes und unterstützt auch die Beschwörungen von Geistern, allerdings nur die, die auch Gutes tun. Versuchen Sie nicht, schwarzmagisch mit der Weide in Kontakt zu treten. Sie wird ihre Macht demonstrieren. Bleiben Sie dabei, dass nur gut Gewolltes auch zum positiven Ende führt. In den Träumen beeinflusst die Weide dahingehend, dass sie den Vermittler spielt und Ihnen das Träumen lehrt. Beim Loslassen aller alten Energien, Gedanken und Muster wie auch Blockaden hilft die Weide in einer Räucherung und unterstützt diesen Vorgang, damit dies alles fließend von Ihnen abfällt und es nicht zu weiteren Blockaden kommt.

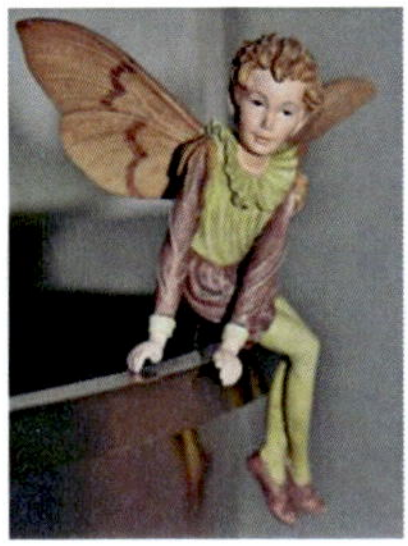

Mischung: Angelika, Beifuß, Boldo, Damiana, Orange, Safran, Salbei, Tabak, Weihrauch, Wermut

Planet: Mond
Element: Wasser
Götter: Aino, Andraste, Aradia, Artemis/Diana, Belili, Belenus, Ceres/Demeter, Cerridwen, Hekate, Hera/Juno, Hermes/Merkur, Hexen, Luna, Persephone
Sternzeichen: Krebs
Chakra: Herzchakra
Elementarwesen: Baumgeister
Erzengel: Jophiel
Benutzung als Tee: ja

Wissenswertes über die Pflanze: In der Nähe der Weide ist es sehr gut möglich Feen, Elfen und auch Wassergeister anzutreffen. Aus den jungen Ästen der Weide werden seit vielen Jahrhunderten Körbe und Schalen hergestellt. Schon im Mittelalter war die Weide dafür bekannt, Schmerzen zu dämmen. Aus der Rinde wurde ein Tee gekocht, der gegen die Schmerzen half, aber auch gegen Fieber. Später wurde aus Bestandteilen der Weide das heutige Aspirin hergestellt. Die Hexen machten sich aus Teilen der Weide ihre Hexenbesen. Mit diesen sollte man besonders lautlos umherfliegen können. Oft wurde er auch durch das Sinnbild des Todes als reiner Hexenbaum benannt. Den berühmten Hexenstab konnte man daher auch aus der Weide machen. Bei den Griechen galt sie als Wohnsitz der Götter, besonders der Göttin Demeter und ihrer Tochter Persephone. Bei den Germanen hielt sich der Glauben, dass sich der Todesgott Vidharr in den Ästen der Weide aufhalte. Er symbolisiert daher den Tod und das Sterben. Zudem dienten Weidenruten zur Weissagung.

Dazu wurden kleine Holzstäbchen (Rhabdomantie) geworfen. Später wurden Wünschelruten hergestellt. Insgesamt war die Weide aber bei den Germanen der Sitz großer Gottheiten, was sich nach der Christianisierung schlagartig änderte. Denn dann hieß es, dass sie ein Ort tanzender Dämonen sei. Die Kelten feierten mit der Weide das Fest der Wiedergeburt der Natur. Im Frühjahr, wenn die Weiden blühten, steckten die Druiden Weidenzweige in die Erde und in ihre Felder, um die Fruchtbarkeit zu erhalten. Nicht nur Äste konnte man leicht zum Erwachen eines neuen Baumes nehmen, auch aus Baumscheiben der gefällten Weide schaffte es die Weide sich neu zu gebären. Bei den Chinesen der Shang-Dynastie galt die Weide als Symbol für den Lebensatem. Das chinesische Wort „Qi" bedeutet übersetzt Lebensatem und auch Weide. In ihren Orakelknochen hatten die Chinesen Schriftzeichen eingekerbt, die später als ein eindeutiges Zeichen der Weide gedeutet wurden.

174. Weihrauch - Olibanum

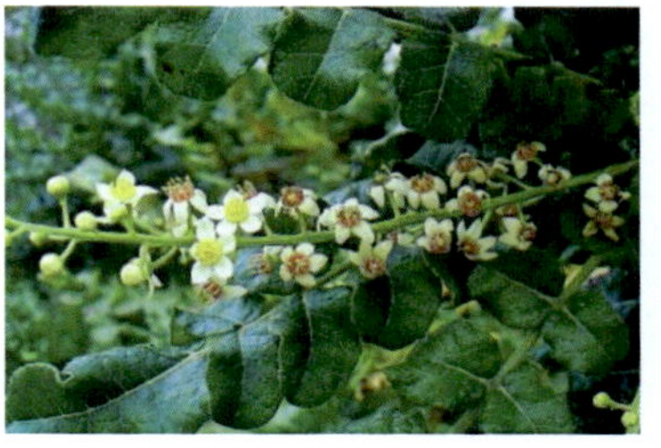

Botanischer Name: Boswellia carteri, es gibt viele verschiedene Sorten von Weihrauch

Anderer Name: Ana, Bayo, Kundara, Lebona, Mohr, Oliban, Sallaki, Shallaki, Weyrauch, Wichboum

Vorkommen: Asien – Indien, Irak, Iran; Afrika – Äthiopien, Ägypten, Kenia, Somalia, Arabien, Jemen

Aussehen: Die Bäume des Weihrauchs weichen in ihrem Wuchs in den verschiedenen Länder voneinander etwas ab. Im Grunde kann der Weihrauchbaum bis zu acht Meter hoch werden. Die Rinde lässt sich wie Papier abblättern. Die Blätter sind gefiedert. Die Äste sind stark verzweigt und bringen kleine, gelbe, sternenartige Blüten hervor. Das Harz gibt es in Hellgelb bis Goldgelb, manchmal ist es bräunlich.

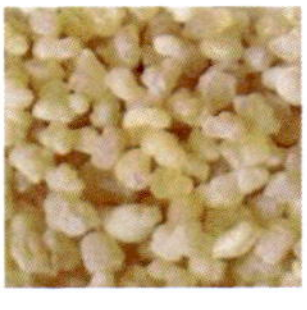

Familie: Balsambaumgewächse, Burseraceae

Verwendete Teile: Harz

Aroma: Weihrauch duftet nicht immer gleich. Oft aber ist er balsamisch würzig und harzig mit etwas Zitronenaroma.

Magische Räucherung: Der heilige Weihrauch ist der stärkste atmosphärische Reiniger unter den Räucherstoffen. Sie können ihn mit allen anderen Zutaten vermischen, aber auch pur verräuchern. Er kann zu jeder Zeit und überall angewendet werden. Seine meiste Kraft aber besteht in der Reinigung wie auch in der Vermittlung zwischen den Welten. Beim Reinigen gibt er Ihnen Klarheit, öffnet Ihren Geist und weckt so das höhere Bewusstsein. Ihre Aura wird geglättet, Ihre Chakren geöffnet. Er ist der göttliche Vermittler der höheren Ebenen. Bei jeglicher spirituellen Arbeit leistet er Beistand. Er ist der Geist, der zwischen Ihnen und den Pflanzen, Tieren und Steinen vermittelt. Er ist der Verbündete der

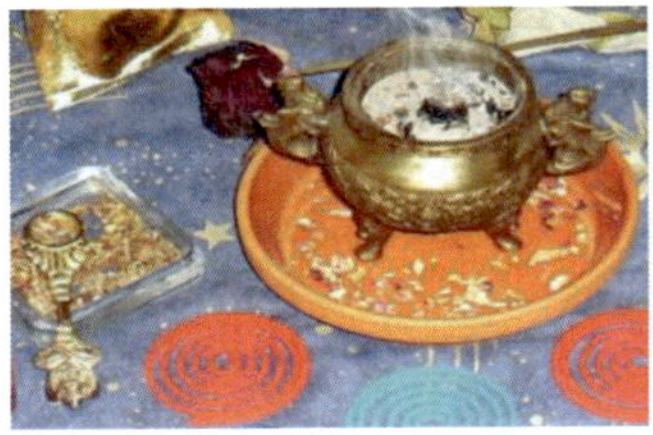

kosmischen Wesen, die Ihnen so gerne helfen wollen. So können Sie mit ihnen kommunizieren, sie erkennen und wahrnehmen. Er fördert die Hellsichtigkeit wie auch die Visionen, bringt klare Träume und hilft beim Orakeln. Segnen Sie und weihen Sie mit dem Weihrauch. Sprechen Sie Gebete des Dankes.

Mischung: Der Weihrauch kann grundsätzlich mit allen Pflanzen verräuchert werden.

Planet: Sonne
Element: Feuer
Götter: Aphrodite/Venus, Apollo, Baal, Ra, Jahwe
Sternzeichen: Löwe
Chakra: Kronenchakra
Elementarwesen: Phönix
Erzengel: Chamuel, Jophiel, Metatron, Michael, Raphael, Uriel, Zadkiel
Benutzung als Tee: ja

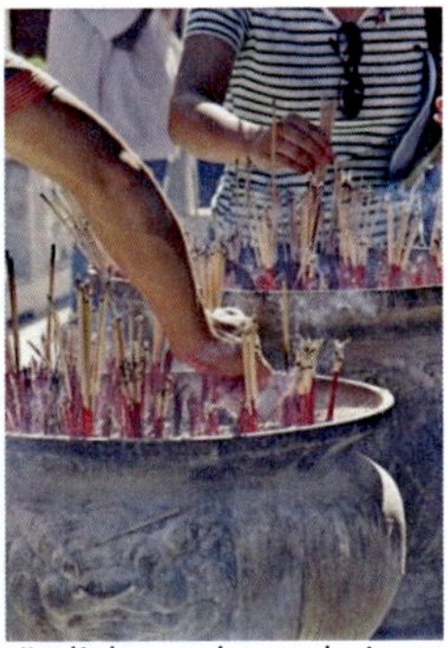

Wissenswertes über die Pflanze: Weihrauch ist überall auf der Welt bekannt und wurde oft in Räucherungen zur Reinigung des körperlichen und seelischen Zustandes gebraucht. Seine enormen Kräfte vertreiben Dämonen aller Art. Weihrauch ist heilig, Weihrauch ist göttlich. Der wohl bekannteste Weihrauch wurde bei der Geburt Jesus verschenkt, als die arabischen Heiligen Drei Könige die Geburt eines göttlichen Kindes vorhersahen. Traditionell wird daher am sechsten Januar das Ende der Rauhnächte gefeiert. Bei manchen wird der Weihrauch als weiche Droge angesehen, da er leichte psychoaktive Stoffe enthält. In Ägypten verkörperte der Weihrauch die Gottheit. So wurde er zu einem Stoff, der göttlich macht und einen göttlichen Duft hat. Für den Sonnengott Ra wurde der Weihrauch täglich verbrannt. Wenn Menschen starben, verbrannte man ihn auch, damit ihre Seelen den Weg in das Göttliche fanden. Um immer genug vom Weihrauch und den anderen heiligen Pflanzen zu haben, hatten die Ägypter spezielle Weihrauchkammern, in denen Öle, Salben, Harze und diverse Pflanzen Platz hatten. In der griechischen Mythologie war zu lesen, dass einst ein König mit Namen Orchamus zwei Töchter hatte, Leucothea und Klytia. Leucothea und Apollo waren sehr verliebt ineinander. Apollo wollte sie heimlich in ihren Gemächern aufsuchen und verwandelte sich in Leucotheas Mutter. Die Schwester Klytia bekam dies aber mit und war wahnsinnig eifersüchtig darauf. Geradewegs ging sie zu ihrem Vater und verriet ihre Schwester, um so Apollo nur für sich zu haben. Der König war überaus zornig über die Entweihung seiner Tochter und ließ Leucothea lebendig begraben. Apollo jedoch lehnte die Liebe zu Klytia ab und konnte ihr schon gar nicht den Verrat verzeihen, zu schmerzlich war er für ihn gewesen. Klytia welkte dahin wie eine Blume. Neun Tage saß sie nackt auf einem Felsen, aß und trank nichts. Daraufhin wurde sie gelb und braun, starb einige Zeit später und verwandelte sich in eine Sonnenblume, die immer nahe an der Sonne bei Apollo sein wollte. Apollo aber wollte mit Gottes Nektar Leucothea wiedererwecken. Er goss ihn über sie, aber daraufhin wurde sie nicht lebendig, sondern verwandelte sich in einen Weihrauchstrauch.

175. Weihrauch - diverse Farben

Weihrauch Grün:

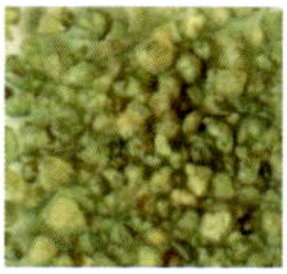

Verräuchern Sie den grün gefärbten Weihrauch bei allen Herzensangelegenheiten. Er wird Ihnen Harmonie, Ruhe und Frieden bringen. Er steht für die Liebe, aber auch für die Liebe zur Natur, Pflanzen, Tieren und auch Elementarwesen. Daher verwenden Sie ihn, wenn Sie im Freien etwas verräuchern, wenn Sie die Elementargeister rufen möchten oder sie sehen. Grüner Weihrauch unterstützt Sie beim Neubeginn einer Sache und gerade im künstlerischen Bereich gibt er Schwung und Kreativität.

Weihrauch Gelb:

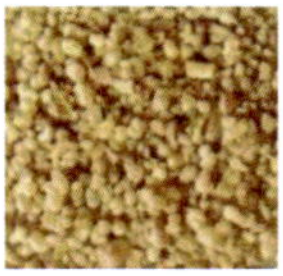

Verräuchern Sie den gelben Weihrauch, um Licht und Liebe in Ihren Wohnräumen zu erhalten. Er vertreibt alle krankmachenden Energien und bringt dafür Heilung, Lebensfreude und Lebenskraft. Das bezieht sich nicht nur auf den körperlichen Teil von Ihnen. Auch im geistigen Bereich stärkt er Ihren Intellekt, Forscherdrang und Geist. Gelber Weihrauch bringt die Sonne zu Ihnen und damit Wärme, Hoffnung und Glücksgefühl.

Weihrauch Blau:

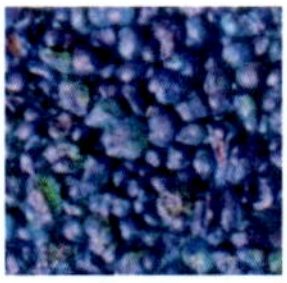

Verräuchern Sie den blauen Weihrauch, um Ihre Intuitionen zu fördern. Er stärkt die Klarheit in Ihrem Geist, in Ihrem Bauchgefühl, und Sie können sich dem göttlichen hingeben ohne Störungen. Er bringt Ihnen die nötige Hingabe zu einer Sache oder Projekt und Sie werden schnell einen Erfolg für sich verbuchen können. Der blaue Weihrauch hilft Visionen zu empfangen, dem Universum sich sehr nahe zu fühlen und Kontakt mit der Anderswelt aufzunehmen. Rufen Sie daher mit ihm die Engel und die göttlichen Wesen an sowie Ihre Ahnen.

Weihrauch Rot:

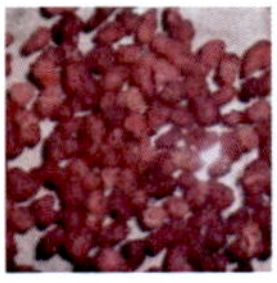

Verräuchern Sie den roten Weihrauch während eines Rituals für die Partnerschaft. Er bringt Schwung in die Liebe, schützt sie und stärkt Ihre Zusammengehörigkeit. Zusammen können Sie auf Wolke sieben schweben oder sich energiemäßig sexuell austauschen. Der rote Weihrauch bewirkt, dass bei Ihnen ungeahnte Kraftreserven freigelegt werden und somit mehr Energie zur Verfügung steht. Laden Sie mit ihm auch Ihre Edelsteine auf und Ihre anderen magischen Gegenstände.

Weihrauch Silber:

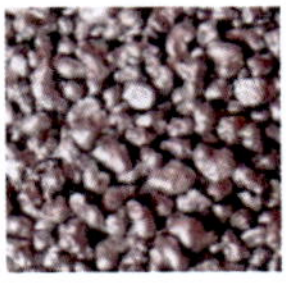

Verräuchern Sie den silbernen Weihrauch bei wichtigen Ritualen und bei der Meditation. Mit ihm gemeinsam können Sie langsam das Meditieren erlernen und sich so immer weitersteigern. Er hilft Ihr Bewusstsein dahingehend zu stärken und fördert Ihr spirituelles Wachstum. Nach und nach werden Sie die übersinnlichen Wahrnehmungen kennenlernen und erste Erfahrungen sammeln. Der silberne Weihrauch schaut genau, in welchem Bereich Ihre Stärken liegen und wird diese fördern und erweitern.

Weihrauch Gold:

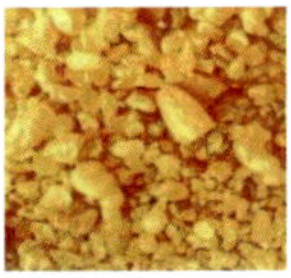

Verräuchern Sie den goldenen Weihrauch, wenn Sie sich einer Sache, einem Ritual, völlig hingeben wollen. Dieser Weihrauch wird Ihnen die Gnade des Universums bringen und seine unendliche Liebe und Energie zeigen. Er ist die leuchtend grelle Sonne und bringt die bedingungslose Liebe zu Ihnen. Der goldene Weihrauch begleitet Sie durch diese wunderbare Energie und wird Ihnen stets ein treuer Begleiter sein.

Weihrauch Schwarz:

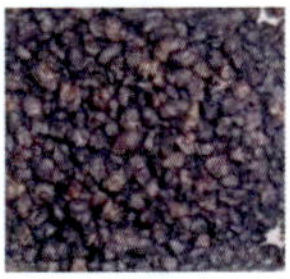

Verräuchern Sie den schwarzen Weihrauch bei jeglicher Abwehr von schwarzer Magie. Er bündelt die dunklen, negativen Energien und vernichtet diese. Diese Energien können Hass und Wut sein, starke Angst, Aggressivität, aber auch tief sitzende Trauer. Der schwarze Weihrauch gibt Ihnen die nötige Erdung und die Verwurzelung für die Zeit Ihrer Inkarnation. Auch hilft er Ihnen auf den Weg in die Spiritualität und festigt Ihr Vorhaben. Ihre Amulette und Talismane können mit dem schwarzen Weihrauch an Kraft gewinnen.

176. Weinraute

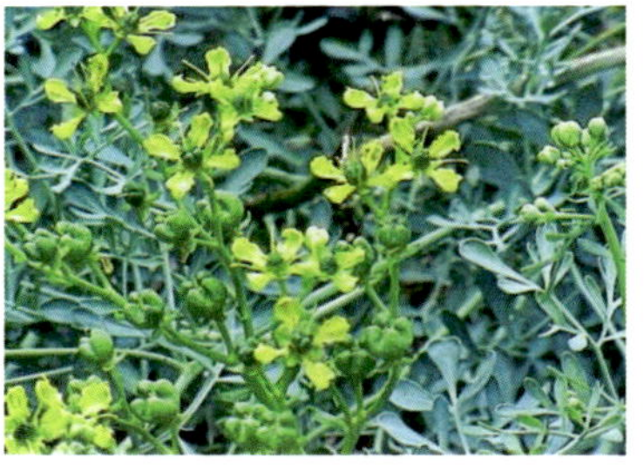

Botanischer Name: Ruta graveolens

Anderer Name: Augeraute, Gartenraute, Gertrudenkraut, Gnadenkraut, Kreuzraute, Raute, Totenkraut, Weinkraut

Vorkommen: Europa – Deutschland; Mittelamerika

Aussehen: Die Weinraute kann eine Wuchshöhe von bis zu einem Meter erreichen. Ihre Zweige sind unten verholzt. Die blaugrünen Blätter sind spatelförmig. Ihre reichhaltigen, gelben Blüten sitzen in Trugdolden. Daraus entstehen kleine Kapselfrüchte mit Samen.

Familie: Rautengewächse, Rutaceae

Verwendete Teile: Kraut

Aroma: Die Weinraute hat ein sehr herb würziges Aroma beim Verbrennen.

Magische Räucherung: Die Weinraute wird gerne eingesetzt zur Abwehrräucherung gegen fremde ungewollte Energien. Solche Energien machen sich zum Beispiel gerne in Krankenzimmern breit. Räuchern Sie daher mit der Weinraute, damit die negativen Energien, die die Krankheit mit sich bringt, verschwinden. Es gibt aber auch Orte, wo solche

Energien häufig anzutreffen sind. Das sind der Friedhof, die Kapelle, die Räume für die Aufbewahrung der Verstorbenen oder die Plätze, an denen Trauerfeiern abgehalten werden. Das hat nichts mit der verstorbenen Person an sich zu tun. Aber es kommen viele Menschen und jeder bringt seine Trauer hinzu. Das kann schon sehr erdrückend sein. Aber zum Glück gibt es ja die Weinraute, die auch so etwas wieder glättet.

Mischung: Aloe, Birke, Buchsbaum, Copaivabalsam, Galbanum, Hamamelis, Löwenzahn, Pappel, Rainfarn, Weihrauch

Planet: Jupiter
Götter: Aradia, Artemis/Diana
Chakra: Solarplexus
Erzengel: Gabriel
Element: Feuer
Sternzeichen: Schütze
Elementarwesen: Faun
Benutzung als Tee: ja

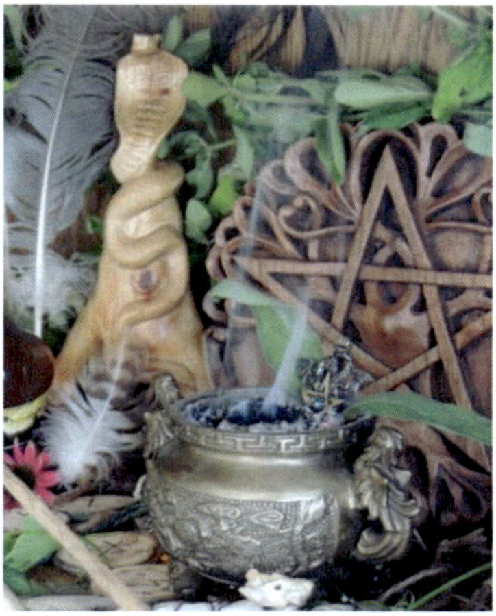

Wissenswertes über die Pflanze: Die Weinraute wurde auch Gertrudenkraut genannt. Dieses Kraut hat den Namen von der Heiligen St. Gertrud. Im Mittelalter trug man den Saft von der Weinraute mit sich, um sich vor giftigen Tieren zu schützen. Zudem war der Saft auch gegen die Pest hilfreich. Die Weinraute wurde nämlich verbrannt oder auch ausgelegt und die Ratten hassten den Geruch der Weinraute. Da Ratten die Überträger der Pest sind, konnte man sich somit davor schützen. Die schön geformten Blätter der Weinraute waren im Mittelalter in vielen Adelswappen enthalten. Die Mönche hielten sich das Kraut in ihren Klostergärten. Sie tranken selbst gemachten Rautenwein, der ihre Lust auf die Lust reduzierte. Der griechische Arzt Dioskurides (1. Jhd.) lobte bereits viel früher Zeit das Kraut als Abtreibungsmittel. Im 20. Jahrhundert berichtete der Botaniker Heinrich Marzell davon, dass man eiserne Gitter um die Beete mit Weinraute stellen mussten, da viele ungewollt schwangere Frauen seine Beete regelmäßig plünderten. Insgesamt gehört die Raute zu den Totenblumen.

177. Wermut

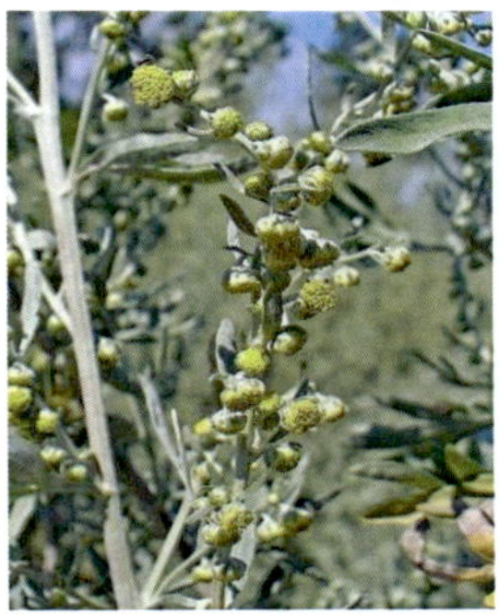

Botanischer Name: Artemisia absinthium

Anderer Name: Absinth, Artenheil, Bitterer Beifuß, Eberreis, Grabkraut, Heilbitter, Mottenkraut, Wärmede, Wiegenkraut, Wolfszausert

Vorkommen: Europa – Deutschland, Schweiz, Frankreich; Nordafrika; Asien; Nord-/Südamerika

Aussehen: Der Wermut wird bis zu einen Meter hoch. Die Blätter sind dreifach fiederspaltig. Im unteren Bereich sind die grau-filzigen Blätter ziemlich groß und nach oben hin werden sie kleiner. Die Blätter sind weich behaart. Seine unscheinbaren, gelben Blüten stehen in vielblütigen Rispen.

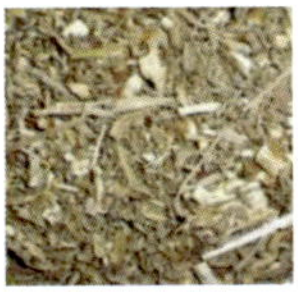

Familie: Korbblütler, Asteraceae

Verwendete Teile: Blätter

Aroma: Der Wermut bringt bei der Verbrennung einen sehr kräftig und würzigen Duft hervor, der zudem sehr wärmend ist.

Magische Räucherung: Wermut fördert in seiner Verräucherung die übersinnlichen Wahrnehmungen. Dies wirkt unterstützend bei Rückführungen, beim Orakeln, aber auch in der Meditation für sich selber. Hellsichtigkeit kann nicht erzwungen werden. Die Bilder kommen aus Ihrem Inneren. Es lässt sich nicht steuern, aber Sie können dies fördern. Wenn Sie bereit sind, diese Gabe sorgfältig zu nutzen, so wird es Ihnen auch geschehen. Viele bringen Hellsichtigkeit als Gabe bereits mit in das jetzige Leben. Sie haben Ihre „Prüfung" dafür bereits in einem der früheren Leben abgelegt. Aber es gibt ja noch viele, die erst jetzt in diesem Leben ihre spirituelle Entwicklung so weit gebracht haben, dass es für sie das erste Mal wird. Erwarten Sie nichts, aber kommen kann alles. Das gilt auch für die anderen Sinne wie Hören und Fühlen. Der Wermut legt sich wie ein Heilbalsam um Ihre Seele. Er wärmt Sie, tröstet Sie und gibt neue Energie und Zuversicht. Menschen mit starken Blockaden und ein tiefes Trauma erlitten haben, hilft der Wermut, dies alles in Träumen zu verarbeiten. Kämpfen Sie nicht gegen die Albträume! Wandeln Sie diese um, verstehen Sie das Gezeigte und werden Sie dann Herr des Traumes.

Mischung: Asant, Beifuß, Erdrauch, Johanniskraut, Kalmus, Kamille, Minze, Schafgarbe, Tausendgüldenkraut, Weihrauch

Planet: Saturn
Götter: Artemis/Diana, Isis, Iris, Gaja, Uixtociuatl
Chakra: Sakralchakra
Erzengel: Uriel

Element: Feuer
Sternzeichen: Widder
Elementarwesen: Pan
Benutzung als Tee: ja

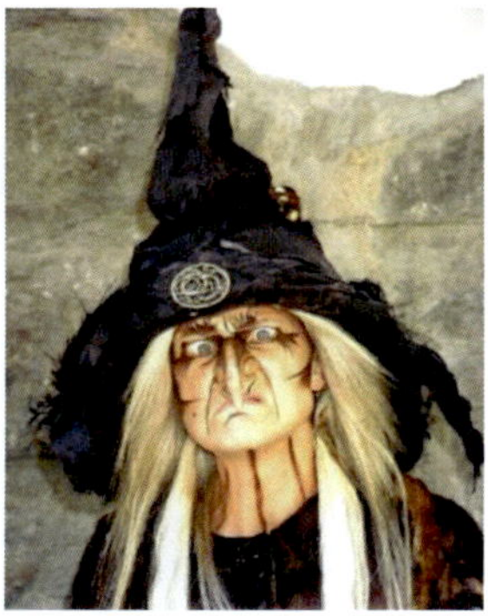

Wissenswertes über die Pflanze: Wermut gehört zu den bewusstseinserweiternden Pflanzen. Oftmals wurde er deswegen auch als „legal high" bezeichnet. Die Hexen kannten sich sehr gut mit der Wirkung des Wermuts aus. So gossen sie heimlich ihren Opfern Wermut in die Getränke. Damit bekamen sie Sinnestäuschungen, die Hexe bewies ihre Macht und das Opfer war der Hexe damit zugänglich. Die Hexen rieben auch frische Blätter des Wermuts über ihre magischen Gegenstände. Das erhöhte ihre Macht zusätzlich. Im Mittelalter mischten die Mönche den Wermut unter die Tinte. So sollte das Papier vor dem

Papierfraß der Mäuse geschützt sein. Die Art Artemisia mexikana war die Wermutspflanze der Azteken. Der Unterschied zu unserem Wermut ist der, dass dieser aztekische noch aromatischer ist. Die Indianer benutzten den Wermut als Tabak, als heiligen Räucherstoff. Das Kraut geraucht brachte ihnen eine euphorische Wirkung und war zudem aphrodisierend, ähnlich wie Marihuana. In Ägypten hatten die Priesterinnen Wermutzweige bei ihren magischen Handlungen dabei, wenn sie die Göttin Isis verehrten. Ende des 19. Jahrhundert kam bereits der Absinth, ein alkoholisches Getränk mit Wermut und anderen Kräutern, in Verruf. Kurz darauf wurde er dann überall in Europa verboten, da er abhängig machte und schwere Schäden hervorrief. In der Mythologie übergab die Göttin Artemis den Wermut an den Heilbegabten Chiron, der die Pflanze für einige wichtige Rezepturen verwendete.

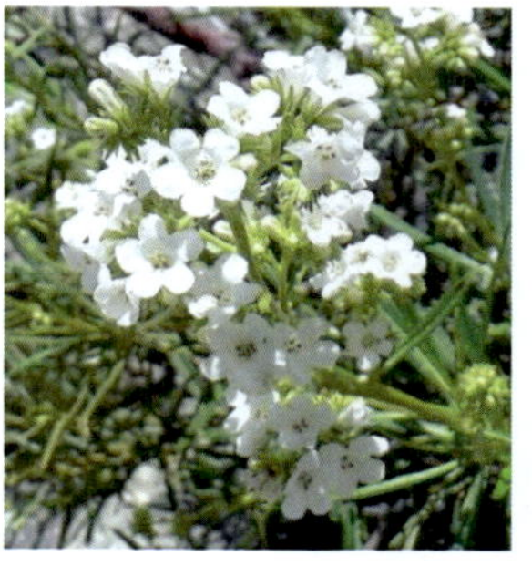

178. Yerba Santa

Botanischer Name: Eriodictyon califirnicum

Anderer Name: Bärenkraut, Bergbalsam, Harzstrauch, Mountainbalm, Santakraut, Schwindsuchtkraut, Teerkraut, Tragbarer Tempel, Heiliges Kraut

Vorkommen: Nordamerika – USA; Mittelamerika – Mexiko

Aussehen: Der Yerba Santa kann eine Wuchshöhe von bis zu zwei Metern erreichen. Der Strauch trägt wechselständige und scharf zugespitzte, unregelmäßig gezähnte, lederartige Blätter. An der Oberseite glänzen sie harzig und auf der Unterseite sind sie silbrig behaart. Die weißen oder blau-violetten Blüten sind trichterförmig und stehen in Rispen. Die Früchte sind zweifächrige Kapseln.

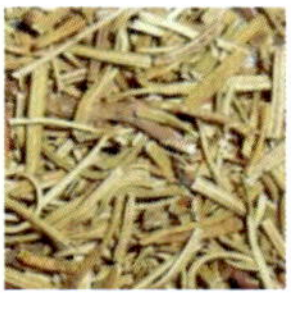

Familie: Wasserblattgewächse, Hydrophyllaceae

Verwendete Teile: Kraut

Aroma: Das Yerba Santa Kraut duftet warm würzig nach Kräutern und hat ein etwas harziges Endaroma.

Magische Räucherung: Yerba Santa ist ein kleiner Lichtbringer in unserer heutigen düsteren Zeit. Er kann zwar nicht gleich beim ersten Mal all Ihren Kummer, Ihre Sorgen und weltlichen Schmerz vertreiben, dennoch besitzt die Pflanze die Kraft, Ihre Trauer und pessimistische Stimmung zu verbessern. Regelmäßig angewendet führt er dann zum großen Erfolg. Er baut spannungsgeladene Blockaden ab, dringt tief in Ihre Seele und erhellt sie dann mit ihrem Zauber. Diese Wirkung besitzt Yerba Santa auch bei der Verräucherung in Krankenzimmern. Sie heilt von innen mit der Liebe die tief sitzenden Wunden und geht in die psychische Substanz. Daher wird sie auch gerne in Heilungszeremonien verwendet. Rufen Sie bei der Zeremonie mit der Verräucherung der Yerba Santa Pflanze die Engel, Meister und andere Wesen hinzu.

Mischung: Beifuß, Boldo, Copal, Damiana, Eisenkraut, Passionsblume, Salbei, Sweetgras, Tabak, Weihrauch

Planet: Merkur
Götter: nicht bekannt
Chakra: Halschakra
Erzengel: Gabriel

Element: Wasser
Sternzeichen: Fische
Elementarwesen: Undinen
Benutzung als Tee: ja

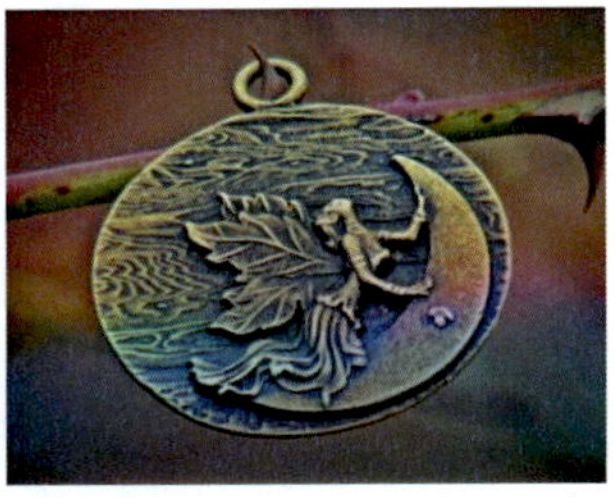

Wissenswertes über die Pflanze: Die Yerba Santa Pflanze ist eine heilige Pflanze der Indianer. Seinen Namen erhielt sie von einem spanischen Priester. Eingeborene hatten ihm die Pflanze gezeigt und auch die wundervollen Eigenschaften zur Heilung des Menschen. Meist wurde sie zur Behandlung der oberen Atemwege eingesetzt. Dazu wurden die Blätter gekaut, geraucht oder in Teeform zu sich genommen. Daher ist er bei den Indianern auch als Tabak bekannt in den verschiedensten Räuchermischungen, die auch Kinnick Kinnicks genannt werden. Traditionell hatten die Indianer die Yerba Santa in ihren Medizinbeuteln dabei.

179. Ysop

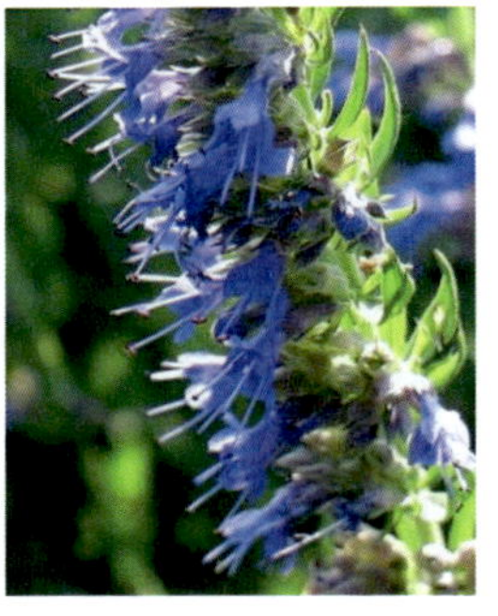

Botanischer Name: Hyssopus officinale

Anderer Name: Bienenkraut, Duftisoppe, Eisewig, Essigkraut, Gewürzysop, Hysop, Isopen, Ispenkraut, Jsop, Weinespenkraut

Vorkommen: Europa – Deutschland; Asien; Nordamerika

Aussehen: Der Ysop wird einen Meter groß. An der Basis sind verholzte Stängel. Die kleinen Blätter sind dunkelgrün. Seine Blüten sitzen in dichten Ähren und sind rosa oder blau-violett. Der Ysop ist schwach giftig!

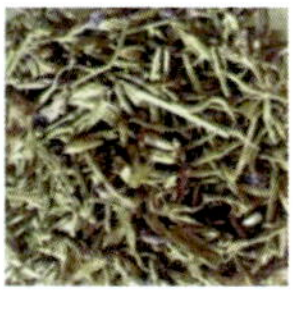

Familie: Lippenblütler, Lamiaceae

Verwendete Teile: Blüten, Kraut

Aroma: Ysop erinnert bei der Räucherung irgendwie an Tabak. Er bringt einen sehr warm holzigen, dennoch etwas würzigen Geruch.

Magische Räucherung: Der Ysop ist ein wahrer Lufterfrischer. In der Räucherung klärt er die Atmosphäre und macht so den Kopf wieder frei für andere Gedanken und neue Ideen. Gern können Sie den Ysop verwenden, um Steine, rituelle Gegenstände, Kraftorte oder auch Räume zu segnen und zu weihen. Gerade in Seminarräumen macht dieses einen großen Unterschied. Die Menschen spüren die Verwandlung, wenn Pflanzen verräuchert wurden. Manche meinen sogar, sie tauchten ein in eine andere Welt! Auch so können Sie Ihr Seminar unvergesslich machen. Es ist, als ob Sie denjenigen Menschen mit diesem bestimmten Geruch nur an diesen Moment verhaften und er wird ihn sehr positiv in Erinnerung haben. Daher räuchern viele auch in ihren kleinen privaten Läden oder Büro und machen so dem Gast ein Geschenk. Es gibt Menschen, die erinnern sich noch Jahre später an einen bestimmten Duft und ordnen den auch bestimmten Gefühlen zu. Wenn sie dann einen Raum, einen Laden betreten und diesen Geruch wieder einmal vernehmen, steigen sofort Glücksgefühl und Sympathie. Heiler verwenden den Ysop gerne, weil seine Energie nicht nur tief reinigend auf Körper, Geist und Seele, sondern auch auf den Heiler beschützend wirkt.

Mischung: Elemi, Galbanum, Lavendel, Mekkabalsam, Melisse, Myrte, Weihrauch, Zeder, Zitronengras, Zypresse

Planet: Mond
Götter: Aradia, Zeus/Jupiter
Chakra: Halschakra
Erzengel: Michael

Element: Feuer
Sternzeichen: Schütze
Elementarwesen: Drache
Benutzung als Tee: ja

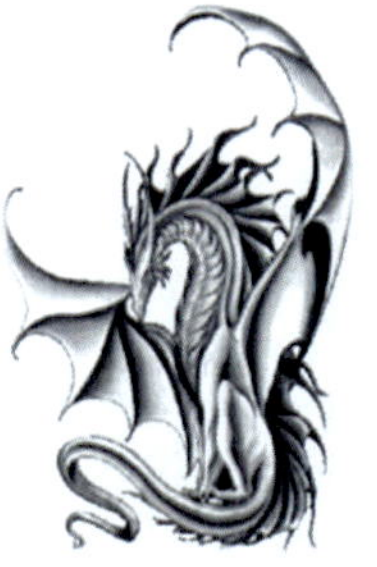

Wissenswertes über die Pflanze: Schon früher galt der Ysop als heiliges Kraut. Viele Kirchen benutzen ihn zum Versprengen von Weihwasser, da er als Symbol der Reinheit galt. Schon in der Bibel wurde der Ysop erwähnt mit dem Satz: „Reinige mich mit Ysop, und ich werde rein sein.“ Weiter war zu lesen: „Ein reiner Mann nimmt Ysop, taucht ihn in das Wasser und bespritzt damit das Zelt, sowie die Gefäße und die Menschen, die im Zelt sind, oder den, der Gebeine, einen Erschlagenen, einen Toten oder ein Grab berührt hat“ (4. Moses Numeri 19,18) Aber auch hier stand etwas: „Ein Gefäß mit Essig stand da. Sie steckten einen Schwamm mit Essig auf einen Ysopzweig und hielten ihn an seinen Mund.“ (Johannis 19,28) Meist wird der Ysop zur Reinigung und Desinfektion empfohlen. Hebräer nahmen den Ysop zur Tempelreinigung und setzten ihn auch gegen Lepra ein. Später kam der Ysop als Gewürz auf die Märkte. Die Römer würzten ihren Wein damit.

180. Zeder

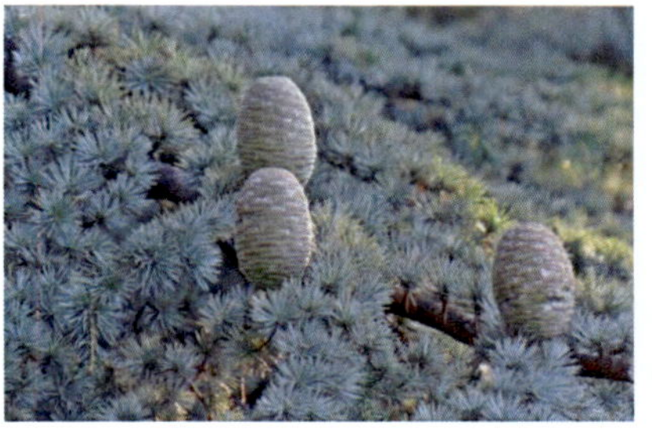

Botanischer Name: Cedrus libani (Libanonzeder), Cedrus deodara (Himalajazeder), Cedrus atlanzica (Atlaszeder)

Anderer Name: Atlaszeder, Baum des Lebens, Libanonzeder

Vorkommen: Europa – Spanien, Taurusgebirge, Zypern, Mittelmeergebiet; Asien – Libanon, Afghanistan, Himalaja; Nordafrika

Aussehen: Die Zeder kann eine Wuchshöhe von bis zu fünfzig Metern erreichen. Die Zweigspitzen sind dabei überhängend. Die Blätter sind lange Nadeln, die in unterschiedlicher Länge büschelweise zusammenstehen. Ihre Farbe ist blaugrünlich und sie sind weich. Die Rinde der Zeder ist schwarzgrau und schuppig. Die männlichen Blüten sind walzförmig und erblühen im gelb-rötlichen Ton. Die weiblichen Blüten sind hellgrün. Die aufrechten Früchte sind oval, erst etwas bläulich, später aber rotbraun.

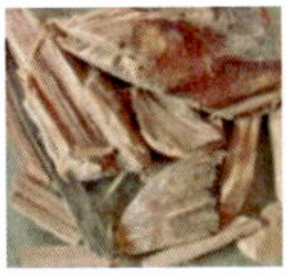

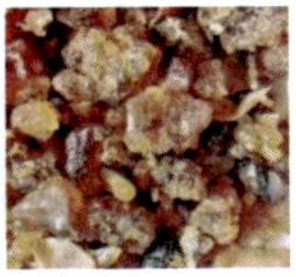

Familie: Kieferngewächse, Pinaceae

Verwendete Teile: Harz, Holz, Nadeln, Rinde

Aroma: Die Zeder gibt bei einer Räucherung einen sehr holzig, waldigen und daher warmen aromatischen Duft von sich mit etwas süßem Aroma.

Magische Räucherung: Die Zeder ist eine rituelle Zutat, die sehr reinigend auf alle ihre Räume und Gegenstände wirkt. Aber gerade auch bei Ihnen hinterlässt sie eine reinigende Wirkung, denn sie verbindet Sie tief mit der Erde und weit mit dem Universum. Sie greift ganz zaghaft auf Ihre Seele zu und fördert deren Kraft, die Sie benötigen, um Ihre Entwicklung voranzubringen. Die Schwingung der Zeder liegt im höheren Bereich, das Streben nach Erleuchtung ist mit der Zeder daher greifbar nah. Wenn Sie nicht aufgeben wollen, etwas Derartiges zu erfahren, dann liegen Sie mit der Zeder genau richtig, denn Sie hat Urkraft und eine so enorme Ausdauer, dass sie verzeihen und geben kann und mit Ihnen zusammen den Weg beschreitet. Das Streben nach dem Höheren und das Begnügen mit dem wenigen, das ist das Motto der Zeder. Die Zeder ist ein würdevoller Baum und für Rituale daher bestens geeignet.

Mischung: Adlerholz, Amber, Guggul, Iris, Kalmus, Moschus, Myrrhe, Narde, Rose, Weihrauch

Planet: Mars
Götter: Aphrodite/Venus, Artemis/Diana, Osiris
Chakra: Wurzelchakra
Erzengel: Jophiel

Element: Feuer
Sternzeichen: Widder
Elementarwesen: Baumgeister
Benutzung als Tee: nein

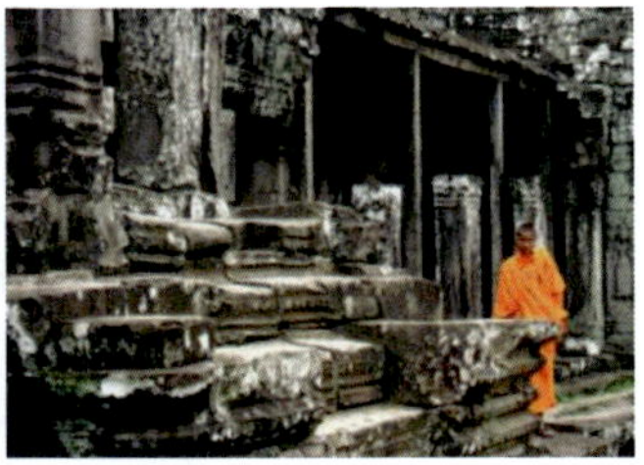

Mönch im Bayon Temple in Siem Reap

Wissenswertes über die Pflanze: Im Libanon gibt es tatsächlich noch etwa vierhundert Zedernbäume, die das geradezu biblische Alter von 2500 Jahren haben. Ihr Stammdurchmesser beträgt sieben Meter. Der Bestand war damals drastisch zurückgegangen, daher stellten sie die Urgiganten unter Naturschutz. Welch ein Segen! Das Holz der Zeder wurde gerne verwendet, um Tempel und Häuser zu errichten, aber auch für Möbel, Sarkophage, Götterstatuen, Brücken und sogar Schiffe. Das Holz wurde weit verschifft und so bauten auch die Menschen in Ägypten oder im römischen Reich ihre Tempelanlagen mit der Zeder. Auch Ungeziefer wie

Motten wurden mit ihr vertrieben. Das Holz war sehr lange beständig, weil kein Wurm, kein Insekt das Holz anfraß. Besen wurden aus der Zeder ebenfalls hergestellt. Die Ägypter mochten sie sehr, denn wenn sie ihre Toten mit der Zeder einbalsamierten und sie dann in Zedersarkophage legten, war an Verrottung nicht mehr zu denken.

181. Zimt

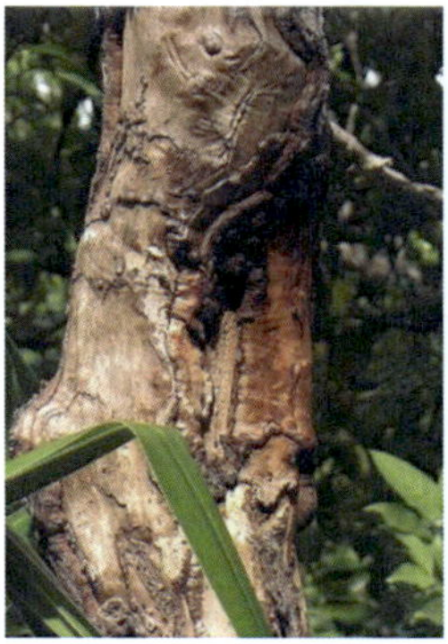

Botanischer Name: Cinnamomum zeylanicum, Cinnamomum verum, Canella alba (Kaneel)

Anderer Name: Canella, Cassia, Ceylon Zimt, Dalchini, Kaneel, Kassia, Malabar Zimt, Padag Zimt, Weißer Kaneelbaum, Zimtbaum

Vorkommen: Afrika – Madagaskar; Asien – China, Indonesien, Indien, Vietnam, Seychellen; Südamerika

Aussehen: Der Zimtbaum kann eine Wuchshöhe von bis zu zwanzig Metern erreichen. Er hat sehr lange ovale Blätter, die anfänglich erst rot sind, später aber grünlich werden und weiße Streifen haben. Die kleinen unscheinbaren Blüten sind gelb-grünlich und in Rispen angeordnet. Die Frucht ist beerenartig und wird vom Unterkelch bis zur Hälfte eingeschlossen, ähnlich einer Eichel. Die Zimtrinde ist die getrocknete Rinde, die vom Kork und auch der Außenrinde befreit ist.

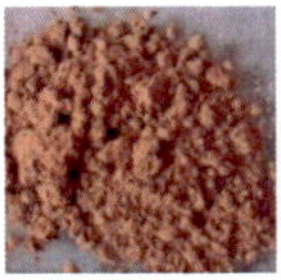

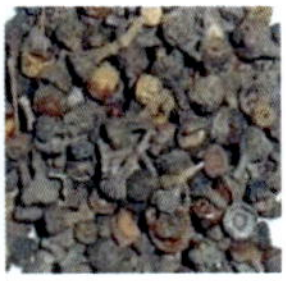

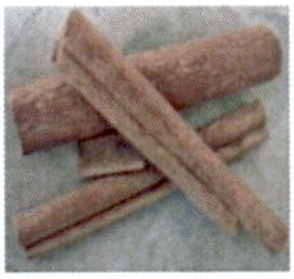

Familie: Lorbeergewächse, Lauraceae

Verwendete Teile: Blüten, Holz, Rinde

Aroma: In der Räucherung verbreitet Zimt einen sehr warmen, würzigen und etwas süß-harzigen Duft.

Magische Räucherung: Zimträucherungen sind eine wahre Herzensangelegenheit. Die wärmende Duftnote durchflutet Sie und Ihren Lichtkörper und bringt viel Licht und Liebe hinein. Diese angenehme Schwingung wird in Liebesräucherungen als sehr angenehm empfunden, da Sie sich frei fühlen und trotz allem geborgen. Das hilft Ihnen, wahre Gefühle zu zeigen, sie zu äußern, zu geben und zu spüren. Die Seele mag den Zimt, da er durch seine Eigenschaften Heilung bringt und Kraft, um Altes loszulassen, und Mut, nach vorne zu schauen. In Meditationen hebt er Ihre Schwingung an und lässt Sie förmlich schweben. So können Sie in einen hellsichtigen Zustand gelangen und Visionen empfangen. Lernen Sie bei diesen Dingen auf Ihr Bauchgefühl zu hören und Intuitionen gezielt wahrzunehmen. Legen Sie daher bei dieser Meditation mit Zimt Ihre Hände auf den Bauch und fühlen Sie!

Mischung: Akazie, Gewürznelke, Kardamon, Koriander, Lorbeer, Orange, Piment, Pfeffer, Safran, Weihrauch

Planet: Venus
Götter: Aphrodite/Venus
Chakra: Sakralchakra
Erzengel: Michael

Element: Feuer
Sternzeichen: Waage
Elementarwesen: Phönix
Benutzung als Tee: ja

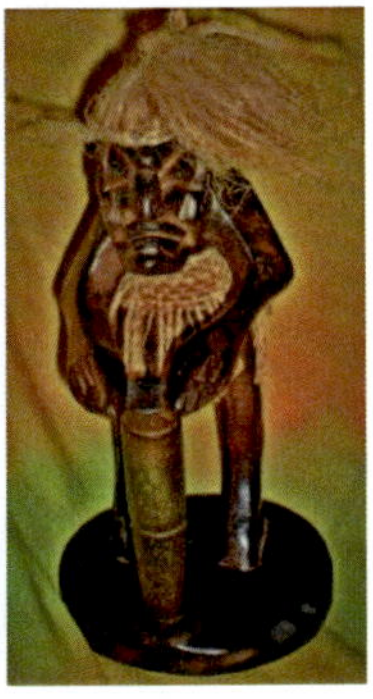

Wissenswertes über die Pflanze: Zimt wird auch Kassia oder Kaneel genannt, wobei der Unterschied beim Trocknen in der Sonne entsteht. Dabei rollen sich die geernteten Zimtröhren nach innen auf, Kaneel mit beiden Seiten und Kassia nur von einer Seite her. Ein altes Volk in Südamerika, Capuche genannt, sah im Zimt den Weltenbaum, der die Erde mit dem Himmel verband. Gerade die Schamanen dieses Volkes benutzen ihn für ihre Reisen in die Anderswelt, um Botschaften für ihr Volk zu bekommen. Der Zimtbaum war ein heiliger Baum und wurde als Schutzbaum gegen die dunklen Mächte angesehen. Der Phönix wurde mit Gewürznelken und Zimtrinde auf dem Scheiterhaufen verbrannt. Jede Nacht gab es dieses Ritual, damit der Phönix am nächsten Tag aus dieser Asche wieder emporsteigen konnte. Schon in frühen Zeiten rieben die Magier vor ihren Ritualen ihre Kerzen mit Zimtöl ein oder sie rieben eingeölte Kerzen in Zimtpulver. Das brachte beim Verbrennen die erhoffte Schwingung. Sie konnten sich dann konzentrieren und ihre magischen Arbeiten vollenden. Im 1. Jahrhundert vor Chr. lebte eine begabte Dichterin mit Namen Sappho. In einem ihrer Werke ist zu lesen, dass der Zimt bei der Hochzeit des griechischen Helden Hektor mit Andromache verräuchert wurde. Zudem schrieb Sappho viel über die erotische Liebe. Zimt wurde also schon zu der Zeit als Aphrodisiakum angesehen. Im 14. Jahrhundert zählte Zimt zu einem der teuersten und meistverwendeten Gewürze der antiken Welt. Man gab sogar Zimt in das Trinkwasser, um so die drohenden Seuchen von sich abzuwenden. Bei den Ägyptern gehörte Zimtöl zu den Bestandteilen eines Mumifizierungsrituals. Zimt tötete nicht nur die Keime ab, sondern konservierte auch noch und wiederum ergab der Duft der Rinde eine besonders sinnvolle Anwendung für die Seele des Verstorbenen.

182. Zistrose - Labdanum

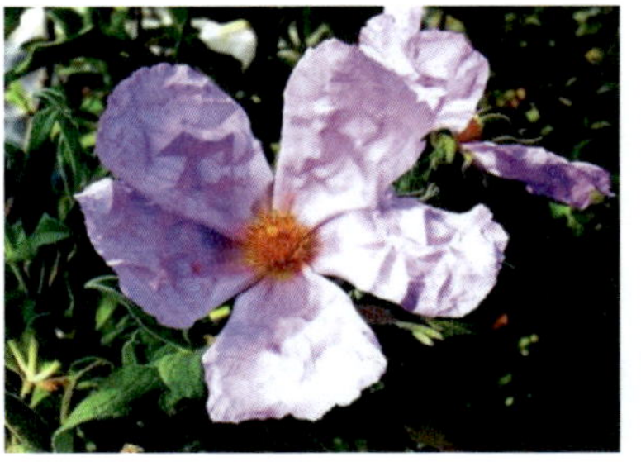

Botanischer Name: Cistus salviifolius, Cistus ladanifer (Lack-Zistrose), Cistus creticus (Kretische Zistrose)

Anderer Name: Cistrose, Cystus, Griechische Bergrose; Lack-Zistrose, Ladan, Ladanum, Sonnenröschen

Vorkommen: Europa – Deutschland, Frankreich, Mittelmeergebiet

Aussehen: Die Zistrose wird bis zu 1,30 Meter hoch. Der stark verzweigte Busch hat gegenständige Blätter, die etwas eiförmig sind. Die Blüten können die Farben Weiß, Rosa, Rot oder Dunkelrot haben und sitzen in Dolden. Das Harz wird auf den Blättern gebildet.

Die feinen Haare scheiden dieses Harz aus, wobei es bei heißem Sommerwetter vermehrt dazu kommt. Die harzige Masse sieht dunkelbraun bis tiefschwarz aus.

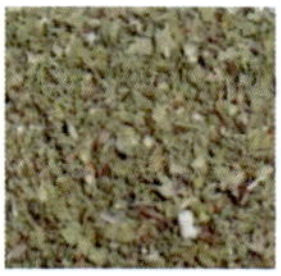

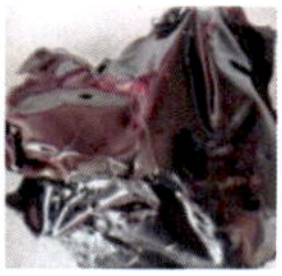

Familie: Zistrosengewächse, Cistaceae

Verwendete Teile: Harz, Kraut

Aroma: Das Labdanum riecht sehr ambermäßig, etwas warm, süßlich, holzig und entfernt nach Vanille. Das Kraut gibt einen sehr warmen und süßlichen Duft ab.

Magische Räucherung: Das Kraut wie auch das Harz wirken sehr erwärmend auf Körper und Seele. Dabei ist es besonders für die Menschen geeignet, die im Laufe des Lebens durch tragische Umstände verhärtet geworden sind. Die Zistrose löst diese Blockaden, erweicht das Herz und führt es mit dem Geist wieder zusammen. So vereinigt, werden seit langer Zeit wieder Gefühle intensiv wahrgenommen und es kann zu leichteren spontanen Ausbrüchen kommen. Das ist aber gut für Sie, denn dadurch tritt Erleichterung ein. Das Harz kann in Ritualen sehr erdend wirken. Wenn Sie sich sehr lange auf eine Reise in die Anderswelt begeben, oder auch bei Rückführungen, verwurzelt es Sie wieder mit der Erde. Oftmals werden Fantasien durch die Zistrose erweckt. Das können auch erotische, sinnliche Vorstellungen sein.

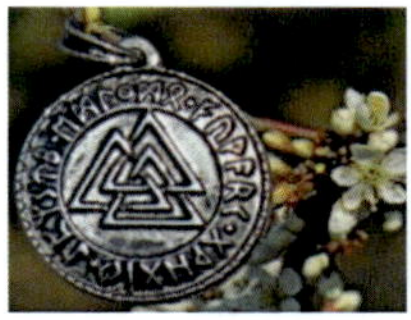

Mischung: Adlerholz, Amber, Benzoe, Kalmus, Moschus, Narde, Opoponax, Rose, Sandelholz, Weihrauch

Planet: Sonne
Götter: Aphrodite/Venus
Chakra: Stirnchakra
Erzengel: Chamuel

Element: Wasser
Sternzeichen: Skorpion
Elementarwesen: Undine
Benutzung als Tee: ja

Wissenswertes über die Pflanze: Das Harz der Zistrose wurde in der Antike hauptsächlich über Kreta exportiert, bis dahin schon als Räucherbestandteil in vielen Tempeln und auch Kirchen verwendet. Bei Kardinalsweihen wurde das Labdanum später ebenso eingesetzt. Die Gewinnung des Harzes ist ein wenig abenteuerlich. Anfangs jagten Menschen Ziegenböcke unter die Sträucher der Zistrose. Als diese später herauskamen, hing das Harz im Ziegenbart wie auch im Fell fest. Das Fell wurde ausgebürstet und wieder zusammengepresst, oder gleich ganz gestutzt. Alles zusammen kochte man aus. Im abgekühlten Wasser befand sich dann das Harz. Heute erfolgt die Harzproduzierung maschinell. Beim Gebrauch des Harzes müssen Sie äußerst vorsichtig sein, denn je wärmer das Umfeld ist, desto flüssiger und klebriger ist das Harz. Oftmals wird es deswegen in Reagenzgläsern verkauft. Haben Sie ein solches erworben, dann stellen Sie es in ein warmes Wasserbad, damit es sich verflüssigt. Danach lassen Sie einige Tropfen auf eine Folie fallen und warten, bis es wieder verhärtet ist. Sie können das Ganze natürlich in einem Gefrierfach beschleunigen. So gekühlt, lässt es sich problemlos entnehmen und verarbeiten. Geräuchert wurde es beim Volk gegen die Pest wie auch Erkältungskrankheiten. Aber auch nach der körperlichen Reinigung wurden die Kleider und der Körper eingeräuchert. Der zurückbleibende Duft belebte die Sinnlichkeit. Ebenso ließ man in den Badehäusern stets eine Schale mit Labdanum verräuchern. Später kam das Genießen als Tee hinzu. In der Parfümerie war die Zistrose auch beliebt. Meist wurde der Duft für weibliche Parfüms hergestellt. Die Götter und Göttinnen des Olymps hielten einst Rat und bestimmten Pflanzen, die besonderen Zwecken dienen sollten. Die Zistrose sollte eine Heilpflanze werden und Wunden aus den Schlachten heilen. Die Göttinnen waren daraufhin sehr erbost, denn für sie stand fest, dass die Zistrose mit ihrem wundervollen Duft nur für die Schönheit da sein könne. Daraufhin lenkten die Götter ein und die Zistrose wurde eine Heilpflanze, aber auch eine Pflanze zur Pflege der Schönheit.

183. Zitronengras

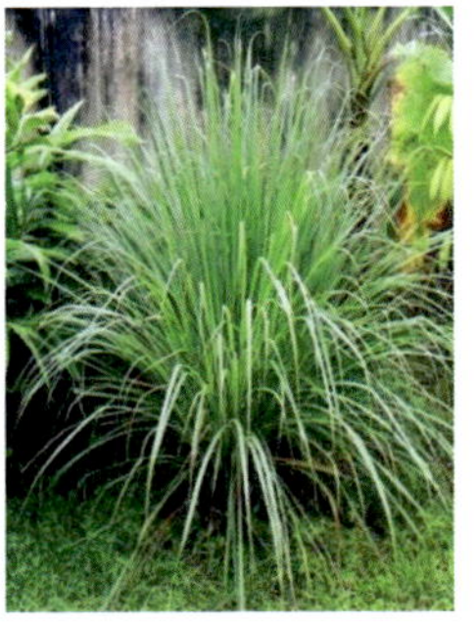

Botanischer Name: Cymbopogon citratus

Anderer Name: Citronellagras, Herba Luisa, Hierbaluisa, Lemongras, Malabargras, Sereh

Vorkommen: Afrika – Madagaskar; Südamerika – Haiti, Jamaika, Guatemala; Asien – Sri Lanka, Indien; Australien

Aussehen: Das Zitronengras wächst bis zu zwei Meter hoch. Die hell- bis dunkelgrünen Blätter sind lang und schilfartig, stehen aufrecht und hängen vorne etwas über. Die rotbraunen Blüten, die in Ähren gebildet werden, blühen nur selten.

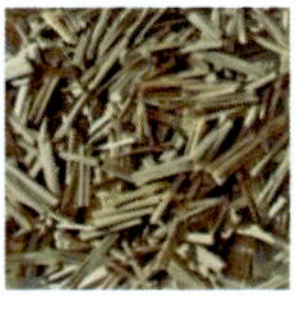

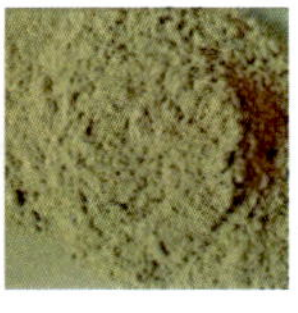

Familie: Süßgräser, Poaceae

Verwendete Teile: Gras

Aroma: Das Zitronengras gibt einen grasig aromatischen Duft mit leichtem Zitronenaroma ab.

Magische Räucherung: Das Zitronengras ist Balsam für die Seele und das beste Mittel für entspannende Stunden mit Wohlfühlprogramm. Bei der Verräucherung beruhigt es die Nerven, lässt Sie entspannen, abschalten und einfach nur an etwas Wundervolles denken. Das gibt Energie und neue Lebenskraft. Der zarte Duft weckt die Engel und Elfen aus der Umgebung; der beste Zeitpunkt, um eventuelle Fragen oder gar Bitten an sie zu stellen. Abends verräuchert und als Tee getrunken, bringt er die nötige Ruhe, um ein angenehmes Einschlafen zu bewirken. Ein wahrer Lichtbringer ist also das Zitronengras. Irgendwie ist alles so hell und einfach mit ihm, so schwerelos und sorgenfrei. Auch in einer Dankesräucherung fördert es die nötige Konzentration, um die wichtigen Punkte in Ruhe und mit Respekt vortragen zu können. Das Zitronengras gibt Ihnen den Sonnenstrahl, der noch fehlt.

„Zimtis Zitrusprise“:
1 Teil Dammar
1 Teil Copal, weiß
1 Teil Kampfer
1 Teil Zitronengras

Mischung: Bernstein, Dammar, Kornblume, Lavendel, Mastix, Passionsblume, Patchouli, Rose, Styrax, Weihrauch

Planet: Venus
Götter: nicht bekannt
Chakra: Herzchakra
Erzengel: Raphael

Element: Luft
Sternzeichen: Waage
Elementarwesen: Elfen
Benutzung als Tee: ja

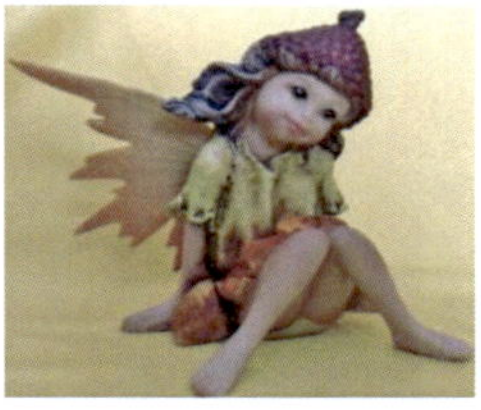

Wissenswertes über die Pflanze: Das tropische Gras war lange in Europa verborgen geblieben, obwohl es bereits im 15. Jahrhundert schon einmal bekannt gewesen war. Viele Wirte würzten damals ihr Bier damit, um eine gewisse exotische Note zu erhalten. Dann geriet es aber in Vergessenheit und ward viele Hundert Jahre nicht mehr benutzt. Es wurde mit dem Zitronengras geräuchert und Parfüm hergestellt. Später benutzte man es als Zutat zum Bier und letztendlich erhielt es den großen Durchbruch als Gewürz, als das es aus der thailändischen Küche gar nicht mehr wegzudenken ist.

184. Zypresse

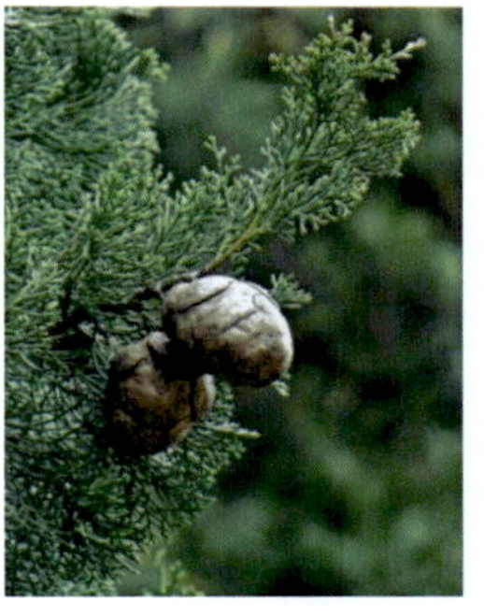

Botanischer Name: Cupressus sempervirens

Anderer Name: Cypresse, Echte Zypresse, Italienische Zypresse, Mittelmeerzypresse, Säulenzypresse

Vorkommen: Europa – Deutschland, Mittelmeerraum; Asien

Aussehen: Die Zypresse kann eine Wuchshöhe von bis zu fünfundzwanzig Metern erreichen. Die Blätter zeigen eine schuppige Form und sitzen dabei in vier Reihen an den Zweigen. Es gibt männliche und weibliche Bäume. Die sporenbildenden Blätter bestehen bei den männlichen Zapfen aus vier bis zehn Paaren. Die weibliche Pflanze hält sich viele Jahre verschlossen, oftmals öffnet sie sich erst durch Feuer oder enorme Hitze.

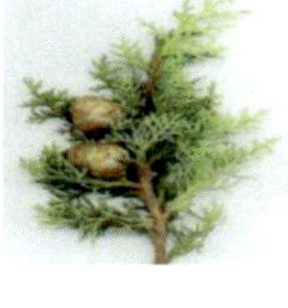

Familie: Zypressengewächse, Cupressaceae

Verwendete Teile: Holz, Rinde, Zweige

Aroma: Die Zypresse duftet beim Verbrennen sehr harzig nach Wald, mit einer etwas balsamischen Note.

Magische Räucherung: Die Zypresse, in einer Räucherung verwendet, gibt Schutz in allen Lebenslagen. Verräuchern Sie sie daher, wenn Sie gerade eine Zeit mit Krisen bewältigen müssen. Sie stärkt Sie auch bei Trauer und Verlust eines geliebten Menschen. Gemeinsam bewältigt sie mit Ihnen die Gefühle und Schmerzen, die die Trauer mit sich bringen.

Oftmals sind die plötzliche Einsamkeit, das Nichtwissen, wie es weitergeht, und die Leere das Schlimmste. Trauern gehört zum Leben und zeigt, dass es Personen gibt, die Ihnen sehr nahekommen durften. Trauern ist eine Zeit der Bewältigung und des Loslassens am Ende der Zeit. Die Zypresse tröstet Sie in der Räucherung, gibt Vertrauen in die Ursubstanz und ins Leben an sich. Gerade die Zypresse, die ein solch uriges Alter von bis zu zweitausend Jahren erreichen kann, weiß, dass sich alles weiterentwickelt, dass das Leben weitergeht und die Seelen wieder zurück zur Erde kommen. Sie ist wie ein altes Großmütterchen, das mit Weisheit und viel, viel Liebe und Güte Ihre Hand hält. Zeiten des Chaos wird es immer wieder geben, aber auch Zeiten des Lichts und der Liebe, und so hilft die Zypresse Ihnen beim Durchstehen des schweren Zyklus und bringt Ihnen Ruhe und Beharrlichkeit.

Mischung: Aloe, Asant, Beinwell, Buchsbaum, Erdrauch, Farn, Quebracho, Sanddorn, Tolubalsam, Weihrauch

Planet: Saturn
Element: Erde
Götter: Amor/Eros, Aphrodite/Venus, Apollo, Artemis/Diana, Astarte/Ishtar, Athene, Hades/Pluto, Hebe, Hekate, Hera/Juno, Herkules, Kronos/Saturn, Mithras, Persephone, Zeus/Jupiter, Zoroaster
Sternzeichen: Steinbock
Chakra: Wurzelchakra
Elementarwesen: Gnome
Erzengel: Chamuel
Benutzung als Tee: nein

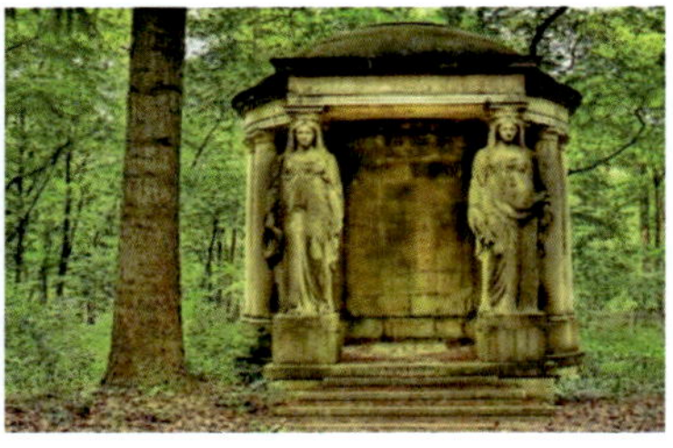

Wissenswertes über die Pflanze: Die Zypresse ist in vielen Ländern als Totenbaum verehrt worden. Es wurden aus Zypressenholz Särge hergestellt wie auch Götterbilder geschnitzt und sie wurde auf Grabhügeln und Friedhöfen gepflanzt. Die Zypresse symbolisiert Langlebigkeit und Unsterblichkeit, aber auch Auferstehung und Reinkarnation. Mit ihrem gigantischen Alter können nur der Olivenbaum und die Zeder mithalten.

Im berühmten Buch von Ovid, den „Metamorphosen", beschreibt er einen Jüngling mit Namen Cyparissus von Keo, der ein Lieblingsknabe des Sonnengottes Apollo war und sich in eine Zypresse verwandelte, da er versehentlich einen heiligen Hirsch erlegt hatte. Ovid schrieb: „Müde legte sich der Hirsch auf dem Rasenteppich nieder und kühlte sich im Schatten der Bäume. Da traf ihn der Knabe Cyparissus nichts ahnend mit dem spitzen Jagdspeer. Als er ihn an der bösen Wunde sterben sah, beschloss auch er zu sterben. Was für Trostworte sagte ihm Phoebus nicht, wie ermahnte er ihn, sich dem Anlass entsprechend in seiner Trauer zu mäßigen! Cyparissus aber seufzt und erbittet von den Himmlischen als letzte Gabe, allezeit trauern zu dürfen. Schon hatte sein Blut sich in grenzenlosem Weinen verströmt; da wurden seine Glieder allmählich grün, und das Haar, das ihm eben noch in die schneeweiße Stirn hing, begann ein struppiger Schopf zu werden, sich starr aufzurichten und mit schlankem Wipfel zum gestirnten Himmel aufzublicken. Da seufzte der Gott auf und sprach betrübt: ‚Du wirst von mir betrauert werden, andere betrauern und den Trauernden beistehen.' " (Ovid, Metamorphosen 145)

DIE PLANETEN

Die Sonne

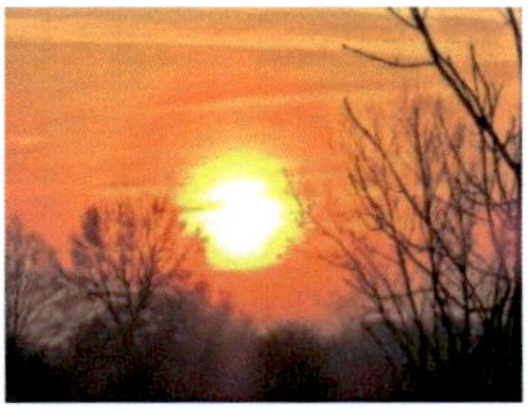

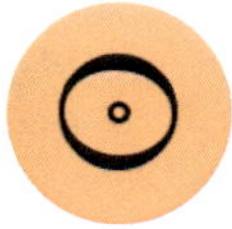

Die Sonne ist der Mittelpunkt unseres Sonnensystems und gigantisch groß im Vergleich zur Erde. Ohne sie ist kein Leben möglich, denn sie ist für die gesamte Wärme in unserem Sonnensystem zuständig. Sie beeinflusst unser Dasein und spiegelt dabei unser Auf und Ab im Leben wider. Es gibt Perioden, in denen Hitze und Dürre dominieren, und auch Zeiten, in denen uns das sonst helle Licht nur spärlich erreicht. Auch im Leben des Menschen geht es auf und nieder. Es ist daher gut, durchweg zentriert zu sein. Die Sonne hilft uns dabei, unseren Mittelpunkt zu finden. Sie führt uns in unser Ichbewusstsein. Ihre Schönheit zeigt Würde. Die Sonne wirkt daher harmonisierend auf den feinstofflichen Bereich unseres Herzens und stärkt es. Sie erwärmt unseren Solarplexus und schafft Energie für dieses Chakra. Die Sonne steht für die Lebenskraft, für unser höheres Selbst, und bringt uns auch in Verbindung damit. Mit den Sonnenpflanzen öffnen wir beim Räuchern das Tor zu unserer Seele. So kann es uns durch das Erreichen des höheren Bewusstseins zu neuen Erkenntnissen führen. In Visionen und Träumen erreichen uns Informationen, die wir später umsetzen können. Der Erzengel Michael wird der Sonne zugeordnet, sowie die Götter Apollo, Helios, Horus, Huitzilopochtli, Lugh, Osiris, Ra (Re) und Sol.

Adlerholz ~ Akazie ~ Angelika/ Engelswurz ~ Arnika ~ Benzoe ~ Bernstein ~ Copal ~ Ginseng ~ Johanniskraut ~ Kamille ~ Kurkuma ~ Liebstöckel ~ Lorbeer ~ Orange ~ Passionsblume ~ Patchouli ~ Rainfarn ~ Rosenweihrauch ~ Rosmarin ~ Tausendgüldenkraut ~ Tormentill ~ Wacholder ~ Weihrauch ~Zistrose/ Labdanum

Der Mond

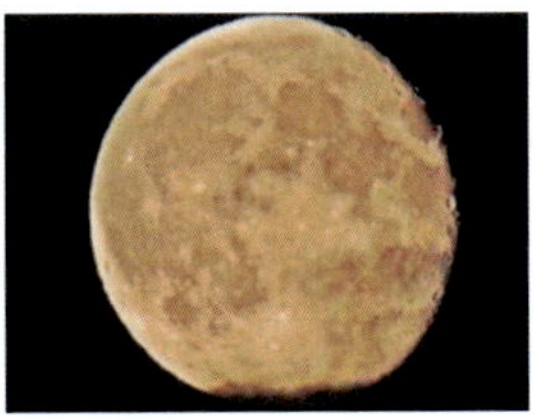

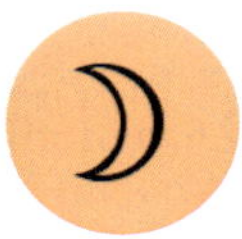

Der Mond ist das Symbol der „Großen Mutter“, denn er steht der Erde am nächsten. Die verschiedensten Phasen des Mondes beeinflussen die Natur merklich. Alle höheren Kräfte leitet er an die Erde weiter. Auch auf der körperlichen Ebene spüren wir dies. Er beeinflusst unser seelisches Wohlbefinden und unsere Gefühle, und zeigt uns die Wichtigkeit unseres Instinktes. Ohne diesen gehen wir verloren, werden wir krank. Die Intuition lehrt unser Bauchgefühl. Der Mond bringt aber auch viele geheimnisvolle Seiten zum Vorschein. So sind es gerade die magischen Aspekte, die in Vollmondnächten ihren höchsten Einsatz haben. Rituale wie Einweihungen, Fruchtbarkeitsriten, das Aufladen von Edelsteinen, jahreszeitlichen Festen und besonderen Wünschen finden in diesen Nächten statt. Visionen erreichen uns in den Nächten klar und verständlich. Der Mond wirkt auf den feinstofflichen Bereich des Gehirns, auf die Sexualorgane und vor allem auf die

Fruchtbarkeit. Der Erzengel Jophiel wird dem Mond zugeordnet, sowie die Göttinnen Artemis, Diana, Hekate, Isis, Luna und Selene.

Aloe ~ Anis/ Sternanis ~ Baldrian ~ Boldo ~ Colanuss ~ Condurango ~ Elemi ~ Eucalyptus ~ Galgant ~ Guggul ~ Hexenkraut ~ Iris/ Schwertlilie ~ Jasmin ~ Kalmus ~ Kampfer ~ Klette ~ Lotus ~ Mädesüß ~Meersalz ~ Melisse ~ Myrrhe ~ Pfingstrose ~ Safran ~ Salomonsiegel ~ Sandelholz Weiß ~ Schafgarbe ~ Styrax ~ Sumpfporst ~ Traumkraut ~ Weide ~ Ysop

Der Merkur

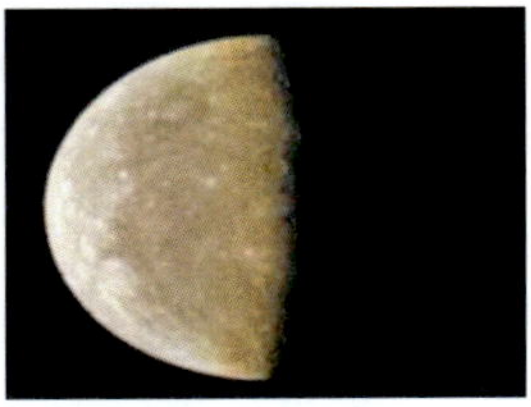

Merkur ist der kleinste und schnellste Planet unseres Sonnensystems. Er ist nur kurz vor Sonnenaufgang und kurz nach Sonnenuntergang zu sehen. Merkur verkörpert die Botschaften zwischen den Göttern und den Menschen. Dabei stehen ihm die Logik, der Intellekt, die Vernunft und der Verstand beiseite. Kommunikation und Austausch, alles Verändernde und Überschreitungen von Grenzen symbolisiert er. Er fördert unsere Fähigkeiten zu unterscheiden und tritt als Vermittler bei Geschäften auf. Der Merkur wirkt auf den feinstofflichen Bereich des Nervensystems, der Hormone und des Stoffwechsels. Der Erzengel Gabriel wird ihm zugeordnet, sowie die Götter Anubis, Hermes, Merkur und Thoth.

Alant ~ Andorn ~ Bärentraube ~ Basilikum ~ Diptam ~ Dost/ Oregano ~ Eibisch ~ Galanga ~ Guajak ~ Jambul ~ Lavendel ~ Majoran ~ Mandelbaum ~ Minze ~ Mönchspfeffer ~ Myrte ~ Petersilie ~ Sandarak ~ Sellerie ~ Steinklee ~ Tulsi ~ Wegwarte ~ Yerba Santa

Die Venus

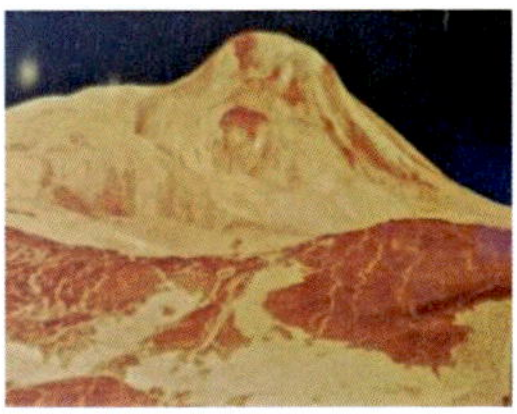

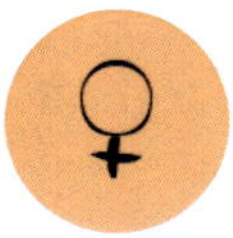

Venus ist der drittkleinste Planet des Sonnensystems. Am Sternenhimmel ist er, nach dem Mond, der hellste natürliche Stern. Morgens und abends ist die Venus am besten zu beobachten, daher stammen ihre poetischen Namen wie Morgenstern und Abendstern. Der Planet verkörpert die Liebe. Sinnlichkeit und Erotik lassen zwischenmenschliche Beziehungen zusammenschmelzen. Die Venus lässt uns alles Schöne betrachten. So schön und hell, wie die Venus am Himmel zu erkennen ist, will sie uns zeigen, wie anregend und sinnlich es sein kann, wenn wir die Erotik mit offenen Armen empfangen. Ein Sternentanz für unser Selbstbewusstsein. Die Venus wirkt auf den feinstofflichen Bereich der Nieren, Drüsen und Venen. Der Erzengel Uriel wird der Venus zugeordnet, sowie die Göttinnen Aphrodite, Astarte, Freya und Venus.

Ahorn ~ Apfel ~ Aprikose ~ Beifuß ~Damiana ~ Eisenkraut ~ Flieder ~ Frauenmantel ~ Hanf ~ Heidekraut ~ Himbeere ~ Kardamon ~Kirsche ~ Kornblume ~Linde ~ Moschus ~ Muira Puama ~ Opoponax ~ Perubalsam ~ Rhododendron ~ Rose ~ Sandelholz Rot ~ Storax ~ Süßgras/ Sweetgras/ Mariengras ~ Süßholz ~ Thymian ~ Tolubalsam ~ Tonkabaum ~ Veilchen ~ Vetiver ~ Waldmeister ~ Zimt ~ Zitronengras

Der Mars

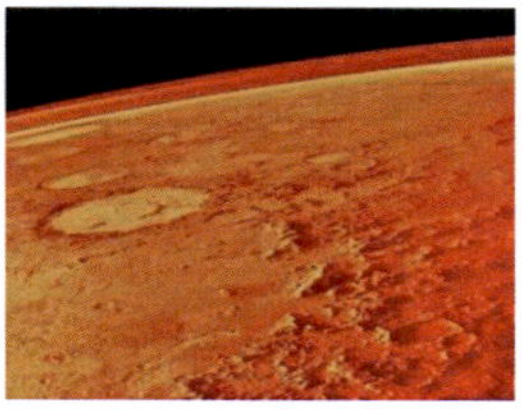

Mars ist der äußere Nachbar der Erde. Durch seine orange-rote Farbe erhielt er einst den Namen „Roter Planet". Die Farbe Rot steht für Energie und diese wird zahlreich verbraucht in Kriegen und Auseinandersetzungen, aber auch beim Verteidigen. Mars zeigt uns, dass wir die Herausforderungen des Lebens annehmen sollen. Mit Willenskraft und Motivation können wir schwerwiegende Hindernisse aus unserem Leben räumen. Er zeigt uns die Fähigkeiten, Konfrontationen nicht zu umgehen, sondern sie mit Selbstbewusstsein, Ruhe und Klarheit aufzulösen. Somit reinigt er wichtige Situationen und löst sie auf. Mars stärkt den energetischen Bereich des Blutes und des Immunsystems, er regt zudem die Galle an. Der Erzengel Chamuel wird dem Mars zugeordnet, sowie die Götter Ares und Mars.

Brennnessel ~ Costus ~ Drachenblut ~ Gewürznelke ~ Hopfen ~ Ingwer ~ Kiefer/ Pinie/ Fichte ~ Koriander ~ Lapacho ~ Maidal ~Mariendistel ~ Mekkabalsam ~ Pfeffer ~ Piment ~Quassia ~ Rose ~ Salbaum ~ Tabak ~ Tanne ~ Zeder

Der Jupiter

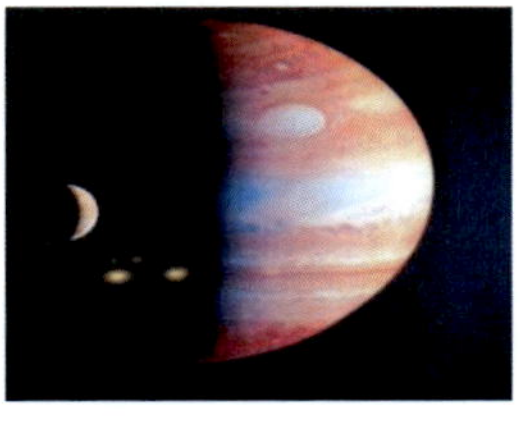

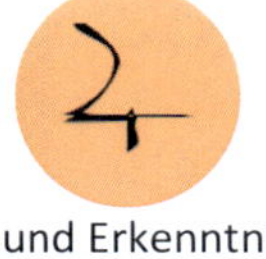

Jupiter ist der größte Planet im Sonnensystem. Sein majestätisches, goldgelb ausstrahlendes Licht verhalf ihm einst in Babylonien zu dem Namen Königsstern. Er steht für Veränderungen und Erkenntnisse im Vorwärtsschreiten des Lebensweges. Durch positives Denken und durch den Glauben erreichen wir hochgesteckte Ziele. Er hilft bei Veränderungen, um eine bessere Zukunft zu erleben. Mut, um Verantwortung zu übernehmen, ist ebenfalls mit dem Jupiter zu erlernen. Mit der stärksten Kraft, dem Urvertrauen, hilft er uns das Leben für eine bessere Zukunft zu ermöglichen. Daraus wachsen wir, werden reifer und weiser. Der Jupiter wirkt besonders auf den feinstofflichen Bereich der Leber und des Bindegewebes. Der Erzengel Raphael wird ihm zugeordnet, sowie die Götter Jupiter, Thor und Zeus.

Birke ~ Copaivabalsam ~ Dammar ~ Eberesche ~ Eiche ~ Esche ~ Galbanum ~ Gingko ~ Habichtskraut ~ Hamamelis ~ Hasel ~ Labkraut ~ Löwenzahn ~ Mastix ~ Mistel ~ Muskat ~ Pappel ~ Rosskastanie ~ Schöllkraut ~ Walnuss ~ Weinraute

Der Saturn

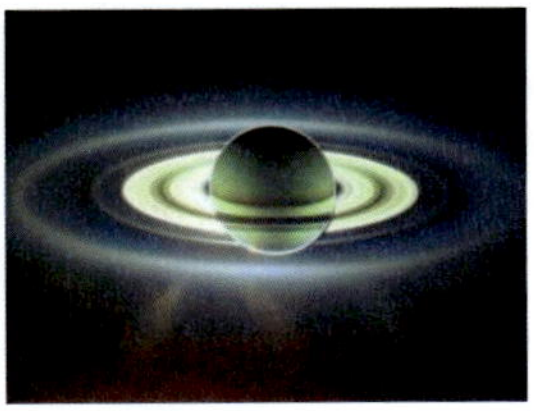

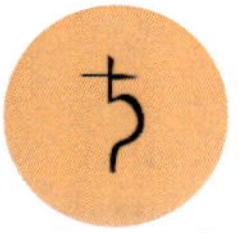

Saturn ist mit bloßem Auge erkennbar. Seine Besonderheit sind seine Ringe. Wobei er auch von den Sumerern den Namen „Stern der Sonne" erhielt. Im alten Ägypten symbolisierte er die Gottheit Horus, den Himmelsstier. Saturn sorgt für Ordnung und Maß. Er setzt Regeln und Gesetze, verlangt Disziplin. Dies alles gibt uns ein Stück Sicherheit im Alltag. Der Saturn steht aber auch für die dunkle Seite des Lebens: Krankheiten, Sorgen, Depressionen und Ängste, bis hin zum Tod. Transformationen unseres Geistes erbringen Initiationen. Die Sichtung der „anderen Welt", mag es durch schamanisches Reisen oder durch Nahtoderfahrungen geschehen, gibt uns Erkenntnisse über die Mysterien des Lebens. Es löst in uns Angst aus, in der Unendlichkeit gefangen zu sein. Wer mithilfe des Saturns durch diesen Tunnel geht, gelangt zurück zu den Wurzeln des Menschen und begreift das Unfassbare des Daseins, das Schicksal der Menschen und erkennt am Ende das wundervolles Licht im Herzen. Saturn wirkt besonders auf den feinstofflichen Bereich der Milz und die Energetik der Knochen und Gelenke. Der Erzengel Zadkiel wird dem Planeten Saturn zugeordnet, sowie die Götter Kronus, Saturn und die Göttinnen Kali und Rhea.

Ackerschachtelhalm ~ Alraune ~ Asant ~ Bärlapp ~ Bärenwurzel/ Osha Root ~ Beinwell ~ Betelnuss ~ Bilsenkraut ~ Buche ~ Buchsbaum ~ Eibe ~ Eichenmoos ~ Erdrauch ~Farn ~ Holunder ~ Lärche ~Lebensbaum/ Thuja ~ Mohn ~ Nieswurz ~ Quebracho ~ Quecke ~ Sadebaum ~ Salbei ~ Sanddorn ~ Stechapfel ~ Tollkirsche ~ Ulme ~ Wermut ~ Zypresse

DIE ELEMENTE

Feuer, Wasser, Erde und Luft – das sind die vier Elemente, die uns durch das Leben begleiten. In der chinesischen Kultur werden auch noch Metall und Holz hinzugezählt. Mit diesen Elementen kommen wir noch vor unserer Geburt in Kontakt und der Kreislauf schließt sich wieder beim Tod, beim Verlassen unseres Körpers. Sie repräsentieren unser gesamtes Dasein in der hiesigen Welt wie auch im überirdischen Dasein und sind die Grundbausteine unserer Evolution. In frühen Zeiten bewirkten die Elemente Zerstörung, aber auch Neubildung von ganzen Kontinenten. Die vier Elemente bilden das Ganze und das Ganze spiegelt sich wiederum in den einzelnen Elementen wider.

Johann Wolfgang von Goethe (1749 – 1832) aus „Faust":

Wer sie nicht kennte,
die Elemente,
ihre Kraft
und Eigenschaft,
wäre kein Meister
über die Geister.

Das Erdelement

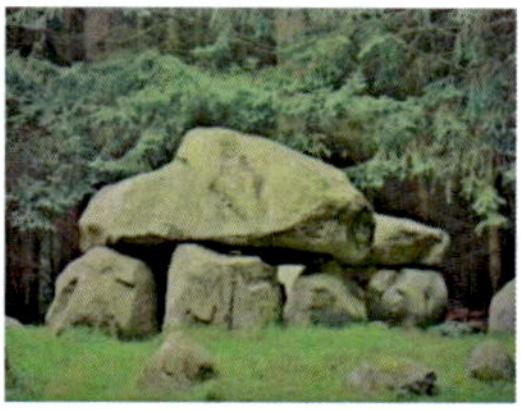

Das Element Erde ist die direkte Verbindung zum ganzen Universum. Den Kontakt, den wir mit unseren Füßen auf ihr haben, verbindet uns mit der ganzen Welt. Unser Dasein wird davon bestimmt, wie wir uns auf unserer Erde einrichten. Es werden ihr die Farben Orange, Grün, Braun bis Schwarz zugeordnet, sowie die gesamte Natur mit ihren Steinen, Metallen und Mineralien. Die Erde symbolisiert die Fruchtbarkeit, Körperlichkeit und Geburt und in ihr befindet sich auch der Ursprung unserer Kreativität. Die Himmelsrichtung geht gen Norden.

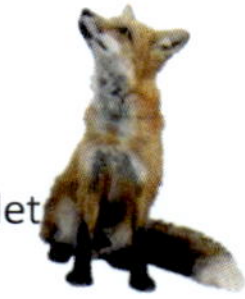

Ackerschachtelhalm ~ Alraune ~ Amber ~ Andorn ~ Bärentraube ~ Bärenwurzel/ Osha Root ~ Beinwell ~ Betelnuss ~ Buchsbaum ~ Condurango ~ Copaivabalsam ~ Eiche ~ Eichenmoos ~ Elemi ~ Erdrauch ~ Farn ~ Ginkgo ~ Lärche ~ Lebensbaum/Thuja Myrrhe ~ Narde ~ Pappel ~ Patchouli ~ Perubalsam ~ Propolis ~ Quebracho ~ Quecke ~ Rosskastanie ~ Salbei ~ Steinklee ~ Süßgras/ Sweetgras/ Mariengras ~ Tanne ~ Tolubalsam ~ Tonkabaum ~ Vetiver ~ Zypresse

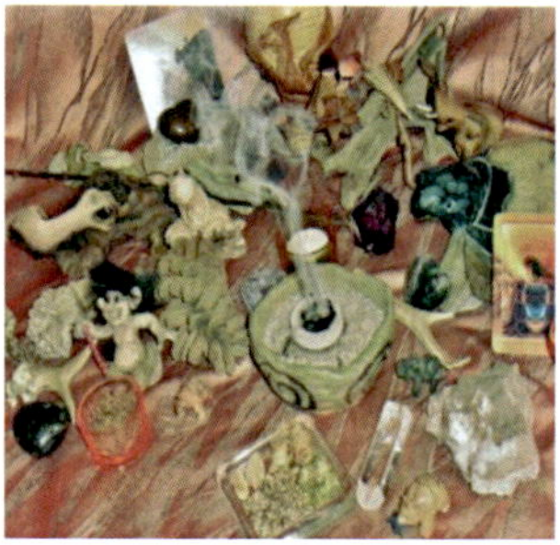

Das Wasserelement

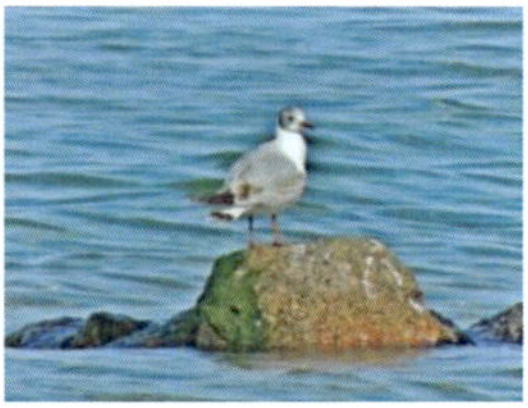

Das Element Wasser sucht sich stetig den Weg des geringsten Widerstandes. Menschen finden ihre Kraft in der Ruhe und diese Ruhe symbolisiert das Wasser. Wasser kann aber auch sehr tief sein, so tief wie des Menschen Gedankengänge, wie tiefe Emotionen, wie tiefe Wahrheiten. Das Wasserelement ist die Grundlage aller Organe. In diesem Element findet sich die Farbe Blau. Das Wasser symbolisiert die Seelenebene und auch unser Unterbewusstsein. Der Mond und das Wasser erscheinen uns manchmal wie Zwillinge. Unsere Intuitionen, Visionen und Träume haben hier ihren Ursprung. Die Himmelsrichtung zeigt gen Westen.

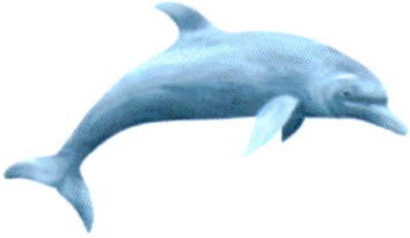

Adlerholz ~ Aloe ~ Apfel ~ Aprikose ~ Bärlapp ~ Baldrian ~ Beifuß ~ Birke ~ Colanuss ~ Costus ~ Diptam ~ Eibe ~ Eibisch ~ Eisenkraut ~ Esche ~ Eucalyptus ~ Flieder ~ Frauenmantel ~ Heidekraut ~ Hexenkraut ~ Himbeere ~ Hopfen ~ Iris/ Schwertlilie ~ Jasmin ~ Kalmus ~ Kamille ~ Kampfer ~ Kardamon ~Kirsche ~ Klette ~ Kornblume ~ Labkraut ~ Lotus ~ Meersalz ~ Melisse ~ Myrte ~ Nieswurz ~ Orange ~ Passionsblume ~ Rose ~ Quassia ~ Rainfarn ~ Sadebaum ~ Salbaum ~ Salomonsiegel ~ Sanddorn ~ Süßholz ~ Styrax ~ Sumpfporst ~ Tollkirsche ~ Traumkraut ~ Tulsi ~ Veilchen ~ Weide ~ Yerba Santa ~ Zistrose/Labdanum

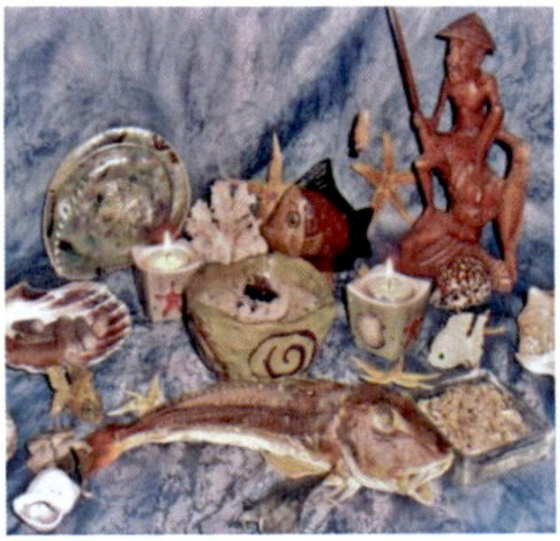

Das Feuerelement

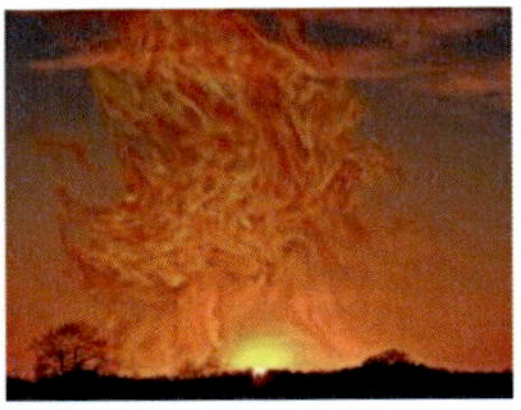

Das Element Feuer symbolisiert die Hitze. Die Menschen brauchen diese Hitze für eine gestärkte Energie. Es ist die Zeit des Frühsommers, in der alles von alleine zu geschehen scheint. Die Pflanzen wachsen schneller unter der hohen Sonneneinstrahlung. Die Stimmung der Menschen wird besser. Das Rot hebt den Energiepegel in uns, gibt uns Kraft mit auf dem Weg. Die langen Abende und der feuerrote Sommerhimmel, der dem Licht Gottes ähnelt, lassen uns lange in der Natur verweilen. Hier finden Transformationen statt. Leidenschaft und Stärke begleiten das Feuer. Die Himmelsrichtung weist gen Süden.

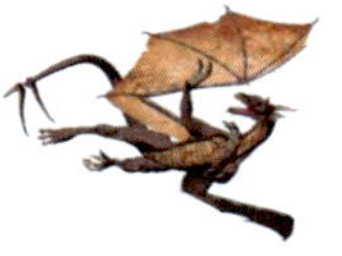

Angelika/ Engelswurz ~ Arnika ~ Asant ~ Basilikum ~ Bernstein ~ Bilsenkraut ~ Boldo ~ Brennnessel ~ Copal ~ Damiana ~ Drachenblut ~ Eberesche ~ Eiche ~ Galbanum ~ Galgant ~Gewürznelke ~ Ginseng ~Guggul/Bdellidum ~ Habichtskraut ~Hamamelis ~ Hanf ~ Ingwer ~ Jambul ~ Johanniskraut ~ Koriander ~ Kurkuma ~ Lapacho ~ Liebstöckel ~Lorbeer ~ Maidal ~ Mariendistel ~Mekkabalsam ~ Mönchspfeffer ~Mohn ~ Muira Puama ~ Opoponax ~Pfeffer ~ Pfingstrose ~ Piment ~ Rhododendron ~ Rosenweihrauch ~ Rosmarin ~ Sandarak ~ Schafgarbe ~ Schöllkraut ~ Sellerie ~ Stechapfel ~ Tabak ~ Tormentill ~ Wacholder ~ Waldmeister ~ Walnuss ~ Weihrauch ~ Weinraute ~ Wermut ~ Ysop ~ Zeder ~ Zimt

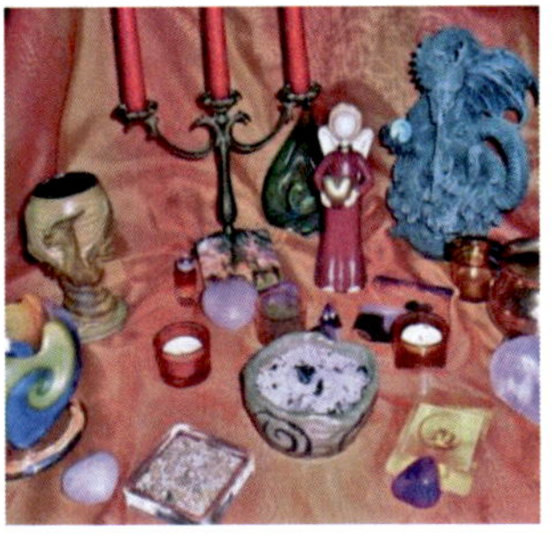

Das Luftelement

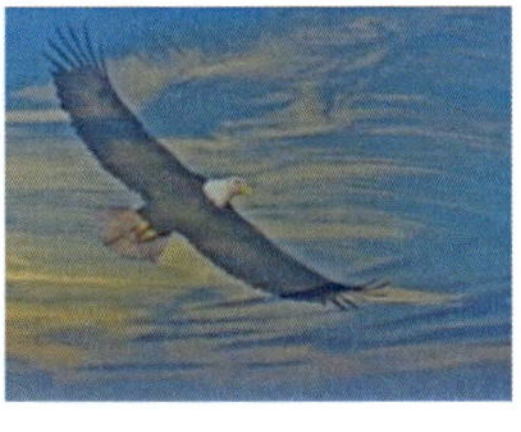

Das Element Luft ermöglicht unser irdisches Dasein. Ohne Sauerstoff gibt es kein Leben, ohne Leben keinen Sauerstoff. Mithilfe der Luft können wir unsere Gedanken reinigen. Aber sie fegt auch alles Alte von uns weg, gibt Frische und setzt herrliche Düfte frei. Luft zeigt aber auch ihre zerstörerische Kraft, indem sie Wirbelstürme und Hurrikane auf der Erde entstehen lässt. Gäbe es den Wind nicht, würde alles stocken, sich stauen und schlechte Gerüche und Energien würden sich verfestigen. Die Farbe Gelb wird diesem Element zugeordnet. Luft steht auch für „Flügel“ und Fliegen, somit für Engel und vor allem die Freiheit. Freiheit im Leben, im Dasein, in den Gedankengängen. Die Himmelsrichtung geht gen Osten.

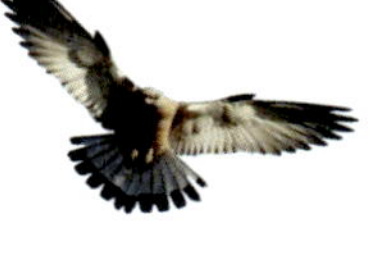

Ahorn ~ Akazie ~ Alant ~ Anis/ Sternanis ~ Benzoe ~ Buche ~Dammar ~ Dost/ Oregano ~ Galanga ~ Guajak/ Palo Santo ~ Hasel ~ Holunder ~ Fichte/ Pinie/ Kiefer ~ Burgunderharz ~ Lavendel ~ Linde ~ Löwenzahn ~ Mädesüß ~ Majoran ~ Mandelbaum ~ Mastix ~ Minze ~ Mistel ~ Moschus ~ Muskat ~ Petersilie ~ Safran ~ Sandelholz ~ Storax ~ Tausendgüldenkraut ~ Thymian ~ Ulme ~ Wegwarte ~ Zitronengras

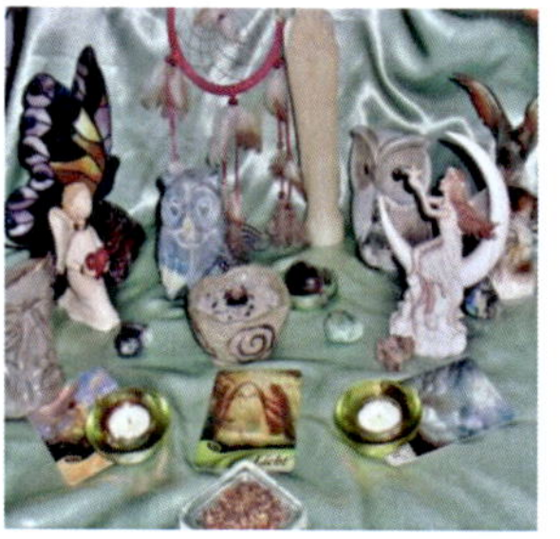

DIE GÖTTER & GÖTTINNEN

Seid Tausenden Jahren lebten die Menschen mit Göttern zusammen. Sie wurden verehrt, geachtet, aber auch gefürchtet. Man sprach Gebete zu ihnen, um eine volle Ernte erhoffen zu dürfen. Opfergaben waren oft Obst, Tiere, Pflanzen und sogar Menschen. Durch diese Opfergaben erhoffte man, mit den Göttern Frieden schließen zu können. Es gab viele Traditionen des Götterkults. Jede Völkergruppe hatte ihre eigenen Götter, deren Kräfte oftmals für die gleiche Sache eingesetzt wurden. So entstanden auch viele Götternamen. Die Fruchtbarkeitsgötter wurden zum Beispiel als „Mutter Natur" bezeichnet. Sie sorgten für den Nachwuchs und für reiche Ernten. Die Waldgötter behüteten die Pflanzen und Tiere auf der Erde. Die Wassergötter herrschten über die Pflanzen und Tiere im Wasser. Die Liebesgötter waren für einen atemberaubenden Anblick zuständig und für die Kunst des Verführens. Ehegötter waren oftmals unfreiwillig mit ihrem Partner verheiratet. Trotz allem sorgten sie für Nachwuchs, den der Gatte so reichlich zeugte. Dann gab es auch Götter, die für die Schicksale der anderen verantwortlich waren. Sie weissagten die Zukunft und vollendeten so manch ein Leben. Es gab auch hier schon duale Komponenten zu entdecken. Die für gut eingestuften Götter halfen oft in der Not. Sie begleiteten Helden in ihren Kämpfen, sorgten für Gerechtigkeit im Streit, vertrieben Hungersnöte und brachten nach sich sehnende Menschen zueinander. Die bösen Götter dagegen konnten ganz schön fuchtig werden. Sie ließen Kriege entflammen, Missernten niedergehen und verleiteten Menschen, böse Dinge zu tun. Die Dualität lebt, und mit ihr die Entscheidung eines jeden, wohin er gehört.

Wenn Sie in Ihren Räucherungen den einen oder anderen Gott hinzuziehen möchten, finden Sie hier eine Liste der bekanntesten Götter und Göttinnen. Die hier aufgeführten Götter entstammen verschiedenen Kulturen, einige der griechischen, römischen, nordischen, ägyptischen oder keltischen Mythologie. Aber Sie finden auch Götter aus dem Reich der Inka, Maya und Azteken. Ihnen allen sind bestimmte Pflanzen zugeordnet. Möchten Sie eine Liebesräucherung vollziehen, so schauen Sie zum Beispiel nach Aphrodite und Venus. Sie finden im Folgenden eine Kurzform der Beschreibung des jeweiligen Gottes und die dazugehörigen Pflanzen. Suchen Sie sich davon welche aus und geben Sie sie in Ihrer Mischung hinzu. Rufen Sie beim Räuchern die Göttinnen an und sie werden Ihnen unterstützend helfen. Ebenso können Sie bei Naturräucherungen, Fruchtbarkeitsritualen und vielen anderen Räucherungen verfahren. Vertrauen Sie! Auch wenn die Götter heute etwas ihres Glanzes verloren haben, so ist ihre Macht dennoch existent.

Achilles

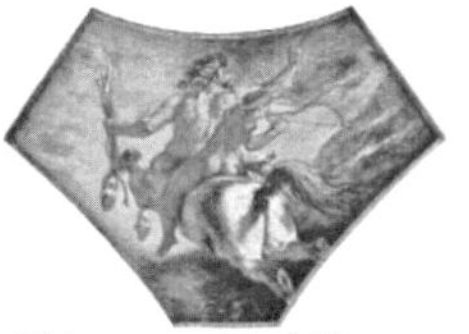

Chiron und Achilles, Eugène Delacroix (1798-1863)

Sohn der Meeresnymphe Thelis (Thetis) und des Königs Heleus. Wichtigster griechischer Held/Krieger im Kampf um Troja. Thelis tauchte Achilles in den Fluss Styx und machte ihn so unverwundbar. Nur an die Ferse, an der sie ihn hielt, dachte sie nicht und somit blieb er an dieser Stelle verwundbar. Der Centaur Chiron war sein Lehrer.
Schafgarbe

Aesculap - Äskulap - Asklepios

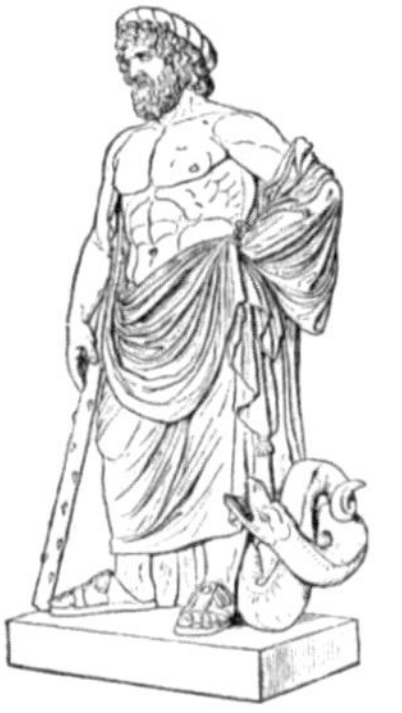

Aesculap

Gott der Heilkunst. Sohn von Apoll und Koronis. Der bekannte Äskulapstab mit Schlange ist heute noch ein Symbol der Medizin. Er holte auch Verstorbene ins Leben zurück. Besonders bei Heilungsritualen wird er angerufen.
Lorbeer ~ Mönchspfeffer

Adonis

Vegetationsgott. Sohn des Phoinix und der Alphesiboia. Er wurde von der Aphrodite geliebt. Er ist ein Sinnbild von der Schönheit, von Werden und Vergehen in der Natur.
Myrrhe ~ Heidekraut ~ Rose

Aino

Finnische Göttin, die die Einzigartige genannt wird.
Birke ~ Weide

Althea - Althaia - Althäa

Der Name Althea ist angelehnt an das griechische Wort „althos", das „heilen" bedeutet. Tochter des Thestios und Mutter des Meleagros. Sie ist eine tragische Figur, die, nachdem Meleagros ihre Brüder ersschlagen hatte, den Tod ihres Sohnes herbeiführte.
Eibisch

Amor - Cupidus - Eros

Gott der Liebe. Amor ist der Sohn der Venus und des Mars. Amor soll seine Mutter versehentlich mit einem Pfeil getroffen haben, worauf Venus sich in Adonis verliebte.
Lorbeer ~ Mönchspfeffer ~ Rose ~ Safran ~ Sellerie ~ Zypresse

Andraste - Adrasta

Keltische Siegesgöttin. Sie ist die Göttin des Krieges, der Schlacht und der Siege.
Linde~ Weide

Angerona

Schutzgottheit. Göttin der klugen Verschwiegenheit und der Wintersonnenwende.
Passionsblume

Anuket - Anukis

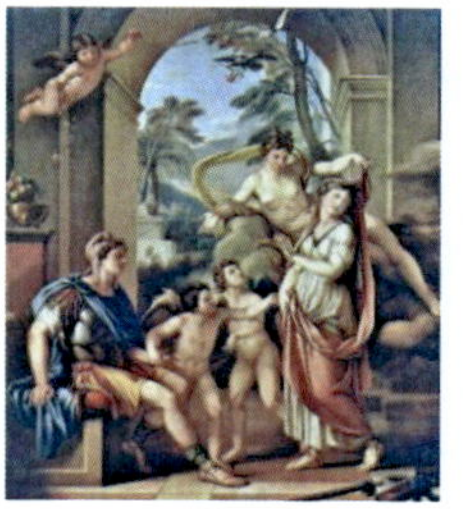

Aphrodite, Paris, Gavin Hamilton (1723-1798)

Nubische Göttin, Tochter von Chnum und Satet. Die göttliche Familie bildete die Göttertriade von Elephantine. Die Triade war für die Nilschwemme verantwortlich. Anuket kann in Gestalt ihres heiligen Tieres, einer Gazelle, auftreten.
Linde

Aphrodite - Venus

Göttin der Liebe, der Schönheit, der Anmut und der sinnlichen Begierde. Aber auch des Wohlstandes und des Luxus. Sie kann glückliche Liebe geben, aber auch Hassliebe, blinde Wut und Eifersucht. Sie ist zuständig für die himmlische, sinnliche Liebe. Viele Hexen haben bisher ihre Macht unterschätzt. Gerufen wird sie bei Reinigungs- und Liebesritualen.
Aloe ~ Alraune ~ Angelika ~ Apfel ~ Aprikose ~ Baldrian ~ Benzoe ~ Diptam ~ Eibisch ~ Eisenkraut ~ Frauenmantel ~ Hanf ~ Heidekraut ~ Holunder ~ Iris ~ Kiefer ~ Kirsche ~ Koriander ~ Linde ~ Majoran ~ Minze ~ Mistel ~ Mohn ~ Myrte ~ Rose ~ Rosmarin ~ Schafgarbe ~ Süßholz ~ Thymian ~ Veilchen ~ Weihrauch ~ Zeder ~ Zimt ~ Zistrose ~ Zypresse

Apollo - Apollon - Apoll

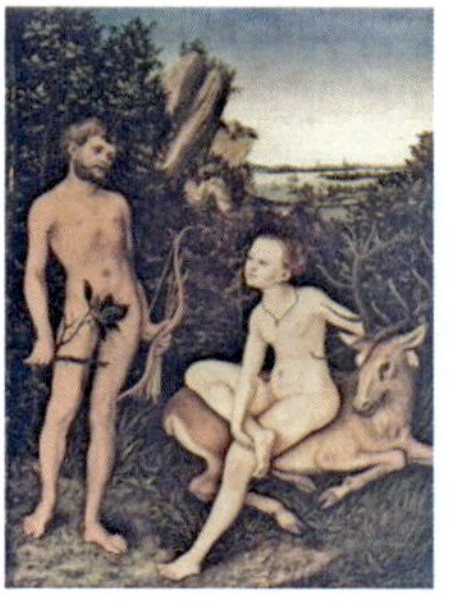

Apollon und Diana
Lucas Cranach
(1472-1553)

Gott des Bogenschießens, des Todes und des Lichtes. Auch Gott des Frühlings, der sittlichen Reinheit und der Künste. Apollo ist Sohn von Zeus und der Leto. Zwillingsbruder der Diana. Schutzherr der Dichter und Wahrsager. Er war einst ein Schamanengott und kann heilen; ist gleichgesetzt mit dem Sonnengott Phoebus. Bei Wahrsagung, Dichtkunst, Erfolgszaubern und Heilritualen wird er angerufen. Aber Vorsicht: Apollo hat auch dunkle Seiten, die Verderben und den Tod mit sich bringen können.
Anis ~ Apfel ~ Bilsenkraut ~ Eibe ~ Lebensbaum ~ Lorbeer ~ Mistel ~ Orange ~ Pfingstrose ~ Rosmarin ~ Weihrauch ~ Zypresse

Aradia - Herodius

Göttin des Altars. Aradia wurde durch die Kräfte von Sonne und Mond erschaffen und in einem sterblichen Körper auf die Erde geschickt, um Magie und den Umgang mit Heilkräutern und Giften zu lehren. So lehrte sie ebenfalls die Elemente zu beherrschen. Nach ihrem Tod wurde sie zur Göttin, die den Schwachen und Unterdrückten hilft. Man ruft sie an, um einen Zauber zu stärken und um sich zu verteidigen.
Baldrian ~ Eisenkraut ~ Kalmus ~ Weide ~ Weinraute ~ Ysop

Ares - Mars

Gott des Krieges, der Auseinandersetzungen und der Schlachten. Sohn von Zeus und Hera. Ungeliebter Gott, denn er widmete sich nur dem Streit, der Furcht und dem Grauen. Geliebter der Aphrodite. Ares wird gerufen, um Auseinandersetzungen zu gewinnen, aber auch für den Sieg beim Sport und Streit und um in die Männlichkeit zu kommen.

Ahorn ~ Aloe ~ Baldrian ~ Eisenkraut ~ Esche ~ Löwenzahn ~ Moschus ~ Pfeffer ~ Thymian ~ Veilchen

König Arthur - Artus

Sagenhafter, mythischer König. Halbbruder von Morgan le Faye.
Apfel

Artemis - Diana

Göttin der Jagd, der freien Natur, des Waldes und der Wildnis. Aber auch des Wachstums, der Jungfräulichkeit, Fruchtbarkeit und Geburt. Später Mond- und Nachtgöttin. Tochter von Zeus und der Leto. Schwester des Apollos. Sie wird angerufen, wenn es um Liebes- und Fruchtbarkeitsrituale geht, ebenso wie bei Natur- und Heilungsmagie, Schutz- und Mondritualen.
Akazie ~ Alraune ~ Apfel ~ Beifuß ~ Birke ~ Buche ~ Diptam ~ Eibe ~ Eiche ~ Farn ~ Hasel ~ Jasmin ~ Kalmus ~ Kiefer ~ Kirsche ~ Melisse ~ Mistel ~ Mönchspfeffer ~ Myrte ~ Safran ~ Tanne ~ Thymian ~ Weide ~ Weinraute ~ Wermut ~ Zeder ~ Zypresse

Astarte - Astoret - Inanna - Ishtar - Ischtar

Göttin der Krieger, der Fruchtbarkeit und der Huren. Sie wird angerufen, wenn Abenteuer anstehen, man auf Entdeckungsreise gehen will, aber vor allem, wenn die Reise in die Unterwelt führen soll. Auch, wenn es um die freie Liebe geht und um Selbstliebe. Sie kennt das Höchste wie auch das Tiefste, denn sie betrat die Unterwelt nackt und wurde getötet. Nach ihrer Auferstehung war sie noch willensstärker und lustvoller. Sie verkörperte nun die Leidenschaft des Lebens in jedem Augenblick.
Akazie ~ Apfel ~ Kiefer ~ Myrte ~ Safran ~ Wacholder ~ Zypresse

Astraia - Astraea - Dike

Sternengöttin, sie steht für die vergeltende und strafende Gerechtigkeit. Tochter des Zeus und der Themis. Sie war eine der drei Horen, verließ die Erde und wurde zum Sternbild Jungfrau.
Sanddorn

Athene - Athena - Minerva

Göttin der Weisheit, des Verstandes, sowie des Krieges, des Friedens, der Helden und der Künste. Tochter des Zeus und der Metis. Sie wird angerufen, wenn Mut, Stärke, Klugheit und Geschick gebraucht werden, aber auch Besonnenheit.
Apfel~ Eiche ~ Mariendistel ~ Zypresse

Atropos

Sie ist die „Unabwendbare“, die Schicksalsgöttin. Atropos schneidet am Ende eines jeden Lebens den Lebensfaden durch. Sie entscheidet, auf welche Art und Weise der Tod eines Menschen eintritt.
Tollkirsche

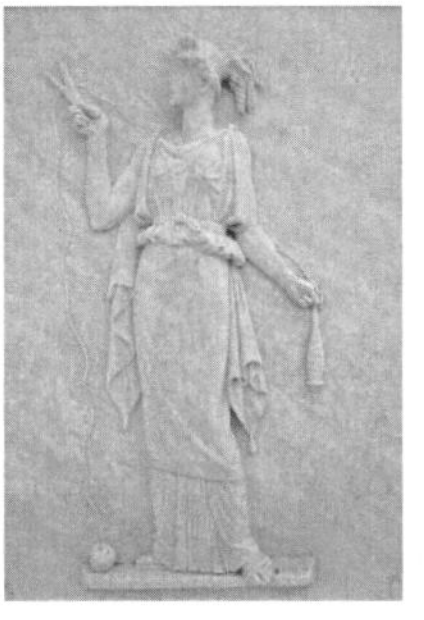

Atropos
Tom Oates

Attis - Atys
Attis bedeutet „schöner Knabe“. Er ist der Sohn der Flussnymphe Nana und Symbol der Trauer um die Verstorbenen.
Kiefer ~ Mandelbaum

Aurora - Eos
Göttin der Morgenröte. Sie ist die Schwester vom Sonnengott Sol und der Mondgöttin Luna. Sie bringt den Menschen das Licht.
Rose

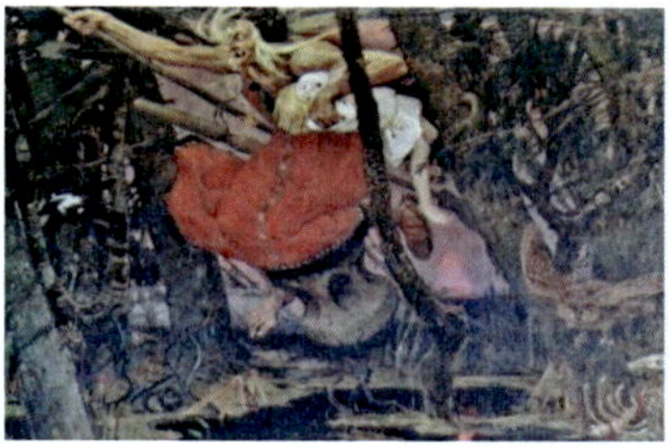

Baba Yaga
Viktor Wasnezow

Baba Yaga - Baba Jaga
Gilt als Waldfrau, Hexe, Krautfrau mit Zauberkräften und auch als Totengöttin, die die Verstorbenen in die Nachwelt begleitet.
Löwenzahn

Baldur - Balder
Gott der Reinheit, Schönheit, des Lichtes und der Gerechtigkeit. Auch Sonnengott. Er ist Sohn von Odin und Frigg. Zur Anrufung bei Liebesritualen und auch dort, wo Güte einfließen soll.
Baldrian ~ Bilsenkraut ~ Johanniskraut ~ Kamille

Baal - Bel - Beal
Wetter- und Fruchtbarkeitsgott. Er verkörpert Sexualität, die Fruchtbarkeit und das Leben an sich. Symbol ist der Stier und die Schlange, die sich wie die Natur immer wieder erneuert.
Bilsenkraut ~ Weihrauch

Belenos - Belenus
Gott der Hirten, Heil- und Quellgottheit. Man bringt ihn mit dem Fest des reinigenden Feuers in Verbindung (1. Mai/Belthaine)
Bilsenkraut ~ Weide

Belili
Ahnengöttin. Sie sorgt für das Wissen der Menschen, aber auch für das Wachstum der Früchte auf dem Ackerland. Sie wird angerufen bei Fruchtbarkeitsritualen und Wahrsagungen.
Weide

Belisama
Göttin des Lichts und des Feuers. Hüterin des Handwerks und der Künste. „Die Allerglänzendste“. Partnerin des Belenus.
Mistel

Bellona
Kriegsgöttin. Bellona galt als Schwester, Tochter und sogar Ehefrau des Kriegsgottes Ares/Mars. Mit ihm zusammen zog sie in die Schlacht.
Tollkirsche

Bendis
Göttin der Jagd, der Familie und des Geschlechts. Siehe auch Artemis.
Petersilie

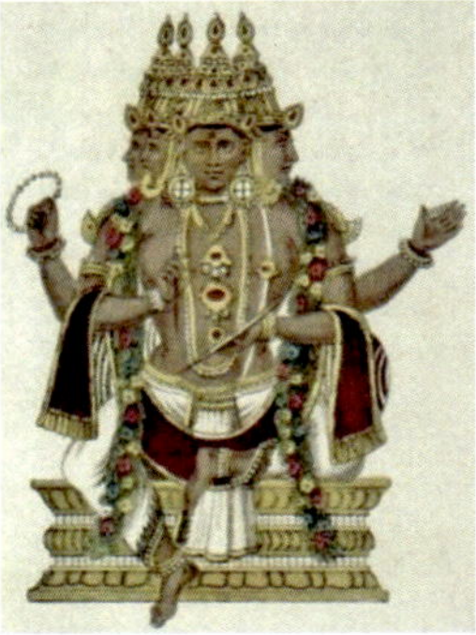

Brahma,
R. Ackermann
(1820)

Berchta
„Die Glänzende", war eine himmlische sonnen- und regenspendende Wolkenfrau. Siehe auch Hulda/Frau Holle.
Holunder

Blodeuwedd
Unersättliche Erdgöttin. Ihr Name ist mit Treuebruch und Verrat verbunden. Sie wurde erschaffen aus Eiche, Ginster und Mädesüß.
Eiche ~ Mädesüß

Brahma
Gott der Schöpfung. Leiter des Schicksals, Lehrer der Götter, Regierer und Herr der Welt. Zur Anrufung von Zukunftsorakeln.
Lotus ~ Salbaum

Brigid - Brigidh - Brigit - Brigith
Göttin des Frühlings und Beschützerin der Herde. Göttin des Feuers, der Schmiede, der Dichter, der Inspiration, der Weissagung und der Heilkünste. Tochter von Dagda und Morrigan. Anrufung, wenn Energie, Leidenschaft, Klarheit, Beistand und Motivation fehlen.
Arnika; Beifuß; Eberesche; Eisenkraut; Frauenmantel; Hanf; Hasel; Minze; Rose; Rosskastanie; Sanikel; Stechapfel ~ Veilchen

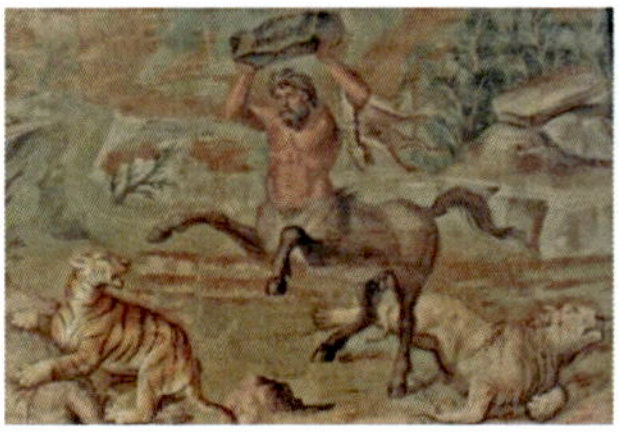

Centauren, unbekannt
(118-138 n.Chr.)

Brigantia - Bricta
Göttin der Berge und Gewässer. Schlacht- und Siegesgöttin.
Eberesche

Carmenta
Göttin der Weissagung und der Geburt. Schicksalsgöttin, die das Geschick der Neugeborenen weissagt.
Kampfer

Centauren - Zentauren - Kentauren
Wesen mit menschlichen Oberkörper und Pferdeleibern. Es gab zwei Klassifizierungen, wobei die Zentauren Chiron und Pholos zu den gutmütigen und menschenfreundlichen

gehörten. Die anderen waren wie Dämonen, die lärmend, streitsüchtig, trunken, wild und gesetzlos dahinlebten.
Kornblume ~ Tausendgüldenkraut

Ceres - Demeter

Göttin der Erde/Ackerbaus, der Fruchtbarkeit, des Todes und Muttergöttin. Göttin der Dreifaltigkeit (Jungfrau/Mutter/alte Frau). Tochter von Kronos und Rhea. Anrufung bei Fehlen von Lebensfreude, Wohlstand, Fröhlichkeit, Fruchtbarkeit, Licht, Gefühlen und Emotionen.
Apfel ~ Buchsbaum ~ Heidekraut ~ Kirsche ~ Lorbeer ~ Mönchspfeffer ~ Minze ~ Mohn ~ Myrrhe ~ Quecke ~ Rose ~ Walnuss ~ Weide

Cerridwen - Keridwen

Fruchtbarkeitsgöttin. Auch dreifaltige Göttin, als Jungfrau, Mutter und weise Alte. Sie wird angerufen bei Mondritualen, bei allem, was mit Tod- und Wiedergeburt zu tun hat, wenn Inspiration fehlt. Sie hilft beim Loslassen alles Alten und hilft, Neues zu erwecken.
Arnika ~ Baldrian ~ Bilsenkraut ~ Eiche ~ Eisenkraut ~ Hopfen ~ Lorbeer ~ Rosmarin ~ *Rosskastanie ~ Salbei ~ Thymian ~ Weide*

Cernunnos - Cernenus - Karnonos - Herne

Gott der Natur und Fruchtbarkeit. Hirsch- oder Geweihgott. Herr der Tiere. Er ist Lichtbringer und fördert Lebenskraft und Fruchtbarkeit und steht für die Freiheit in der wilden Natur.
Asant ~ Bärentraube ~ Eiche ~ Kirsche ~ Lorbeer ~ Orange ~ Sellerie

Chasca

Göttin der Dämmerung, der Blumen und des Zwielichts. Sie beschützt vor allem die jungen Mädchen.
Melisse

Chariten

Göttinnen der Anmut. Die drei Grazien heißen Euphrosyne („Frohsinn"), Thalia (auch Thaleia, „Blühendes Glück") und Aglaia („Glanz")
Storax ~ Styrax

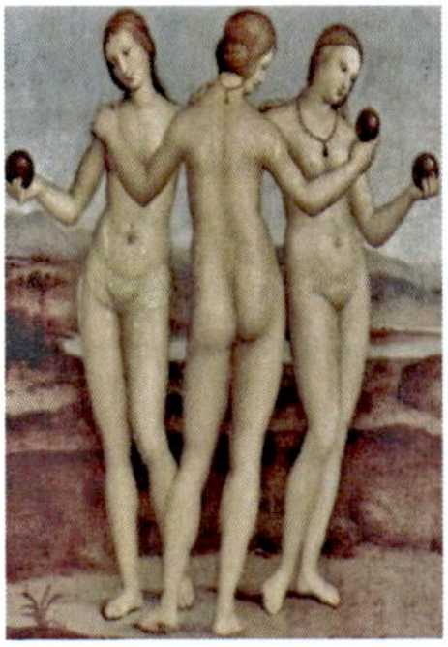

Chariten
Raffael
(1483-1520)

Christus

Sohn Gottes, der Messias. Anrufung bei allen Gebeten, besonders bei Heilritualen.
Apfel

Chthonios

Beiname mächtiger Gottheiten unter der Erde. In ihrem Bereich liegen die Gräber der Verstorbenen, aber sie sind auch die Hüter der Saat der Fruchtbarkeit.
Storax ~ Styrax

Circe - Kirke

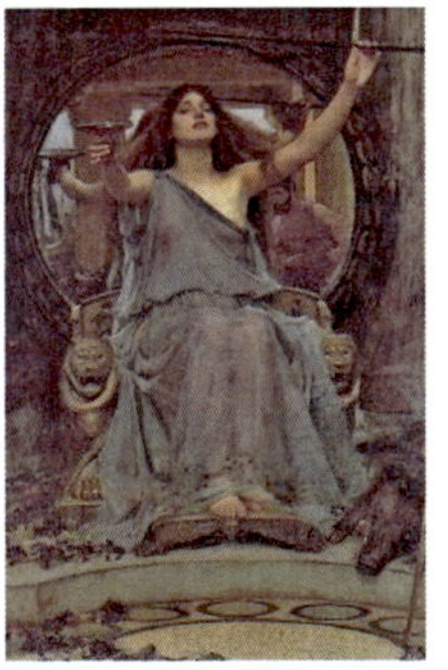

Circe gibt den Becher Odysseus, John William Waterhouse

Zauberin, Tochter von Helios und der Nymphe Perse. Circe galt auch als Tochter der Sonne und als Enkeltochter des Meeres. Somit vereinte sie Wasser und Feuerenergien, was ihr eine unheimliche Stärke verlieh. Anrufung bei Verwandlungen, bei Liebeszauber und Schutzzauber.
Alraune ~ Bilsenkraut ~ Hexenkraut ~ Tollkirsche

Coatlicue - Cihuacoatl

Erdgöttin, die über Leben, Finsternis und Tod herrscht. Fruchtbarkeitsgöttin, Schöpfungsgöttin und Schlangengöttin.

Anrufung bei allem, was mit Tod- und Wiedergeburt, mit Leid und Schmerz zu tun hat, aber auch bei Erdritualen.
Mariendistel

Core - Kore

Jungfrau und Frühlingsgöttin, Tochter von Zeus und Demeter. Anrufung, wenn etwas neu beginnen soll. Seele der Mutter Erde.
Quecke

Cunda - Yoni - Kali - Shakti

Matriarchalische Liebesgöttin, die die hohe heilige Liebe praktiziert, Liebeslehrerin. Anrufung bei Liebesritualen, wenn lebensspendende Kraft des Universums gebraucht wird, aber auch bei Kundalini, bei Tantra, wenn göttliche Energien fließen soll.
Erdrauchkraut ~ Muskat ~ Storax ~ Styrax

Cybele - Kybele - Rhea

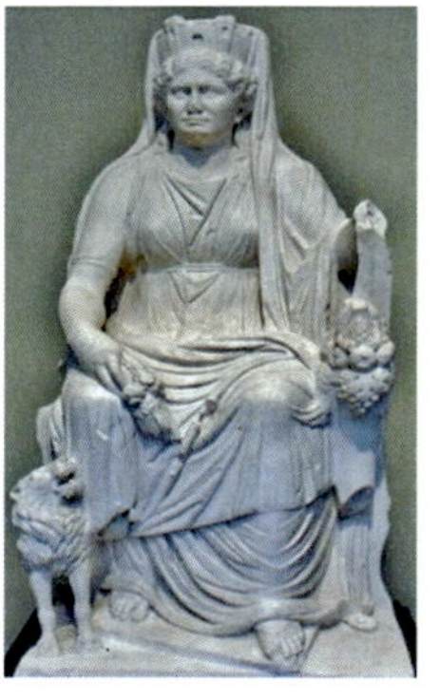

Cybele

„Die große Mutter", Natur- und Kulturgöttin, Tochter des Himmels und der Erde. Mutter der olympischen Götter. Anrufung bei Fruchtbarkeits- und Naturritualen.
Buchsbaum ~ Eiche ~ Kamille ~ Kiefer ~ Mohn ~ Myrrhe ~ Sadebaum ~ Tanne ~ Veilchen

Dana - Danae - Danu - Schwarze Annis - Janna

Schöpferische Muttergöttin, galt als Mutter Erde schlechthin. Die Allnährende und Allumfassende, Göttin der Intuition, der Weisheit und des Verstehens. Sie hat starke Zauberkräfte und kann den Zugang zu den Elementarwesen schaffen, hilft bei Manifestation.
Hopfen ~ Kamille ~ Mädesüß ~ Myrte

Dagda - Ruad Rofhessa

„Guter Gott", Erdgott, Fruchtbarkeitsgott, allwissender Vater und Magier der Druiden, Sohn von Dana. Er hat die Verbindung zur Anderswelt.
Eiche

Daphne
Bergnymphe und Priesterin der Mutter Erde. Sie wird angerufen bei Erdritualen.
Lorbeer

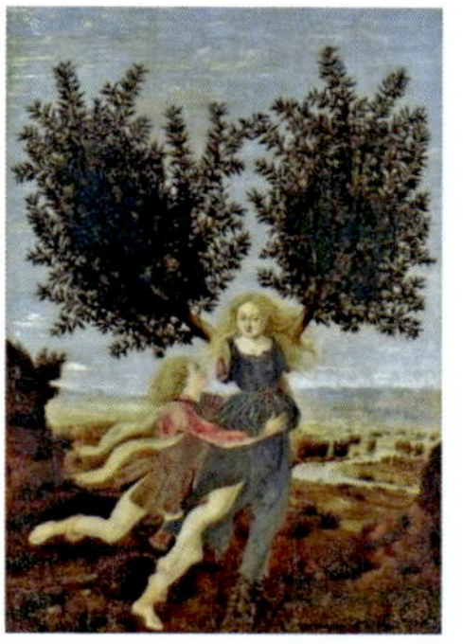

Apollo und Daphne, Antonio del Pollaiolo (1431-1498)

Daira - Daiera
Göttliches Wesen der Geheimlehre, „die Wissende“. Sie wird angerufen, wenn es um den Christusglauben geht, um Christusenergie, um Jesus und Gott allgemein.
Alant

Deirdre - Derdriu
Heldin der irischen Mythologie, wegen deren Schönheit sich Könige bekriegten, die sich aber in einem Krieger verliebte.
Salomonsiegel

Dionysos - Baccus
Gehörnter Gott der Natur, der Wildnis, der Fruchtbarkeit, der Freude, des Tanzes, der Ekstase, des Wahnsinns, des Todes, des Wandels, der Transformation. Sohn von Zeus und Demeter.
Apfel ~ Kiefer ~ Minze ~ Mohn ~ Rose ~ Storax ~ Styrax ~ alle Bäume

Don - Donn
Muttergöttin, Göttin des Meeres und der Luft, auch Himmelsgöttin. Sie regiert über das Land der Toten.
Lavendel

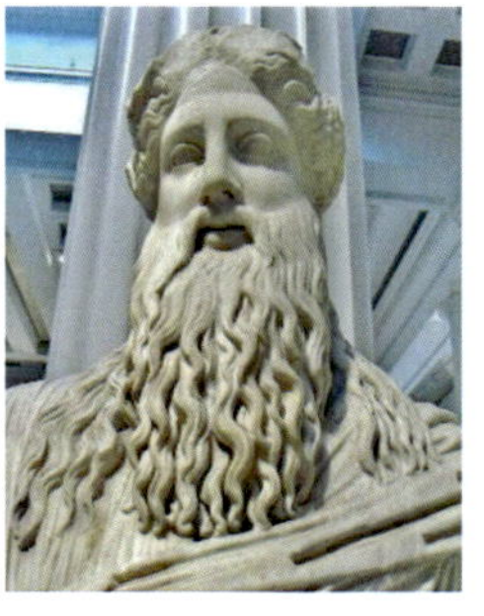

Dionysos

Druantia
Schutzgöttin der Bäume und der Baumfeen, Königin der Druiden. Anrufung für Schutz, Wissen und Kreativität.
Kiefer ~ Tanne

Druiden
Waren die Vermittler der materiellen und spirituellen Welt, zwischen der sichtbaren und unsichtbaren Welt.
Mistel

Eileithyia - Ilithia - Eleutho
Göttin der Geburt. Beschützerin gebärender Frauen und Tochter von Zeus und Hera. Anrufung bei Fruchtbarkeitsritualen und bei allem, was neu anfangen soll.
Diptam

Eostre - Eos - Ostara - Aurora
Göttin des strahlenden Lichtes, der Erneuerung, des Frühlings. Göttin der Morgenröte. Anrufung bei Sonnenritualen, bei der Reinkarnation, für Erneuerung und Kraft, für Kreativität und Tatendrang.
Iris

Erato
Eine Nereide, die „Sehnsucht Erweckende", sie war die Prophetin des Pan. Anrufen bei Liebesorakeln, beim kreativen Schreiben und zur Prophetie.
Eiche ~ Kornblume ~ Liebstöckel

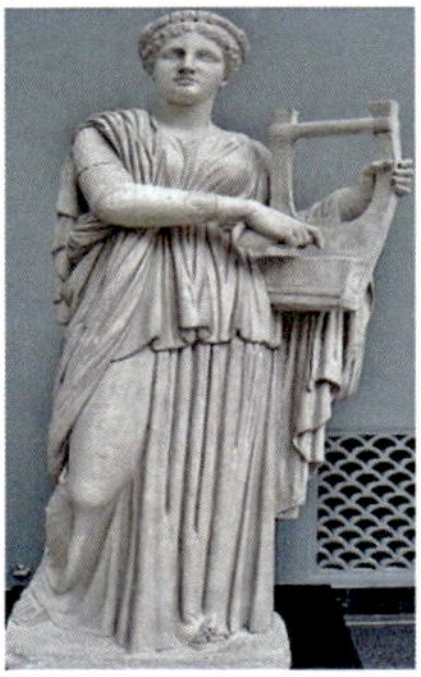

Erato

Erzulie - Erzilie
Göttin der Schönheit und der Schöpfungskraft. Voodoogöttin und Göttin der Liebe. Anzurufen bei Liebesmagie und Partnerrückführungen oder wenn es um die Kunst, Muse oder Poesie geht.
Basilikum ~ Damiana ~ Kardamon ~ Mistel

Europa - Europe
Mondgöttin und Geliebte des Zeus.
Urmutter des europäischen Kontinents.
Aloe

Fand
Göttin des Vergnügens. Meeresgöttin und Feenkönigin. Anrufung bei Ritualen, die mit der Anderswelt zu tun haben.
Liebstöckel

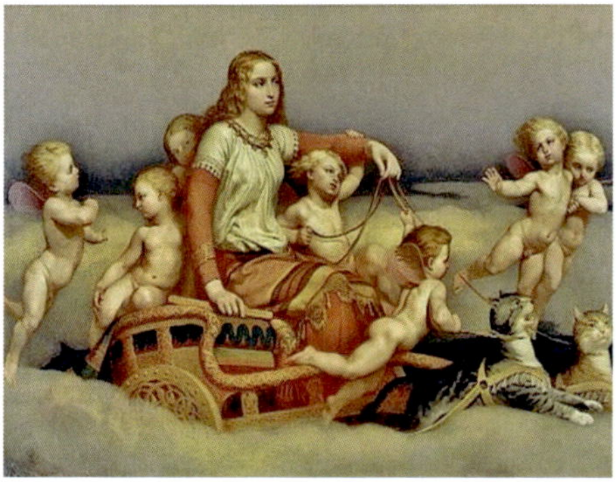

Freya
Nils Blommér
(1816-1853)

Flora
Göttin der Blumen und Blüten, der Pflanzen, des Frühlings. Göttin der Erde und der Fruchtbarkeit
Rose

Freyja - Freya - Freia - Frea - Fria
Göttin der Liebe und der Sinnlichkeit, der Fruchtbarkeit, der Schönheit, des Frühlings und auch der Sonne. Hüterin der heiligen Gewässer. Göttin der Geburt, des Todes und der Wiedergeburt. Tochter des Meergottes Njörd und der Riesin Skadi. Anführerin der Walküren, der schönen kämpferischen Frauen. Sie trägt ein Falkenkleid und kann sich in einen Falken verwandeln, sie lässt sich von Katzen ziehen und die Zwerge gehörten auch zu ihrem Umkreis. Sie wird angerufen bei Naturritualen, bei Liebeszauber, aber auch wer etwas Neues beginnt und es zum Sieg führen will.

Baldrian ~ Birke ~ Buche ~ Eisenkraut ~ Frauenmantel ~ Holunder ~ Johanniskraut ~ Labkraut ~ Linde ~ Kirsche ~ Mistel ~ Myrrhe ~ Myrte ~ Rainfarn ~ Rose ~ Schafgarbe ~ Süßgras ~ Süßholz ~ Thymian ~ Veilchen ~ Waldmeister

Frigga - Frigg - Frija - Frikka

Fruchtbarkeitsgöttin, Göttin der Ehe, des Lichts und der Sonne. Sie herrscht über die heilige Ordnung des Kosmos. Sie ist Schutzgöttin des Hauses und des häuslichen Friedens, Schöpferin des Schicksals. Sie hilft uns, Chaos in Ordnung zu verwandeln und Klarheit in Verträge zu bringen.
Beifuß ~ Birke ~ Frauenmantel ~ Linde ~ Mistel ~ Rainfarn

Gaja - Mutter Erde

Göttin der Erde. Urmutter als größte Göttin, die alles Leben erschaffen hat. Sie entstand noch aus dem Chaos. Urmutter aller Götter und aller Wesen, darunter die Naturgeister.
Wermut

Ganesha - Ganapati

Gott der Weisheit und der Schreibkunst. Sohn von Shiva und Parvati. Er hilft beim Überwinden von Hindernissen.
Betelnuss ~ Salbaum

Ganymed - Ganymedes

Zeus war von Ganymeds Schönheit beeindruckt und entführte ihn auf den Olymp. Dort machte er ihn zu seinem Mundschenk und seinem Geliebten.
Rainfarn

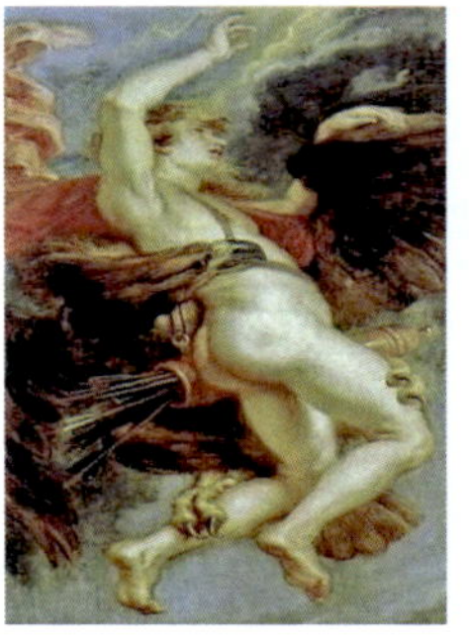

Ganymed
Peter Paul Rubens
(1577-1640)

Gwydion - Gwydyon

Gott der Kriegskunst und der Dichtkunst, auch Zauberer/Druide.
Esche

Hades - Pluto

Der dunkle Gott! Gott der Unterwelt, der Fruchtbarkeit und des Geldes. Verhasster Gott, den man namentlich nicht einmal aussprechen mochte. Sohn von Kronos und Rhea, Bruder von Zeus. Herrscher über die Seelen der Verstorbenen.
Buchsbaum ~ Kirsche ~ Minze ~ Mistel ~ Pfingstrose ~ Sellerie ~ Zypresse

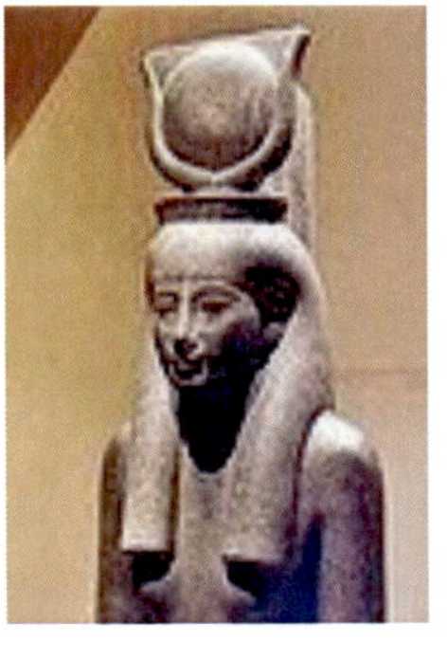

Hathor

Hathor - Hethert - Heather

Göttin der Geburt und des Todes, der Liebe und der Freude. Sie wird angerufen bei allem, was mit Tanz, Vergnügen, Musik, Lust, Kunst, Erotik, Liebe und Berührung zu tun hat.
Ahorn ~ Alraune ~ Apfel ~ Heidekraut ~ Koriander ~ Myrrhe ~ Myrte ~ Rose

Harpokrates

Kindesgott. Sonnenkind in der Lotosblume sitzend. Fruchtbarkeitsgott.
Rose

Hebe

Göttin der ewigen Jugend. Tochter von Zeus und Hera. Sie war wie Ganymed Mundschenkin auf dem Olymp.
Zypresse

Heilige Johanna - Jeanne d'Arc - Johanna von Orléans

Sie führte aus Überzeugung das Heer der Franzosen an und wurde später von der Kirche verurteilt. Ihr Tod fand durch Verbrennen auf dem Scheiterhaufen statt. Erst später wurde dieses Urteil aufgehoben und sie zur Märtyrerin erklärt.
Johanniskraut

Heimdall - Heimdallr

Gott in der Funktion eines Himmelswächters. Wächter der Götter.
Mistel

Hel

Herrscherin des Todesreiches. Sie hat dämonischen Charakter. Zu ihr kommen alle, die nicht durch einen Krieg verstorben sind. Sie lehrt das Verständnis für Leben und Tod. Sie ist Göttin der schamanischen Wege.
Alraune ~ Holunder ~ Lebensbaum ~ Nieswurz

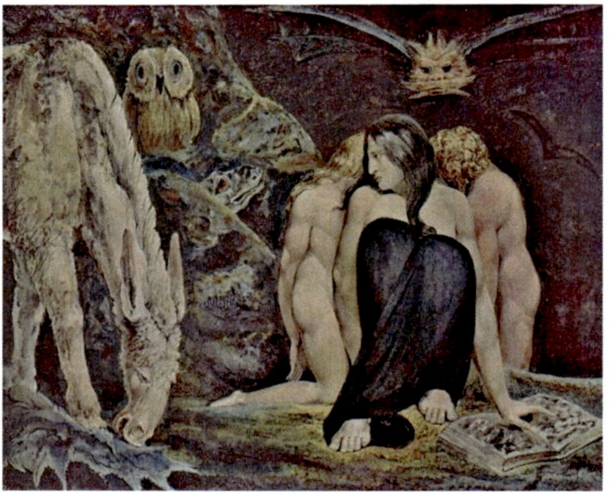

Hekate
William Blake
(1757-1827)

Helene

Baumgöttin und Vegetationsgöttin. Tochter von Zeus und Leda.
Alant

Hekate - Hecate - Trivia

Urmutter, Hauptgöttin der Hexen, Erdgöttin, Göttin der Unterwelt, Mondgöttin sowie Schamanengöttin. Sie ist die Mächtige, die ihren Willen durchsetzt. Herrscherin über die Elemente. Sie kann vor Dämonen und negativen Einflüssen schützen. Herrin über Geburt, Leben und Tod. Vermittlerin zwischen dem Hier und der Anderswelt. Sie hat die Macht zu heilen und zu töten
Alraune ~ Beinwell ~ Bilsenkraut ~ Eibe ~ Eiche ~ Lebensbaum ~ Löwenzahn ~ Lorbeer ~ Minze ~ Nieswurz ~ Pappel ~ Stechapfel ~ Storax ~ Styrax ~ Tollkirsche ~ Veilchen ~ Weide ~ Zypresse

Hera - Juno

Himmelsgöttin, Erdgöttin, Mutter aller Göttinnen, Schöpferin, Göttin der Ehe und Familie. Tochter des Kronos und der Rhea. Sie wird angerufen bei Partnerschaftsritualen. Bei allem, was mit Treue, Geburt, mit Frauen zu tun hat, ebenso mit Erdritualen.

Apfel ~ Baldrian ~ Beinwell ~ Eisenkraut ~ Iris ~ Mastix ~ Minze ~ Mönchspfeffer ~ Mohn ~ Myrrhe ~ Orange ~ Rose ~ Weide ~ Zypresse

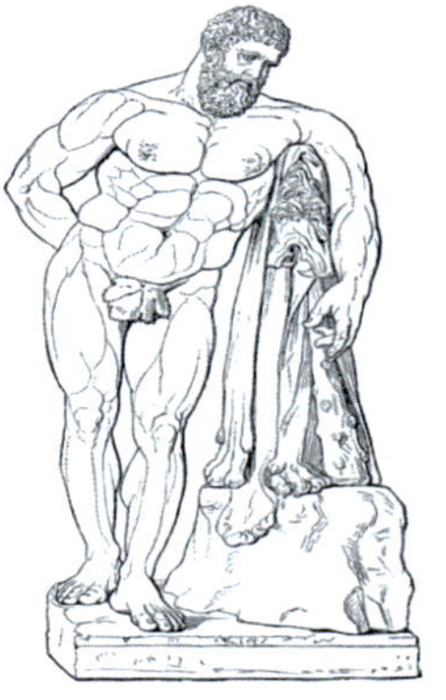

Herkules

Herkules - Herakles

Gott des Handels und des Verkehrs. Wird angerufen, wenn sich Schwierigkeiten darbieten, die es unbedingt zu überwinden gilt. Das gilt auch beim Sport.

Apfel ~ Eiche ~ Pappel ~ Zypresse

Hermes - Merkur - Mercurius

Gott der Weisheit und der magischen Künste. Er hat heilende Kräfte. Fruchtbarkeitsgott und Götterbote bzw. Begleiter der Toten in die Unterwelt. Beschützer der Reisenden und Handelsleute. Sohn des Zeus und der Nymphe Maja.

Anis ~ Eiche ~ Hasel ~ Lotus ~ Mandelbaum ~ Myrrhe ~ Storax ~ Styrax ~ Weide

Hertha

Eine dem Menschen wohlgesinnte germanische Göttin, die oft einen Baldrianstängel als Reitgerte bei sich trug.

Baldrian

Hexen

Zaunreiterin, die vom Hier in die Anderswelt springen kann. Verfügt über magische Kräfte und kräuterisches Wissen.

Hasel ~ Schafgabe ~ Weide

Hina - Sina

Göttin des Mondes, des Ozeans und der Heilung. Sie hilft, weibliche Freiheiten zu finden.

Hamamelis

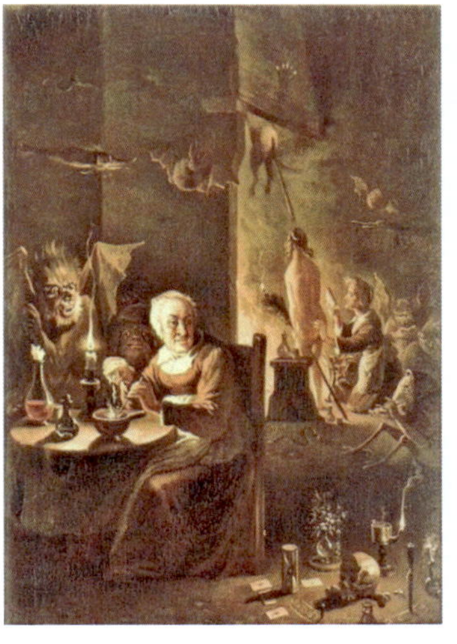

Hexenszene
David Teniers
(1610-1690)

Hoenir - Hönir

Der Gott hat dem ersten Menschenpaar den Verstand und das Gefühl gegeben. Bruder von Lodin und Odin.

Ulme ~ Veilchen

Holle - Holda - Hulda - Perchta - Brechta

Erd- und Himmelsgöttin, Göttin der Jahreszeiten, Göttin des Schutzes und der Heilung. Regiert über die Elemente. Sie wird angerufen bei Ritualen mit den Elementen, bei Heilungsmagie und Schutzzauber, bei Ritualen in der Natur. Die Göttin kann Gutes vollbringen, aber auch bei Unwetter schreckhaft durch die Lüfte fliegen.
Holunder ~ Linde ~ Nieswurz ~ Rose

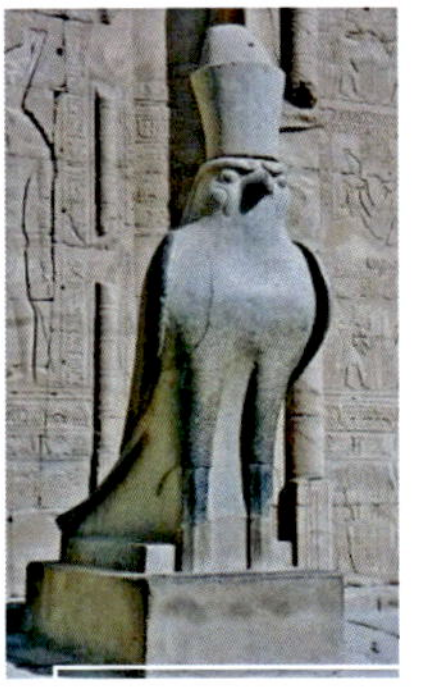

Horus

Horus

Himmelsgott, als Falke dargestellt. Seine Augen galten als Sonne und Mond. Dieser Himmelsfalke wurde schon seit Beginn einem König gleichgesetzt. So nannte sich jeder Pharao auch Horus. Er verband sich mit dem Sonnengott Ra.
Andorn~ Lotus

Huracan

Hochgott und Schöpfergott der Quiche-Indianer. Er wohnt gleichzeitig im Himmel, auf der Erde und in der Unterwelt.
Tabak

Hymeneios - Hymen

Gott der Hochzeit und der Eheschließung. Gott der süßen Freuden, denn er führt die Liebenden zur Ehe.
Majoran

Hypnos - Somnus

Sohn der Nacht, Gott des Schlafes, Bruder des Todes und Vater der Träume. Wird speziell bei Traumräucherungen angerufen.
Mohn

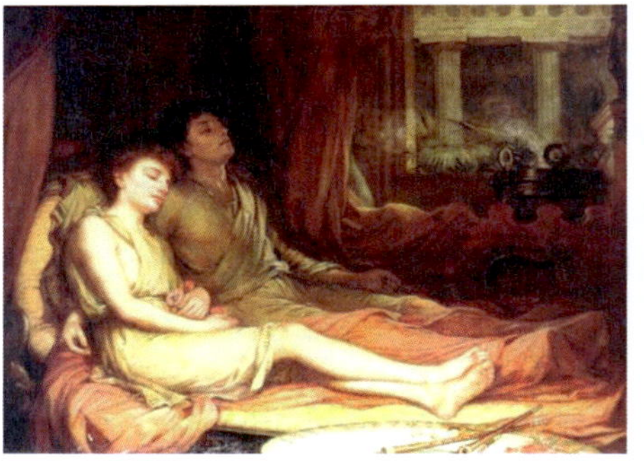

Hypnos und Thanatos,
sein Halbbruder Schlaf
John William Waterhouse
(1849-1917)

Iduna - Idun

Göttin der Fruchtbarkeit, der Unsterblichkeit, der Jugend und der Erneuerung. Göttin des Himmelswassers oder des Wassers überhaupt in seiner heilkräftigen Bedeutung. Wenn jugendlicher Schwung und Frische fehlen, ruft man sie an.
Apfel

Io

Priesterin der sittenstrengen Hera, Geliebte von Zeus.
Veilchen

Iris

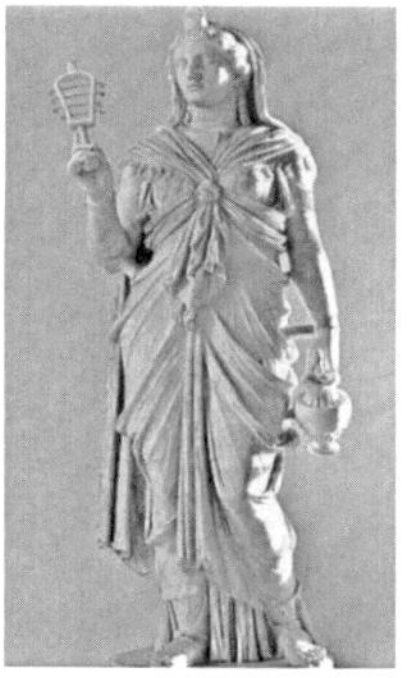
Isis

Göttin des Regenbogens. Götterbotin, blitzschnelle Botin, die geschwind durch alle Elemente eilt, um die Botschaften von Hera und Zeus zu überbringen. Anzurufen bei allen wichtigen Mitteilungen, die andere erreichen sollen.
Iris ~ Wermut

Isis - Aset - Iusaaet

Göttin der Toten, der Magie, des Mondes, der Vegetation, der Erde, des Wassers und des Himmels. Herrin des Sirius. Herrin über die Elemente. Mutter des Horos. Sie kann bei vielen Aspekten angerufen werden.
Aloe ~ Beifuß ~ Eisenkraut ~ Heidekraut ~ Iris ~ Lotus ~ Myrrhe ~ Rose ~ *Wermut*

Itzamnaaj - Itzamna

Nationalgott der Maya. Sonnen- und Himmelsgott und Gott der Medizin.
Copal

Ivavos

Eibengott der Kelten.
Eibe

Jahwe - Jahve - Jehowa

J.H.W.H. = Herr, Eigenname Gottes, des alleinigen Gottes. „Ich bin JHWH, dein Gott, der ich dich aus dem Land Ägypten, aus dem Sklavenhaus, herausgeführt habe. Du sollst keine anderen Götter haben neben mir.“ Er sollte bei keinem Ritual, bei keiner Räucherung und Gebet fehlen.
Weihrauch

Janus

Schutzgott des Hier und der Anderswelt. Sohn der Hekate. Er schützt vor Dämonen. Mit ihm beginnt alles Neue.
Eiche

Justicia - Justitia - Themis

Göttin der Gerechtigkeit und des Gesetzes. Wärterin der göttlichen und natürlichen Ordnung. Göttin der Moral, der Sittlichkeit und der Philosophie. Brauchst du Unterstützung in einer Auseinandersetzung? Rufe Justicia.
Schöllkraut

Krishna - Krischna

Göttlicher Held, auch genannt „Der Schwarze“. Er verkündet die Bhagavadgita, in der er sich selbst als höchsten Gott bezeichnet.
Basilikum ~ Tulsi ~ Salbaum

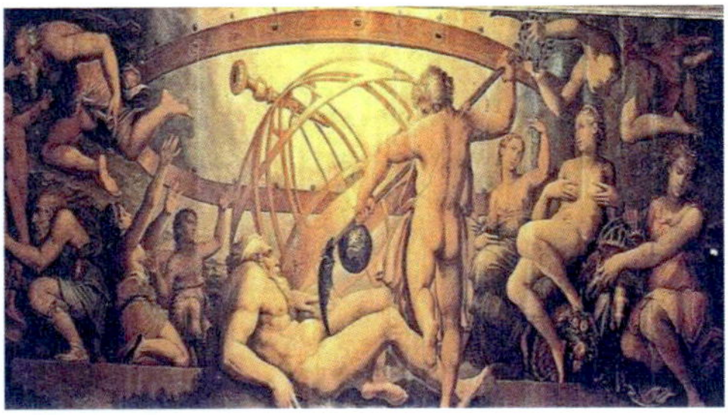

Die Verstümmelung des Uranos
durch Kronos/Saturn
Giorgio Vasari und Gherardi
Christofano
(16. Jahrhundert)

Kronos - Kronus - Chronos - Saturn

Er war der oberste Gott, wurde aber von Jupiter/Zeus gestürzt. Er ist der Gott des Todes und der Wiedergeburt, Gott der Gerechtigkeit und des Karmas. Anrufung bei Erfolgszaubern und um Ängste zu überwinden.
Alraune ~ Lavendel ~ Sadebaum ~ Salbei ~ Storax ~ Styrax ~ Zypresse

Laka

Göttin der Liebe und der Fruchtbarkeit, der Musik, des Tanzes, der Sonne und des Regens. Göttin des Waldes und der Natur. Bei allen Naturritualen kann sie gerufen werden.
Farn

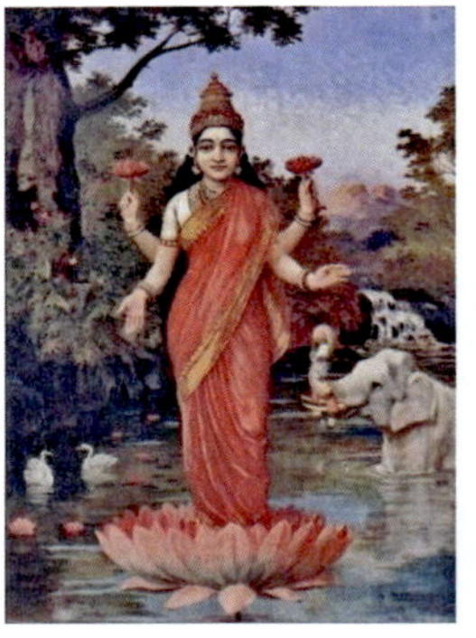

Lakshmi,
Raja Ravi Varma
(1848-1906)

Lakshmi - Laksmi - Shri

Göttin der Schönheit, der Liebe, des Glücks und des Wohlstandes. Die, die alles im Überfluss hat. Nicht nur die materiellen Güter, sondern auch mentale Stärke, seelische Kräfte und Intellekt.
Lotus ~ Salbaum ~ Tulsi

Laren - Lares

Schutzgeister. Sie wachen über die Familie, über die Häuser und die Reisenden.
Myrte

Litha

Mondgöttin und Fruchtbarkeitsgöttin. Sie sorgt für Balance und Ausgeglichenheit. Anzurufen bei Mondritualen.
Heidekraut ~ Johanniskraut

Lilith - Lillake

Dämonische Göttin der Trostlosigkeit, deren Symbol die Eule ist. Schicksalsgöttin, Herrin über Leben und Tod.
Hexenkraut

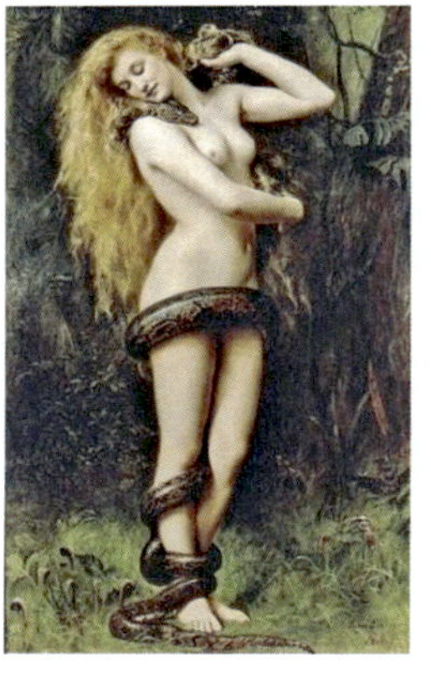

Lilith
John Maler Collier
(1850-1934)

Llad - Lada
Göttin der Liebe, der Schönheit und der Harmonie. Sollte bei keiner Liebesräucherung fehlen.
Linde

Loki - Lodur
Gott des Feuers und des Endes vom Guten wie auch vom Bösen. Seine Eigenschaften sind Heimtücke, List und Schlauheit. Er brachte Baldur den Tod.
Storax ~ Styrax ~ Ulme

Lugh - Lugus - Lamfada
Heldengott, Gott der Sonne, des Heilens, der Magie, der Künste, des Dichtens und der Reisen. Sein Symbol ist der Rabe. Er hat magisch-kämpferische Aspekte und heilte viele, daher kann er gut bei Heilungsritualen hinzugezogen werden.
Rose

Luna - Selene
Mondgöttin und Schutzgöttin der Wagenlenker. Schwester des Sol. Ihr Element ist das Wasser. Man rufe sie zu Mondritualen an.
Kalmus ~ Weide

Maria - Mutter Gottes - Mariam
Mutter Jesu und Muttergöttin. In Maria sind unwahrscheinlich viele alte Göttinnen vereint, da man nie eine ehemalige Göttin aufgab, ging sie in Maria mit ein. Daher gibt es sehr viele verschiedene Darstellungen von ihr. Im Ursprung geht es aber um den weiblichen Aspekt.
Labkraut ~ Mädesüß ~ Myrrhe ~ Myrte ~ Süßgras (Mariengras)

Merlin - Merddin - Myrddin
Gott aller Formen der Magie und Prophetie, der Heilung, der Illusion und der Künste. Sein Gebiet ist weitreichend und kann daher zu vielen Räucherungen und Ritualen hinzugezogen werden.
Salbei ~ Wegwarte

Minthe (Nymphe)
Einer Sage nach war Minthe eine Geliebte von Hades, dem Gott der Unterwelt, der, als seine Frau eifersüchtig wurde, seine Geliebte in eine duftende Pflanze, die Minze, verwandelte.
Minze

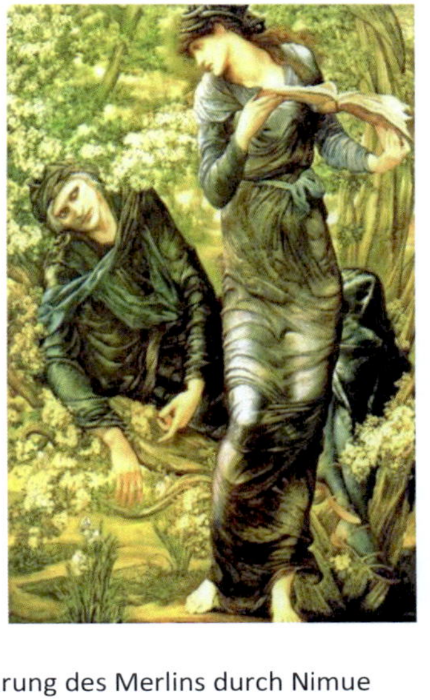

Die Verführung des Merlins durch Nimue
Sir Edward Coley Burne-Jones
(1833-1898)

Mithras - Mitra

Licht- und Sonnengott. Gott des Rechts. Wächter über Treue und Wahrheit. Bekämpfer des Bösen und aller bösartigen Dinge. Lieblingsgott der Krieger. Er bringt dir Kraft, um durch die dunkle Energie ins Helle zu gelangen.
Lebensbaum ~ Lotus ~ Veilchen ~ Zypresse

Moneta

Göttin des Geldes und des Wohlstandes, aber auch für Erinnerungen und Mahnungen zuständig.
Erdrauchkraut ~ Rosskastanie

Morgan le Faye - Morgaine - Morrigan - Morgana

Göttin der Dreifaltigkeit (Jungfrau, Mutter, weise Alte). Auch Fruchtbarkeitsgöttin/ Muttergöttin/Todesgöttin. Sie ist Hüterin von Zaubersprüchen und Flüchen. Eine Göttin mit viel Magie und Prophetie. Beschützerin der Priesterinnen und Hexen. Göttin der Lust, des Mondes, der Nacht und der Schatten. Eine wahrhaftig starke Göttin!
Klette ~ Veilchen

Morpheus

Gott der Träume und Sohn von Hypnos. Bei allen Traumritualen kann er zusammen mit Hypnos gerufen werden.
Mohn

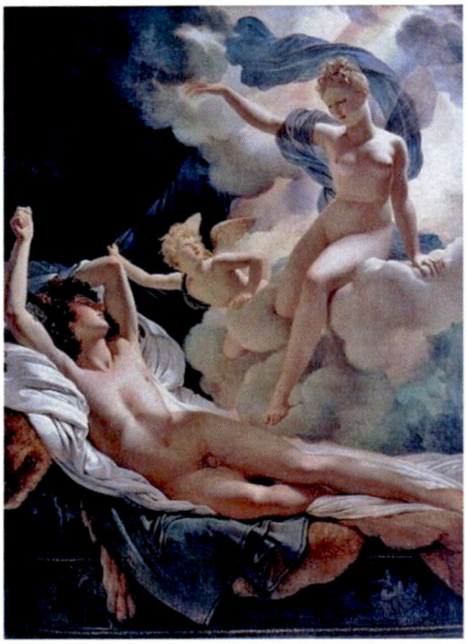

Morpheus, Baron Pierre-Narcisse Guérin (1774-1833)

Nefertem - Nefertum

Gott des Wohlgeruchs, der Salben und Salböle. Auch Lichtgott, denn er ist das Sonnenkind, das am Morgen in der aufblühenden Lotusblume sitzt.
Lotus

Neptun - Poseidon - Neptunus

Gott der Meere und des fließenden Wassers. Er kann Stürme und Erdbeben senden. Er kann aber auch zu einer glücklichen Fahrt verhelfen. Sein Symbol ist der Dreizack. Bei Reinigungsritualen, besonders auf mentaler Ebene und bei allen Streitigkeiten hilft er dir gerne.
Esche ~ Kiefer

Nornen

Schicksalsfrauen. Sie spinnen den Schicksalsfaden, der seit der Geburt an jedem Einzelnen haftet. Die Nornen bedeuten die drei Zeitstufen: das Gewordene, das Seiende und das Werdende.
Buche ~ Salbei

Odin - Wotan - Wodan

Kriegsgott und Göttervater. Vater der Toten, der umherirrenden Seelen auf dem Schlachtfeld. Er ist ein weiser Gott der Ekstase und der Magie mit schamanischen Zügen. Gott der Dichtkunst. Wolf und Rabe sind seine Tiere. Ein starker Gott, der dir hilft, in dein wirkliches Ich zu kommen.
Alant ~ Bilsenkraut ~ Buche ~ Eiche ~ Eisenkraut ~ Esche ~ Hasel ~ Mistel ~ Muskat ~ Rose ~ Ulme ~ Wachholder

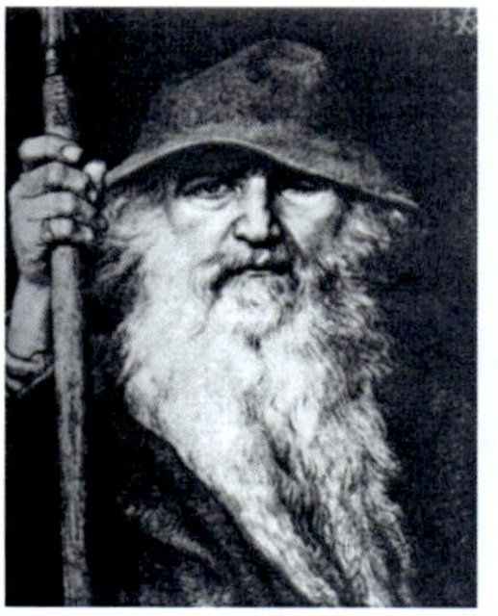

Odin der Wanderer
Georg von Rosen
(1843-1923)

Olwen

Göttin der Liebe und des Wachstums. Sie ist Schutzgöttin der Fantasie und der täglichen kleinen Wunder.
Apfel

Osiris

Herrscher und Richter des Totenreiches, auch Vegetationsgott. Er vertritt die Sonne in ihrer nächtlichen Form. Sohn von Geb und Nut. Er steht dir besonders auch bei Rückführungen bei.
Akazie ~ Aloe ~ Isis ~ Lotus ~ Majoran ~ Steinklee ~ Zeder

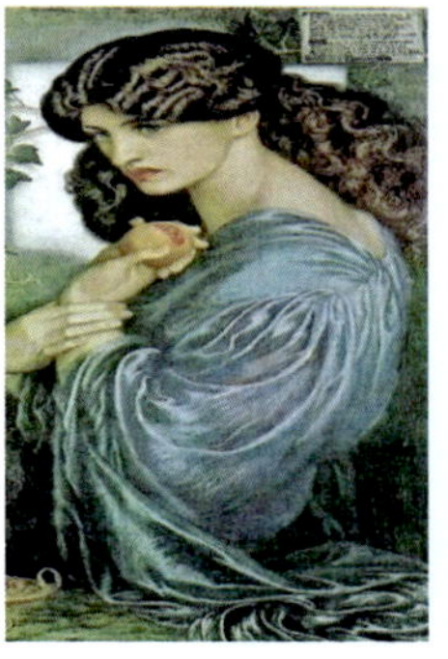

Persephone
Dante Gabriel Rosetti
(1828-1882)

Paeon

Schüler des Aesculap (Gott des Heilens).
Pfingstrose

Perkunas - Perkun

Donnergott und Beschützer des Rechts. Er verfolgt Dämonen, ist Spender des Regens und damit der Fruchtbarkeit.
Eiche

Persephone

Unterwelts- und Totengöttin, Vegetationsgöttin und Fruchtbarkeitsgöttin. Tochter von Zeus und Demeter. Anzurufen bei wichtigen seelischen Prozessen wie auch bei Übergangen in die Unterwelt.
Apfel ~ Mohn ~ Pappel ~ Petersilie ~ Veilchen ~ Weide ~ Zypresse

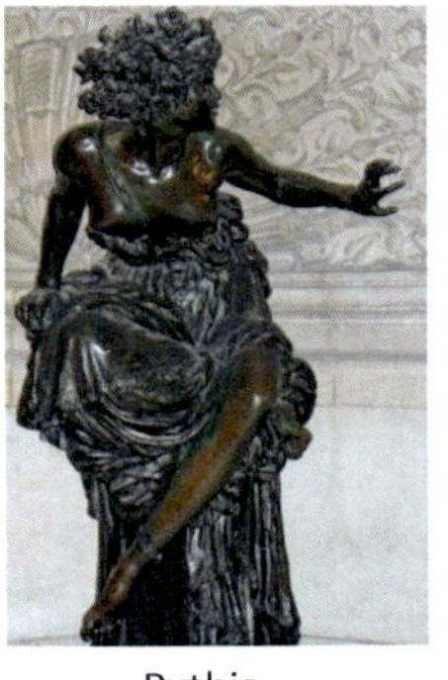

Pythia
Adéle d´Affry
(1836-1879

Pythia

Priesterin des Apollo, die im Tempel von Delphi die Ratsuchenden weissagte. Daher hilft sie dir bei Orakelräucherungen.
Bilsenkraut

Priapus - Riapos

Gott der Fruchtbarkeit. Patron der Schiffer und Fischer. Gott der Natur, Gärten, des Weines, der Bienen, Ziegen und Schafen. Sohn von Dionysos und Aphrodite.
Asant

Proteus

Weissagender Meergreis. Er hatte die Gabe, sich in alle Gestalten zu verwandeln. Nur wer ihn in seiner ursprünglichen Form festzuhalten vermochte, dem weissagte er. Bei Orakelräucherungen steht er auch dir beiseite.
Storax ~ Styrax

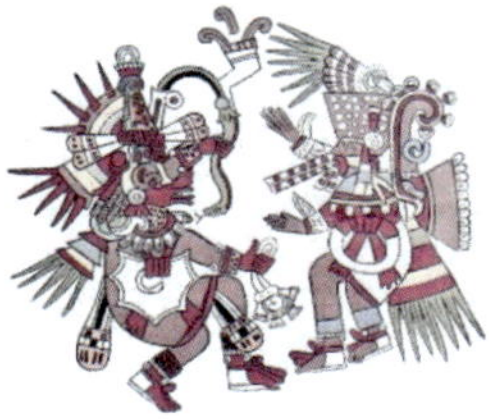

Quetzalcoatl und Tezcatlipoca

Quetzalcoatl

Schöpfergott, „gefiederte Schlange". Gott des Windes und des Atems. Er schuf die Menschen aus Asche und Blut. Er ist Herr des Tierkreises.
Copal

Ra - Re

Sonnengott. Zuständig für die Schöpfung des Menschen, der Tiere und des fruchtbaren Bodens. Er ist für die Fahrt durch die Unterwelt verantwortlich. Rückführungen gehen oft zurück zum Ursprung des Seins, daher rufe ihn, wenn du dort Hilfe brauchst.
Akazie ~ Myrrhe ~ Kiefer ~ Tanne ~ Weihrauch

Robin Goodfellow

Geboren als menschlicher Knabe, gelangte er durch seine Späße, die er mit anderen Menschen trieb, durch den König der Elfen (König Oberon) für immer ins Elfenreich.
Kornblume

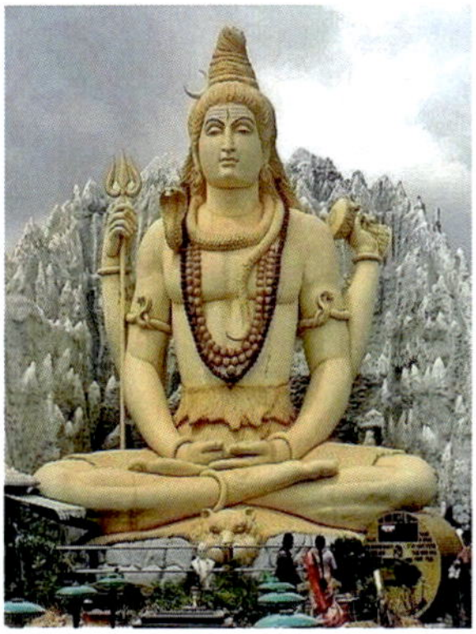

Shiva

Robur

Gott der Eichenbäume.
Eiche

Semele - Zemelo

Erdgöttin und Unterweltsgöttin. Anzurufen, um im Herbst alles gehen zu lassen und im Frühling alles neu hervorbringen zu können.
Storax ~ Styrax

Shiva - Schiwa - Shambhu

Gott der Zerstörung und des Todes. Gott der Zeugung, Gott der schöpferischen wie auch der zerstörerischen Kräfte des Alls. Bildet mit Brahma und Vishnu eine Trinität.
Basilikum ~ Hanf ~ Kampfer ~ Mohn ~ Salbaum ~ Sandelholz ~ Stechapfel

Shurdi

Gewittergott. Bei allen atmosphärischen Reinigungen ist die Anrufung hier zu empfehlen.
Eiche

Sidhe

Sie gehören zur Gruppe der Feen. Ihre sinnbetörende Musik ist für den Menschen gefährlich und ihre Berührung kann Krankheit und Wahnsinn verursachen.
Holunder

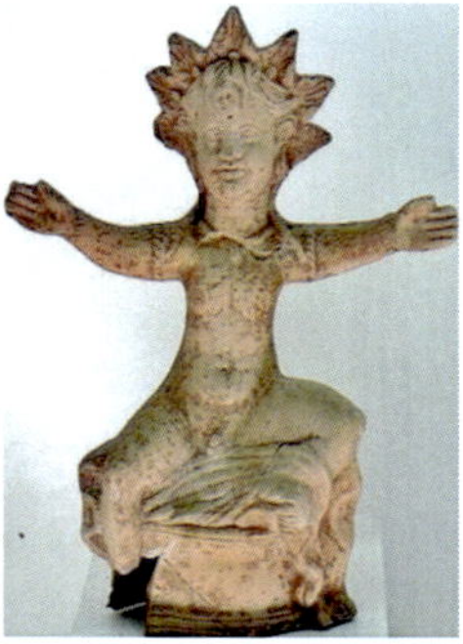

Sol - Helios

Sol- Helios

Sonnengott. Licht und Glanz sind mit ihm. Er sieht und hört alles. Gemeinsam mit der Göttin der Morgenröte (Eos) und der Göttin des Mondes (Selene/Luna) vollbringen sie den Wechsel von Tag und Nacht.
Arnika ~ Bernstein ~ Löwenzahn ~ Lorbeer ~ Johanniskraut ~ Kamille ~ Wegwarte

Silvanus - Sylvanus

Gott der Hirten und Wälder. Meist wurde er als Gärtner dargestellt oder als der im Wald Lebende. Für alle Naturrituale, aber auch für Rituale für die Naturgeister, die im Wald leben, kann er gerufen werden.
Apfel ~ Kiefer

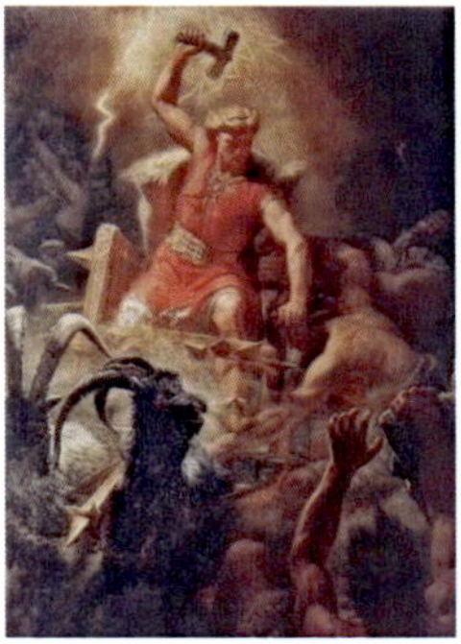

Thor
Márten Eskil Winge
(1825-1896)

Talisin

Gott der Magie, der Musik und der Poesie. Er ist der Patron der Druiden und Sohn von Cerridwen.
Salbei

Thor - Donar - Thunar - Dunner

Wettergott, Donnergott und Fruchtbarkeitsgott. Gott der Seefahrer, zuständig für Blitz und Donner. Sein innerstes Wesen ist gutmütig, nach außen aber ist er rau und stark. Er besitzt einen magischen Kampfhammer, mit dem er Blitze schleudern kann. Man ruft ihn zum Schutz an oder aber auch zu Fruchtbarkeits- oder Erdritualen.

Andorn ~ Arnika ~ Bärlapp ~ Beifuß ~ Birke ~ Brennnessel ~ Buche ~ Eberesche ~ Eiche ~ Eisenkraut ~ Esche ~ Hasel ~ Klette ~ Linde ~ Mariendistel ~ Rainfarn ~ Sanddorn ~ Tormentill

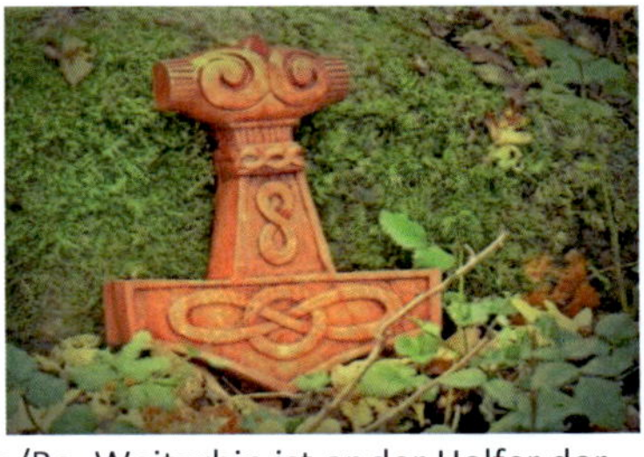

Thot - Thoth

Gott des Mondes, dem der Kalender und die Zeitrechnung unterstehen. Er ist im Besitz großer Zauberkraft und befindet sich an zweiter Stelle hinter Ra/Re. Weiterhin ist er der Helfer der Toten und Gott der Schreibkunst. Anzurufen, wenn Unterstützung beim Schreiben eines Briefes, Gedichtes oder sogar Romans notwendig ist.
Lotus ~ Mandelbaum ~ Storax ~ Styrax

Tlazoltéotl
Göttin der Liebe und der Zügellosigkeit. Erdgöttin, Göttin der Fruchtbarkeit, Empfängnis, Geburt und Wiedergeburt. Tanze mit ihr, sei fröhlich, ausgelassen, liebe und segne die Fruchtbarkeit.
Copal

Tyr - Tiwaz
Einarmiger Kriegsgott. Gott des Rechtes. Sein Speer ist Waffe und gleichzeitig Zeichen der richterlichen Gewalt. Anzurufen bei allen Streitigkeiten oder um Verträge rechtlich abzusichern.
Eisenkraut ~ Ulme ~ Veilchen

Uixtociuatl - Huixtocihuatl
Göttin der Fruchtbarkeit und des Salzes.
Wermut

Ullr - Uller
Gott des Winters und der Jagd. Beschützergott im Zweikampf. Auf seinen Ring wurden Eide geschworen.
Eibe

Uroboros
Schlange des Chaos. Sie ringelt sich bedrohlich um die geordnete Welt.
Tausendgüldenkraut

Uranos - Uranus
Himmelsgott. Aus seinem Blut, was später durch eine Verletzung ins Meer floss, entstanden die Nymphen, die Erinnyen, die Giganten und Dämonen. Sohn und Gemahl der Gaia.
Esche

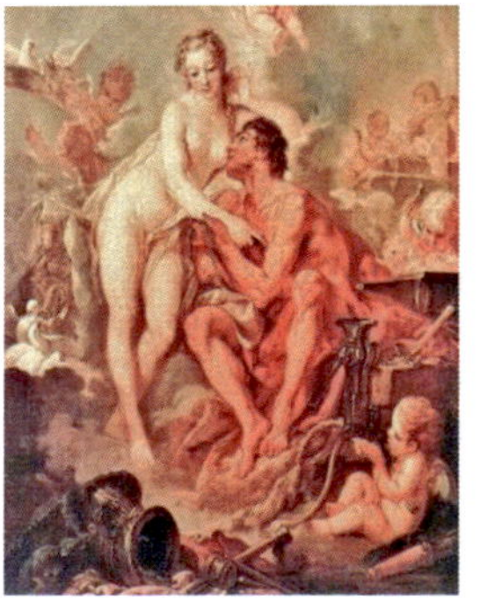

Uranus und Venus

Vesta - Hestia
Feuergöttin, Göttin des Herdes, Beschützerin des häuslichen Friedens, der Wärme und des Gefühls.
Eiche ~ Lavendel ~ Rosmarin

Vishnu - Wischnu
Gott, Erhaltender des Lebens. Er ist die Manifestation der drei Welten, von Himmel, Luft und Erde. Er kämpft gegen Dämonen. Anzurufen zur Unterstützung, um die dunklen negativen Energien zu entfernen.
Basilikum ~ Jasmin ~ Lotus ~ Salbaum ~ Tulsi

Vulkanus - Vulcanus
Gott des Feuers und der Schmiedekunst.
Pfeffer

Waldfrauen - Säligen - Waldfeen
Die Lärche galt als Wohnstätte der guten Waldfrauen. Hier stehen die Pflanzen im Wald besonders im Vordergrund. Bei Naturritualen und Anrufungen der Waldgeister und Wesen hilft sie unterstützend.
Lärche ~ Waldmeister

Wieland - Velent
Meisterschmied und halbgöttliches Wesen aus der Wielandsage, er machte eine Lehre bei den Zwergen. Daher kann er mit den Zwergen sehr unterstützend sein bei Erdritualen.
Baldrian

Yggdrasil
Weltenbaum, er stellt die Verbindung zwischen Natur, Himmel, Erde und der Unterwelt da.

Esche ~ Sadebaum

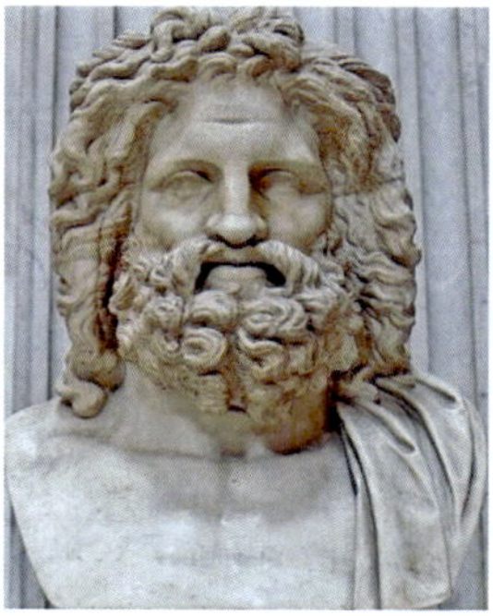

Zeus

Zeus - Jupiter
Oberster Gott und Gott der vier Himmelsrichtungen. Er herrscht über den Donner, den Blitz, über Sturm und Regen. Göttervater, Herrscher über die Götter mit dem Adler als Symboltier. Er ist erleuchtend, er sieht alles und er weiß alles, mit seinem klaren, ungetrübten Verstand. Ein starker Gott, der bei den vielseitigsten Ritualen helfen kann.
Aloe ~ Apfel ~ Buche ~ Eiche ~ Eisenkraut ~ Gewürznelke ~ Kiefer ~ Lebensbaum ~ Linde ~ Minze ~ Petersilie ~ Salbei ~ Storax ~ Styrax ~ Veilchen ~ Walnuss ~ Ysop ~ Zypresse

Zoroaster - Zarathustra
Urvater der Religion des Umbruchs. Die Lehre ist der universale Dualismus; das Gute und das Böse. Er herrscht in seiner Transzendenz jenseits allen Irdischen.
Zypresse

DIE STERNZEICHEN

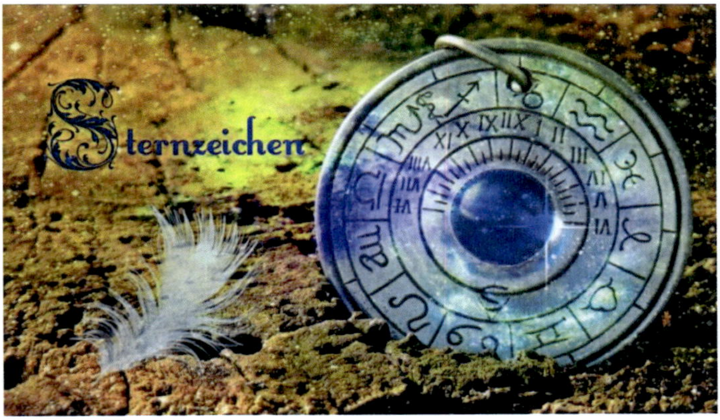

Widder 21. März - 20. April

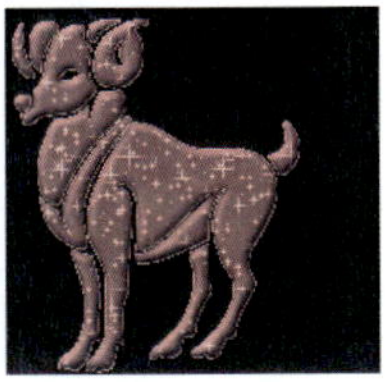

Charaktereigenschaften des Widders: Zielstrebigkeit, Abenteuerlust, Begeisterungsfähigkeit, Aufrichtigkeit, Offenheit, Unkompliziertheit, Dominanz.

Der Widder ist das erste und kraftvollste Zeichen im Tierkreis. Er steht für den Neuanfang, weil auch der Frühling, das Erwachen mit ihm beginnt. Die Natur hat über den langen Zeitraum des Winters enorme Kräfte gesammelt, die sie nun zum Vorschein bringt und alles von seinem Ursprung her belebt. Diese Kraft steht dem Widder, wie auch der Natur, nur für einen kurzen Zeitraum zur Verfügung. Er ist ein ehrliches Wesen und seine unkomplizierte Art ist erfrischend.

Der Widder gehört zum Element Feuer und wird vom Planeten Mars regiert.

Bilsenkraut ~ Costus ~ Eiche ~ Gewürznelke ~ Guggul ~ Hopfen ~ Ingwer ~ Koriander ~ Lapacho ~ Maidal ~ Mariendistel ~ Mekkabalsam ~ Pfeffer ~ Piment ~ Tabak ~Wermut ~Zeder

Stier 21. April - 20. Mai

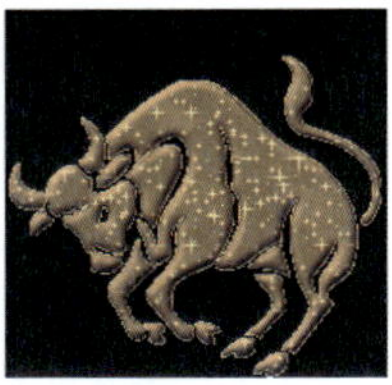

Charaktereigenschaften des Stiers: Naturverbundenheit, Unerschütterlichkeit, Häuslichkeit, Verlässlichkeit, Hartnäckigkeit, Standhaftigkeit, Sanftmütigkeit.

Der Stier ist das standhafteste Zeichen im Tierkreis. Sein ruhiges Wesen ist aus dem dicken Fell gewachsen, was er besitzt. So schnell bringt ihn nichts aus der Bahn. Die friedfertigen und sanftmütigen Stiere gehen gerade ihren Weg. Der Stier möchte, dass das Schöne genauso bleibt und es sich nie verändert. So wie sich die Natur in ihre frische, grüne, blühende Zeit begeben hat und alles am Erwachen ist. Einen Stier aus der Ruhe zu bringen ist schwer, sollte es dennoch jemand schaffen und ihn reizen, kann er zu dem werden, was er oft sinnbildlich darstellt, ein angriffslustiger Stier.

Der Stier gehört zum Element Erde und wird vom Planeten Venus regiert.

Ahorn ~ Benzoe ~ Esche ~ Farn ~ Flieder ~ Heidekraut ~ Kardamon ~ Mistel ~ Opoponax ~ Patchouli ~ Perubalsam ~ Rhododendron ~ Süßgras/Mariengras/Sweetgras ~ Tanne ~ Tolubalsam ~ Tonkabohne ~ Vetiver

Zwilling 21. Mai - 21. Juni

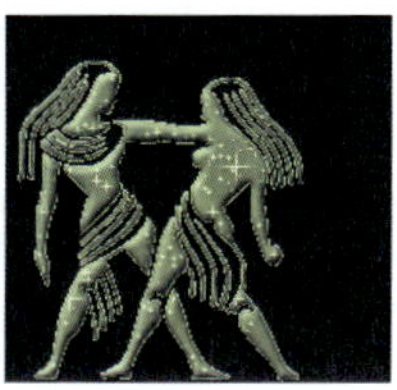

Charaktereigenschaften des Zwillings: Kommunikativität, Freundlichkeit, Anpassungsfähigkeit, Flexibilität, Vielseitigkeit, Lebhaftigkeit, Scharfsinnigkeit.

Der Zwilling ist das undurchschaubarste Zeichen im Tierkreis. Er möchte am liebsten überall zugleich sein, um ja nichts zu verpassen.

Im Zwilling wohnen zwei Seelen, die es seinen Mitmenschen schwer machen, seine Launen zu ertragen und ihn zu verstehen. Seine unstete Art treibt ihn zu schnellen, spontanen Veränderungen. So wie in der Natur die jungen Tiere spontan herumtollen und im nächsten Augenblick wieder etwas ganz anderes tun. Sein freundliches Wesen erleuchtet förmlich in großen Gesellschaften, wo er mit seiner Redegewandtheit im Mittelpunkt steht. Der Zwilling gehört zum Element Luft und wird vom Planeten Merkur regiert.

Alant ~ Andorn ~ Anis/ Sternanis ~ Dammar ~ Dost/Oregano ~ Galanga ~ Guajak/ Palo Santo ~ Jambul ~ Mädesüß ~ Majoran ~ Minze ~ Safran

Krebs 22. Juni - 22. Juli

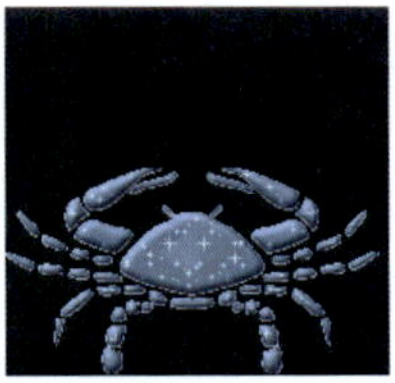

Charaktereigenschaften des Krebses: Häuslichkeit, Sanftheit, Freundlichkeit, Humor, Sensibilität, Anhänglichkeit, Fürsorglichkeit. Der Krebs ist das fürsorglichste Zeichen im Tierkreis. Durch seine sensible Art verspürt er tiefe Gefühle und unergründbare Sehnsüchte. Diese loyalen Menschen setzen sich für das Gemeinwohl ein und sind bedacht auf ein intaktes Familienleben. So wie im Sommer die Jungtiere in der Natur mit ihrer Familie zusammen spielen, jagen und lernen. Der Krebs überlegt sich lange, wofür er seine Energie hingibt. Sicherheit ist ihm wichtiger als ein Risiko. Aber in Notfällen können Krebse sehr willensstark sein und mit Mut voranschreiten.
Der Krebs gehört zum Element Wasser und wird vom Planeten Mond regiert.

Aloe ~ Aprikose ~ Colanuss ~ Elemi ~ Eucalyptus ~ Hexenkraut ~ Iris/ Schwertlilie ~ Jasmin ~ Kalmus ~ Kampfer ~ Klette ~ Lotus ~ Meersalz ~ Myrrhe ~ Pfingstrose ~ Salomonsiegel ~ Schafgarbe ~ Weide

Löwe 23. Juli - 22. August

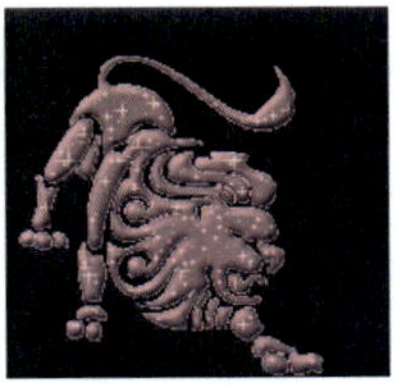

Charaktereigenschaften des Löwen: Stolz, Selbstsicherheit, liebevoll, Verantwortungsbewusstsein, Abenteuerlust, Lebhaftigkeit, Entschlossenheit.
Der Löwe ist das herrschsüchtigste Zeichen im Tierkreis. Das kraftvolle Wesen ist selbstbewusst und kennt seine Fähigkeiten genau. Diese präsentiert er majestätisch den anderen Menschen. Sein oftmals dominantes Auftreten kann so manch anderes Sternzeichen in die Flucht jagen. Dabei meinen sie es nur gut und wollen andere tatkräftig unterstützen. In der Natur fangen die jungen Lebewesen miteinander an ihre Kräfte zu messen. Dabei strotzen sie vor angeblich vorhandener Kraft und machen sich groß. Der kontaktfreudige Löwe liebt die Menschen, den Mittelpunkt
Der Löwe gehört zum Element Feuer und wird vom Planeten Sonne regiert.

Angelika/ Engelswurz ~ Arnika ~ Asant/ Teufelsdreck ~ Bernstein ~ Galgant ~ Ginseng ~ Hamamelis ~ Hanf ~ Johanniskraut ~ Kamille ~ Kurkuma ~ Liebstöckel ~ Rosmarin ~ Sandelholz Rot ~ Tormentill ~ Wacholder ~ Weihrauch

Jungfrau 23. August - 22. September

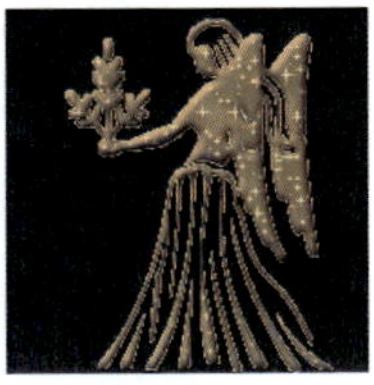

Charaktereigenschaften der Jungfrau: Aufrichtigkeit, Scharfsinnigkeit, Freundlichkeit, Tüchtigkeit, Ordentlichkeit, Bescheidenheit, Sorgfältigkeit.

Die Jungfrau ist das ordentlichste Zeichen im Tierkreis. Ihr Pflichtbewusstsein treibt sie dazu, ihr einmal gegebenes Wort auch zu halten. Ihre praktische Veranlagung und ihr logisches Denken verhilft ihnen in aller Ruhe Ordnung zu schaffen. Ihr Kommunikationstalent setzen Jungfrauen dabei sinnvoll ein. Sie können schnell und viel Wissenswertes in kurzer Zeit herüberbringen. In der Natur ist die Zeit der Einlagerung gekommen. Vorräte müssen ordentlich abgelegt werden. Die Jungfrau ist ein Perfektionist. Die Jungfrau gehört zum Element Erde und wird vom Planeten Merkur regiert.

Bärentraube ~ Bärlapp ~ Condurango ~ Ginkgo ~ Fichte ~ Lavendel ~ Mönchspfeffer ~ Myrte ~ Narde ~ Propolis ~ Rosskastanie ~ Salbei ~ Sellerie ~ Steinklee

Waage 23. September - 22. Oktober

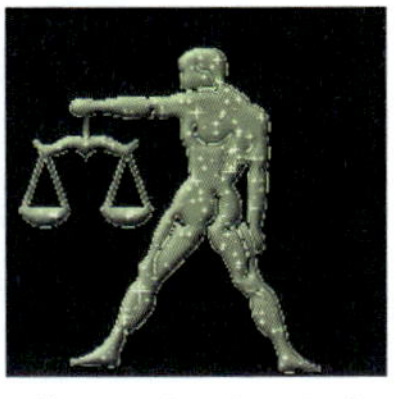

Charaktereigenschaften der Waage: Romantik, Großzügigkeit, Feinsinnigkeit, Ausgeglichenheit, Höflichkeit, Diplomatie, Belesenheit.

Die Waage ist das harmonischste Zeichen im Tierkreis. Diplomatisch versucht sie ständig das Gleichgewicht zu erhalten. Sie möchte weder ein Mehr zur einen noch zur anderen Seite haben. Waagen besitzen eine sehr ausgeprägte künstlerische Ader, die mit sehr viel Stil geprägt ist. Dabei wirken sie sehr kreativ in vielen Dingen mit. In der Natur ist es die Zeit, um den Herbst, die letzten schönen Tage vor dem dunklen kalten Winter, noch einmal zu genießen. Dabei gibt es kein Wenn und kein Aber, sondern nur den Pol der Mitte und der Ruhe. Die Waage ist sehr wissbegierig und daher außerordentlich gebildet

Die Waage gehört zum Element Luft und wird vom Planeten Venus regiert.

Apfel ~ Beifuß ~ Eisenkraut ~ Hasel ~ Kirsche ~ Linde ~ Mastix ~ Moschus ~ Sandelholz Weiß ~ Storax ~ Thymian ~ Tulsi ~ Zimt/Cassia/Kaneel ~ Zitronengras

Skorpion 23. Oktober - 21. November

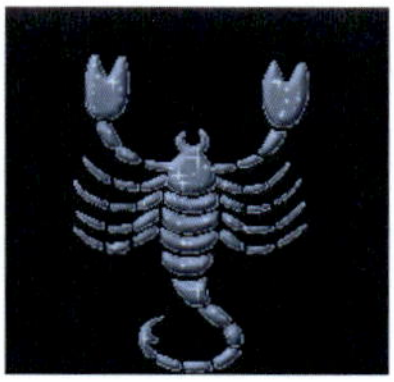

Charaktereigenschaften des Skorpions: Widerstandsfähigkeit, Leidenschaftlichkeit, Scharfsinnigkeit, Verantwortlichkeit, Entschiedenheit, Diszipliniertheit, Großzügigkeit.

Der Skorpion ist das gefürchteste Zeichen im Tierkreis. Dieses stets bewunderte Zeichen geht nur bei sehr starker Reizung aus sich heraus, dann aber mit vollem Energieeinsatz. Im Skorpion brennt ein leidenschaftliches Feuer, das er nach außen hin nie zur Schau stellt. Skorpione entscheiden mit einem klaren Ja oder Nein. Es gibt keinen diplomatischen Zwischenweg für sie. Ihren Freunden gegenüber sind sie sehr loyal. Ihr starker Wille macht sie zu einem sehr selbstbewussten Wesen. In der Natur kämpft nun jedes Tier, jede Pflanze um den richtigen Platz für den Winter. Dabei können keine Kompromisse mehr geschlossen werden. Der Skorpion ist sehr emotional fühlend und schnell verletzlich.

Der Skorpion gehört zum Element Wasser und wird vom Planeten Pluto regiert.

Amber ~ Basilikum ~ Drachenblut ~ Eibe ~ Frauenmantel ~ Orange ~ Quassia ~ Rainfarn ~ Salbaum ~ Sandarak ~ Sanddorn ~ Süßholz ~ Tollkirsche ~ Veilchen ~ Zistrose/ Labdanum

Schütze 22. November - 20. Dezember

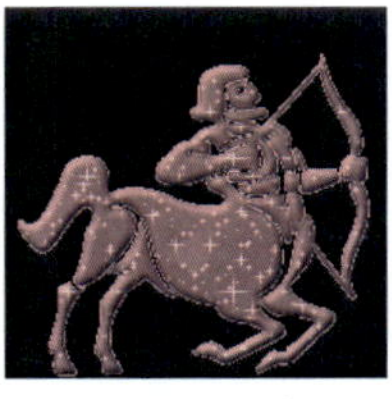

Charaktereigenschaften des Schützen: Freiheitsliebe, temperamentvoll, optimistisch, Direktheit, rechtsliebend, humorvoll, Ehrlichkeit.

Der Schütze ist das offenste und humorvollste Zeichen! Die unverbesserlichen Optimisten gehen stetig voran. Niemand kann sie so schnell ablenken und durcheinanderbringen. Dabei beschreiten sie ihren Weg sehr erfolgreich. Sie sind sehr beliebt und werden in der Gesellschaft geachtet. Diese Eigenschaft macht sie so sehr freiheitsliebend. Sie mögen die Vielseitigkeit der Menschen und möchten stets neue Exemplare davon kennenlernen. In der Natur geht es nun um das Überleben. Je mehr man kennt und weiß, wo was zu finden ist, desto sicherer kann sich ein Tier fühlen und wird überleben. Der Schütze ist stets fair und ein humorvoller Freund.

Der Schütze gehört zum Element Feuer und wird vom Planeten Jupiter regiert.

Adlerholz ~ Birke ~ Boldo ~ Brennnessel ~ Copaivabalsam ~ Copal ~ Eberesche ~ Galbanum ~ Habichtskraut ~ Lorbeer ~ Muira Puama ~ Muskat ~ Schöllkraut ~ Waldmeister ~ Walnuss ~ Weinraute ~ Ysop

Steinbock 21. Dezember - 19. Januar

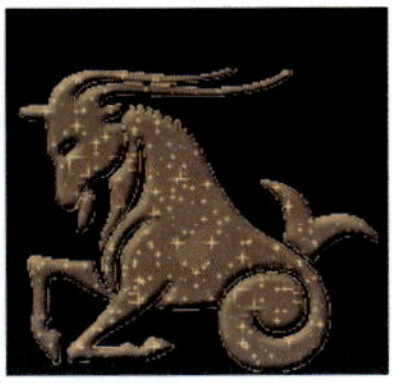

Charaktereigenschaften des Steinbocks: Ehrgeiz, Ernsthaftigkeit, Zuverlässigkeit, Pflichtbewusstsein, Anpassungsfähigkeit, Verlässlichkeit, Vorsichtigkeit.
Der Steinbock arbeitet hart. Mit seinem Fleiß erreicht er hochgesteckte Ziele. Die Tatsache, dass Steinböcke mit beiden Beinen fest auf dem Boden stehen, verleiht ihnen Kraft auch die höchsten Hänge zu erreichen. Sie träumen nicht von erreichbaren Zielen, sie arbeiten sich fleißig dorthin. Ihre tiefe empfindsame und sensible Art dringt dabei nicht nach außen. Ihre Hilfsbereitschaft und Verlässlichkeit bringt wankelmütige Wesen wieder in die Realität zurück. In der Natur hat der letzte harte Überlebenskampf begonnen. Mit festen, eisernen Willen schaffen es die Tiere und Pflanzen jetzt ihren Weg fortzusetzen. Der Steinbock ist ein geborener Lebenskünstler.
Der Steinbock gehört zum Element Erde und wird vom Planeten Saturn regiert.

Ackerschachtelhalm ~ Alraune ~ Bärenwurzel/ Osha Root ~ Beinwell ~ Betelnuss ~ Buchsbaum ~ Eichenmoos ~ Erdrauch ~ Holunder ~ Lärche ~ Lebensbaum/ Thuja ~ Mohn ~ Pappel ~ Quebracho ~ Quecke ~ Stechapfel ~ Zypresse

Wassermann 20. Januar - 18. Februar

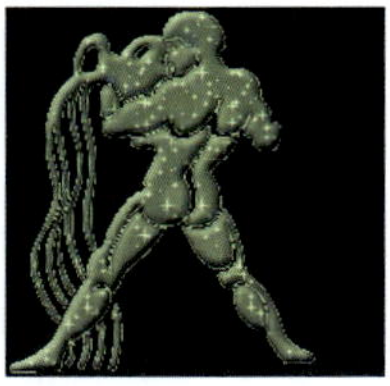

Charaktereigenschaften des Wassermanns: Kontaktfreude, Eigensinn, Fantasiereichtum, Toleranz, Sturheit, Besonnenheit, Tiefsinnigkeit, Lebendigkeit.
Der Wassermann ist ein sehr lebendiges und unkonventionelles Zeichen im Tierkreis! Diese vitalen Menschen genießen das Leben in vollen Zügen. Mit ihrer Aufgeschlossenheit schließen sie schnell Freundschaften. Familie ist ihnen sehr wichtig, sie brauchen immer Menschen um sich herum. Sie nutzen aber auch ihren Bekanntheitsgrad aus, um unkompliziert und schnell Hilfe leisten zu können. Der Wassermann lebt nach seinen eigenen Idealen, die er auch im Notfall stark verteidigt. In der Natur steht der Frühling bald bevor. Überschüssige Vorräte werden nun verbraucht oder mit Suchenden geteilt. Der Wassermann ist ein sehr geistig aktiver Mensch.
Der Wassermann gehört zum Element Luft und wird vom Planeten Uranus regiert.

Akazie ~ Baldrian ~ Buche ~ Löwenzahn ~ Mandelbaum ~ Tausendgüldenkraut ~ Ulme ~ Wegwarte

Fische 19. Februar - 20. März

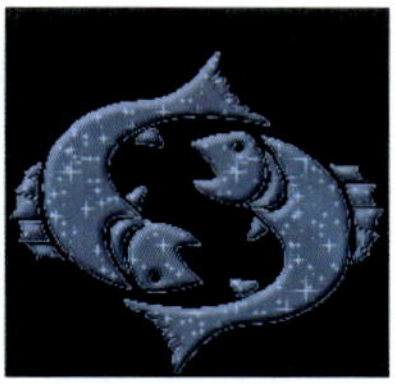

Charaktereigenschaften der Fische: Gelassenheit, Rätselhaftigkeit, Feinfühligkeit, Gutmütigkeit, Kreativität, Schweigsamkeit, Unzugänglichkeit.

Der Fisch ist das charmanteste, aber zugleich das verletzlichste Zeichen im Tierkreis! Diese liebenswürdigen Menschen mögen weder Boshaftigkeit noch Neid. Sie leben sehr zurückgezogen und verflüchtigen sich in eine Art Traumwelt. Nur wenigen ist es gestattet ihre Verschlossenheit zu lösen. Ihre Unentschlossenheit macht es ihnen schwer, überhaupt einen Lebensweg einzuschlagen. Entscheidungen überlassen sie gerne, denn sie wissen, sie können es nicht jedem recht machen. Dabei wollen sie nur das Beste für alle. In der Natur werden die Tage wieder länger. Viele Tiere und Pflanzen sind noch unentschlossen, ob sie ihre Sicherheit schon verlassen oder ob sie noch in ihr verharren sollen. Die Fische sind sehr empfindsame Wesen mit tiefen Gefühlen.

Der Fisch gehört zum Element Wasser und wird vom Planeten Neptun regiert.

Damiana ~ Diptam ~ Eibisch ~ Himbeere ~ Kornblume ~ Labkraut ~ Melisse ~ Nieswurz ~ Passionsblume ~ Petersilie ~ Rose ~ Sadebaum ~ Styrax ~ Sumpfporst ~ Traumkraut ~ Yerba Santa

DIE CHAKREN

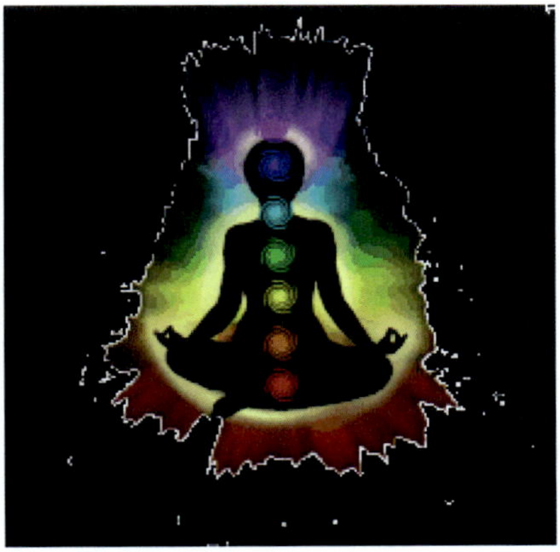

Es gibt mehr als zwanzig Chakren in unserem Körper. Chakren sind Hauptenergiezentren des Menschen und sie befinden sich entlang der Wirbelsäule. Die Wurzeln der Chakren liegen im Zentralkanal und sind dort durch unsichtbare Energiekanäle miteinander verbunden. Durch diesen Energiekanal steigt die Kundalinikraft. Die im unteren Teil des Körpers liegenden Chakren zeigen unsere instinktiven Seiten, die oberen unsere mentalen Seiten. Im günstigen Fall harmonisieren alle miteinander. Durch Krankheit, Unfall oder andere Traumata können eine oder mehrere dieser Energiezentren eine Blockade aufweisen. Es gibt sieben Hauptchakren, die hier näher erläutert werden. Den einzelnen Chakren werden auch Pflanzen zugeordnet. Diese können Sie zur Räucherung nehmen, um Chakren zu öffnen, sie zu harmonisieren oder zu intensivieren.

Chakra 1 - Wurzelchakra

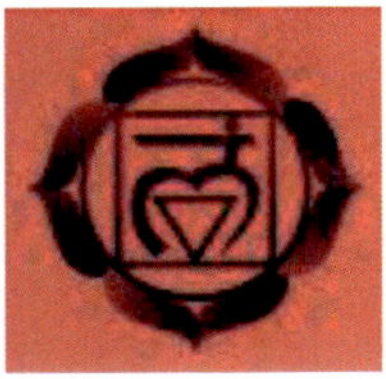

Das Wurzelchakra, oder auch Basischakra genannt, liegt mittig des Schambeinknochens in der Genitalregion, vor dem Steißbein. Es öffnet sich nach unten und wirkt auf unsere Lebensenergie. Die Funktionen des Chakras äußern sich in der Entgiftung, der Reproduktion und der Kreativität. Wobei die psychischen Inhalte die Urangst, die unerklärliche Aggressivität, die Depressionen, die Minderwertigkeit und auch die Erschöpfbarkeit bedeuten. Die Farbe des Chakras ist Rot, feuriges Rot bis Dunkelrot. Es gehört zum Element Erde und wird dem Planeten Merkur zugeschrieben. Im Wurzelchakra wirkt das Resonanzgesetz: „Alles ist Schöpfung und sucht seine Entsprechung." Dabei geht es um das Prinzip des körperlichen Willens zum Sein. Körperlich wird es der Wirbelsäule, den Zähnen, dem Rektum und Darm, der Prostata, den Knochen, dem Blut und Zellaufbau zugeordnet. In der Natur findet man es im Morgenrot, im Abendrot und in der frischen Erde wieder. Das Symbol dieses Chakras ist das Viereck.

Aloe ~ Alraune ~ Betelnuss ~ Colanuss ~ Costus ~ Drachenblut ~ Eberesche ~ Eibe ~ Erdrauch ~ Farn ~ Gewürznelke ~ Ginseng ~ Himbeere ~ Ingwer ~ Thuja/ Lebensbaum ~ Mariendistel ~ Mastix ~ Mohn ~ Pappel ~ Quassia ~ Quecke ~ Sadebaum ~ Safran ~ Salbaum ~ Süßgras/ Mariengras/ Sweetgras ~ Tollkirsche ~ Tulsi ~ Vetiver ~ Zeder~ Zypresse

Chakra 2 - Sakralchakra

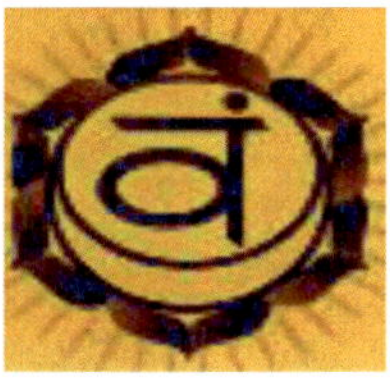

Das Sakralchakra wird auch Nabelchakra, Sexualchakra oder Polaritätschakra genannt. Dieses liegt zirka fünf Zentimeter unter dem Bauchnabel, oberhalb des Schambeins, im Unterbauch. Es öffnet sich nach vorne wie auch nach hinten und wirkt auf unsere Kreativität und unsere Beziehungen. Die Funktionen des Chakras liegen in der Verdauung, der Fortpflanzung und im Blut-Lymph-Strom. Die psychischen Inhalte des Sakralchakras sind der Trotz, Neid, die Ungeduld, Gefühlsblockaden, unkontrollierte Emotionen, die Erschöpfung, aber auch das erregende Gefühl. Die Farbe des Chakras ist Orange. Es gehört zum Element Wasser und wird dem Planeten Venus zugeordnet. Im Sakralchakra wirkt das Gesetz von Ursache und Wirkung. Es ist der Sitz des Karmas. Hier wirkt das Prinzip der schöpferischen Fortpflanzung des Seins. Körperlich wird es dem Beckenraum, den Nieren, der Verdauung, der Blase, den Fortpflanzungsorganen wie auch dem Sperma zugeordnet. In der Natur findet man es im Licht des Mondes oder im klaren Wasser wieder. Das Symbol ist der zunehmende Mond.

Bärenwurzel/ Osha Root ~ Beifuß ~ Birke ~ Buchsbaum ~ Elemi ~ Guggul ~ Habichtskraut ~ Hamamelis ~ Labkraut ~ Lorbeer ~ Moschus ~ Muira Puama ~ Muskat ~ Myrrhe ~ Opoponax ~ Propolis ~ Quebracho ~ Sanddorn ~ Sandelholz Weiß ~ Wermut ~ Zimt

Chakra 3 - Solarplexus

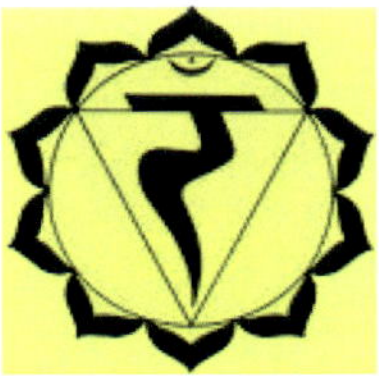

Der Solarplexus wird auch das Sonnengeflecht oder das Milzchakra genannt. Dieses liegt zirka drei bis fünf Zentimeter oberhalb des Nabels, am Ende des Brustbeines, direkt unter dem Knochen. Es öffnet sich nach vorne wie auch nach hinten und wirkt auf unsere Weisheit. Die Funktionen des Chakras liegen in der Verdauung und der Steuerung des Sonnengeflechts. Die psychischen Inhalte des Solarplexus liegen in der Lethargie, dem Jähzorn und der Tobsucht, der Nervosität, der Sucht, der Gier und Rücksichtslosigkeit, der Depression und Ohnmacht wie auch der Antriebsschwäche. Die Farbe des Chakras ist helles Gelb bis Goldgelb. Es gehört zum Element Feuer und wird dem Planeten Mars zugeordnet. Im Solarplexus wirkt das Gesetz des Rhythmus, alles ist ständig im Fließen und Wandeln. Dabei geht es um das Prinzip der Gestaltung des Seins. Körperlich wirkt es auf das vegetative Nervensystem, auf Organe wie Milz, Leber, Galle, Magen, auf das Verdauungssystem, die gesamte Bauchhöhle und den unteren Rücken. In der Natur findet man es im Licht der Sonne, in einem reifen Kornfeld, in den Sonnenblumen oder aber auch in einem blühenden Rapsfeld wieder. Das Symbol ist ein Dreieck.

Alant ~ Amber ~ Arnika ~ Bernstein ~ Damiana ~ Dammar ~ Frauenmantel ~ Galbanum ~ Hopfen ~ Johanniskraut ~ Kamille ~ Kurkuma ~ Liebstöckel ~ Linde ~ Löwenzahn ~ Maidal ~ Mekkabalsam ~ Orange ~ Perubalsam ~ Pfeffer ~ Piment ~ Rainfarn ~ Schöllkraut ~ Steinklee ~ Styrax ~ Tolubalsam ~ Tormentill ~ Weinraute

Chakra 4 - Herzchakra

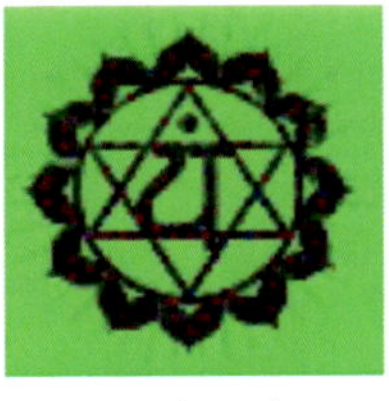

Dieses Chakra befindet sich zwischen den Brustwarzen in Brustmitte, auf Höhe des Herzens. Es öffnet sich nach vorne wie auch nach hinten und wirkt auf die Liebe und die Harmonie. Die Funktionen dieses Chakras liegen im Herz, im Thymus, im generellen Abwehrsystem, in der Außenwelt und in der Innenwelt. Die psychischen Inhalte befinden sich in der Herzneurose, der Panik, den Ängsten und Depressionen, dem Liebeskummer, den Zwangserkrankungen, dem Autismus und der Legasthenie. Die Farbe des Chakras ist Grün, Rosa und Gold. Es gehört zum Element Luft und wird dem Planeten Jupiter zugeordnet. Im Herzchakra wirkt das Gesetz der Polarität – zu jeder Kraft gibt es eine Gegenkraft. Dabei geht es um das Prinzip der Seinshingabe. Körperlich wirkt es auf das Herz, die untere Lunge, den Blutkreislauf, den oberen Rücken, die Haut und die Hände. In der Natur findet man es in unberührten Landschaften, im rosafarbenen Himmel wie in den Blüten wieder. Das Symbol ist der Davidstern.

Ahorn ~ Angelikawurzel/ Engelwurz ~ Apfel ~ Aprikose ~ Asant ~ Bärlapp ~ Buche ~ Eiche ~ Galanga ~ Ginkgo ~ Hanf ~ Hasel ~ Kalmus ~ Kiefer/ Pinie/ Fichte/ Burgunderharz ~ Lärche ~ Lapacho ~ Mistel ~ Petersilie ~ Pfingstrose ~ Rose ~ Rosskastanie ~ Sandarak ~ Sellerie ~ Tanne ~ Ulme ~ Walnuss ~ Weide ~ Zitronengras

Chakra 5 - Halschakra

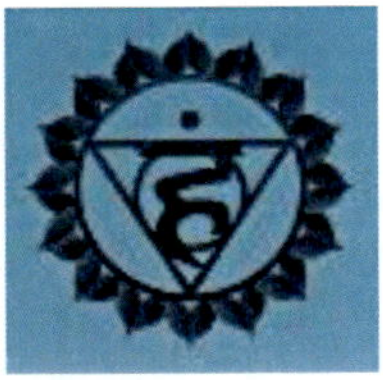

Das Halschakra wird auch Kehlkopfchakra genannt. Es befindet sich über dem Brustbein, in der Kuhle zwischen den Knochen am unteren Bereich des Kehlkopfes, in Höhe der Schilddrüse in Halsmitte. Es öffnet sich nach vorne wie auch nach hinten und wirkt auf die Inspiration. Die Funktionen dieses Chakras liegen in der Kommunikation, dem Ausdruck nach außen hin. Die psychischen Inhalte beinhalten die Sprachstörung, Halsenge und das Kloßgefühl, Stottern, sich zu versprechen, unüberlegte Worte und Atembeschwerden. Die Farbe des Chakras ist Hellblau bis Türkis, auch Silberblau. Es gehört zum Element Äther, der Akasha, und wird dem Planeten Saturn zugeordnet. Im Halschakra wirkt das Gesetz, dass alles schwingt. Das Wort gesprochen kreiert die Wirklichkeit. Dabei geht es um das Prinzip des Seinsausdruck der Seinsresonanz. Körperlich wird es dem Hals-, Nacken- und Kiefernbereich, der oberen Lunge und den Bronchien, der Speise- und Luftröhre, den Armen, dem Mund, der Kehle und der Stimme zugeordnet. In der Natur findet man es in der Spiegelung des Himmels in ein Gewässer wieder, aber auch im blauen Nachthimmel und im leichten Wellenschlag. Das Symbol ist der Kreis.

Ackerschachtelhalm ~ Dost/ Oregano ~ Eibisch ~ Eichenmoos ~ Eukalyptus ~ Guajak ~ Iris/ Schwertlilie ~ Kardamon ~ Kornblume ~ Melisse ~ Minze ~ Mönchspfeffer ~ Narde ~ Passionsblume ~ Salbei ~ Sandelholz Rot ~ Tabak ~ Veilchen ~ Wacholder ~ Wegwarte ~ Yerba Santa ~ Ysop

Chakra 6 - Stirnchakra

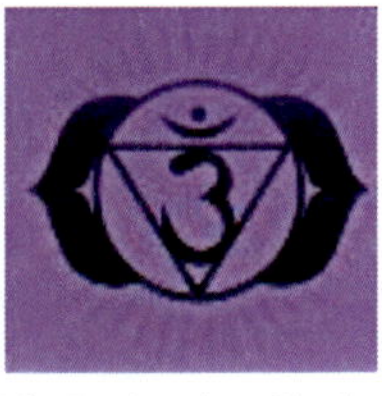

Das Stirnchakra wird auch „drittes Auge" oder „inneres Auge" genannt. Es befindet sich in Stirnhöhe zwischen den Augenbrauen, öffnet sich nach vorne und wirkt auf die Intuition. Die Funktionen dieses Chakras liegen im Nervensystem, im Hormonsystem und vor allem im „dritten Auge". Die psychischen Inhalte leiten zur psychischen Erschöpfung, zu Perfektionismus und Reizbarkeit, zu Störung der Konzentration und des Schlafes bzw. zu Kopfschmerz. Die Farbe des Chakras ist Violett bis Lila, auch Indigoblau. Es gehört zum Element Licht und wird dem Planeten Uranus zugeordnet. Im Stirnchakra wirkt das Gesetz „Makrokosmos gleich Mikrokosmos, das Universum in dir". Dabei geht es um das Prinzip der Seinserkenntnis. Körperlich wird es dem Kopf, dem Gesicht, der Nase, der Augen, den Ohren, dem Kleinhirn und dem unteren Schädel zugeordnet. In der Natur findet man es im Nachthimmel wieder. Sein Symbol ist die Pyramide.

Baldrian ~ Basilikum ~ Beinwell ~ Bilsenkraut ~ Eisenkraut ~ Flieder ~ Heidekraut ~ Klette ~ Lavendel ~ Majoran ~ Mandelbaum ~ Rhododendron ~ Süßholz ~ Tausendgüldenkraut ~ Thymian ~ Tonkabohne ~ Zistrose/ Labdanum

Chakra 7 - Kronenchakra

Das Kronenchakra wird auch Scheitelchakra genannt. Es befindet sich auf der Fontanelle, dem Punkt der hundert Geister. Das ist die Mitte der Kopfoberseite, über dem Scheitel. Es öffnet sich nach oben und wirkt auf die Spiritualität. Die Funktionen dieses Chakras liegen im Biorhythmus, im Gleichgewicht und der sinnvollen Ordnung. Die psychischen Inhalte umfassen Habgier, Einbildungen, Misstrauen, Nervosität, Lernstörung, Egoismus, Psychosen und Neurosen. Die Farbe des Chakras ist Weiß bis Violett und auch Gold. Es gehört keinem Element an, wird aber dem Planeten Neptun zugeordnet. Im Kronenchakra wirkt das Gesetz, dass alles Geist ist. Dabei geht es um das Prinzip des reinen Seins. Körperlich wird es dem oberen Schädel, dem Großhirn und der Stirn zugeordnet. In der Natur findet man es im Berggipfel wieder. Das Symbol ist der Lotus.

Adlerholz ~ Akazie ~ Andorn ~ Anis/ Sternanis ~ Bärentraube ~ Benzoe Sumatra/Siam ~ Boldo ~ Brennnessel ~ Condurango ~ Copaivabalsam ~ Copal ~ Diptam ~ Esche ~ Galgant ~ Hexenkraut ~ Holunder ~ Jambul ~ Jasmin ~ Kampfer ~ Kirsche ~ Koriander ~ Lotus ~ Mädesüß ~ Meersalz ~ Myrte ~ Nieswurz ~ Patchouli ~ Rosenweihrauch ~ Salomonsiegel ~ Schafgarbe ~ Stechapfel ~ Storax ~ Sumpfporst ~ Traumkraut ~ Waldmeister ~ Weihrauch

DIE ERZENGEL

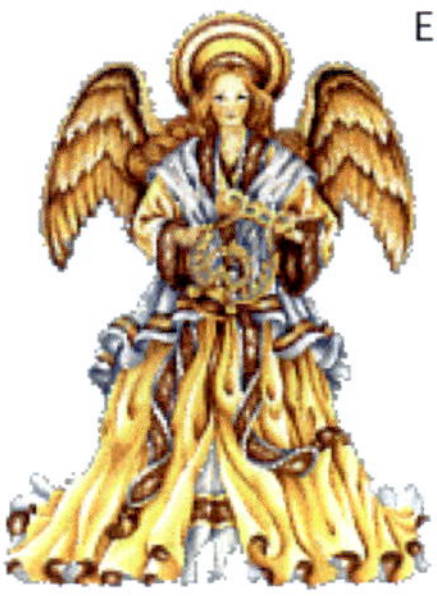

Engel und Erzengel sind Wesen aus einer anderen Dimension. Sie sind von Gott erschaffen, um ihn und den Menschen bzw. anderen Wesen und Geschöpfen zu dienen. Es gibt eine solch hohe Anzahl von Engeln, dass es uns kaum möglich ist, sie alle zu erfassen. Sie alle haben gewisse Aufgaben und unterliegen einer Hierarchie. Erzengel sind die bekanntesten Engel. Manche werden bereits in der Bibel erwähnt. Es sind mächtige Lichtwesen, durchströmt von Liebe, Wärme, Licht und Weisheit.

Brauchen Sie Hilfe von einem Engel? Haben Sie ein bestimmtes Thema, bei dem ein Engel sehr hilfreich sein könnte? Scheuen Sie sich nicht davor um Hilfe zu bitten. So einfach funktioniert es: Sie haben ein bestimmtes Thema und ordnen es einem hier aufgeführten Engel und dessen Eigenschaften zu. Jedem Engel sind bestimmte Pflanzen zugewiesen. Mit diesen können sie eine Räucherung ganz im Sinne des Engels stattfinden lassen. Der Duft verbrennender Kräuter und Harze zieht die Engel an. Wenn sich ein magisches Wesen zeigen möchte, kann es dies mithilfe von Räucherwerk tun. Während der Räucherung rufen sie diesen Engel, reden Sie mit ihm, bitten Sie ihn um Hilfe oder beten Sie und danken.

Erzengel URIEL

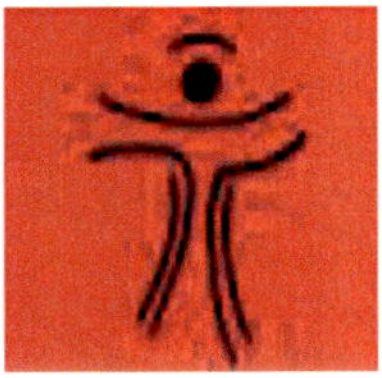

Uriel wird auch Auriel genannt und bedeutet das „Licht Gottes“ oder das „Feuer Gottes“. Ihm wird die Farbe Gold bis Orange und tiefes Rot zugeordnet, des Weiteren sieht man ihn mit einer Licht- und Weltkugel, einem Stab und einem flammenden Schwert. Er ist der Erzengel, der für Frieden, Harmonie, Ruhe, Offenbarung und Prophezeiung steht. Dabei stehen ihm Macht und Stärke zur Seite. Er herrscht über Blitz und Donner. Sein rubinrotes Licht bringt Helligkeit in unsere dunklen Stimmungslagen. Furcht hilft er umzuwandeln in Mut. Bei schweren Schicksalsschlägen steht er uns bei. Mit seiner Hilfe erkennen wir wieder die Schönheit der Natur, das Einzigartige des Seins; unsere Ängste und Sorgen werden dadurch transformiert. Sein Tag ist der Freitag und sein Planet die Venus.

Alant ~ Anis ~ Asant ~ Colanuss ~ Copaivabalsam ~ Damiana ~ Eibe + Eukalyptus ~ Gewürznelke ~ Habichtskraut ~ Hopfen ~ Ingwer ~ Kamille ~ Lapacho ~ Mohn ~ Myrrhe ~ Narde ~ Quassia~ Rhododendron ~ Sandarak ~ Sandelholz Rot ~ Storax ~ Tabak ~ Tonkabaum ~ Weihrauch ~ Wermut

Erzengel MICHAEL

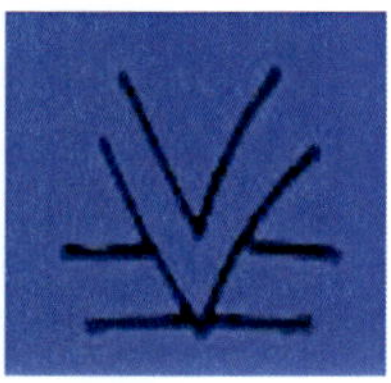

Michael wird auch Mikael genannt und bedeutet „Wer ist wie Gott?“ oder der „Wille Gottes“. Ihm werden die Farben Blau und Gold zugeordnet, auch sieht man ihn auf Bildern mit einem Schwert oder einer blauen Flamme oder einer Waage, die die ausgleichende Gerechtigkeit darstellen soll. Die himmlischen Kräfte führt er im Kampf gegen das Böse an. Er ist der Erzengel der Wahrheit, der Offenheit, der Vollkommenheit, der Beherztheit, der Kraft und des Schutzes. Wenn wir uns auf den Irrwegen des Lebens befinden, hilft er uns mit seinem blauen Licht, dass wir erkennen, dass es immer einen anderen Weg gibt oder dass wir den eingeschlagenen Pfad auch zurückgehen können, dass er nicht verschlossen ist. Er hilft den Verstorbenen auf dem Lichtweg ins Himmelreich zu gelangen; hilft uns, die Wahrheit zu erkennen und Gerechtigkeit auszuüben. Durch ihn wird das Karma verändert. Sein Tag ist der Sonntag und sein Planet die Sonne.

Aloe ~ Alraune ~ Angelikawurzel/ Engelswurz ~ Beifuß ~ Bernstein ~ Bilsenkraut ~ Costus ~ Drachenblut ~ Ginseng ~ Guggul ~ Hanf ~ Johanniskraut ~ Löwenzahn ~ Mariendistel ~ Minze ~ Mönchspfeffer ~ Nieswurz ~ Passionsblume ~ Rose ~ Stechapfel ~ Süßholz ~ Tollkirsche ~ Tulsi ~ Weihrauch ~ Ysop ~ Zimt

Erzengel CHAMUEL

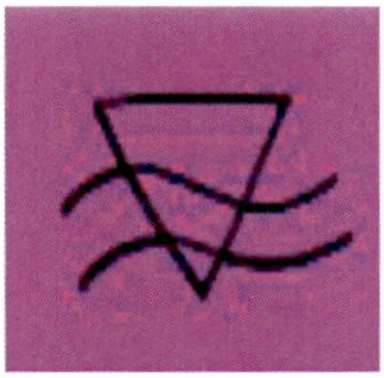

Chamuel heißt auch Camael/Kamael und bedeutet „der, welcher Gott sieht", „Kraft des Herzens Gottes". Ihm werden die Farben Orange und Rosa zugeordnet. So sieht man ihn auch in roten Gewändern mit grünen Akzenten. Er ist der Erzengel der bedingungslosen Liebe. Mut und Strenge verleiht er uns in Situationen, in denen wir uns selbst verlieren könnten. Mit Verständnis und Mitgefühl und Barmherzigkeit trägt er zur Versöhnung bei. Er lehrt uns Toleranz und aktiviert die Kraft des Herzen, die göttliche Liebe zu verstehen. Auf der Suche nach dem Gottvertrauen kann er uns mit seinem rosa Licht unterstützen und helfen. Durch Musik, Tanz und Leichtigkeit zeigt er uns den göttlichen Fluss, die Liebe und somit die Geborgenheit in allem. Sein Tag ist der Dienstag und sein Planet der Mars.

Amber ~ Condurango ~ Copal ~ Eibisch ~ Galgant ~ Hamamelis ~ Jambul ~ Labkraut ~ Lorbeer ~ Mandelbaum ~ Mekkabalsam ~ Muskat/ Macis ~ Myrte ~ Pappel ~ Propolis ~ Rosenweihrauch ~ Salbaum ~ Sanddorn ~ Wacholder ~ Weihrauch ~ Zistrose/ Labdanum ~ Zypresse

Erzengel RAPHAEL

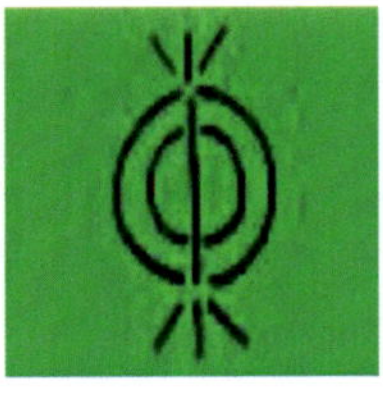

Raphael bedeutet „Gott heilt", „Arzt Gottes" oder „Heiler Gottes". Ihm werden die Farbe Türkis, Grün, Silber und Rosa zugesprochen, auch sieht man ihn oft mit einem Stab, einem Kreuz und einer Medizinerdose. Er ist der Erzengel, der Heilkräfte des Göttlichen sendet. Heilung ist das, was bei ihm an erster Stelle steht, aber auch geistiger Reichtum, Segnungen und Weihungen bringt er durch sein grünes Licht zu uns. Er zeigt uns, dass die Gesundheit, Heilung oder das Lindern der Erkrankung durch inneren Frieden, Lachen, Freude und Zufriedenheit, aber vor allem auch durch Selbstliebe erreicht werden kann. Aber auch das Akzeptieren einer Krankheit, eines Schmerzes und Verlustes ist ein Beginn der Heilung. Er erleuchtet unseren Weg, sodass wir die Wahrheit entdecken. Sein Tag ist der Donnerstag und sein Planet der Jupiter.

Ackerschachtelhalm ~ Ahorn ~ Bärentraube ~ Betelnuss ~ Buche ~ Eiche ~ Eichenmoos ~ Farn ~ Galbanum ~ Guajak ~ Kalmus ~ Kiefer/ Pinie/ Fichte ~ Lebensbaum ~ Opoponax ~ Petersilie ~ Rosskastanie ~ Salomonsiegel ~ Sellerie ~ Süßgras/ Mariengras ~ Tanne ~ Veilchen ~ Vetiver ~ Walnuss ~ Weihrauch~ Zitronengras

Erzengel GABRIEL

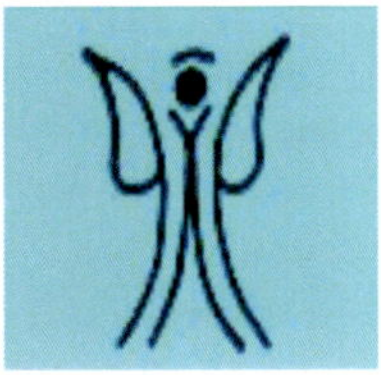

Gabriel heißt „die Kraft Gottes“, „die Macht Gottes“ oder „Stärke in Gott“. Ihm werden die Farben helles bis silbriges Blau, Indigo und Weiß zugeordnet und man sieht ihn auch mit einer Licht- und Weltenkugel, einer Kerze und einem Stab. Er ist der Erzengel der Geburt und des Neubeginns, der Erkenntnis, der Verkündung, des Todes und der Gnade. Ungeborene Seelen begleitet er entsprechend seiner Bestimmung, seiner Gabe von der Empfängnis bis zur Geburt und nach dem Leben begleitet er die Seelen zurück zu ihrer Bestimmung. Er hilft uns mit seinem kristallklaren, weißen Licht, die Verbindung mit Gott in uns herzustellen. Seine Reinheit und Spiritualität ermöglichen uns, mit Klarheit die Gedanken dorthin zu lenken, unsere Unsicherheit von uns zu nehmen und aufzuerstehen. Die Hoffnung ist auch immer ein Neubeginn, sie zu finden und zu halten, darin unterstützt uns Gabriel. Sein Tag ist der Mittwoch und sein Planet der Merkur.

Akazie ~ Andorn~ Bärlapp ~ Boldo ~ Brennnessel ~ Eberesche ~ Elemi ~ Galanga ~ Himbeere ~ Jasmin ~ Kampfer ~ Koriander ~ Kornblume ~ Mädesüß ~ Pfeffer ~ Piment ~ Quebracho ~ Sumpfporst ~ Tolubalsam ~ Wegwarte ~ Weihrauch ~Yerba Santa

Erzengel METATRON

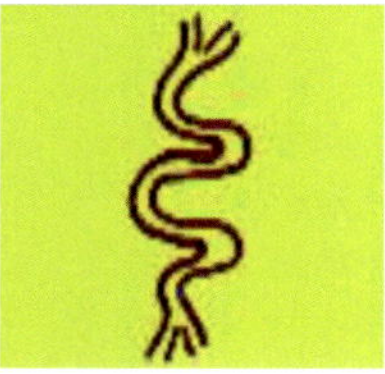

Metatron bedeutet „die Gegenwart Gottes“, „König der Engel“ oder „der, der hinter dem Thron Gottes steht“. Metatron ist der „Quelle“ am nächsten und wird daher auch oft Engelfürst genannt. Ihm gehört die Farbe Gold. Er ist der Lenker der farbigen Strahlen der anderen Erzengel. So trifft uns sein Licht oft in einem regenbogenfarbigen Licht mit goldenen Akzenten. Er ist der ranghöchste Erzengel und Hüter des göttlichen Thrones. Als Schreiber der Akasha-Chronik kennt er alle Seelen und deren Bestimmungen. Anfang und Ende, Geburt und Tod, Leben und Sterben, alles, was im Lebensplan vorgesehen ist, ist in seinem Bewusstsein. Er ist der Lehrer von uraltem Wissen vergangener Inkarnationen und besitzt die Schöpferkräfte des Universums. Auf verirrten Wegen kann er uns mit seinem Licht helfen, in Form von Visionen wieder unseren Weg zu finden, sie klar für uns zu deuten. Bei Verlusten oder Trennungen zeigt er uns die spirituelle Liebe Gottes, die Einheit des Seins und erfüllt uns mit einer wunderbaren Wärme, die uns daran erinnert, dass alles wieder zueinanderkommt. Glaube an die Einheit und das Erkennen unsterblich zu sein, hilft uns, schwere Situationen zu überstehen und loszulassen.

Adlerholz ~ Apfel ~ Aprikose ~ Bärenwurzel ~ Dammar ~ Dost/ Oregano ~ Erdrauch ~ Esche ~ Flieder ~ Hexenkraut ~ Holunder ~ Kardamon ~ Kirsche ~ Kurkuma ~ Linde ~ Lotus ~ Meersalz ~ Muira Puama ~ Perubalsam ~ Pfingstrose ~ Quecke ~ Schafgarbe ~ Traumkraut ~ Waldmeister ~ Weihrauch

Erzengel JOPHIEL

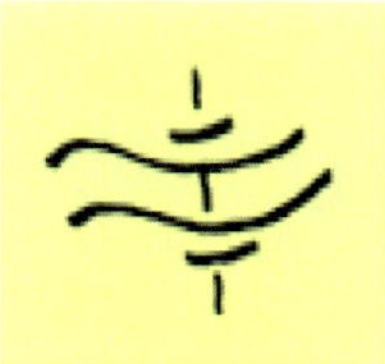

Jophiel wird auch Orfiel genannt und bedeutet „die Weisheit Gottes", „die Schönheit Gottes", oder „Gott ist meine Wahrheit". Ihm wird die Farbe Gelb zugeordnet. Er ist der Erzengel der Weisheit, der Erleuchtung, der Inspiration, des Erwachens und der Freude. Ihm liegen Geduld und Beständigkeit, denn auch nur mit ihr kann man zu Weisheit und Erleuchtung gelangen. Er sendet goldgelbes Licht über unsere Eingebungen. Jophiel bringt unser alltägliches Dasein mit der höheren Bedeutung in Einklang. So entfalten wir unsere Intuition und lernen ihr zu vertrauen. Bei unlösbaren Problemen, bei Fragen ohne erkennbare Antwort, können wir mit ihm kommunizieren. Jophiel bringt uns die Lösung, er hilft durch seine Ausdauer, dass wir auf den rechten Weg des Lebens kommen. Sein Tag ist der Montag und sein Planet der Mond.

Arnika ~ Benzoe ~ Birke ~ Buchsbaum ~ Frauenmantel~ Ginkgo ~ Hasel~ Liebstöckel~ Mistel ~ Orange ~ Patchouli ~ Rainfarn ~ Safran~ Sandelholz ~ Schöllkraut ~ Steinklee ~ Styrax ~ Tormentill ~ Weide ~ Weihrauch ~ Weinraute ~ Zeder

Erzengel ZADKIEL

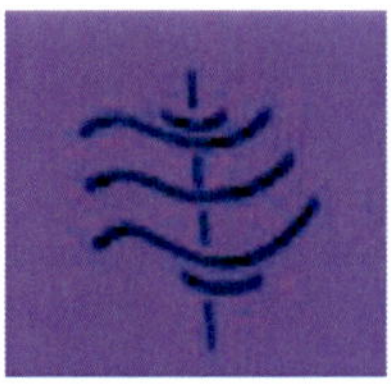

Zadkiel bedeutet „Rechtschaffenheit Gottes", „Richter Gottes" und „Gott ist Gesetz". Seine Farbe ist Violett. Er ist der Erzengel, der die negativen Energien umwandelt. Vergebung, Gnade und Toleranz machen ihn zu einem Erzengel, der auf die Einhaltung ewig kosmischer Gesetze achtet. Der Schicksalsverlauf hat hier seinen Ursprung. Das Rad der Gerechtigkeit dreht sich unter seiner Obhut. Er lehrt uns, uns selbst zu verzeihen, uns wie auch anderen zu vergeben, und somit wieder frei zu werden. Er hilft uns mit seinem violetten Licht, unsere Bestimmung zu finden, den kleinen Samen zu entdecken, der unser Leben zum Blühen bringt. So können sich Dinge transformieren und umwandeln, wachsen und gedeihen, um am Ende des Lebens eine Erfüllung der Lebensplanung zu erlangen. Sein Tag ist der Samstag und sein Planet der Saturn.

Baldrian ~ Basilikum ~ Beinwell ~ Diptam~ Eisenkraut ~ Heidekraut ~ Iris~ Klette~ Lärche ~ Lavendel ~ Maidal ~ Majoran ~ Mastix ~ Melisse ~ Moschus ~ Rosmarin ~ Sadebaum ~ Salbei ~ Tausendgüldenkraut ~ Thymian ~ Ulme ~ Weihrauch

DIE NATURWESEN - NATURGEISTER

Die Naturgeister, die auch Elementargeister genannt werden, sind ein lebendiger Ausdruck der physischen Elemente der Erde. Jedes Naturwesen wandelt in seinem Element. Sie leben in geistig-physischen Körpern, besitzen hohe Schwingungen und ungeheure Kräfte. Als liebenswürdige und hilfsbereite Wesen meiden sie Gewalttaten. Werden sie provoziert oder verletzt, können diese Wesen nachtragend und unzugänglich werden. Freundliche Geister werden von angenehmen Düften angezogen. Menschen, welche Rachesucht, Ärger oder Stress in ihrer Aura absondern, meiden die sonst so hilfreichen Geister. Die Aufgaben der Naturwesen bestehen darin, die Bedingungen für ein Leben aufrechtzuerhalten. Sie schaffen durch Reinigung und Klärung eine angenehme Atmosphäre. Die Wasserwesen stärken unsere fundamentalen Kräfte. Die Erdwesen sind schöpferisch kreativ im Gestalten der Natur. Luftwesen überwachen den regelmäßigen Ablauf der Natur und die Feuerwesen transformieren die Natur ständig. An bestimmten Orten, wie an Heilquellen, Flussschleifen, Heiligtümern aus Steinen oder Felsformationen, trifft man besonders viele Geister an. Die kosmische Energie übersteigt dort ein Vielfaches und der Kontakt zu der jenseitigen Welt ist einfacher. Sollten Sie an solch einen Ort gelangen, denken Sie daran, auch sich selbst vorher zu reinigen. Es vereinfacht den Kontakt, wenn Ihre Aura klar und rein ist. Denken Sie an etwas sehr Schönes und Positives und geben Sie sich diesem offen hin. Wir sollten den Naturwesen und den Naturgeistern mit Liebe und Respekt entgegentreten.

Eines Tages wird man offiziell zugeben müssen, dass das, was wir Wirklichkeit getauft haben, eine noch größere Illusion ist als die Welt des Traumes.
Salvatore Dali (1904 - 1989)

Feen

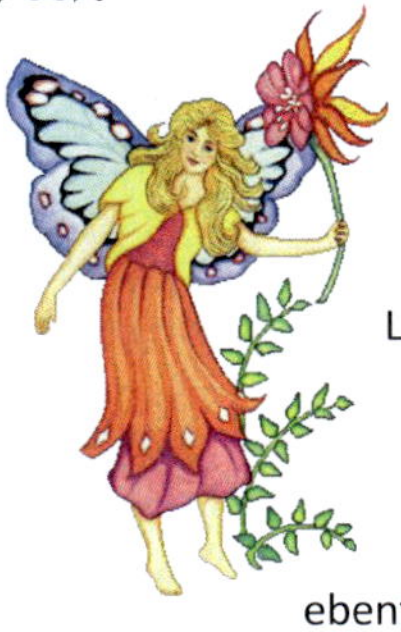

Feen sind weiße, reine und edle Wesen mit einer hohen Schwingung. Ihr Name ist zurückzuführen auf das lateinische Wort „Fatum“. Dies bedeutet Weissagung, Schicksal oder auch Verhängnis. Feen werden auch Nornen oder Moiren genannt. Die Nornen sind die drei Schicksalsgöttinnen. Die erste Norne spinnt den Lebensfaden, die zweite verkörpert das Schicksal und die dritte trennt den Lebensfaden, der die unsichtbare mit der sichtbaren Welt verbunden hatte. Feen sehen immer jung aus und sehr schön. Die Feder ist ein Symbol der Feen. Sie steht für Leichtigkeit, für die Bewegung in der Luft und das Spiel mit dem Wind, symbolisiert ebenfalls Wahrheit und magische Kraft. Mit ihr werden Reisen in die andere Welt in Verbindung gebracht. Ihre Aufmerksamkeit dient der Harmonisierung aller Lebensformen. Feen betreuen mit Hingabe die Pflanzen, die Mineralien in der Erde und die wilden Tiere. Feen wissen, was Schmerz ist. Sie kennen sich mit der Trauer und dem Schwermut aus. Feen stehen auch für Heilung und die Pflege im Leben. Weil Feen sehr hohe Energien tragen, müssen sie sich vor Energievampiren schützen. Im Naturreich beaufsichtigen Feen die Elfen und Gnome. Feen bedeuten auch Fruchtbarkeit und Muttersegen. Leben, Tod und Wiedergeburt sind natürliche Abläufe, die von Feen begleitet werden. In den Nächten tanzen und musizieren sie sehr gerne. Sie besingen das Schöne, die Leichtigkeit und die Liebe.

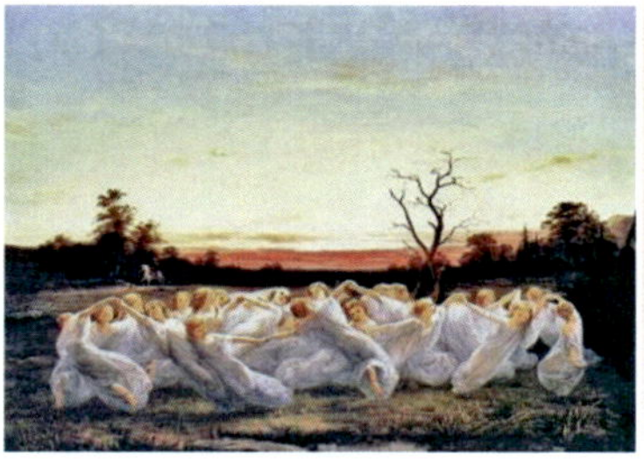

Feentanz
Nils Blommér
(1816-1853)

William Shakespeare (1564 – 1616):
WENN DU EINEN FEENRING SIEHST
Wenn du einen Feenring siehst in einem Grasfeld,
Gehe sehr vorsichtig herum,
gehe auf Zehenspitzen, wenn du vorbei kommst,
Letzte Nacht tollten dort die Feen –
Und sie schlafen hier irgendwo in der Nähe.
Wenn du eine kleine Fee siehst,
tief im Schlafe liegend
Schließe deine Augen
und laufe weg,
Bleibe nicht stehen, um zu spingseln!
Erzähle es niemanden
Oder du wirst einen Feenzauber brechen.

Alant ~ Andorn ~ Aprikose ~ Beifuß ~ Diptam ~ Eibisch ~ Eisenkraut ~ Flieder ~ Frauenmantel ~ Heidekraut ~ Himbeere ~ Iris/Schwertlilie ~ Jasmin ~ Kamille ~ Kornblume ~ Lotus ~ Melisse ~ Myrte ~ Orange ~ Rose

Elfen

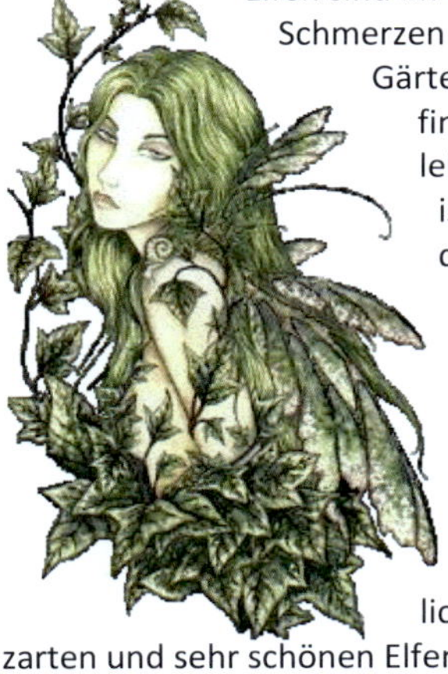

Elfen sind im Gegenzug zu Feen leichtsinniger und verspielter, da sie Schmerzen und Trauer nicht kennen. Sie leben oft in Parkanlagen, in den Gärten, im Gebirge, am See oder auch in den großen Dünen. Elfen finden wir im Wald und eigentlich überall dort, wo die Natur lebt, die Blüten sich öffnen, wo der Geruch vom frischen Grün ist und das Wasser in Einigkeit mit den Pflanzen dahinsprudelt. Ein Lebensraum, der leicht und beschwingt ist. Große Blumenwiesen oder auch Seenlandschaften erfüllen dies. Wenn Sie einen Schmetterling sehen, wissen Sie genau, hier halten sich auch Elfen auf. Elfen übernehmen oft die Farbe einer Blüte, die sie umfliegen. Das Tageslicht wirkt belebend auf sie, wobei die Dunkelheit sie ausbremst in ihrem Tun. Die Pflanzen sind ihre liebsten Spielgefährten. Elfen beschützen die Pflanzen. Sie sind hoch schwingende, lichte Wesen und kommunizieren mit den Engeln. Diese feinen, zarten und sehr schönen Elfen besitzen ein großes Wissen. Mit ihrer Weisheit helfen sie den Blumen, Pflanzen und Tieren. Es gibt auch sehr hochspirituelle Elfen. Manche dieser Wesen sind den Engeln bald gleich. Diese verbinden sich auch mit den Menschen und sind manchmal die Übermittler von Botschaften.

„Die geheimen Kräfte der Elfen, ihre Zaubermacht ist so groß, dass sie kaum Grenzen kennt.“ Jacob Grimm (1785 - 1863)

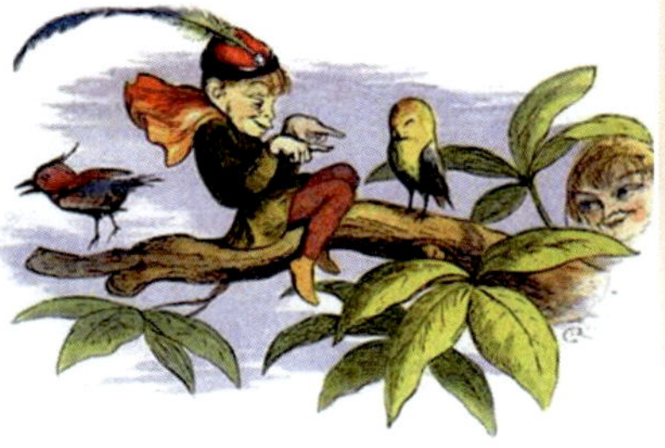

Elfe
Richard Doyle
(1824-1883)

Johann Wolfgang von Goethe (1749 - 1832):
Gesang der Elfen

Um Mitternacht,
wenn die Menschen erst schlafen,
dann scheinet uns der Mond,
dann leuchtet uns der Stern,
wir wandeln und singen
und tanzen erst gern.
Um Mitternacht,
wenn die Menschen erst schlafen,
auf Wiesen an den Erlen,
wir suchen unseren Raum
und wandeln und singen
und tanzen einen Traum.

Anis ~ Baldrian ~ Benzoe ~ Copaivabalsam ~ Dost/Oregano ~ Elemi ~ Erdrauch ~ Lavendel ~ Löwenzahn ~ Mädesüß ~ Majoran ~ Moschus ~ Patchouli ~ Petersilie ~ Propolis ~ Safran ~ Salbei ~ Storax ~ Süßgras/ Mariengras ~ Tausendgüldenkraut ~ Thymian ~ Ulme ~ Waldmeister ~ Wegwarte ~ Zitronengras

Gnome

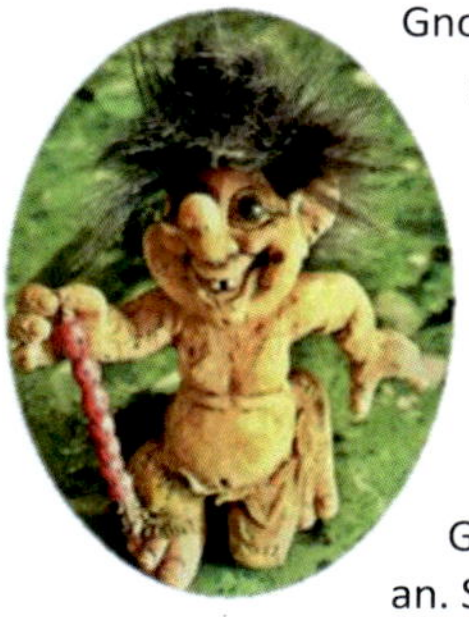

Gnome leben im ätherischen Bereich der Erde. Die meist kleinen, gedrungenen Wesen haben viele Namen im Laufe der Zeit bekommen. So treffen wir auf Zwerge, Elben, Heinzelmännchen, auf Trolle, Kobolde und Klabautermänner. In einigen Gegenden werden sie das Erdvolk oder auch Hügelvolk genannt. Sie leben und arbeiten in einsam gelegenen Häusern, vor allem, wenn diese einen Stall und einen Kamin besitzen. In der Natur leben sie in den dichten Wäldern, in wilden Felsregionen, unter knorrigen Wurzeln, in verlassenen Erzwerken, in alten einsamen Ruinen oder auch auf Grabhügeln. Selten trifft man sie bei den Elfen im blühenden Garten an. Sie sind eher schwer in ihrer Art, lieben die Dunkelheit mit dem Licht des Mondes. Sie wissen Bescheid über die magischen Kräfte der Natur und über die Einflüsse der Planeten auf unser Leben. Sie vermitteln über das Erdreich hin zu den Pflanzen und erwecken im Frühjahr die Natur über deren Wurzeln. Beim Anlegen eines Gartens können sie kreativ mitwirken. Sie sind Beschützer unserer inneren Schätze und ab und an lassen sie uns im Traum diese erkennen.

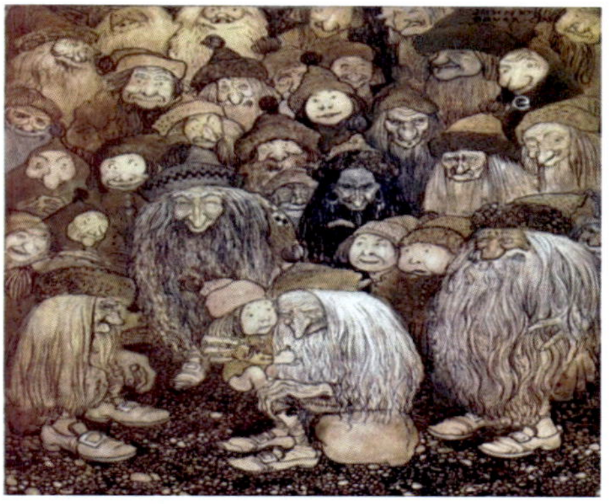

Paracelsus (1493 - 1541):

Denn diese Wesen sind uns nicht täglich vor Augen, sondern ganz selten, und wir sehen sie nur, damit wir darum wissen, dass es sie gibt und sehen sie so, als erschienen sie uns im Schlaf.

Gnome, John Bauer (1909)

Alraune ~ Bärenwurzel ~ Betelnuss ~ Buchsbaum ~ Eichenmoos ~ Galbanum ~ Holunder ~ Ingwer ~ Kurkuma ~ Mekkabalsam ~ Perubalsam ~ Piment ~ Quecke ~ Salbaum ~ Sandarak ~ Stechapfel ~ Steinklee ~ Süßholz ~ Tolubalsam ~ Tonkabaum ~ Zypresse

Baumgeister

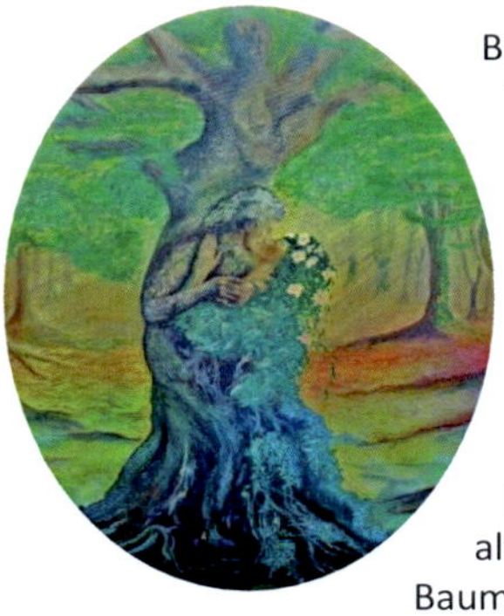

Baumgeister werden auch Dryaden genannt und sind Waldnymphen. Diese Waldwesen sind an einen jeweiligen Baum gebunden. Sie sind die Beschützer des Waldes, der unberührten Wildnis. Sie leben im Inneren der Bäume und teilen alles mit ihnen, selbst schwerste Verwundungen. Die männlichen wie auch weiblichen Baumnymphen beherrschen noch die alte Magie. Oft führen sie Tänze und Rituale an ihrem Baum auf. Es sind sehr schön anzusehende Wesen, die wie schwebend in den Ästen junger Bäume herumtollen. Die sehr freundlichen Geister sind die Bewacher alter Naturschätze. Alte, große Bäume zeigen einen sehr weisen Baumgeist. Die starke Aura eines uralten Baumes ist fast greifbar für uns. Eine Verbindung zum Baumgeist ist möglich, braucht aber viel Geduld. Daher besuchen Sie Ihren auserwählten Baum sehr häufig. Verbündet sich dann dieser Geist mit Ihnen, wird er Ihnen sehr treu sein und kooperativ mit Ihnen arbeiten.

Adlerholz ~ Birke ~ Boldo ~ Buche ~ Eiche ~ Hasel ~ Holunder ~ Kiefer/ Pinie/ Fichte ~ Kirsche ~ Lärche ~ Lapacho ~ Lebensbaum/ Thuja ~ Linde ~ Mandelbaum ~ Muira Puama ~ Pappel ~ Quebracho ~ Rosskastanie ~ Sanddorn ~ Tanne ~ Ulme ~ Wacholder ~ Walnuss ~ Weide ~ Zeder

Drachen

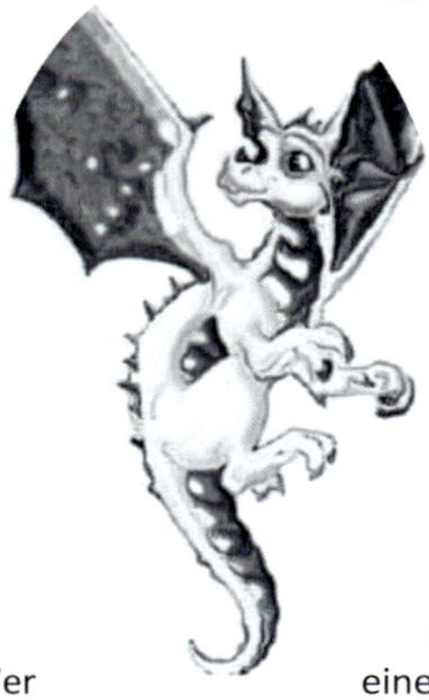

Drachen gibt es in fast allen Kulturen unserer Welt. Ihre Bedeutung wird jeweils verschieden dargelegt. Wer sich mit Drachen beschäftigt, stellt fest, dass ihre Art einen entweder sehr fasziniert oder eben abstößt. Meine Erfahrungen und die meiner Familie beruhen auf Wahrnehmungen und Beobachtungen. Drachen sind Wesen, die in einer anderen Dimension ihr Zuhause haben. Es gibt Drachen, die begleiten uns. Man kann sie in Visionen, in Träumen oder aber auch durch das „dritte Auge" sehen. Noch nie habe ich Angst vor ihnen gespürt. Oft werden Drachen als bösartig und unheilbringend dargestellt, aber das sind sie nicht. Drachen stehen für Kraft und Macht. Sie sind sehr einfühlsame Wesen. Ihre Augen sind äußerst faszinierend und unwiderstehlich – als blicke man in die Weiten unseres Daseins. Wer einen Drachen als Verbündeten hat, kann mit ihm in die Dimensionen „fliegen". Er beschützt Sie auf Ihren Reisen und ist sehr weise. Der Drache vereinigt alle Elemente, denn jeder Drache ist einem davon zugeordnet. Überall gibt es die verschiedensten Arten von ihnen: Drachen mit Flügeln, Drachen ohne Flugfähigkeiten und es gibt auch Mischwesen, wie die gefiederte Schlange Quetzalcoatl (Maya). Der Drache wird als König der Schlangen gesehen.

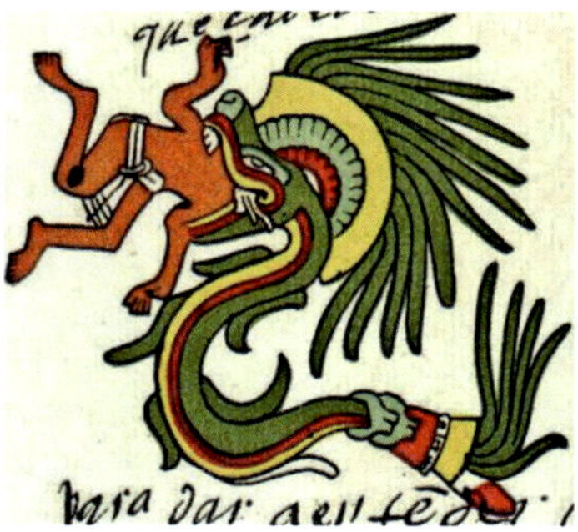

Quetzalcoatl, Telleriano Remensis (16.Jhd.)

Ackerschachtelhalm (Erde) ~ Basilikum (Basilisk) ~ Bilsenkraut (Feuer) ~ Colanuss (Wasser) ~ Copal (Feuer) ~ Damiana (Feuer) ~ Drachenblut (Feuer) ~ Eberesche (Feuer) ~ Galanga (Luft) ~ Galgant (Feuer) ~ Guajak (Luft) ~ Hamamelis (Feuer) ~ Hexenkraut (Wasser) ~ Jambul (Feuer) ~ Kardamon (Wasser) ~ Labkraut (Wasser) ~ Maidal (Feuer) ~ Mastix (Luft) ~ Mohn (Feuer) ~ Pfingstrose (Feuer) ~ Rainfarn (Wasser) ~ Schöllkraut (Feuer) ~ Tabak (Feuer) ~ Ysop (Feuer)

Phönix

Der Phönix ist ein Feuervogel und wird mit der Sonne in Verbindung gebracht. Er ist Sinnbild für Vergänglichkeit und ständige Erneuerung, da er nach einer gewissen Zeitspanne selbst verbrennt, um dann neugeboren aus seiner eigenen Asche wiederaufzuerstehen. Es gibt verschiedene Überlieferungen um den sagenumwobenen

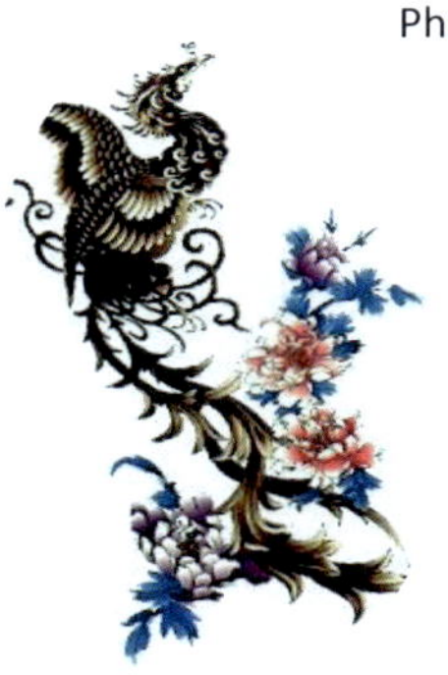

Phönix. Die eine stammt aus Ägypten. Da wurde der Phönix die „Seele des Re“ (Re – Sonnengott) genannt, da er ein vogelähnliches Aussehen hatte und sich ständig transformierte. Es hieß, der Phönix verbrenne im Nest auf einem Hügel bei Sonnenuntergang. Am nächsten Morgen beim Sonnenaufgang werde er wiedergeboren. Der Phönix stirbt also, um zu leben. Er wirft alles Vergängliche ab, um dem Neuem Platz zu geben. In anderen Sagen wurde der Phönix nach seinem Ableben verbrannt, zusammen mit Myrrhe, Zimt und Gewürznelken. Er wird auch mit schamanischen Überlieferungen in Verbindung gebracht. Der Feuervogel soll nämlich ähnlich einem Adler sein. Dieses Wesen ist ein Symbol für das Glück. Der Gegenpart zum Phönix ist der Vogel Greif (Erdvogel).

Angelikawurzel ~ Arnika ~ Bernstein ~ Gewürznelke ~ Ginseng ~ Habichtskraut ~ Johanniskraut ~ Liebstöckel ~ Myrrhe ~ Rosenweihrauch ~ Rosmarin ~ Tormentill ~ Weihrauch ~ Zimt

Undinen

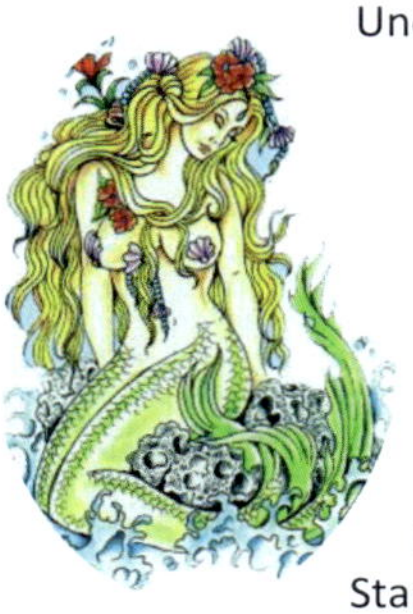

Undinen sind weibliche Wassergeschöpfe, die auch Nixen oder Wasserjungfrauen genannt werden. „Unda“ bedeutet Welle oder Woge. Diese stehen als Symbol für die Veränderung, für Transformationen. Die Welle baut sich langsam auf, wird immer größer, höher, mächtiger, bis sie, an ihrem Höhepunkt angekommen, wieder hinab ins Nichts gleitet. Undinen beleben und kontrollieren somit das Wasser. Und so ist es kaum verwunderlich, dass sie auch für die Lebenssäfte der Menschen zuständig sind. Man findet diese zauberhaften Elementarwesen an Flüssen, in Seen und Bächen, an Wasserfällen, aber vor allem auch in den Meeren. Stark gefühlsbetonte Menschen haben besonderen Zugang zu diesen Wesen. Starke Emotionen ziehen sie wie magisch an. Daher verkörpern Undinen den tiefen wahren Grund. Sie können Botschaften aus höheren Sphären empfangen. Manchmal sieht man sie träumerisch spielend am Ufer sitzen, umkreist von Pflanzen, wartend auf etwas Geselligkeit und Ablenkung. Wenn Undinen tanzen, wirbelt das ganze Wasser. Manchmal bringen sie sich damit in Ekstase.

Aloe ~ Apfel ~ Costus ~ Esche ~ Eucalyptus ~ Kalmus ~ Kampher ~ Minze ~ Nieswurz ~ Quassia ~ Schafgabe ~ Styrax ~ Sumpfporst ~ Traumkraut ~ Yerba Santa~ Zistrose

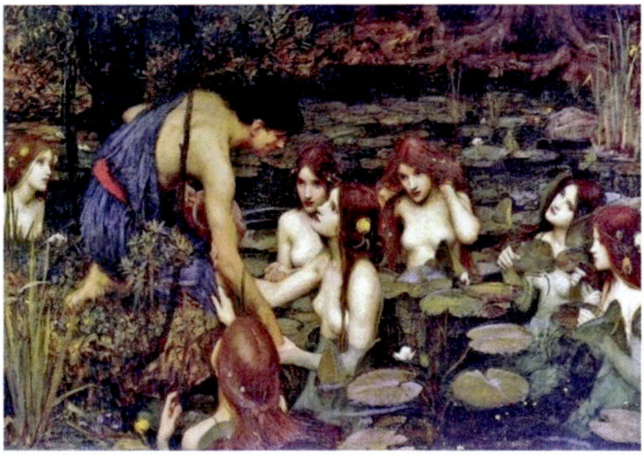

Nixen
John William Waterhouse
(1849-1917)

Gottfried Keller (1819 - 1890)
„Winternacht“

Nicht ein Flügelschlag ging durch die Welt,
Still und blendend lag der weiße Schnee.
Nicht ein Wölklein hing am Sternenzelt,
Keine Welle schlug im starren See.

Aus der Tiefe stieg der Seebaum auf,
Bis sein Wipfel in dem Eis gefror;
An den Ästen klomm die Nix herauf,
Schaute durch das grüne Eis empor.

Auf dem dünnen Glase stand ich da,
Das die schwarze Tiefe von mir schied;
Dicht ich unter meinen Füßen sah
Ihre weiße Schönheit Glied um Glied.

Mit ersticktem Jammer tastet' sie
An der harten Decke her und hin –
Ich vergess das dunkle Antlitz nie,
Immer, immer liegt es mir im Sinn!

Faun - Pan

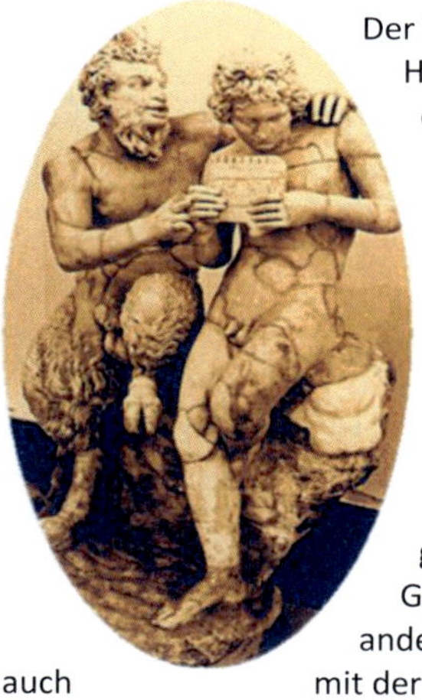

Der Pan ist der Gott der Hirten, halb Mensch, halb Ziegenbock, ein Halbmensch, ein Mischwesen. Seine wunderliche Gestalt ähnelt dem eines Waldteufels. An seinem stattlichen Mannskörper wachsen viele Haare. Auf seinem Kopf befinden sich Hörner und lange Ohren. Ein Vollbart ziert sein nicht gerade schönes Gesicht. Der Waldgott, wie er auch genannt wurde, wurde vor allem angerufen, um Schutz für die Herden zu erbeten. Sein gekrümmter Hirtenstab symbolisiert die Natur der Dinge an sich. Alles ereignet sich wieder und läuft in der gleichen Reihenfolge ab, so wie die Jahreszeiten in der Natur. Manchmal trug er einen langen dunklen Mantel. Mit sich hatte er immer eine siebenröhrige Flöte, die später Panflöte genannt wurde. Die Musik lag ihm besonders am Herzen. Gerne war er ausgelassen und fröhlich und zeigte oft vor den anderen seine Männlichkeit, seine Wollust. Daher brachte man ihn auch mit der Fruchtbarkeit in Verbindung. Vor Pan hatten die Menschen oft Angst, denn er trieb rohe und derbe Späße mit ihnen oder ihrem Vieh. Er ist der Namensgeber für das Wort Panik, denn er verbreitete Angst und Schrecken. Pan war aber auch ein Sohn der Mutter Erde und hatte eine tiefspirituelle Verbindung zum Naturreich. Als Magier, Tänzer und Heiler wurde er verehrt. Bei magischen Ritualen durfte daher die Anrufung des Pan nicht fehlen.

Hugo Salus (1866 - 1929)

Lauschender Pan

Hinter Bäumen versteckt lauscht Pan einem Liebespaar:
„Mädchen, wie lieb' ich dich innig, wie lieb' ich dich rein und wahr!
Welch ein Wunder geschah mir! Wie fühl' ich mit staunendem Beben,
Deine Liebe, sie hat die Reinheit mir wiedergegeben!
Dass ich geruhigen Blicks dir tief in die Augen zu schauen,
Dass ich voll heiligen Glücks dich zu küssen mich darf getrauen!"

Hinter Bäumen versteckt lauscht Pan einem Liebespaar:
„Liebster, wie soll ich dir danken! Wie schau' ich jetzt alles so klar!
All mein Sehnen war wie die Wege im Abendgarten,
Die auf die Silberpantoffel des Reigens der Mondelfen warten.
Du hast mein Sehnen gestillt! Wie wunschlos ist doch die Liebe!
Und nur ein Wunsch erfüllt mich: Ach, wenn es doch immer so bliebe!"

Hinter Bäumen versteckt lauscht Pan einem Liebespaar.
Ei, wie strotzt dem Burschen der Nacken braun unterm Haar!
Hei, wie wölben die runden Brüste dem Mädchen das Mieder!
Und wie üppig fließt das Kleid von den Hüften ihr nieder!
Pan lacht auf! Das Pärchen verstummt. Die Bäume krachen.
Durch den rauschenden Wald von fernher schmettert sein Lachen.

Asant ~ Bärlapp ~ Bärentraube ~ Condurango ~ Eibe ~ Eiche ~ Farn ~Gingko ~ Hopfen ~ Lorbeer ~ Mönchspfeffer ~ Narde ~ Opoponax ~ Sadebaum ~ Sandelholz ~ Sellerie ~ Tollkirsche ~ Veilchen ~ Vetiver ~ Weinraute ~Wermut

Simurgh

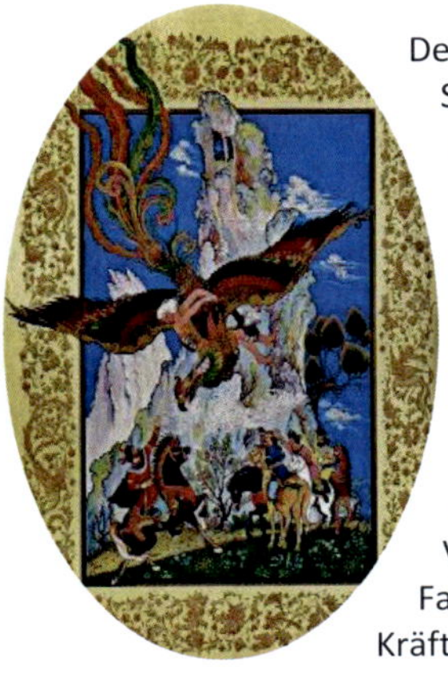

Simurgh, Persische Miniatur

Der Simurgh ist ein Riesenvogel und wurde auch Hundevogel, Semorg, Simargh oder Thalaba genannt. Simurgh bedeutet „so groß wie dreißig Vögel zusammen". Denn eine Legende besagte, dass sich einst Tausende Vögel auf den Weg machten, um einen König für ihr Königreich zu finden. Aber nach und nach kehrten einige Vögel um, andere gaben auf und wieder andere fanden andere Ausreden, um nicht weitersuchen zu müssen. Dreißig Vögel bewiesen Mut und Ausdauer und setzten mit voller Willenskraft den Weg fort. Als sie am Ende ihrer Reise ankamen, erkannten sie, dass sie ihren König gefunden hatten. Der König steckte in ihnen selbst, in ihrer Identität. So wurden die dreißig Vögel Teil eines Ganzen, zu Simurgh. Er sah einem Adler, einem Falken sehr ähnlich. Der König der Lüfte war mit übernatürlichen Kräften gesegnet. Der Simurgh nistet in einem Lebensbaum. Beim Fliegen breitet er seine Riesenschwingen über die Erde aus. Dann verteilt er den Segen dieses Baumes. Erblickt jemand diesen Vogel, so erkennt er sich selbst. Er sieht sein Innerstes, sein Ich, sein Leben.

Ahorn ~ Akazie ~ Dammar ~ Muskat/ Macis ~ Salomonsiegel

Salamander

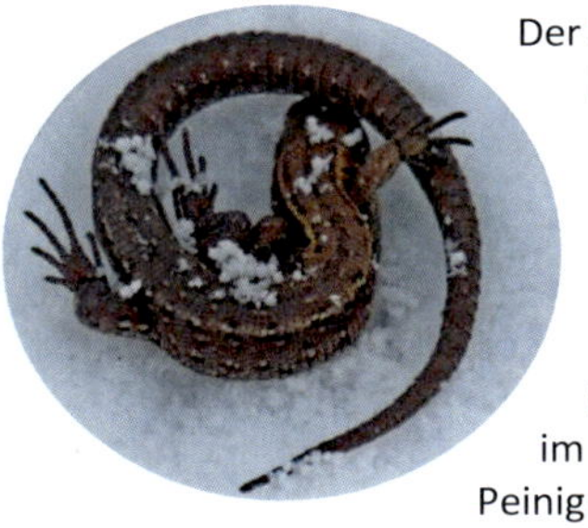

Der Salamander wurde auch Zaubermolch genannt. Er ist ein kraftvolles Elementarwesen. In jedem Feuer, in jeder Wärme, steckt ein Teil von ihm, denn ohne den Salamander können Feuer und Hitze nicht existieren. Daher finden wir ihn in der Umgebung von Öfen, von Verbrennungs- und Heizanlagen, von Feuern jeglicher Art und auch bei den leicht entzündbaren Materialien wie Benzin, Öl und Gas. Er ist sternartig gezeichnet und symbolisiert die armen Seelen im Fegefeuer. Aber er hilft auch demjenigen, der trotz aller Peinigungen, Krankheiten usw. das Vertrauen zu Gott nicht verliert. Er steht für den Frieden der Seele. Die Kommunikation mit einem Salamander ist sehr schwierig. Es erfordert viel Geduld. Er liebt Räucherungen, die auf Holzkohle praktiziert werden. Brennende rote Kerzen stimmen ihn friedlich. Der Salamander wird oft auch mit Zerstörung und Vernichtung in Zusammenhang gebracht. Sicher, in den tiefen Kratern unserer Erde brodelt es mächtig. Vulkanausbrüche können große Landstriche eben machen. Aber aus jedem Feuer, aus jeder Vernichtung entsteht wieder etwas Neues. Der Salamander bedeutet Transformation, die Reinigung der Seele.

Brennnessel ~ Guggul ~ Hanf ~ Johanniskraut ~ Koriander ~ Mariendistel ~ Pfeffer ~ Rhododendron

Sturmgeister

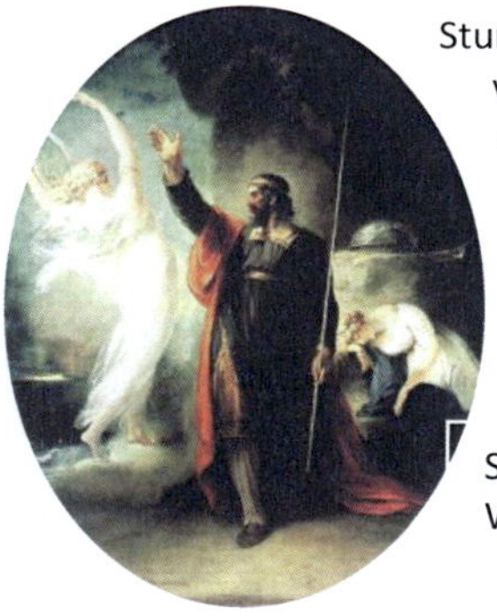

Sturmgeister gehören dem Element Luft an. Sie sind keine Geister verstorbener Menschen, sondern reine Geister, die die Macht der Götter verkörpern. Die Elementarwesen fühlen sich besonders im Wind wohl. Sie fegen begeistert mit einem Sturm umher. Oft kann man sie dabei vor Vergnügen singen und pfeifen hören. Sie meiden das direkte Sonnenlicht. In der Dämmerung und in der Nacht aber werden sie aktiv. Ihr Dasein hat etwas Herausforderndes für uns. Auch wenn sie gewalttätig und

Sturmgeister, Prospero und Ariel (Shakespeare „Der Sturm"), William Hamilton, (1751-1801)

zerstörerisch auf uns wirken, so bringen die Sturmgeister auch alles wieder ins Gleichgewicht. Sie blasen die alte, stehende Energie auseinander, treiben neue Energien auf die Plätze und reinigen so die Atmosphäre. Magier nahmen sich oft den Stürmen an und brachten ihre Macht in diesen Stürmen hinein.

Amber ~ Klette ~ Meersalz ~ Mistel ~ Passionsblume ~ Tulsi

Die Farben und Kerzen

Farben haben auf unser Leben einen enormen Einfluss. Wenn man sich vorstellte, das Leben würde aus Weiß-Grau-Schwarz-Nuancen bestehen, so wäre es ein trostloses Leben, ohne Freude, ohne Energie. Farben bestimmen unser Leben. Selbst unsere Gefühle kann man farblich ausdrücken. Farben sind eine besondere Macht und diese erkannten in der frühen Zeit auch schon die Magier. Sie ordneten die Farben den Planeten zu, den Elementen und natürlich auch besonderen Eigenschaften, die auch heute noch alle ihre Gültigkeit haben. Die Hexen von einst wussten nur zu genau die Magie der Farben einzusetzen. In Ritualen, bei Heilungen beeinflussten sie die Menschen. Heute gibt es in der modernen Wissenschaft eine Bestätigung für all diesen Zauber, die die Farben in uns auslösen. Die Industrie hat sie sich sehr zu eigen gemacht und wendet sie in den Werbungen und im Verkauf strategisch an. Unsere Seele erfasst die Farben automatisch und verarbeitet sie. Dieses spiegelt sich dann auch in unserer Aura wider. So helfen in der heutigen Zeit auch Farbbrillen, die Defizite in einigen Bereichen auszugleichen. Die gesamte Zuordnung fällt uns durch Farben einfacher. Auch bei den heutigen Räucherungen und Ritualen werden Farben zu einem bestimmten Zweck verwendet. Bei Liebesritualen können Sie sich alles in Rot und Rosa zusammensuchen. Roter Weihrauch, Rosenweihrauch, Blütenblätter von Rosen, dazu schöne Rosenquarze als Steine, Kerzen in Rot und Rosé und viele andere schöne Dinge. Die Fantasie hat hier keine Grenzen. Lernen Sie mit den Farben Ihre Rituale zu erstellen. Sie werden spüren, welche unterschiedlichen Energien von den verschiedensten Zusammensetzungen ausgehen. Farben ... die große stille Macht in unserem Leben.

Weiß

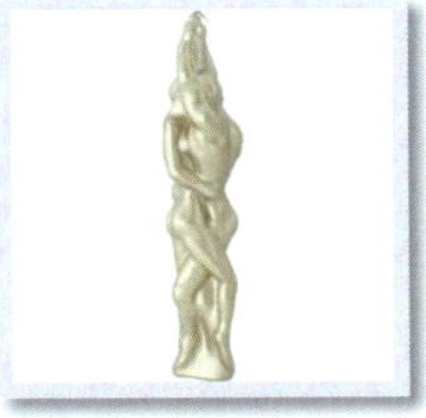

Weiß symbolisiert die Reinheit, etwas, was noch nicht missbraucht wurde, etwas, was unangetastet ist. Der überirdische Geist ist reinweiß und übt eine enorme Anziehungskraft aus. Die Erleuchtung im Geist wird ebenfalls in Reinweiß gedeutet. Weiß steht für Heilung, für die Medizin. Daher verschenkt man auch oft weiße Blumen an kranke Mitmenschen. Bei der Trauer gibt es die Farben Schwarz und Weiß. In Asien ist Weiß die Farbe der Trauerkleidung. Hier dagegen ist Weiß eher die Farbe der Kleidung, die den Verstorbenen angedacht wird. Sie steht für die Unsterblichkeit, da die Toten jetzt in die Anderswelt hinübergehen. Weiß, die Farbe der Unschuld, der Jungfräulichkeit. In Meditationen wird gerne Weiß verwendet, da es dort Stille, Leere und

Unendlichkeit symbolisiert. Daher hat sie besonders in der Spiritualität einen hohen Stellenwert. Botschaften aus dem Jenseits werden ebenfalls durch weiße Engel dargebracht. Man ist auf der Suche nach der Ganzheit. Durch die Meditation findet man den inneren Frieden, einen besonderen Schutz. Sie reinigt unseren Geist, stärkt unsere Intuition und vertreibt den Schleier von unseren Augen, sodass wir mit Klarheit die Dinge betrachten können.

Sehr zu empfehlen bei Reinigungsritualen, Meditationen, Schutzritualen, für Friedensgebete, und um eine Klärung herbeizuführen. Weiße Kerzen können jede beliebige andere Kerzenfarbe ersetzen, denn Weiß beinhaltet alle anderen Farben. Auch können Sie Weiß einsetzen, wenn Sie unsicher sind, welche Farbe die richtige ist.

Gelb

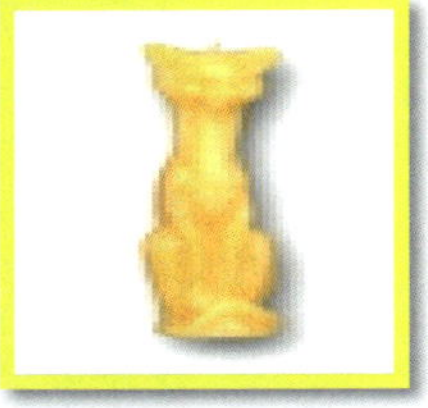

Gelb symbolisiert das Licht. Auf unseren Geist wirkt Gelb stärkend, es erhellt unseren Gemütszustand. Es gibt uns Frische, macht uns fröhlich und wir gewinnen an Lebensfreude. Unsere Konzentrationsfähigkeit wird gesteigert, die Wahrnehmung erhöht sich und die gesteigerte Vorstellungskraft unterstützt das kreative Arbeiten. Lassen Sie sich von Gelb inspirieren! Sie werden spüren, dass Ihre geistigen Fähigkeiten, Ihre Fantasie, wie eine Blume erblühen. Gelb, die Farbe der Sonne, bringt Glück und Freude in Ihr Herz. Gelb hilft Ihnen, die Dinge des Lebens leichter zu nehmen. Sie fördert geistige Offenheit. Daher hatte Gelb in vielen Religionen eine göttliche Bedeutung. Einige Mönche trugen gelbe Kutten, damit jeder sehen konnte, dass sie nach Erleuchtung strebten. Manchmal wurde Gelb auch als schutzbringend gesehen. In Indien trug man daher vor Hochzeiten gelbe Kleidung, um die bösen Geister zu vertreiben. Aber Gelb bedeutet auch Neid und Eifersucht.

Verwenden Sie die Farbe Gelb in Ritualen, wenn besondere Konzentration gebraucht wird. Dies ist bei Prüfungen gegeben. Sie können sich besser entspannen. Bei Naturritualen ist Ihnen Gelb behilflich für die Vorstellungskraft. Gelb unterstützt alle geistigen Tätigkeiten.

Orange

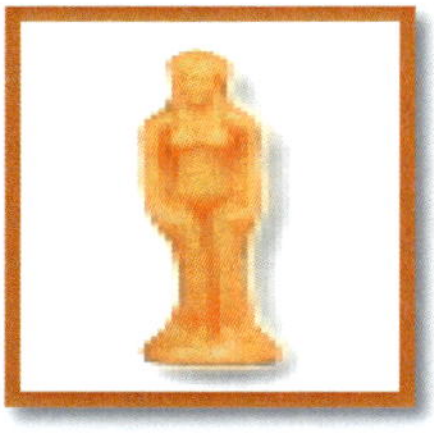

Orange symbolisiert die Lebensenergie. Die Farbe zeigt das Feuer der aufgehenden Sonne. Sie wirkt stärkend, spendet Kraft und Lebensfreude und heilt unser Gemüt. Orange ist wie ein Kraftspender, wenn wir physisch oder seelisch erschöpft sind. Beim Sport kann man durch die Farbe Orange zusätzliche Power erhalten. So wirkt sie nicht nur vitalisierend auf unseren Körper, sondern gibt unserem Geist und Seele neue Kraft in dunklen Lebenstagen. Sie ist die Farbe gegen Depressionen und Niedergeschlagenheit. Orange durchdringt unseren Körper und wärmt uns. Durch sie kommen neue Freude, Lust und Fröhlichkeit ins Leben. Die Farbe Orange bezieht sich direkt auf die Zitrusfrucht.

Verwenden Sie die Farbe Orange, um den Dingen eine positive Wendung zu geben und um das Gute anzuziehen. Bei Fruchtbarkeitsritualen ist Orange genau die richtige Farbe. Während Reinigungsritualen kann Orange zu mehr psychischer Kraft verhelfen. Orange lockert und aktiviert Sie, wenn Sie im grauen Gewohnheitsalltag erstarrt sind

Rosa

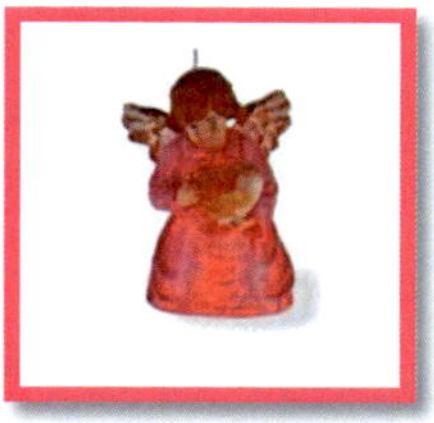

Rosa symbolisiert die Liebe und Zuneigung. In Liebesangelegenheiten zeigt sie eine freundliche Atmosphäre an. Zärtlichkeit und Leidenschaft bringen neuen Schwung in die Partnerschaft. Rosa ist eine sehr weibliche Farbe, die oft mit der Göttin Venus in Verbindung gebracht wird. Rosa hilft beim Erwachen der Spiritualität. Sie bringt dem Geist Heilung.

Verwenden Sie die Farbe Rosa, wenn es um Rituale der Weiblichkeit geht. Bei Liebesritualen und -räucherungen ist Rosa eine Standardfarbe.

Rot

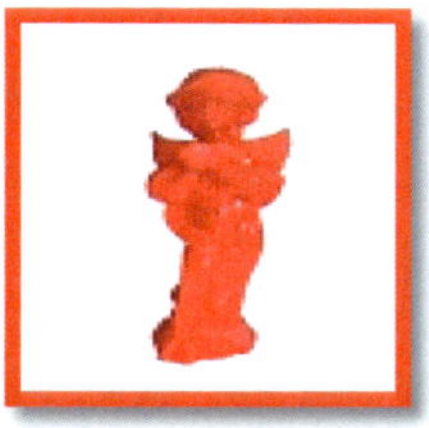

Rot symbolisiert die Liebe und das Feuer. Heiße Liebschaften mit feuriger Lebensfreude geben eine enorm hohe Energie ab. Rot wirkt auf uns sehr anregend und kitzelt unsere Leidenschaft und Erotik. Es steht für Glück und Sünde. Diese starke Vitalität gibt uns neue Körperkraft. Leere körperliche wie geistige Energien können durch die Farbe Rot belebt werden. Sie stärkt unseren Willen, längst vorgenommene Dinge zu erledigen. In manchen Gegenden Afrikas ist Rot die Farbe des Lebens. Dort werden kranke Menschen mit dieser Farbe bestrichen. Sie soll bei ihnen die Lebenskraft anregen. Wahrscheinlich, weil die Farbe des Blutes auch Rot ist. In den frühen Zeitaltern konnten sich auch nur die Reichen die Farbe Rot leisten. So hoben sie sich gleichzeitig vom niederen Pöbel ab. Rot ist aber auch die Farbe der Macht, der Aggression, des Zornes und der Wut. Rot signalisiert Gefahr.

Verwenden Sie die Farbe Rot, wenn es um Liebesrituale geht, die feurig und sehr leidenschaftlich sind. Für reine Energierituale ist Rot die erste Wahl. Möchten Sie räuchern, um eine Sache durchzusetzen, wofür sie auch mehr Kraft und Energie benötigen, dann greifen Sie zu Rot.

Violett

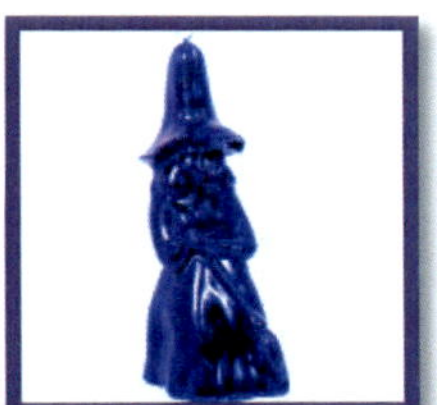

Violett symbolisiert Spiritualität und Übergang und ist Ausdruck der höchsten Schwingung. In der Farbenmagie wird Violett für spirituelle Heilung, wie z.B. bei Exorzismus eingesetzt. Sie ist Ausdruck einer hohen geistigen Macht. Der Kontakt zu Geistern wird durch die Farbe Violett erleichtert. Denn sie steht für den Übergang der diesseitigen in die jenseitige Welt. In ein Reich, wo

Dämonen und Geister existieren. Die Farbe hat etwas Mystisches an sich. So entsteht sie, wenn sich die Welt des Körpers (das wäre Rot), mit der geistigen Welt des Himmels (das wäre Blau) verbindet. Sie stärkt die inneren und geistigen Kräfte. Dadurch kommt es zur Steigerung der spirituellen Erkenntnis. Sie ist die Heilfarbe des Geistes.

Verwenden Sie die Farbe Violett bei Einweihungen, beim Orakeln und Weissagen. Sie können sie weiterhin bei Meditationen und geistigen Übungen einsetzen. Violett hilft uns beim Loslassen alter Dinge, sodass Platz für Neues geschaffen wird. Auch bei Verhandlungen im Beruf oder im privaten Bereich hilft Ihnen die Farbe die Übersicht zu behalten. Sie hilft Ihnen auch dabei, Reinigungsprozesse in Gang zu setzen.

Grün

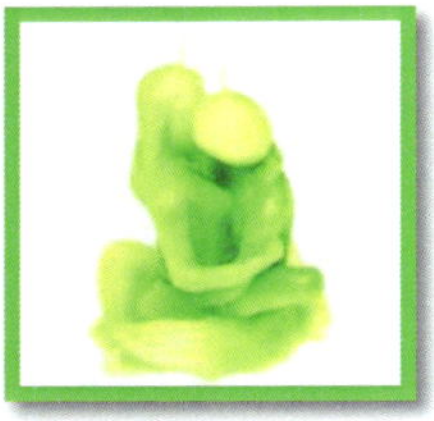

Grün symbolisiert die Natur und die Hoffnung. In der Natur entsteht das schönste Grün im Frühling. Ein Zeichen für das Erwachen und Gedeihen, für ein Weiterleben hier auf Erden. Mit dem Grün kommen Fruchtbarkeit und Wachstum zurück. So ist es kein Wunder, dass dies sehr beruhigend auf uns wirkt, denn diese Farbe erfüllt die Zuversicht eines immer wiederkehrenden Kreislaufes. Hoffnung auf ein immerwährendes Dasein. Grün harmonisiert unser Leben, sodass wir in die Mitte unseres Wesens gelangen können. Es fördert Zufriedenheit und stärkt unsere Sicht für andere Eindrücke.

Verwenden Sie die Farbe Grün, wenn Sie Schock oder Erregungszustände dämpfen wollen. Regen Sie mit ihr die seelische und körperliche Harmonie an. Mit Grün finden Sie den Ausgleich zwischen Arbeit und Erholung, sodass Sie sich regenerieren können. Im Ritual wird Grün oft dann verwendet, wenn Sie bestimmten Kräften wie Eifersucht und Gier entgegenwirken wollen. Sie neutralisieren sie mit der Kraft des Grüns. Wenden Sie Grün in Heilungsritualen an. Es beruhigt die Atmosphäre und somit den Erkrankten.

Blau

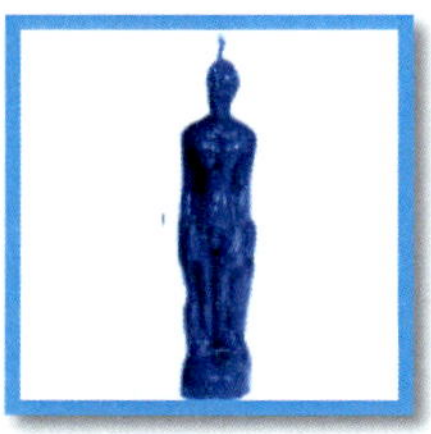

Blau symbolisiert das Wasser und die Treue. Die Farbe steht für Glauben und Offenbarung, aber auch für den Intellekt, die Vernunft und Logik. Sie wirkt beruhigend und hilft uns zu entspannen. Mit Ruhe und Gelassenheit können wir uns dann wieder unseren alltäglichen Dingen widmen. Am Abend sorgt Blau dafür, dass Stress und Nervosität abgebaut werden. Es nimmt uns etwas die Angst und lässt uns besser schlafen. Blau sind der Himmel, die Ferne, die Unendlichkeit, die Freiheit und die Sehnsucht. In ihr gibt es Wahrheiten und Weisheiten. Blau steht für Beständigkeit. In der Magie wurde Blau verwendet, um fremde Energien zu neutralisieren. In einigen Ländern wurden sogar die Türen und die Fenster blau gestrichen. Auf diese Weise versuchten sie die guten Götter und Geister auf sich zu lenken. Blau dokumentierte die Macht des Himmels und der Unsterblichkeit. Daher trugen selbst die Pharaonen bei besonderen Gelegenheiten einen blauen Helm. Schließlich stammten sie von den Göttern und waren erleuchtet.

Verwenden Sie die Farbe Blau, wenn Sie gegen Dämonen vorgehen. Sie gibt Ihnen Kraft, Unglück abzuwenden. Blau ist geeignet für Traum- und Reinigungsräucherungen, wenn der Raum atmosphärisch noch mit dichten Energien behangen ist. Bei Schutzritualen sorgt Blau für Frieden. In Ritualen lässt uns Blau die Wahrheit erkennen und uns wird Führung zuteilwerden. Bei Heilungsritualen darf Blau nicht fehlen, damit Ruhe und Entspannung einkehren. Blau lässt Sie abkühlen vom Tagesstress.

Braun

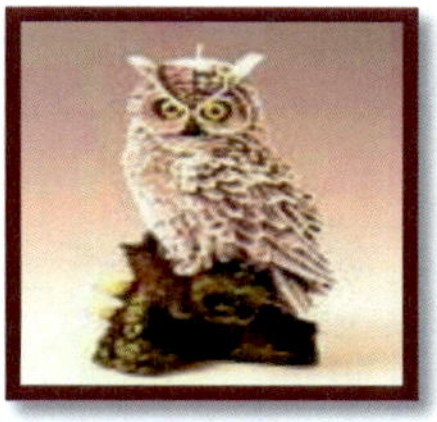

Braun symbolisiert die Erde und die Nahrung. Die Wurzeln der Pflanzen, der Bäume sind fest mit der Erde verbunden. Sie bringen uns Nahrung und sorgen für das Gleichgewicht auf der Erde. Braun steht für die Heimat und gibt uns ein kleines Stück Sicherheit. Viele Elementarwesen, wie die Baumgeister und die Gnome, leben in den Wurzeln von Pflanzen. Mit Braun kommen wir Ihnen etwas näher und haben somit die Chance mit ihnen zu kommunizieren. Segnen Sie mit der Farbe Braun den Wald, die Pflanzen und Tiere. Sie werden es Ihnen danken. Braun, die Farbe, die sonst nirgends auftaucht, auch nicht im Regenbogen, besitzt aber dennoch eine wahrhaftige Kraft. Sie ist unser Urvertrauen, mit ihr stehen wir mit den Füßen sicher auf dem Boden. Das Feste der Erde hält uns standhaft.

Verwenden Sie die Farbe Braun, wenn Sie finanziellen Erfolg anziehen wollen. Bei Naturritualen steht Braun stellvertretend für die Erde und die Elementarwesen. Verbinden Sie daher Braun mit Grün und Orange. Für übersinnliche Wahrnehmungen eignet sich Braun und fördert gleichzeitig Ihre Intuition.

Schwarz

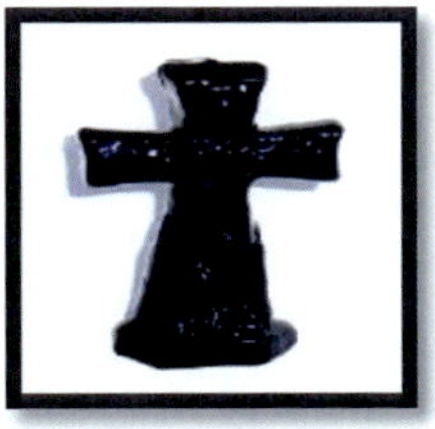

Schwarz symbolisiert Trauer und Tod, aber auch Angst. In vielen Ländern ist Schwarz die Farbe der Trauerkleidung. Vielleicht ist dies auch damit verbunden, dass einst die schwarze Pest so viele Menschen dahinraffte und Schwarz so zu einem Symbol des Todes wurde. In der dunklen Nacht kann niemand etwas sehen, das verunsichert einen und bringt Angst mit sich. Viele nutzten gerade diesen Zustand aus, um gerade dann mit Bosheit und Macht über die Menschen zu fallen und über sie zu herrschen. Schwarz hat aber auch etwas Mystisches an sich, denn gerade in der Dunkelheit, wenn unser Sehorgan uns keine Informationen mehr liefern kann, sind wir auf unsere andere Instinkte angewiesen. Wir hören alles viel klarer, lauter und es wirkt auf uns bedrohlicher. Wer seine Instinkte schulen will, sollte die Dunkelheit nutzen. Auch wurde selten am Tage von Spukgeschichten erzählt. Geister kamen vorwiegend nachts und so werden auch sie mit Schwarz in Verbindung gebracht. Obwohl man die Geister weiß darstellt, um sie von der Dunkelheit abzuheben. Schwarz wurde in späteren Zeiten eine wichtige Farbe der Magie. So benutzte man sie, um sich selber bei Zeremonien zu schützen. Mit Schwarz wurden ebenfalls Dämonen erfolgreich abgewehrt. Schwarz wäre ohne Weiß undenkbar. Schwarz und Weiß gehören zu den bekanntesten dualen Gegensätzen. Sie werden assoziiert mit Licht und Finsternis, mit Gut und Böse oder Leben und Tod. Die eine Farbe kann ohne die andere nicht existieren, da sonst alles ein Ganzes wäre, nichts würde sich abstechen und erkennbar werden und wir könnten somit keine Erkenntnis darüber erlangen, wie man gerecht urteilt.

Verwenden Sie die Farbe Schwarz, wenn Sie negative Kräfte binden wollen, um sie danach zu neutralisieren. So kann man auch mit Schwarz negative Gedankenformen abwenden und sich schützen. Schwarz öffnet tiefe Ebenen des Unterbewusstseins, so wirkt es sich positiv bei Meditationen aus, um das Unfassbare zu erkennen und es loszulassen.

Silber

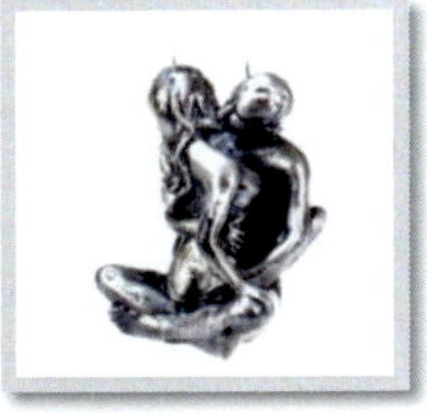

Silber symbolisiert den Mond, die Sterne und die Weiblichkeit. Wenn der Mond glitzernd sich auf dem Wasser widerspiegelt, fühlen wir eine geheimnisvolle mystische Tiefe in uns. Es lässt uns verborgene Kräfte der Natur erahnen. Besondere Energien gehen mit Silber einher. So benutzten Magier von einst die Farbe Silber, um übersinnliche Fähigkeiten und Hellsichtigkeit zu verstärken. Silber ist rein und erhöht astrale Energien. Die Farbe steht auch für den Sieg.

Verwenden Sie die Farbe Silber bei Traumritualen, Divinationen, Einweihungsritualen und besonders bei Fruchtbarkeitsritualen. Benutzen Sie Silber, um negative Mächte auszuschalten oder um Rituale für andere unsichtbar zu machen, sodass sie nicht erkennen können, was sie wirklich tun.

Gold

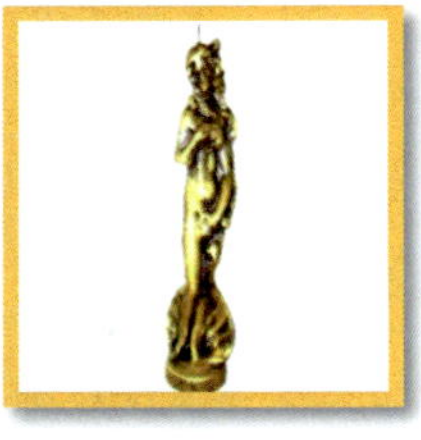

Gold symbolisiert die Sonne, die Göttlichkeit und die Männlichkeit. Seit jeher ist es die Farbe, die Macht, Glanz, Ruhm und Ehre darstellt. Ein Leben in Überfluss, in Reichtum. Mit Gold zeigte man seine Vormachtstellung. Sie ist aber auch eine Lichtfarbe und ein Symbol der höchsten Vollendung. Sonne steht für Gesundheit, Lachen, Wärme und Wohlbefinden.

Verwenden Sie die Farbe Gold, um Wohlstand oder höhere Einflüsse anzuziehen. Benutzen Sie in Ritualen die Farbe, um kosmische Einflüsse mitwirken zu lassen. Sonnenrituale können auch zur Aurareinigung verwendet werden.

DIE JAHRESZEITEN

Frühling

In der Nacht vom 20. auf den 21. März wird Ostara, die Frühlingstag- und -nachtgleiche gefeiert.

Ostara ist die germanische Frühlingsgöttin.

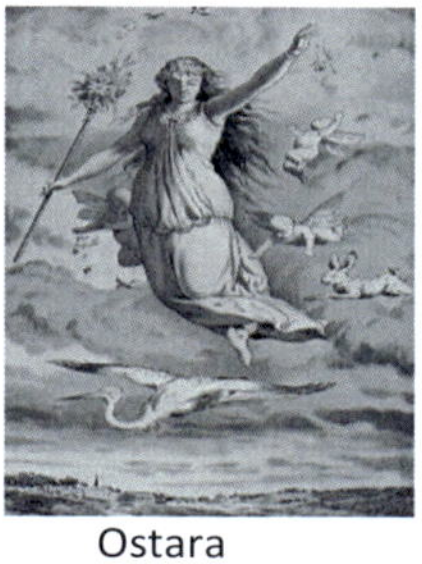

Ostara

Das Jahr hat nun den Weg in den Frühling überwunden. Die Nächte sind zwischen dem 20. und 23. März genauso lang wie die Tage. Damit ist das Gleichgewicht erreicht. Es ist eine besondere Nacht für die Hexen, die sich in dieser Zeit mit Tanz und Gesang um das Feuer bewegten. Es wurden Opfer dargebracht für die Natur, für die Elementarwesen und die Götter. Es ist die Zeit der Liebe, der Hoffnung auf etwas Neues und des Glücks. Besondere Aufmerksamkeit wurde zu Ostara den Fruchtbarkeitsritualen geschenkt. Das Bemalen der Eier hatte schon in frühzeitlichen Kulturen eine besondere Bedeutung. Hier wurden sie den Göttern und Geistern dargeboten. Das Ei steht nämlich für Fruchtbarkeit. Die Erde erwacht aus ihren Schlaf. Leben wird den Pflanzen eingehaucht. Für die Tiere ist es die beste Zeit der Paarung, um neues Leben auf die Erde zu setzen. Für die Menschen ist es die Zeit einer neugeborenen Kraft.

Der beste Moment, um neue Projekte und Unternehmungen zu planen. Lang gehegte Vorsätze können Sie nun leichter umsetzen. Die frische Energie, die uns diese Zeit schenkt, lässt uns Kraft geben, dass Alte hinter uns zu lassen und nach vorne zu blicken. Schon lang dauernde Streitigkeiten können Sie nun beenden. Verzeihen Sie! Tanzen Sie um das Feuer, schauen Sie dabei auf Ihre Intuitionen und Visionen. Mit Ihren Kräutern des vergangenen Jahres können Sie nun Räucherungen am Feuer durchführen und der Fruchtbarkeit ein Opfer geben.

Benzoe ~ Birke ~ Brennnessel ~ Eisenkraut ~ Hasel ~ Iris ~ Muskat ~ Pfingstrose ~ Tabak ~ Veilchen ~ Waldmeister ~ Weide ~ Weihrauch ~ Weißdorn ~ In dieser Zeit blühende Blütenblätter von Blumen.

In der Nacht vom 30. April zum 1. Mai wird Beltane, die Walpurgisnacht gefeiert.

Beltane war das Fest der „Strahlenden Sonne". **Bel** bedeutet strahlend, leuchtend, glänzend. **Tene** oder auch **Teine** ist das „Feuer". Der keltische Sonnengott trägt den Namen „Belenus", „Bel" oder „Bal".

Wer kennt nicht die legendären Hexentänze in der Walpurgisnacht auf dem Brocken? Im hellen Licht des Vollmondes wurden große Feuer entzündet. Tanzend, singend, lachend und vor allem spaßig, so präsentierten sich die Hexen an diesem Tage. Sie suchten sich kraftvolle Plätze für ihre magischen Rituale aus. Besen und Maibüsche durften an ihren Seiten nicht fehlen. Ihre Lebensfreude sprühte förmlich Funken. Freude, die dunkle

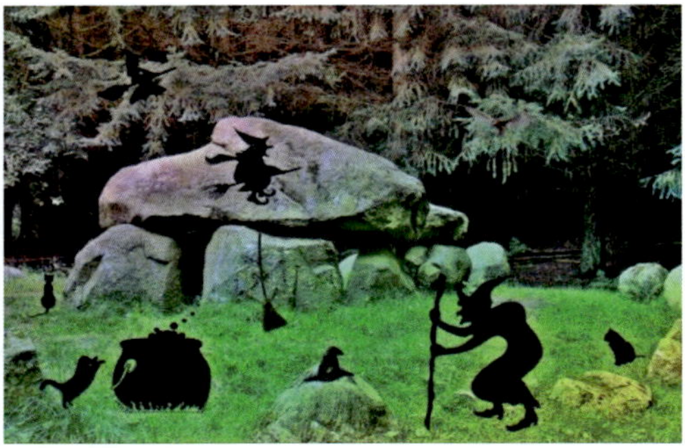

Winterzeit überstanden zu haben und nun auf die Früchte des Sommers warten zu dürfen. Opfergaben für die Göttin Maia wurden dargebracht, denn nach ihr benannte man später den Mai. Es wurde reichlich aufgetafelt in dieser Zeit. Die Hexen tanzten wie wild und fielen nicht selten später in ekstatische Trance. Der Schleier zur Anderswelt war in dieser Nacht sehr dünn. Die Hexen wurden aufgesucht, um sich weissagen zu lassen. Schließlich sind sie ja die Vermittler zwischen den geistigen Welten und die öffnete sich gerade zu dieser Zeit. Es fanden auch sehr viele Hochzeiten statt, verbunden damit, dass der Himmel und die Erde sich zu dieser Zeit vermählten. Aber auch die Götter ließen sich trauen und so vereinten sich Gott (Himmel) und die Göttin Semele (Erde) und gebaren Dionysos (Sohn Gottes). Auch Dagda (der große Gott/Sonne) und Morgana (die große Königin/Erdmutter) vereinten sich in einer heiligen Hochzeit.

Es ist die Zeit, in der die Neuorientierungen bereits überwunden sind. Es sprießen die ersten Samen auf den Feldern. Die Natur entwickelt neue Kräfte. Die Pflanzen fangen an sich erneut farbenprächtig zu präsentieren und haben in dieser Zeit ein besonders kraftvolles Dasein. Gehen Sie mit Optimismus durch diese wunderbare Zeit. Seien Sie dankbar für alles, was neu erwacht. Verbinden Sie sich mit der Liebe, leben Sie die Liebe, kosten Sie von ihr. Treffen Sie sich mit anderen und tanzen Sie. Tanzen Sie ausgelassen um den Maibaum und fröhlich um das Feuer. Ihre Seelen finden dabei zueinander. Es ist ein Fest des Lebens und der Zeugung. Gibt es neue oder junge Hexen in Ihrer Gemeinschaft? Die Walpurgisnacht ist auch die Zeit der Hexenweihe. Sie werden mit Ritualen und Bräuchen in die Gemeinschaft eingeführt. Verbrennen Sie Kräuter, besondere Hölzer und Harze dabei. Bringen Sie Opfer, geben Sie Tabak in das Feuer und beten Sie um eine reichhaltige Ernte. Das Feuer reinigt Ihre Aura, Ihre Gedanken, Ihre Seele. Die Zeit des Sonnengottes wird nun beginnen.

Birke ~ Esche ~ Flieder ~ Himbeere ~ Iris ~ Jasmin ~ Johanniskraut ~ Löwenzahn ~ Rose ~ Sandelholz ~ Tabak ~ Tanne ~ Waldmeister ~ Weide ~ Weihrauch ~In dieser Zeit blühende Blütenblätter von Blumen.

Sommer

In der Nacht vom 20. auf den 21. Juni wird Litha, die Sommersonnenwende gefeiert.

Im Jahreskreis der Hexen wird die Sommersonnenwende Litha genannt. Es wurden der längste Tag im Jahr und die kürzeste Nacht gefeiert. Die Hexen errichteten einen großen Kreis und an der Außenseite dieses Kreises wurden Feuer entzündet. Zusammen tanzten sie leidenschaftlich um das große Feuer herum und vereinzelt gelangten sie – durch das Feuer – in den Innenkreis. Wer im Innenkreis dieses großen Feuers war, unterzog sich einer besonderen Reinigung. Je später der Abend wurde, desto berauschender und ekstatischer wurde um die Freudenfeuer herumgetanzt oder hineingesprungen. Einige Tänzer bewegten sich nackt nur mit einem geflochtenen Gürtel aus Kräutern um das Feuer. Damit verbanden sie sich mit dem ursprünglichen Sein. Bärlappsporen wurden ins Feuer geworfen. Daraus entstanden magische Lichter und explosionsartige Geräusche, die an Zauberei erinnerten. Es war eine geheimnisvolle Nacht, an der es an Liebesschwüren und Erotik nicht fehlte. Der Gott Pan präsentierte allzu gerne seine Potenz vor den anderen. Auch andere Naturgeister und Götter gesellten sich zum Fest dazu. Das Feuer wurde dem großen Sonnengott gewidmet und der Erdgöttin, die mit den werdenden Früchten der Erde schwanger war. Es folgten die heißesten Tage des Jahres. Eine Zeit der Sorglosigkeit, der besonderen Gerüche, der wundervollen Klänge, der Lust und der Freude. Mit Musik und Opfergarben anerkannten sie die Macht des Sonnengottes.

Feiern Sie zusammen mit anderen diese wundervolle, magische Nacht, in der Rituale und Zauber besondere Kraft haben. Bitten Sie um heilige Kräfte. Die lauen Nächte laden zum Verweilen in der Natur ein. Die Vereinigung mit der Natur ist nun am intensivsten. Erdungsrituale bringen erneute Wurzeln und damit Standfestigkeit in Ihr Leben. Umarmen Sie die wundervollen Bäume mit klarem Bewusstsein. Spüren Sie die Verwurzelung mit der Erde und die Verbindung mit dem Universum. Sammeln Sie Zweige, Blüten, Kräuter und auch Beeren für das Feuer. Es ist nicht nur eine Räucherung, es ist auch eine Opfergabe.

Apfel ~ Andorn ~ Arnika ~ Bärlapp ~ Basilikum ~ Beifuß ~ Blutwurz ~ Dost ~ Drachenblut ~ Eberesche ~ Eiche ~ Eisenkraut ~ Farn ~ Gewürznelken ~ Holunder ~ Johanniskraut ~ Kamille ~ Klette ~ Kornblumen ~ Lavendel ~ Liebstöckel ~ Mädesüß ~ Mohn ~ Petersilie ~ Rose ~ Rosmarin ~ Salbei ~ Schafgarbe ~ Tabak ~ Thymian ~ Weihrauch

In der Nacht vom 31. Juli zum 1. August wird Lammas oder auch Lugnasad gefeiert.

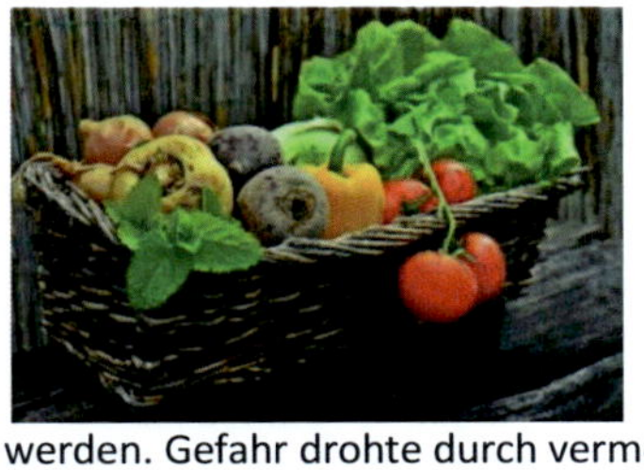

Lugnasad wird gesprochen: Luu-na-sah, was „Hochzeit des Lichts" bedeutet.
Lammas ist ein uraltes Fest der Großen Mutter Erde, ein Fest des Dankes. Das Korn auf den Feldern ist gediehen, die Pflanzen in der Natur haben den Höhepunkt ihres diesjährigen Wachstums erreicht und auch die Kräuter in den Gärten strömen ihren Duft aus. Es ist die Zeit, da die ersten Ernten eingefahren werden. Gefahr drohte durch vermehrte Gewitter, Brände, Schädlinge oder auch Dürre. War man fertig mit der Ernte, wurde gefeiert, als Dank, dass sie nun in Sicherheit war. Auch bei diesen Festen wurde viel getanzt und geflirtet. Die Luft war energieaufgeladen durch die Hitze des Tages und durch etwaige Gewitter. Trance und Ekstase zerrten von dieser Energie und ließen die Hexen schneller in die jenseitige Welt hineingleiten. Die Hexen setzten sich aber auch zusammen, berichteten von ihren Erfahrungen mit einzelnen

Pflanzen. Sie erprobten neue Rezepte, brachtenihren Vorrat an Kräutern auf den neuesten Stand. Die eine Hexe hat Likör angesetzt, die andere Salben hergestellt, eine weitere Kräuter für Gerichte getrocknet. Es ist eine Zeit des Austauschens und der Dankbarkeit für das Bekommene. Zeit für eine Räucherung als Dank für die Gaben der Mutter Erde.

Treffen Sie sich mit Gleichgesinnten und feiern Sie diese reichhaltige Zeit. Vieles ist noch im Überfluss vorhanden. Probieren Sie von dem Kräutergerichten der anderen. Lachen und tanzen sie ausgelassen. Genießen Sie die Wärme der noch langen Tage. Legen Sie sich ein Kräuterbuch an. Notieren Sie Ihre Erfahrungen mit dem Umgang der Pflanzen. Probieren Sie neue Liköre aus Kräutern aus. Schauen Sie nach Ihren Vorräten und füllen Sie sie gegebenenfalls auf. Danken Sie von Herzen Mutter Erde für Ihre Gaben. Setzen Sie sich mit anderen kreisförmig in ihren Schoß und meditieren Sie zusammen. Riechen Sie die reichhaltigen Düfte, spüren Sie dem lauem Wind nach und spüren Sie das Einssein mit allen und allem. Und mit viel Glück spüren Sie die Elementargeister um sich.

Anis ~ Apfel ~ Aprikose ~ Bärentraube ~ Eberesche ~ Eibisch ~ Frauenmantel ~ Hasel ~ Heidekraut ~ Himbeere ~ Kardamon ~ Koriander ~ Mädesüß ~ Mandelbaum ~ Melisse ~ Minze ~ Pfeffer ~ Piment ~ Tabak ~ Wacholder ~ Weihrauch ~ Zitronengras

Herbst

In der Nacht vom 20. auf den 21. September wird Mabon, die Herbsttag- und -nachtgleiche gefeiert.

Es war die Muttergöttin Modron, eine Erdmutter und zugleich Schutzherrin der Anderswelt, die sich mit Mellt (Mellt = Blitz) vereinte und einen Sohn mit dem Namen **Mabon zeugte**, was „Großer Sohn“ bedeutet.

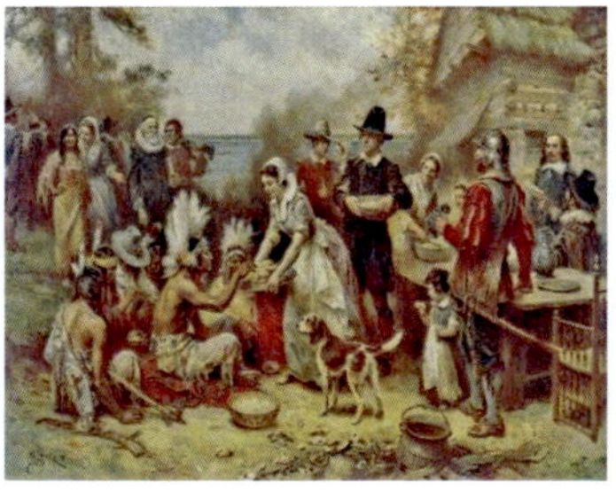

Erstes Erntedankfest in Neuengland
Jean Leon Jerome Ferris (930)

An diesem wichtigen Hexenfeiertag, wenn die Nacht und der Tag wieder gleich lang sind, fand der Abschied vom Sommer statt. Die Ernten wurden eingefahren, Wünsche erfüllt. Die Hexen trafen sich am Vollmondtag zu einem ausgelassenen Fest. Sie musizierten und sangen und dankten dabei den Göttern für ihre Gaben auf den Feldern und den Gärten. Was aber bei Ostara, an der Schwelle zum Frühling/Sommer noch mit Freude einherging, lief hier an der Schwelle bei Mabon in etwas getragenerer Stimmung ab. Mabon kündigt die dunkle Jahreszeit an. Eine Zeit, die viele mit Furcht sahen, denn sie entlockt die inneren tiefen Gefühle und schweren Gedanken in ihnen. So folgt die Zeit der langen Nächte. Nichts ist mehr so unbeschwert und leicht. Angst und Tod, Sterben und Hungern, dies sind nur einige der düsteren

Gedanken, die sich nach Mabon breitmachten. Es ist die Zeit der Energieeinlagerung. Treffen Sie sich an diesen farbenprächtigen Herbsttagen. Es ist die Zeit der magischen Handlungen, denn sie ist gerade jetzt besonders wirkungsvoll.

Überschauen Sie Ihre Vorhaben, sind Ihre Projekte bereits abgeschlossen? Sie haben gerade die nötige Energie, um dieses zu vollbringen. Planen Sie neue kleine Projekte für die Zeit des Winters. Nun können auch neue Hexenrezepte ausprobiert werden, denn die Kräuter und Pflanzen lagern in Ihren Vorratskammern. Suchen Sie nach neuen Ideen für andere Rezepte. Kann etwas besser gemacht, etwas ausgetauscht werden? Notieren Sie Ihre Erfahrungen in Ihrem Hexenbuch. Bitten Sie beim Räuchern um die Haltbarkeit Ihrer Arbeit. Auch wenn es eine sehr arbeitsreiche Zeit ist, so ist sie auch mit Freude erfüllt. Danken Sie dem Universum und bringen Sie Opfergarben. Denken Sie auch an die vielen Elementargeister, die Ihnen behilflich waren. Haben Sie Mut und blicken Sie ohne Furcht in die Zukunft. Anerkennen Sie die Dunkelheit als das Symbol für Tod und Wiedergeburt.

Buche ~ Eibe ~ Eiche ~ Eichenmoos ~ Fichte ~ Hasel ~ Maidal ~ Mariendistel ~ Patchouli ~ Quecke ~ Rainfarn ~ Tabak ~ Tanne ~ Ulme ~ Walnuss ~ Weihrauch ~ Zypresse

In der Nacht vom 31. Oktober auf den 1. November wird der Samhain gefeiert.

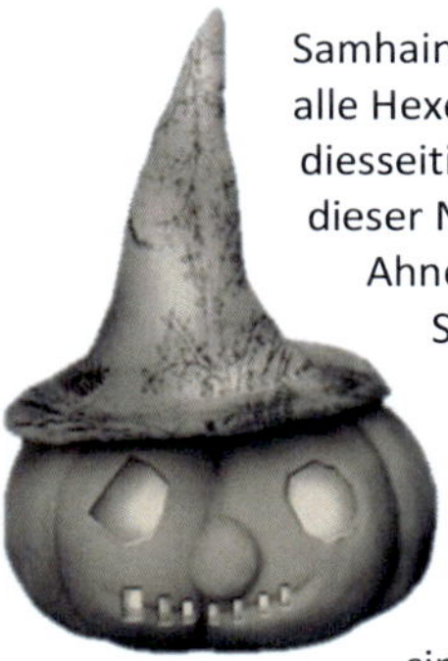

Samhain ist ein Festtag zu Ehren der Ahnen! Eine ganz besondere Nacht für alle Hexen und Hexer. In dieser Nacht wird das unsichtbare Band von der diesseitigen Welt zur jenseitigen Welt verbannt. Die Verstorbenen haben in dieser Nacht die Möglichkeit, in Kontakt mit Sterblichen zu treten. Es gibt Ahnen, die sind einfach noch nicht fertig mit ihrem vergangenen Leben. Sie haben noch wichtige Dinge anderen Menschen mitzuteilen, sich zu offenbaren oder etwas klarzustellen. Es ist für sie eine Möglichkeit, ein letztes Mal ihren Lieben zu begegnen. So trat man den Ahnen zwar mit Respekt entgegen, hatte aber gleichzeitig enorme Scheu vor dem, was passierte, oder passieren könnte. Ahnen besitzen Kraft. Eine Kraft, die von vielen oftmals unterschätzt wird. Hexen sind dabei häufig die Vermittler zwischen diesen Welten. Sie begeben sich in einen Zwischenraum, in dem kein Gesetz herrscht. Oftmals erreichen sie dies nur mit Trance und Ekstase. Aber auch mit bestimmten Kräutern oder angesetzten Kräuterbieren gingen sie in diese Übergänge hinein. Die Hilfe der Hexen wurde gerne angenommen. Es ist aber auch eine Nacht, in der der Sonnengott verabschiedet wurde. Allein die Erdgöttin würde weiter die Herrschaft haben.

Der Tag wird auch Halloween genannt. Gruselige Geschichten werden im Dunkeln erzählt. Angst wird anderen eingeflößt. Durch gruselige Masken und ulkiges Gekreische werden die Nachbarn erschreckt. Gespenster leuchten in den Gärten, an den Fenstern. Ich sehe es als eine gelungene Vermarktung, aus diesem doch eigentlich ehrfurchtsvollen Tag Geld zu scheffeln. Die wirklich tiefe Bedeutung verliert sich so völlig. Aber vielleicht ist es auch einfach nur die Angst, die die Menschen dazu treibt, mit Späßen gut durch die Nacht zu kommen.

Samhain ist ein Totenfest. Ehren Sie die Ahnen, indem Sie mit Räucherungen und Gebeten zu Ihnen sprechen, sich bedanken für deren Beistand. Es ist eine wunderbare Nacht der Verschmelzung zweier Welten. Wichtige Fragen stellen Sie heute Ihren Ahnen. Der Kontakt zu ihnen fällt Ihnen nun leichter. Treffen Sie sich mit Gleichgesinnten und erfüllen Sie die Nacht mit Ihren magischen Kräften. Schmücken Sie Ihren Altar, stellen Sie Kerzen auf und meditieren Sie. Orakel und Weissagungen sind heute besonders intensiv, da der Kontakt leichter fällt. Führen Sie Rituale mit guten Absichten aus.

Apfel ~ Alraune ~ Baldrian ~ Betelnuss ~ Bilsenkraut ~ Birne ~ Buchsbaum ~ Damiana ~ Drachenblut ~ Erdrauch ~ Hamamelis ~ Hasel ~ Hexenkraut ~ Holunder ~ Kirsche ~ Lorbeer ~ Löwenzahn ~ Mariendistel ~ Meersalz ~ Rosskastanie ~ Salbei ~ Wacholder ~ Walnuss ~ Wermut ~ Weihrauch ~ Zeder

Winter

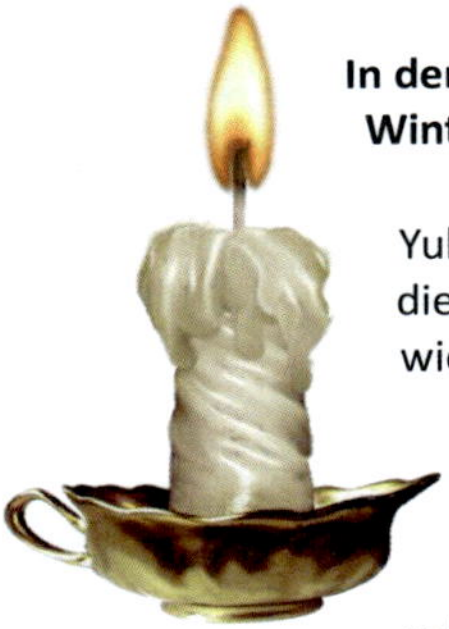

In der Nacht vom 20. auf den 21. Dezember wird Yule, die Wintersonnenwende, auch Weihnachten, genannt, gefeiert.

Yule ist das Fest der längsten Nacht des Jahres. In dieser einen Nacht gebiert die Göttin, tief unten in der düsteren rabenschwarzen Erde das wiedergeborene Sonnenkind. Es ist die Zeit des Lichtes und der geweihten, heiligen Nächte. Kerzen scheinen in dieser dunklen Zeit in den Fenstern der Häuser. Die Dunkelheit wird verabschiedet. Mit Räucherwerk zogen die Hexen durch ihre Wohnungen und Stallungen, um auch ja bis in die letzte kleine Ecke die Dunkelheit zu verjagen. Es wurde getanzt und gelacht, gesungen und Optimismus verstreut. Der dunkle Schleier der letzten Zeit sollte sich auflösen und der Sonnengott wiedergeboren werden. Sein Licht sollte bald im neuen Glanz zurückkommen und mit ihm die Energie, die so wichtig für das Dasein ist.

Ein besonderer Tag für Sie, um die Zukunft zu planen. Befragen Sie Ihre magischen Karten. Meditieren Sie, um sich zu besinnen. Schauen Sie verstärkt nach Ihren Schwächen und Stärken. Notieren Sie sich, woran Sie für sich arbeiten wollen. Es ist die Zeit für Heilungsrituale. Denken Sie an schwache Menschen und wie Sie ihnen helfen können. Ziehen Sie Bilanz über Ihr eigenes Handeln. Es ist Zeit sich zu bedanken bei den Menschen, die Ihnen Gutes taten. Danken Sie dem Universum für Ihr Sein, hier auf Erden. Beten Sie für die Mitmenschen, denen es sehr schlecht geht. Nehmen Sie ein magisches Bad und reinigen Sie sich von der getanen Arbeit des Jahres. Eine Zeit des Gebens und des Dankens. Fassen Sie Mut und Zuversicht für Ihre nächsten Taten.

Alant ~ Baldrian ~ Beifuß ~ Buchsbaum ~ Eberesche ~ Eiche ~ Esche ~ Fichte ~ Gewürznelke ~ Hasel ~ Kardamon ~ Kiefer ~ Lorbeer ~ Mistel ~ Myrrhe ~ Orange ~ Patchouli ~ Tabak ~ Tanne ~ Wacholder ~ Walnuss ~ Weihrauch ~ Zimt ~ Zitronengras ~ Zeder

In den Nächten vom 24. Dezember bis zum 6. Januar werden die Raunächte gefeiert.

Diese Zeit wurde besonders der Familie gewidmet. 13 Tage, die für 13 Monde im Jahr standen. Unsere Ahnen orakelten in dieser Zeit das nächste Jahr voraus. Am letzten Tag, am 6. Januar, nahmen sie ihr Räucherwerk und räucherten ihre Höfe und Stallungen aus. Geister und Dämonen sollten dem Hof fernbleiben. Alle negativen Energien wurden damit verjagt. Krankheit, Tod, Hunger, nichts sollte diesen Hof davon erreichen.

Beifuß ~ Mariengras ~ Tabak ~ Wacholder ~ Weihrauch ~ Zitronengras

In der Nacht vom 31. Januar auf den 1. Februar wird Inbolc (Imbolc), das Lichtmessfest gefeiert.

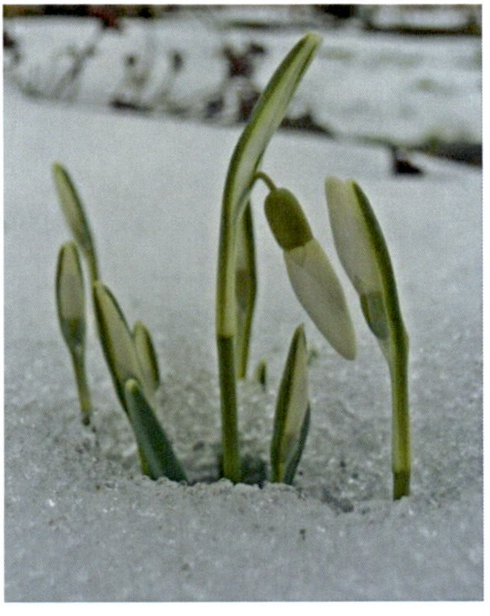

Das dritte Fest der Fruchtbarkeit ist neben Ostara und Beltane das Fest Inbolc. Der herannahende Frühling wurde begrüßt. Das Leben erwacht spürbar. Vorbei ist bald die Zeit der langen Nächte. Stück für Stück erkämpfen sich die Tage ihr Licht zurück. Die Elementargeister steigen aus der Erde, um langsam den Frühling vorzubereiten. Auch der tief im Dunkeln der Erde wiedergeborene Sonnengott zeigt sich immer mehr in seinem jugendlichen, frischen Glanz. Ein Freudenfest für alle! Die Wohnungen und Stallungen wurden gründlich gereinigt. Das brachte neue Energie und Platz. Die Pflanzzeit wurde vorbereitet und somit erwachten auch ganz sacht die Lebensgeister der Natur. Die Hexen feierten den Tag der Göttin Brigid. Weiße Kerzen leuchteten überall.

Die große Zeit der Reinigung für Sie hat begonnen. Säubern Sie alle Ecken und Winkel Ihres Zuhauses, schaffen Sie Platz in Ihren vier Wänden. Altes und nicht mehr benötigte Dinge entsorgen Sie, damit Neues Platz einnehmen kann. Räuchern Sie Ihre Bleibe aus. Gehen Sie dabei besonders auch in die Ecken, wo es dunkel ist. So reinigen Sie auch Ihr Heim spirituell von allem Alten. Sie werden die neue Energie sehr schnell wahrnehmen können. Fangen Sie auch an, Ihren Körper zur reinigen. Diäten und Entschlackungskuren haben jetzt ihren höchsten Wirkungsgrad. Treffen Sie sich mit Gleichgesinnten und feiern Sie den Tag mit einem schönen Feuer, um das Sie tanzen können. Dieser Tag kann auch gut zum Tannenbaumverbrennen genommen werden. Eine weiße Kerze in der Hand symbolisiert das Erwachen des Lichtes. Segnen Sie reichhaltig! Ein guter Tag, um auch junge, neue Hexen einzuweihen. Ein Tipp für Verliebte: Auch der Liebeszauber hat jetzt magische Wirkungen. Setzen Sie Ihre Vorhaben um!

Arnika ~ Basilikum ~ Beifuß ~ Drachenblut ~ Eberesche ~ Copal ~ Eisenkraut ~ Frauenmantel ~ Hanf ~ Hasel ~ Kiefer ~ Minze ~ Rose ~ Rosmarin ~ Rosskastanie ~ Sandelholz ~ Sanikel ~ Stechapfel ~ Tabak ~ Tanne ~ Veilchen ~ Wacholder ~ Weihrauch ~ Zimt ~ Blütenblätter von Frühlingsblumen

DIE WOCHENTAGE

Montag

Der Montag ist benannt nach dem Mond und auch dem Tag des Planeten Mondes. Eine weibliche Energie erfüllt den Tag. Themen wie Fruchtbarkeit, Liebe, Wachstum und Reinigung können in Ihre Räucherung mit einfließen. Ein guter Tag für Versöhnungen. Es ist aber auch der Tag der Mutter, der Frau und der Weiblichkeit. So passen Frauen- und Hexenrituale sehr gut. Unterstützt werden Sie von den Göttinnen Aradia und Heroides, die Ihnen beim Erlernen der magischen Kräuter behilflich sind. Günstiger Tag, um sich zu erden oder um einen Neubeginn zu starten. Mithilfe der Erdgöttin Gaia können Sie sich heute besonders gut erden. Auch die Zeit der Neubeginne ist heute. Die Mondgöttinnen Luna und Selene, Artemis und Diana unterstützen Sie bei Ihren Ritualen. Der Erzengel Jophiel ist dem Montag zugeordnet. Wer lieber mit Engeln arbeitet oder ihn zusätzlich mit einbeziehen möchte, rufe ihn mit an.
Farbe Weiß/ Silber
Krebs

Dienstag

Der Dienstag wurde benannt nach dem nordischen Kriegsgott Tyr/Tiu und ist der Tag des Planeten Mars. Eine männliche Energie erfüllt den Tag. Bestimmte Themen wie auch Rechtsprechungen bringen am Dienstag die Wahrheit ans Licht. Wettbewerbe sollten heute ausgetragen und lange Reisen an diesem Tag beginnen oder geplant werden. Alle wichtigen Dinge, bei denen auch Mut und der Kampf um sein Recht angesagt sind, versuchen Sie auf heute zu verlegen. Gibt es Probleme am Arbeitsplatz, dann kämpfen Sie an einem Dienstag um Ihre Karriere. Bei den Ritualen und der Räucherung können Sie gegen negative Kräfte und Bezauberungen kämpfen. Die Götter Ares und Mars unterstützen Sie im Kampf gegen den bösen Zauber. Rufen Sie den Erzengel Chamuel an.
Farbe Rot
Widder/Skorpion

Mittwoch

Der Mittwoch wurde benannt nach dem nordischen Göttervater Wotan und ist der Tag des Planeten Merkur. Er wurde früher auch Wodanstag genannt. Heute entspannen Sie sich einfach etwas. Erledigen Sie Dinge, die nicht so wichtig sind. Heute liefe man sonst in

Gefahr, dass Arbeiten, die von Wichtigkeit sein könnten, nur halb fertig würden oder Sie eine halbe Sache daraus machten. Setzen Sie sich in Ruhe beieinander und reden Sie. Wichtig ist die Kommunikation. Teilen Sie sich mit. Bekennen Sie sich. Das kann auch durch Schreiben geschehen. Meditieren Sie mal wieder oder lesen Sie ein Buch und denken Sie über den Inhalt nach! Erobern Sie Ihren Partner erneut. Die Götter Wotan, Odin, Hermes und Merkur unterstützen Sie mit ihrer Weisheit. Rufen Sie den Erzengel Gabriel und bitten ihn, bei Ihrer Räucherung zugegen zu sein.
Farbe Violett
Zwillinge/Jungfrau

Donnerstag

Der Donnerstag ist benannt nach dem nordischen Donnergott Donar und ist der Tag des Planeten Jupiter. Eine männliche Energie erfüllt den Tag. Der Donnerstag war einst ein Festtag, an dem die Menschen Opfer darbrachten. An diesem Tag geschahen die Dinge, die man lange zuvor geplant hatte. Auch für Hochzeiten ist er gut geeignet. Allerdings nur geeignet für Paare, die es allgemein gerne „krachen“ lassen. Denn der Donnergott Donar sorgt an diesen Donnerstagen, dass es ordentlich kracht und donnert. Auseinandersetzungen, die Sie heute führen, können zur Reinigung der Atmosphäre beitragen. Rituale zur Klärung, Reinigung und Gesundheit haben besonders viel Erfolg. Rufen Sie die Götter Zeus, Jupiter, Donar oder Thor, damit Sie Ihnen beistehen können. Bitten Sie den Erzengel Raphael an Ihre Seite.
Farbe Blau
Schütze/Fische

Freitag

Der Freitag ist benannt nach der nordischen Liebesgöttin Freya und ist der Tag des Planeten Venus. Eine weibliche Energie erfüllt den Tag. Welch ein Glückstag! Auch am Freitag wird geheiratet, denn die Göttinnen der Liebe und Fruchtbarkeit segnen Sie. Räuchern Sie für Liebesrituale! Am heutigen Tag steht die Romantik ganz weit vorne. Führen Sie Rituale der Treue und des Vertrauens durch. Lassen Sie die Göttinnen Freya, Ischtar, Dyonisos, Aphrodite und Venus zu sich herein. Räuchern Sie für einen Schönheitszauber, für das Glück, denn Zaubersprüche haben am Freitag ausgesprochen eine besondere magische Kraft. Bitten Sie den Erzengel Uriel zu sich.
Farbe Grün/Dunkelgrün
Waage/Stier

Samstag

Der Samstag wurde nach dem Saturn benannt und ist der Tag des Planeten Saturn. Eine weibliche Energie erfüllt den Tag. Er wurde auch den Nornen gewidmet. Ein Tag, an dem keine harte Arbeit verrichtet werden sollte. Die Woche wird mit Arbeit beendet und die Erholung davon fängt an. Am Abend werden Reinigungen durchgeführt. Lassen Sie sich ein Bad ein, stellen Sie Kerzen auf, lassen Sie Düfte frei und spüren Sie die magische Reinigung.

Heute können Sie in sich gehen und Ihren Lebensweg betrachten. Auch schwerwiegenden Probleme wie Krankheit und Tod kann nachgegangen werden. Liegt schon lange eine Trennung an? Führen Sie sie heute durch. Achten Sie dabei genau auf Ihre Intuitionen. Arbeiten Sie spirituell. Räuchern Sie für die Abwehr bösen Zaubers, denn die Götter Kronus und Saturn stehen Ihnen bei. Wehren Sie sich gegen Angriff mit dem Erzengel Zadkiel. Dem Samstag wird die Pflanze Mais zugeordnet.
Farbe Braun/Grau/Schwarz
Steinbock/Wassermann

Sonntag

Der Sonntag wurde nach der Sonne benannt und ist der Tag des Planeten Sonne. Eine männliche Energie erfüllt den Tag. Der Sonntag ist ein Glückstag, heute werden Glückskinder geboren. Achten Sie am Sonntag darauf, was Sie träumen. Diese Träume sollen sich erfüllen. Tanken Sie das Licht der Sonne, tun Sie Dinge, die nicht zum Alltäglichen gehören. Gehen Sie hinaus in die Natur, hören Sie Musik oder lesen Sie ein gutes Buch. Gönnen Sie sich den Luxus Zeit zu haben. Der Sonntag hat die Kraft für weißmagische Rituale. Die Götter Apollo, Helios und Horus/Ra stehen Ihnen beiseite. Sie helfen bei Räucherungen, die der Gesundheit dienen sollen, und bei anderen. Sie können heute Energie und Kraft tanken. Denken Sie an Ihre Freundschaften, denn heute ist auch der Tag, um die Dinge wieder ins Gleichgewicht zu bringen. Versöhnen Sie sich, schaffen Sie Probleme aus der Welt. Heute ist der Tag der Engel! Und Erzengel Michael unterstützt Sie bei Ihren Vorhaben.
Farbe Gold/Orange/Rot -> feurig
Löwe

DIE MAGISCHEN ZIELE

Abschied

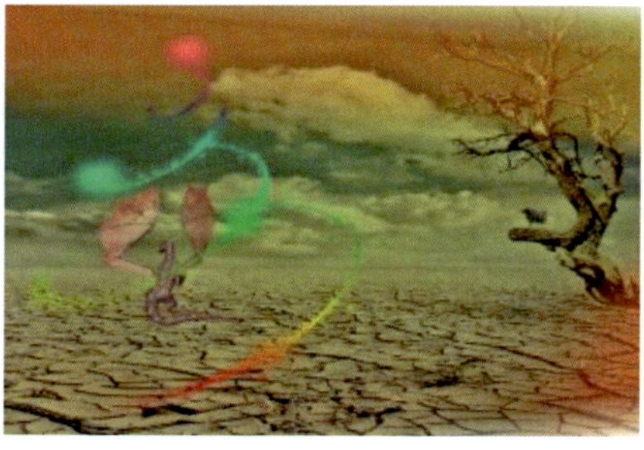

Der Abschied begleitet uns im hiesigen Dasein immer wieder. Wichtige, liebe Menschen müssen sich voneinander trennen. Mal auf kurze, mal auf lange Zeit und auch für die sogenannte Ewigkeit. Abschiede lösen positive wie auch negative Emotionen in uns aus. Es kann sehr schmerzlich sein, fast unüberwindbar, wenn ein lieber Mensch, ein geliebtes Tier gehen muss. Abschiede können aber auch positive Seiten haben, wenn endlich eine langwierige oder ungeliebte Sache zu Ende geht. Es sind beide emotionalen Reaktionen gleichzeitig beim Abschied möglich, zum Beispiel wenn ein Kind zum Erwachsenen wird und es seinen eigenen Weg einschlägt. Hier verbinden sich die beiden Seiten.

In Ihren Räucherungen werden Sie verspüren, wie mit dem Rauch der Kräuter Ihr Vorhaben realisiert wird. Manche Abschiede kommen plötzlich, manche können Sie planen. Wenn Sie sich aber nun bewusst mit dem Abschied auseinandersetzen, ihn erleben, sich Zeit für ihn nehmen, ihn spüren und sich durch Rituale mit ihm vertraut machen, erleben Sie eine Lösung der Energien. Es folgen Erleichterung und Platz für eine neue Zielsetzung.

Aloe ~ Beifuß ~ Copal ~ Eibe ~ Esche ~ Guggul ~ Holunder ~ Lärche ~ Lebensbaum ~ Mandelbaum ~ Myrrhe ~ Patchouli ~ Perubalsam ~ Quassia ~ Rosenweihrauch ~ Rosmarin ~ Salbei ~ Sandelholz Weiß ~ Sumpfporst ~ Tausendgüldenkraut ~ Thymian ~ Tolubalsam ~ Ulme ~ Wacholder ~ Waldmeister ~ Weide ~ Weihrauch ~ Wermut ~ Yerba Santa ~Zypresse

Ahnen

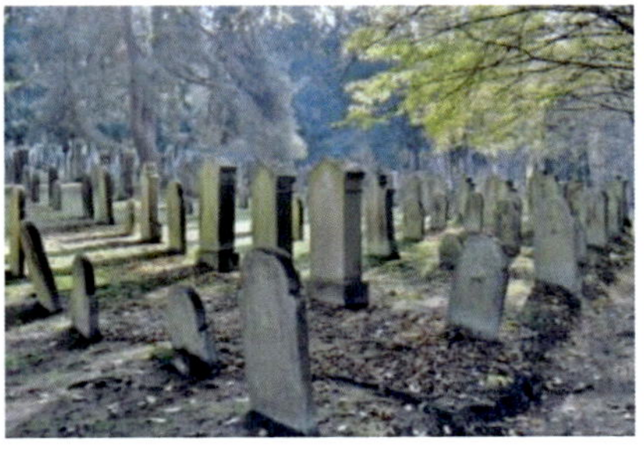

Ahnen sind unsere verstorbenen Vorfahren. Diese teilt man in verschiedene Bereiche ein. Die wichtigsten Vorfahren sind Familienangehörige, die bereits verstorben sind. Die nächsthöhere Gruppe wären z.B. die Germanen oder Römer, also ein ganzes Volk. Danach folgt die Gruppe der Kontinentaleinteilung. Meist aber beschäftigen Menschen sich mit ihren direkten Vorfahren. Rufen Sie die Ahnen, wenn immer Sie das Gefühl haben, Sie brauchen Unterstützung, Hilfe oder mehr Kraft. Sind Sie weiblich, so rufen Sie während der Zeremonie, dass Ihre Mutter, Großmutter, Urgroßmutter und Ururgroßmutter hinter Ihnen stehen mögen und Sie die Kräfte gemeinsam bündeln.

Erleben Sie das wunderbare Gefühl in einer Männlichkeit zu stehen, wenn die männliche Seite der bereits Verstorbenen sich hinter Ihnen befindet. Es ist Energie, es ist Selbstbewusstsein, was in Ihnen blüht. Die Kraft besonderer Pflanzen, die den Ahnen gewidmet sind, helfen Ihnen die Ahnen leichter rufen und anziehen zu können.

Adlerholz ~ Angelika ~ Beifuß ~ Benzoe Siam ~ Condurango ~ Copal ~ Dammar ~ Eberesche ~ Eibe ~ Eiche ~ Eichenmoos ~ Erdrauch ~ Farn ~ Guggul ~ Hamamelis ~ Hasel ~ Hexenkraut ~ Holunder ~ Iris ~ Johanniskraut ~ Lebensbaum ~ Löwenzahn ~ Mastix ~ Mistel ~ Muskat ~ Myrrhe ~ Pappel ~ Perubalsam ~ Rainfarn ~ Rhododendron ~ Rosenweihrauch ~ Sadebaum ~ Salbaum ~ Sandelholz Weiß ~ Stechapfel ~ Storax ~ Tabak ~ Thymian ~ Wacholder ~ Weihrauch ~ Wermut

Amulette und Talismane

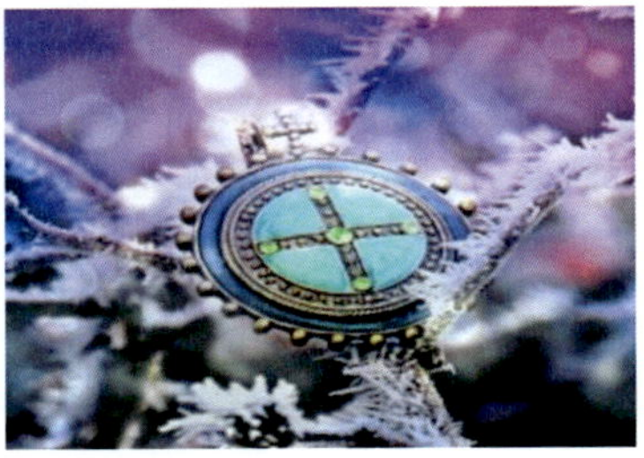

Ein Amulett ist ein Gegenstand, dem magische Kräfte zugeordnet werden. Er soll Glück bringen, vor Schaden schützen und Kraft spenden. Ein Talisman ist ein allgemeiner Glücksbringer. Meistens wird er aus Metall oder Stein gefertigt. Amulette und Talismane sollen vor schlechten Einflüssen schützen und Unheil abwenden. Sie werden immer bei sich am Körper getragen. Amulette entstanden schon in sehr frühen Zeiten, als die Götter noch sehr präsent gewesen sind. Gegenstände oder Zeichen, die auch die Götter trugen, wurden als Glückszeichen gedeutet. Führte nun jemand so ein Teil mit sich, so verlieh es dem Träger die gewünschte Eigenschaft.

Glauben Sie an die Fähigkeiten von Amuletten und Talismanen! Ihr Gedanke zählt. Die Materialien für Amulette sind heutzutage vielfältig und unterliegen keiner Beschränkung. Wichtig ist nur, dass ein Amulett gesegnet und geweiht wird. Bitten Sie z.B. einen spirituellen Führer darum. Mit dem Rauch der Kräuter und Harze reinigen Sie die Energien dieser magischen Gegenstände und laden sie mit positiven Energien wieder auf.

Akazie ~ Alant ~ Alraune ~ Andorn ~ Bernstein ~ Birke ~ Copal ~ Eisenkraut ~ Erdrauch ~ Johanniskraut ~ Lorbeer ~ Mandelbaum ~ Meersalz ~ Muskat ~ Myrrhe ~ Myrte ~ Rosenweihrauch ~ Salbei ~ Salomonsiegel ~ Sandarak ~ Schafgarbe ~ Storax ~ Süßgras ~ Tollkirsche ~ Wacholder ~ Weihrauch ~ Ysop ~ Zeder

Aurareinigung

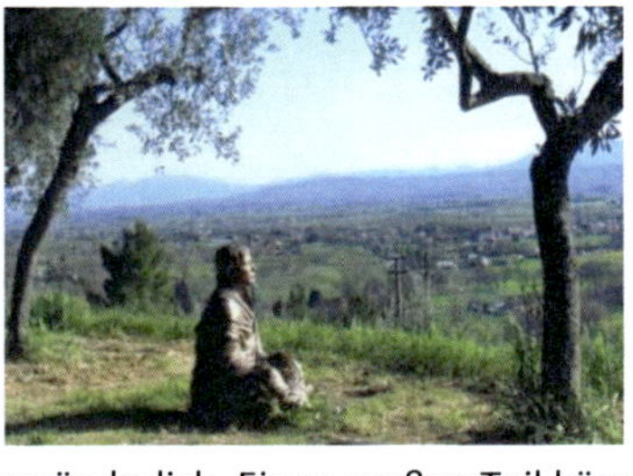

Die Aura ist das direkte Energiefeld um unseren Körper, welches sich stetig durch innere und äußere Einflüsse verändert. Der Mensch hat mehrere solcher Energieschichten um seinen Körper, die auch farblich veränderbar sind. Die meisten Beeinflussungen entstehen durch unsere Gedanken, den Umgang mit anderen Menschen, über Nahrung und Umwelteinflüsse wie Elektrosmog und Baumaterialien. Die Energie ist stetig da und immer veränderlich. Einen großen Teil können wir selber für eine reine Aura beitragen.

Ihre eigene Aura so rein wie möglich zu halten, sollte für Sie persönlich sehr wichtig sein. Ist Ihre Aura stark beschmutzt, können Sie sich krank fühlen, schlapp, müde, energielos, ängstlich, wütend, aggressiv und erkaltet. Es kommt zur Verunreinigung durch äußere Einflüsse wie Umweltverschmutzung, verseuchte Nahrung und Trinkwasser, verdreckte Luft, giftige Baumaterialien, aber auch durch Menschen, die grundsätzlich nur negativ eingestellt sind und üble Gedanken und Handlungen aussenden. Sie selber können viel tun, dies zu ändern und sich gesund und voller Energie zu fühlen. Achten Sie daher auf eine gesunde Ernährung, auf sauberes reines Wasser, vermeiden Sie so viel wie möglich die eigene Verschmutzung der Umwelt, in dem Sie darauf achten, dass Ihre verwendeten Produkte biologisch abbaubar sind. Achten Sie beim Einrichten der Wohnung auf Materialien, die keine giftigen Substanzen enthalten und Sie dauerhaft schädigen. Vermeiden Sie weitestgehend Elektrosmog. Räuchern Sie sich und auch Ihre Umgebung regelmäßig ab, damit negative Energien und Gedanken Sie nicht belasten. Meiden oder beenden Sie negative Zusammenkünfte mit anderen, „negativen" Menschen. Um eine wirklich reine Aura zu bekommen, müssen Sie an sich arbeiten, äußerlich wie auch innerlich. Überprüfen Sie Ihre eigenen Gedanken, die Sie versenden, tratschen Sie vielleicht gerne oder lästern Sie über hilfebedürftige Personen? Bewerten Sie Ihre Umgebung, ohne wirkliche Informationen zu haben? Es bedeutet harte Arbeit an sich selbst und es ist auch klar, allen negativen Beeinflussungen kann man nicht entgehen. Aber wenn Sie innerlich stark sind mit reinen Gedanken, können Sie dies umwandeln. Je lichter Sie werden, desto intensiver können Sie auf der geistigen spirituellen Ebene arbeiten und umso mehr Geschenke hält das Universum für Sie bereit.

Adlerholz ~ Akazie ~ Basilikum ~ Copaivabalsam ~ Copal ~ Eiche ~ Eisenkraut ~ Galgant ~ Guggul ~ Hopfen ~ Koriander ~ Kurkuma ~ Lavendel ~ Lotus ~ Mandelbaum ~ Mariendistel ~ Meersalz ~ Myrrhe ~ Myrte ~ Opoponax ~ Petersilie ~ Rosenweihrauch ~ Safran ~ Salbei ~ Sandarak ~ Sandelholz Rot ~ Sandelholz Weiß ~ Süßgras ~ Süßholz ~ Tonkabohne ~ Tulsi ~ Wacholder ~ Weihrauch ~ Zeder ~ Zimt

Dank

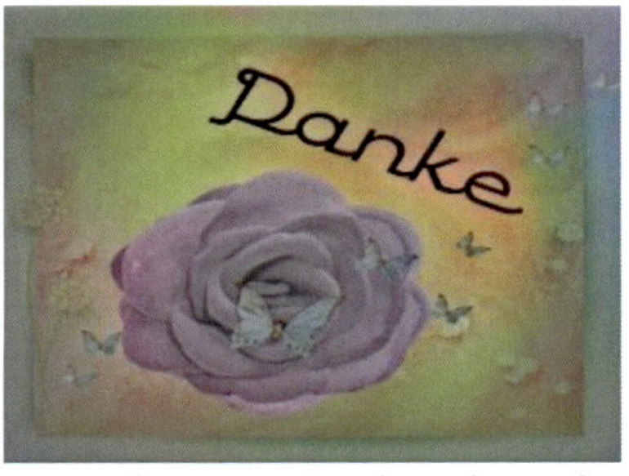

Dank ist eine Geste und leider heutzutage nicht mehr selbstverständlich. Wenn mir etwas Gutes widerfährt oder ich etwas Schönes erhalte, freue ich mich sehr darüber. Diese Reaktion ist jedem von uns angeboren. Wir überlegen nicht, ob wir uns freuen, es passiert aus unseren Inneren heraus. Sich aber für eine Sache zu bedanken, müssen wir erlernen. Verpassen unsere Eltern uns diese Geste anzuerziehen, nehmen wir alles im Leben als selbstverständlich hin. Danken kann man auch einer Sache, die nicht gut für einen gelaufen ist. Denn die Erkenntnis, die wir daraus bekommen, oder die Dinge, die wir daraus erlernen müssen, bringen uns menschlich gesehen oft ein großes Stück weiter. Sicher kann man nicht gleich danken, wenn etwas passiert. Blickt man aber nach einer Weile dem Geschehnis nochmals in die Augen und erkennt die Entwicklung, die man seither vollzogen hat, so ist dies allemal auch ein DANKE wert.

Seien Sie dankbar! Danken Sie für die schönen Dinge im Leben oder für das wunderbare Leben an sich. Danken Sie dafür, dass Sie die Chance haben sich hier auf Erden

weiterentwickeln zu können. Danken Sie für Begegnungen mit anderen. Für die positiven, wie auch negativen. Seien Sie dankbar für alles Erlebte und Gegebene.

Alant ~ Copal ~ Drachenblut ~ Eibe ~ Guajak ~ Mandelbaum ~ Myrrhe ~ Myrte ~ Orange ~ Perubalsam ~ Propolis ~ Rainfarn ~ Rosenweihrauch ~ Rosmarin ~ Safran ~ Salbei ~ Salomonsiegel ~ Sandarak ~ Sandelholz Weiß ~ Sellerie ~ Steinklee ~ Süßgras ~ Tabak ~ Tanne ~ Tolubalsam ~ Veilchen ~ Wacholder ~ Weihrauch ~ Zeder ~ Zimt ~ Zitronengras

Edelsteine

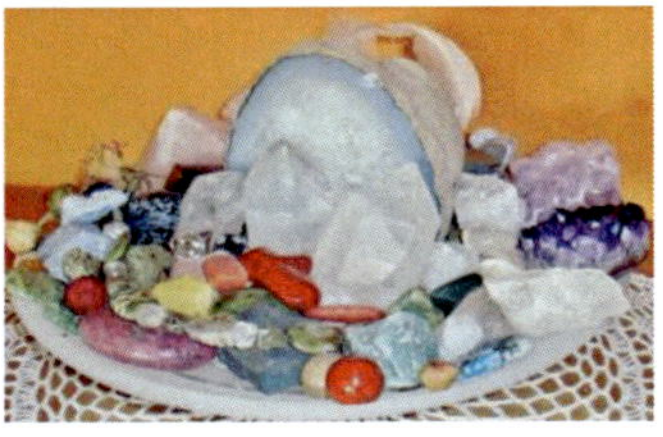

Edelsteine sind wundervolle Geschenke der Natur. Den meisten sind sie als reine Schmucksteine bekannt, denn sie können wundervoll funkeln und einen verzaubern. Je seltener ein Stein zu finden ist, desto wertvoller wird er gehandelt. Edelsteinen bestehen aus seltenen Mineralien und aus ihnen werden auch Heilwasser hergestellt. Den Edelsteinen werden verschiedene physische und psychische Heilwirkungen nachgesagt, die ohne Nebenwirkungen sind. Dies ist eine wundervolle Verbindung vom Hier und Jetzt zum Jenseits, zur Anderswelt. Die Kräfte der Steine glichen denen der Götter. Noch heute werden diese wegen ihrer göttlichen Energien verehrt. Daher werden sie auch oft zu Schutzsteinen verarbeitet, welche negative Energien und Mächte fernhalten sollen.

Bei Ritualen sind Edelsteine und Räucherungen eine gute Kombination. Sie können die Edelsteine farblich oder nach Heilwirkungen einem bestimmten Thema zuordnen und sie mit der Kraft der Pflanzen bestärken. Versuchen Sie eine reine Farbräucherung! Mit bestimmten Pflanzen lassen sich die Edelsteine zusätzlich weihen und reinigen. Auch ihre Kraft lässt sich vergrößern.

Alant ~ Beifuß ~ Bernstein ~ Copal ~ Eisenkraut ~ Erdrauch ~ Johanniskraut ~ Lorbeer ~ Mandelbaum ~ Meersalz ~ Myrrhe ~ Myrte ~ Rosenweihrauch ~ Salbei ~ Salomonsiegel ~ Sandarak ~ Schafgarbe ~ Storax ~ Süßgras ~ Wacholder ~ Weihrauch ~ Ysop ~ Zeder

Einweihungen

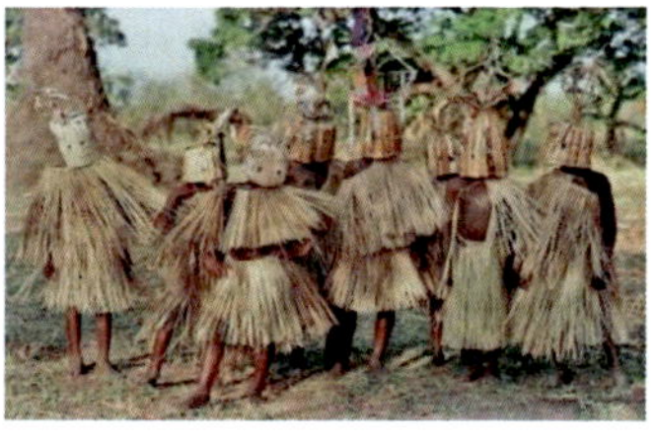

Einweihungen bereichern unser Dasein „hier unten“. Es gibt Einweihungen für bestimmte Bereiche mit leichter Energie und DIE Einweihung, die ein ganzes Leben verändern kann. Einige Einweihungen betreffen jeden Menschen im Leben, andere wiederum sind so kostbar und wertvoll, dass sie nur in bestimmten Ritualen vollführt werden. Einige wenige Menschen erreichten Einweihungen der höchsten Energie. Darauf hatten sie sich über viele Jahre vorbereitet. Ihr Geist erreichte eine bedingungslose Liebe, ein Wissen um die Magie der Erde, des Universum. So oblagen den Schamanen lange Reisen des Lernens, Begreifens und der spirituellen Entwicklung. Nur die heiligsten Priester wussten um eine besondere Magie und deren Anwendungen.

Um welche Einweihung es sich auch handelt, vollführen Sie sie würdevoll. Unserer europäischen Kultur ist leider nach vielen Jahren eine besondere Magie mit Brauchtümern verloren gegangen. Holen Sie sie wieder hervor! Weihen Sie Mädchen ein, die zu jungen Frauen werden. Führen Sie die Jungen ein in die Bereiche der Männer. Veranstalten Sie ein besonderes Ritual. Es ist nicht mehr vergleichbar mit den heute vollzogenen „Jugendweihen"! Diese sind kalt und ohne Inhalt. Weihen Sie auch junge Hexen in den Kreis der Großen ein. Hierzu eignen sich besonders auch die Jahresfeste.

Beifuß ~ Bilsenkraut ~ Birke ~ Copal ~ Eisenkraut ~ Gewürznelke ~ Lavendel ~ Lorbeer ~ Lotus ~ Mädesüß ~ Mandelbaum ~ Mastix ~ Meersalz ~ Myrrhe ~ Myrte ~ Narde ~ Opoponax ~ Perubalsam ~ Rose ~ Rosenweihrauch ~ Salbaum ~ Salbei ~ Sandarak ~ Sandelholz Rot ~ Sandelholz Weiß ~ Stechapfel ~ Süßgras ~ Tabak ~ Tolubalsam ~ Ulme ~ Wacholder ~ Weide ~ Weihrauch ~ Zeder

Erotik

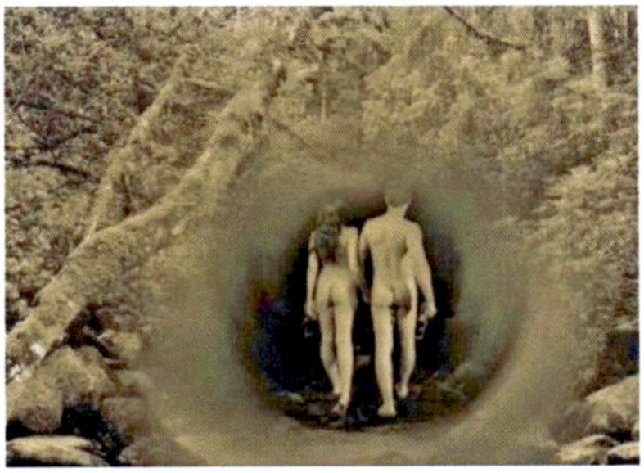

Erotik beinhaltet Sexualität und Liebe. Ein festes Dreiergespann, denn es gibt keine wirklichen Grenzen zwischen ihnen. Der Begriff Erotik stammt vom griechischen Liebesgott „Eros" ab. Erotik wird auch als Form der sexuellen Stimulation gesehen. Sie kann aber auch ohne diese bestehen. Erotik ist eine Art knisternde Atmosphäre, wobei der Fantasie alle Türen offenstehen.

Fühlen Sie wieder die vollkommene Begegnung zweier Körper! Spüren Sie die Lust am anderen. Fühlen Sie die Haut, die Berührungen und welche Emotionen sie in Ihnen auslösen. Seien Sie offen für das, was die Menschheit doch schon immer tat. Stehen Sie zu sich und Ihrem Körper, denn Sie sind einfach wundervoll, so wie Sie sind. Die Kräuter helfen Ihnen, sich in der Räucherung zu entspannen, die chaotischen Gedanken ziehen zu lassen und nur das erotisch-sinnliche Knistern zu spüren.

Adlerholz ~ Alraune ~ Bärentraube ~ Brennnessel ~ Damiana ~ Eisenkraut ~ Hanf ~ Kalmus ~ Kardamon ~ Labkraut ~ Liebstöckel ~ Mönchspfeffer ~ Moschus ~ Muira Puama ~ Myrrhe ~ Passionsblume ~ Patchouli ~ Quebracho ~ Rosenweihrauch ~ Safran ~ Salbaum ~ Sandelholz Rot ~ Stechapfel ~ Storax ~ Süßholz ~ Tonkabohne ~ Wacholder ~ Weihrauch ~ Zistrose

Geld/Reichtum

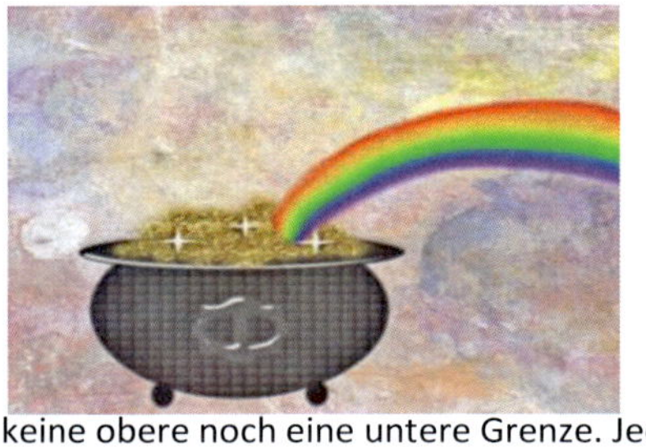

Geld ist ein Zahlungsmittel, mit dem man Güter erwerben kann. Reichtum ist etwas, was in Überfluss vorhanden ist. Dieses muss nicht zwingend mit Geld zu tun haben. Sie können reich an materiellen Gütern sein, reich an Erfahrungen einer bestimmten Sache oder reich an Kindern. Reichtum ist schwankend. Er kann nie vorhanden sein, er kann plötzlich erlangt werden oder er ist seit jeher vorhanden. Reichtum hat keine obere noch eine untere Grenze. Jeder empfindet Reichtum anders und stuft ihn daher auch anders ein.

Räuchern Sie in einem Ritual, um den Reichtum anzuziehen, den Sie für eine gute Sache benötigen. Es wird sicherlich nicht funktionieren, wenn Sie nun meinen, ein Sechser im Lotto beseitigte alle Probleme. Überlegen Sie genau, welchen Reichtum Sie erhalten möchten, was Sie genau benötigen, um Ihr Ziel zu erreichen.

Eisenkraut ~ Farn ~ Gewürznelke ~ Klette ~ Labkraut ~ Mandelbaum ~ Mohn ~ Myrrhe ~ Piment ~ Rosenweihrauch ~ Rosskastanie ~ Wacholder ~ Weihrauch ~ Zimt

Glück

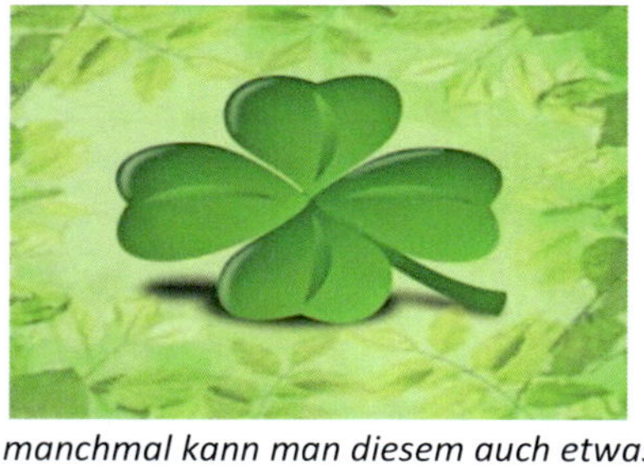

Glück ist ein Gefühl, das sich entwickelt, wenn man zufrieden ist. Es wächst in jedem von uns und kommt daher nicht von außen. Überwiegen unsere angenehmen Gefühle im Körper, drücken wir dies unter dem Begriff Glück aus. Es ist ein wundervolles Gefühl, wenn man bewusst bereit ist, dies auch zu erkennen.

Ja, manchmal braucht man eben Glück. Aber manchmal kann man diesem auch etwas nachhelfen. Wünschen Sie jemandem oder einer guten Sache Glück, damit sie gelingen möge. Räuchern Sie für Glück in der Beziehung, im Beruf, im Sport. Wünschen Sie sich, glücklich und zufrieden zu sein.

Aloe ~ Alraune ~ Eisenkraut ~ Farn ~ Gewürznelke ~ Hanf ~ Klette ~ Mandelbaum ~ Mohn ~ Myrrhe ~ Perubalsam ~ Piment ~ Rosenweihrauch ~ Salbei ~ Salomonsiegel ~ Schöllkraut ~ Sellerie ~ Steinklee ~ Tanne ~ Tonkabohne ~Vetiver ~ Wacholder ~ Weihrauch ~ Ysop ~ Zimt

Heilung

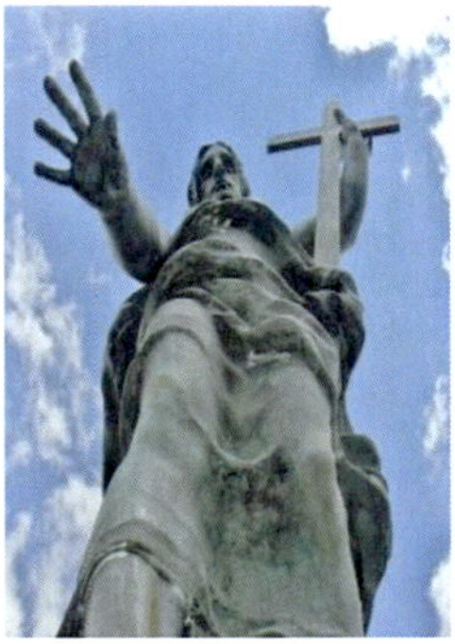

Krankheit ist, wenn die Energie im Körper nicht mehr mühelos von einer Ebene zur anderen fließen kann. Wenn Blockaden sich festgesetzt haben. Die Ebenen sind daher versperrt und behindern auch die anderen Ebenen. Dies führt automatisch zu krankheitsbedingten Symptomen, was wir allgemein Krankheit benennen. Heilung ist also die Auflösung dieser Blockaden, sodass die Energie frei im Körper fließen kann. Schon in der Antike wurden Kräuter geräuchert, um Lagerstätten, wo sich Kranke befanden, zu reinigen. Mit großem Erfolg! Tatsächliche strömte der Rauch nämlich in alle Winkel und Ecken der Hütten, er kam überall hin und desinfizierte alles. Die Energie dieser Stätte veränderte sich auch sehr zum Positiven. So spürte man nicht mehr die Last vom kranken Menschen. Die Luft wurde rein, der Geruch angenehm. Es waren Kräuter, ganz normale Pflanzen, die der Pest am Ende Einhalt geboten. Sie beugten einer Erkrankung vor, schützten oder halfen. So wurden die Kräuter auch verbrannt, um den Rauch zu inhalieren, das besänftigte die erkrankten Atemwege.

Benutzen Sie die Pflanzen zum energetischen Heilungsritual. Lassen Sie den Rauch aufsteigen, beten Sie und wünschen Sie Genesung. Räuchern Sie Krankenzimmer aus, dies sollten Sie auch schon nach einer Erkältung tun.

Alant ~ Andorn ~ Anis ~ Bernstein ~ Copaivabalsam ~ Copal ~ Eibisch ~ Eisenkraut ~ Eukalyptus ~ Ginkgo ~ Ginseng ~ Hanf ~ Himbeere ~ Kamille ~ Lapacho ~ Lavendel ~ Linde ~ Mandelbaum ~ Meersalz ~ Mekkabalsam ~ Melisse ~ Myrrhe ~ Perubalsam ~ Pfingstrose ~ Piment ~ Rosenweihrauch ~ Rosmarin ~ Safran ~ Salbei ~ Sandelholz Weiß ~ Süßholz ~ Tanne ~ Tolubalsam ~ Tonkabohne ~ Tulsi ~ Veilchen ~ Wacholder ~ Weihrauch ~ Yerba Santa ~ Zimt

Indianer

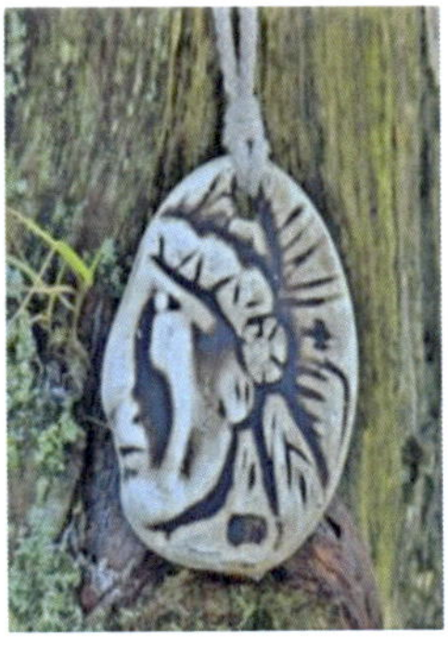

Bei den Indianern ist der Rauch aus einer Friedenspfeife heiliger Rauch. Diese Menschengruppe gehört mit zu den naturverbundensten Völkergruppen auf Erden. Indianerehren und achten die Natur mit ihren Heiligtümern. Noch heute sind sie tief verwurzelt und verbunden mit der Mutter Erde und dem Vater Himmel. Sie lehren uns das innige Zusammensein aller Elemente. Ihre Würde, ihren Stolz kann man nicht brechen. Ihr Wissen wurde über Generationen überliefert. Ihnen haben wir viel zu verdanken. Ich wünschte mir sehr, wir dürften hier in Europa einige ihrer Rituale mit übernehmen. Es sind respektvolle Menschen, die eben auch alles mit Respekt behandeln. Sie achten ihre Ahnen sehr, danken jedem Tier, was sterben musste, um Nahrung zu sein. Selbst den Pflanzen wurde Respekt entgegengebracht. Oft ließen sie Tabak genau an der Stelle liegen, an der sie Pflanzen entnommen hatten. Sie dankten ihnen und den Naturwesen für die Gabe.

Wenn Sie eine Räucherung aus den Pflanzen machen, die den Indianern sehr heilig waren, so danken Sie den Pflanzen, dass Sie sie benutzen durften. Rufen Sie die Indianer an, um diese ganz besondere Naturverbundenheit zu spüren. Fühlen Sie die Macht, die Kraft des heiligen Rauches. Begehen Sie dieses Ritual wenn möglich im Freien. Sehen Sie Visionen, hören Sie die Gesänge, riechen Sie die Kräuter, fühlen Sie die Energie und lassen Sie sich tragen in eine ganz besondere Welt.

Adlerholz ~ Andorn ~ Anis ~ Bärentraube ~ Bärenwurzel ~ Beifuß ~ Boldo ~ Condurango ~ Copal ~ Damiana ~ Frauenmantel ~ Guajak ~ Hamamelis ~ Hanf ~ Lapacho ~ Lebensbaum ~ Mandelbaum ~ Myrrhe ~ Passionsblume ~ Perubalsam ~ Quassia ~ Quebracho ~ Rainfarn ~ Salbei ~ Salomonsiegel ~ Stechapfel ~ Styrax ~ Süßgras ~ Tabak ~ Tanne ~ Tolubalsam ~ Tonkabohne ~ Wacholder ~ Weihrauch ~ Wermut ~ Yerba Santa ~ Zitronengras

Räucherung
Indianer

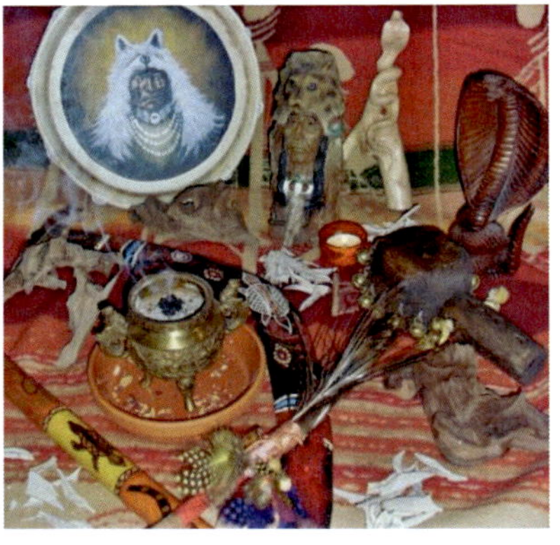

Konzentration

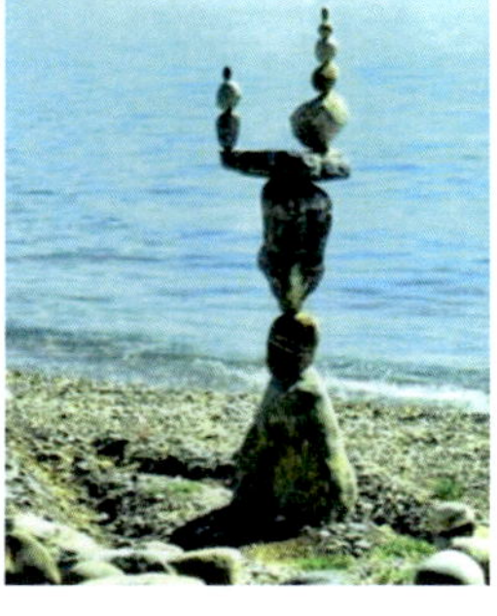

Konzentration ist, wenn man willentlich seine gesamte Aufmerksamkeit auf eine bestimmte Sache richtet. Das können Personen sein, Gegenstände, Aufgaben oder auch Reize. Durch unterschiedliche Tagesformen schwankt auch bei jedem die Konzentration. Es spielen dabei viele Faktoren eine Rolle. So kann es auch situationsabhängig sein, ob eine hohe Konzentration möglich ist oder nicht. Konzentration ist auch eine Übung, seinen Gedanken nicht freien Lauf zu lassen, sondern sie zu bündeln. Ebenso spielt es eine Rolle, wie fest der eigentliche Wille ist, sich zu konzentrieren.

Räuchern Sie, um Ihre Konzentration zu erhöhen. Das braucht Übung und gelingt nicht immer gleich. Versuchen Sie es immer wieder, die Kräuter werden Sie unterstützen, dahin zu gelangen, wo es für Sie von Wichtigkeit ist.

Ahorn ~ Andorn ~ Baldrian ~ Buche ~ Elemi ~ Eukalyptus ~ Galanga ~ Galgant ~ Guggul ~ Hanf ~ Kalmus ~ Kardamon ~ Lavendel ~ Lotus ~ Mandelbaum ~ Mariendistel ~ Mekkabalsam ~ Melisse ~ Minze ~ Myrrhe ~ Myrte ~ Perubalsam ~ Rosenweihrauch ~ Salbaum ~ Salbei ~ Sandarak ~ Sanddorn ~ Sandelholz Weiß ~ Sellerie ~ Tausendgüldenkraut ~ Thymian ~ Tolubalsam ~ Tonkabohne ~ Ulme ~ Wacholder ~Weihrauch ~ Zimt ~ Zitronengras

Lichtbringer

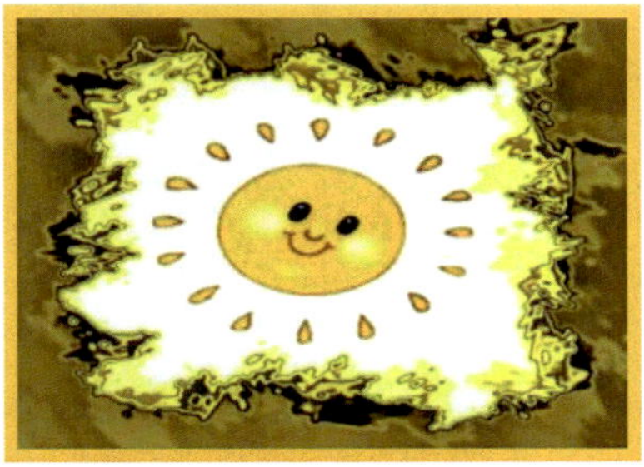

Der Lichtbringer ist eine Energieform des Universums, welche den Himmel zu Ihnen auf die Erde bringt. Die Energie ist mit der reinen Liebe geladen und gibt Wärme, Zuversicht, Trost und Hoffnung. Lichtbringer sind nicht nur bestimmte Pflanzen, es können auch Steine, Tiere und Menschen sein, die durch ihre Ausstrahlung und ihre Handlungen Liebe in die Herzen der Menschen bringen. Reine Herzensenergie aus dem Schoß der Mutter Erde und bunt leuchtende, göttliche Energie des Himmels vereint in einem Lichtbringer.

Benutzen Sie die Energie der Lichtbringer, um sich aus Situationen zu befreien, in denen Sie sich unglücklich fühlen. Ein hoffnungsvoller Lichtfunke im langen, erkrankten Dasein ist ein göttliches Geschehen. Es betrifft alle Erkrankungen, die des Körpers, aber auch die der Seele. Ob es Krebs ist, ob es Depressionen sind, jede Krankheit braucht Licht und Liebe, um wieder die Kraft für eine Heilung zu erlangen. Nutzen Sie die Lichtbringer in der dunklen Jahreszeit, damit können Sie trüben Gedanken Einhalt gebieten. Aber auch in der Trauerbewältigung ist der Lichtbringer eine Streicheleinheit für die Seele. Einsamkeit kann krank machen, verschanzen Sie sich daher nicht, finden Sie den Mut wieder den Weg hinaus in die Welt zu finden und sich mit ihr zu verbinden. Die Lichtbringer bringen das fehlende Element, was Ihnen verloren gegangen ist auf Ihrem Weg. Sie bringen das, was die Menschheit am Leben hält: bedingungslose Liebe, Licht und Wärme, Geborgenheit und Vertrauen, Mut und Zuversicht für die Zukunft.

Alant ~ Angelika ~ Arnika ~ Basilikum ~ Benzoe Siam ~ Bernstein ~ Colanuss ~ Copal~ Dammar ~ Elemi ~ Galgant ~ Hamamelis ~ Hanf~ Hasel ~ Ingwer ~ Jasmin ~ Johanniskraut ~ Lapacho ~ Lärche ~ Lavendel ~ Majoran ~ Mandelbaum ~ Melisse ~ Moschus ~ Myrrhe ~ Orange ~ Passionsblume ~ Perubalsam ~ Pfingstrose ~ Propolis ~ Rosenweihrauch ~ Rosmarin ~ Sandarak ~ Sandelholz Weiß ~ Steinklee ~ Storax ~ Thymian ~ Tolubalsam ~ Tonkabohne ~ Veilchen ~ Wacholder ~ Weihrauch ~ Yerba Santa ~ Zitronengras

Liebe

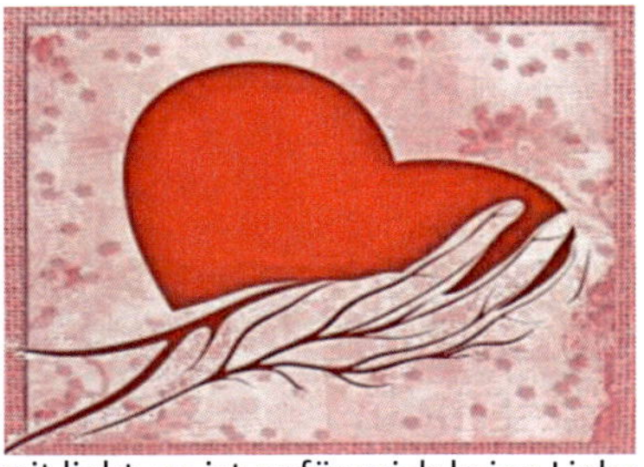

Die Liebe ist ein Gefühl der Zuneigung. Sie verbindet die Menschen untereinander. Es gibt aber auch die Liebe zu Tieren, zu Pflanzen, zu ganz speziellen Dingen oder auch zu einer Aufgabe. Die geistige Liebe empfinden wir oft zu unseren Eltern, Geschwistern, Ahnen und wertvollen Freunden. Eine erotische Liebe verspüren wir zum jeweiligen Partner. Die seelische Liebe verbindet sie alle miteinander. Denn wenn die Seele nicht mit liebt, so ist es für mich keine Liebe. Sie ist eine sehr starke Emotion. Verbunden wird sie mit etwas Herzlichem, mit etwas Positivem und Wertvollem. Liebe ist das reine Sein, ohne dass diese an eine Bedingung festgeknüpft ist. Sie ist eine tiefe Verbundenheit.

Räuchern Sie in Liebesangelegenheiten! Dies kann sein, wenn eine junge Liebe gerade erst erblüht oder Sie mit Ihrem Partner zusammen Ihre Liebe bewusst feiern wollen. Überraschen Sie mit den Düften Ihren Partner und bereiten Sie eine liebliche Atmosphäre vor. Verbinden Sie die liebenden Seelen für immer miteinander. Der wundervolle Liebesrauch öffnet die Sphäre anderer Dimensionen. Auch geistige Liebende können sich mit dem Rauch zu ungeahnten Erfüllungen und Begegnungen begeben. Die Liebe lässt sich auch mit einer Räucherung anziehen oder Liebeskummer lindern.

Adlerholz ~ Alraune ~ Amber ~ Anis ~ Basilikum ~ Benzoe Siam ~ Birke ~ Brennnessel ~ Colanuss ~ Copaivabalsam ~ Costus ~ Damiana ~ Eisenkraut ~ Flieder ~ Frauenmantel ~ Galanga ~ Galgant ~ Ginkgo ~ Guajak ~ Hanf ~ Ingwer ~ Iris ~ Jasmin ~ Kirsche ~ Koriander ~ Kornblume ~ Liebstöckel ~ Linde ~ Mandelbaum ~ Mönchspfeffer ~ Moschus ~ Muira Puama ~ Myrrhe ~ Myrte ~ Orange ~ Passionsblume ~ Pfeffer ~ Quassia ~ Quecke ~ Rose ~ Rosenweihrauch ~ Safran ~ Salbaum ~ Sandelholz Rot ~ Sandelholz Weiß ~ Storax ~ Süßholz ~ Tonkabohne ~ Tulsi ~ Vetiver ~ Wacholder ~ Weihrauch ~ Zimt ~ Zistrose

Räucherung
Liebe

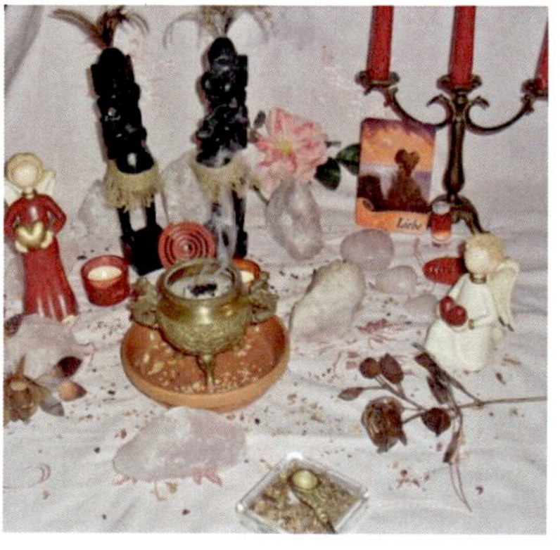

Loslassen

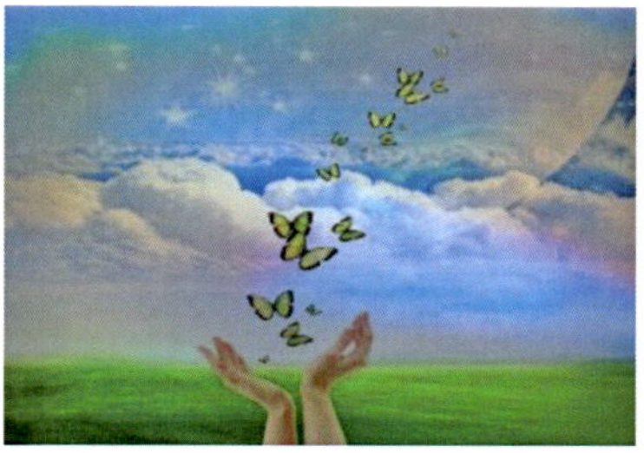

Loslassen ist das Abgeben einer Sache oder einer Erfahrung. Vielen Menschen fällt es nicht leicht, sich von negativen Gedanken, Erfahrungen und auch Dingen zu lösen. Sie verharren in dem Glauben, dass es so sein muss und ein Loslassen nicht wichtig ist. Dabei kann gerade das Loslassen eine so wundervolle Erfahrung sein, die uns bereichert. Denn haben wir uns erst einmal klargemacht, dass ein Lösen notwendig ist, ist der halbe Weg schon gegangen. Es schmerzt in uns, wenn wir uns von Dingen trennen sollen, die wir für uns als gut sehen. Meist haben wir da aber einen Tunnelblick. Wir sehen in die Sache hinein, können aber das Ende nicht erkennen und verharren somit. Mit dem Loslassen kommt ein Stück Freiheit wieder zurück. Platz entsteht für Neues.

Schaffen Sie Ordnung! Haben Sie erst einmal angefangen die Dinge zu sortieren oder Ihre Gedanken zu ordnen, so finden Sie automatisch Sachen, die Sie loslassen können. Vertrauen Sie da dem Universum. Schreiben Sie die Gedanken auf einen Zettel. Alles, was Ihnen wichtig ist. Dann gehen Sie hinaus in die Natur und vergraben diesen Zettel, zusammen mit etwas Tabak, in die Erde. Pflanzen Sie bei sehr wichtigen Dingen ein Blümchen darauf. Es gibt auch noch die Möglichkeit, diesen Zettel in einem feuerfesten Behälter zu verbrennen. Dabei verräuchern Sie in einem Ritual verschiedene Kräuter. Bitte Sie um Hilfe beim Loslassen. Das Universum steht an Ihrer Seite. Später verstreuen Sie die Asche in der Natur. Der Wind wird die Stelle reinigen. In manch schwierigen Dingen sollten Sie dieses Ritual mehrmals wiederholen. Vertrauen Sie, es wird sich energetisch eine ganze Menge tun.

Ackerschachtelhalm ~ Aloe ~ Angelika ~ Beifuß ~ Beinwell ~ Bernstein ~ Copal ~ Eibe ~ Eichenmoos ~ Esche ~ Eukalyptus ~ Galbanum ~ Gewürznelke ~ Guggul ~ Hanf ~ Hasel ~ Holunder ~ Iris ~ Lärche ~ Lebensbaum ~ Mädesüß ~ Majoran ~ Mandelbaum ~ Myrrhe ~ Myrte ~ Pappel ~ Perubalsam ~ Quassia ~ Rosenweihrauch ~ Salbei ~ Sanddorn ~ Sandelholz Weiß ~ Schafgarbe ~ Sumpfporst ~ Tanne ~ Thymian ~ Tolubalsam ~ Ulme ~ Veilchen ~ Wacholder ~ Waldmeister ~ Walnuss ~ Weide ~ Weihrauch ~ Yerba Santa ~ Zimt ~ Zypresse

Meditation

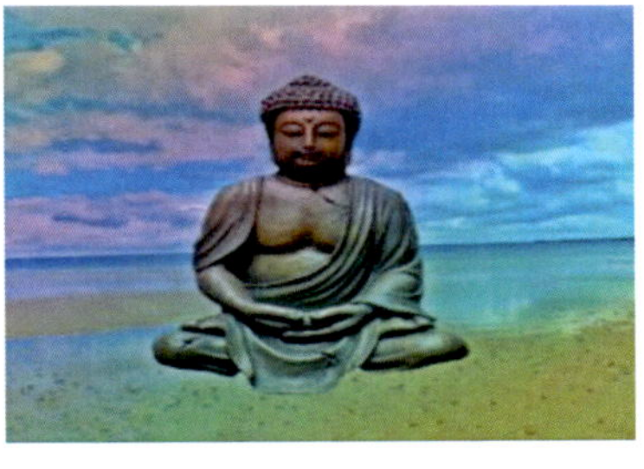

Meditation ist ein Zustand, in dem wir bei vollem Bewusstsein unser Sein erleben. Hier geht es um die Liebe, die Schönheit und Reinheit und vor allem die Freiheit. Wenn wir das in uns vereinen können, dies bewusst wahrnehmen, sind wir in einer tiefen Meditation. Aber auch kurze Augenblicke können eine Meditation sein. Es sind diese Moment, in denen Sie tiefe Genugtuung empfinden oder ein großes Erlebnis haben und verarbeiten. Meditation ist auch eine Art Verschmelzung mit bestimmten Dingen, wie der Natur. Es ist, als ob Sie sich selig fühlen.

Lernen Sie meditieren! Die Meditation ist für Sie ein Grundbaustein. Nur, wenn wir lernen, unsere Gedanken einfach an uns vorbeiziehen zu lassen, ohne sie zu bewerten und zu beachten, können wir in unser tiefes Ich gelangen. Dies ist wichtig, um mit unserem höheren Selbst in Kontakt zu treten. Üben Sie, so oft Sie können. Es wird auch Ihrem Blutdruck sehr gut tun, denn durch die tiefe Entspannung beruhigt sich Ihr Herz und der Blutdruck sinkt. Haben Sie diesen Vorgang erst einmal erlernt, können Sie überall, an jedem Ort, meditieren und von nichts abhängig sein. Räucherungen unterstützen Sie!

Adlerholz ~ Amber ~ Andorn ~ Anis ~ Copal ~ Dammar ~ Diptam ~ Elemi ~ Ginkgo ~ Iris ~ Jambul ~ Kalmus ~ Kamille ~ Lavendel ~ Lotus ~ Mandelbaum ~ Mariendistel ~ Meersalz ~ Melisse ~ Minze ~ Mistel ~ Myrrhe ~ Myrte ~ Narde ~ Perubalsam ~ Rosenweihrauch ~ Rosmarin ~ Safran ~ Salbaum ~ Salbei ~ Sandarak ~ Sandelholz Weiß ~ Storax ~ Thymian ~ Tolubalsam ~ Tonkabohne ~ Wacholder ~ Weihrauch ~ Wermut ~ Zeder ~ Zimt ~ Zistrose ~ Zitronengras

Orakel - Divination

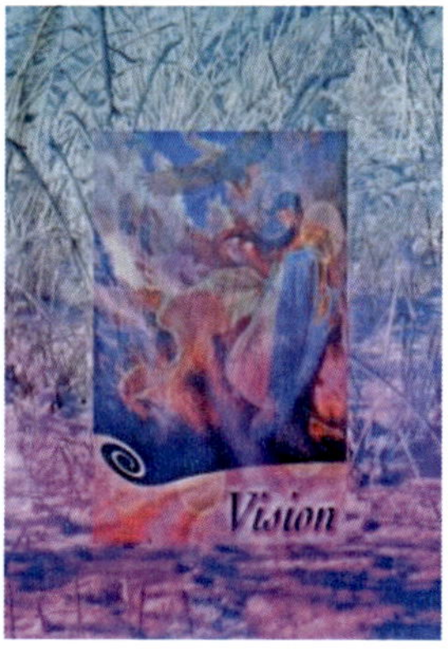

Das Orakel ist eine göttliche Offenbarung. Mithilfe von Karten, Runen, Kerzen oder sogar eines Mediums führen Sie ein Ritual durch. Auch andere Hilfsmittel sind möglich, wie z.B. Rauch, Bohnen, Muscheln, Steine. Es wird nach der Zukunft gefragt, nach einer Entscheidung oder eben nach dem momentanen Augenblick. Es sind Hilfsmittel, die Ihnen dienen, Hinweise für die Beantwortung zu erlangen. Die Frage wird an das Universum gestellt, eine Instanz, die höher ist.

Orakelt wurde schon immer. Die Menschen waren immer neugierig, was wohl die Zukunft für Sie bereithalten würde. Heute gibt es schon sehr viele Möglichkeiten und eine große Vielfalt an Hilfsmitteln, die Ihnen dazu zur Verfügung gestellt werden. Vor dem Orakeln sollten Sie diese Hilfsmittel abräuchern. So bekommen Sie klare energieaufgeladene Hilfsmittel. Auch während des Orakels helfen Ihnen die Pflanzen mit dem Universum zu kommunizieren.

Akazie ~ Alant ~ Benzoe Sumatra ~ Betelnuss ~ Bilsenkraut ~ Copal ~ Dammar ~ Eberesche ~ Eiche ~ Eichenmoos ~ Habichtskraut ~ Hanf ~ Lorbeer ~ Mastix ~ Meersalz ~ Mistel ~ Muskat ~ Myrrhe ~ Myrte ~ Quebracho ~ Rosenweihrauch ~ Salbei ~ Schafgarbe ~ Stechapfel ~ Storax ~ Tabak ~ Traumkraut ~ Wacholder ~ Weide ~ Weihrauch ~ Wermut ~ Zimt ~ Zistrose

Reinigung

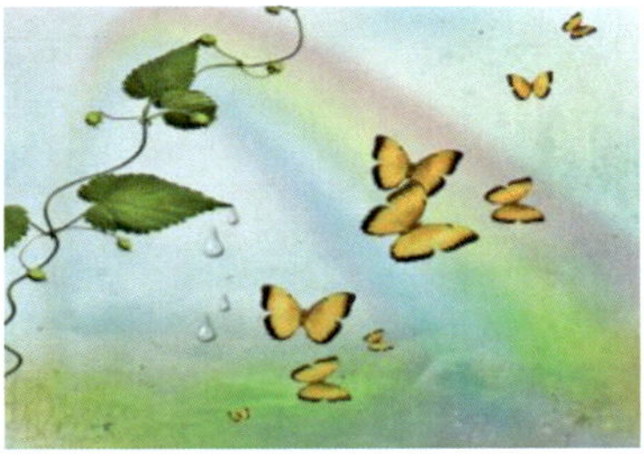

Reinigung ist ein Säubern und In-Ordnung-Bringen von Dingen, die sich um uns befinden. Unseren Körper können wir auf dreifache Weise reinigen. Wir waschen uns äußerlich, wir reinigen unserer Inneres – entgiften somit unseren Körper und entschlacken ihn –, und wir können ihn auf ätherischer Ebene reinigen. Dies sind die Reinigungen unserer Auraschichten. Das gilt auch für alle anderen Dinge: äußerliche Reinigung, innere Reinigung und ätherische Reinigung.

Die energetische Reinigung halte ich für sehr wichtig. Vor einem Ritual können Sie so die Atmosphäre klären und alte Energien verbannen. Sie können sich oder andere auch abräuchern, die Aura für eine wichtige Angelegenheit reinigen. Reinigen Sie die Zimmer, in denen viele Entscheidungen getroffen werden. Nach einem Streit räuchern Sie das Zimmer aus! Sie werden merklich spüren, was dies für einen Unterschied macht. Denn auch die eigene Wut, der eigene Ärger verraucht sprichwörtlich mit. Wenn Sie in ein neues Zuhause umziehen sollten, sollten Sie noch vor dem Einzug die gesamte Wohnung oder das Haus ausräuchern. Auch alte Stallungen, Garagen, Gartenhäuser können mit einer Räucherung von alten Energien des Vorgängers befreit werden.

Akazie ~ Alant ~ Asant ~ Baldrian ~ Basilikum ~ Beifuß ~ Benzoe Sumatra ~ Betelnuss ~ Boldo ~ Copaivabalsam ~ Copal ~ Drachenblut ~ Eibisch ~ Eisenkraut ~ Elemi ~ Erdrauch ~ Eukalyptus ~ Flieder ~ Gewürznelke ~ Habichtskraut ~ Johanniskraut ~ Kiefer/ Pinie/ Fichte ~ Koriander ~ Lavendel ~ Lotus ~ Mandelbaum ~ Mariendistel ~ Meersalz ~ Minze ~ Myrrhe ~ Myrte ~ Opoponax ~ Petersilie ~ Pfeffer ~ Pfingstrose ~ Rainfarn ~ Rosenweihrauch ~ Rosmarin ~ Salbei ~ Sandarak ~ Süßgras ~ Thymian ~ Tonkabohne ~ Vetiver ~ Wacholder ~ Weihrauch ~ Weinraute ~ Ysop ~ Zeder

Schutz

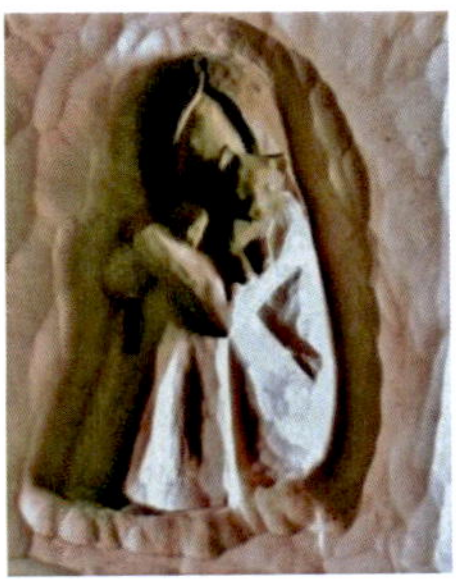

Alles im Leben kann man beschützen und hüten. Ob es materielle Dinge sind oder Lebewesen oder geistig geschaffene Werte. Schutz ist eine Behütungsfunktion vor Ereignissen, die schaden könnten, vor negativen Erlebnissen oder auch negativen Energien, die auf ätherischer Ebene zu uns gelangen. Wir können schützen, sollten und müssen dies auch tun, aber gleichzeitig sollten wir auch wissen, dass nicht alle Ereignisse beschützt werden können und somit positiv verlaufen. Denn unser Lebensweg ist gepflastert mit positiven und negativen Erlebnissen. Aus beiden lernen wir und formen unser Ich. Schutz bietet Sicherheit. Ohne Sicherheit können aber auch Dinge passieren, die unserer Entwicklung förderlich sind.

Auf jeden Fall schützen Sie sich, wenn Sie wissen, dass Sie gleich Kontakt mit negativen Energien haben werden. In einem Ritual ist dieser energetische Schutz oftmals sehr wichtig. Es gibt Wesenheiten, die sich an Ihr Licht andoggen wollen. Sie sind wie kleine Vampire, die unsichtbar aus Ihren Energiereserven tanken. Schützen Sie sich davor!

Ahorn ~ Akazie ~ Aloe ~ Alraune ~ Andorn ~ Angelika ~ Anis ~ Asant ~ Baldrian ~ Basilikum ~ Brennnessel ~ Buchsbaum ~ Copal ~ Dost ~ Drachenblut ~ Eibe ~ Eisenkraut ~ Erdrauch ~ Farn ~ Gewürznelke ~ Hasel ~ Holunder ~ Johanniskraut ~ Kiefer/ Pinie/ Fichte ~ Klette ~ Lotus ~ Mandelbaum ~ Meersalz ~ Mistel ~ Mohn ~ Myrrhe ~ Nieswurz ~ Pappel ~ Rosenweihrauch ~ Schafgarbe ~ Storax ~ Tabak ~ Tanne ~ Tausendgüldenkraut ~ Tollkirsche ~ Tormentill ~ Tulsi ~ Wacholder ~ Waldmeister ~ Weihrauch ~ Weinraute ~ Zypresse

Räucherung
Schutz

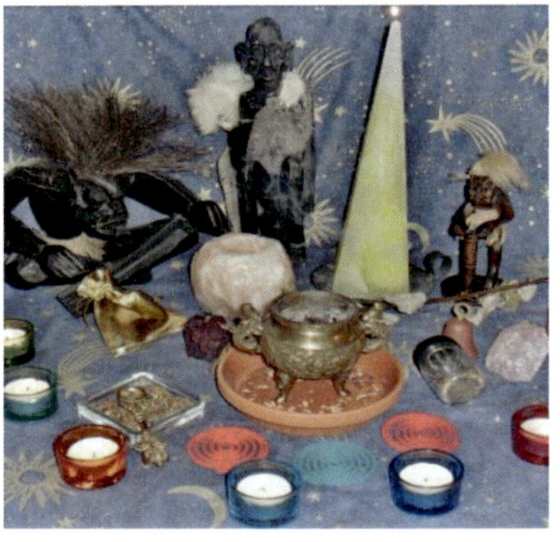

Segnung

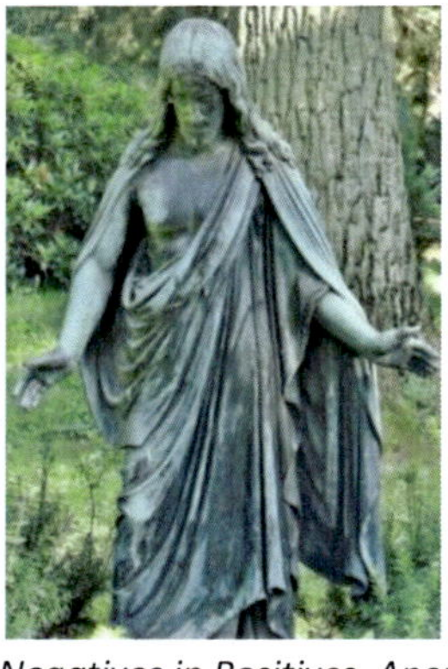

Segnen bedeutet die Kraft Gottes auf das Gesegnete zu lenken. Wenn wir segnen, anerkennen wir das unendlich Gute, was im gesamten Universum für alle vorhanden ist. Segen bringt Zuversicht, Mut, Kraft und Frieden. Er bringt Licht auf dunklen Wegen und wandelt die Energien in göttliche Energien um. Segnungen sind die Saat der Zukunft. Sie erzeugen Licht, Liebe, Fülle und Heilung. Alles auf Erden ist Schöpfung.

Segnen Sie immer in Liebe, aufrichtig und freudevoll. Segnen Sie den Morgen Ihres Erwachens. Alles, was Ihnen begegnet, segnen Sie ehrfurchtsvoll. Mit Segnungen erreichen Sie Schutzschilde da, wo Pfeile auf Sie gerichtet sind. Wandeln Sie Negatives in Positives. Anerkennen Sie die Macht des Guten. Nutzen Sie die unendliche Liebe Gottes und segnen Sie auf ehrliche Art. Die Saat des Segnens wird einst erblühen, wenn Sie die bedingungslose unendliche Liebe tief aus Ihrem Herzen für andere bereitstellen. Bitten Sie um etwas Fürsorge für jemand anderen. Vergessen Sie nie, sich selbst als wundervolle Person zu segnen!

Andorn ~ Beifuß ~ Bernstein ~ Copal ~ Diptam ~ Eisenkraut ~ Gewürznelke ~ Ginkgo ~ Holunder ~ Johanniskraut ~ Kamille ~ Lorbeer ~ Lotus ~ Mandelbaum ~ Meersalz ~ Myrrhe ~ Myrte ~ Opoponax ~ Perubalsam ~ Rosenweihrauch ~ Safran ~ Salbei ~ Salomonsiegel ~ Sandarak ~ Sandelholz Weiß ~ Süßgras ~ Tabak ~ Tolubalsam ~ Tonkabohne ~ Wacholder ~ Waldmeister ~ Weihrauch ~ Ysop ~ Zeder ~ Zimt ~ Zypresse

Spirituelle Entwicklung

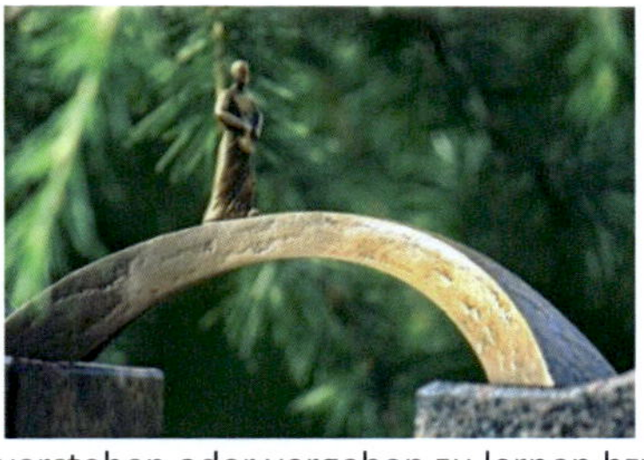

Die spirituelle Entwicklung wird auch als Weg des Lebens bezeichnet. Es ist der bewusste Weg zurück zum Licht, zum Sein. Oftmals ist uns dies zum Anfang unseres Weges nicht so klar. Die Seele entwickelt sich von Geburt an. Nur die Zeit des Durchbruchs von diesem Bewusstsein ist bei jedem Menschen verschieden. Wir lernen und lehren, begreifen, verstehen und gehen vorwärts mit diesem Wissen. Der Prozess das Karma zu verstehen oder vergeben zu lernen bzw. zu erkennen, was bedingungslose Liebe bedeutet, das ist ein spiritueller Entwicklungsschritt. Zu vertrauen, dass das Leben hier nicht mit dem Tod endet.

Haben Sie Mut zur Entwicklung! Vertrauen Sie dem Universum! Es ist ein Plus für das Leben, auch den spirituellen Weg bewusst zu gehen. Dies bereichert Ihr Dasein und Ihren Glauben. Lernen Sie Karma zu erkennen und es zu lösen. Alles, was Sie in diesem Leben schaffen, wird Sie im nächsten nicht mehr einholen. Daher ist jedes noch so negative Ereignis ein Geschenk an uns, unsere Entwicklung zu vervollkommnen.

Adlerholz ~ Amber ~ Andorn ~ Beifuß ~ Birke ~ Condurango ~ Copal ~ Dammar ~ Eibe ~ Eiche ~ Farn ~ Galbanum ~ Gewürznelke ~ Ginkgo ~ Hamamelis ~ Hanf ~ Hexenkraut ~ Holunder ~ Lapacho ~ Linde ~ Lotus ~ Mandelbaum ~ Mastix ~ Meersalz ~ Mistel ~ Mönchspfeffer ~ Myrrhe ~ Myrte ~ Narde ~ Pappel ~ Patchouli ~ Rose ~ Rosenweihrauch ~ Salbaum ~ Salbei ~ Salomonsiegel ~ Sandarak ~ Sandelholz Rot ~ Sandelholz Weiß ~ Storax ~ Tabak ~ Thymian ~ Tolubalsam ~ Ulme ~ Wacholder ~ Weihrauch ~ Wermut ~ Zeder ~ Zimt

Trauer

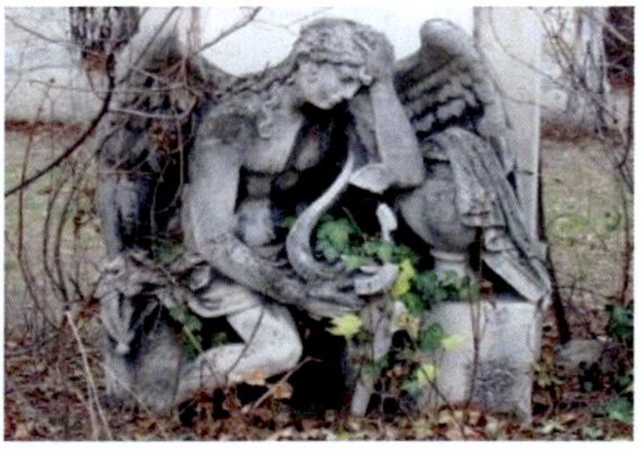

Trauer ist eine psychische Reaktion des Körpers. Ein plötzlich schmerzhafter Verlust eines geliebten Menschen, eines Tieres, eines verpassten Augenblicks oder einer vergangenen Sache kann uns völlig aus dem Gleichgewicht bringen. Mit der Trauer beginnt die wichtige Verarbeitung einer Erfahrung. Jeder erfährt und verarbeitet Trauer anders. Trauer kann, wenn sie zu lange anhält und nicht verarbeitet wird, krank machen. Es gibt Menschen, und auch Tiere, die Trauer um einen geliebten Partner nie überwinden. Trauer hat etwas mit Gefühl und Liebe zu tun. Nur wer etwas sehr Inniges und Tiefes für einen Menschen empfindet, kann auch um ihn trauern.

Nehmen Sie sich die Zeit zur Trauer! Es ist wichtig, diese Phase vollständig zu durchlaufen. Jede versteckte Trauer kommt eines Tages doch wieder zum Vorschein, nur bis dahin macht sie Ihren Körper und Ihre Seele krank. Die Energie des Rauches dieser wundervollen Pflanzen wird Ihnen helfen, mit der Trauer umzugehen. Gehen Sie Ihren Gefühlen und Emotionen nach, erspüren Sie sie und lassen Sie es zu, dass Sie sich zeigen.

Aloe ~ Benzoe Siam ~ Copal ~ Dammar ~ Eibe ~ Lebensbaum ~ Mandelbaum ~ Myrrhe ~ Patchouli ~ Perubalsam ~ Rosenweihrauch ~ Sandelholz Weiß ~ Tanne ~ Ulme ~ Veilchen ~ Wacholder ~ Weihrauch ~ Wermut ~ Yerba Santa ~ Zypresse

Träume

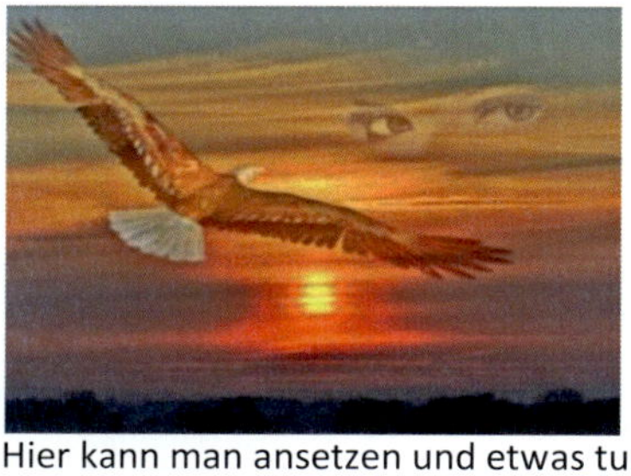

Träume sind etwas, was einem hauptsächlich im Schlaf passiert. Es spielen sich Szenen mit lebhaften Bildern und intensiven Gefühlen ab. Träume sind beeinflussbar. Sicherlich möchte niemand einen positiven Traum verändern oder ihn wegwünschen. Aber, es gibt Albträume, Träume, die so voller negativer Gefühle sind, hier hauptsächlich Angst, dass sie das Leben im Normalzustand beeinflussen. Hier kann man ansetzen und etwas tun. Es gibt ebenso das luzide Träumen. Diesen Zustand des Träumens können Sie erlernen. Es ist ein Traum, indem Sie sich bewusst sind zu träumen und so den Traum in jede beliebige Richtung verändern können. Tagträume sind kurze Momente des sich Hingebens an einen schönen Gedanken. Einigen Menschen ist es sogar gegeben, dass sie beim Träumen von Wesen besucht werden, die ihnen wichtige Informationen mit auf den Weg geben.

Räucherungen mit diesen Pflanzen fördern den Schlaf und das Träumen. Vertrauen Sie, auch wenn es nicht gleich bei den ersten Malen klappt. Träume sind sehr wichtige Bestandteile in unserem Leben. In Ihrer spirituellen Weiterentwicklung werden Ihnen neue

Türen des Träumens geöffnet. Auch Rituale vor dem Schlafengehen helfen Ihnen. Lassen Sie sich von dem Duft und der Energie der Pflanzen tragen in ein selbst erbautes Reich.

Adlerholz ~ Alant ~ Angelika ~ Anis ~ Baldrian ~ Betelnuss ~ Birke ~ Boldo ~ Eisenkraut ~ Hopfen ~ Jasmin ~ Kamille ~ Lorbeer ~ Maidal ~ Mandelbaum ~ Mastix ~ Minze ~ Mistel ~ Mönchspfeffer ~ Mohn ~ Muskat ~ Myrrhe ~ Perubalsam ~ Pfingstrose ~ Rosenweihrauch ~ Salbei ~ Sandelholz Weiß ~ Schafgarbe ~ Storax ~ Sumpfporst ~ Süßholz ~ Tanne ~ Traumkraut ~ Wacholder ~ Waldmeister ~ Wegwarte ~ Weide ~ Weihrauch ~ Wermut ~ Zitronengras

Räucherung
Träume

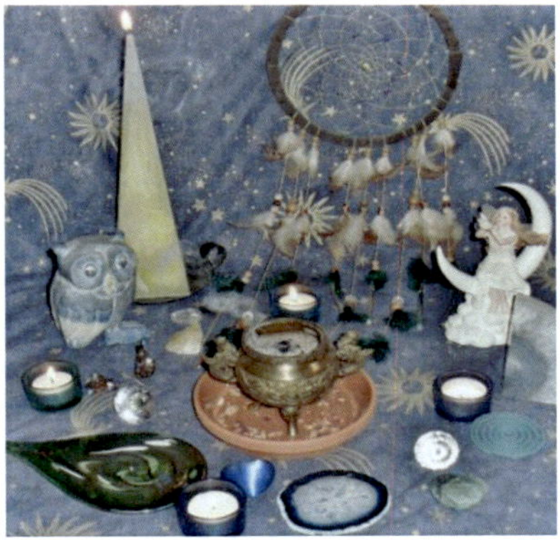

DIE GEBETE

Vater unser

Vater unser im Himmel,
geheiligt werde dein Name,
dein Reich komme,
dein Wille geschehe,
wie im Himmel so auch auf Erden.
Unser tägliches Brot gib uns heute.
Und vergib uns unsere Schuld,
wie auch wir vergeben
unseren Schuldigern.
Und führe uns nicht in Versuchung,
sondern erlöse uns von den Bösen.
Denn dein ist das Reich und die Kraft
und die Herrlichkeit in Ewigkeit.
Amen.

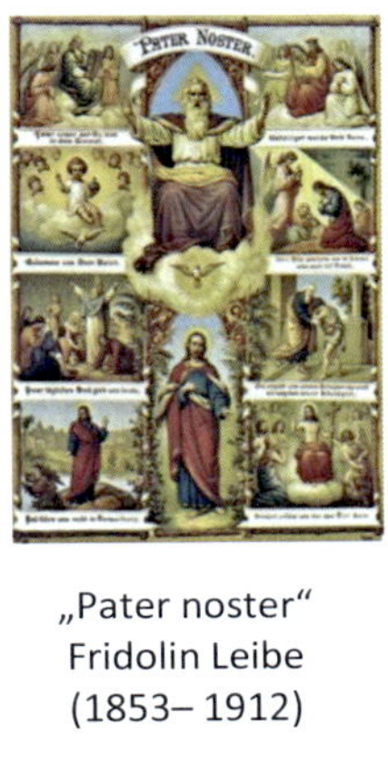

„Pater noster"
Fridolin Leibe
(1853– 1912)

Gebet Maria

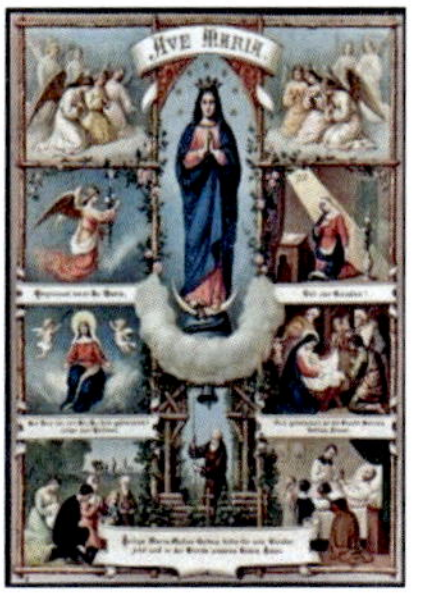

Fridolin Leibe
(1853– 1912)

Gegrüßet seist du, Maria, voll der Gnade.
Der Herr ist mit dir.
Du bist gebenedeit unter den Frauen
und gebenedeit ist die Frucht deines Leibes, Jesus.
Heilige Maria, Mutter Gottes,
bitte für uns Sünder
jetzt und in der Stunde unseres Todes.
Amen.

Gott...

(Gebet aus Kroatien)

Gott, du bist der Gott des Lebens.
Verwandle uns in der Tiefe unseres Herzens
in Menschen, durch die dein Frieden
unsere Welt getragen wird.
in Sende deinen Geist in die Herzen derer,
die im Netz der Gewalt gefangen sind,
sei es als Täter oder als Opfer,
und lass uns keine Gelegenheit auslassen,
um mit ihnen zu reden.

Gebet für die Heilung

Vater im Himmel,
ich danke dir für meine rasche Heilung,
schenke mir deine Hilfe,
stärke meine Hoffnung und Zuversicht
und erfülle meinen Körper mit
nährender Energie,
erleichtere mir meine Last
und bringe Harmonie für
Körper, Geist und Seele.
Ich weiß, dass du das für mich tun wirst
und vertraue darauf,
dass ich empfange,
was nötig ist, und mehr.

So sei es, in Jesu Namen – AMEN

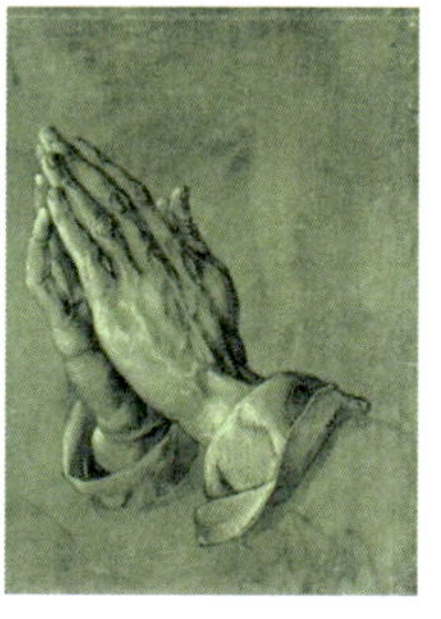

Betende Hände
Albrecht Dürer
(1471-1528)

Gebet an die Ahnen

aus dem Shintoismus (Übersetzung: Weg der Götter)

Ich rede zu Euch, erhabene Seelen meiner Vorväter aller Generationen.
Alljährlicher Übung folgend, sind wir, Eure Verwandten, hier versammelt,
um die Frühlings- (Herbst-) Ahnenfeier zu begehen.
Höret in Ruhe an, wie wir Euch unter Darbringung verschiedener Opfer
in größter Ehrerbietung zu dienen geloben.
Ich flehe Euch an, lasset diesem Hause kein Unglück widerfahren,
und lasset uns, Eure Kinder und Kindeskinder, bis in die letzten Generationen
Euch dienen mit einer Feier, wie heute, ohne Unterlass und ohne Säumnis.

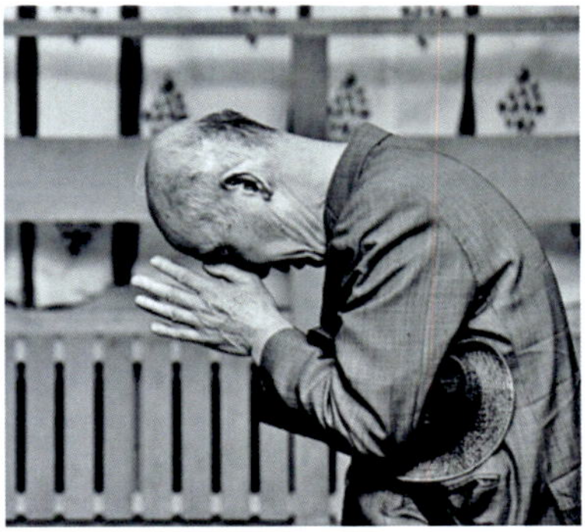

Mann, der vor einem japanischen Shintō-Schrein betet
Kalandrakas from Kanagawa, Japan

Gebet

(von Haideé Zindler)

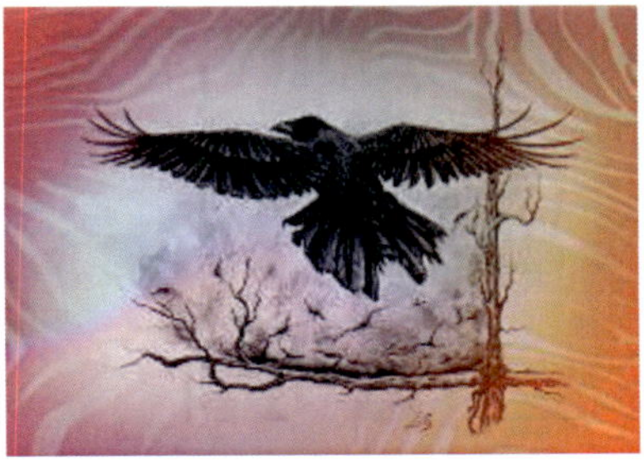

Gottvater, Gottmutter
Ich bitte um Heilung.
Gib mir heute die Kraft des Sturmes.
Lass mich dahin fließen wie das Wasser.
Vorwärts preschen wie der Wind.
Lass mich erwärmen von der Sonne und
das Licht lass den Weg mir zeigen.
Wenn die Nacht den Tag beendet,
möchte ich tief in der Erde verwurzeln
und meinen Geist ins Universum senden.
Danke, so sei es.

Gebet aus Afrika

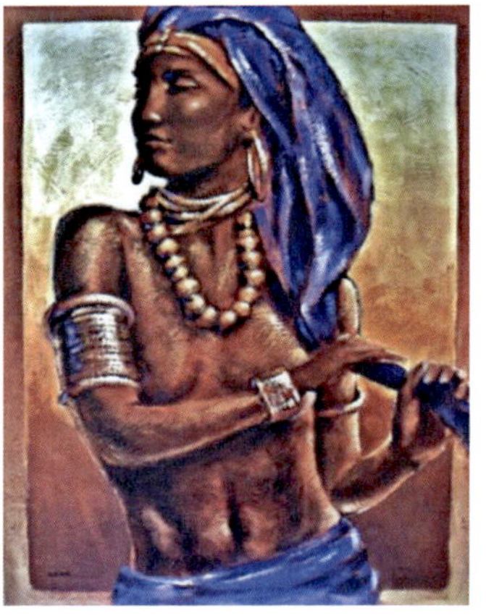

Gib mir inmitten der Verwirrung des Tages
die Ruhe der ewigen Berge.
Löse die Anspannung meiner Nerven und Muskeln
durch die sanfte Musik der singenden Wasser,
die in meiner Erinnerung lebendig sind.

Lass mich die Zauberkraft des Schlafens erkennen,
die mich erneuert.
Lehre mich die Kunst des freien Augenblicks.
Lass mich langsamer gehen,
um eine Blume zu sehen,
ein paar Worte mit einem Freund zu wechseln,
einen Hund zu streicheln,
ein paar Zeilen in einem Buch zu lesen.

Lass mich langsamer gehen, Herr,
und gib mir den Wunsch,
meine Wurzeln tief in den ewigen Grund zu senken,
damit ich empor wachse
zu meiner wahren Bestimmung.

Gebet der Navajo

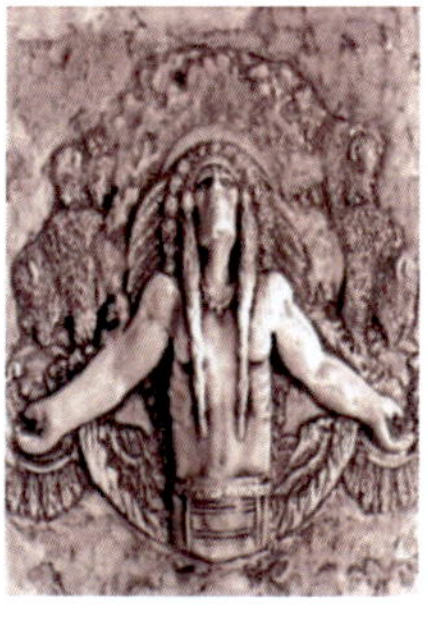

Ich habe Dir ein Opfer gebracht. Ich habe einen Rauch für Dich bereitet. Meine Füße sollst Du mir zurückgeben. Meine Beine sollst Du mir zurückgeben. Meinen Körper sollst Du mir zurückgeben. Meinen Verstand sollst Du mir zurückgeben. Meine Stimme sollst Du mir zurückgeben. Nimm heute Deinen Zauberspruch von mir weg. Heute ist dein Zauberspruch von mir genommen. Weggenommen hast Du ihn von mir. Weit weg von mir. Weit weg hast Du ihn getan. Heute werde ich wieder genesen. Heute ist er von mir weggenommen. Heute fühle ich mich im Inneren gekühlt. Mein Inneres ist kalt und ich werde voranschreiten. Mein Inneres ist kalt, möge ich wandeln. Ohne Schmerzen möge ich wandeln. Ungeachtet der Schmerzen möge ich wandeln. Erleichtert in meinem Inneren, möge ich wandeln. Voll von freudigen Gefühlen möge ich wandeln. Voll des Glücks möge ich wandeln. Nach einem Überfluss dunkler Wolken sehne ich mich. Nach einem Überfluss von Regen sehne ich mich. Nach einem Überfluss von Pflanzen sehne ich mich. Nach einem Überfluss von Blütenstaub sehne ich mich. Nach einem Überfluss von Tautropfen sehne ich mich. Voll des Glücks hoffe ich zu wandeln. Möge Glück vor mir hergehen. Möge Glück hinter mir hergehen. Möge Glück sich unter mir befinden. Möge Glück sich über mir befinden. Möge Glück überall um mich sein, möge ich wandeln. In Schönheit ist es beendet. In Schönheit ist es beendet.

Gib uns Frieden

(Gebet von den Philippinen)

Gib uns Frieden,
der unser Schweigen inmitten von Gewalt BRICHT,
dann werden sich prophetische Stimmen erheben.

Gib uns Frieden,
der uns von dem Sockel unseres Hochmuts HERUNTERZIEHT,
dann werden wir lernen, einander die Füße zu waschen.

Gib uns Frieden,
der uns von Hass und Intoleranz BEFREIT,
dann werden wir Gewehre zu Gitarren machen und singen.

Gib uns Frieden,
der unseren Mund VERSCHLIESST, wenn wir zu viel reden,
dann werden wir lernen, auf andere zu hören und sie zu verstehen.

Gib uns Frieden,
der uns aus unserer Gleichgültigkeit HERAUSREISST,
dann werden wir miteinander in der Sonne tanzen.

Gib uns Frieden,
der unsere teilnahmslosen Herzen ENTZÜNDET,
dann wird in uns ein Feuer entbrennen und Liebe und Gerechtigkeit erglühen lassen.

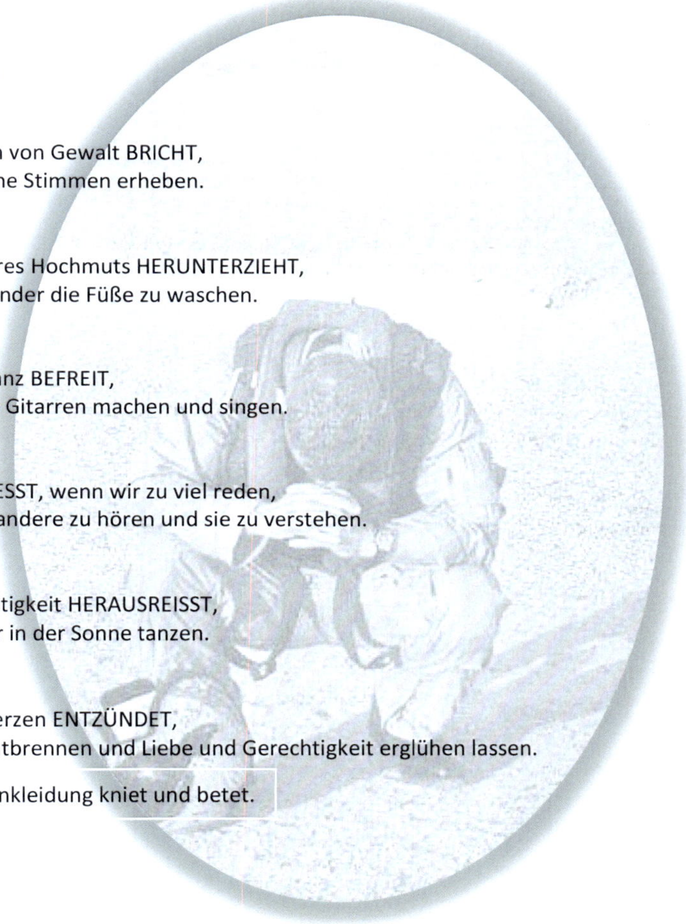

Pilot in wüstenfarbender Tarnkleidung kniet und betet.

Sei gesegnet

(keltisches Segengebet)

Mögest Du arm an Unglück sein, und reich an Segen,
langsam darin, Dir Feinde zu machen, und schnell bei der Freundschaft.
Doch ob Reich oder Arm, schnell oder langsam,
mögest Du von diesem Tag an nichts als Glück kennen.

Frühlingsdangebet

(Gebet der Ojibwa)

Wir haben die schwere Prüfung
des Winters überstanden,
den Hunger,
die Winde,
den Schmerz und die Krankheit,
und weitergelebt.

Wir trauern um die
Großeltern,
Eltern,
Kinder und
Geliebten,
die von uns gegangen sind.

Aufs Neue werden wir
den Schnee schmelzen sehen,
die strömenden Säfte schmecken,
die knospenden Saaten berühren,
die aufspringenden Blüten riechen,
die Erneuerung des Lebens erfahren.

Vater Sonne, Mutter Erde

(Gebet der Ojibwa)

Du, Vater,
übst durch die Sonne
deine Macht aus,
die Nacht zu vertreiben,
einen neuen Tag zu bringen,
ein neues Leben, eine neue Zeit.

Dir, Vater,
sagen wir Dank
durch die Sonne
für dein Licht,
für deine Wärme,
die allen Wesen Licht gibt.

Frau!
Mutter!
An deiner Brust
nährtest du mich.
In deinen Armen
hieltest du mich.
Dir meine Liebe.

Erde!
Mutter!
An deinem Busen
finde ich Nahrung.
In deinem Mantel
suche ich Schutz.
Dir meine Verehrung.

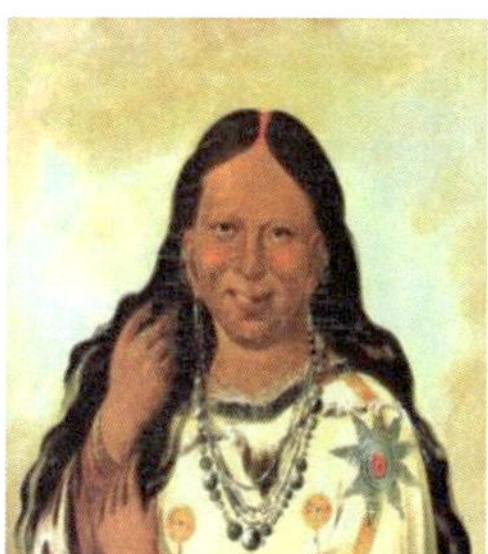

Ojibwa Kei-a-gis-gis
George Catlin
(1796- 1782)

Gebet der Winnebago - Indianer

O Großer Geist,
dessen Stimme ich im Winde höre
und dessen Atem der Welt Leben schenkt,
höre mich! Ich bin klein und schwach.
Ich bedarf deiner Stärke und Weisheit.
Lasse mich in Schönheit wandeln.
Lass meine Augen den purpurnen Sonnenuntergang betrachten.
Lass meine Hände das achten, was du erschaffen hast.
Lass meine Ohren deine Stimme vernehmen.
Mache mich weise, so dass ich begreife,
was du mein Volk gelehrt hast.
Lass mich die Lektionen verstehen,
die du in jedem Blatt und jedem Fels verborgen hast.
Ich suche Stärke, nicht um stärker zu sein als mein Bruder,
sondern stärker als mein größter Feind – ich selbst.
Mache mich bereit, jederzeit zu dir zu kommen
mit reinen Händen und klaren Augen,
damit, wenn mein Leben schwindet wie die Sonne am Abend,
mein Geist ohne Scham vor dich treten kann.

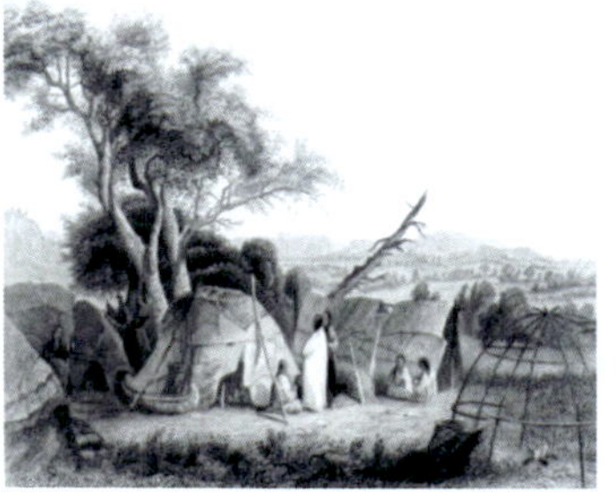

Winnebago Wigwam
Seth Eastman
(1808-1875)

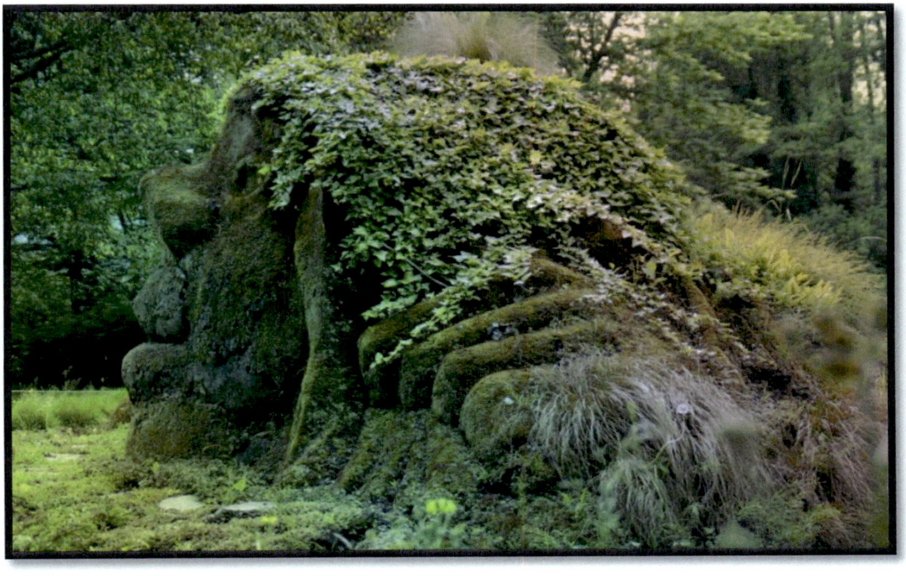

QUELLENANGABE

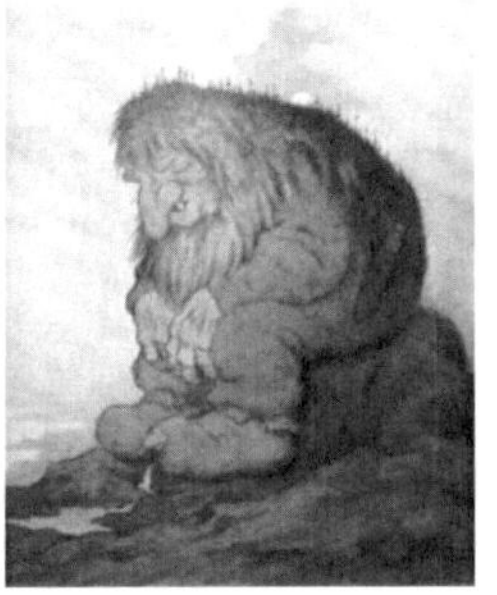

Troll
Theodor Kittelsen
(1857-1914)

Afrikanische Liebesmagie ... Ilona Maria Hilliges ... DT 2000
Astrologie ... Janis Huntley ... Krönemann 1999
Bäume und Sträucher ... Ulrich Hecker ... BLV 2008
Baum Engel Orakel ... F. Hagender, A.Heng ... Neue Erde 2006
Baumheilkunde ... Reneé A. Strassmann ... AT 2001
Chakra – Handbuch ... Bodo J. Baginski ... Winpferd 1989
Chrut und Unchrut ... Johann Künzle ... Kräuterpfarrer Künzle 1972
Das Buch der Fabelwesen ... Vertram Kircher ... Albatros 2008
Das Buch der Hopi ... Frank Waters ... Heyne 1996
Das Buch der Naturgeister ... Christine Cerny ... Goldmann 2004
Das Buch der Zwerge ... Ditte & Giovanni Bandini ... Patmos 2007
Das Farbenheilbuch ... Waltraud Maria Hulke ... Winpferd 1991
Das große Buch der Engel ... Jeanne Ruland ... Schirner 2001
Das große Buch der Garten- und Landschaftsgehölze ... Hans Dieter Warda ... Prull 2001
Das große Handbuch des Aberglaubens ... U. Müller-Kaspar tosa 2007
Das große Lexikon der Heilsteine, Düfte und Kräuter ... Methusalem 1994
Das Heilpflanzenhoroskop ... Ilona Bergen/Maou Witko ... Bert Schlender 1986
Das neue große Buch der Engel ... Uwe Wolff ... Gütersloher Verlagshaus 2006
Der Tanz mit den Drachen ... D.J. Conway ... Arun 2002
Deutsche Götter- und Heldensagen ... R.W. Pinson Gondrom 1986
Deutsche Heldensagen ... Fischer 1992
Deutsche Pflanzensagen ... Ritter von Perger ... von August Schaber 1864
Die bezaubernde Welt des Weihrauchs ... Eva Sawada ... IrisBuch 2001
Die Eibe – Hoffnung für ein fast verschwundenes Waldvolk ... T. Scheeder ... IHW 1994
Die Enzyklopädie der Mythologie ... Arthur Cotterell ... Edition XXL 1999
Die großen Religionen der Welt ... Droemische Verlagsanstalt Knaur 1957
Die Heilkunst der Philippine Welser ... S.M. Größing ... Sankt Ulrich 1998
Die heilende Kraft der Wohlgerüche und Essenzen ... Martin Henglein ... Oesch 1989
Die Lehren des Don Juan ... Carlos Castaneda ... Fischer 1973
Die Macht der Farben ... Harald Bream ... Langen-Müller 1995
Die Magie der Zauberpflanzen, Edelsteine, Duftstoffe und Farben ... Helmut Werner...Droemer`93
Die magischen Heil- und Schutzmittel ... S. Seligmann ... Dietrich Reimer 1996
Die magische Welt der Pflanzen ... Brett L. Bolton ... Bastai-Lübbe 1974
Die Mythen der Welt ... Michael Jordan ... Albatros 2005
Die Naturgeister ... Erhard Bäzner ... Aquamarin 2004
Die persönliche Magie der Pflanzen ... Belledame ... Edition Tramontane 1990
Die sanfte Heilkunst der Tibeter ... Anton Curic ... H+L 1998
Die schönsten griechischen Sagen ... Fischer 1992
Drachen, Einhorn, Feuervogel ... Albatros 2008
Enzyklopädie der magischen Kräuter ... Scott Cunningham ... Schirner 2007
Ethnobotanische Kräuter & Pilze ... Marco Schulders ... Entheogene 1998
Fantasy ... Tessloffs Enzyklopädie ... Tessloff 2005
Feen und Elfen ... Christine Stecher ... Mosaik 2000

Frau Holle – Die gestürzte Göttin ... S. Rüttner-Cova ... Sphinx 1986
Geheime Zauberkräuter ... Margaret Picton ... Bassermann 2007
Geist der Bäume ... Fred Hagender ... Neue Erde 1998
Glück & Glas ... Andrea Verlag
Götter, Mythen, Jahresfeste ... Géza von Neményi ... Kersken Canbaz 2004
Göttinnen für jede Jahreszeit ... Nancy Blair ... Goldmann 1997
Göttinnen großer Kulturen ... Vera Zingsem ... Anaconda 2008
Halluzinogene im Mythos ... Giorgio Samorini ... Nachtschatten 1998
Handbuch der heilenden Energien ... Waltraud-Maria Hulke ... Winpferd
Handbuch Mythologie ... Bertelsmann Lexikon 1994
Handlexikon der Heilpflanzen ... Dr. Harald Ziegler ... Germa Press 1989
Heilerinnen im Mittelalter ... A. & J.R. Sieck ... tosa 2008
Heilpflanzen ... Anneliese & Dr. Gerhard Eckert ... Bassermann 2002
Hexenbesen, Zauberkraut ... Luisa Francia ... F.A. Herbig 2005
Hexenhandbuch ... HEEL 2002
Hexenkraut und Zaubertrank ... H. Abraham , I. Thinnes ... Urs Freud 1996
Inka, Maya und Azteken ... Peter Ackroyd ... D. Kindersley 2005
Kahuna Healing ... Serge Kahili King ... Alf Lüschow 1996
Kleines Lexikon der Dämonen und Elementargeister ... Leander Petzhold ... München 1990
Klostermedizin ... Birgit Frohn ... DT 2001
Kreutterbuch ... Leonhart Fuchs ... VMA 2002 (Nachdruck von 1543)
Lexikon der Heilpflanzen ... Birgit Frohn ... Weltbild
Lexikon der Magie und Hexerei ... David Pickering ... Bechtmünz 1996
Magisches Kreutherkompendium ... Magister Botanicus ... Die Sanduhr 1995
Medizin der Erde ... Susanne Fischer-Rizzi ... Heinrich Hugendubel 1984
Medizin der Mutter Erde ... B. Frohn, H. Uber, Xokonoschtletl ... Orbis 2002
Mein Leben als Medizinfrau ... Rosita Arvigo ... Bastai 1994
Mein Pfad zur Heilung ... Haideé Zindler ... 2010
Mit Engeln heilen ... Denise Whichello Brown ... Südwest 2004
Mythologie ... Tessloffs Enzyklopädie ... Tessloff 2005
Omas Lexikon der Kräuter & Heilpflanzen ... Weltbild 2005
Pesthauch und Blütenduft ... Alain Corbin ... Berlin 1984
Pflanzenatlas ... Johann Künzle ... Kräuterpfarrer Künzle 1979
Pflanzen des Mittelmeerraumes ... Andreas Bärtels ... Ulmer 2003
Psychoaktive Pflanzen ... Bert Marco Schulders ... Nachtschatten 2005
Schatzkiste Tee – Medizin aus der Natur ... Haideé Zindler ... 2010
Schwester Bernardines Heilkräuterbuch ... Goldmann 1980
Symbolik der Pflanzen... M. Beuchert ... Insel 1995
Volksmedizin, Botanik der Germanen ... M. Höfler ... VWB 1990
Volkstümliche Namen der Arzneimittel, Drogen, Heilkräuter und Chemikalien ... G. Arends ...Julius Springer 1930
Vom Bilsenkraut zum LSD ... Josef Schurz ... Franckh´sche Verlagshandlung 1969
Was Kräuterhexen sagen ... M. & B. Boland ... DT Verlag 1983
Wicca ... Scott Cunningham ... Ullstein 2005
Wiederkehr der Kelten ... M. Sills-Fuchs ... Knaur – Dianus Trikont 1983
Wissen und Weisheit der alten Ärzte ... Kurt Pollak ... Bechtermünz 1993

Zauners Nadelbäume – Kompass ... Georg Zauner ... Gräfe und Unzer 1970

BILDERNACHWEIS

DANKE an die vielen Fotografen, Maler und Zeichner!

Fremdbilder:
15o doozi_pixelino.de, 18o Dr.Gotlind Blechschmidt, 18m Frank Dickert, 22u Magnus Manske, 25o Peter Kaminski, 26m Franz Xaver, 27u Kristian Peters. 29o L.Kroninger & G. Göbel, 33m knipseline_pixelino.de, 36m Radomil, 36u Sten Porse, 38o Jerry Friedman, 38u pixelpony_piqs-de, 39o OhWeh, 40o Jeffdelonge, 42 Adrian Pingstone, 46o Genet, 47m Tsui, 48u moorhenne_pixelino.de, 49o Pamri, 50m Fornax, 52u euphro_piqs.de, 54o Akseli Gallen Kallela, 60o Bob Walker, 62o Peter-Kästel_pixelino.de, 62m Mauroguandi, 63u Wibowo, 65u m64, 66u Dominiku, 68o Tauolunga, 69m Bernd Haynold, 71u, Esculapio, 81om Liondelyon, 83u Feri, 88u Gerd-Altmann_pixelino.de, 90o doob_piqs.de, 95o JNL-Freie Kunst, 96u tinofrey, 97u macwalle_piqs.de, 100u Meendro, 102o Axel Strauß, 114 Willow, 118 Ein junaid Alam Khan, 120o Javier Martin, 122o Yvonne Prieur, 122u Christian Fischer, 125m Jeffdelonge, 127m Rhaeßner, 130 JNL Freie Kunst, 133u H.Zell, 136o Mababole, 139 Carla Antoni, 143 fabella_piqs.de, 146 Barbara-Eckholdt_pixelino.de, 149o Shin, 153m J.M.Garg, 159m Júlio Reis, 160u Bernhard bill5, 162o Axel Strauß, 163o Popperipopp, 167 Nordisk familebok, 168u crizz_piqs.de, 170m Manfred Brückels, 170u J.M.Garg, 173o Alexander Daniel, 177m Joseph Dalton Hooker, 178o steve_evans_piqs.de, 179 fiction1_piqs.de, 181m Ellen Levy Finch, 183u Heike_pixelino.de, 185o Marco-Barnebeck_pixelino.de, 185u valeri75, 187o Jorge Vallmitjana, 189m Aruna bei ml.wikipedia, 192o J.M.Garg, 194m Franz E. Koehler, 195u Jorge Vallmitjana, 197o Rasbak, 199o freeforce_piqs.de, 202m Joachim Burghardt, 204u tollemann_piqs.de, 207u Cristina-Maderthoner_pixelino.de, 208o Kenpei, 209m J.M.Garg, 210 myself, 213 Jymm, 214u Nanosanchez, 217m J.M.Garg, 218 J.M.Garg, 224o Nova, 224u swissklick_piqs.de, 225 Ixitixel, 227o luis Fernández Garcia, 228o Dr. Gotlind Blechschmidt, 228u Sanchezn, 232u Skalee vel crensh, 233u jessica_piqs.de, 234o 3268zauber, 237m Stickpen, 240 kurt Stüber, 241 samson-simpson_piqs.de, 242, Franz E. Koehler, 243m i,Malte, 244u Tigerente, 246o Matias Rizzone, 248o NPNadig, 252o David Monniaux, 252u slatibartfas_piqs.de, 253o Jean Tosti, 254 steffen_armbrecht_piqs.de, 256m Böhringer Friedrich, 260m schreiberling_piqs.de, 261o Scott Zona, 262u spyridon_natsikos_piqs.de, 264m Kurt Stüber, 265u H.Zell, 266u barnimer_hexe_piqs.de, 267o Stan Shebs, 270u thomaswanhoff_piqs.de, 271o M.Schneider& Ch.Aistleitner, 272u kruemeldd_piqs.de, 274o Hakcipta Yosri, 276singa_piqs.de, 278oricnun at en.wikipedia, 278u Dieter Schütz-pixelino.de, 279o NASA WIKI, 279u Dieter Schütz_pixelino.de, 280 steve_jurvetson_piqs.de, 284m Nordisk_familjebok, 290u GettyVilla, 291u Jack1956, 292o Chriso, 293u Kajk, 295o Meyers Lexikon, 296o Hajor, 297o Jastrow, 302o El Comandante, 302u Deepak Gupta, 303o Wolfgang Sauber, 304 Magnus Manske, 305o Jastrow, 326u, Haiduc, 327u Persiche Miniatur, 335 unbekannt, 345 Chris_pixelinp.de, 346u fotodruides_frau_piqs.de, 348u steve_evans_piqs.de, 349 josef_t-rezaie_piqs.de, 351o ulderico_piqs_de, 352u steinrund_piqs.de, 358u Dathan_pixelino.de, 359

Peter_Reinäcker_pixelino.de, 360o mecky07_piqs.de, 363o Kalandrakas, 365 PilotPraying-Wiki,

Pixabay19o, 24, 28u, 30o, 31u, 34o, 37o, 39u, 40mr, 69o, 76, 144u, 156o, 162u, 166o, 193m, 212, 219m, 223m, 244m, 245m, 269u, 275m, 337, 367, 371

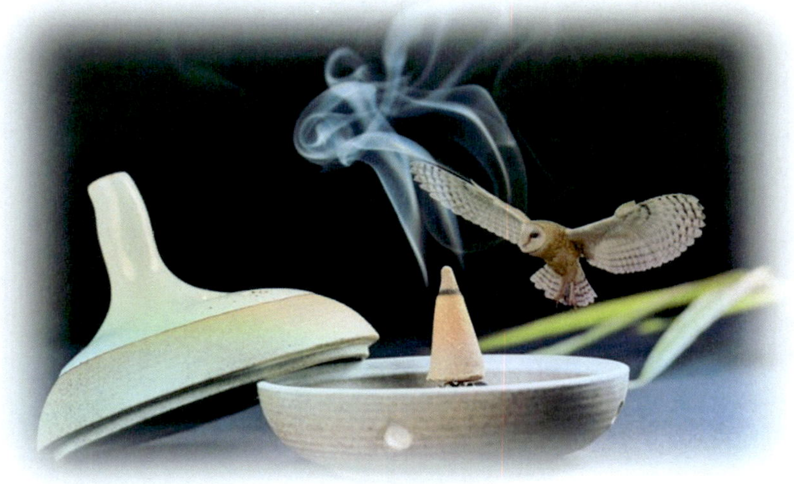

Privat, Haideé Zindler

3, 8 alle, 9 alle, 10 alle, 11 alle, 12 alle, 13 alle, 14 alle, 15u, 17 alle, 18u, 19u, 20o, 21 alle; 25u, 26u, 27o, 28o, 29mu, 30u, 31o, 33ou, 34mu, 35mu, 37u, 38m, 39m, 40ml, 41 alle, 43alle, 44, 45alle, 46m, 47u, 48o, 49m, 50u, 53alle, 54u, 55m, 56alle, 57alle, 58u, 59o, 60mu, 61, 62u, 64alle, 66o, 67alle, 68m, 69m, 70, 71om, 72, 73alle, 75alle, 77alle, 78alle, 79, 81u, 82alle, 84alle, 85, 86 alle, 87u, 88o, 89alle, 90mu, 91alle, 92alle, 93alle, 94alle, 95mu, 97o, 98alle, 99alle, 100o, 101alle, 102m, 103alle, 104alle, 105alle, 106alle, 107alle, 108, 109mu, 110mu, 111u, 112ou, 113alle, 115om, 116 alle, 117alle, 119alle, 120mu, 121alle, 123alle, 124alle, 125u, 127u, 128alle, 129alle, 131alle, 132mu, 133m, 134alle, 135alle, 136u, 137alle, 138alle, 140alle, 141alle, 1442 alle, 144om, 145alle, 147alle, 149u, 150, 151alle, 151mu, 153o, 154alle, 155, 156u, 157o, 158alle, 159ou, 160m, 161alle, 162m, 163mu, 164alle, 165, 166u, 168om, 169alle, 170om, 171, 172alle, 173m, 174alle, 176alle, 177u, 178u, 180alle, 181u, 182u, 183o, 184mu, 186, 187mu, 188alle, 189ou, 190alle, 191alle, 192mu, 193u, 194ou, 195o, 196, 197mu, 198alle, 199mu, 200alle, 201alle, 202u, 203, 204o, 205alle, 206alle, 207o, 208mu, 209u, 211alle, 213u, 215alle, 216alle, 217u, 219ou, 220o, 221alle, 222alle, 223ou, 226alle, 227u, 229, 230alle, 231 alle, 232m, 233o, 234mu, 235alle, 236alle, 237u, 238u, 239, 242m, 243ou, 245u, 246u, 247alle, 248u, 249o, 250, 251, 252m, 253m, 255alle, 256ou, 257, 258alle, 259, 260o, 261u, 262o, 263alle, 264o, 265, 266o, 267u, 268 alle, 270o, 271u, 272o, 273alle, 274u, 275o, 277alle, 281 alle, 282 alle, 283, 303u, 305u, 322u, 323u, 328o, 366, 339, 340, 341, 344, 346o, 347, 348o, 350 alle, 351u, 352m, 353, 354 alle, 355 alle, 356, 357 alle, 358m, 360u, 361m, 363u, 364alle, 373, 375, 376, 377, 378, 379, 380, 381

WICHTIG

Telefonnummern der Giftnotzentralen

Baden- Württemberg, Bayern	0761/ 19240
Bayern	089/ 19240
Berlin, Brandenburg	030/ 19240
Bremen, Hamburg, Schleswig-Holstein, Niedersachsen	0551/ 19240
Hessen, Rheinland-Pfalz, Mecklenburg-Vorpommern	06131/ 19240
Sachsen, Sachsen-Anhalt, Thüringen	0361/ 730730
Nordrhein-Westfalen	0228/ 19240

Unfallmeldungen bei Vergiftungen

Wer? Anzahl der Personen, Alter, Geschlecht	
Womit? Name oder Art des Stoffes oder der Zubereitung (evtl. Etikett nachsehen)	
Wann ist es passiert?	
Wie ist es passiert? Hergang der Giftaufnahme, ob durch den Mund (oral) oder durch inhalieren.	
Wie viel wurde genommen? Die Menge in ml, g, Löffel, Anzahl der Tabletten oder Beeren.	
Wo? Genauen Standort melden.	
Warum? evtl. Suizidversuch oder Unfall	
Welche Symptome treten auf? Erbrechen, Benommenheit, Bewusstlosigkeit, andere Hautfarbe...	

DANKSAGUNG

Dass dieses Buch entstehen konnte, verdanke ich lieben Menschen, die mich in dieser Zeit begleiteten.

So möchte ich mich herzlich bei meinem Sohn Nico bedanken, der mir sehr hilfreich beim Verräuchern der vielen Zutaten war. Unsere Nasen haben sich in dieser Zeit enorm weiterentwickelt. Vielen Dank an meine Mutter Renate Wien. Sie hat mich sehr unterstützt beim Sammeln der vielen einzelnen Kräuter, Blätter, Blüten und Rinden. Frau Dr. Gotlind Blechschmidt möchte ich danken für das Lektorieren meiner Zeilen. Ein großes Dankeschön auch an die vielen Menschen, die ihre Bilder und Zeichnungen kostenlos für das Buch zur Verfügung stellten.

Meine tiefe Dankbarkeit gilt auch der Natur und vor allem den Bäumen, denn durch ihre Fasern ist es möglich, dass dieses Buch gedruckt werden kann.

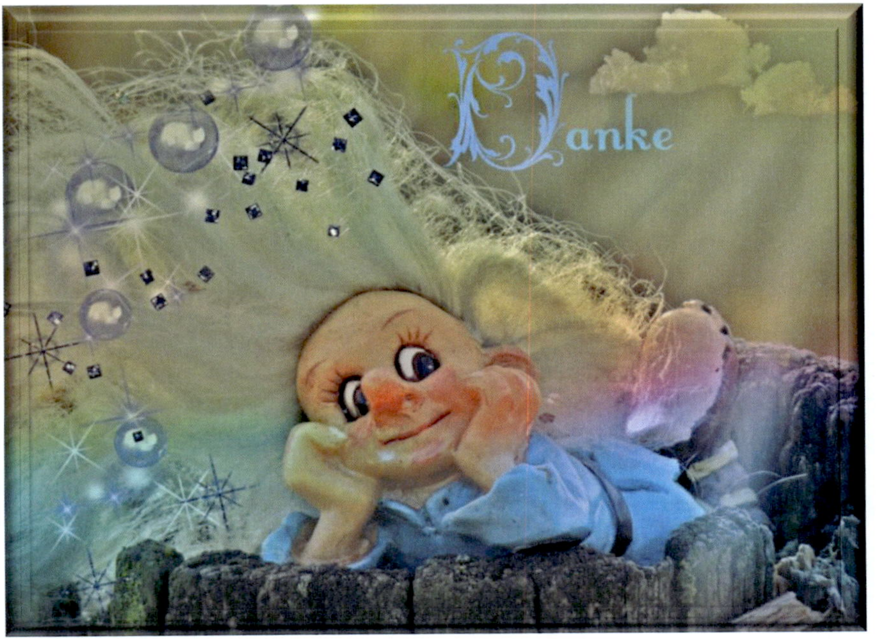

BUCHVORSTELLUNGEN

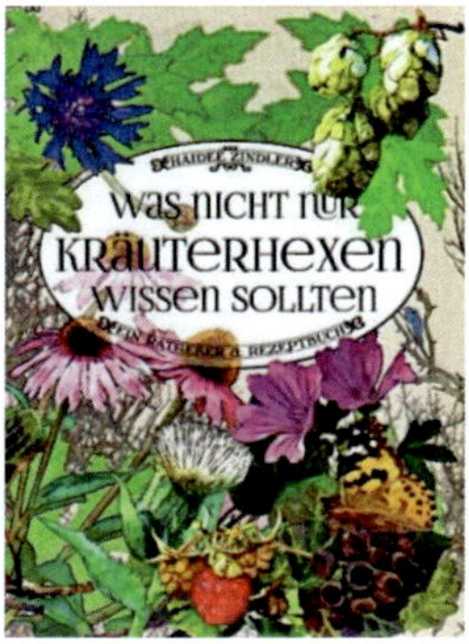

Was nicht nur Kräuterhexen wissen sollten

Haideé Zindler

ISBN: 978-3-00-041055-0
€ 24,90
A 4 400 Seiten

War es vor Jahrhunderten noch das Privileg der Hexen, auch „Weise Frauen" genannt, das Wissen über die Pflanzen in sich zu tragen, so hat doch heute jeder die Möglichkeit diesen alten Wissensschatz aufzunehmen, ihn in sein Leben zu integrieren und Kenntnisse daraus für seine eigene Gesundheit herauszuziehen.

Dieses Buch ist ein wahrer Schatz an altem und neuem Wissen, welches Sie in der Zukunft auf Ihren Wegen begleiten wird. Es handelt sich hierbei um einen 400-seitigen Ratgeber. Wie ein Rezeptbuch listet er weit über 1700 Rezepte mit über 300 Pflanzen auf.

Sie finden alles über:

Liköre, Schnäpse, Weine, Tinkturen, Salben, Pasten, Umschläge, Wickel, Säfte, Sirup, Öle, Essig, Bäder, Inhalationen, Gurgellösungen, viele kosmetische Tipps, Gelees zum Selberzubereiten und auch ätherische Öle und ihre Verwendung z.B. in Duftkissen ... und vieles, vieles mehr.

Ausführliche Anleitungen, teilweise farbig illustriert, erleichtern das Selbstherstellen. Dazu gibt es wertvolle Tipps, auf welche Bereiche des Körpers und gegen welche Krankheiten die Pflanzen wirken.

In diesem Ratgeber finden Sie altes Hexenkräuterwissen, neu aufbereitet und umfassend zusammengestellt. Denn Heilkunde muss nicht Hexerei sein.

BUCHVORSTELLUNGEN

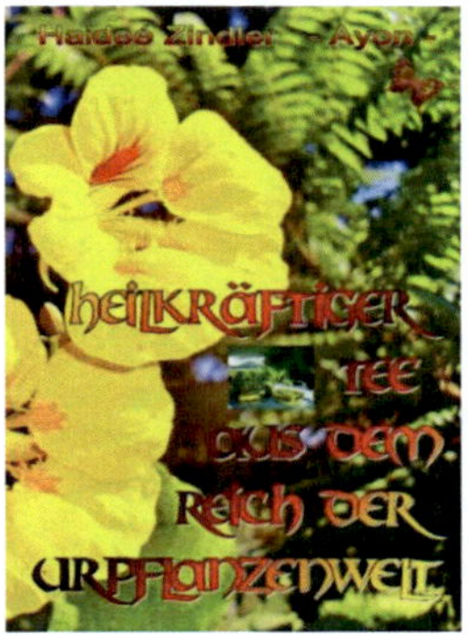

Heilkräftiger Tee aus dem Reich der Urpflanzenwelt

Haideé Zindler

ISBN: 978-3-00-038001-3
€ 18,90
A4 276 Seiten

Dieses Buch ist die dritte und erweiterte Auflage des Buches:

„Schatzkiste Tee – Medizin aus der Natur".

In diesem Buch brechen Sie auf zu einer Entdeckungsreise durch die Pflanzenwelt unserer Erde, zu Bäumen und Sträuchern, Unkräutern und Blumen, und finden einen Schatz von 532 verschiedenen Pflanzen. Die Natur stellt sie uns seit Jahrtausenden zur Verfügung. Pflanzen, die es vielleicht bald nicht mehr geben wird, weil die Regenwälder und andere Ökosysteme immer mehr zerstört werden. Aber Sie werden auch europäische und deutsche Pflanzen entdecken, die Sie selbst sammeln und trocknen und als Tee zu sich nehmen können. Es gibt sie, die natürlichen Heilmittel. Sie sind für uns da, wir müssen uns nur um sie bemühen.

Tee ---zurück zur Natur --- heißt auch, sich bewusst natürlich zu helfen.

Weit über 100 Pflanzen sind neu für Sie dazugekommen. Es erwarten Sie über 1000 herrliche Pflanzenbilder, Fotos und Zeichnungen. Jeder Pflanze sind eine Zeichnung und ein Farbbild zugeordnet. Dazu kommt die Schnellsuche der Krankheitsbilder und der dazugehörigen zur Heilung behilflichen Pflanze.

www.ayons-welt.de

BUCHVORSTELLUNGEN

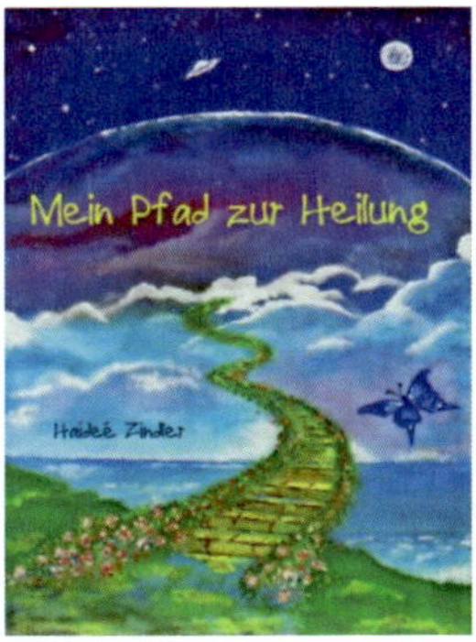

Mein Pfad zur Heilung

Haideé Zindler

ISBN: 978-3-00-030566-5
€ 12,90
A5 225 Seiten
auch als E-Book erhältlich

In dieser Autobiografie geht es um eine junge Frau, die bisher ständig mit Krankheiten und Schmerzen gelebt hat. Durch die „normalen" ärztlichen Behandlungen erfährt sie keine Heilung. So geht sie einen völlig neuen Weg und sucht Heilung bei einem Schamanen. Dort erlebt sie Außergewöhnliches. Es wird schnell klar, dass sie selbst Fähigkeiten besitzt, die nicht jedem gegeben sind. Mithilfe des Schamanen öffnet sie sich für eine Welt, in der Hören, Sehen und Fühlen eine andere Bedeutung bekommen. Sie schöpft Kraft und Mut und beginnt sich ein neues Leben aufzubauen. Mitten in diesem Prozess aber erkrankt die 36-Jährige an Brustkrebs. Die Diagnose ist fatal und niemand gibt ihr noch eine Chance zu überleben. Nach einigen medizinischen Behandlungen wie Operationen und Chemotherapien fühlt sie sich dem Tod bereits sehr nahe. Mit letzter Kraft bricht sie die mit vielen Nebenwirkungen behaftete Therapie ab und versucht die Chance zum Leben zu nutzen, die die Ärzte ihr nicht gaben. Sie wendet ihre besonderen Fähigkeiten an, um mit dem Schamanen wieder in Kontakt zu kommen und findet Hilfe der ganz anderen Art. Am Schluss ist sie überrascht, wie viel Kraft ein Mensch doch aufzubringen vermag, wie viel Mut in ihr steckte und dass sie sich nie besser kannte als am Ende dieses langen steinigen Weges. Sie möchte Menschen Mut machen, ihren eigenen Weg zu finden. Sich kennenzulernen, sich zu lieben, die Liebe zuzulassen, sie zu spüren und zu fühlen. Niemand kann ihren Weg genauso nachgehen. Aber der Leser kann verstehen, dass es immer eine Hoffnung gibt, immer Kraft zum Weitermachen, und dass die Liebe unser stärkstes Heilmittel ist.

www.ayons-welt.de

BUCHVORSTELLUNGEN

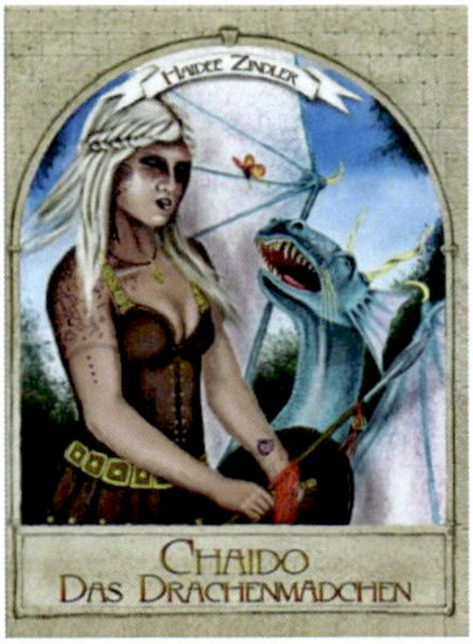

Chaido, das Drachenmädchen

Haideé Zindler

ISBN: 978-3-00-044970-3
€ 9,90
A5 194 Seiten
auch als E-Book erhältlich

In einer kalten Winternacht kommt kurz nach ihrem Zwillingsbruder Noyan das Mädchen Chaido auf die Welt. Getreu einer Weissagung holt eine alte Frau, Janna, das Mädchen kurz danach ab und zieht sie bei sich auf. Dabei lehrt sie dem Kind uraltes Wissen über die Heilkraft von Pflanzen und Kräutern. Auch Noyan wächst fern von seinen Eltern in einem anderen Reich auf.

In Chaidos Leben passieren seltsame Dinge. So lernt sie die Drachenkönigin Dragsia kennen, nimmt an aufregenden Mittsommernachtsfesten teil und muss, nachdem ihre Ziehmutter Janna einem feigen Giftmord zum Opfer gefallen ist, alleine und zusammen mit Freunden viele gefährliche Abenteuer bestehen. Chaido steht bei einem Kampf in der anderen Dimension auf einmal ihrem Zwillingsbruder Noyan gegenüber ... Kann das Gute siegen und das Drachenreich noch gerettet werden?

www.ayons-welt.de

BUCHVORSTELLUNGEN

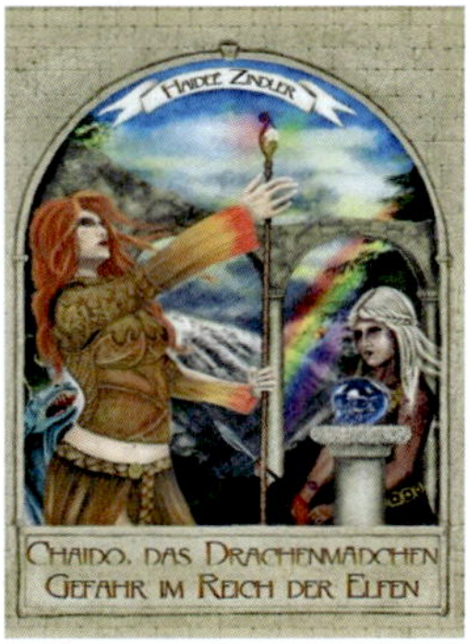

Chaido, das Drachenmädchen
Gefahr im Reich der Elfen

Haideé Zindler

ISBN: 978-3-945470-00-8
€ 12,90
A5 265 Seiten
auch als E-Book erhältlich

In einem Land, fern ab von unserer Erde, da wo die Blumen das ganze Jahr über blühen und die Elfen ihr Zuhause haben, versucht eine grauenhafte Zauberin das farbenprächtige Reich in die Dunkelheit zu stürzen. Dank einer einzelnen tapferen Elfe erfahren Chaido, ihr Drache Rasmus und ihre Freunde vom Kampf im Elfenreich. Chaidos sagenumwobener Kristallschädel wird bei den Elfen dringend benötigt. So macht sie sich gemeinsam mit ihren Freunden auf den Weg ins Elfenland, der sie über den Regenbogen führt. Dort warten auf sie viele Gefahren, aber auch wichtige Prüfungen.

Schaffen sie es rechtzeitig die entführte Elfenprinzessin und ihr verlorenes Paradies zu retten?

www.ayons-welt.de

KALENDERVORSATELLUNG

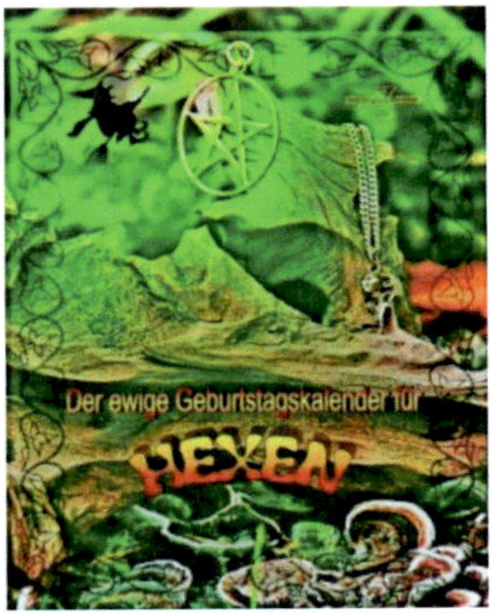

Der ewige Geburtstagskalender für Hexen

Haideé Zindler
&
Druidenmarkt

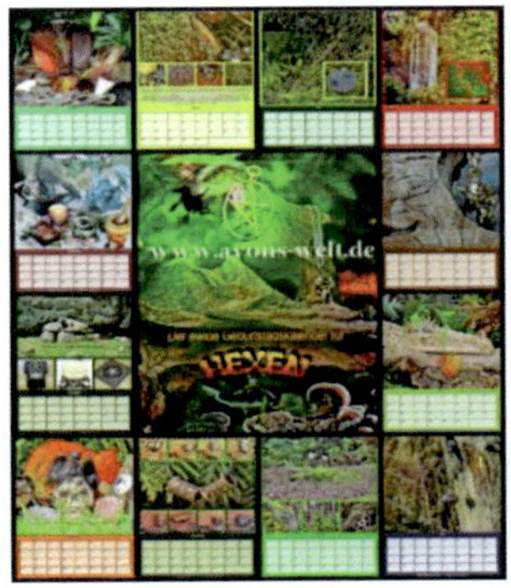

ISBN: 978-3-945470-01-5

€ 9,90

A4 14 Seiten

NEU

Jetzt auch Postkarten und Klappkarten im Angebot

Made by www.ayons-welt.de

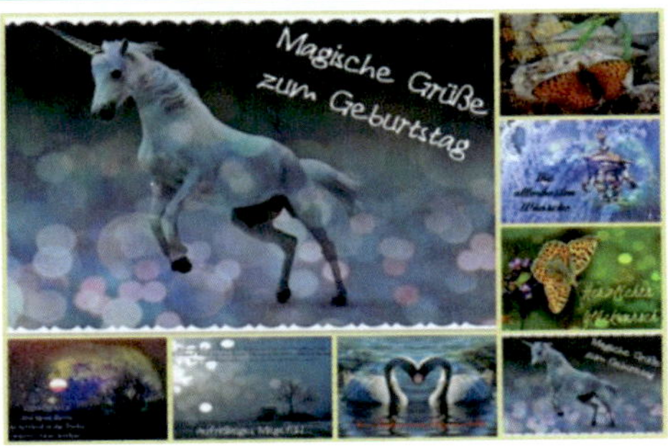

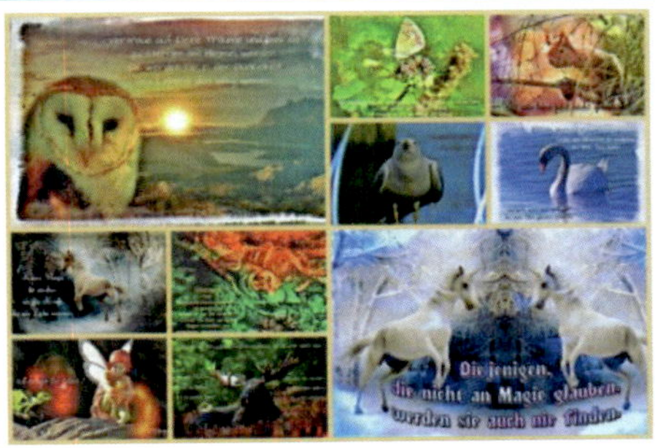